黃帝內經素問卷第四

啟玄子次註林億孫奇高保衡等奉
敕校正孫兆重改誤

異法方宜論　　移精變氣論
湯液醪醴論　　玉版論要篇
診要經終論

異法方宜論篇第十二　新校正云按全元
起本在第九卷

黃帝問曰醫之治病也一病而治各不同皆愈何也不同謂鍼

岐伯對曰地勢使然也謂法天地生長收藏之勢及高下燥濕之勢

故東方之域天地之所始生也法春氣也

魚鹽之地海濱傍水其民食魚而嗜鹹皆安其處美其食魚鹽之地海濱之地濱水之利故居安魚

者使人熱中鹽者勝血血弱而熱故喜為癰瘍鹽發渴則勝血之微

故其民皆黑色疏理其病皆為癰瘍血弱而熱中之信鹽發瘡則熱中之

其治宜砭石砭石謂以石為鍼也山海經曰高氏之山有石如玉可以為鍼則砭石

故砭石者亦從東方來用之今西方

者金玉之域沙石之所收引也法秋氣收斂也引謂

《黄帝内经素问》金刻本（影印本）

民陵居而多風<small>不必室如陵矣</small>其民不衣而褐薦其民華食而脂肥<small>褐謂毛布也薦謂細草也以食鮮美故人體腄肥</small>故邪不能傷其形體其病生於内<small>悲憂恐及飲食男女之過甚也</small>其治宜毒藥<small>能攻其病則謂之毒藥以其血氣盛肉堅飲之藥草木不能調</small>故毒藥者亦從西方來<small>西人方術今奉之</small>

北方者天地<small>法冬藏也</small>所閉藏之域也其地高陵居風寒冰冽<small>氣迺地也</small>其民樂野處<small>野處</small>而乳食藏寒生滿病<small>水寒冰冽故生病於藏寒也</small>其治宜灸焫<small>火改</small>故灸焫者亦從北方來<small>比人正南方者天地所長養行其法正</small>

陽之所盛處也其地下水土弱霧露之所聚也<small>地下則水流歸之水多故土弱而霧露露路聚之灸焫謂之灸焫</small>其民嗜酸而食胕<small>正言其所食不芬香也新校正云按全元起云食魚也理窑緻故陽盛之氣酸味收斂故人皆肉理密緻故筋攣脉</small>故其民皆緻理而赤色其病攣痹<small>故色赤濕氣内滿熱刺外薄故筋攣痹</small>其治宜微鍼<small>微細小也細小之</small>故九鍼者亦從南方來<small>盛密宗</small>

生於内<small>大論注中水土剛強食華其病則謂之毒藥水土強故病</small>其治宜毒藥者亦從西方來<small>食華水能攻其病則謂之毒藥宜毒藥水</small>

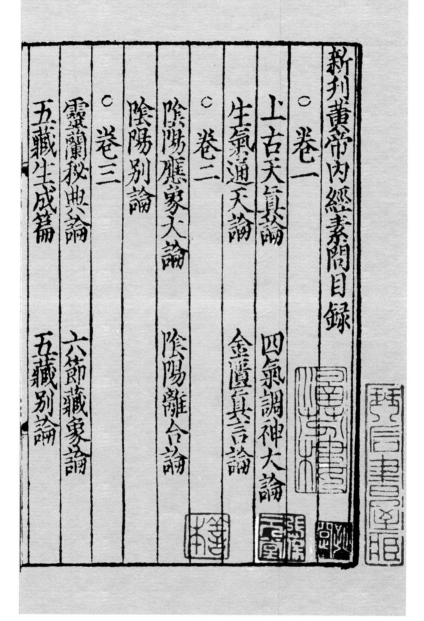

新刊黄帝内经素问（元·读书堂刻本）目录页

《黄帝内经素问》元·读书堂刻本（影印本）

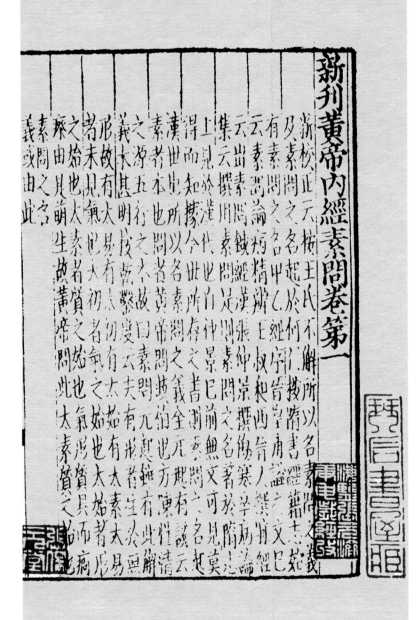

新刊黄帝内经素问（元·读书堂刻本）**正文页**

原书版框左右双边，上下单边，白口，框高 16.4 厘米，宽 11 厘米。半叶十行，行十五字，小字双行三十字。

《黄帝内经素问》元·读书堂刻本（影印本）

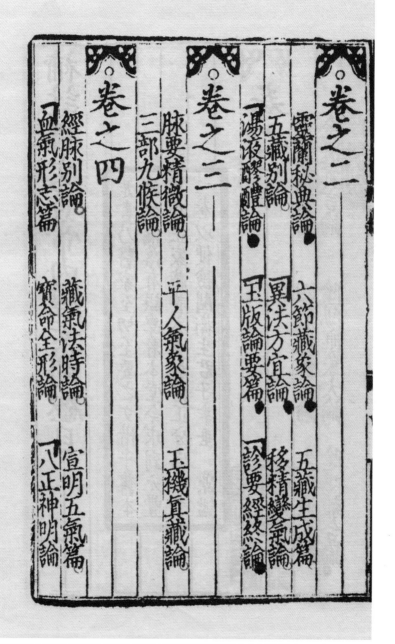

《黄帝内经素问》元·胡氏古林书堂刻本（影印本）

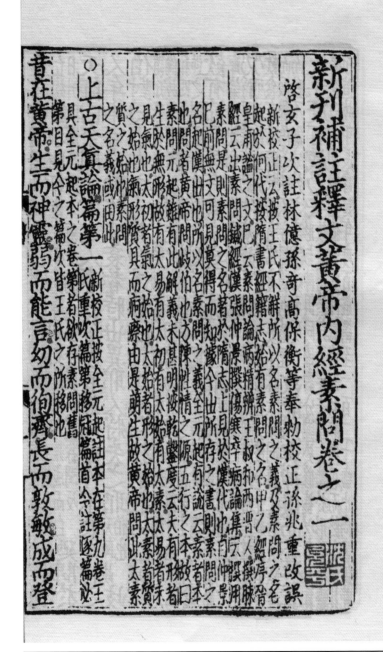

新刊补注释文黄帝内经素问（元·胡氏古林书堂刻本）**正文页**

原书版框四周双边，黑口，框高20.5厘米，宽12.4厘米。半叶十三行，行二十三字，小字双行同。

《黄帝内经素问》元·胡氏古林书堂刻本（影印本）

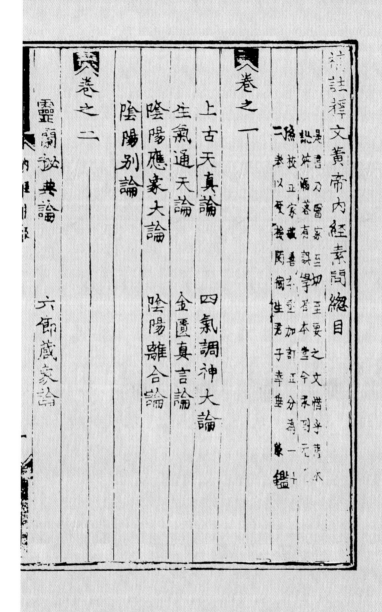

補註釋文黃帝內經素問總目

《黄帝内经素问》朝鲜小字刻本（影印本）

新刊补注释文黄帝内经素问（朝鲜小字刻本）正文页

原书版框四周双边，黑口。半叶十二行，行二十一字，小字双行同。

《黄帝内经素问》朝鲜小字刻本（影印本）

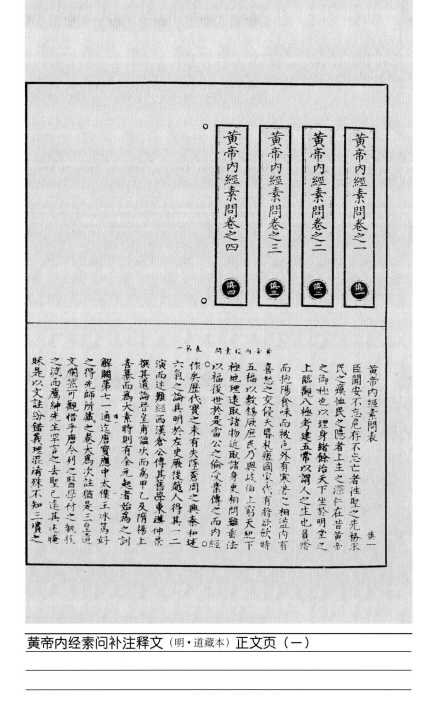

黄帝内经素问补注释文（明·道藏本）正文页（一）

《黄帝内经素问》道藏本（影印本）

黄帝内經素問補註釋文卷之一

唐太僕令啓玄子王冰次註
宋光祿卿直秘閣林億等校正
宋守高保衡孫兆重改誤

新校正云按王氏不解所以名素問之義
及素問之名起於何代按隋書經籍志始
有素問之名甲乙經序晉皇甫謐之文已
云素問論病精辯王叔和西晉人撰傷寒論
云出素問鍼經漢張仲景撰用岐伯也方陳性情
集云撰用素問是則素問之名著於隋志
之源五行之本故曰素問元起雖有此解
上見於漢代也自仲景已前無文可見矣
得而知採今世所存之書則素問之義全元起有說云
漢世也所以名全元起有說云
素者本也問者黄帝問岐伯也
義未甚明按乾鑿度云夫有形者生於無
形故有太易有太初有太始有太素
者未見氣也太易者氣之始也太初者氣形
之始也太素者形之始也太素者質之始也
療由是萌生故黄帝問此太素質之始也

素問之名義或由此

上古天真論篇第一　新校正云按全元
　　　　　　　　　起本名第九王氏
　　　　　　　　　次篇居冠篇首
　　　　　　　　　元起舊本第
　　　　　　　　　見行之卷篇
　　　　　　　　　王氏之所篇目

昔在黄帝生而神靈弱而能言幼而徇齊長
而敦敏成而登天
有熊國君少典之子姓公孫徇疾也敦信
也敦遂也習用干戈以征不享平定天下
殘藏虫尤以土德王都軒轅之丘故號之
曰軒轅黄帝後鑄鼎於荊湖山鼎成而白
日升天群臣葬衣冠於橋山墓今猶在
　　　　　　　　　　　　徐猶

乃問於天師曰余聞上古之人春秋皆度百
歲而動作不衰今時之人年半百而動作皆
衰者時世異耶人將失之耶　天師岐伯對
日上古之人其知道者法於陰陽和於術數
上古謂玄古也知道謂知修養之道也夫
陰陽者天地之常遺術數者保生之大倫
故修養者必謹先之老子曰萬物負陰而
抱陽沖氣以為和四氣調神大論曰陰陽

《黄帝内经素问》道藏本（影印本）

黄帝内經目錄

《黄帝内经素问》明·顾从德刻本（影印本）

重廣補註黃帝內經素問卷第一

新校正云按王氏不解所以名素問之義及素問之名起於何代　隋書經籍
志始有素問之名甲乙經序晉皇甫謐之文已云素問論病精辨　王叔和西晉
人撰脉經云出素問鍼經漢張仲景撰傷寒平病論集云撰用素問　是則素問
之名起於隋志上見於漢代也自仲景已前無文可見莫得而知據今世所存
之書則素問之名起於漢世也所以名素問之義全元起有說云素者本也問者
黃帝問岐伯也方陳性情之源五行之本故曰素問元起雖有此解義未甚明
按乾鑿度云夫有形者生於無形故有太易有太初有太始有太素者形之始也
見氣也太初者氣之始也太始者形之始也太素者質之始也氣形質具而痾
瘵由是萌生故黃帝問此太素　質之始也素問之名義或由此

啓玄子次註林億孫奇高保衡等奉敕校正孫兆重改誤

生氣通天論　　四氣調神大論

上古天眞論　　金匱眞言論

上古天眞論篇第一　新校正云按全元起注本在第九卷王氏重次
　篇第移冠篇首今注逐篇必具全元起本之卷

重广补注黄帝内经素问（明·顾从德影宋刻本）正文页

原书版框左右双边，上下单边，白口，框高16.2厘米，宽11.7厘米。半叶十行，行二十字，小字双行三十字。

《黄帝内经素问》明·顾从德刻本（影印本）

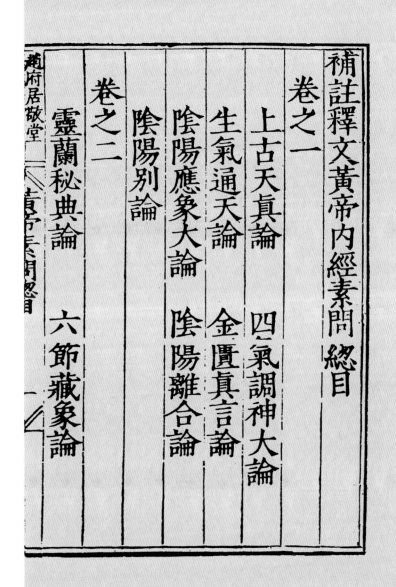

《黄帝内经素问》明·赵府居敬堂刻本（影印本）

補註釋文黃帝内經素問卷之

啓玄子次註林億孫奇高保衡等奉敕校正孫兆重改誤

新校正云按王氏不解所以名素問之
義及素問之名起於何代按隋書經籍
志始有素問之名甲乙經序晉皇甫謐
之文巳云素問論病精辭王序晉皇甫
人撰脉經云出素問鍼經漢張仲景撰
傷寒卒病論集云撰用素問是則素問
之名著於隋志上見而知據今世自仲景
巳前無文可見莫得而知漢代也所以
之書則素問之名起云素者本也問名素
問之義全元起有說云素者本也問名素
黄帝問之義全元起方陳性情之源五行之
本故曰素問元起雖有此解義未甚明

补注释文黄帝内经素问（明·赵府居敬堂刻本）正文页

原书版框四周双边，白口，半叶八行，行十七字，小字双行同。

《黄帝内经素问》明·赵府居敬堂刻本（影印本）

黄帝内經目錄　　　　黄海藏本

黄海　商部之
　　　二函

紀藏二之四十一

黄帝內經素問卷第一　啟玄子次註

　　上古天眞論　　　四氣調神大論

　　生氣通天論　　　金匱眞言論

上古天眞論篇第一　新校正云按全元起本在第
　　　　　　　　　　一卷王氏重次篇第令
　　　　　　　　　　今註述篇必其全元起本之卷第欲存素
　　　　　　　　　　問舊第目見今之篇次皆王氏之所移也

昔在黄帝生而神靈弱而能言幼而徇齊長而敦敏

天都外史潘之恒景升定，
大泌山人李維楨本寧閱

原书版框左右双边，上下单边，白口。半叶十行，行二十字，小字双行同。

《黄帝内经素问》明·潘之恒黄海本（影印本）

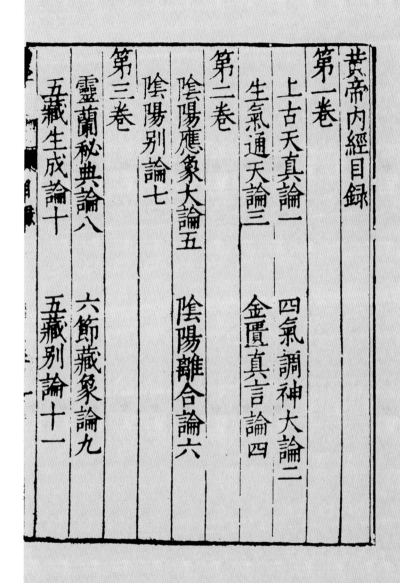

重廣補註黃帝内經素問卷第一

新校正云校王氏不牒所以名素問之義及素問之名起於何代按所者經鍳志始有素問之名甲乙經序晉皇甫謐之文巳云素問論病精撰五以和而為人撰脉經云出素問鍼經漢張仲景撰傷寒論集云撰用素問是則素之名著於肯志上見於漢代也自仲景前無文可見異得而知據令出所在之書則素問之名起漢世也所以名素問之義全元起有說云云者本故曰素問元起雖有此說辨未其義黃帝問歧伯也方陳性情之原五行之本故曰素問元起說辨有太初有太始有按乾鑿慶云太易有形首生於無形故有太易有太初有太始太素者形之始也太素者形之始也太素者質之始也氣形質見氣也太初氣之始也太始太素者質之始也氣形質具而桑由是萌生故故黃帝問此太素者質之始也氣形質具而未桑之始也素問之名義或由此

啓玄子次註林億孫奇高保衡等奉敕校正孫兆重改誤

上古天眞論
四氣調神大論
生氣通天論
金匱眞言論

上古天眞論篇第一 新校正云按全元起注本在第九卷王氏重次篇第移冠篇首今註逐篇處具全元起本卷

重广补注黄帝内经素问（明·吴勉学刻本）正文页

原书版框左右双边，上下单边，白口。半叶十行，行二十字，小字双行，行三十字。

《黄帝内经素问》明·吴勉学刻本（影印本）

《黄帝内经素问》明·吴悌刻本（影印本）

黃帝內經素問卷之一

巡按直隸監察御史金谿吳悌校

上古天真論篇第一

昔在黃帝生而神靈弱而能言幼而徇齊長而敦敏成
而登天迺問於天師曰余聞上古之人春秋皆度百歲
而動作不衰今時之人年半百而動作皆衰者時世異
耶人將失之耶歧伯對曰上古之人其知道者法於陰
陽和於術數食飲有節起居有常不妄作勞故能形與
神俱而盡終其天年度百歲乃去今時之人不然也以
酒爲漿以妄爲常醉以入房以欲竭其精以耗散其真
不知持滿不時御神務快其心逆於生樂起居無節故

新刻官板黄帝素問目錄

京本校正注释音黄帝内经素问（明·詹林所刻本）目录页

《黄帝内经素问》明·詹林所刻本（影印本）

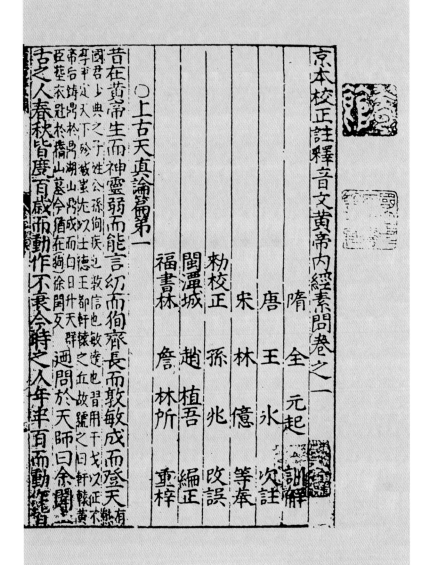

京本校正註釋音文黃帝內經素問卷之一

隋　全元起　訓解
唐　王冰　次註
宋　林億等奉　勅校正
孫兆　改誤
趙植吾　編正
閩潭城　趙
福書林　詹林所　重梓

○上古天真論篇第一

昔在黃帝生而神靈弱而能言幼而徇齊長而敦敏成而登天乃問於天師曰余聞上古之人春秋皆度百歲而動作不衰今時之人年半百而動作皆衰者

京本校正注释音黄帝内经素问（明·詹林所刻本）正文页

原书版框四周单边，白口。半叶十二行，行二十五字，小字双行同。

《黄帝内经素问》明·詹林所刻本（影印本）

《黄帝内经素问》明·周曰校刻本（影印本）

重廣補註黃帝內經素問卷第一

新校正云按王氏不解所以名素問之義及素問之名起於何代按隋書經籍志始有素問之名甲乙經序晉皇甫謐之文已云素問論病精辨王叔和西晉人素問之名甲乙有也後漢張仲景傷寒論集論云撰用素問則素問之名起漢代也經雖有素問之目而並無素問之名按今世所存之書則素問之名著矣隋書經籍志上見有素問之名全元起有本名起此故知素問之名起於漢世也所以名素問之義全元起有說云素者本也故曰素問元起雖有此解而義未甚明按乾鑿度云夫五行之始也而質具而形質之始也質者質之始也氣形質具而痾瘵由是萌生故黃帝問此太素質之始也素問之名義或由此

啟玄子次註林億孫奇高保衡等奉敕校正孫兆重改誤

上古天真論　　四氣調神大論
生氣通天論　　金匱真言論

繡谷書林周曰校刊行

黄帝内經素問卷一

唐　王冰　次注

宋　林億等校正

新校正云詳王氏不解所以名素問之義起於何代按
隋書經籍志始有素問之名甲乙經序晉皇甫謐之文
已云素問論病精辨王叔和西晉人撰脉經云出素問
鍼經漢張仲景撰傷寒卒病論集云撰用素問是則素
問之名著於隋志上見於漢代也自仲景已前無文可
見莫得而知據今世所存之書則素問之名起漢世也
所以名素問之義全元起有説云素者本也問者黄帝
問歧伯也方陳性情之源五行之本故曰素問元起雖
問此解義未甚明按乾鑿度云夫有形者生於無形故
有太易有太初有太始有太素太易者未見氣也太初

欽定四庫全書

卷一

者氣之始也太始者形之始也氣形
質具而病瘵由是萌生故黃帝問此太素質之始也素

問之名義

或由此

上古天真論　　　四氣調神大論

生氣通天論　　　金匱真言論

上古天真論篇第一　新校正云按全元起本在第九卷王氏重次篇第移冠篇首今注

逐篇必具全元起本之卷第者欲存素問
舊第目見今之篇次皆王氏之所移也

昔在黃帝生而神靈弱而能言幼而徇齊長而敦敏成

而登天　連也習用干戈以征不享平定天下殄滅蚩尤　有熊國君少典之子姓公孫徇疾也敦信也敏

黃帝內經素問（清·四庫全書刊本）**正文頁**（二）

原書版框四周雙邊，白口。半葉八行，行二十一字，小字雙行同。

《黃帝內經素問》清·四庫全書本（影印本）

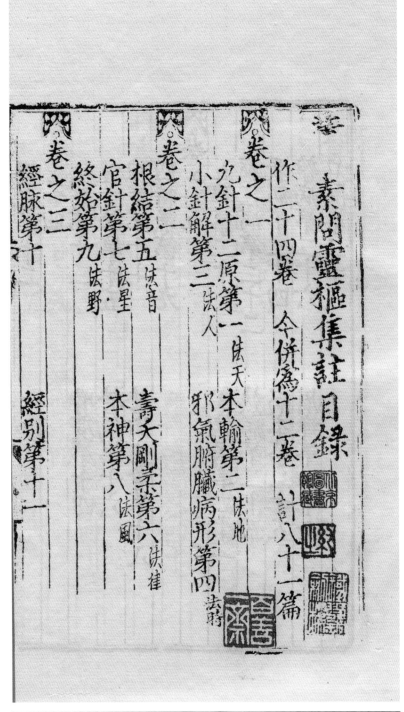

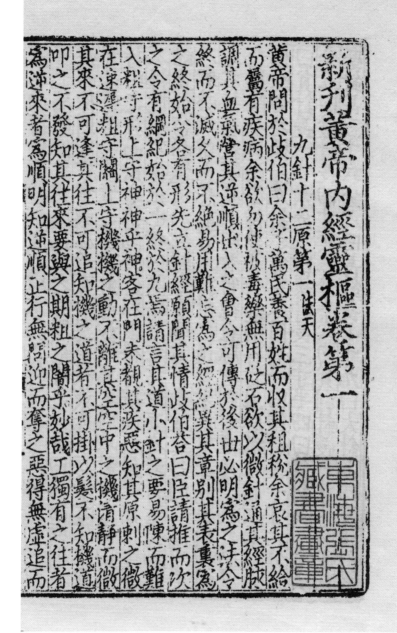

新刊黄帝内经灵枢（元·古林书堂刻本）**正文页**

原书版框四周双边，白口。半叶十四行，行二十四字。

《黄帝内经灵枢》元·古林堂刻本（影印本）

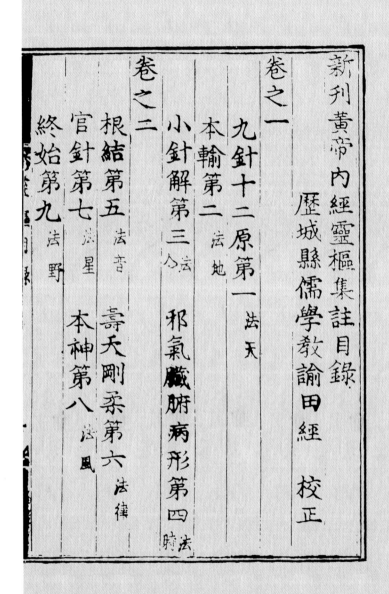

新刊黃帝內經靈樞集註目錄

歷城縣儒學教諭田經　校正

新刊黄帝内经灵枢集注（朝鲜活字版）目录页

《黄帝内经灵枢》朝鲜活字本（影印本）

新刊黃帝內經靈樞集註卷之一

九針十二原第一 法天

黃帝問於歧伯曰余子萬民養百姓而收其租
稅余哀其不給而屬有疾病余欲勿使被毒藥
無用砭石欲以微針通其經脉調其血氣營其
逆順出入之會令可傳於後世必明為之法令
終而不滅久而不絕易用難忘為之經紀異其
章別其表裏為之終始令各有形先立針經願
聞其情歧伯荅曰臣請推而次之令有綱紀始
於一終於九焉請言其道小針之要易陳而難

黄帝素问灵枢经（明·吴勉学刻本）目录页

《黄帝内经灵枢》明·吴勉学刻本（影印本）

明

新安吳勉學師古　校

應天徐　鎔春沂　閱

九鍼論第七十八

黃帝曰余聞九鍼於夫子衆多博大矣余猶不能寤

敢問九鍼焉生何因而有名歧伯曰九鍼者天地之

大數也始於一而終於九故曰一以法天二以法地

三以法人四以法時五以法音六以法律七以法星

八以法風九以法野黃帝曰以鍼應九之數奈何歧

伯曰夫聖人之起天地之數也一而九之故以立九

黄帝素问灵枢经（明·吴勉学刻本）正文页
原书版框四周双边，白口。半叶十行，行二十字。

《黄帝内经灵枢》明·吴勉学刻本（影印本）

黃帝素問靈樞經卷之一

九針十二原第一 法天

黃帝問於歧伯曰余子萬民養百姓而收租稅余哀其
不給而屬有疾病余欲勿使被毒藥無用砭石欲以微
針通其經脉調其血氣營其逆順出入之會令可傳於
後世必明為之法令終而不滅久而不絕易用難忘為
之經紀異其章別其表裏為之終始令各有形先立針
經願聞其情歧伯答曰臣請推而次之令有綱紀始於
一終於九焉請言其道小針之要易陳而難入粗守形
上守神神乎神客在門未覩其疾惡知其原刺之微在
速遲粗守關上守機機之動不離其空空中之機清靜

黄帝素问灵枢经（明·吴悌刻本）**正文页**

原书版框左右双边，上下单边，白口。半叶十一行，行二十一字。

《黄帝内经灵枢》明·吴悌刻本（影印本）

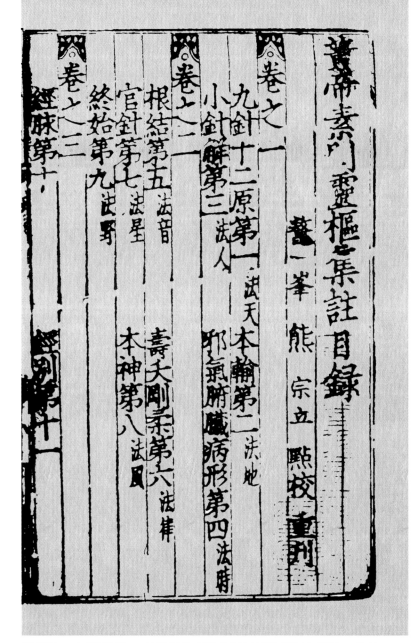

黄帝内经灵枢（明·熊宗立刻本）目录页

《黄帝内经灵枢》明·熊宗立刻本（影印本）

新刊黃帝內經靈樞卷第一

九針十二原第一　法天

黃帝問於岐伯曰余子萬民養百姓而收其租稅余哀其不給
而屬有疾病余欲勿使被毒藥無用砭石欲以微針通其經脈
調其血氣營其逆順出入之會令可傳於後世必明為之法令
終而不滅久而不絕易用難忘為之經紀異其章別其表裏為
之終始令各有形先立針經願聞其情岐伯曰臣請推而次
之令有綱紀始於一終於九焉請言其道小針之要易陳而難
入粗守形上守神神乎神客在門未覩其疾惡知其原刺之微
在速遲粗守關上守機機之動不離其空空中之機清靜而微
其來不可逢其往不可追知機之道者不可掛以髮不知機道
叩之不發知其往來要與之期粗之闇乎妙哉工獨有之往者
為逆來者為順明知逆順正行無問迎而奪之惡得無虛追而

新刊黄帝内经灵枢（明·熊宗立刻本）**正文页**

原书版框四周双边，黑口。半叶十四行，行二十四字。

《黄帝内经灵枢》明·熊宗立刻本（影印本）

黄帝素問靈樞集註目録

《黄帝内经灵枢》明·詹林所刻本（影印本）

●九鍼十二原第一 法天

黄帝問於岐伯曰：余子萬民，養百姓而收其租稅。余哀其不給而屬有疾病。余欲勿使被毒藥，無用砭石，欲以微鍼通其經脈，調其血氣，營其逆順出入之會。令可傳於後世，必明為之法，令終而不滅，久而不絕，易用難忘，為之經紀。異其章，別其表裏，為之終始。令各有形，先立鍼經。願聞其情。岐伯答曰：臣請推而次之，令有綱紀，始於一，終於九焉。請言其道。小鍼之要，易陳而難入。粗守形，上守神。神乎神，客在門。未覩其疾，惡知其原。刺之微，在速遲。粗守關，上守機，機之動，不離其空。空中之機，清靜而微。其來不可逢，其往不可追。知機之道者，不可掛以髮。不知機道，叩之不發。知其往來，要

京本黄帝内经灵枢（明·詹林所刻本）**正文页**

原书版框四周单边，白口。半叶十二行，行二十五字。

《黄帝内经灵枢》明·詹林所刻本（影印本）

黄帝内经灵枢（明绣谷书林周曰校刻本）目录页

《黄帝内经灵枢》明·周曰校刻本（影印本）

新刊黃帝內經靈樞卷第一

繡谷書林周曰校重刊

九針十二原第一 法天

黃帝問於歧伯曰余子萬民養百姓而收其租稅余哀其不給而屬有疾病余欲勿使被毒藥無用砭石欲以微針通其經脈調其血氣營其逆順出入之會令可傳於後世必明為之法令終而不滅久而不絕易用難忘為之經紀異其章別其表裏為之終始令各有形先立針經願聞其情歧伯答曰臣請推而次之令有綱紀始於一終於九焉請言其道小針之要易陳而難入粗守形上守神神手神客在門未覩其疾惡知其原刺之微在速遲粗守關上守機機之動不離其空

新刊黃帝內經靈樞（明·繡谷書林周曰校重刊本）正文頁

原書四周雙邊，白口。半葉十二行，行二十三字。

《黃帝內經靈樞》明·周曰校刻本（影印本）

靈樞經卷六

師傳第二十九

宋 史崧 音釋

黃帝曰余聞先師有所心藏弗著於方余願聞而藏之

則而行之上以治民下以治身使百姓無病上下和親

德澤下流子孫無憂傳於後世無有終時可得聞乎歧

伯曰遠乎哉問也夫治民與自治治彼與治此治小與

治大治國與治家未有逆而能治之也夫惟順而巳矣

順者非獨陰陽脈論氣之逆順也百姓人民皆欲順其

志也黃帝曰順之奈何歧伯曰入國問俗入家問諱上

堂問禮臨病人問所便黃帝曰便病人奈何歧伯曰夫

中熱消癉則便寒寒中之屬則便熱胃中熱則消穀令

人縣心善饑臍以上皮熱腸中熱則出黃如糜臍以下

皮寒胃中寒則腹脹腸中寒則腸鳴飧泄胃中寒腸中

熱則脹而且泄胃中熱腸中寒則疾饑小腹痛脹黃帝

灵枢经（清·四库全书刊本）正文页（二）

原书版框四周双边，白口。半叶八行，行二十一字。

《针灸甲乙经》明·五车楼藏板（影印本）

總計六百五十四穴　單四十八穴

雙三百零八穴

頭直鼻中髮際傍行至頭維凡七穴第一

神庭　曲差　本神　頭維

頭直鼻中入髮際一寸循督脈却行至風府凡八穴
第二

上星　顖會　前頂　百會　後頂

強間　腦戶　風戶

頭直俠督脈各一寸五分却行至玉枕凡一十穴第
三

五處　承光　通天　絡却　玉枕

甲乙經　卷之三

针灸甲乙经（明·五车楼藏板）正文页

原书版框左右双边，上下单边，白口。半叶十二行，行二十字。

《针灸甲乙经》明·五车楼藏板（影印本）

黄帝内経太素巻第廿一（九鍼之一）

通直郎守太子文學臣楊上善奉

勅撰注

九鍼要道

九鍼要解

諸原所生

九鍼所象

乙威定頁

《黄帝内经太素》日本藏仁和寺抄本（影印本）

巨虚下廉與小腸合也重大沔貝耳筆又沔

者言淺浮之疾不欲深刾也深則邪從之

入故曰又沉也　鍼過其分邪從鍼入病　更委深故曰又沉也　皮內筋脈

各有所處言經絡各有所生也　言經在筋肉　照在皮青也

取五脉者死言病在中氣不足值用鍼　涅藏中虛用鍼苦大寫　五藏之脈陰虛故死也

盡火寫其諸陰之脈也

取三脉者恓言盡寫三陽之氣令病人恓　一時盡三陽之脈陽施故恓恇不復也

然不後也　察陰者死言取　五黑在肘上不在尺中而虚

《黄帝内经太素》日本藏仁和寺抄本（影印本）

類經目錄

类经（日本藏明刻本）目录页

《类经》日本藏明刻本（影印本）

類經二卷　張介賓類註

陰陽類

陰陽應象 <small>素問陰陽應象大論○一</small>

黃帝曰。陰陽者。天地之道也。<small>道者，陰陽之理也。陰陽者，一分爲二也。</small>萬物之綱<small>也。太極動而生陽，靜而生陰，天生於動，地生於靜，故陰陽爲天地之道。動、地生於靜，故陰陽爲天地之爲綱。周之爲綱，小曰紀，總之爲綱，周之爲紀。紀綱萬物之所由，不由之故爲萬物之綱紀。毛氏曰：滋生</small>紀。變化之父母。<small>大論云</small>
陰爲之用也。陽奧之正氣以生，陰爲之主持以立者，亦是變化之父母。大論云

国家出版基金项目 "十二五" 国家重点图书出版规划项目
国医大师临床研究

中华中医药学会组织编写

黄帝内经文献研究

修订版

主　　编　张灿玾

副 主 编　徐春波　张增敏

编写人员　张灿玾　徐春波

　　　　　张增敏　张鹤鸣

科学出版社

北　京

内 容 简 介

本书是国医大师张灿玾教授系统论述《黄帝内经》文献研究理论的学术专著。全书就《黄帝内经》在文献研究方面的有关问题，如《黄帝内经》出典，《黄帝内经》成编年代及历史背景，《素问》、《九卷》名称及源流考，《素问》、《灵枢》引书、引文考，《素问》、《灵枢》中不同学派，《素问》、《灵枢》之篇文组合，《黄帝内经》之学术体系，《黄帝内经》别传本之文献研究等，在前人研究基础上，结合作者数十年研讨所得系统加以阐述。

本次修订，增补了《黄帝内经》文化余韵琐谈，《黄帝内经》论文杂集两部分内容，以供读者参考。

本书可供中医文献研究者和从事中医教学、临床、科研的工作者参考使用。

图书在版编目 (CIP) 数据

黄帝内经文献研究 / 张灿玾主编 . —修订本 . —北京：科学出版社，2014.3
（国医大师临床研究）

国家出版基金项目·"十二五"国家重点图书出版规划项目
ISBN 978-7-03-040149-6

Ⅰ. 黄⋯ Ⅱ. 张⋯ Ⅲ.《内经》-研究 Ⅳ. R221

中国版本图书馆 CIP 数据核字（2014）第 045414 号

责任编辑：鲍 燕 陈 伟 曹丽英 / 责任校对：郭瑞芝
责任印制：肖 兴 / 封面设计：黄华斌 陈 敬

科 学 出 版 社 出版

北京东黄城根北街 16 号
邮政编码：100717
http://www.sciencep.com

中国科学院印刷厂 印刷

科学出版社发行 各地新华书店经销

*

2014 年 3 月第 一 版 开本：787×1092 1/16
2017 年 2 月第二次印刷 印张：33 1/2 插页：24
字数：794 000

定价：168.00 元

（如有印装质量问题，我社负责调换）

《国医大师临床研究》丛书序

2009 年 6 月 19 日，人力资源和社会保障部、卫生部和国家中医药管理局在京联合举办了首届"国医大师"表彰暨座谈会。30 位从事中医临床工作（包括民族医药）的老专家获得了"国医大师"荣誉称号。这是新中国成立以来，中国政府部门第一次在全国范围内评选国家级中医大师。国医大师是我国中医药事业发展宝贵的智力资源和知识财富，在中医药的继承创新中发挥着不可替代的重要作用。将他们的学术思想、临床经验、医德医风传承下来，并不断加以发展创新，发扬光大，是继承发展中医药学，培养造就高层次中医药人才，提升中医药软实力与核心竞争力的重要途径。

为了弘扬中华民族文化，广泛传播和充分利用中医药文化资源，满足中医药人才队伍建设的需要；进一步完善中医药传承制度，将国医大师的学术思想、经验、技能更好地发扬光大。科学出版社精心组织策划了"国医大师临床研究"丛书的选题项目，这个选题首先被新闻出版总署批准为"十二五"国家重点图书出版规划项目，后经科学出版社遴选后申报国家出版基金项目，并在 2012 年获得了基金的支持。这是国家重视中医药事业发展的重要体现，同时也为中医药学术传承提供良好契机。国家出版基金是国家重大常设基金，是继国家自然科学基金、国家社会科学基金之后的第三大基金，旨在资助"突出体现国家意志，着力打造传世精品"的重大出版工程，在"弘扬中华文化，建设中华民族共有精神家园"方面与中医药事业有着本质和天然的相通性。国家出版基金设立六年来，对中医药事业给予了持续的关注和支持。

作为我国成立最早、规模最大的中医药学术团体，中华中医药学会长期以来为弘扬优秀民族医药文化、促进中医药科学技术的繁荣、发展、普及推广发挥了重要作用。本丛书编辑出版工作得到了中华中医药学会大力支持。国家卫生和计划生育委员会副主任、国家中医药管理局局长、中华中医药学会会长王国强亲自出任丛书主编。

作为中国最大的综合性科技出版机构，60 年来科学出版社为中国科技优秀成果的传播发挥了重要作用。科学出版社为本丛书的策划立项、稿件组织、编辑出版倾注了大量心血，为丛书高水平出版起到重要保障作用。

本丛书同时还得到了各位国医大师及国医大师传承工作室和所在单位的大力支持，并得到各位中医药界院士的支持。在此，一并表示感谢！

本丛书从重要论著、临床经验等方面对国医大师临床经验发掘整理，涵盖了中医原创思维与个性诊疗经验两个方面。并专设《国医大师临床研究概览》

分册，总括国医大师临床研究成果，从成才之路、治学方法、学术思想、技术经验、科研成果、学术传承等方面疏理国医大师临床经验和传承研究情况。这既是对国医大师临床研究成果的概览，又是研究国医大师临床经验的文献通鉴，具有永久的收藏和使用价值。

　　文以载道，以道育人。丛书将带您走进"国医大师"的学术殿堂，领略他们深邃的理论造诣，卓越的学术成就，精湛的临床经验；丛书愿带您开启中医药文化传承创新的智慧之门。

《国医大师临床研究》丛书编辑委员会

2013 年 5 月

再版序言

《黄帝内经》一书，自问世以来，甚为历代学界赞颂。或言其为"生生之具"者，汉刘向也；或言其"论病精微"者，晋皇甫士安也；或以其"言大道也"者，唐王冰也；或言其为"至精至微之道"者，北宋林亿也；或言其为"医之宗也"者，南宋朱熹也；或言其"天地人理，皆至言妙道存焉"者，南宋沈作喆也；或言其为"医书之祖也"者，南宋陈振孙；或言其为"医家之大纲要法"者，元吕复也；或言其为"医家之宗祖，犹吾儒之有五经也"者，明周木也。明清之世，考证之学起，医者遵经，学者考古，众说渐多，不再烦举。

清末至民国年间，西学东渐，洋务始兴，国学蒙尘，医事罹难，批驳之声，不绝于耳，废黜之举，此起彼伏。致使我华夏数千年传统文化，几被废弃；岐黄历代典籍，亦遭口诛笔伐。如清咸丰元年，英人合信氏《全体新论》序云："予来粤有年，施医之暇，时习华文，每见中土医书，所载骨肉、脏腑、经络，多不知其体用，辄为掩卷叹息。夫医学一道，工夫甚钜，关系非轻，不知部位者，即不知病源；不知病源者，即不知治法；不明治法，而用平常之药，犹属不致大害。若捕风捉影，以药试病，将有不忍言之者矣。"如此洋人，对华夏优秀传统文化所知甚少，对中国原创博大精深传统医学的理论、思想、学术体系及医学模式，茫然不解的情况下，仅据当时尚属开创阶段的西医水平（见《合信氏西医五种》可知），竟对我国数千年原创医学，发出了如此狂傲之言，不能不说是一大憾事。

尤为憾者，为接踵而来的刚刚接触或学习了些西方知识的人，竟也数典忘祖，在批驳华夏文化之时，连医学也不放过。如清末时吴氏汝纶曾云："近日五洲医药之盛，视吾中医含混谬误之旧说，早已一钱不值。近今西医书之译刻者不少，执事曾不一寓目，颛颛然惟《素问》、《灵枢》、《伤寒》、《金匮》、《千金》、《外台》等编，横亘于胸而不能去，何不求精进若是！"复有严复者，认为"中国九流之学，如堪舆，如医学，如星卜，若从其绪而观之，莫不顺序。"（无怪百年之后，复有人云："中医处处烙上了农业文明的印记，古代医生是个下九流的职业"学有所承也）继有梁氏启超先生，保皇失败，险些丧命，仕途无望，崇尚西学，他不曾深习中国先秦时期奠立之"阴阳五行"学说之精华所在，诬我《黄帝内经》中沾染阴阳五行气息，"学术界之耻辱，莫此为甚矣"。宁失一无病之肾，而不肯言西人之误。

如此西风正盛之日，东方文化，屡受摧残，要废止中医。终因国医界及国人之反对，民国政府，未能获准，然中医亦未准予合法地位。直至新中国建国之后，党和政府对中医给予充分肯定，并制定了继承发掘的方针政策，中医才获得了解放，中医事业亦获得了新生。

"文化大革命"后，出于多种原因，歧义叠起，众说不一，或言"中西医结合为唯一道路"，或言"中医现代化"，或言"中医科学化"等；社会上也出现了一系列反对、质疑中医药的声音。在中医事业严重乏人乏术的情况下，对中医学术的继承与经典著作的学习，亦时常被人指责，从而使中医学术与事业的发展，受到了诸多不良影响。

鉴于当时的形势，2009年4月21日，国务院出台了国发〔2009〕22号文件《国务院关于扶持和促进中医药事业发展的若干意见》，文件进一步阐明了中医药的历史贡献与现实意义，强调坚持"中西医并重"的方针，指明了当前存在的问题，对中医药的发展，特提出要"遵循中医药发展规律，保持和发扬中医药特色优势，推动继承与创新，丰富和发展中医药理论与实践，促进中医中药协调发展，为提高全民健康水平服务。"为中医药的发展指明了正确的方向。

时吾已八十有余，每忆及中医近百年来之浮沉，迷惘顿生，今见此文，群疑顿失。窃思中医，乃炎黄数千年文化培植之国宝，关乎于上对祖宗，下对儿孙后代之大业，一旦失之，则无颜面对苍生，今见此文，喜不自胜，故藉拙作再版之时，书此烦文，以抒从医七十年之感怀也。

吾幼承庭训，执业杏林，始习蒙书，后学经典，日诵夜习，获益良深，对博大精深之《黄帝内经》感悟尤多，回首七十春秋，曾悬壶于城乡，执教于杏坛，雠校于文献，展卷于鸡窗，每有所得，则重启茅塞，应验临床。常思，中医经典者，中医之纲也，纲举则目张；中医经典者，中医之源也，源远则流长；中医经典者，中医之本也，本固则枝荣；中医经典者，中医之宗也，宗延则族绪。

1964年冬，奉命接受中医古籍整理任务，多涉及于《黄帝内经》，几经研读，方识医经者，非止于执技之道，其于文化与医道之关系，决非浅学辄止者所能知。曾奉命两次治经，治之有年，稍有所得。昔年之作，原于此也。时由于多种原因，不得不将此未竟之作，付诸梨枣，至今已近十春秋矣。此间，复忙于他事，无暇顾及，然吾对于《黄帝内经》之研读，从未或缀，每经复读，必对中医学之理论与思想，顿悟颇多，对疾病之演变与诊治，体验日新，更悟孙思邈先生所言"大医习业"者，读经之阶梯也；"大医精诚"者，习经之明训也。此不才幼承庭训寄身杏林七十年从事于中医教研之一得，借此一吐，不知然否。

2012年春，有科学出版社曹丽英同志电话约谈，拟为中医界老同志笔耕之作，付诸梨枣，以尽中医学传承之大业，后遂遣陈伟同志屈就寒舍，相约此事，见有拙著《黄帝内经文献研究》等，遂为选定，吾不禁为之惊喜。窃知此书，仅平生学此经之一得，其不尽意，未领悟处，所在多有。诚恐有误学界，意欲进一步修订，无奈白发苍颜，力难从心。仅将近数年复读《内经》时心领一得，增补几题，又有昔年在报刊发表之杂文，亦收于集中；关于《内经》文化研究一章，有些问题，似与前文重出，然近几年复有心领，特别是《黄帝内经》与中国传统文化方面之诸多问题，不妨再议；至于经文深奥之义，玄妙之处，不才终生难以尽解。古人以《内经》比之儒家之五经，亦不为过。医家有此经典，诚民族之骄傲也。

临文惶惶，心犹惴惴，乱竽杏林，何以谈经，雕虫小技，何言大道，切望业内方家，能恢宏乎生生之具，岐黄之道，则无愧于华夏文化之宝藏也。

齐东野老张灿玾谨识

2013 年孟夏于山左历下琴石书屋

第一版前言

《黄帝内经》一书，为中医经典著作之一，历来为医家奉为圭臬。唐代孙思邈曾云："凡欲为大医必须谙《素问》、《甲乙》、《黄帝针经》……"明代周木云："《素问》一书……词古义精，理微事著，得天和于未病，续人命于既危，彝伦益敦，王化兹盛，实医家之宗祖，犹吾儒之有五经也。故曰：医人不读《素问》，犹士人不治本经，其以是欤。"然需通晓《内经》之奥义者，方知周氏出言之不谬也。

吾自少年起，承家学习岐黄术时，由先大父士洲公及先父树乾公（字连三，以字行）教读选本，略知其义。悬壶、执教之后，愈觉其深不可测。历代大医，莫不深谙经典，方可建医学之根底，得医学之精邃，悟诊治之法度，为苍生之司命。故数十年间，不曾疏于此学。凡前人之注疏，近人之校雠，多有所求；篇章之义旨，文句之训释，渐有所得。岁月之积，获益良多，习用既久，学亦渐增。是知医学之经典著作，其博大精深之道，岂可等闲视之乎。

吾生也鲁，学也浅。虽数十年间，勤求古训，博采众说，识亦渐深，然惑亦颇多。故就今存《素问》与《灵枢》所及之事，亦曾多方求索，寤寐思之，渐有所悟。于《内经》文献研究之疑惑处，亦略得一二。集之日久，笔以为文。昔日带学子研读《内经》时，曾与之共同研讨，彼等亦感，若沿此径，亦或可为入门之筌蹄耳。

本集仅就《黄帝内经》在文献研究方面的有关问题，如《黄帝内经》出典，《黄帝内经》成编年代及历史背景，《素问》、《九卷》名称及源流考，《素问》、《灵枢》引书、引文考，《素问》、《灵枢》中不同学派，《素问》、《灵枢》之篇文组合，《素问》、《灵枢》学术思想研究，《内经》别传本的文献研究等，在前人研究的基础上，结合个人数十年研讨所得，略陈管见。由于《内经》一书博大精深，本书内容亦仅拙见所及，未尽意处，容待续研。若能得抛砖之用，于愿足矣。

此集本系五年前旧稿，后因折股之故，未能续研，遂被尘封。旧稿原皆系次子增敏帮助编辑而成，后由贤契徐春波再为编纂整理、玄振玉襄助，幸得付梓，亦或可为有兴于从事《内经》研究者之参考。

本书的研究工作，曾得到山东省教育厅科研处古籍整理研究规划办公室的立项资助，后又得到上海中医药大学出版社的大力支持，在此谨表谢忱。

吾本愚陋，学无根底，肤浅所得，管窥所见，安可尽是，故误、漏之处，在所难免，谨望方家有以教焉。

五龙山人　张灿玾

甲申谷雨于山左历下琴石书屋

目　录

第一章 《汉志》著录方技略医经类诸家考

一、《黄帝内经》之著录

《黄帝内经》一名,最早见于《汉书·艺文志》。《汉志·方技略》医经类著录有《黄帝内经》十八卷、《外经》三十七卷,《扁鹊内经》九卷、《外经》十二卷,《白氏内经》三十八卷、《外经》三十六卷、《旁篇》二十五卷。右医经七家,二百一十六卷。医经者,原人血脉、经络、骨髓、阴阳、表里,以起百病之本,死生之分。而用度箴石汤火所施,调百药齐和之所宜。至齐之德,犹磁石吸铁,以物相使。拙者失理,以瘉为剧,以死为生。又《汉志》叙论曰:"汉兴,改秦之败,大收篇籍,广开献书之路。迄孝武世,书缺简脱,礼坏乐崩。圣上喟然称曰:朕甚闵焉! 于是建藏书之策,置写书之官。下及诸子传说,皆充秘府。至成帝时,以书颇散亡,使谒者陈农求遗书于天下。诏光禄大夫刘向校经传、诸子、诗赋,步兵校尉任宏校兵书,太史令尹咸校数术,侍医李柱国校方技。每一书已,向辄条其篇目,撮其指意,录而奏之。会向卒,哀帝复使向子侍中奉车都尉歆卒父业。歆于是总群书而奏其《七略》。故有辑略、有六艺略、有诸子略、有诗赋略、有兵书略、有术数略、有方技略。今删其要,以备篇籍。"

根据上文所述,主要可说明以下几个问题,秦末农民起义之战及楚汉之争,书籍散亡甚多,故汉代立国之初,便大收篇籍,广开献书之路。此后数十年间,国家并未发生过大的动乱,但至孝武帝刘彻时,则书缺简脱,这有可能是对原来征集的图书,由于藏居不善,并有所散失,或因诸多旧籍,未曾加以整理,致使有些简书,编绳断绝,简片脱落,于是乃建立造册登记之制,并设置写书之官,将诸多旧籍,重新抄录,善加保存,复经数十年,至孝成帝时,原存诸书,又有所散亡,乃使谒者陈农征集天下遗书,并诏令光禄大夫刘向进行校书工作,并由侍医李柱国分校医。每校完一书,复由刘向"条其篇目,撮其指意"。向卒后,由其子歆继成父业,总括群书,撰成《七略》奏上。其中,《方技略》内,即含有《黄帝内经》。是知《黄帝内经》一书,亦为刘向校书时,经李柱国校定,复经刘向"条其篇目,撮其旨意"而成。此为《黄帝内经》一书之最早出典。

至后汉班固修《汉书》时,其"艺文志"部分,乃系取向、歆父子所撰之《七略》"删其要,以备篇籍。"删,节取也,即对原书内容有所取舍。《说文·刀部》:"删,剟也。"段玉裁注:"凡言删剟者,有所去即有所取。如《史记·司马相如传》曰:故删取其要,归正道而论之。删取,犹节取也。"据此,则《汉书·艺文志》,为班固节取《七略》而成,并将"辑略"部分,分置于其他六略之中。即今日所见《黄帝内经》在《汉书·艺文志》中之部居。此今存古代文献中,有关《黄帝内经》一书之出典也。

二、《黄帝内经》与《外经》的关系

详《汉志》著录，除《黄帝内经》十八卷外，另有《外经》三十七卷。汉后即不见于著录，别书亦不见有所称引，谅亡已久矣。

余嘉锡先生《四库提要辨证·子部·医家类》云："刘向于《素问》之外，复得《黄帝医经》若干篇，于是别其纯驳，以其纯者合《素问》编之为《内经》十八卷，其余则为《外经》三十七卷，以存一家之言。不问其为黄帝所作与否。盖必尝著其说于《别录》，而今不可见矣。"张舜徽先生《汉书艺文志通释》按："医书之分《内经》、《外经》，犹《春秋》、《韩诗》有内、外传，《晏子春秋》、《庄子》、《淮南》有内外篇也。《汉志·诸子略》杂家著录《淮南内》二十一篇，《淮南外》三十三篇，颜师古注云：'内篇论道，外篇杂说。'《庄子》分内外篇，成玄英序云：'内则谈于理本，外则语其事迹。'斯又二者之异也。大抵内篇为作者要旨所在，外篇其绪余耳。医书之《内经》、《外经》，亦同斯例。由于阐明理道者，辞旨精要，与夫杂说旁陈者不同，故《黄帝内经》十八卷，而《外经》三十七卷。下文扁鹊、白氏，亦分内外经。"

以上二家之说，皆证诸古例，此说当是。又详《淮南子》高诱序亦云："光禄大夫刘向校定撰具，名之《淮南》，又有十九篇者，谓之《淮南外篇》。"又清庄逵吉序云："《汉书·淮南王传》称，安招致宾客方术之士数千人，作为《内书》二十一篇，《外书》甚众，又有《中篇》八卷，言神仙黄白之术，亦二十余万言。安入朝献所作，《内篇》新出，上爱秘之。而艺文志杂家者流，有《淮南内》二十一篇，《淮南外》三十三篇。天文有《淮南杂子星》十九卷。传不及《杂子星》，而志不载神仙、黄白之作。然后代往往传《万毕术》云云，大概皆黄白变幻之事，即所谓《中篇》遗迹欤。"

此例亦可进一步说明，有关淮南王刘安的诸多著作，刘向校书时，有所条贯编选。按内、外两书，以定其部居。据而推之，《黄帝内经》与《外经》，亦当出于刘向校书时，有所定名。将其重要而纯正者，定为《内经》，其驳杂者定为《外经》，故《内经》存而《外经》亡，亦或与此有关。

三、《黄帝内经》与医经类别家的关系

在《汉书·艺文志》著录之医经类书中，除《黄帝内经》与《外经》之外，尚有《扁鹊内经》与《外经》、《白氏内经》与《外经》、《旁篇》等。

按前引刘向小叙文义，凡此诸书，其内容及大指，文或互通，义犹相类，唯托古之名有别，故皆同类而别为诸家。黄帝者，依托黄帝也；白氏者，依托白氏也；扁鹊者，依托扁鹊也。至其有内、外之分，当与上述《黄帝内经》与《外经》之义同。

（一）《扁鹊内经》、《外经》

顾实《汉书艺文志讲疏》："《千金方》、《外台秘要》皆有引扁鹊法，或为此《内、外经》之遗文。"又云："《千金方》等引扁鹊语，皆不见今传扁鹊《难经》，《难经》固非扁鹊书也。"清人姚振宗《汉书艺文志条理》著录《扁鹊内经》云："王氏考证，《史记》仓公师公乘阳庆传黄帝、扁鹊之《脉书》。王勃《八十一难经》曰：岐伯以授黄帝，黄帝历九师以授伊尹，伊尹以授汤，

汤历六师以授太公,太公以授文王,文王历六师以授医和,医和历六师以授秦越人,秦越人始定立章句。按王子安氏言,秦越人始立章句,当有所受。若是,则《扁鹊内、外经》,即本《黄帝内经》,而引申发明之。今可考见者,唯《难经》及《针灸图》两书。"详王勃语,又见宋王应麟《玉海》卷六十三引王勃序。王勃,唐人,字子安。其所言,不管出于何家,显系附会其辞,不足证。张舜徽《汉书艺文志通释》:"按:扁鹊为战国初期名医,《史记》有传……一说扁鹊为黄帝时良医名,世以秦越人医术与古之扁鹊相类,因以其名名之。见《史记扁鹊传索隐》。至于《难经》八十一章,不见于《汉志》,《隋》、《唐志》始著录《难经》二卷……旧题秦越人撰,后世多疑其伪。胡应麟《四部正讹》独谓'医方等录,文字古奥,语致玄妙,盖周秦之际,上士哲人之作。'其论较为平允。至谓'班《志》有《扁鹊内经》九卷,《外经》十二卷,或即今《难经》也。'则犹存疑之辞也。"

详以上诸家所论,主要涉及二个方面的问题。一者,《难经》与《扁鹊内、外经》及《黄帝内、外经》的关系;一者扁鹊为何时之扁鹊。

1.《难经》与《扁鹊内、外经》及《黄帝内、外经》的关系

此一问题实质是涉及《难经》设问之难及所解之经究系何经。详《难经》杨玄操序云:"按黄帝有《内经》二帙,帙各九卷,而其义幽赜,殆难穷览,越人乃采摘英华,抄撮精要,二部经内,凡八十一章,勒成卷轴,伸演其首,探微索隐,传示后昆,名为《八十一难》。"杨氏此说,义谓《难经》所解者为《黄帝内经》,后人多宗其说,亦有另出别义者,兹不详举。然《难经》今存本内容,似与此说,难以尽合。

详《难经》设问之辞,约有三类,一者为"经言"类,即浑称医经中语,共有二十六问,占八十一难总数近三分之一;一者为"书言"类,即举出某书中言,仅六十三与六十四两难,均称"《十变》言";三者为"迳言"类,即直接举出所问内容,共有五十三问。其中《十变》之义,今存其他古文献中,别无称引及记载,当是另有其书,或原医经类书中有所引用,今已不详。在"经言"与"迳言"两类中,有的见载于今存《黄帝内经》,有的与《黄帝内经》文异而义同,或题同而义异,有的则不见于《黄帝内经》。特别如十七难与二十一难所谓"经言",今《黄帝内经》中无,反见于《脉经》卷五引"扁鹊诊诸反逆死脉要诀"。根据上述情况,若谓《难经》所解之经为《黄帝内经》,似亦欠妥。然而《难经》所解之经,究系何经,似可作出两种推断,一则或取《扁鹊内、外经》中语而为之解,一则或杂取诸医经类书中语而为之解,其中或含《黄帝内经》之内容。

另者,《难经》之撰人问题,详《隋书·经籍志》著录有《黄帝八十一难》二卷,注:"梁有《黄帝众难经》一卷。"均未署撰人。《旧唐书·经籍志》始称"秦越人撰"。故秦越人撰说,或出于后世。即是以《难经》为秦越人撰,上及于《扁鹊内外、经》亦为战国之扁鹊——秦越人撰,恐犹为欠通。故《难经》的真正撰人,尚难论定。

2.《扁鹊内、外经》为何时之扁鹊

按前引张舜徽先生已根据前人研究提出两说,即出于战国时之扁鹊与黄帝臣扁鹊。关于第一种说法,前人研究同者较多。然据《史记·扁鹊传》及先秦历史背景,似秦越人并无是作。当然,亦不排除其中或收有秦越人的某些遗作。第二种说法,亦不得谓无据。如《汉书·艺文志》经方类著录《泰始黄帝扁鹊俞拊方》二十三卷,应邵曰:"黄帝时医也。"详应邵,东汉末人,此注按行文方式,所谓"黄帝时医",应指扁鹊与俞拊二人。又按书名中人排列顺序为黄帝、扁鹊、俞拊,将俞拊排于扁鹊之后,似亦可证明,此一扁鹊,似为黄帝时医,而非指战国时秦越人之誉称。是则此书当系依托黄帝与其臣扁鹊与俞拊等所出医方。又详《千金翼方》卷二十五《诊气色法》第一,有"黄帝问扁鹊曰:人久有病,何别生死,愿闻其要,对曰……黄帝曰:善"一段,计一百六十六字。此显系依托黄帝与扁鹊问答之语,或为《扁鹊内、外经》之遗文,故不见于《黄帝内经》。又此下继有二段,只有"问曰"、"对曰",末有"黄帝曰善"四字,在"问曰"与"对曰"前,显为省去"黄帝"与"扁鹊"四字。此文亦不见于《黄帝内经》。又该篇尚有"扁鹊曰"文若干段,有的与《黄帝内经》义同而文异,有的不见于《黄帝内经》,此亦或出于《扁鹊内、外经》中。又该卷《诊脉大意第二》,有"问曰:手足三阴三阳十二经皆有动脉,而独取寸口者何也?扁鹊曰……"一段,若按前篇文例,此篇"问曰"前,亦当省去"黄帝"二字。此文与《难经·一难》义同而文则多异,亦或为《扁鹊内、外经》之遗文。若是,则亦可反映《难经》与《扁鹊内、外经》之渊源关系。详《千金翼方》所收文献,大都为隋唐以前留传旧籍,似此等黄帝问扁鹊文,若非汉人依托之作,恐非魏晋南北朝时,无端又造出一个黄帝时的扁鹊来,谅必有所本也。又如《脉经》卷五"扁鹊诊诸反逆死脉要诀第五",其中内容或言扁鹊曰,或曰经言,然又有"肝脉肾脉肺脉皆实"至"季秋而死"一段,全文又见于《素问·大奇论》。此极有可能原出《扁鹊经》中,然所收此一段文字,则与《黄帝内经》重出。故《扁鹊内、外经》所依托之扁鹊,似当为黄帝时之扁鹊也。

根据上述情况,似可说明,《扁鹊内、外经》与《黄帝内、外经》,虽依托之名称不同,然皆托之以上古"圣人"所作也。又从其内容方面推断,其成编之时,采摭诸多文献,有的源于同一祖本,故文亦尽同,反映二者使用之文献,互有交错;有的内容,是源于同一祖本,然撰者别加整理,故义虽同而文有别;有些内容,则各有所本,故二书互有差别,此其所以为另一家也。此二家之相互关系,应大致如是。

(二)《白氏内经》、《白氏外经》

《汉书艺文志条理》注:"白氏不详何人,自来医家罕见著录。其书大抵亦本黄帝、扁鹊《内、外经》而申说之,故其《内经》卷数倍多于前……又按:本志杂家《伯象先生》,张澍辑注曰:伯与白通。又《集韵》:白音博陌切,与伯同。疑此白氏即岐伯。而称伯氏者,此类医经,皆黄帝、扁鹊、岐伯之所传。而后世如秦越人、仓公亦皆引申发明之。"按余氏所言伯与白通,古书亦不乏其例,如《左传·鲁定公四年》:"伯州梨之孙豁为吴太宰,以谋楚"《吴越春秋·阖闾内传四》伯作"白"。《史记·田敬仲完世家》:"子庄子白立。"司马贞索隐:"《系本》名伯。"若据此例,白氏或即伯氏。又疑其为岐伯,亦或有之。如《脉经》卷一第十三,有黄帝与岐伯问答一段一百七十八字,不见于今《素问》、《灵枢》;又《脉经》卷四诊损至脉第五文曰:"岐伯曰:脉失四时者为至启,至启者,为损至之脉也。损之为言……黄帝曰:善。"此段共三百八十九字。详其文例,亦黄帝与岐伯问答之式,惟此前删除或脱失黄帝问语。此文论损至脉,今《素问》与《灵枢》均无。《难经·十四难》虽有文损脉者,然文及义与此均有别。按王叔和所收,必为汉人旧籍。故此文亦或为《白氏经》中遗文也。又《隋书·经籍志》著录有《岐伯经》十卷,亦或《白氏经》之衍化本。

又按白既与伯通,古尚有托名黄帝臣伯高一家,亦与黄帝论医者也,如今《灵枢经》之《寿夭刚柔篇》、《骨度篇》、《肠胃篇》、《平人绝谷篇》、《逆顺篇》、《五味篇》、《卫气失常篇》、

《阴阳二十五人篇》、《邪客篇》、《卫气行》等十篇皆是。说明在依托黄帝臣医家中,伯高名仅次于岐伯。详《千金方》卷二十六第一有文云:"黄帝曰:谷之五味所主,可得闻乎? 伯高对曰:夫食风者则有灵而轻举……肾水黑色宜咸。内为五脏,外主五行,色配五方。"此段共九十九字,主在说明食风、食气、食谷、食草、食肉者,性各有别及五色与五味配五脏、五行。此文今《素问》与《灵枢经》中均不具。详《千金方》所收,亦多隋唐以前旧籍,不知所本。亦或伯高别有所论而为传集,故亦不得排除《白氏经》为托名伯高医经之可能。至其与《黄帝内、外经》的关系,亦当如《扁鹊内、外经》。

(三)《旁篇》

《汉书艺文志条理》注:"《旁篇》者,旁通问难之属也,或统于白氏,或别为一家。"

按《旁篇》一家,《条理》提出两种推断,往者多以统于白氏。详白氏既有《内经》三十八卷,《外经》三十六卷。复作《旁篇》二十五卷,似与医经类书体例不合,据医经类依托三家均分内、外经的形式分析,不难看出,定出于刘向等校书最后定著,当是在原有文献的基础上,再为分别归类整理,据依托姓名,各为命名。故《白氏内、外经》之外,似不当再出《旁篇》一类。

详旁者,广也。《尚书·说命下》:"旁招俊乂,列于庶位。"孔安国传:"广招俊乂,使列从官。"《广雅·释诂二》:"旁,广也。"又《说文·二部》:"旁,溥也。"段玉裁注:"按旁读如滂,与溥双声。后人训侧,其义偏矣。"是旁有广泛之义。盖刘向校书时,将医经类书,各按名氏归于三家之后,余者,杂不可归,遂广收于一编,故谓之《旁篇》。

根据上述情况,《汉志》著录医经类诸书,乃刘向校书时,在各原本的基础上,经进一步整理,条贯编次,定著为若干种。由于原本编次,在使用先秦遗著及当代新作时,或互有交错,或重为整理,故其文或有文同,或有义同处,然亦各有所别,故各成一家。就其大要而言,皆如刘向医经类小叙所言,故皆归之于医经类也。

四、《素问》、《九卷》与《黄帝内经》的关系

《素问》、《九卷》之名,在现存医学文献中,最早见于汉末张仲景《伤寒杂病论·序》,详该序云:"撰用《素问》、《九卷》、《八十一难》、《阴阳大论》、《胎胪》、《药录》、并《平脉》、《辨证》,为《伤寒杂病论》合十六卷。"本文并不曾言及《素问》与《九卷》的关系,及《素问》、《九卷》与《黄帝内经》的关系。且在今存《伤寒杂病论》散遗后,经晋王叔和整理及后世多次整理之《伤寒论》及《金匮要略》中,亦不见有《素问》及《九卷》文字。

迨至晋初王叔和《脉经》一书,则多处称引《素问》及《九卷》之文。首有王叔和自序云:"今撰集岐伯以来,逮于华佗,经论要诀,合为十卷。"又卷三肝胆部第一"右新撰"注云:"并出《素问》诸经。昔人撰集,或混杂相涉,烦而难了,今抄事要,分别五脏,各为一部。"又"右《四时经》"后有文云:"右《素问》、《针经》、张仲景。"详其内容,大都见于今《素问》与《灵枢》中,并别出《针经》之名。余脏准此。又卷六第一至第十一五脏六府病证诸篇,均有今《素问》及《灵枢》之文,然皆不言出典。又卷七"病不可刺证第十二"文后注云:"出《九卷》。"详其文,均见于今《灵枢经》终始及逆顺等篇。此则说明该书引文,《素问》别无异名,而《九卷》一部,又有《针经》之称。然叔和书中,亦曾言明诸书与《黄帝内经》的关系。

　　然晋初稍后于王叔和的另一位医学家皇甫谧,在其《针灸甲乙经·序》中则云:"按《七略》《艺文志》:《黄帝内经》十八卷,今有《针经》九卷,《素问》九卷,二九十八卷,即《内经》也。亦有所忘失。其论遐远,然称述多而切事少,有不编次,此按仓公传,其学皆出于是。"

　　根据皇甫谧此序,主要说明了以下几个问题,①据序文及书文内容,《九卷》与《针经》为同书异名;②《针经》及《素问》各有九卷;③《素问》、《针经》即刘向父子编撰之《七略》及班固《汉书·艺文志》著录之《黄帝内经》十八卷;④该书内容已错互非一,并有所亡失;⑤书文多为对医理方面的论述,切近于实际应用之内容较少。此乃皇甫谧对《素问》及《九卷》与《黄帝内经》的关系的说明,亦系对《素问》、《九卷》内容及存世传本的简要描述。

　　又详皇甫谧序云:"《素问》论病精微,《九卷》原本经脉,其义深奥,不易览也。又有《明堂孔穴针灸治要》,皆黄帝岐伯遗事也。三部同归,文多重复,错互非一……乃撰集三部,使事类相从,删其浮辞,除其重复,论其精要,至为十二卷。"

　　根据此文,又进一步说明,《素问》一书论病十分精妙,《九卷》一书,则说明经脉之原本,义皆深奥,披览不易。又有《明堂》一书,与《素问》、《九卷》皆黄帝之遗书也,(按此秦汉间人托古之义)且三部内容,义则同归,文多重复。于是乃撰集三部,"删其浮辞,除其重复,论其精要"。为《黄帝三部针灸甲乙经》十二卷。

　　综观今存《针灸甲乙经》内容,其卷三腧穴及卷六至卷十二各类病证之腧穴主治,大都不见于今存《素问》、《灵枢》,盖为出于《明堂》一书;余篇内容,基本皆见于《素问》及《灵枢》中。此足可说明,皇甫谧所言之《素问》与《九卷》(或《针经》),与今存之《素问》、《灵枢》,原为一书而无疑。

　　又据今存《素问》、《灵枢》内容之大要,与前述《汉书·艺文志》著录医经类小叙所云,亦基本契合。此亦足可证明皇甫谧所云,当非妄言。皇甫谧之说,后世均从其义,遵《素问》、《灵枢》为《黄帝内经》。

　　然而近代有些学者,以为皇甫谧的此一说注,无所依据,故持以异议,详皇甫谧生当三国之末及晋初,其时去刘向父子校书仅二百余年,去班固修《汉书》则不足二百年。当时,《七略》尚在,存世前朝史料,后世散失不见者,定有多种。又据《晋书》本传,谧一生读书甚多,并特请晋武帝赠书一车。其著述则不仅为医学,尚有史学如《帝王世纪》及《烈女传》等多种。在当时亦少有出其右者。作为这样一位医学家及史学家,如果仅就今日存世文献而言其说无所据,恐尚难成为确论。余嘉锡先生《四库提要辨证·医家类》对《黄帝素问》一书案云:"《书录解题》卷十三云:'《汉志》但有《黄帝内外经》,至《隋志》乃有《素问》之名。'《提要》推本其说,因谓《伤寒论》始称《素问》,其名当起于汉、晋之间。愚谓秦、汉之间,亡书多矣,仅存于今者,不过千百中之十一,而又书缺简脱,鲜有完篇,凡今人所言书始见某书者,特就今日仅存之书言之耳,安知不早于亡书之中乎?以此论古,最不可据。即以医书言之,《汉志·方技略》医经七家二百一十六卷,经方十一家二百七十四卷,今其存者,《黄帝内经》十八卷而已。《素问》九卷,《灵枢》九卷。此外《隋志》著录古医书可见者,亦仅《本草经》三卷,《黄帝八十一难经》二卷耳,安所得两汉以上之书而遍检之,而知其无《素问》之名乎?使《内经》不名《素问》,而张机忽为之杜撰此名,汉人笃实之风,恐不如此。《提要》不过因《汉志》只有《内经》十八卷,并不名《素问》,故谓其名当起于刘、班以后,不知向、歆校书,合中外之本以相补,除复重定著为若干篇,其事无异为古人编次丛书全集。著之《七略》、《别录》,其篇卷之多寡,次序之先后,皆出重定,已与通行之本不同,故以原书之名名之。如《战国策》三十三篇,初非一书,其本号或曰《国策》,或曰《国事》,或曰《短长》,或曰《事语》,或曰《长书》,或曰《修书》,而刘向名之曰《战国策》。见向《战国策叙》。……"余先生此论,从向、歆校书之实情,结合古籍之具体例证,分析《汉志》著录诸古籍当时之实际情况,很有道理。因此,仅凭今日存世之古文献,而云皇甫谧出言无据,恐非如是。

或者据《汉志》著录诸书之篇卷分析,以为《汉志》诸书,多称若干篇,其或称若干卷者,卷亦篇也。故《汉志》著录之《黄帝内经》十八卷,即十八篇,非若今日存世之《素问》、《灵枢》,各具八十一篇,亦可以为当时尚无如此八十一篇字数之巨著,故今存《素问》、《灵枢》,并非《汉志》著录之《黄帝内经》。

此对篇卷等同之说,固多如是,然恐向、歆校时,各类古籍情况,亦十分复杂,作为书文内容计量单位名称之篇卷,在今《汉志》著录诸书中,亦不尽同,有些和后世存本亦有所别,今举例如下:

诗类:《诗经》二十八卷、《毛诗》二十九卷。今《十三经注疏》本收《毛诗》为二十卷,计三百余篇,与《论语·为政》"子曰:《诗》三百"之数亦合。该文宋邢昺疏云:"《诗》三百者,言《诗》篇之大数也。"故后世亦称《诗经》为"三百篇"。此岂得谓《汉志》著录之《诗经》二十八卷即二十八篇,《毛诗》二十九卷即二十九篇。

孝经类:《孝经》,古孔氏一篇。二十二章。颜师古注:"刘向云:古文字也。庶人章分为二也;曾子敢问章为三;又多一章,凡二十章。"详此所言"章",作为文章之计量单位,实与言"篇"之义相近。据此刘向自注所言,亦可说明,《汉志》著录之书,其单位名称原有不同层次之分。

又《尔雅》三卷二十篇。张舜徽按:今本《尔雅》分上中下三卷,有释诂、释言……共十九篇。或谓《尔雅》原有序篇,故汉世为二十篇。序篇既失,仅存十九,理或然也。按此书最能说明卷与篇的另一种情况和层次关系。

书类:《尚书》古文经四十六卷。为五十七篇。颜师古注:"孔安国《书》序云:凡五十九篇,为四十六卷。承诏作传引序,各冠其篇首,定五十八篇。郑玄《叙赞》云:后又亡其一篇,故五十七。"此篇卷之不同者又一例也。

又或以《汉志》著录《黄帝内经》,不言含有别题名者为据,故《素问》、《针经》等,并非《黄帝内经》一书。详《汉志》著录诸书之题名,亦十分复杂,并非千篇一律,就著录所见,大都仅一级题名,然亦有二级题名者,亦有虽为一级题名,而书中实含二级或三级题名者,今举例说明,

儒家类:《刘向所序》六十七篇,《新序》、《说苑》、《列女传颂图》也。详《汉书·刘向传》云:"向采传记,著《新序》、《说苑》凡五十篇,序次《列女传》凡八篇,著《疾谗》、《摘要》、《救危》及《世颂》凡八篇。"顾实讲疏:"《别录》曰:'臣向与黄门侍郎歆所校《列女传》,种类相从为七篇。'《初学记》卷二十五。盖合《颂义》一篇为八篇也。《疾谗》、《摘要》、《救危》、《世颂》,盖皆《世说》中篇目,即《世说》也。"此足可说明刘向所著诸书,如《疾谗》、《摘要》等,原皆篇别行者,后综合而归入《世说》,而《汉志》著录之《刘向所序》一级题名中,又包括《新序》、《说苑》、《世说》、《列女传颂图》等,虽为二级题名,亦皆独立成编之书。

又《扬雄所序》三十八篇。《太庙》十九,《法言》十三,《乐》四,《箴》二。据此书著录之正文与注文,亦说明该书有两级题名。《扬雄所序》之总名,为一级题名,其内复含《太庙》、《法言》、《乐》、《箴》,为二级题名,实则《太庙》、《法言》等四书,皆独立成编。如《法言》一

书,今犹存焉,仍十三篇。

道家类:《太公》二百三十七篇。吕望为周师尚父,本有道者。或以近世又以为太公术者所增加也。《谋》八十一篇,《言》七十一篇,《兵》八十五篇。按此书著录正文,已具两级题名。《太公》者,一级总名也。《谋》、《言》、《兵》者,二级题名也。实则《太公》一书中,含有三书。又据原注所云,向、歆校书时,已疑其或非尽出太公吕望之手,徒以其名托之耳。

杂家类:《吕氏春秋》二十六篇。详《史记·吕不韦列传》云:"吕不韦乃使其客人著所闻,集论以为八览、六论、十二纪,二十余万言。以为备天地万物古今之事,号曰《吕氏春秋》。"又沈钦韩云:"总十二《纪》,八《览》,六《论》也。十二《纪》,《纪》各五篇;八《览》,《览》各八篇;六《论》,《论》各六篇;凡百六十篇(第一览少一篇)。"此与司马迁《史记》所言亦合。则《吕氏春秋》一书,《汉志》虽仅著录其总名一级题名,实则该书中尚有《纪》、《览》、《论》三个二级题名。又详该书中,尚有三级题名,即今之所言篇名也。如"孟春纪第一"中含孟春、本生、重己、贵公、去私五篇;有《始览第一》中含有始、应同、去尤、听言、谨听、务本、谕大七篇(按此后文例,此览脱失一篇)。是则此书实有三级题名,一百六十篇,二十余万言。若以《汉志》著录二十六篇之文,以今义释之,则与原书实况,岂不大悖矣。

根据以上所引《汉志》著录诸书,有关卷篇关系、大小题名、著录内容及方式等问题,亦可见情况十分复杂,不可一概而论。因此,若以一种模式为《汉志》著录准则,且据此以否定今存《素问》、《灵枢》(即古之《九卷》或《针经》)与《黄帝内经》的关系,似尚难为凭。故在别无确证之前,仍从皇甫谧说,亦不得谓之无据。当然,遵从皇甫谧此说,并不否认今存《素问》、《灵枢》,因历经部分散亡与后人整复,难免有后世增补之内容。此亦完全符合古籍演变的一般规律。

第二章 《黄帝内经》的成书年代及历史背景

一、成 书 年 代

关于《黄帝内经》的成书年代,无疑是一个比较复杂的问题。原因有四:一者作为黄帝与岐伯、伯高、少俞、少师、雷公等问答之体,此无疑是托古之作,故其真正的作者,时犹难知;一者作《黄帝内经》与今存《素问》、《灵枢》的关系,尚存有诸多异议;一者今存《素问》、《灵枢》,历时较久,多经后人传抄整理,在某些方面,恐已非汉人所见《素问》、《九卷》或《针经》之本来面貌;一者就今存《素问》、《灵枢》之内容而论,在文字方面,气象各异;在学术方面,兼收并蓄;在时间方面,跨度较大。因此,要探讨该书成书年代,应将《汉志》著录之《黄帝内经》与今存《素问》、《灵枢》分别加以具体分析,或可对该书形成的大致年代,做出比较切近实际的判断。

《汉志》著录之《黄帝内经》一书,今存汉以前古文献中,未见有称引者;近代秦、汉古墓出土文物中,亦未见有是类称谓。后世学者,大都以传世文本为据立说,今从以下几个方面聊为探讨。

从现有文献记载,有关该书之成书年代,大致有以下几种说法。今按立说之年代先后为序,加以说明。

1. 为黄帝与岐伯等君臣问答之作

晋皇甫谧《针灸甲乙经·序》云:"夫医道所兴,其来久矣。上古神农,始尝草木而知百药;黄帝咨访岐伯、伯高、少俞之徒,内考五脏六腑,外综经络、血气、色候,参之天地,验之人物,本性命,穷神极变而针道生焉。其论至妙,雷公受业,传之于后。"

《难经集注》杨玄操序云:"黄帝有《内经》二帙,帙各九卷。而其义幽赜,殆难穷览,越人乃采摘文华,抄撮精要,二部经内,凡八十一章,勒成卷轴,伸演其首,探微索隐,传示后昆,名为《八十一难》。"

宋代沈作喆《寓简》云:"《内经素问》,黄帝之遗书也。"

宋代林亿等《针灸甲乙经》新校正序云:"或曰《素问》、《针经》、《明堂》三部之书,非黄帝书,似出于战国。曰:人生天地之间,八尺之躯,脏之坚脆,腑之大小,谷之多少,脉之长短,血之清浊,十二经之血气大数,皮肤包络其外,可剖而视之乎?非大圣上智,孰能知之,战国之人物何与焉。"

宋代郑樵《通志·三皇纪》:"(黄帝)察五运六气,乃著岐伯之间,是为《内经》。"

从以上几家,足可看出,此说在历史上曾有一定影响。此说立论的依据,盖本于书名有"黄帝"之称,又以书文具黄帝与岐伯、伯高、少俞、少师、雷公等对问之词,故云该书乃出于黄帝。然而自宋以来,特有诸多学者,别出异议,另立新说。

2. 成书于先秦之说

如宋邵雍《皇极经世书》云:"《素问》、《阴符》,七国时书也。"

《二程全书》程颢曰:"观《素问》文字气象,只是战国时人作,谓之三坟书则非也。"

宋司马光《传家集》云:"谓《素问》为真黄帝之书,则恐未可……此周汉之间,医者依托以取重耳。"

宋朱熹《文集》云:"窃意黄帝聪明神智,得之于天,其于天下之理,无所不知……愈疾引年之术,以至其间庶物,万事乏理,巨细精粗,莫不洞然于胸次,是以其言有及之者,而世之言此者,因自托焉,以信其说于后世。至于战国之时,方术之士,遂笔之于书,以相传授。"

明程敏政《新安文献志》引宋王炎云:"夫《素问》乃先秦古书,虽未必皆黄帝、岐伯之言,然秦火以前,春秋战国之际,有如和、缓、秦越人辈,虽甚精于医,其察天地阴阳五行之用,未能若是精密也。则其言虽不尽出于黄帝、岐伯,其旨亦必有所从受矣。"

明清时期,持此说者颇多,兹不烦举。

上述诸家之说,是对黄帝、岐伯所著,已有所疑,但综观其意,具有以下特点。就时间而论,已下至周秦时期,个别以为且及于汉代。有的则明确提出为战国时期。就编著方式而言,多以为系后世医家或方术之士依托之作。此说从文字气象、学术发展的断代水平及《素问》等现本内容着眼,比之前说,较为符合华夏文化发展的历史进程与时代特色。然而有些学者,仍难免受历史局限性的影响,具有一定上智下愚、圣哲先验等唯心史观。

3. 成书于汉代

如明顾从德翻刻宋本《素问》跋云:"家大人未供奉内药院时,见从德少喜医方术,为语曰:世无长桑君指授,不得饮上池水,尽见人五脏。必从黄帝之《脉书》、《五色诊候》,始知逆顺阴阳,按奇络活人。不然者,虽圣儒无所从精也。今世所传《内经素问》,即黄帝之《脉书》,广衍于秦越人、阳庆、淳于意诸长老。其文遂似汉人语,而旨意所从来远矣。"

明郎瑛《七修类稿》云:"《素问》文非上古,人得知之,以为即全元起所著,犹非隋唐文也。惟马迁、刘向近之,又无此等义语。宋聂吉甫云:既非三代以前文,又非东都以后语。断然以为淮南王之作。予谓《鸿烈解》中内篇文义,实似之矣。但淮南好名之士,即欲藉岐黄以成名,特不可曰述也乎。或医卜未焚,当时必有岐黄问答之书,安得文之以成耳……予故以为岐黄问答,而淮南文成之者耳。"

从上述二家所论,足可看出,其对《黄帝内经》成书年代的推断,已不限于一般文化史的发展情况及文字气象、图书外形特征等立说,而是从书的内部特征,用历史文献比较的方法,进行分析。亦即根据书文的某些具有明显时代特征的内容,与该时期其他文献相比较,进而推断其相关学说、理论、概念等形成的上限与下限,进而推断《黄帝内经》成书的大致年代。此法从方法论的角度论,无疑具有较强的科学性及历史现实性的意义。但是,此法有一重要的条件,即所用文献必须具有一定的可比性与可靠性。所谓可比性,即比较的内容应属相同或相近范围内者。所谓可靠性,即比较使用的文献,应属相同或相近时期者,否则,推断的结果,必然发生很大或一定的误差,导致错误的结论。

顾从德氏所言乃父之意,提及"其文遂似汉人语",并特言及黄帝之《脉书》及秦越人、阳庆、淳于意诸长老,无疑是与汉司马迁《史记·扁鹊仓公列传》及《八十一难经》等古文献作过比较后所作推断。此一思路当然是正确的,比较的内容也有一定意义。但缺乏更为具体的分析,并限于历史条件的限制,未能提出更有说服力的证据。

郎瑛所论及引宋人聂吉甫语,提及马迁、刘向、刘安诸人及《淮南鸿烈解》(按即淮南王刘安撰《淮南子》)一书。亦系与司马迁、刘向、刘安等人著作直接作过比较,特别是《淮南子》中有些内容,与今存《素问》某些篇章,从文字气象、理论观点、具体事物等方面,颇为相似。其所谓"或医卜未焚,当时必有岐黄问答之书"则是,且亦符合秦汉时期尚托古之风的历史背景,其大致年代,限在西汉时期,也有一定道理。然仅据以上诸端,而断言"安得文之以成耳",则尚缺乏有说服力的证据。

4. 非成于一时一人之手

元明间人戴良《九灵山房集·沧州翁传》引吕复曰:"《内经素问》,世称黄帝、岐伯问答之书,乃观其旨意,殆非一时之言;其所撰述,亦非一人之手。刘向指为韩诸公子所著,程子谓出于战国之末。而其大略,正如《礼记》之萃于汉儒,而与孔子、子思之言并传也。"

吕翁此论,对《内经素问》之成书年代,首言"观其旨意,殆非一时之言",说明其对该书内容,通过比较分析,得知其旨意,并非出于同一历史时期。以此为前提,继而提出"其所撰述,亦非一人之手",吕翁对全书内容,采用了具体分析与历史比较的方法,无疑是正确的,所得结论,就全书所具内容及采用素材的渊源而论,也是可信的。因此,后世诸多学者,多遵此说。

吕翁又举前人谓成于战国二例,一者谓"刘向指为韩诸公子所著"。详今《汉书·艺文志·阴阳家》著录《黄帝太素》二十篇,注云:"六国时,韩诸公子所作。"吕翁所言,盖指此也。此乃将唐人杨上善撰注之《黄帝内经太素》认定为阴阳家之《黄帝太素》一书,后人亦有遵此说者。然细审今存《黄帝内经》,从内容及类例证之,恐吕翁之说,难以成立(详见后章)。一者谓"程子谓出于战国之末",已见前程颢说。自后又另举一例曰,"而其大略,正如《礼纪》之萃于汉儒,而与孔子、子思之言并传也"。详《礼纪》一书,为汉宣帝时戴德删定。书本所收为秦汉以前儒家治礼所辑解释和补充性传习文献,多取材于先秦古书。故其中除不详出典之文献外,其称名者,则以春秋时人,特别是孔子及门弟子论礼之说为多。此例旨在说明,《黄帝内经》一书,其取材虽于先秦,然亦非出于一时一人之后,而最终删定成编之时,当属之汉人之作。

吕复先生的此一论和此种论证的方法,于后来学者对《黄帝内经》成书年代的研究和探讨,启迪颇多,并取得了比较符合我国医学发展历史实际情况的成就。

5. 近代研究情况

近代对《黄帝内经》成书年代的研究,主要根据现存《黄帝内经素问》与《灵枢经》二书的有关内容,与现存历史文献相比较而进行分析判断。由于依据的文献及论证的方法、分析的角度等有所不同,故推断的结果亦颇有差异。大致言之,约为三种,即成书于先秦时期、成书于西汉时期、成书于东汉时期。

主张成书于先秦时期者,主要是以《素问》与《灵枢》中的某些内容,与先秦古文献有近似之处或相同观点为依据而立论。但此一说法,只注意到其上限文献中某些相同或相近之处,而忽视了其不同之处及下限文献中的断代水平及我国古文献的发展、聚散、整理、演变等历史背景。因而,此一说法,似难成立。

　　主张成书于汉代者,则是根据现存《素问》(除去运气七篇大论等有关内容)、《灵枢》中有关文字气象、天文历法、哲学医学、天人关系、音韵文字等方面内容,结合先秦两汉的科学文化发展历史、西汉时期皇家收聚图书及刘向与刘歆父子校书的历史背景、先秦两汉著录称引及近代出土之秦汉医学文献、秦汉时期文字音韵等方面的演变情况,进行综合性分析考察。既注意到文献涉及的上限年代,以分辨其文献素材的渊源;又注意到文献中涉及的下限年代,以探讨其综合利用前人医著素材,而最终编辑成书的大致年代;且注意到该书因成编时间较久,历史较长,传抄次数较多,其中部分或个别篇章之散佚,亦在所难免,经后人整理补充者,亦间有之。因此,就今存《素问》、《灵枢》的成书年代而言,是一个十分复杂的问题。就两书混言而大略论之,似可认为取材于先秦及西汉,成编于汉代中后期,补充于汉唐,定型于北宋。当然,就《素问》与《灵枢》分而言之,情况又有所别。此中具体情况,详见后章。

　　主张成书于东汉时期者,则是根据《素问》与《灵枢》之名,均不见于《汉书·艺文志》著录及其他文献之记载,故以为《汉志》著录之《黄帝内经》,并非传世之《素问》、《灵枢》。另结合《汉志》著录诸书之卷篇情况及某些有关内容如五行配五脏等,注意到文献下限,亦即以东汉时期的某些历史文献为依据,而认为刘向父子撰著之《七略》及后来东汉时期被班固删略之《汉书·艺文志》中著录之《黄帝内经》,至东汉时期已经散亡。而今存《素问》及《灵枢》(即古之《九卷》或《针经》)中基本内容,乃由东汉人拾取旧文,结合两汉有关文献,编撰而成。已非刘向父子之《七略》及班固《汉书·艺文志》著录之《黄帝内经》矣。然仅凭今存有关文献所能提供的有限资料,而断言《素问》与《灵枢》与《黄帝内经》的关系,尚难成为信史,说已见前。故有关《黄帝内经》的成书年代,尚当从多方面进行综合分析,详见后章。

二、历 史 背 景

　　《黄帝内经》一书(按此指今存本《黄帝内经素问》与《灵枢经》),为我国现存古代医籍中较为全面而系统地记载古代医疗经验及理论知识的最早经典性著作。其内容所及,除医学为主体外,余如天文地理、历法气象、数理哲学、人与自然等,均有不同程度的论述。从而说明,《黄帝内经》一书的形成,绝不是偶然的,更不是所谓黄帝、岐伯等人的天才创造。它的形成,与当时的历史背景及我国科学文化发展的总体水平,有密切的关系,也是我国古代劳动人民长时期从事生产活动的经验总结与智慧的结晶。因此,要探讨该书形成的年代,就必须结合其时代背景,进行具体分析。今从先秦两汉时期科学文化发展水平、医学文献的源流关系、崇尚黄老及托古之风、刘向校书的历史背景等方面,结合《素问》、《灵枢》有关内容,聊加分述。

(一) 科学文化发展的有关情况

　　华夏文化的发展,历史悠久,源远流长。根据现存古文献之追述或世代传说及出土之文物,说明早在上古时期,劳动人民便逐步由结绳记事而过渡至以文字记事。如《易·系辞传》:"上古结绳而治,后世圣人易之以书契。百官以治,万民以察,盖取诸夬。"王弼注:"夬,决也。书契所以决断万事也。"孔颖达正义:"夬者,决也。造立书契所以决断万事,故取诸夬也。"结绳者,郑康成注云:"事大大结其绳,事小小结其绳。或然也。"《荀子·解蔽》:"故好书者众矣,而仓颉独传者一也。"杨倞注:"仓颉,黄帝史官。言古亦有好书者,不如仓颉一于其道,异术不能乱之,故独传也。"汉许慎《说文解字序》:"黄帝之史仓颉,见鸟兽蹄远之迹,知分理之可相别异也,初造书契。"又《尚书序》云:"古者伏牺氏之王天下也,始画八卦造书契,以代结绳之政,由是文籍生焉。"孔安国传:"契,苦计反。书者,文字。契者刻木而书其侧。故曰书契也……郑玄云:以书书木边言其事,刻其木谓之书契也。文,文字也。籍,籍书。"从以上诸书所言,关于文字的产生,也只能追溯到黄帝或伏牺之时。至于所言伏牺、仓颉或圣人"造书契"之说,是否实有其人,事在传说,难于信史。若作为该时期集体智慧的代表者,根据近代出土之物上附载之早期文字符号等,亦可谓持之有据,言之成理。然而作为该时期的文字和文化水平,至能是作为科学文化的初创阶段,尚难能较高水平。因此,作为黄帝与岐伯、伯高等君臣问答而述《内经》及伏牺制九针等说,自难令人置信。

文字的产生,对科学文化的发展,具有划时代的意义,随着生产力和生产技术的不断提高,特别是在先秦两汉时期,科学文化有了长足的发展,为医学科学的发展,创造了必备的条件与良好的基础。今举例如下。

1. 天文、历法方面

在天文、历法方面,早在殷商时期的甲骨卜辞中,即有诸多此类记载。在先秦两汉文献中,不仅有天文、历法方面的专论,如《史记》历书与天官书、《汉书》律历志与天文志等;而且有天文、历法方面的专著。如《汉书·艺文志》著录有天文类二十一家,四百四十五卷;历谱类十八家,六百零六卷。说明该时期对天文、历法的发展,虽带有某些占星术及术数方面的唯心思想,但对天文与历法的研究,已达相当水平。其与医学有关者如:

(1) 天体理论。关于天体理论有多种说法,代表不同的认识水平。如:

1) 天圆地方说。以为天是圆形的,地是方形的,天盖于地之上,即所谓"盖天说"。《淮南子·天文训》:"天圆地方,道在中央。"又云:"昔者共工与颛顼争为帝,怒而触不周之山,天柱折,地维绝。天倾西北,故日月星辰移焉;地不满东南,故水潦尘埃归焉。天道曰圆,地道曰方。方者主幽,圆者主明……"关于共工怒触不周山之事,又见于《列子·汤问》云:"然则天地亦物也。物有不足,故昔者女娲氏炼五色石以补其阙;断鳌之足以立四极。其后共工氏与颛顼争为帝,怒而触不周之山,折天柱,绝地维。故天倾西北,日月星辰就焉;地不满东南,故百川水潦归焉。"详今存《列子》一书,或以为原著早佚,今者为晋人张湛所重辑,其中定当有原著之文,故"天不足西北,地不满东南"之说,或在先秦已有之,刘安在《淮南子》更为衍释之。又详今《灵枢·邪客》:"黄帝问于伯高曰:愿闻人之肢节,以应天地奈何? 伯高答曰:天圆地方,人头圆足方以应之……"又《素问·阴阳应象大论》:"天不足西北,故西北方阴也,而人右耳目不如左明也;地不满东南,故东南方阳也,而人左手足不如右强也。"从而说明,《素问》与《灵枢》所言,正与上文义合。

2) 宣夜说。在盖天说外,又有"浑天说",以为天和地均为圆形,天包于地外。如东汉张衡《浑天仪图注》:"浑天如鸡子。天体圆如弹丸,地如鸡中黄,孤居于内,天大而地小,天表里有水,天之包地,犹壳之裹黄。天地各乘气而立,载水而浮。"按此浑天说虽较盖天说为善,然而均有一共同的缺点,即以天为有形之固体,有如壳焉。后来又有"宣夜说",则打破了此一束缚。如《晋书·天文志上》云:"宣夜之书亡",惟汉秘书郎郗萌记先师相传云:"天了无质,仰而瞻之,高远无极,眼眚精绝,故苍苍然也。譬之旁望远道之黄山而皆青,俯察千仞之深谷而窈黑。夫青非真色,而黑非有体也。日月众星,自然浮生虚空之中,其行其止,皆须气焉。是日七曜或行或住,或顺或逆,伏见无常,进退不同,由乎无所根系,故各异也。故辰极常居其所,而北斗不与众星西没也。摄提、填星皆东行,日行一度,月行十三度,迟疾任情,其无所系著可知矣。若缀附天体,不得尔也。"此说主张天无一定形状,亦非固体之物质造成,其高远无止境,日月星辰均飘浮于太空之中,乘气而行,进退迟速,各任其情。郗萌其人,略早于张衡,其所云先师相传说,较之盖天说与浑天说尤善。详《素问·五运行大论》云:"夫变化之为用,天垂象,地成形,七曜纬虚,五行丽地。地者,所以载生成之形类也;虚者,所以列应天之精气也。形精之动,犹根本之与枝叶也。仰观其象,虽远可知也。帝曰:地之为下,否乎?岐伯曰:地为人之下,太虚之中者也。帝曰:凭乎?岐伯曰:大气举之也。"按此论与上说,义亦尽同。惟彼仅言七曜,此犹言地。是则说明此实本于宣夜之说。

(2)二十八宿。二十八宿是古人在天文学方面的重大发展。二十八宿亦名二十八舍。指我国古代天文学家把周天黄道(太阳和月亮所经天区)的恒星分成二十八个星座。从历史文献可见,对二十八宿的宿数、星座及星名的最后认定,有一个发展的过程,早期文献如《尚书》《诗经》及《夏小正》中,提及星名较少。至秦、汉时期之文献中,则逐步完善。如:

《礼记·月令》十二月中,共列星名有营、室、参、尾、奎、弧、建星、胃、七星、牵牛、毕、翼、婺女、东井、亢、危、柳、火、房、虚、斗、东壁、轸、娄、氐等二十四宿。不仅数目不全,而且有的星座与别书亦有所不同。

《吕氏春秋·有始览》:"中央曰钧天,其星角、亢、氐。东方曰苍天,其星房、心、尾。东北曰变天,其星箕、斗、牵牛。北方曰玄天,其星婺女、虚、危、营室。西北曰幽天,其星东壁、奎、娄。西方曰颢天,其星胃、昴、毕。西南曰朱天,其星觜、参、东井。南方曰炎天,其星舆鬼、柳、七星。东南曰阳天,其星张、翼、轸。"后来在汉代刘安《淮南子·天文训》与刘向《说苑·辨物》中所记,与《吕氏春秋》亦同。惟《说苑》直以四方列名。其谓:"所谓二十八星者,东方曰角、亢、氐、房、心、尾、箕,北方曰斗、牛、须女、虚、危、营室、东壁,西方曰奎、娄、胃、昴、毕、觜、参,南方曰东井、舆鬼、柳、七星、张、翼、轸。所谓宿者,日月五星之所宿也。"

又1978年湖北省清县擂鼓墩出土战国早期曾侯乙墓出土之漆箱盖上有二十八宿名,星数已具,惟用字取名方面有某些差异,说明二十八宿名称的最终确定,似应在战国末至秦代。

详《灵枢经》卫气行与五十营两篇中,均言及二十八宿。如卫气行云:"天周二十八宿,而一面七星,四七二十八星。房昴为纬,虚张为经。是故房至毕为阳,昴至心为阴。阳主昼,阴主夜。"从而说明,《灵枢经》中引用二十八宿之名,已达完备阶段,与秦汉人所言皆同。

(3)五星运行。五星指水、木、金、火、土五大行星,即东方岁星(木星),南方荧惑(火星),中央镇星(一作填星、土星),西方太白(金星),北方辰星(水星)。《史记·天官书》太史公曰:"水、火、金、木、填星,此五星者,天之五佐为经纬,见伏有时所,过行赢缩有度。"

五星之名所见甚早,在《尚书》《左传》等,都曾有过记载,而记载详备,且又与五行相合,与五季(春、夏、季夏、秋、冬)相配者,如《史记·天官书》,其谓岁星之位,曰东方木主春;荧惑主位,曰南方火主夏;填星之位,曰中央土主季夏;太白之位,曰西方金主秋;辰星之位,曰北方水主冬。并且对五星的运转周期及运行时有逆、顺、守、犯、赢、缩等现象,均有所描述。

又《淮南子·天文训》:"何谓五星,东方木也,其帝太皞,其佐句芒,执规而治春,其神为岁星,其兽苍龙,其音角,其日甲乙。南方火也,其帝炎帝,其佐朱明,执衡而治夏,其神为荧惑,其兽朱鸟,其音徵,其日丙丁。中央土也,其帝黄帝,其佐后土,执绳而治四方,其神为镇星,其兽黄龙,其音宫,其日戊己。西方金也,其帝少昊,其佐蓐收,执矩而治秋,其神为太白,其兽白虎,其音商,其日庚辛。北方水也,其帝颛顼,其佐玄冥,执权而治冬,其神为辰星,其兽玄武,其音羽,其日壬癸。"根据上文所记,可谓比较系统的五行系列图或五方五行旁通图,文中将五方、五行、五帝、五佐、五执、五神、五兽、五音、五日,相为组合,以相应。

详《素问·金匮真言论》之五方系列组合中,即含五星在内,与《淮南子》所列均同。《素问·气交变大论》关于五运太过不及之论述,亦皆及于五星。又《素问》该篇在论岁候之太过不及上应五星时,曾言及五星运行之逆顺、留守等情况。如云:"以道留久,逆守而小,是谓省下。以道而去,去而速,来曲而过之,是谓省遗过也。久留而环,或离或附,是谓议灾与其德也。应近则小,应远则大……岁运太过,则运星北越,运气相得,则各行以道。故岁运太过,畏星失色而兼其母,不及,则色兼其所不胜。肖者瞿瞿,莫知其妙,闵闵之当,孰者为良。妄行无徵,示畏侯王。"是则说明《素问》中有关五星运行之论述,不仅与《史记》、《淮南子》等同,而且其以五星反应神权之占星术思想,亦颇相近。

(4) 日行一度,月行十三度。日月运行,亦名日躔月离。《文选·颜延之·三月三日曲水诗序》:"日躔胃维。"吕向注:"躔,次也,胃,星名。"《诗经·小雅·渐渐之石》:"月离于毕。"朱熹集传:"离,月所宿也。"又《新唐书·历志·大衍历议》:"日行曰躔,月行曰离。"此则说明古人早已注意到日月的运行,并根据其运行的周期,作为制定历法的依据。

详近人陈遵妫《中国天文学史》第四编第三章"月离"云:"三统历曾明白地说过以十九年为一章,在一章里,太阳走十九周,月球走二百五十四周,我们可以知道十九天内,太阳走十九度,月球走二百五十四度,就是在一天里,太阳走一度,月球走 13.7/19 度。《淮南子·天文训》也已经说到,这是东汉以前所用的平率。"

按:此说在前引《晋书·天文志》引汉秘书郎郗萌记先师相传云,亦曰"日行一度,月行十三度"。详郗氏所云先师相传说,盖沿袭西汉人旧说也。

今详《素问·六节脏象论》云:"日行一度,月行十三度有奇焉。故大小月三百六十五日而成岁,积气余而盈闰矣。"王冰注:"日行迟,故昼夜行天之一度,而三百六十五日一周天,而犹有度之奇分矣。月行速,故昼夜行天之十三度余,而二十九日一周天也,言有奇者,谓十三度外,复行十九分度之七,故云月行十三度而有奇也。"王冰此解与陈遵妫所言,数据相等。又《汉书·律历志》亦有此种说法,可见此说亦源于汉代。

(5) 九宫八风太乙游。九宫、八风、太乙游,是三个不同的概念。

1) 九宫。九宫之名,含有多义,此指术数家所指的九个方位。如《易纬·乾凿度》卷下:"故太一取其数以行九宫,四正四维,皆合于十五。"郑玄注:"太一者,北辰之神名也,居其所曰,太一常行于八卦日辰之间焉。曰天一,或曰太一。出入或游息于紫宫之内外,其星因以为名焉。故《星经》曰:天一,太一主气之神,行犹待也。四正四维,以八卦神所居,故亦名之宫。天一下行,犹天子出巡狩,省方岳之事,每率则复。太一下行八卦之宫,每四乃还于中央。中央者,北辰之所居,故因谓之九宫。"详上述诸文,是知九宫及太乙游之说,其来已久。

2) 八风。八风之名,久已有之,然称谓不一,就以具体名称而言,如《吕氏春秋·有始》:"何谓八风?东北曰炎风,东方曰滔风,东南曰熏风,南方曰巨风,西南曰凄风,西方曰飂风,西北曰历风,北方曰寒风。"《淮南子·坠形训》:"何谓八风?东北曰炎风,东方曰条风,东南曰景风,南方曰巨风、西南曰凉风、西方曰飂风,西北曰丽风,北方曰寒风。"按:此二书有四名同,四名不同。详其不同者,滔与条,当为假借关系,条者条达也。东方之风,当为条达,又

《山海经·南山经》"条风自是出"，亦可证，历与丽，为假借关系。历者严历也，西北之风，当为严历，故历为本义，熏与景，义或两通。古《南风歌》有云："南风之薰兮，可以解吾民之愠兮。"故东南曰"熏风"。凄之与凉，义则同，可见此二家言八风，当出一源。

《易纬·通卦验》则谓立春条风至，春分明庶风至，立夏清明风至，夏至景风至，立秋凉风至，秋分昌盍风至，立冬不周风至，冬至广莫风至。又《说文·风部》："风，八风也。东方曰明庶风，东南曰清明风，南方曰景风，西南曰凉风，西方曰阊阖风，西北曰不周风，北方曰广莫风，东北曰融风。"按此二家称名，基本相同，其条与融，或义得两通。此亦同出一源，此秦汉间说八风之两类称名系统。

3）太一。太一之名，虽有多种含义，如《庄子·天下》："主之以太一。"成玄英疏："太者，广大之名，一以不二为称。言大道旷荡，无不制围，括囊万有，通而为一，故谓之太一也。"又《孔子家语·礼运》："夫礼必于太一。"王肃注："太一者，元气也。"《星经》卷上："太一星，在天一南半度。"此指星名。然上文言太乙游者，太一，神名也。又如《史记·封禅书》："天神贵者太一。"司马贞索隐引宋均云："天一、大一，北极神之别名。此上所言太一游之'太一'，显系指天神而言。"

详《灵枢·九宫八风》文言九宫，与上文所言义亦同，乃以四正四维之八方，与八卦方位结合，加之中央为九宫。东北方艮卦天留宫，为凶风；东方震卦仓门宫，为婴儿风；东南方巽卦阴洛宫，为弱风；南方离卦上天宫，为大弱风；西南方坤卦玄委宫，为谋风；西方兑卦仓果宫，为刚风；西北方乾卦新洛宫，为折风；北方坎卦叶蛰宫，为大刚风；中央为招摇宫。此八风之名虽不同，然理本一贯，于义则通。该篇又云："太一常以冬至之日，居叶蛰之宫四十六日，明日居天留四十六日，明日居仓门四十六日，明日居阴洛四十五日，明日居天宫四十六日，明日居玄委四十六日，明日居仓果四十六日，明日居新洛四十五日，明日复居叶蛰之宫，曰冬至矣。太一日游，以冬至之日居叶蛰之宫，数所在日从一处，至九日，复反于一，常如是无已，终而复始。太一移日，天必应之以风雨。以其日风寸则吉，岁美民安少病矣。先之则多雨。后之则多汗（按《太素·九宫八风》作"旱"为是）。太一在冬至之日有变占在君，太一在春分之日有变占在相，太一在中宫之日有变占在吏，太一在秋分之日有变占在将，太一在夏至之日有变占在百姓。所谓有变者，太一居五宫之日，病风折树木，扬沙石，各以其所主占贵贱，因视风所从来而占之。"按此言太一游日既详且尽，详《易纬乾凿度》亦有太一游说，该文云："故太一取其数以行九宫，四正四维，皆合于十五。"郑玄注："太一者，北辰之神名也，居其所曰太一，常行于八卦日辰之间。或曰太一出入所游息于紫宫之内外，其星因以为名焉。故《星经》曰：天一，太一主气之神，行犹待也。四正八维，以八卦神所居，故亦名之曰宫。天一下行，犹天子出巡狩省方岳之事，每率则复。太一下行八卦之宫，每四，乃还于中央。中央者，北辰之所居，故因谓之九宫。天数大分，以阳出，以阴入，阳起于子，阴起于午。是以太一下九宫，从坎宫始，坎中男始，亦言无适也。自此而从于坤宫，坤，母也。又自此而从震宫，震，长男也。又自此而从巽宫，巽，长女也。所行者半矣。还息于中央之宫。既又自此而从乾宫，乾，父也。自此而从兑宫，兑，少女也，又自此从于艮宫，艮，少男也。又自此从于离宫，离，中女也。行则周矣，上游息于太一天一之宫，而反于紫宫，行从坎宫始，终于离宫数，自太一行之坎为名耳。"按郑注言太一之行，与《灵枢》所言，亦大致同。结合《易纬通卦验》据卦气以占人事之说，与《灵枢》亦合。故此太乙游说，疑当出自两汉时方术家或占星术者之手。

(6) 正月建寅。正月建寅,与历法相关。所谓"建"者,亦即月建,指历法每月所建之辰。古代以北斗七星斗柄的运转作为定季节的标准,将十二地支与十二月相配,用以纪月。《淮南子·天文训》:"太微者,太一之庭也。紫宫者,太一之居也。轩辕者,帝妃之舍也。咸池者,水鱼之圃也(高诱注:"咸池,星名。水鱼,天神。")……紫宫执斗而左旋,日行一度,以周于天……反覆三百六十五度四分度之一,而成一岁。天一元始,正月建寅。"又曰:"斗杓为小岁,正月建寅,月从左行十二辰;咸池为太岁,二建卯,月从右行。四仲终而复始……大时者,咸池也。小时者,月建也。"上文明确提出正月建寅的问题,也就是说把每年的岁首正月,定位在斗柄所指的十二辰中寅的时位。详《淮南子》的作者,生当汉武之时,故此说与汉武帝于太初元年颁行之"三统历",其理论与计算方法,均为一体。

详我国历法,因当时尚难能制定出精确的计算方法,解决其年并时差,故历法多有改变。据古籍所记,秦以前有六种古历。如《汉书·律历志上》:"三代既没,五伯之末,史官丧纪,畴人子弟分散,或在夷狄,故其所记,有《黄帝》、《颛顼》、《夏》、《殷》、《周》及《鲁历》。战国扰攘,秦兼天下,未遑暇也,而颇推五胜,而自以为获水德,乃以十月为正色,尚黑。汉兴,方纲纪大基,庶事草创,袭秦正朔,以北平侯张苍言,用颛顼历。比于六历,疏阔中最为微近。"至武帝元封七年,从倪宽所奏,行《三统历》,改元封七年为太初元年,故《三统历》又称《太初历》。

据上文可知,古六历情况。又据陈遵妫《中国天文学史》第六编第二章云:"我国历法确立制定时期,当始于战国。战国时期的四分历都体现在《汉书·艺文志》所载的古六历,它们是我国最古的历法……这六历只是上元月建不同而已。"又在注文中云:"黄帝、殷、周、鲁四历俱建子,颛顼、夏二分俱建寅。"

又据上引《汉书·艺文志》文,知秦用颛顼历四分法,惟因"颇推五胜,而自以为获水德",改十月为岁首,亦即建亥。汉初承秦制,仍用颛顼历。1972年,在山东临沂银雀山二号汉墓中,出土了汉武帝元光元年(公元前134年)的历谱竹简,为秦及汉初采用颛顼历提供了确切的证据。至汉武帝太初元年(公元前104年),才颁行"三统历",仍用四分法,改正月为建寅。

详《素问·脉解篇》有云,"正月太阳寅","阳明者午也,五月盛阳之阴也","太阴子也,十一月万物气皆藏于中","厥阴者辰也,三月阳中之阴"。《灵枢·阴阳系日月》则将十二个月与十二辰全部标明,即寅者正月,卯者二月,辰者三月,巳者四月,午者五月,未者六月,申者七月,酉者八月,戌者九月,亥者十月,子者十一月,丑者十二月。

以上二书,均明确表明其与历法之正月建寅是相应的。因此,就此文使用的月建情况,从正月建寅而论,夏历去古已远,且该时文化发展水平尚难如此,故很可能与西汉武帝时颁行"三统历"之历史背景有关。

(7) 二十四气、七十二候。二十四气与七十二候,是古代历法的主要内容和特征。关于二十四气之名,在今《素问》、《灵枢》中,已言及立春、立夏、立秋、立冬、春分、秋分、夏至、冬至八个主要节气。关于七十二候之事,虽然没有提及具体名称,但《素问》中已言及"五日为一候"之说,按一年计之,说明七十二候之数已经确立。《素问·六节藏象论》云:"五日谓之候,三候谓之气,六气谓之时,四时谓之岁。"王冰注:"日行天之五度,则五日也,三候,十五日也。六气凡九十日,正三月也。设其多之矣,故十八候为六气,六气谓之时也。四时凡三百六十日,故曰四时谓之岁也。"按此文言及"五日谓之候,三候谓之气"之事,已示及"七十二候"及"二十四气"的问题,此乃我国古历法重要特征之一。关于记载一年中"候"、"气"之文献亦较早,然其最终确立之名称及数目,则较晚,有些学者以为,在秦汉之时。《礼记·月令·孟春之月》孔颖达正义:"按《三统历》正月,节立春,雨水中;二月,节惊蛰,春分中;三月,节谷雨,清明中;四月,节立夏,小满中;五月,节芒种,夏至中;六月,节小暑,大暑中;七月,节立秋,处暑中;八月,节白露,秋分中;九月,节寒露,霜降中;十月,节立冬,小雪中;十一月,节大雪,冬至中;十二月,节小寒,大寒中。按《通卦验》及今历,以清明为三月节,谷雨为三月中,余皆与《律历志》并同……凡二十四气,气有十五日有余,每气中半分之,为四十八气,气有七日半有余。故郑注《周礼》云有四十八箭,是一气易一箭也。凡二十四气每三分之,七十二气,所间五日有余,故一年有七十二候也。故《通卦验》冬至之前五日,商贾不行,兵甲伏匿,人主与群臣左右从东尔。五日,以五日一候也。"又《玉海》卷十二律历:"朱子发曰:二十四气、七十二候,见于周公之《时训》,吕不韦取以为月令焉,其上则见于《夏小正》……《夏小正》具十二月,而无中气,有候应而无日数。至于《时训》,乃五日为候,三候为气,六十日为节。二书详略虽异,其大要则同。岂《时训》因《小正》而加详欤《易·通卦验》,易家传先师之言,所记气候,比之《时训》晚者二十有四,早者三,当以《时训》为定。故子云《太玄》二十四气,关子明论七十二候,皆以《时训》。"今人陈遵妫《中国天文学史》第六编第一章:"战国末年,《吕氏春秋·十二月纪》始有孟春、仲春、孟夏、仲夏、孟秋、仲秋、孟冬、仲冬八个月,各安插立春、日夜分、立夏、日长至、立秋、日夜分、立冬、日短至八节。《礼记·月令》和《淮南子·时则训》都是十二月纪的合抄本,这说明了前汉初年,还没有确定二十四气名称。二十四气名称,最早见于《淮南子·天文训》,它和现今通用的二十四气名称及次序完全相同。一年分二十四气,大概是前汉初年以后,《淮南子》成书(公元前139年)以前。"

详今《素问》、《灵枢》中,已有多篇言及二十四之名称,如《素问》之四气调神大论、脉要精微论、热论,《灵枢》之九宫八风篇、九针论、岁露论等,有四立、二分、二至八节之名。其中春分、秋分、夏至、冬至四名,亦与《淮南子》同。特别是《灵枢》九宫八风篇及九针论两篇,均全部出现了八节之名。从而说明《素问·六节脏象论》此文应是在二十四气与七十二候之名称及时序完全确立之后提出来的。应与该时期有关文献有称引关系。

2. 文字方面

在今存《素问》、《灵枢》及《黄帝内经》别传本《针灸甲乙经》及《黄帝内经太素》中的文字,均反映有与先秦两汉时变化的某些特征。主要表现在音韵与避讳两个方面。

(1) 音韵:从今本《素问》、《灵枢》中可见,有大量成段韵文,或散文中兼有少量韵句。如清人冯舒《诗纪匡缪》云:"《素问》一书,通篇有韵。"此言虽有所过,但亦可反映《内经》中含有大量的韵文或韵句。而且早在清初顾炎武《音学五书·唐韵正》中,在各种韵部的五十多个字下,引用了《素问》、《灵枢》的韵文,以证实其上古音的读音。初步统计,有《素问》之《四气调神大论》、《生气通天论》、《阴阳应象大论》、《六节脏象论》、《五脏生成篇》、《移精变气论》、《脉要精微论》、《平人气象论》、《三部九候论》、《宝命全形论》、《八正神明论》、《离合真邪论》、《通评虚实论》、《厥论》、《刺要论》、《刺禁论》、《气穴论》、《骨空论》、《调经论》、《四时刺逆从论》、《标本病传论》、《天元纪大论》、《五运行大论》、《气交变大论》、《五常政大论》、《至真要大论》、《著至教论》、《示从容论》、《疏五过论》、《方盛衰论》等三十篇;《灵枢》有《九针十二原》、《根结》、《寿夭刚柔》、《终始》、《四时气》、《周痹》、《师传》、《五乱》、《五阅五使》、《病传》、《外揣》、《禁服》、《论勇》、《天年》、《卫气失常》、《动输》、《忧恚无言》、《邪客》、《官能》、《刺节真邪》、《大惑论》、《痈疽》等二十二篇。

凡引诸书，包括大量先秦及两汉古籍为证，今举明、行二字为例，以见其所引《素问》及《灵枢》之文。

卷五："明，武兵切。古音谟郎反。今以字母求之，似当作弥郎反……《素问·生气通天论》：阳气者，若天与日，失其所则折寿而不彰，故天运当以日光明。《阴阳应象大论》：天不足西北，故西北方阴也，而人右耳目不如左明也。地不满东南，故东南方阳也，而人左手足不如右强也。《六节脏象论》：五气入鼻藏于心肺，上使五色修明，音声能彰。《著至教论》：别而未能明，明而未能彰，足以治群僚，不足至侯王。愿得树天之度，四时阴阳，合之别星辰与日月光，以彰经术，后世益明，上通神农，著至教疑于二皇。（按此下引《示从容》、《疏五过》、《方盛衰》三篇文省略）《灵枢·终始篇》：凡刺之道，气调而止，补阴泻阳，音气益彰，耳目聪明。反此者，血气不行。外揣篇：五音不彰，五色不明，五脏波荡。阴阳二十五人篇：余愿得而明之，金匮藏之，不敢扬之。大惑论篇：是故瞳子黑眼法于阴，白眼赤脉法于阳也。故阴阳合传而精明也。"

卷五："行，户庚反。古音杭……《素问·标本病传论》：知标本者，万举万当，不知标本，是谓妄行。《疏五过论》：外为柔弱，乱至失常，病不能移，则医事不行。又见上。《示从容论》、《方盛衰论》并见上。《灵枢经·九针十二原篇》：刺诸热者，如以手探激发，刺清寒者，如人不欲行。终始篇见上。师传篇：余闻先师有所心藏，弗著于方，余愿闻而藏之，则而行之。《五乱篇》：清气在阴，浊气在阳，营气顺脉，卫气逆行。《阴阳系日月篇》：此天地之阴阳也，非四时五行之以次行也。病传篇：诸方者，众人之方也，非一人之所尽行也。（按此下引《天年》、《忧恚无言》、《邪客》、《官能》、《痈疽》五篇文省略）"

顾炎武的《唐韵正》，正如《四库全书总目》所云，"其书以古音正唐韵之伪"。这是首次将《素问》、《灵枢》纳入古韵的研究之内，为后人对《内经》的音韵研究，作出了开创性的贡献。尽管其在归韵方面尚未能完善，但其对诸多字音的古音读法，取大量古籍为证，基本上是正确的。且有些字的读音，如上举之"明"、"行"二字，经后人进一步证实，皆系汉及汉以前之音。此对某些古籍成书年代的考证，有重要参考意义。

此后，继有清代学者朱骏声之《说文通训定声》、江有诰之《音学十书》及王念孙之《素问合韵谱》等，均对《内经》的音韵研究，取得了很大成绩和新的进展。今再举江有诰《音学十书·先秦韵读》为例。

《音学十书·先秦韵读》中，收有《素问》与《灵枢》之部分韵文，均标明韵字及韵部。计收《素问》有《上古天真论》、《四气调神大论》、《生气通天论》、《阴阳应象大论》、《脉要精微论》、《三部九候论》、《宝命全形论》、《八正神明论》、《离合真邪论》、《刺要论》、《刺禁论》、《调经论》、《天元纪大论》、《气交变大论》、《五常政大论》、《六元正纪大论》、《至真要大论》、《著至教论》（按此篇原脱题名）、《示从容论》、《疏五过论》、《阴阳类论》、《方盛衰论》等二十二篇。收《灵枢》有《九针十二原》、《根结》、《官针》、《终始》、《经脉》、《营气》、《营卫生会》、《师传》、《决气》、《胀论》、《病传》、《外揣》、《五变》、《禁服》、《五色》、《论勇》、《官能》、《刺节真邪》等十八篇。今举其二例：

《方盛衰论》：脉动无⑱，散阴颇⑲，脉脱不具，诊无常⑳，诊必上下，度民君㉑，音羌。

受师不卒,使术不明,不察逆从,是谓妄行,持雌失雄,弃阴附阳,不知并合,诊故不明,传之后世,反论自章。阳部。

上文凡加圈之字,皆押韵者,从上文可见,行、明二字,皆归阳部,与顾炎武所考同。又如四气调神大论"秋三月"一段则作:

秋三月,此谓容平,天气以急,地气以明,叶音鸣。早卧早起,与鸡俱兴,使志安宁,以缓秋刑,收敛神气,使秋气平,无外其志,使肺气清。耕阳通韵

按上文平、宁、刑、清四字皆归耕部,而"明"字,江氏云"叶音鸣",似非是,据后人研究,明之古音归阳部,后归耕部。实则此文之"明",已归耕部矣。又"与鸡俱兴"之兴字,古音归蒸部,亦当为押韵字。故此文实则为耕蒸通押。仅据上引两例,已可证明,《内经》中"明"字之音,已有归阳与归耕之不同,反映了作品的不同时代。

今人钱超尘教授,在前人研究的基础上,又对《黄帝内经》的音韵,进行了系统全面的研究,进一步揭示了《内经》诸多韵文与韵句的用韵特点及规律,为《内经》的音韵研究,取得了新的进展,为《内经》的成书年代,提供了十分有参考价值的文献依据。其《内经语言研究》一书,不仅反映了对《内经》语言研究的成就,而且在该书中编"音韵"第六节中,特对明、行、风三字的韵部转变,作了重点研究。今摘引其有关论述。

"明"、"行"在先秦古音里,属于阳部,庚系开口字,在《诗经》、《楚辞》和周秦诸子的书里,这两个字都与阳部字相押,东汉时期,"明"字已转入耕韵,"行"字也转入耕韵。这是东汉音与西汉音一个很大的不同

....

罗常培、周祖谟《汉魏晋南北朝韵部演变研究》对"明"、"行"也进行了详细考证,指出:

"(西汉)惟有庚韵一类字,象京、明、行、兄等字偶尔和耕部字押韵。到了东汉,这一类字大半都转入耕部,惟有行字或跟本部叶,或跟耕部叶,没有一定的属类,只可两部兼收。这种转变,正是东汉音与西汉音转变的一点。"

....

具有判断作品时代作用的还有一个"风"字,在先秦时代的诗文里,"风"字的收尾音是〔m〕,属于侵韵字,所以,它一律与侵韵字相押,因为侵韵字的收尾音都是〔m〕。例如:《诗·绿衣》:"絺兮绤兮,凄其以风,我思古人,实获我心。"《邶风·谷风》:"习习谷风,以阴以雨,黾勉同心。"《管子·版法篇》:"兼爱无疑,是谓君心,必先顺教,万民乡风,旦暮利之,众乃胜任。"《孙子·军争篇》:"故其疾如风,其徐如林。"等等。到了汉代,有的作家仍然使"风"字与侵部字相押,与《诗经》、《楚辞》和先秦诸子的用韵保持一致。但也有些诗文,却让"风"字与蒸部字、东部字甚至阳部字、耕部字相押,从语音上看,"风"字的收尾音〔m〕已变为〔ng〕,因此才能与蒸、东相押,有时也和阳耕相押,这种现象,先秦时代是没有的,而是汉代诗文用韵的特点。

从钱氏列举诸例证看,明字归阳部之字押韵者有《素问》之《生气通天论》、《阴阳应象大论》、《六节脏象论》、《著至教论》、《疏五过论》、《方盛衰论》及《灵枢》之《终始》、《外揣》、《阴阳二十五人》、《大惑论》等十篇之十六例。而归耕部字押韵者有《素问》之《四气调神大论》,《气交变大论》、《五常政大论》、《六元正纪大论》及《灵枢》之《外揣》、《经别》等六篇之八例。

又举行字归阳部字押韵者,有《素问》、《灵枢》多篇共三十三例。而归耕部字押韵者,除

运气篇外,有《素问》之《八正神明论》、《离合真邪论》、《评热病论》、《针解篇》等四例。

又举风字有《素问》及《灵枢》共二十一例,分别有归东部、冬部、耕部、蒸部押韵者。而竟无一例与侵部字相押者。由此可知,《内经》中"风"字的收尾音,已由〔m〕变为〔ng〕。

从上述诸家对《内经》音韵研究的情况中,不难看出,在诸多韵文中,反映了明显的时代特点。

(2)避讳。避讳之事,虽起自周,且又有"临文不讳"之说,故今存先秦诸书中,留有该时期之讳字,亦为数不多。在《素问》与《灵枢》则无有一字。秦汉以降,则讳字渐多。清黄本骥《避讳录》自序云:"讳始于周,《记》曰'临文不讳。'见于经者,惟《金縢》'元孙某'一条,见于传者,惟《左传》'申繻'数语,《国语》范軷聘鲁一事,此外,固无所讳也。秦汉以后,临文之讳始兴……。"详今存《素问》、《灵枢》中,亦留有秦汉时讳字痕迹。如:

1)正作真。秦始皇名政,亦作正,故避讳改作"真"。如《素问·玉机真脏论》"真脏",《太素·真脏脉形》同,杨上善注:"古本有作正脏,当是秦皇名正,故改为真耳。真、正义同也。"

《素问·离合真邪论》:"以邪为真。"《甲乙经》卷十第二"真"作"正"。

2)盈作扬、凭或盛。汉惠帝名盈,故避讳改作扬、凭或盛。如《素问·八正神明论》:"血气扬溢。"《素问·移精变气论》王冰注引文则"扬"作"盈"。可证王氏所见古本有作"盈"者。

《灵枢·本神》:"(肺气)实则喘喝,胸盈仰息。"《甲乙经》卷一第一"盈"作"凭",林亿等新校正云:"《九墟》作盈"。此可证皇甫谧原据《针经》本作"凭"。

《灵枢·逆顺肥瘦》:"血气充盈。"《甲乙经》卷五第六"盈"作"盛"。此亦可证皇甫谧原据《针经》本作"盛"。

凡此,皆可见早期传本中本作"盈",而汉惠后,讳改别字。

3)弗作不,汉昭帝初名弗陵,后名弗,故避讳改作不。今《素问》、《灵枢》及《甲乙》、《太素》中,对弗、不二字的使用,较为混乱,但仍可看出某些差别。如《素问·宝命全形论》:"众脉不见,众凶弗闻。"《太素·知针石》"不"亦作"弗";《甲乙经》卷五第四"不""弗"二字,均作"所"。

《素问·八正神明论》:"按之不得。"《甲乙经》卷五第四"不"作"弗"。

《灵枢·官针》:"病弗能移。"《太素·九针所宜》"弗"作"不"。

《灵枢·脉度》:"则阳气不能荣也。"《太素·脏腑气液》"不"作"弗"。又"不得相荣,故曰关格,"《太素》"不"亦作"弗"。

《灵枢·本脏》:"犹有弗能害也。"《太素·五脏命分》"弗"作"不"。

《灵枢·玉版》:"故圣人弗使已成。"《太素·痈疽逆顺刺》"弗"作"不"。

《灵枢·百病始生》:"按之不透明。"《甲乙经》卷八第二、《太素·邪传》"不"均作"弗"。

4)邦作国。荀悦《汉纪》云:"讳邦之字曰国。"此避汉高祖刘邦之讳,故改为国。详今《素问》与《灵枢》中计有四篇八见"国"字,即《素问·移精变气论》"亡神失国";《灵枢·师传》"治国与治家"、"入国问俗";又《外揣》"夫治国亦然"、"非国事也"、"夫治国者";又《岁露论》"将国有殃"、"国有大灾也"等。而两书中竟无一"邦"。字。此或可说明,其皆在西汉立国之后成文。因既非旧籍,故不复用"邦"字。详以上诸汉代讳字,虽例数不多,但亦可反映今存《素问》、《灵枢》,虽经历代传抄翻刻,加之后人对讳字的回改,但经与《甲乙经》及

《太素》的相互比较,总可发现其不同传本间有回改不尽或回改不一之处,而留下讳字的痕迹,亦可有助于对成书年代的判断。

(二)五行与五脏的关系

五行学说,起源甚早,历来有诸多学者,作过专题性研究,或谓源于五材说,如《左传·襄公二十七年》:"子罕曰:天生五材,民并用之。"又《国语·郑语》:"夫和实生物,同则不断。以他平他谓之和,故能丰长而物归之。若以同稗同,尽乃弃矣。故先王以土与金木水火杂,以成百物。是以和五味以调口,刚四支以卫体,和六律以聪耳,正七体以役心,平八索以成人……"或谓源于五方说。大都据甲骨文卜辞及此后古代文献有关四时五方之义,以探其形成之源。《文史哲》(1955 年 11 月)载杨向奎先生《五行说的起源及其演变》一文曾云:"四方和五方是早期五行说的一种因素,五材的说法也是五行说的重要因素之一。"此说体现了五行作为一种概念或学说的形成,当含多种因素之意,具有一定道理。关于此一问题,本文不作讨论,仅就今《素问》与《灵枢》中与五行有关的几个问题,考述。

1. 五行配五脏

关于五行配五脏的问题,在先秦及两汉文献中有多种配法,并形成了多种五方五时五行类属模式。今择其要者如下:

(1)《管子》五行模式。在《管子》一书中,有关五行类的内容,曾在多篇中论及。其中,比较集中地有"幼官"、"水地"、"四时"、"五行"等篇。综观其有关论述,涉及五方五时五行者颇多,其与人体器官之应合,别具一体,与上述五时祭者不同,今概括其类例主要内容如表 2-1:

表 2-1 《管子》五行模式表

方位	色	味	音	五脏	五体	窍	星	时	气	五行	五体	日	五钟	数	五兽	官	兵
东方	青	酸	角	脾	隔	鼻	星	春	风	木	骨	甲乙	青钟	八	羽	士师	矛
南方	赤	苦	羽	肝	革	目	日	夏	阳	火	气	丙丁	赤钟	七	毛	行人	戟
中央	黄	甘	宫	心	肉	舌		四时		土	皮肌肤	戊己	黄钟	五	倮	司徒	矢
西方	白	辛	商	肾	脑	耳	辰	秋	阴	金	甲	庚辛	景钟	九	介	司马	剑
北方	黑	咸	徵	肺	骨	窍	月	冬	寒	水	血	壬癸	黑钟	六	鳞	使人	盾

从以上类例图中,不难看出,其归属与《礼记·月令》五时五方五行等,均有一定差异。就与医学有关内容而论,不仅与今《素问》、《灵枢》不同,而且与《礼记》等书亦有别。又五脏与五体的关系,"幼官篇"(表 2-1 前列五体)与"水地篇"(表 2-1 后列五例)亦不一致。

详今存《管子》一书,经近代学者考证,其内容并非尽出管子之手,其中有诸多篇章,当出于其门人或后人之手。如石一参《管子今铨》"今审定篇目"文有云:"然则即谓经言为管氏手订之齐学遗经,殆尤当也。惟解义纯驳相兼,不必皆管子为之……内言为论说之文,大都管氏遗简,外言为传记之文,则门下后学,随笔记录之。"又如郭沫若《管子集校校毕后》云:《管子》一书,乃战国、秦汉文字总汇。秦汉之际,诸家学说多汇集于此。例如《明法篇》乃韩非后学所为,《水地篇》成于西楚霸王时,《侈廉篇》乃吕后称制时作品,《轻重》诸篇成于汉文景之世,皆确凿有据。"若如郭老所考,则此中所言五脏与五行及五脏与五体之关系,与秦汉之间别家之书如《吕氏春秋》及《淮南子》等(俱见后文)所言,则相去远矣。亦或当时并存多家之说，此在秦汉之时，各种学术流派并存之时，医学有此一说，亦不足为怪。亦或沿用先秦或早期旧说，置于文中，亦属撰著家常事。总之，《管子》中关于五方五行的类例模式，谅在春秋或战时已具刍形，后世继有发展，体现了五行学说对社会与自然等学科方面的影响，对后世影响较大。但其有医学方面的内容，则与《素问》与《灵枢》之所言不同。

（2）五时祭配法。此法即以五时致祭时所配用之牲畜脏器。如《礼记·月令》，春三月"祭先脾"；夏三月，"祭先肺"；中央土，"祭先心"；秋三月，"祭先肝"；冬三月，"祭先肾"。郑玄注："春为阳，中于脏直脾。""祀之先祭肺者，阳位在上，肺亦在上。""祀之先祭心者，五脏之次，心次肺。""祀之先祭肝者，秋为阴，中于脏直肝。""祀之先祭肾者，阴位在下，肾亦在下。"详郑氏此注，悉本阴阳之位次结合五脏所居之位次立说。又唐孔颖达正义："所以春位当脾者，牲于南首，肺祭在前而当夏也；肾最在后而当冬也；从冬稍前而当春，从肾稍前而当脾，故春位当脾；从肺稍却而当心，故中央主心；从心稍却而当肝，故秋位主肝。此等直据牲之五脏所在，而当春夏秋冬之位耳。若其五行所生主五脏，则不然矣。故《异义》（按指许慎《五经异义》）云：今文《尚书》欧阳（指欧阳生，汉人，从伏胜受《尚书》）说，肝木也，心火也，脾土也，肺金也，肾水也。许慎按，《月令》春祭脾，夏祭肺，季夏祭心，秋祭肝，冬祭肾。与古《尚书》同。郑驳之云：'月令祭四时之位，及其五脏之上下次之耳。冬位在后而肾在下，夏位在前而肺在上，春位小前故祭先脾，秋位小却故祭先肝。肾也、脾也，俱在鬲下；肺也、心也、肝也，俱在鬲上。祭者必三，故有先后焉，不得同五行之气。今医疾之法，以肝为木，心为火，脾为土，肺为金，肾为水，则有瘳也。若反其术，不死为剧。'如郑此言五行所主，则从今文《尚书》之说，不同许慎之义云。"

又《吕氏春秋》十二览五时祭之配五脏，与《礼记·月令》亦同。高诱注：春，"脾属土……春，木胜土，先食所胜也。一说，脾属木，自用其脏也。"夏，"肺金也，祭礼之先用肺，用其胜也。一曰肺火，自用其脏。"中央，"祭祀之先进心，心火也，用所胜也。一曰心土，自用其脏也。"秋，"肝木也，祭祀之肉用其胜，故先进肝，又曰肝金也，自用其脏也。"冬，"祭祀之先进肾，属水，自用其脏也。"又《淮南子·时则训》言五时祭，与《吕氏春秋》亦同。高诱注与《吕氏春秋》注亦同。详高氏对二书之注，无论自注，或引"一曰"之他说，按五行生克说所作之解，均未能自圆其说，故不足为法。郑注《月令》，尽管其言肝在鬲上，颇为后人讥，但其以牲南首为向，观五脏之位，以应五时之方位，尚可谓持之有据，言之成理。

以上诸书言五时祭之配五脏，究其源于何时何书，恐已难考，然今存诸古籍，亦皆因袭相仍，或已自成系统。故郑氏之解，亦或有一定道理。然上引注文，则歧义层出，其中特别牵涉到今文《尚书》与古文《尚书》之争。这种争论，在两汉时期，已不仅是一个学术问题，而是发展为政治派别之争。这一问题，本文且不作讨论，仅就以上所引对五时祭所配五脏的注文，已足以说明，在西汉早期，关于五行与五脏之配法，已有与今存《素问》、《灵枢》相同者。若谓此说与今文《尚书》同，则今文《尚书》源出于汉文帝时由济南伏胜口述。时胜已九十余，去秦仅二十余年，秦统一六国后，仅存七年。是则伏胜生活时代，大部分在战国后期，秦时已为治经名家。若据此而论，此说在战国时已有之。又古人治学，多讲师承，伏胜此说，谅非出自杜撰，亦当有所师承。若以此推而论之，创此说者，犹可溯诸远矣。

详《礼记·月令》所列五方五时类例情况，如表2-2：

表2-2 《礼记》五方五时模式

时	日	帝	神	虫	音	律中	数	味	臭	祀	祭先
春	甲乙	太皞	句芒	鳞	角	太蔟	八	酸	羶	户	脾
夏	丙丁	炎帝	祝融	羽	徵	中吕	七	苦	焦	灶	肺
季夏	戊己	黄帝	后土	倮	宫	黄钟	五	甘	香	中霤	心
秋	庚辛	少皞	蓐收	毛	商	夷则	九	辛	腥	门	肝
冬	壬癸	颛顼	玄冥	介	羽	应钟	六	咸	朽	行	肾

详《吕氏春秋》十二览此文，不仅与《礼记·月令》尽同，而且连文序亦完全一致。实是同出一源。又《淮南子·时则训》，虽大致如是，但文序不同，且有个别内容有异，如季夏(中央)律中作"百钟"等；并多出五方与五行、五谷、五畜、五兵等，今列表2-3：

表2-3 《淮南子》五行模式

时	位	日	德	虫	音	律	数	味	臭	祀	祭	色	谷	畜	兵
春	东	甲乙	木	鳞	角	太蔟	八	酸	羶	户	脾	青	麦	羊	矛
夏	南	丙丁	火	羽	徵	中吕	七	苦	焦	灶	肺	黄	菽	鸡	戟
季夏	中央	戊己	土	赢	宫	黄钟	五	甘	香	中霤	心	赤	稷	牛	剑
秋	西	庚辛	金	毛	商	夷则	九	辛	腥	门	肝	白	麻	犬	戈
冬	北	壬癸	水	介	羽	应钟	六	咸	腐	井	肾	黑	黍	猪	锻

注：此表中所列律名后，亦皆为孟月之律。

《淮南子》的此一类模式，与上文所引《管子》、《礼记》等之内容有些差异，其类别亦有所增舍，此恐非偶然，当有其一定的时代精神。总之，该类例图，应该说已比较完善，故后效仿者亦多。

(3)《淮南子》另外类例。《淮南子》除具有上文介绍之类例外，另在"天文训"与"坠形训"两篇中，亦各有此类类例内容，"天文训"中含德、帝、佐、神、兽、音、日等，与《礼记·月令》亦基本相同，惟五神作五佐，其中"祝融"作"未明"；其神则指苍龙、朱鸟、黄龙、白虎、玄武五者，余皆同《礼记·月令》。

又"坠形训"中言五方之人，其中与医学颇为关切，今仅摘录其内容如下：

东方，"窍通于目，筋气属焉，苍色主肝"。

南方，"窍通于耳，血脉属焉，赤色主心"。

西方，"窍通于鼻，皮革属焉，白色主肺"。

北方，"窍通于阴，骨干属焉，黑色主肾"。

中央，"窍通于口，肤肉属焉，黄色主胃"。

此段文字，除五脏之脾作"胃"，余者与今《素问》、《灵枢》言五脏配五色、五窍、五体尽同。又详《史记·仓公传》记齐丞相舍人奴病云："察之如死青之兹，众医不知，以为大虫，不知伤脾，所以至春死。病者胃气黄，黄者土气也。土不胜木，故至春死。"此段病机叙述中，说明了一个很重要的问题。即春为木，脾胃属土。故在五行类例中，脾并非木，而是土，土居中央，则配木者，应是东方肝藏。从而说明淳于意所见医学文籍的五行五脏配法，与五时祭法不同。关于《史记》一书，后世考证，亦多有后来增加之文。但本条文字朴实，且又系医文，当出之原作者之手。

又《史记·乐书》太史公云:"故音乐者,所以动荡血脉,通流精神而和正心也,故宫动脾而和正圣,商动肺而和正义,角动肝而和正仁,徵动心而和正礼,羽动肾而和正智。"此文虽不是以五行配五脏,但五音与五行之相配,在前引《礼记》与《淮南子》之五方五时五行类例图中,均为木角、火徵、土宫、金商、水羽。因此,太史公所论五音动五脏之说,与上例正相契合。

(4)《白虎通义》论五行与五脏说。《白虎通义》为东汉章帝时,诏诸儒考定五经同异于北宫白虎观,衷其议,奏为《白虎通德论》,后诏班固撰集其事,始定此名,其中"情性"一篇,结合五行阴阳等说及大量医学内容,论述情性,可见其对五行与五脏等结合,约言之,义如下文:

肝者,木之精,位在东方,色青,目为之候,胆为之府。

心者,火之精,位在南方,色赤,耳为之候,小肠为之府。

脾者,土之精,位在四方,色黄,口为之候,胃为之府。

肺者,金之精,位在西方,色白,鼻为之候,大肠为之府。

肾者,水之精,位在北方,色黑,双窍为之候,膀胱为之府。

另外,又提及"三焦者,包络府也,水谷之道路,气之所终始也。故上焦若窍,中焦若编,下焦若渎"。

从上文可见,《白虎通义》所言五脏五行之类例,及其言脏象诸事,基本上已与《素问》、《灵枢》相同。

综观以上诸说,足可说明,五行与五脏之类例,渊源甚早,但模式不同,存有多家学说,其目的意义,亦各有所论。尽管如此,五行与脏相配,如今存《素问》、《灵枢》这种模式,至少可以认为,在秦汉之时,盖已有之,甚至可以上推战国时代。

2. 土之寄位

关于土在五行中的寄位,有两层意思:

一者,从方位而言,东西南北中,土无疑是居中,诸书皆如此。此不烦引。

二者,从时位而言,即从一岁中的时序言之,则有以下几种方式:

(1)以三百六十日,平均分配,每行七十二日,以木为首,土居中。如:

《管子·五行》:"日至睹甲子木行御,天子出令,命左右师内御……七十二日而毕。睹丙子火行御,天子出令,命行人内御……七十二日而毕。睹戊子土行御,天子出令,命左右司徒内御……七十二日而毕。睹庚子金行御,天子出令,命祝宗选禽兽之禁……七十二日而毕。睹壬子水行御,天子出令,命左右使人内御……七十二日而毕。"此文虽指天子出令及行令之时,但其出令之日及行令之时限,实以五行为依据,故此文所示之五行时,每行均为七十二日。

又《春秋繁露·治水五行》:"日冬至七十二日木用事,其气燥浊而青;七十二日火用事,其气惨阳而赤;七十二日土用事,其气湿浊而黄;七十日金用事,其气惨淡而白;七十二日水用事,其气清寒而黑。七十二日复得木用事。"此一方式,与《管子》尽同。

按此种分法,即使《管子》之文,非出于管氏之手,若以《春秋繁露》为证,大概亦不会晚于秦汉之际,甚或出于战国之时。

此法将五行时日,按时序平均分配,与春夏秋冬之实际时位不相吻合,故难以在实际中运用。此说在今《素问》与《灵枢》中,亦无此义。

（2）以季夏为土。季夏者,六月也。即以夏季之最末一个月为土。如《吕氏春秋·季夏纪》,在论及季夏诸事后,另文云:"中央土,其日戊己,其帝黄帝,其神后土,其虫倮,其音宫,律中黄钟,其数五,其味甘,其臭香,……"此文从时间上看,季夏六月,即是中央,中央即是季夏。否则,中央即无其时位。《礼记·月令》中,有关中央土的问题,其内容及文序,与《吕氏春秋》基本上是一致的,属于同一种形式。

《淮南子·时则训》则云:"季夏之月,招摇指未,昏心中,旦奎中。其位中央,其日戊己,盛德在土,其虫赢,其音宫……"此文则明确表明了季夏与中央的关系,也就是说季夏与中央在时位方面是同一个概念。因此,土位于中央,从时间上看,亦即季夏。此一表述方式,避免了如《吕氏春秋》及《礼记》中的含混不清之义。

详《素问》中有"金匮真言论"及"阴阳应象大论"等篇中五方五行类例,均有中央一类,特别是"阴阳应象大论"所谓"中央生湿,湿生土,土生甘,甘生脾"等,从"湿"在六气中的时序看,当在火之后。因此足可说明,土位在夏火之后,亦当六月之分。

今《内经》中凡言季夏者有四处。即《素问·风论》云:"以季夏戊己伤于邪者为脾风。"《灵枢·本神》云:"肾盛怒而不止则伤志……死于季夏。"又"五音五味"云:"足太阴脾脏,色黄,味甘,时季夏。"又"经筋"云:"手少阳之筋……名曰季夏痹也。"此诸言季夏者,均当土位,与脾相应,与《淮南子》等说亦合。

又《内经》中又有"长夏"之称,凡二十八处。其中《素问》有八篇二十二处,《灵枢》有二篇六处。如《素问·金匮真言论》云:"所谓得四时之胜者,春胜长夏,长夏胜冬,冬胜夏,夏胜秋,秋胜春,所谓四时胜也。"王冰注:"春木、夏火、长夏土、秋金、冬水,皆以所克杀为胜也。"又"脏气法时论"云:"脾主长夏。"王冰注:"长夏谓六月也。夏为土母,土长于中,以长而治,故云长夏。"林亿等新校正引全元起云:"脾王四季,六月是火王之处,盖以脾主中央,六月是十二月之中,一年之半,故脾主六月也。"如《灵枢·顺气一日分为四时》云:"音主长夏,长夏刺经。"又"论勇"云:"长夏至而有虚风,不病矣。"据以上文义,长夏与季夏义同,亦指六月为土位。

（3）土寄位于四时各十八日。按照上例土之时日,仅一月时间;且六月又应为火之时日,因为土所居,火只余两月。显然与木、金、水三行各居三个月之时间有差,故复有别法曰"土王于四季"。如:

《管子·四时》:"中央曰土（房玄龄注:土位在中央,而寄王于六月,承火之后,以土、火之子故也,而统于夏,所以与火同章也）,土德实辅四时出入（房注:王在四时之季,与之出入）……其德和平用均,中正无私,实辅四时春赢育、夏养长、秋聚收、冬闭藏。大寒乃极,国家乃昌,四方乃服。"上引《管子》文义,虽多涉及政论,但其言土位虽在中央,而"实辅四时出入"。此所谓"四时"当与"四季"之义同。实则此文已含土王于四季之义。

又《淮南子·天文训》:"甲乙寅卯木也,丙丁巳午火也,戊己四季土也,庚辛申酉金也,壬癸亥子水也。水生木,木生火,火生土,土生金,金生水。"根据此上文义,当是以十天干与十二地支混合组成,其所言"四季"者,乃指辰、戌、丑、未四月也。是则将五行与十天干与十二地支之居位,尽为用完。若从五方言之,则中央戊己为土;若以四时言之,则土应辰戌丑未四月,故称"四季"。

又《礼记·月令》"中央土",孔颖达正义云:"四时系天年,有三百六十日间,以木配春,以火配夏,以金配秋,以水配冬,以土则每时辄王十八日也。虽每分寄而位本未宜,处于季夏之末,金水之间。故在此陈之也。"孔氏此解,乃是对"土寄王于四季"的具体说明。是以周年按三百六十日计,则每行各居七十二日之平均时日。故言土居中央,以时位言之,当未月之十八日也;以四季言之,则辰戌丑未月各居十八日也。

详今《内经》中亦有五处言及"四季",如《素问·三部九候论》云:"日乘四季死。"又"藏气法时论"云:"肾病者,夜半慧,四季甚,下晡静。"又"刺要论"云:"刺皮无伤肉,肉伤则内动脾,脾动则七十二日四季之月,病腹胀烦满不嗜食。"《灵枢·五禁》云:"戊己日日乘四季,无刺腹,去爪泻水。"凡此所言"四季",与上引诸文义同。无论所言月、日、时,皆指辰、戌、丑、未四个地支居位。

《素问·玉机真脏论》又云:"脾脉者,土也,孤脏以灌四傍者也……脾为孤脏,中央土,以灌四傍。"王冰注:"纳水谷化津液,溉灌于肝、心、肺、肾也。以不正主时,故谓之孤脏。不正主时,寄王于四季。"是此言"孤脏",言"四傍",均与土寄于四季相关。

又《素问·太阴阳明论》云:"脾者土也,治中央,常以四时长四脏,各十八日寄治,不得独主于时也。"此亦对土寄于四时的具体说明。

从以上诸文,不难看出,关于五行土,在五方中居于中央,自无异议。至于其在四时中的时位,在先秦及两汉时期,已有多种说法,反映了不同时期及不同学派,对此一问题的说解。此在今本《素问》及《灵枢》中,亦有一定反映,说明其受时代之影响。

(三) 依托之风

依托,伪托、假托也。此指诸古籍中之依托古人、前贤者,或某书篇章中有依托古人或之书或前贤之论者。此种依托之风,由来已久,远至先秦,迄于后世,多不胜举。此种托古之风,究其所因,除处于政治的因素外,多为立说以取重耳。如汉刘安《淮南子·修务训》云:"世俗之人,多遵古而贱今,故为道者,必托之于神农、黄帝而后能入说。乱世闇主,高远其所来,因而贵之;为学者蔽于论,而尊其所闻,相与危坐而称之,正领而诵之,此见是非之分不明。"详《淮南子》此论,对当时托古之风的社会背景,亦可谓一语道破。

西汉前期,作为皇家之政治信仰,黄老之术,曾备受尊崇。如《史记·孝武本纪》:"孝皇帝初即位,尤敬鬼神之祀。元年,汉兴已六十余岁矣,天下乂安,荐绅之属,皆望天子封禅改正度也。而上乡儒术,招贤良赵绾、王臧等,以文学为公卿,欲立古之明堂城南,以朝诸侯,草巡狩封禅改历服色事。未就,会窦太后治黄老言,不好儒术,使人微得赵绾等奸利事,召案绾、臧,绾、臧自杀,诸所为者皆废。后六年,窦太后崩,其明年,征文学之士公孙弘等。"又《史记·儒林列传》:"汉兴,然后诸儒始得修其经艺,讲习大射乡饮之礼……孝惠吕后时,公卿皆武力有功之臣,孝文时,本好刑名之言,及至孝景,不任儒者。而窦太后又好黄老之术,故诸博士,俱官侍问,未有进者……及窦太后崩,武安侯田蚡为丞相,绌黄老刑名百家之言,延文学儒者数百人,而公孙弘以《春秋》白衣,为天子三公,封以平津侯,天下之学士,靡然乡风矣。"又《汉书·外戚传》:"窦太后好黄帝、老子言,景帝及诸窦不得不读《老子》,尊其术。"

根据上引《史记》、《汉书》所载,西汉前期的一段时间,黄老刑名与儒术之兴废,完全是处于政治的需要,正如范文澜老《中国通史简编》第二编第二章第一节西汉政治概状云:"汉惠帝用曹参为相国。曹参师事道家大师盖公,一切遵守萧何所定法令,实行清静无为与民休息的政治。西汉前期黄老刑名之学在政治上居指导地位,秦、项大乱以后,这种政治思想确是适合全社会的需要,特别是农民,更感到统治者清静无为的必要。"

又按刘安,本汉高祖刘邦之孙,袭父(刘长)封为淮南王。生当汉武之时,《淮南子》一书,本其门客所作《内书》二十一篇。前引所言,与此时之政治背景,亦不无关系。详《汉书》卷四十四淮南王传云:"淮南王安,为人好书鼓琴,不喜弋猎狗马驰骋。亦欲以行阴德,拊循百姓,流名誉,招致宾客方术之士数千人,作《内书》二十一篇,《外书》甚众,又有《中篇》八卷,言神仙黄白之术,亦二十余万言。时武帝方好艺文,以安属为诸父。辩博善为文辞,甚尊重之,每为报书及赐。"后于汉武帝元狩元年,因与衡山王赐谋反,事泄自杀。从此一记述看,亦有助于对《淮南子》所言托古事之背景的了解。而安本人,亦颇喜方术及神仙黄白之术,此亦与黄老之道有关。

详依托之书或依托之言与事,在先秦及秦汉之著述甚多,西汉刘向父子校书时,已多有所辨。今举仅存于《汉书·艺文志》之原注为例。如:

道家类:《太公》二百三十七篇,注:"名望,为周师尚父,本有道者。或有近世又以为太公术者所增加也。"《文子》九篇,注:"老子弟子,与孔子并时,而称周平王问,似依托者也。"《黄帝四经》四篇、《黄帝铭》六篇、《黄帝君臣》十篇,注:"起六国时,与《老子》相似也。"《杂黄帝》五十八篇,注:"六国时贤者所作。"《力牧》二十二篇,注:"六国时所作,托之力牧。力牧,黄帝相。"《孙子》十六篇,注:"六国时。"

阴阳家类:《黄帝泰素》二十篇,注:"六国时韩诸公子所作。"

农家类:《神农》二十篇,注:"六国时,诸子疾时,怠于农业,道耕农事,托之神农。"

小说家类:《伊尹说》二十七篇,注:"其语浅薄,似依托也。"《鬻子说》十九篇,注:"后世所加。"《师旷》六篇,注:"见《春秋》,其言浅薄,本与此同,似因托也。"《务成子》十一篇,注:"称尧问,非古语。"《天乙》三篇,注:"天乙谓汤,其言非殷时,皆依托也。"《黄帝说》四十篇,注:"迂诞,依托。"

兵阴阳家类:《封胡》五篇,注:"黄帝臣,依托也。"《力牧》十五篇,注:"黄帝臣,依托也。"《风后》十三篇,注:"《图》二卷,黄帝臣,依托也。"《鬼容区》三篇,注:"《图》一卷,黄帝臣,依托。"

从以上所引《汉书·艺文志》五类二十种依托之书例,足可说明以下几个问题:①刘向所辨依托诸书,有的直言为"依托"有的是根据其内容的实际水平,离古较远,故曰"非古语",故为依托;有的是根据其语文水平,与署名者不相称,故曰"其语浅薄"或"迂诞",故为依托。②在依托之书中,有的类中占有数较多。如上举小说类中,共十五家,而刘向辨其为依托者有五家,占三分之一;兵阴阳家类中共十六家,刘向辨为依托者有五家,占近三分之一;道家类三十七家,刘向辨其为依托者有七家,占近五分之一。说明此类书籍尤易作伪。③在依托诸书中,以黄帝或黄帝臣者为多,如上述二十种依托书中,托名黄帝或黄帝臣者,有《黄帝四经》、《黄帝君臣》、《杂黄帝》、《力牧》、《黄帝泰素》、《胡封》,又《力牧》、《风后》、《鬼容区》等共十种,占居半数。④在《汉书·艺文志》著录诸书中,包括方技类书,尚有署为黄帝或黄帝臣者多种,均无刘向注文,未知班固修《汉书》时予以删除,或刘向原无注文。若据上引诸署为黄帝或黄帝臣书,刘向均辨其为依托之例,则诸无注者,即使原即无注,其中定有相当部分,或系刘向省文。

根据上述情况不难看出,在刘向所校之书中,已有大量图书,属依托之作,其中固有为汉以前人所依托。然刘向校书,始于汉成帝河平三年,其时去汉代立国已一百八十余年,因此,其中有些图书,亦当为西汉时人所依托,此与《淮南子》所述时代背景亦颇为契合。故《汉书·艺文志》著录方技类诸书之署名神农、黄帝等者,亦当与此背景有关。

(四) 汉代刘向校书

汉代刘向校书,是我国历史上首次由国家组织的、由皇帝亲自诏令的一次校书活动;而且也是其校书最终形成的《七略》(按后被东汉班固修《汉书》时加以删略,而收入《汉书·艺文志》)中,首先著录有《黄帝内经》一书者。因此,对刘向校书有关情况的研究,于《黄帝内经》成书年代的探讨,有一定参考意义。

1. 刘向父子校书的时代背景

有关刘向父子校书的情况,在第一章出典引《汉书·艺文志》叙论文,已有所言及,可略知梗概。又在《汉书》别文中,亦有所记,今略举其说。

详《汉书·楚元王传》记刘向之父德云:"德字路,少修黄老术,有智略,少时数言事,召见甘泉宫,武帝谓之千里驹……常持老子知足计。"是知刘向之父,亦修黄老术者。又记向云:"向字子政,本名更生,年十二,以父德任为辇郎。既冠,以行修饬,擢为谏大夫。是时宣帝循武帝故事,招选名儒俊材置左右,更生以通达能属文辞,与王褒、张子侨等并进对,献赋颂凡数十篇。上复兴神仙方术之事,而淮南有《枕中鸿宝苑秘书》(颜师古注:《鸿苑秘书》,并道术篇名。藏在枕中,言常存录之不漏泄也),书言神仙使鬼物,为金之术及邹衍重道延命方,世人莫见,而更生父德,武帝时治淮南狱得其书。更生幼而读颂,以为奇而献之,言黄金可成。上令典尚方铸作事,费甚多,方不验,上乃下更生吏,吏劾更生铸伪黄金,系当死。更生兄阳城侯安民上书,入国户半赎更生罪,上亦奇其材,得逾冬减死论。"及成帝即位,"上方精于诗书,观古文,诏向领校中五经秘书。"又记向子歆云:"歆字子骏,少以通诗书能属文,召见成帝待诏宦者,署为黄门郎。河平中,受诏与父向领校秘书,讲六艺,传记、诸子、诗赋、数术、方技,无所不究。向死后,复为中垒校尉。哀帝初即位,大司马王莽,举歆宗室有材行,为侍中太中大夫迁骑都尉、奉车光禄大夫贵幸,复领五经,卒父前业。歆乃集六艺属书种别为《七略》,语在艺文志。"

根据上文,可进一步说明以下两点:

(1) 刘向家族受黄老术之影响较深。由于汉代立国之后,处于政治上的需要,为休养生息,故不仅皇家以治黄老术,即王公重臣,亦多用此道。如开国重臣曹参,后继萧何为宰相,即从盖公学黄老术。据《汉书》本传言,原其相齐时,曾尽召长老诸儒等百数,问所以安集百姓,"言人人殊,未知所定,闻胶西有盖公,善治黄老言,使人厚币请之。既见盖公,盖公为言治道,贵清静而民自定,推此类具言之参。于是辟正堂舍盖公焉。其治要黄老术,故相齐九年,齐国安集,大称贤相。"其继萧何为相三年,百姓亦歌之曰:"萧何为法,讲若画一,曹参继之,守而勿失。载其清靖,民亦定壹。"此亦证黄老之术在朝臣中影响之大。

详刘向,其远祖刘交,本高祖刘邦同父少弟,随高祖征战立国有功,故封为楚王。作为王公贵族之后,其祖辟强,亦好读书能属文,清静少欲。其父德,少修黄老术,武帝时以治淮南狱,得淮南王之《枕中鸿宝秘书》,皆言神仙黄白之术者,是亦属黄老神仙之道。而向幼时犹读颂此类书籍,并曾因炼金而几被处死。足见刘向世家,受黄老神仙之术的影响,已及几代矣。

（2）刘向父子犹爱好方术。详刘向以博学多才为上所器重，故使领校中五经秘书，其自著亦颇多，亦著录于《七略》（见《汉书·艺文志》），就今之存世书中，亦有及于医学方技者。如《说苑》卷十八辨物，言阴阳生化文中，即言及人之生理周期。如"男八月生齿，八岁而毁齿，二八十六而精小通；女七月而生齿，七岁而毁齿，二七十四而精化小通"等，与《素问·上古天真论》言男八女七之生理周期亦颇合。又该篇述扁鹊治赵王太子尸厥病事，虽亦见载于《史记·扁鹊传》，然此详而彼略，且其中多有医论之语。当知向亦好方术者。又《新序·杂事第二》言扁鹊为齐桓候诊病事，亦见于《史记·仓公传》，文不尽同，亦或别有所见。此虽以医喻事，亦可证其知医。其子歆，与父向领校秘书，卒成父业。详其传中言歆于"传记、诸子、诗赋、数术、方技，无所不究"，说明刘歆除传记、诸子、诗术、数术之外，对于"方技"之类，亦必有较高造诣。据上述情况，刘向父子，亦皆爱好方术、方技，此与其治黄老之术而及于养生之道，亦甚契合。

根据上述情况，足可说明，在汉代由于黄老之术及方术对刘向父子确有一定影响。《汉志》方技类诸书依托神农、黄帝君臣及房中、神仙类书之所以居多，似与当时之社会背景及刘向父子之偏好，不无关系。

2. 刘向等典校秘书之义例

关于刘向等典校秘书之义例，由于《七略》等原始文献早佚，《汉书·艺文志》留存之内容又过简，因此，前人多参照其他古代文献有关内容，进行总结。其中有近代姚名达先生《中国目录学史·溯源篇》，资料丰富，言之较详，共列五项。此下尽录其文：

（1）广罗异本：《管子·叙录》："臣向言：所校雠中《管子》三百九十八篇，大中大夫卜圭书二十七篇，臣富参书四十一篇，射声校尉立书十一篇，太史书九十六篇，凡中外书五百六十四篇，以校。"《晏子叙录》："臣向言：所校中书《晏子》十一篇，臣向仅与长社尉参校雠，太史书五篇，臣向书一篇，参书十三篇，凡中外三十篇，为八百三十八章。"《列子叙录》："臣向言：所校中书《列子》五篇，臣向谨与长社尉臣参校雠，太常书三篇，太史书四篇，臣向书六篇，臣参书二篇，内外书凡二十篇，以校。"《邓析叙录》："中《邓析书》四篇，臣叙书一篇，凡中外书五篇，以相校。"《申子叙录》："今民间所有上下二篇，中书六篇，皆合。"读此，因知向等校书之先，广罗异本，以相校雠，不拘一家，择善而从。

（2）互相补充，除去重复：异本既备，篇章必有彼此复重，或此无彼有。况古书皆简书而丝编，丝断则简乱。故第二步之工作为整理错乱，除去复重，互相补充，定著篇章。例如《战国策叙录》："臣向言：所校中《战国策书》，中书余卷错乱相糅莒。又有国别者八篇，少不足，臣向因国别者，略以时次之；分别不以序者，以相补；除复重，得三十三篇。"《管子叙录》："凡中外书五百六十四篇，以校，除复重四百八十四篇，定著八十六篇。"《晏子叙录》："凡中外书三十篇，为八百三十八章，除复重二十二章，六百三十八章，定著八篇，二百一十五章。外书无有三十六章，中书无有七十一章，中外皆有，以相定。"《孙卿叙录》：臣向言："所校雠中《孙卿书》，凡三百二十二篇，以相校，除复重二百九十篇，定著三十二篇，皆已定。"《列子叙录》："内外书凡二十篇，以校，除复重十二篇，定著八篇。中书多，外书少，章乱布在诸篇中。"《邓析书录》："凡中外书五篇，以相校，除复重，为一篇，皆未定。"此外，如《易传古五子》、《易传淮南九师道训》，莫不除去复重。而《易经》则"臣向以中《古文易经》校《施》、《孟》、《梁邱经》,或脱去《无咎》、《悔亡》,唯《费氏经》与古文同。"此与《战国策书》之互相补充者无异。盖与除去重复同为一时并重之工作也。

(3) 条别篇章,定著目次:古书每篇独立,不相联系,即或无篇目,亦无一定之次序。故第三步之工作为将不分类之零篇分类,各标以篇目,并编定其先后次序。例如《说苑叙录》:"臣向言:所校中书《说苑杂事》及臣向书,民间书,诬校雠,其事类众多,章句相溷,或上下谬乱,难分别次序。除去与《新序》复重者。其余浅薄不中义理,别集以为百家后,以类相从,一一条别篇目,更以造新事十万言,以上凡二十篇,七百八十四章,号曰《新苑》,皆可观。"《说苑》与《新序》、《列女传》皆经向改造,"一一条别篇目","种类相从"犹可谓事属当然。然于其他各书,殆亦无不经过如此手续。例如《礼经》十七篇,定著《士冠礼》第一,至《少牢下篇》第十七。《礼记》二十三篇,定著《乐本》第一,至《窦公》经二十三。《晏子》八篇,定著《内篇谏上》第一,至《外篇不合经述者》第八。《孙卿》三十二篇,定著《劝学篇》第一,至《赋篇》第三十二。《列子》八篇,定著《天瑞》第一,至《说符》第八。其篇目次序,今犹可见。据此,并参《战国策叙录》推之,则凡古书有不分篇章,原无一定目次者,至向等始依类分篇,如标篇目,确定次序。又有原有篇章目次而不甚合理者,至向等始整理删定,使有伦理,而免凌乱。此种化零为整,分疆割域之工作,实使流动不居,增减不常之古书,凝固为一定之形态。

(4) 雠校脱文脱简者,写定正本:《文选魏都赋》注引《别录》:"雠校,一人读书,校其上下,得缪误为校。一人持本,一人读书,《太平御览》引作读析。若怨家相对,故曰雠也。"上文已述《易经》"唯《费氏经》与《古文》书同",《施》、《孟》、《梁邱经》或脱去《无咎》、《悔亡》"。而《尚书》"臣向以中古文校《欧阳》、《大》、《小夏侯》三家经文,《酒诰》脱简一,《召诰》脱简二,率简二十五字者,脱亦二十五字;简二十二字者,脱亦二十二字。文字异者七百有余,脱字数十。"此脱简之由雠校发现,得以补足之例也。《尚书》"古文,或误以见为典,以陶为阴,如此类多。"《战国策》"本字多误脱为半字,以赵为肖,以齐为立,如此字者多。"《晏子》"中书以夭为芳,又为备,先为牛,章为长,如此类者多。"《列子》"或字误以尽为进,以贤为形,如此者众。及在新书,有栈校雠,从中书,已定,皆以杀青,可缮写。"此讹字之由雠校发现,得以改正之例也。讹脱既已订补,篇章目次又已编定,然后以"杀青,简书,可缮写",以青丝或缥丝绳编之,而书本之形态成立矣。

(5) 命定书名:中秘所藏策书,错乱相糅苴,有无书名者,有性质相同而名称杂出者,向等辄命以新书名。例如"中《战国策书》……本号或曰《国策》,或曰《国事》,或曰《短长》,或曰《事语》,或曰《长书》,或曰《修书》。臣向以为战国时游士辅所用之国,为之筴策,宜为《战国策》。"又如"刘向省《新语》而作《新序》",《晋书》陆喜传。向又改造"所校中书《说苑杂事》……号曰《新苑》。《列女传》亦然。昔虽有简策,而无书名,至向等始定著而命以嘉号耳。

根据姚名达先生总结刘向等校书义例五项内容,不难看出,刘向校书前,中外所存之书,由于各种原因,已十分混乱。主要有以下几种情况:

第一,有书无名,或同书多名,或原书名未当者。向等则根据其内容,为之命名,或重命新名,或在原书名的基础上,损益其文,别为新名。

第二,原为单篇别行,未成专集,或多集别行,未成一家者。向等则根据其类例,或合多篇为一集,或合合集而为一家。故一书之大小题名,有两级或两级以上者。

第三,书有多本,其内容互有异同者。向等则择其善者而从之,参以别本,校对无讹,定著为若干篇。

第四,原无篇目,或篇序错乱者。向等则根据其内容或伦类,条别篇目,定其部居;原无目者,则为之立目。

第五,书有脱文及脱简者,或重复及讹误者。向等则参之别本,为之增补或订正,使成定本。

第六,书有撰人不明或年代不详者。向等则根据有关文献或据其内容,考其撰人;撰人不详者,多有说明系依托或成书大致年代者。

上述情况,似不仅为某些书或某类书及先秦古著古本中有之,恐绝大部分中外书籍,均有其中某一或某几方面的问题。包括西汉近人及刘向自撰之书,由于曾经多人传抄,有些也程度不同地存有这样或那样的问题。亦均通过此次校书,予以整理。

作为"方技"类的医药书籍,是刘向校书的一部分,是由侍医李柱国负责,但由于方技类书,亦必存有上述各种问题,故在整理时,亦不外上述步骤和方法。《黄帝内经》及医经类其他书籍,作为"方技"的一部分,亦必然如此。且刘向刘歆父子,不仅通黄老之术,而且亦明方术与方技,对方技类书的整理,必然做过许多工作,当属无疑。

(五)《素问》、《灵枢》成书年代

关于《素问》、《灵枢》与《汉书·艺文志》著录之《黄帝内经》的关系及《黄帝内经》的成书年代,在前文中已所论及。前文根据有关文献的分析,虽然基本上肯定了《素问》与《灵枢》即《汉志》著录之《黄帝内经》的两个组成部分,但不等于今存本《素问》、《灵枢》之全部内容,皆为《黄帝内经》原书旧貌。因此,有关今存《素问》、《灵枢》的成书年代,由于历时久远,几经散佚,多为后世传抄整理及增补,故此一问题,则较为复杂。若简而言之,即如吕复所谓非成于一时一人之手也。若析而论之,就《素问》与《灵枢》之基本内容而论,似可认为取材于先秦,成编于西汉,增补于东汉。若就《素问》运气七篇大论及别行之本病、刺法两篇而言,似可谓续增于汉末至南北朝前期,补遗于唐宋。以下分别加以分析。

1. 取材于先秦

先秦时期,是我国科学文化比较昌盛的时期,在医学方面,不仅有诸多名医著称于时,就医学文献而言,在当时定有诸多文字材料,而且一直流传于汉代,为王公贵族所收藏,有的为医家所得,则视为禁书。所谓"禁书"者,禁秘之书也。如《史记·仓公传》:"庆有古先道遗传黄帝、扁鹊之《脉书》、《五色》,诊病知人生死,决嫌疑,定可治,及《药论》,书甚精,我家给富,心爱公,欲尽以我禁方书悉教公。臣意即曰:幸甚,非意之所敢望也。臣意即避席再拜谒,受其《脉书》、《上、下经》、《五色诊》、《奇咳术》、《揆度》、《阴阳》、《外变》、《药论》、《石神》、《接阴阳》……。"详阳庆授意书时,在高后八年,时已七十余岁,故其生时,乃在战国末期,此记其"禁方书"为"古先道遗传",必为先秦旧籍而无疑。又长沙马王堆出土之古医书,如《阴阳十一脉灸经》及《足臂十一脉灸经》等,据马继兴研究员《马王堆医书考释》考证,是为"秦汉以前的医学原著"。此后江陵张家山出土之《脉书》,其十一脉与马王堆《阴阳十一脉灸经》内容,显系出于同一祖本,且原有题名为《脉书》。凡此,皆可证阳庆"古先道遗传"诸禁方书之原委。

详今存《素问》与《灵枢》引书中,有诸多与阳庆禁方书名称相同或相近者,如《素问·病能论》：“《上经》者，言气之通天也；《下经》者，言病之变化也；《金匮》者，决死生也；《揆度》者，切度之也；《奇恒》者，言奇病也。”（其他引书详见后文）即可见一斑。又《灵枢·寒热病》对经脉有“臂”、“足”之称，如“腋下动脉，臂太阴也，名曰天府。”又“臂阳明有入頄偏齿者，名曰大迎。”此与马王堆医书《足臂十一脉灸经》之称谓亦同。凡此均可证明，其引用之文献，必有诸多源于先秦之旧籍。甚至有的内容，亦或为汉以前之遗作。故谓取材于先秦。

2. 成编于西汉

就《黄帝内经》而言，前人虽有言其成书战国或周秦时期者，然汉以前今存文献，无记有“医经类”之书，即《史记·扁鹊仓公列传》记扁鹊、阳庆等所藏，亦无医经类名。故汉以前虽有诸多医籍，而作为医经类书，似尚未成编。

详前述成书时背景诸事，似以成编于汉代，比较符合现有文献所能提供的佐证。

就科技发展的断代水平而论，《素问》与《灵枢》中有诸多涉及于天文、历法及五行与五脏等之文，均与西汉有关文献相吻合。已如前述。

就音韵的演变情况而论，据钱超尘教授《内经语言研究》一书提供的研究结论，亦可证明《素问》与《灵枢》中诸多韵文之用韵，其字音与先秦有别，而与汉代读音相同。

就“医经”类书的记载而言，西汉医家已有颂读医经、本草类书之记载。如《汉书·楼护传》：“楼护，字君卿，齐人，父世医。护少随父为医长安，出入贵戚家。护诵医经、本草、方术数十万言，长者咸爱重之，共谓曰，以君卿之材，何不宦学乎？由是，辞其父，学经传。为京兆吏数年，甚得名誉。是时，王氏方盛，宾客满门，五侯兄弟争名，其客各有所厚，不得左右，唯护尽入其门，咸得其欢心。”详护始为官在成帝时，至新莽时已及老年。是其少年颂医经等书，至少当在元帝初或宣帝末，而该书又为其父所收，父为世医，或为先人所遗旧籍。若以此推之，医经类书，或当景帝、宣帝时已有之。又以汉代崇尚黄老之术，此记医经类书，或即托名黄帝之作。

就医经类书之著录而言，则首见于刘向校书。据前说推之，医经类书，原或有之，复经刘向等校书时条贯整理，定名为若干种，含《黄帝内经》十八卷。余者后皆亡佚，今已难考。《黄帝内经》十八卷，复经后世之多次整理，遂演变为《素问》与《灵枢》独立成编之各九卷本。

就《汉志》遗存刘向父子校之《七略》中为医经类所写之小叙而言，与《素问》、《灵枢》内容亦合。该叙已见前文“出典”引，今《素问》、《灵枢》之内容，若概言其“指意”，亦不外乎此。

根据以上所言，就今本《素问》、《灵枢》中基本内容，确认其成编于西汉，似与当时的历史背景与科学文化的发展水平比较契合。

3. 补亡于东汉

盖《黄帝内经》一书成编之后，经战乱之灾，必有所散亡。如《隋书·牛弘传》言汉成帝之时，“诏刘向父子雠校篇籍，汉之典文，于斯为盛。及王莽之末，长安兵起，宫室图书，并从焚烬。”谅此次战乱所及，恐医学书籍，亦难逃此厄。且当时书籍，流传不易，故一经散亡，辑复极难，故今存之《素问》、《灵枢》中，亦或有为东汉补亡之作。

又据前述音韵变化，引罗常培，周祖谟及钱超尘等对音韵之研究，并说明“明”、“行”二字归于耕部，“正是东汉音和西汉音不同的一点。钱氏《内经语言研究》并列举了《素问》中的《四气调神大论》、《八正神明论》、《离合真邪论》、《针解篇》等(另有《运气七篇大论》之例,另作别论),及《灵枢》之《外揣》、《经别》等篇之韵,均归耕部音押韵之例。似此等文例,则极有可能为东汉人为增补《内经》之亡篇,或搜求遗文而加以补充,或全系新撰而成之篇文。唯今亦难为之详考。

4. 增补于魏晋或南北朝

《黄帝内经》一书,传至汉末及晋初,又缺佚不全。虽张仲景《伤寒杂病论序》称《素问》、《九卷》,不曾及其全否,而晋初皇甫谧《针灸甲乙经序》言《素问》、《针经》时,不仅言其各为九卷,即《黄帝内经》,并指出"亦有所亡失"。详今存《甲乙经》内容,所收《素问》已及五十八篇,加之《素问》林亿据校引文一篇,则为五十九篇。虽今存《甲乙经》非皇甫氏原书旧貌,然此收《素问》篇数,亦足以说明皇甫谧当时所见《素问》传本,残缺篇数较多。而所收《针经》所及篇数,与今《灵枢经》相较,则仅有小针解一篇,不曾收用。又详《隋书·牛弘传》:"及孝献移都,吏民扰乱,图书缣帛,皆取为帷囊。所收而西,才七十余乘,属西京大乱,一时燔荡。"足证此次动乱,图书之损失,亦甚严重,故《素问》、《针经》之有所亡佚,亦不为奇。迨至南朝梁人全元起《素问》训解及《隋书·经籍志》著录,亦云:"梁八卷"。唐王冰《素问序》亦云:"今之奉行,惟八卷尔。"

又详《素问》王冰序云:"第七一卷,师氏藏之。"又云:"时于先生郭子斋堂,受得先师张公秘本,文字昭然,义理环周……恐散于末学,绝彼师资,因而撰注,用传不朽。兼旧藏之卷,合八十一篇。"今存王冰次注本《素问》与全元起本篇目(据林亿等新校正引文)及《太素》相较,主要多有运气七篇大论内容。详该部分内容之标明为《素问》第七卷。或纳入《素问》之文本中,若据王冰序云,似张公秘本中已有之。而此部分内容,晋以前人及《甲乙经》中均不曾论及,故其或当魏晋或南北朝时,始以此七篇补所亡之卷。至其形成之年代,当于后文"运气学说"中加以探讨。

5. 补遗于唐宋

《素问》自王冰次注后,复经宋臣林亿等新校正,已成定本。然王冰次注本"六元正纪大论"后,仍存二篇缺文题名,即"刺法论篇第七十二"与"本病论篇第七十三",均注云"亡",此当出于王冰之手。亦即可证王冰注本,仍未能补足八十一篇之全数。又林亿等新校正云:"而今世有《素问》亡篇及《昭明隐旨论》,以谓此三篇,仍托名王冰为注,辞理鄙陋,无足取者。"是则林亿校书时,已有此二遗篇流传于世。然林亿等观其文义,以为后人依托,未予认定。然宋以后人刻书,有将其附刊于书后者。今观其文,与运气七大论文,显非一体,且含有明显道教色彩,亦或出于术数家或黄冠之手。其文必在王冰之后,亦或唐宋时人,借此遗篇之名,而伪造以补其数。如是,则八十一篇之数足矣。

根据上述情况,《素问》内容,自东汉以来,散亡较多,历经后人整理补充,变化较大,恐已非原本旧貌;而《灵枢》内容,自魏晋以降,虽亦有《针经》与《灵枢》两种不同系统之传本(详见后文),然其内容,犹大致如是。此余所考《素问》、《灵枢》演变之概况。

第三章 《素问》、《九卷》名称及源流考

《素问》与《九卷》之名,在现存古代文献中,最早见于汉末张仲景《伤寒杂病论序》,其谓:"余撰用《素问》、《九卷》、《八十一难》、《阴阳大论》、《胎胪》、《药录》,并《平脉》、《辨证》,为《伤寒杂病论》合十六卷。"据此序所言,在东汉时期,《素问》与《九卷》已分别作为独立的传本,在社会上流通。迨至晋初,有皇甫谧《针灸甲乙经序》云:"按《七略》、《艺文志》:《黄帝内经》十八卷,今有《针经》九卷,《素问》九卷,二九十八卷,即《内经》也。亦有所忘(按忘与亡通)失。其论遐远,然称述多而切事少,有不编次。比按仓公传,其学皆出于是。《素问》论病精微,《九卷》原本经脉。其义深奥,不易觉也。"按此文所云,《素问》之名与仲景言同,而《九卷》之外,又别出《针经》之称。又详晋初王叔和《脉经》一书,其卷三之五篇中,均有文云出《素问》、《针经》、张仲景》;又卷七"病不刺证第十二",言诸不可刺证,如"大怒无刺,已刺无怒……"及"无刺熇熇之热,无刺漉漉之汗……"等等,此下有小字注文云:"出《九卷》。"又详该卷第一有小字注文云;右二首出《医律》,第十七有小字注文云"右热病阴阳交部"、"右热病并阴阳部"、"右少阴部"、"右厥逆部"、"右阴阳竭尽部"等,当系出于王叔和之手。若如此例,则上文"出《九卷》"三字,亦当为叔和原注。从而说明王叔和所见,亦有《针经》与《九卷》两种传本,与皇甫谧所言亦同。

详王叔和与皇甫谧虽曰晋人,然皆历经三国时期,三国仅四十余年,从时间上考虑,二人所收旧籍,恐非三国时物,当系东汉遗书。从而说明,在汉代,作为《黄帝内经》的两个组成部分,《素问》为其中之一,另一部分,已有《九卷》与《针经》两种名称。从今存医籍可证,《九卷》与《针经》为同书异名。这种同书异名的出现,有可能为传抄过程中,形成了两种不同系统的传本。下面就该书的流传情况,根据现存有关文献,加以综述。

一、汉 晋 传 本

汉晋传本,早已不存,今可见者,惟王叔和《脉经》中有部分引文,皇甫谧《针灸甲乙经》一书,"乃撰集三部(按即《素问》、《针经》、《明堂孔穴针灸治要》),使事类相从,删其浮辞,除其重复,论其精要,至为十二卷。"是则《甲乙经》一书所收《素问》、《针经》内容,已非全文。且据皇甫谧序言称,该书并有所亡失。以下就《脉经》引文及《甲乙经》所收内容,加以简述。

(一)《脉经》引文

详该书引文,皆散见于诸篇,有的标明出典,有的夹带于诸论中,不标出典。今举例如下:

卷一第二,全文见今《素问·脉要精微论》。

卷一第十,全文见今《素问·通评虚实论》。

卷三肝胆部、心小肠部、脾胃部、肺大肠部、肾膀胱部五篇引经文,均云"出《素问》、《针经》"。今见《素问·玉机真脏论》、《灵枢·本神》。

卷四第一,自"岐伯曰:形盛脉细"至"皮肤著者死",见《素问·三部九候论》;自"黄帝问曰:余每欲视色持脉"至"胃中有寒",见《灵枢·论疾诊尺》。

卷五第五,自"肝满肾满皆实"至"季秋而死",见《素问·大奇论》。按本篇名"扁鹊诊诸反逆死脉要诀",或系原为《扁鹊经》所收古文献中文。

卷六之十一篇中,计收有《素问》脉要精微论、脏气法时论、五脏生成篇及《灵枢》本神篇、邪气脏腑病形篇、病传篇、经脉篇等有关内容。

卷七第十二,"大怒无刺,已刺无怒……"及"无刺熇熇之热……此谓之伐形"两段,注云"出《九卷》"。

从以上诸例引文可见,其内容已涉及今《素问》与《灵枢》之十余篇。

(二)《甲乙经》载文

《甲乙经》一书,系将《素问》与《针经》之内容,分类编纂而成。今存本虽经历代传抄翻刻,恐非尽为原书旧貌。但亦可反映该书收载《素问》与《针经》的基本情况。以下分别加以说明。

收载《素问》内容情况:①除运气七篇大论外,全文未见者有《四气调神大论》、《金匮真言论》、《阴阳离合论》、《阴阳别论》、《灵兰秘典论》、《六节脏象论》、《移精变气论》、《汤液醪醴论》、《玉版论要》、《经脉别论》、《针解篇》、《气府论》、《疏五过论》、《徵四失论》等十四篇。②大部分篇文今本无者有《八正神明论》、《举痛论》、《脉解篇》、《气穴论》、《著至教论》、《示从容论》、《方盛衰论》等七篇。③部分篇文今本无者有《阴阳应象大论》、《宣明五气篇》、《宝命全形论》、《骨空论》、《四时刺逆从论》、《标本病传论》等六篇。④少部分篇文今本无者有《脏气法时论》、《痹论》、《水热穴论》、《阴阳类论》、《解精微论》等五篇。⑤据《素问》新校正据校引文,知《六节脏象论篇》论脏象一节,《甲乙经》原有,今本当有脱文。根据上文可见,现存《甲乙经》内容,已涉及今《素问》五十八篇,加之《素问》新校正据校一篇,共为五十九篇。从上述数字可见,皇甫谧当时所见《素问》传本,脱失篇目已较多矣。

收载《针经》内容情况,经与今存《灵枢》对照可见:①全文未见者,仅《小针解》一篇。②大部分篇文未见者有《本输篇》、《五阅五使篇》、《阴阳系日月篇》、《外揣篇》、《五禁篇》、《官能篇》等六篇。③部分篇文未见者有《师传篇》、《五变篇》、《禁服篇》、《论勇篇》、《天年篇》、《逆顺篇》、《五音五味篇》、《背腧篇》、《论痛篇》、《邪客篇》、《九宫八风篇》、《九针论》等十二篇。④少部分篇文未见者有《九针十二原篇》、《寿夭刚柔篇》、《四时气篇》、《寒热病篇》、《海论篇》、《逆顺肥瘦篇》、《阴阳清浊篇》、《本脏篇》、《五色篇》、《玉版篇》、《百病始生篇》、《通天篇》、《论疾诊尺篇》、《刺节真邪篇》、《岁露论》等十六篇。⑤另外四十六篇则全见,或除少数有删节外,亦基本全见。从而可见,皇甫谧所收《针经》内容,与今存《灵枢》篇目相较,亦基本相同。

从以上二书中,固可看出,《素问》一书名称始终未变,但其篇文,在东汉末期及晋人所见,已残缺较多。作为《黄帝内经》的另一部分,始称《九卷》,在汉、晋之间,又有《针经》之称。从《脉经》与《甲乙经》称引之文可知,《九卷》与《针经》,当为同书异名,亦或为流传过程中形成之不同传本系统。惟限于资料,尚难证实。

(三)《素问》、《九卷》、《针经》释义

据以上所述在今存汉晋文献中,已见此三名。以下考其命名之义。

1.《素问》释义

《素问》新校正云:按《隋书·经籍志》始有《素问》之名,《甲乙经》序,晋皇甫谧之文已云,《素问》论病精辨。王叔和西晋人,撰《脉经》云出《素问》、《针经》。汉张仲景撰《伤寒卒病论集》云,撰用《素问》,是则《素问》之名,著于《隋志》,上见于汉代也。自仲景以前,无文可见,莫得而知。据今世所存之书,则《素问》之名,起汉世也。所以名《素问》之义,全元起有说云:素者,本也。问者,黄帝问岐伯也。方陈性情之源,五行之本,故曰《素问》。元起虽有此解,义未甚明。按《乾凿度》云:"夫有形者,生于无形,故有太易,有太初,有太始,有太素。太易者,未见气;太初者,气之始也;太始者,形之始也;太素者,质之始也。气形质具而疴瘵由是萌生。故黄帝问此太素,质之始也。素问之名义或由此。"

明·马莳云:"《素问》者,黄帝与岐伯、鬼臾区、伯高、少师、少俞、雷公六臣,平素问答之书。即本纪所谓恣于岐伯而作《内经》者是也。"吴昆云:"五内阴阳谓之内,万世宗法谓之经,平日讲求,谓之《素问》。"张介宾云:"内者性命之道,经者载道之书,平素所讲问,故谓《素问》。"

日本丹波元简云:"林亿等以为问太素之义,是也。《史记·殷本纪》:伊尹从汤言素王及九主之事。索隐曰:素王者,太素上皇,其道质素,故称素王。《列子》、《乾凿度》并云:太素者,质之始也。《汉·艺文志》:《黄帝太素》二十篇。刘向《别录》云:言阴阳五行,以为黄帝之道,故曰《太素》。《素问》乃为太素之问答,义可以证焉。而其不言问素,而名《素问》者,犹屈原'天问'之类也。倒其语焉尔。全元起云……义未太明。吴昆、马莳、张介宾、王九达,皆以为平素讲求问答之义。赵希弁《读书后志》云:昔人谓《素书》,以素书黄帝之问,犹言素书也。俱臆度之见而已。至《云笈七签》、《真仙通鉴》云:天降素女,以治人疾,帝问之作《素问》,则荒诞极矣。"

诸家释义,当以林亿等《素问》新校正说为是。详《汉志》著录诸书,在阴阳家类原有《黄帝泰素》,经方类有《泰始黄帝扁鹊俞拊方》等名称。泰与太同。太易、太初、太始、太素说,亦见《列子·天瑞》,其文云:"夫有形者生于无形,则天地安从生?故曰有太易,有太初,有太始,有太素。太易者,未见气也。太初者,气之始也。太始者,形之始也。太素者,质之始也。气形质具而未相离,故曰浑沦。浑沦者,言万物相浑沦而未相离也。"足证此说其来久矣。详素者,原始,根本也。《尚书大传》卷一下:"定以六律、五声、八音、七始,著其素,蔟以为八,此八伯之事也。"郑玄注:"素,犹始也。蔟,犹聚也。"《鹖冠子·学问》:"道德者,操行所以为素也。"陆佃解:"道德者,操行之本,故曰素也。"又《汉书·艺文志》医经类小叙所谓:"医经者,原人血脉经络骨髓,阴阳表里,以起百病之本,死生之分……"《隋书·经籍志》医方类小叙所谓:"医方者,所以除疾疢,保性命之术者也……是以圣人原血脉之本,因针石之用,假药物之滋,调中养气,通滞解结,而反之于素。"此所言"本"言"素",均具此义。是《素问》者,黄帝问有关性命之本原也。

2.《九卷》、《针经》释义

《素问》王冰序新校正云:"又《素问》外九卷,汉张仲景及西晋王叔和《脉经》,只为之《九卷》,皇甫士安名为《针经》,亦专名《九卷》。"又余嘉锡《四库提要辨证》卷十二子部三云:"《素问·离合真邪篇》云:'黄帝曰:夫《九针》九篇,夫子乃因而九之,九九八十一篇,以起黄钟数。'《灵枢·九针十二原篇》云:'黄帝问于岐伯曰:余子万民,养百姓,而收租税,余哀其不给,而属有疾病,余欲勿使被毒药,无用砭石,欲以九针通其经脉,调其血气,营其逆顺出入之会,令可传于后世,必明为之法令,先立《针经》,愿闻其情。'是则此书之名《针经》,明见经文,其为一书,固无疑义。然刘向校书之时,则以此九卷与《素问》九卷,同编为《黄帝内经》十八卷,并无《针经》之名,其后《素问》九卷别自单行,于是张仲景、王叔和之徒著书,称引《内经》,《素问》以外之文,无以名之,直名之曰《九卷》。"

余氏论《九卷》、《针经》之名,固有是理。又详《针经》之名,古已有之。如《素问·八正神明论》:"帝曰:善。其法星辰者,余闻之矣。愿法往古者。岐伯曰:法往古者,先知《针经》也。"盖《九卷》之又称《针经》之名,未必始于皇甫谧。按《黄帝内经》成编之时,或含有二级题名,一则为《素问》,一则为《针经》。该书散佚后,《素问》之部,仍以原名传世。而《针经》部,一者仍以原名传于世,或通行不广,知者盖少;一者失其题名,姑以《九卷》称之。当然,亦不排除《内经》成编之时,唯《素问》九卷,原已有名,仍沿用旧名,其余九卷,本自无名,究其所因,现亦难论定。总之,《九卷》与《针经》为同书异名则无疑。亦或汉晋时亦形成两种不同系统的传本,后遂演变为《针经》与《灵枢》两种不同传本矣。

总之,言《九卷》者,以本无名,姑以卷数为名;言《针经》者,以书中多言针道也。

二、南北朝传本

南北朝时期,虽未能留下传本,但据有关文献可知,该时期医者,对《素问》、《九卷》的研习,较为重视。如《魏书·崔彧》传:"或少尝诣青州,逢隐逸沙门,教以《素问》、《九卷》及《甲乙》,遂善医。"《北齐书·马嗣明传》:"马嗣明,河内人,少明医术,博综经方,《甲乙》、《素问》、《明堂》、《本草》,莫不成颂,为人诊候,一年前知其生死。"又如《南史·王僧孺传》:"僧孺工属文,善楷隶,多识古事,侍郎全元起欲注《素问》,访以砭石。僧孺答曰:古人当以石为针,必不用铁。"从而可见,《素问》与《九卷》等书,在魏晋南北朝时期,已受到医家的高度重视。

关于该时期传本具体情况,现只能据有关文献,聊为探讨。

(一) 北朝传本

北朝传本,在现存文献中,惟有唐代杨上善撰注之《黄帝内经太素》一书,经与现存《素问》、《灵枢》文字相较可见,就内容之总体而论,除有大量异文及少数段落互有出入外,亦基本相同。另外有"善"、"喜"二字之使用,则差异较大。详今《素问》、《灵枢》中,除"黄帝曰:善"之"善",及"善恶"之"善",与《太素》同;而"善病某某"之"善",则《太素》多作"喜"字。按北朝东魏孝静帝名元善见。此中改善为"喜",当系避元善见讳改字。元善见为北魏拓跋氏之后,至北魏孝文帝时始改姓元。原在北魏时,已有诸多避讳之例,如道武帝名五十二珪,改上邽县为上封;献文帝名弘,改弘农郡为恒农;宣武帝名恪,《魏书》称慕容恪字曰元恭。此少数民族称帝者,亦仿汉人避讳之例。故《黄帝内经太素》一书,杨上善所据祖本,必系北朝传本也。至于《太素》内容其他情况,详见后文。

(二) 南朝传本

在南朝传本中,今有文可据者,有两本可考,一为王冰次注本,一为据《素问》新校正提供的梁代全元起注本的篇目,二者可反映《素问》一书的某些情况。

1. 王冰次注本祖本

王冰次注本,除运气七篇大论外,余篇有一明显之讳字,即"逆顺"之"顺"字,今存王冰注本中,仅存少数几个顺字,余均作"从"。而《针灸甲乙经》、《黄帝内经太素》及《灵枢经》等,则均作"顺"。按南朝梁武帝父名顺之,《梁书》称顺阳郡为南乡。《南齐书》"顺"字,多改为从。是知王冰次注本所据祖本,必为梁代传本,故留有梁代讳字。

又详《素问》王冰自序云:"时于先生郭子斋堂,受得先师张公秘本,文字昭晰,义理环周,一以参详,群疑冰释。恐散于末学,绝彼师资,因而撰注,用传不朽。"文中所言郭氏,身世里贯均不详。又所言先师张公,亦不详,或言为张文仲者,亦臆度之也。据文义可知,此本在文字与义理方面,均较明了完好。从此文承接关系方面看,亦可说明,王冰亦恐张公秘本,散于末学,"因而撰注,用传不朽"。根据上述情况分析,此一秘本,很有可能是在六朝传本的基础上,经后人或张公加以整理,只在少数人之间流传的一种秘而未宣的秘本,后为王冰所得,而另加撰注。其与《太素》及全元起本,在文字方面均有一定差异,详见后文。

2. 全元起注本

全元起,南朝梁人,曾对《素问》进行训解。此本在北宋时尚存,林亿等曾据以与王冰次注本相校,并在校记中留有篇目及异文方面的文献资料。此本《隋书·经籍志》著录"《黄帝素问》八卷。全元起注。"《旧唐书·经籍志》著录仅有书名及卷数,未著撰人,当即此本;《新唐志》著录全元起注《黄帝素问》九卷,与以前著录卷数及林亿等所见及《宋志》均多出一卷。疑有误,亦或按编次卷数著录。《宋史·艺文志》著录为"《素问》八卷。隋全元起注"此作"隋"者,误也。全元起为梁人,有明文。宋后,此本即不复存。

关于全元起《素问》注本之篇卷情况,前人多有据宋臣林亿等提供之文献资料,予以辑复,可略知梗概。今见有日本竹中通庵《黄帝内经素问要语意翼》卷一,首辑此目。详该书前有中谷通寅元禄十五年(按当清康熙四十一年)序,则其书必成于此前。是为最早之辑复全元起本书目者。今录其全文如下:

全元起本

卷之一凡七篇

平人气象论,决死生篇,脏气法时论,宣明五气篇,经合论,调经论,四时刺逆从论。连六卷,从春气在经脉,分在第一卷。

卷之二十一篇

移精变气论,玉版论要篇,诊要经终论,八正神明论,真邪论,标本病传论,皮部论,篇末有经络论。骨空论,自灸寒热之法以下,在六卷刺齐篇末。气穴论,气府论,缪刺论。

　　卷之三凡六篇

　　阴阳离合论,十二脏相使篇,六节脏象论,阳明脉解篇,长刺节篇,五脏卒痛。

　　卷之四凡八篇

　　生气通天论,金匮真言论,阴阳别论,经脉别论,通评虚实论,太阴阳明论,逆调论,痿论。

　　卷之五凡十篇

　　五脏别论,汤液醪醴论,热论,刺热论,评热病论,疟论,腹中论,厥论,病能篇,奇病论。

　　卷之六凡十篇

　　脉要精微论,玉机真脏论,宝命全形论,刺疟论,刺腰痛论,刺剂论,今刺要论出于此论。

　　刺禁论,刺志论,针解篇,四时刺逆从论。春气在经脉至篇末,在第一卷。

　　卷之七阙

　　卷之八凡八篇

　　痹论,水热穴论,容别黑白,今示从容论。论过失,今疏五过论。方论得失明著,徵四失论。阴阳类论,方盛衰论,方论解。今方盛衰论。

　　卷之九凡九篇

　　上古天真论,四气调神大论,阴阳应象大论,五脏生成篇,异法方宜论,咳论,风论,大奇论,脉解篇。

　　右全元起本,卷篇不行于今世,故录焉。八卷凡六十八篇,不足一十三篇。

　　按以上辑复之篇目,实为六十九篇。此言六十八篇者,恐累计有误。又卷八《方论解》后注云:"今方盛衰论。"与此前列方盛衰论一篇重合。详《素问》新校正本在《解精微论》后云:"按全元起本在第八卷,名方论解。"是知此注亦有误。后在日本文化三年(按当清嘉庆十一年),丹波元简所撰《素问识》附全元起本卷云:"按全元起注本,犹传于宋代。今据新校正所载,考其卷目次弟,以备录于左,庶几足窥训解之厓略耶。"经检丹波氏辑目,累计亦六十八篇,唯卷八无方盛衰论一篇,故与总数合。余与竹中通庵辑目尽同。然详《素问·方盛衰论》新校正云:按全元起本在第八卷。故缺此非是。因疑丹波氏或本于竹中辑目,因疑方论解下注文,与方盛衰论重,故删之,故有此误。

　　又近代龙伯坚《黄帝内经概论》第五篇亦有辑目,据阴阳类论后段及著至教论前段新校正按,又辑出一目为"四时病类论",在第八卷。如此,则第八卷,应含有九篇之数。余与竹中氏所辑之差为第六卷,竹中氏辑目作十篇,多出一篇,即宝命全形论。详《素问·宝命全形论》新校正云:"按全元起本在第六卷,名刺禁。"又《素问·刺禁论》新校正云:"按全元起本在第六卷。"是则此二篇全元起本当为一篇。龙氏辑目虽未出宝命全形论,刺禁论一目之注文,亦未列该篇,或系误脱。其将二篇归为一篇之义,当无疑。又异法方宜论一篇,新校正云全本在第九卷,今龙氏漏辑。

　　综观诸家辑全元起本篇目,实只八卷七十篇,缺第七一卷,与林亿等《素问》新校正所提供之校记篇目相应。唯篇序之排列,今皆按王冰注本为序,究其原貌,今已难考。

　　根据林亿等《素问》新校正提供全元起注本的有关情况可见,该本有以下主要特点:

　　(1) 每卷所含篇数不等,最多者十一篇,最少者七篇。平均每卷八篇有余。

　　(2) 篇次排列,无系统性,如卷一含《平人气象论》,《决死生》(按即王冰注本之"三部九候论"),《脏气法时论》,《经合论》(即王冰注本"脏气法时论"前半部分),《宣明五气篇》(兼含王冰注本之"血气形志篇"),《调经论》,《四时刺逆从论》(含王冰注本该篇的后半部分)。凡此七篇内容之间的关系,看不出什么系统性,显得比较杂乱。

(3) 部分篇名与王注本不同,如卷一《决死生篇》,王注本名"三部九候论";卷三十二脏相使篇,王注本名"灵兰秘典论";卷八《从容别黑白》,王注本名"示从容论";《论过失篇》,王注本名"疏五过论";《方论得失明著》,王注本名"徵四失论";《方论解篇》,王注本名"解精微论"等。凡此类篇名,有的显得更为古朴,可能尤切近原貌。

(4) 内容重叠者尤多,详该书内容,重出颇多,大致有以下两种情况。

1) 同篇内容,重出而别立名目者,如王注本"离合真邪论",卷一"经合论"已具全文,而在卷二又以"真邪论"名收其全文。

2) 部分篇文重出而并入别篇。如王注本"脏气法时论"前后两段,本在卷一中仍以此名,然该文后段,又与王注本"脉要精微论"文,并在卷六"脉要"篇中。

(5) 一篇之中,具互无联系之内容。如卷一"宣明五气篇"中,含王注本"宣明五气篇"与"血气形志篇"两篇,此两部分内容,不仅内容互无联系,且篇文体载亦不一致;又如卷九"咳论篇"中,含王注本"异法方宜论"与"咳论篇"两篇全文,此两篇之内容,亦毫无关系。似此等内容的并合,均无道理,疑古本传抄已久,或祖本脱失篇题,后人不明,遂并为一篇。

(6) 在文字方面,根据林亿等《素问》新校正提供之校文,与《甲乙》、《太素》及王冰注本,亦有诸多差异,兹不烦举。

(7) 从篇文总体构架来看(不包括少量内容及文字方面的差异),有以下几种情况:

1) 有四十九篇与王冰注本尽同,其中有四十一篇,篇名亦尽同,有七篇篇名不同。

2) 有四篇,每篇中含王冰注本二篇。即《宣明五气篇》含"血气形志篇",《皮部论篇》含"经络论",《咳论篇》含"异法方宜论",《刺禁论》含"刺禁论"与"宝命全形论"。

3) 有二篇内容尽同,唯篇名不同,即《经合篇》与《真邪篇》,即王冰注本之"离合真邪论"。

4) 有十三篇与王冰注本不同者,乃篇文有分、合,部分篇文重出等情况。其中有二篇篇名亦不同。即《四时病类篇》,含王冰注本之"阴阳类论"与"著至教论"之各一部分;《脉要篇》含王冰注本之"脉要精微论"全文及"脏气法时论"之一部分。

5) 又有一篇与王冰注本不同者,即《六节藏象论》,王注本多论"六六之节"方面的内容。

总之,全元起本,根据宋臣林亿等提供的资料,足可说明,其在篇名、文字、卷数及佚缺情况等方面,固可提供诸多梁代早期《素问》传本的情况和实证,反映其基本面貌,在卷次、篇次及内容方面,均显得比较杂乱。因此,在内容方面,多有重合之外,甚至有整篇的重复,尚有些互不相关的内容,合并为一篇。因此,全元起注本之祖本,极可能为曾经多人之手,并参照多种不同传本的传抄本。亦或古抄本中前后篇有后篇脱失题名者,后人不解,遂将前后二篇并合为一。但另一方面,从全书总体内容看,与王冰注本亦基本相同,篇名亦大都一致。其篇数与王冰注本相较,除运气七篇及遗篇二篇共九篇外,亦仅差三篇。此为全元起注本之基本情况。

3.《养性延命录》引文

此书宋张君房《云笈七签》所收作是名,今存明《道藏》收名《养生延命录》。梁陶弘景撰。该书有引《素问》文一段,在王冰注本卷一上古天真论。文虽不多,但与王冰注本及林

亿等引全元起本相较,即可看出有明显差别。今举其文如下:

黄帝问岐伯曰①:余闻上古之人,春秋皆度百岁,而动作不衰,今时之人,年始②半百③,动作皆衰者,时世异耶,将人之失耶④?岐伯曰⑤:上古之人,其知道者,法则⑥阴阳,和于术数,饮食有节,起居有度,不妄动作⑦,故能形与神俱,尽终其天命⑧,寿过百岁⑨。今时之人则不然⑩,以酒为浆,以妄为常,醉以入房,以慾⑪竭其精,以好⑫散其真。不知持满,不时御神,务快其心,逆于阴阳⑬,治生起居,无节无度⑭。故半百而衰也。

1)黄帝问于岐伯曰:王冰注本(以下简称王本)作"昔在黄帝……乃问于天师曰"。

2)始:王本无。《千金方》卷二十七第一(以下简称《千金》)作"至"。

3)百:此下王本及《千金》均有"而"字。

4)将人之失耶:王本作"人将失之耶"。《千金》作"将人失之也"。

5)曰:此上王本有"对"字。

6)则:《千金》同。王本作"于"。

7)饮食有节,起居有度,不妄动作:王本作"食饮有节,起居有常,不妄作劳"。林亿等引全元起本作"饮食有常节,起居有常度,不妄不作。《太素》同"。《千金》作"饮食有常节,起居有常度,不妄作劳"。

8)命:王本及《千金》均作"年"。

9)寿过百岁:王本及《千金》均作"度百岁乃去"。

10)则不然:《千金》同,王本作"不然也"。

11)慾:王本及《千金》均作"欲"。

12)好:王本、《千金》均作"耗"。

13)阴阳:王本及《千金》均作"生乐"。

14)治生起居,无节无度:王本及《千金》均作"起居无节"。

据上述校文,尽可说明,仅在此一段一百四十九字引文中,虽不能排除诸本皆有因后世传抄再致误的可能,但原在诸本间存有大量异文,则是无疑的。而且在上述诸多异文中,有些决非撰人抄录时所致,必因其所据祖本不同所致之差异。从而可证,陶弘景当时所据之本,不仅与唐人所据之本不同,而且与其同时代的全元起所据之本,亦非尽同。似可说明,南朝传本,亦有诸多不同系统的传本。惜乎陶氏引文较少,否则,尚可更多地反映不同传本之间的差别。

我国当魏晋南北朝时期,南北对峙之局面,持续近三百年,南北方文化,较少直接交流,谅医学文献,亦南北分流。就《素问》一书而论,不仅在南北方传本中,留有南北朝讳字痕迹,而且有大量异文留存。此足可说明,该书在此时期,南北方各有诸多不同系统之传本存世。《灵枢》一书,虽缺乏更多资料证实,但其情况亦当不外乎此也。

三、隋 唐 传 本

《素问》与《针经》传至隋唐时期,已有多种传本存世。约言之,有三种情况,一者史志或书目著录,二者古籍中称引,三者存世传本。现分述于下。

(一)史志著录

在隋、唐两代史志中,对《黄帝内经》均有所著录,在隋志中并附注了梁代著录情况。其所言"梁",实指南朝梁代阮孝绪之《七录》。该两代著录情况如下：

《隋书·经籍志》著录有：《黄帝素问》九卷，梁八卷。《黄帝针经》九卷。《黄帝素问》八卷，全元起注。

《旧唐书·经籍志》著录有《黄帝素问》八卷。《黄帝针经》十卷。《黄帝九灵经》十二卷，灵宝注。《黄帝内经太素》三十卷，杨上善注。

《新唐书·艺文志》著录有《黄帝针经》十卷。全元起注《黄帝素问》九卷。灵宝注《黄帝九灵经》十二卷。杨上善注《黄帝内经太素》三十卷。王冰注《黄帝素问》二十四卷，《释文》一卷，冰号启玄子。

以上诸书著录之传，从书名到卷数，有的互有差异，现略作分析。

1.《黄帝素问》

该书《隋志》与全元起注《黄帝素问》并列，此可证此本与全元起注本定非一本，当是另外的白文本，故不言注人。详《素问》一书，晋皇甫谧已云"有所亡失"，故梁及《旧唐志》著录之八卷本，当是沿传已久之缺卷本（据全元起本及王冰次注本序，即缺第七一卷）。又《隋志》著录作"九卷"者，有两种可能，一者书文虽仅八卷，然全书计卷，仍作九卷，故仍以全卷数计之，又其附注特言"梁八卷"，在于说明此本与梁本不同，故此一可能，未必若是。二者隋代所存旧籍，大都系魏晋南北朝时期之旧抄。亦或因《素问》原缺第七一卷，在该时期已有人将其缺卷增补，使其卷帙完备，故作九卷，此本亦或与唐代为王冰所得之"张公秘本"，为同一系统本，惟时隔较久，现尚难作出定论。

2. 全元起注《黄帝素问》

详该书《隋志》作八卷，与宋臣林亿等所见本卷数同，可证《隋志》著录无误，而《新唐志》作九卷者，亦或按《素问》原有卷数著录，否则，全元起注本不可能复为九卷。

3.《黄帝针经》

详《隋志》著录《黄帝针经》九卷，此当是晋皇甫谧所言《针经》九卷之传本，惟书名前加冠"黄帝"二字，亦与《素问》前加冠"黄帝"二字义同。又《新、旧唐志》著录均有是书，惟皆作十卷。详《唐志》既别无可证为《黄帝内经》之另外九卷《针经》者，而《针经》在唐代又且通行，故此《黄帝针经》与《隋志》著录者，当是同书。别作十卷者，或系后人抄袭。

4.《黄帝九灵经》十二卷，灵宝注

元戴良《九灵山房》卷十"沧州翁传"引吕复云：《内经·灵枢》，汉、隋、唐《艺文志》皆不录，隋有《针经》九卷，唐有灵宝注及《黄帝九灵经》十二卷而已。或谓王冰以《九灵》更名为《灵枢》，又谓《九灵》又详于针，故皇甫谧名之为《针经》，即《隋志》"《针经》九卷。苟一书而二名，不应《唐志》别出《针经》十二卷也。所谓灵宝注者，乃扁鹊太玄君所笺，世所罕传。宋季有《灵枢略》一卷，今亦湮没。绍兴初，史崧并是书为十二卷，而复其旧，较之他本颇善。学者当与《素问》并观，盖其旨意互相发明故也。"按吕翁言"灵宝注者，乃扁鹊太玄君所笺，不知何据。"

详"灵宝"、"九灵"之称，今见晋葛洪《抱朴子内篇》卷十九："遐览"引道家书有《灵宝皇子心经》,《九灵符》。又《新唐书·艺文志》著录有《洞元灵宝五岳名山朝仪经》。至宋郑樵《通志·艺文略》著录道家类书,具"灵宝"二字为名者,约三十余种。"灵宝"之称,原出于道家,其义非一。卿希泰主编《中国道教史》第一卷第三章第七节"《灵宝经》的出现和繁衍。灵宝派的形成"云:"什么叫灵宝?道书中有不同的理解和解释。陈观吾《度人经注解序》说:'气谓之灵,精谓之宝;寂然不动,感而遂通曰灵,上无复祖,唯道为身曰宝。'故称'灵宝者,精气也。'它不但存在于自然界,而且也存在于人体之中。这是关于'灵宝'的第一种意义。第二种意义则为人格化的神。《无上秘要》卷三十一引《洞玄五称经》说:'老子曰:太上灵宝,常先天地,始生从本,无数劫来,混沌自然。'《三洞珠囊》卷二投山水龙简品引《赤书玉诀》上说:'元始灵宝告水帝削除罪简上法曰:灵宝黄帝先生,某甲年如于岁某月若日生,愿神愿仙,长生不死。'在这里均视'灵宝'为一种神灵。后来薛季昭等更直接指出:'灵宝'即指'太上道君灵宝天尊'。第三种意义则为文诰。《五符序》卷上说:灵宝者,'此天官之灵蕴,大圣之所撰,上叙太和阴阳之气,下论道化养生之会。惟仙人能用其文,君王不能得其术,若乃抗身幽邈,远寻自然,避罗锁于无为,豁争竞于深山幽居,是时问丘,或将告王灵文之奇奥,太上之微言也。'……由此可见,'灵宝'的含义是多方面的,或指精气,或指神灵,或指文诰,在不同的场合当有不同的内容和解释。"

说"九灵"之义,在道家书中,以"九"为数及以"灵"为名之书,则多不胜举。如《抱朴子内篇·遐览》引道家书,除上述数种外,尚有《九生经》、《九仙经》、《灵卜仙经》、《九变经》、《九敬经》、《九奇经》、《九宫》、《九阴经》、《思灵经》、《九台符》、《六甲通灵符》等。在《通志·艺文略》著录之道家书中,以此为名者,则尤为多见。凡此,皆与道教灵宝派有直接关系。故《旧唐书·经籍志》著录灵宝注《黄帝九灵经》,必出于羽家者流,"灵宝"者,依托注人也。

详"九灵"者,原有九天之意。《楚辞·王褒〈九怀·思忠〉》:"登九灵游神。"王逸注:"想登九天放精神也。"又指九天神灵,北周王褒《灵坛铭》:"九灵之府,神液所以降祥;五英之阙,冥华以之昭应。"又《云笈七签》卷八第三十九章:"昆仑山有九灵之馆,又有金丹流云之宫,上接璇玑之轮,下在太空之中,乃王母之所治也。"又"释九灵太妙龟山元录:龟山在天西北角,周回四千万里,高与玉清连界,西王母所封也。"按此言灵宝注之《九灵经》,当属于此。从而,足可看出,此书从书名到撰注人,均具浓厚的道教色彩。

此书虽著录于《旧唐志》,然道教灵宝派的形成和灵宝经书的发展,为期尚早。卿希泰《中国道教史》云:"葛洪去世之后,王灵期诣许黄民求《上清经》之前,《度人经》的出世,当系这个时后。从此以后,灵宝部经日益增多……说明从东晋末年到刘宋初年,灵宝经书有了很大的发展,信奉者日益众多,影响也相当广泛,要视为灵宝派的形成时期。"既然《黄帝九灵经》一书的注本,与道教灵宝派的关系极为密切,则其形成之年代,必在灵宝派形成之后。因依托灵宝注之《九灵经》,有可能在南北朝末期或隋唐间有道人取《针经》或《九卷》为祖本,根据道教的需要而加以撰注,作为灵宝派经部之书而渐传于世。此书在宋郑樵《通志·艺文略·医方类》尚有著录,余者未见。详《通志·艺文略》之著录,多有沿袭旧文处,故此书至宋代,是否存世,尚难定论。

根据上述情况,似可说明,《黄帝九灵经》连同其"灵宝注",乃出于道教之手,灵宝者,依托之注者。此书当以古《针经》或《九卷》等内容加以编撰注释。然古《针经》及《九卷》皆为九卷,此作十二卷者,有两种可能,一者为《九灵经》撰者重为析卷,改九卷为十二卷;二者,《针经》九卷本,在南北朝时已有析为十二卷者。如《隋志》著录《黄帝针经》九卷下注云:梁有《黄帝针灸经》十二卷,《旧唐志》因之,则该书亦或《黄帝针经》之十二卷本。若此,则《九灵经》亦或取此本为祖本,唯限于史料,现亦难详考。

(二) 别书称引

在唐代别书称引之《素问》及《针经》类文献,主要有以下几种。

1.《灵枢经》及《针经》

宋王应麟《玉海》卷六十三著录《黄帝灵枢经》云:"《书目》:《黄帝灵枢经》九卷,黄帝、岐伯、雷公、少俞、伯高答问之语。隋杨上善序:凡八十一篇,《针经》、《九卷》大抵同,亦八十一篇,《针经》以'九针十二原为首',《灵枢》以'精气'为首,又间有详略。王冰以《针经》为《灵枢》,故席延赏云:《灵枢》之名,时最后出。"又王应麟《汉艺文志考证》著录《黄帝内经》十八卷,注引《馆阁书目》:"《黄帝针经》九卷,八十一篇,与《灵枢》同,《针经》以'九针十二原'为首,《灵枢》以'精气'为首,间有详略。"按《馆阁书目》即《中兴馆书目》,王氏称引有时亦简称《书目》,为南宋理宗淳熙四至五年秘书少监陈骙等编撰。上举王应麟在二书中引《书目》文字,虽不尽同,但可证"间有详略"以前文,皆出自《书目》。关于《书目》中"隋杨上善序"语,学界有不同的解释,或以为此指《黄帝灵枢经》一书,有杨上善为之作序。愚以为杨上善已取《素问》、《针经》二书,类编而为《太素》,故无必要单为《灵枢经》作序。因此,此言"相上善序",应是杨上善之《太素》序,《书目》中"杨上善序"以后诸语,当系杨氏对《灵枢》、《针经》二书之原委所作的说明。盖当时《太素》一书尚完好,故陈骙等得睹其序而称引之。

对上述《中兴馆书目》的这段文字,尽管可以作出不同的解释,但有一点是相同的,即在杨上善之前,已有《黄帝灵枢经》一书存世。而非如后人或谓王冰改《九灵》为《灵枢》。至于《灵枢经》与《九灵经》的关系,尚需另考。根据此一记载,可证《灵枢》当是《针经》的别传本,二者之间,不仅篇序有所不同,文字方面亦有详略之差,但均为八十一篇,其内容亦大抵同。

又按《黄帝内经素问》王冰序云:"班固《汉书·艺文志》曰:《黄帝内经》十八卷。《素问》即其经之九卷也,兼《灵枢》九卷,乃其数焉。"林亿等新校正云:"详王氏此说,盖本皇甫士安《甲乙经》之序……又《素问》外九卷,汉张仲景及西晋王叔和《脉经》,只为之《九卷》,皇甫士安名为《针经》,亦专名《九卷》。杨玄操云:《黄帝内经》二帙,帙各九卷。按《隋书·经籍志》谓之《九灵》,王冰名为《灵枢》。"按新校正此说,其疑有二,一者《九灵》之名,今见于《旧唐志》,《隋志》无。二者《灵枢》之名,非始于王冰。

宋晁公武《郡斋读书志·医书类》著录《灵枢经》九卷注:"右王冰此书即《汉志》'《黄帝内经》十八卷'之九也。或谓好事者,于皇甫谧所集《内经》、仓公论中钞出之,名为古书也。未知孰是。"按晁氏录"或谓"说,诚无稽之论,乃时俗末学之妄罪于冰者。

清杭世骏《道古堂集》云:"《七略》、《艺文志》:《黄帝内经》十八篇,皇甫谧以《针经》九卷,《素问》九卷,合十八卷当之。唐启玄子王冰遵而用之。《素问》之名,见汉张仲景《伤寒卒病论》,《针经》则谧所名也。《隋·经籍志》,《针经》九卷,《黄帝九灵经》十二卷。元沧州翁吕复云:苟一书而二名,不应《唐志》别出《针经》十二卷。据复所疑,《九灵》是《九灵》,《针经》是《针经》,不可合二而一也。王冰以《九灵》名《灵枢》。《灵枢》之名,不知其何所本,即用之以法《素问》。余观其文义浅短,与《素问》岐伯之言不类,又似窃取《素问》之言而铺张之,其为王冰所伪托可知。"按杭氏此说,于四库馆臣影响颇大。如《四库全书总目·医家类》云:"按据晁公武《读书志》及李濂《医史》所载元吕复'群经古方论'则《灵枢》不及《素问》之古,宋元人已言之矣。近时杭世骏《道古堂集》,亦有《灵枢经》跋,其考证尤为明晰。然李杲精究医理,而使罗天益作《类经》,兼采《素问》、《灵枢》。吕复亦称善学者,当与《素问》并观,其旨义互相发明。盖其书虽伪,而其言则缀合古经,具有源委。"按《四库》采诸家所言,亦未详察,失之于考。

清耿文光《万卷精华楼藏书记》:"文光按:杭氏此跋,考证多疏。《隋志》无《九灵》,误以《唐志》为《隋志》,是承林亿等之讹也。《九灵》与《针经》,不可合而为一,其言固是,特未见《馆阁书目》,不知二书大略相同也。《甲乙经》显有《灵枢》之文,王注引之,是冰未尝以《九灵》名《灵枢》也。愚尝谓,《灵枢》与《素问》互相发明,谓不出于一人之手则可,谓冰所伪托,实无确证。且今之《灵枢》与《针经》相混,又与《甲乙》相类,既非王冰所见之本,何由知其伪撰之迹。"按耿氏驳杭说甚是,然于《灵枢》之源委,尚未能详考。

日本丹波元胤《中国医籍考》云:"《灵枢》之称,昉于唐中叶,王冰注《素问》,或曰《灵枢》,或曰《针经》。林亿因谓王冰名为《灵枢》不可定。然今考《道藏》中,有《玉枢》、《神枢》、《灵轴》等之经,而又收入是经。题曰《集注》,而其实原文尔。则《灵枢》之称,意出于羽流者欤。"按丹波氏言"《灵枢》之称,昉于唐中叶",尚限于王冰之称引,而其言"意出于羽流者欤",则当是。

详取"灵枢"二字或与此意近之辞语命名之书,犹见于道家之类。如宋郑樵《通志·艺文略·道家》著录有《元门枢要》一卷,杜光庭撰;《道门枢要》一卷,杜光庭撰;《道门四子治国枢要》,范乾九撰。又宋陈振孙《直斋书录解师·神仙类》著录有《灵枢金镜神景内经》十卷,称扁鹊注;《灵枢道言发微》二卷,朝议大夫致仕傅燮撰进,专言火候。

根据上义,"灵枢"之名,实源于道家,张介宾释:"神灵之枢要。"义当本此。

从上述情况足可说明以下问题:①《灵枢》之名,首见于杨上善,而非首见于王冰,更非王冰所伪托。②《灵枢》与《针经》皆八十一篇,《针经》以"九针十二原"为首,《灵枢》以"精气"为首(按即今《灵枢·决气篇》,此亦应合道家强调"精气神"之义),其内容虽间有详略,然大致相同。③《灵枢》之名虽见于杨上善,但杨氏所见,多为前代旧籍,故其成书年代,亦或在南北朝末期或隋唐时,由道教某家,取《针经》或《九卷》而加以改编,以作为道家之书。此与《九灵》之情况亦同。④若就《灵枢经》的成书而论,当然是晚出于《素问》,若就其与《针经》或《九卷》的渊源关系而论,其与《素问》皆为《黄帝内经》的组成部分,不存在先后的问题。⑤《灵枢经》一书,虽为道家在《针经》或《九卷》的基础上改编而成,除篇序有所变动外,对内容并不曾篡改,此与别家作伪之流不同,故不可以为伪书,实则为古《针经》或《九卷》之别传本。⑥至于《灵枢经》与《九灵经》的关系,从名称来看,或有一定渊源关系,然《唐志》著录之《九灵经》为灵宝注,是知为注本,而《灵枢经》一书,今知唐宋时皆白文本,故虽皆与道家有关,亦或非出于一时一人之手。

2.《素问》世本

《素问》一书,传至唐代,一般世本,亦即社会上之通行本,非只仅存八卷(仍缺第七一卷),而且有诸多纰缪之处,详王冰次注本《素问》自序云:"冰弱龄慕道,夙好养生,幸遇真经,式为龟镜。而世本纰缪,篇目重叠,前后不伦,文义悬隔,施行不易,披会亦难,岁月既淹,袭以成弊。或一篇重出而别立二名,或两论吞并而都为一目,或问答未已别树篇题,或脱简不书而云世阙;重合经而冠针服,并方宜而为咳篇,隔虚实而为逆从,合经络而为论要,节皮部为经络,退至教以先针。诸如此流,不可胜数。"根据王冰所举诸端,亦可见其存在问题之多。

根据王冰次注本《素问》及林亿等新校正所述全元起本,与上述世本中存在的问题相对照,有的与全元起本相同,有的则不同。如"节皮部为经络"一条,今《素问·经络论》新校正云:"按全元起本在皮部论末,王氏分。"说明"皮部论"与"经络论"二篇,全本亦合并。"或一篇重出而别立二名"一条,今《素问·离合真邪论》新校正云:"按全元起本在第一卷,名'经合';第二卷重出名'真邪论'。"此与全元起本相同处。又如"并方宜而为咳篇"一条,说明世本"异法方宜论"与"咳论篇"合为一篇,然《素问》新校正不言此二篇全元起本合。"合经络而为论要"一条,详"经络"一篇,此或为"经终",即今《素问·诊要经终论》,说明"诊要经终论"与"玉版论要"相合,今《素问》新校正不言此二篇全元起本合。此与全本不同处。尚有些举例,由于缺乏文献的证实,现难详其本,如"隔虚实而为逆从"、"退至教以先针"等,前人有注者,亦不尽人意,故当阙疑。总之,当时通行之"世本",其篇序及内容等诸多方面,均显得比较混乱。同时,亦可说明,在唐代有多种不同的版本存世,或通行,或秘藏,恐大都源于南北朝时期。

3.《素问》第七卷单卷别行本

详《黄帝内经》一书,早在西晋皇甫谧《甲乙经》中已言"亦有所亡失",惟不详所亡者何。《素问》王冰序云:"班固《汉书·艺文志》曰:《黄帝内经》十八卷,《素问》即其经之九卷也……虽复年移代革,而授学犹存,惧非其人,而时有所隐。故第七一卷,师氏藏之。今之奉行,惟八卷尔。"王氏此文,非常明确地提出了《素问》之第七一卷,师氏藏之,为单卷别行本。

详"师氏"者,学官或师长之称。如唐陈子昂《为人陈情表》:"老母悯臣孤蒙,恐不负荷教悔,师氏训以义方。"授学者,传授学问之事。又据序文称"惧非其人,而时有所隐"。故此第七一卷,亦非在社会上通行之文本,仅是在少数人手中师徒传授。是此言师氏,亦或王冰亲授之师。

至于《素问》第七卷之具体内容,林亿等新校正据王冰注本考之云:"详《素问》第七卷,亡已久矣。按皇甫士安,晋人也,序《甲乙经》云:'亦有亡失。'《隋书·经籍志》载梁《七录》亦云:止存八卷。全元起隋人所注本,乃无第七。王冰,唐宝应中人,上至晋皇甫谧甘露中,已六百余年,而冰自谓得旧藏之卷,今窃疑之。仍观天元纪大论、五运行论、六微旨论、气交变论、五常政论、六元正纪论、至真要论七篇,居今《素问》四卷,篇卷浩大,不与《素问》前后篇卷等。又且所载之事,与《素问》余篇,略不相通。窃疑此七篇,乃'阴阳大论'之文,王氏取以补所亡之卷。犹《周官》之亡'冬官',以'考工记'以补之之类也。又按汉张仲景《伤寒论·序》云:撰用《素问》、《九卷》、《八十一难经》、《阴阳大论》。是《素问》与《阴阳大论》两书甚明。乃王氏并《阴阳大论》于《素问》中。要之,《阴阳大论》亦古医经。终非《素问》第七矣。"

按林亿等此论,失于详考,故所言诸事,亦是亦非。关乎《素问》第七卷说,主要涉及以下几个方面的问题。

（1）据新校正文义，似王注本运气七篇，始由王冰据"旧藏之卷"补入。然则王冰自序明言"第七一卷，师氏藏之"，其后文所言"兼旧藏之卷"，是否即第七卷，尚难认定。即或为第七卷，若该卷不标明为《素问》第七卷，恐王冰难以无据而确认。恐此第七卷，原已书明为《素问》第七卷。且据而可知，此第七卷内容，即今王冰注本中运气七篇大论也。

（2）在今《素问》运气篇中，有王冰对校记两起，一者五运行大论"思胜恐"，王冰注："思，一作忧，非也。"又气交变大论"上应太白星"，王冰注："一经少此六字，缺文。"此虽例数不多，然却充分表明了王冰曾取别本对校。而此别本，很难设想为师氏所藏两种不同版本。因而，此一校本很可能为王冰所用张公秘本中，亦具此文。而师氏所藏第七卷，则亦非孤本矣。

（3）今王冰注本《素问》之《六元正纪大论篇》名后，别出两篇题名，即《刺法论篇》第七十二、《本病论》篇第七十三，均有小字注云"亡"。详此小字注文，或固有之，亦或为王冰所加。又新校正亦云："详此二篇亡在王注之前。"假若王冰无文献依据，何知有此二篇亡文，且得知其篇序在六元正纪大论之后。故此或师氏所藏第七卷别行本中原已有之。

至于运气诸篇是否《素问》原有内容，运气学说的形成年代，运气七篇何时纳入《素问》所亡第七卷中，运气七篇与阴阳大论的关系等，拟在后文有关内容中再为讨论。

根据上述情况，似可认为：师氏所藏第七卷，应已标明为《素问》第七卷；七卷内容，即今王注本中之运气七篇大论及二亡篇题名；运气七篇之补入《素问》亡卷中，不始于王冰，应在隋唐之前。

4.《素问》张公秘本

《素问》王冰序云："时于先生郭子斋堂，受得先师张公秘本，文字昭晰，义理环周，一以参详，群疑冰释。"

王冰此记，后人多疑，然细审文义，记事朴实，非比作伪之流的迂诡不稽。然由于其用语为尊辞敬语，而非直称，故尚难详尽。其中有二位重要当事者，即：

（1）先生郭子斋堂。详"先生郭子"与后文"先师张公"对文。先生者，义有多项，如长者、师长、文人、道士等，均可称"先生。"郭子者，郭为姓氏，子为尊称。《论语·学而》："子曰：学而时习之。"邢昺疏："古人称师曰子……后人称其先师之言，则以子冠氏上，所以明其为师也，子公羊子、子沈子之类是也。若非己师而称他有德者，则不以子冠氏上，直言某子，若高子、孟子之类是也。"若据此例，"先生郭子"者，学而有德之长者，谅为冰所私淑者。"斋堂"者，斋戒之处。据冰自序云："冰弱龄慕道，夙好养生。"是此郭子者，亦或喜言道好养生者，故王冰亦倾慕之，而尝领教于斋堂。

（2）先师张公秘本。先师者，前辈老师也。《礼记·文王世子》："凡学，春官释奠于其先师，秋冬亦如之。"郑玄注："《周礼》曰：'凡有道者、有德者使教焉，死则以为乐祖，祭于瞽宗。'此之谓先师之类也。"《汉书·刘歆传》："至孝武皇帝，然后邹、鲁、梁、赵有《师》、《礼》、《春秋》先师，皆起于建元之间。"颜师古注："前学之师也。"张公者，张为姓氏，公为敬称。此既先言先师，后言"公"者，必系对尊长的敬称。《方言》第六："东齐、鲁、卫之间凡尊老谓之俊，或谓之艾；周、晋、秦、陇谓之公。"《汉书·沟洫志》："太始二年，赵中大夫白公复奏穿渠。"颜师古注："郑氏曰：'时人多相谓为公。'此时无公爵也，盖相呼尊老之称也。"张公者谁，王氏未详明，今或以为张文仲者，疑非是，详张文仲，则天及中宗时三大名医之一。《旧唐书·张文仲传》：“张文仲，洛州洛阳人也，少与乡人李虔纵、京兆人韦慈藏并以医术知名……文仲视年，终于尚药奉御，撰《随身备急方》三卷行于代；虔纵官至侍御医；慈藏景龙中光禄卿。自则天、中宗已后，诸医咸推文仲等三人为首。”据此，则文仲之卒年为武后“久视”年，距逊位于中宗，仅有四年。又详王冰《素问》序在唐肃宗宝应元年。据自序云，其于《素问》之精勤博访而及于撰注，历时十二年，则其受得张公秘本之时间，当在玄宗天宝年间。如此推之，郭子者，稍后于张文仲者。故此若称郭子为先生，而于文仲称先师，且史亦无记，故疑非是。然则张公者，既为前辈之师长，似当隋唐间人或南北朝末人为是，惟尚无确证。

又序文所言，此张公所藏者，原为秘而未宣之本，为郭子所得，郭子复授于王冰。冰对此本，倍加赞赏，故云：“恐散于末学，绝彼师资，因而撰注，用传不朽。”

根据上述情况，张公秘本可能具有以下特点：①此本当系唐以前传本，以其只在师徒间秘传，未在社会上通行，故称秘本。②此本有可能已将第七卷纳入《素问》，故王冰得与师氏藏第七卷本互校。③在文字及内容方面，较“世本”为好，故王冰赞之曰“文字昭晰，义理环周”。④秘本中尚存有诸多问题，难尽人意亦不得称善，故王冰虽有可能取此为祖本，但又作了不少修订或调整。

（三）现存之本

《黄帝内经》唐代传本历经后世而尚存于今者，唯杨上善将《针经》与《素问》重为类编加注之《黄帝内经太素》与王冰次注之《黄帝内经素问》二书。

1.《黄帝内经太素》

该书首见于《旧唐书·经籍志》明堂经脉类著录有“《黄帝内经太素》三十卷，杨上善注。”《新唐书·艺文志》著录亦同。今存最早传本为日本仁和寺抄本，每卷卷端大题后署名，均作“通直郎守太子文学臣杨上善奉敕撰注”，此与杨上善的另一著作《黄帝内经明堂》残存卷之署名尽同。由于《新、旧唐志》著录及今存本署名，均未标记年代，加之杨氏史无传略，今存本又残缺，因而对《太素》的撰注年代及其他有关问题，因历代学界及近代研究者，说法不一，现分述于下。

（1）撰人及撰注年代考。《黄帝内经太素》一书，自宋臣林亿等《重广补注黄帝内经素问序》提出“及隋杨上善纂而为《太素》”之说后，后世亦有言其为隋人者。如明徐春甫《古今医统大全·历世圣贤名医姓氏》：“（隋）杨上善：不知何郡人，大业中为太医侍御，名著当代，称神……述《内经》为《太素》。”按此书所载，不知所本，亦或明代尚存明以前医学史方面文献中具有此义。然其中疑团颇多，如所谓“能起沉疴笃疾，不拘局方”，“知休咎，今世之太素脉，皆宗之”，等等，似与杨氏之学不合，故此记亦难为凭。清杨惺吾《日本访书志》云：“杨上善爵里时代，古书无证据，其每卷首题，‘通直郎守太子文学臣杨上善奉敕撰注’。按《唐六典》：魏置太子文学，自晋之后不置，至后周建德三年，置太子文学十人，后废，唐朝显庆中始置。是隋代无太子文学之官，则上善为唐显庆以后人。又按此书残卷中，丙主左手之阳明注云，景丁属阳明者，景为五月云云，唐人避太祖讳丙为景，则上善为唐人审矣。《医史》、《医统》之说，未足据也。”又清张钧衡《适园藏书志》云：“按《唐六典》后周建德三年，置太子文学十人，后废，隋代无此官，杨惺吾遂以上善为唐人。不知周隋相接，上善撰此书，尚在周时，故置旧官，至隋大业中为太医侍御，两不相防碍。丙避为景，则唐人改唐讳，宋人改宋讳，尤旧书之通例。"从而可见,关于杨上善及其撰注《太素》之年代,已有三说。然证之其他有关文献及《太素》内证,当以杨惺吾说为是。

1) 唐杜光庭《道德经广圣义》云:"太子司议郎杨上善,高宗时人,作《道德集注真言》二十卷。"按杜光庭生当唐末,亦为道家,著述道家类书甚多。杨上善,据《太素》注文可见,亦善言道者,故杜光庭说,当属信史。

2) 杨上善著述甚多,《隋志》不见,首为《旧唐书·经籍志》著录,如《黄帝内经太素》三十卷,《黄帝内经明堂类成》十三卷。道家类有《老子》二卷。杨上善注。《老子道德指略论》二卷。杨上善撰。《略论》三卷。杨上善撰。《庄子》十卷。杨上善撰。《六趣论》六卷。杨上善撰。《三教诠衡》十卷。从目录学的角度考虑,杨上善如果为周隋间人,其如此众多的著作,且《太素》与《明堂》二书皆奉敕撰注,而唐初编修之《隋书》竟不予著录,似无是理。故杨上善当是主要生活在唐代,其著述亦当成于此时,因而遂著录于《唐志》。

3) 加封老子为玄元皇帝。按唐代对老子的尊崇,完全是处于政治斗争的需要。唐代立国之初,天下未定,政局未稳,高祖李渊,为稳固其统治地位,于武德三年,利用晋州人吉善行编造的谎言,确认了李氏与老子的祖孙关系。至武德八年,正式宣布三教地位,道第一,儒第二,释最后。唐太宗李世民遵照兴道抑释的既定方针,对道教进一步扶持与尊崇,尤利于为统治阶级服务。又据《旧唐书·高宗本纪》:"乾封元年……二月己未,次亳州,幸老君庙,追号曰太上玄元皇帝。"从此,把老子的封号推到了极点。在《太素》杨上善注中,称老子曰玄元皇帝者有多起。如卷二"顺养":"天气清静光明者,藏德不止故不上,上下则日月不明。"此三句经文之注文中,即有三次引用"玄元皇帝曰"。此与上述唐代历史背景,甚相契合,若云此亦唐人改前人之书,似于理不合。

4) 唐代职官有通直郎与太子文学、太子司议郎等职。考《旧唐书·职官一》正第六品上阶有"太子司议郎",正第六品下阶有"太子文学"。从第六品下阶有"通直郎",注:"文散官。"又《旧唐书·东宫官属》太子左春坊"司议郎四人"。司经局"太子文学三人"。详上述职衔的设置时间,与遵奉老子为玄元皇帝,均在唐高宗时,此与杨上善《太素》及《明堂》署名之职衔,皆能相应,恐亦非巧合。

5) 唐高宗龙朔二年,改秘书省为兰台。兰台者,始于汉制,为宫内收藏典籍之处。《汉书·百官公卿表上》:"御史大夫……有两丞,秩千石。一曰中丞,在殿中兰台,掌图籍秘书。"魏晋以降至南北朝,屡或更名,曰秘书省,秘书监等,然无称兰台者,隋代名秘书省,唐承隋制,至高宗时曾更名兰台。如《新唐书·百官二》:"秘书省:监一人,少监二人,从四品上;丞一人,从五品上。监掌经籍图书之事,领著作局,少监为之贰。武德四年,改少令曰少监。龙朔二年,改秘书省曰兰台,监曰太史,少监曰侍郎。丞曰大夫,秘书郎曰兰台郎。武后垂拱元年,秘书省曰麟台;太极元年曰秘书省。"详龙朔二年,唐高宗十三年也。《太素·五节刺》:"请藏之灵兰之室,不敢妄出也。"杨上善注:"灵兰之室,黄帝藏书之府,今之兰台故名者也。"按此言"今之兰台"之时间,亦与上述二端相合,进一步证明,其撰注年代,当在唐高宗时也。

6) 避唐讳。在《太素》一书,从经文到注文,特别是注文,避唐讳处颇多。今存日本仁和寺本及其他零抄本中,是几经后人有所回改但留存讳字,仍不鲜见。举例如下。

避唐高祖李渊父李昞嫌讳,改"丙"字为"景"。如卷五阴阳合(萧延平本):"景主左手之阳明。"是"景"为"丙"之讳字。

避唐高祖李渊讳,仁和寺本经文"渊"均作"渊",或兼缺笔。注文或以"泉"字代。如卷九经脉正别:"手少阳之别,入于渊掖两筋之间。"又卷九脉行同异:"手太阴之脉……至本节之后太渊。"凡此等文,注中均改作"泉"字。

避唐太宗李世民讳,凡经文中"泄",均作"洩";或以"代"字改,如卷十四《人迎脉口诊》:"传之后代。"《灵枢·终始》作"传之后世"。注文亦多改作"代"字,如卷十四人迎脉口诊"恐其散于后世"、卷十六脉论"可传后世"、卷十九知官能"后世无患"、卷二十九针要道"令可传后世"等,注文中均作"后代"。凡"民"字,经文多缺笔或增笔,注文或改称"人",如卷二十八八正风候,有作"民"者,注文多改称"人"。

避唐高宗李治讳。经文有改"治"字为"理"者,如卷三阴阳大论"壮者益理",《素问·阴阳应象大论》作"壮者益治"。又卷六首篇"迷惑而不理",《灵枢·本神》、《甲乙经》卷一第一均作"迷惑而不治"。注文则以"理"字或"疗"字代之,如卷十九知要道"夫治国者",注:"理国,安人也。"另经文言治疗、治法、治病等之"治",注文则多改从"疗"字。

根据上述情况,《太素》中的诸多讳字,当时撰注时所改,非如张钧衡所谓"唐人改唐讳,宋人改宋讳"之例。

综观诸端,足可说明《太素》一书之撰注年代,应在唐高宗年代,其最终完成时间,或在咸亨年前后。

杨上善一生著述甚多,对每一种著作,不可能迁延时日,因此《太素》之所谓"奉敕撰注",当时奉唐高宗之敕。

杨上善撰注《太素》之时间,既在唐高宗年代,此时唐朝立国已五十余年,说明杨上善主要生活年代在唐。至于别谓其隋大业中曾为太医侍御说,若果有信史可据,则杨氏应为跨朝代人。少年得志,早成大器,故为太医侍御,入唐之后,为王室重用,得以继成医学大业。

(2)《黄帝内经太素》与《汉志》阴阳家《黄帝太素》的关系。关于杨上善撰注《太素》与《汉书·艺文志·阴阳家》著录之《黄帝太素》的关系,自吕复始,即涉及于此。如:

元戴良《九灵山房》卷十九沧州翁传载吕复云:"有曰:《内经》、《素问》,世称黄帝、岐伯问答之书……刘向指为韩公子所著,程子谓出于战国之末。而究其大略,正如《礼记》之萃于汉儒,而与孔子、子思之言并传也。盖灵兰秘典、五常政、六元正纪等篇,无非阐扬阴阳五行生制之理,配象合德,实切于人身。其诸色脉病名,针刺治要,皆推是理以广之。而皇甫谧之《甲乙》,杨上善之《太素》,亦皆本之于此,而微有异同。"按吕翁此论,亦颇有失于考处,如所谓《内经》、《素问》,刘向指为韩公子所著。详《汉书·艺文志·方技类》医经七家中,著录"《黄帝内经》十八卷,《外经》三十七卷",并不曾指明作者,又阴阳家类著录有"《黄帝泰素》二十篇。六国时韩诸公子所作。师古曰:刘向《别录》云:或云韩诸公孙之所也。"盖吕复之世,刘向《别录》恐亦亡,吕氏此言,或本于《汉志》,是将《汉志》著录医经类之《黄帝内经》与阴阳家类之《黄帝太素》混为一书矣,又所举《甲乙》、《太素》二书,若云其"诸色脉病名,针刺治要",皆本于《内经》则可,若言其关乎"五常政、六元正纪"等运气诸篇,以今存本证之,则二书中并不具此内容;又前引刘向"韩公子所作"说,与后云《太素》本于《内经》之义,亦相为牴牾,故其所论,似为失当。

近代研究《黄帝内经太素》者,亦或谓此即《汉志》著录之《黄帝泰素》二十篇。以其书名相似,二十篇与《黄帝内经太素》之二十类相等。按此说似亦失考。①《汉志》著录《黄帝内经》为医家类,其小叙云:"医经者,原人血脉经络骨髓,阴阳表里,以起百病之本,死生之分;而用度箴石,汤火所施,调百药剂和之所宜。至齐之德,犹慈石吸铁,以物相使。拙者失理,以瘠为剧,以生为死。"而著录《黄帝泰素》为阴阳家类,其小叙云:"阴阳家者流,盖出于羲和之官,敬顺昊天,历象日月星辰,敬授民时,此其所长也。及拘者为之,则牵于禁忌,泥于小数,舍人事而任鬼神。"详此二类书,据小叙所云,界限十分明显,内容亦无类同之处,谅向、歆父子校书时,术业各有专攻,每书辄已,复经刘向审定,谅向等断不致将医家类书,而著录于阴阳家中。此其不妥一也。②所谓二十篇与《太素》二十类的问题,首先就"篇"与"类"的意义来说,恐难等同。另则今仁和寺本类名,尚存十九,即卷一(佚,据卷二知为"摄生之一"),卷二摄生之二,卷三阴阳,卷四(佚,缺),卷五人合,卷六脏腑之一,卷七(佚,据卷六知为"脏腑之二"),卷八、卷九、卷十为经脉之一、二、三,卷十一输穴,卷十二营卫气,卷十三身度,卷十四、卷十五、卷十六为诊候之一、二、三,卷十七证候之一,卷十八(佚,据卷十七知为"证候之二"),卷十九设方,卷二十(佚,缺),卷二十一、卷二十二、卷二十三,为九针之一、二、三,卷二十四补泻,卷二十五伤寒,卷二十六、寒热,卷二十七邪论,卷二十八(萧延平卷端大题下作"风",仁和寺本模糊不清),卷二十九气论,卷三十(萧延平本作"杂病",仁和寺本卷首缺)。根据以上各卷之类名,只有十九,而卷四与卷二十两卷均佚缺,如此计之,《太素》应有二十一类,而非二十类。故《黄帝泰素》二十篇与《黄帝内经太素》二十类相应者,实出于误计。③至于取"太素"二字为名之书,则非于此。如《抱朴子内篇·遐览》引道家类书中,有《太素经》一书,又如宋张君房《云笈七签》卷九释《太上太素玉录》云:"《太素玉录》者,玉晨君所修,五帝神使,秘于素灵上官大有之房,得者飞行太空,能隐能藏……"凡此,皆道家之书,所言"太素",别为一义。故不得以书名类同而混为一书。

又或谓《黄帝内经太素》一书,唐以前已亦有之,杨上善仅为之撰写注文,并以《太素·水论》杨上善注文有《太素经》为证。详《太素·水论》:"黄帝坐明堂,雷公曰:臣受业,传之以教,皆以经论,从容形法,阴阳刺灸,汤液药滋,所行治有贤不肖,未必能十全,谨闻命矣。"杨上善注:"天地之间,四方上下,六合宇间,有神明居中,以明造化,故号明堂;法天则地为室,圣明居中,以明道教,称为明堂,从容者,详审貌也。所受太素经论,摄生安形,详审之法,是谓阴阳、刺灸、汤液、药滋四种之术,莫不要妙……"细审此处经文文义及注文语法,"太素"二字,绝非书名。若作书名论,经文不言,杨上善何知雷公受业所得为《太素》,若杨上善以此为书名,则岂不为黄帝所授于雷公者,已是《太素》。故此若作书名解,义甚不通。又据日本《弘决外典钞》卷三第五引文云:杨上善《太素经》注云:"太素合为万物,以为造化。故在天为阳,在人为合,在地为阴。"(按此注今存残本中无)亦可证非指书名。然则"太素"者,当是释"经论"者,或本于《易纬·乾凿度》所谓"太素者,质之始也"义。又若谓杨上善对《太素》之所谓"撰注",仅为撰写注文,并不曾编撰经文。此可证同为杨上善撰注之《黄帝内经明堂》,亦作"奉敕撰注",详其自序云:"旧制此经,分为三卷,诊候交杂,窥察难明……是以十二经脉,各为一卷,奇经八脉,复为一卷,合为十三卷。"是知其所谓撰注,于义甚明。若不存有此序,岂不谓《黄帝内经明堂》十三卷原文,唐以前已有之,杨上善仅为之作注而已。故此说实出于臆断。

又或谓杨上善曾以《素问》、《九卷》等文,校《太素》,故当杨注之前已有《太素》。按此不明杨上善注书之体例也。按杨上善编撰《太素》时,凡《素问》与《九卷》或《针经》文有重复者,则有所取舍,故个别篇章,并非全文尽录。如《素问·宣明五气篇》有诸多经文,与今存《灵枢·九针论》文,除个别文字或用语有所差异,其实质内容则全同。其注校中,凡取异本对校者,皆称"一本"、"有本"、"有作"、"一作"等,实乃取《素问》或《九卷》之别本相校者,而非《太素》另有别本也。凡《素问》与《九卷》或《针经》中相同或类同之命题,而具有不同学说者,杨氏多取两书或两说之内容互证,以比较异同。此亦非取《素问》、《九卷》以校《太素》也。如《太素·调食》:"五走:酸走筋,辛走气,苦走血,咸走骨,甘走肉,是谓五走。"杨上善注:"《九卷》此文及《素问》皆苦走骨,咸走血,此文言苦走血,咸走骨,皆左右异,具释于前也。"详《太素》本篇此文,今见于《灵枢·九针论》,又此前另收五味所走文,今见于《灵枢·五味论》,谅皆古《九卷》或《针经》文。然两文有所不同,故注文将特举以互证,并云"具释于前";又所举《素问》者,其文则见于《素问·宣明五气篇》。类似此等注文,《太素》中尚有多起,义皆属此。即使从行文方式看,与杨氏所写其他对校校记相较,亦绝无相同之处,故以此类注文,推断《太素》原有其书,杨氏取《素问》与《九卷》之说,似难成立。

（3）《太素》流传情况。《太素》一书撰成后,在国内外均产生了重大影响,在国外主要对日本,影响较大。该书经唐至宋,继在世间通行。

北宋对旧传医籍,曾引起官方对包括《太素》在内的一批医学经典著作的高度重视,如《本草图经序》云:"先是诏命儒臣重校《神农本草》等凡八书。"宋仁宗嘉祐二年八月三日《补注本草》奏敕云:"所有《神农本草》、《灵枢》、《太素》、《甲乙经》、《素问》之类,及《广济》、《千金》、《外台秘要》等方,仍差太常少卿直集贤院掌禹锡,职方员外郎秘阁校理林亿、殿中丞秘阁校理张洞,殿中丞馆阁校勘苏颂同共校正。"此即列入国家整理研究计划的所谓嘉祐八书。根据此一书目,足可说明,《太素》一书传至宋代,亦如其他古医籍,历经多次传抄,存有诸多脱误之处,急待进行整理。然经后世学者,根据现有文献资料考证,林亿在整理校正医书,虽取《太素》为他校本,对《素问》、《甲乙经》等进行校勘,但迄今为止,尚未发现对《太素》一书进行整理的有关记载或资料。故多数学者认为,林亿等不知处于何种原因,并不曾对该书进行过整理校正。

又南宋陈言《三因极一病证方论》卷二"太医习业"云:"为儒必读五经三史,方称学者。医者之经,《素问》、《灵枢》是也;史书,即诸家本草是也;诸子,《难经》、《甲乙》、《太素》、《中藏》是也;百家,《鬼遗》、《龙树》、《金镞刺要》、《铜人》、《明堂》、《幼幼新书》、产科《保庆》等是也。"此不仅可证《太素》一书,在南宋时尚存,而且陈言以其比作儒家之"诸子"类,足可见其医家古典著作中之地位也。又宋郑樵《通志·艺文略》著录有《黄帝内经太素》三十卷,杨上善注;又《黄帝太素经》三卷,不著撰注人,而《宋史·艺文志》著录则无杨上善注之《黄帝内经太素》三十卷本,仅有《黄帝太素经》三卷,注:"杨上善注。"详《通志》著录之三十卷,证之林亿等《素问》与《甲乙经》新校正引文,说明该时尚存全卷。而三卷本则不曾详明。《宋志》为元人所撰,其不著录三十卷者,当是其时已佚,而著录之《黄帝太素经》三卷,或本于《通志》,后人或疑其脱"十"字,若证之《通志》,似难成立。又其云"杨上善注",亦或别有所据。若此,则《黄帝太素经》三卷,或《黄帝内经太素》之节本,犹《灵枢经》之别有《灵枢略》也。《黄帝内经太素》一书,自元以降,即不见有著录者。谅在国内,亡已久矣。

《黄帝内经太素》一书,传至日本较早,最早著录者为《日本国见在书目》:"《内经太素》卅,杨上(按此下当脱'善'字)撰。"据江侠庵编译之《先秦经籍考》载日本狩野直喜《日本国见在书目考录》云:"目录之学之始创者,为刘向《别录》及其子刘歆之《七略》……而我邦所编纂之中国书目录,即名曰《日本国见在书目录》,编纂时代,当中国之唐昭宗时。"又据该文考云该书编撰之缘起,实因日本贞观十七年(当中国唐僖宗二年),官方图书馆冷泉火灾,秘阁收藏图书文书,悉为灰烬。朝庭恐再有火灾,因留心编纂现存书籍之目录,特敕命藤原佐世编成是书。至于《书目》中著录之《内经太素》，究为冷泉院烬余旧物，或火灾后重集之书，现亦难详。不管怎样，均足以说明，该书在该馆收藏时间，必在书目编纂之前，或冷泉院火灾之前。至于该书传入日本的时间，据日本石原明先生考证，"大概应该在庆云（704年）至天平（749年）年间……据历史上记载，在庆元元年（704年）7月，粟田真人从唐朝回国。又天平七年（735年）3月，遣唐使平群广成、留学生吉备真备、僧玄昉等回国。《太素》的传入，必定是通过这两次中的某一次。"

该书传至日本后，即有多种传抄本及递抄本，详见后文。

2. 王冰撰注《黄帝内经素问》

继杨上善撰注《黄帝内经太素》之后，有王冰撰注《黄帝内经素问》一书，亦为对后世之影响较大者。且经宋臣林亿等整理校正之后，一直流传至今，成为今存《素问》一书之唯一古传本。

（1）古今书目著录。王冰撰注《黄帝内经素问》一书，首有《新唐书·艺文志》著录："王冰注《黄帝素问》二十四卷，《释文》一卷，冰号启玄子。"宋代有《通志·艺文略》、《宋史·艺文志》、《郡斋读书志》、《直斋书录解题》、《崇文总目》等著录，均作二十四卷，唯"冰"，有作"砅"者，如《郡斋读书志》等。又宋王应麟《玉海》卷六十三著录《黄帝内经》引《中兴书目》："《黄帝内经素问》十四卷，王冰注。"详《素问》林亿等新校正本今存王冰自序亦云："合八十一篇，二十四卷，勒成一部。"证之《新唐志》、《通志》、《宋志》等，及今存本实有卷数，当作二十四卷为是。《玉海》引《中兴馆书目》作"十四卷"疑有误，又"二十"，古字亦作"廿"，或坏作"十"，遂误作"十四卷"。元马端临《文献通考·经籍考》著录亦作二十四卷，惟"冰"亦作"砅"。

此书在明清两代刊本或个别丛书所收，其卷数则颇有分合。如作十二卷本者，有明嘉靖刊本、万历四十三年朝鲜内医院刊本、日本万治三年（当清顺治十七年）葆真堂活字本等；作五十卷本者，如《正统道藏本》。然大多数仍作二十四卷。至于明清注家，取王冰经文为底本而别作注释者，其卷数犹颇自定，如马莳、张志聪注本之作九卷，张琦注本之作十卷等，犹非王冰注本昔日之旧矣。

（2）王冰及其撰注《素问》年代。王冰，史无传。详《素问》自序作"启玄子王冰撰。"林亿等新校正云："按《唐人物志》，冰仕唐为太仆令，年八十余，以寿终。"又因自宋以来著录有作"砅"者，故关于王冰的身世及里贯，众说不一。

明《李濂医史·启玄子补传》："王冰一作砅，自号启玄子，唐宝中为太仆令。笃好医术，得《黄帝内经素问》、《灵枢》暨隋人全元起训解，乃大为次注，且自为之序曰……"又明徐春甫《古今医统大全·历世圣贤名医姓氏》："王冰，宝应中为太仆令，号启玄子，笃好医方，得先师所藏《太素》及全元起者，大为次注《素问》，合八十一篇，二十四卷。又著《玄珠》十卷，《昭明隐旨》三卷。"以上二家所记，似皆本于王冰自序及林亿等《素问》新校正文，而其所记亦或有误，如《古今医统》所谓"得先师所藏《太素》及全元起者"等，故不足为凭。

清《四库全书总目》云："冰名见《新唐书·宰相世系表》，称为京兆府参军。林亿等引《人物志》，谓冰为太仆令，未知孰是。然医家皆称王太仆，习读亿书也。"近人余嘉锡先生《四库提要辨证》，对京兆府参军之王冰，根据《唐文粹》卷五十六考证，乃唐文宗相王播之子；又据《金石录》卷六有太原尹王冰墓志，其在开元之末已卒，故均非注《素问》之王冰。

又云："《唐会要》卷七十五云：'景云二年，御史中丞韦抗加京畿按察使，举奏金城县尉王冰，后著名位。'景云二年下距宝应元年，凡五十一年，未知即一人否。又卷八十五，开元九年，监察御史宇文融奏劝农判官数人，有长安尉王冰。又《新唐书·列女传》云：'王琳妻韦，训子坚、冰有法，后皆名闻。'金部员外中有王冰。此皆不著时代，不可考也。"按《新唐书·列女传》排名，似以年代先后为序，王琳妻前一位为高叡妻秦氏，系武后时人；后一位为卢惟清妻，当系唐玄宗开元时人。故王琳妻，似当为武后至开元间人。据此，则韦抗与宇文融举奏之王冰，与王琳之子王冰，或系一人。从时间上看，此三名与注《素问》之王冰，亦颇相重合，未知是否一人，尚待进一步提出确证。又《古今医统》言王冰著有《玄珠》及《昭明隐旨》等书，据林亿等所见宋代存世之本，已辨其为伪（详见后文），故难为信史。

关于王冰撰注《素问》之年代，其自序作"时大唐宝应元年岁次壬寅序"。是则说明其最终注成该书，在唐肃宗宝应元年，亦即肃宗最末一年。又其序文有云："且将升岱岳，非迳奚为，欲诣扶桑，无舟莫适。乃精勤博访，而并有其人，历十二年，方臻理要，询谋得失，深遂夙心。"详自宝应元年，上溯十二年，为唐玄宗开宝十年。也就是说，王冰撰注《素问》事，乃始于唐玄宗开宝十年，终于唐肃宗宝应元年。此间历经安史之乱。原在唐玄宗天宝十四年十一月，安禄山反于范阳，次年，即唐肃宗至德元年六月，唐玄宗出奔西幸，不久，西京陷落。至至德二年九月，郭子仪等收复西京，十二月，太上皇玄宗还京。此时，京城虽已平定，然北方之叛乱，直至宝应年，尚未完全平定。是则王冰所谓之"十二年"中，仅前五年，国家尚可谓安定，而后七年，均处于动乱之中。考虑到此一历史背景，王冰若身在宦位，恐很难逃此厄运。因此，很有可能，其在晚年致仕之后，或隐居乡野，或家居江南，故得潜心于此。据林亿等引《唐人物志》言其"年八十余，以寿终"，则所撰注《素问》一书，必系冰晚年之作。

（3）王冰撰著与《素问》相关之别书辨析。在王冰著述中，除次注《素问》外，据书目著录及宋臣林亿等称引所见，与《素问》相关之书，尚有多种，其中有真伪之别，现分别加以辨析。

1）《玄珠》。《素问》王冰序云："辞理秘密，难粗论述者，别撰《玄珠》，以陈其道。"林亿等新校正云："详王氏《玄珠》，世无传者，今有《玄珠》十卷，《昭明隐旨》三卷，盖后人附托之文。虽非王氏之书，亦于《素问》第十九卷至二十二四卷，颇有发明，其《隐旨》三卷，与今世所谓《天元玉册》者，正相表里，而与王冰之义多不同。"是则宋代所存之《玄珠》等书，林亿等已辨其为伪。

又今存《正统道藏》中，收有《素问六气玄珠密语》一书，署"启玄子述"。前有启玄子序云："余少精吾道，苦志文儒，三冬不倦于寒窗，九夏岂辞于炎暑。后因则于理位，而乃退志休儒……故乃专心问道，执志求贤，得遇玄珠先生，乃师事之尔。即数年间，未敢询其太玄至妙之门，以渐穷渊源，方言妙旨授余曰：百年间可授一人也。不得其者，勿妄泄矣。余即遇玄珠子与我启萌，故自号启玄子也，谓启问于玄珠子也。今则直书五本，每本一十卷也，头尾篇类义同，其目曰《玄珠密语》，乃启玄子密而口授之言。"观此序文字气象，自然难与《素问》王冰序相比。就时间而论，其言"因则天理位，而乃退志休儒"。若就武后称制改周之天授元年（公元690年）至大唐宝应元年（公元762年）计，已有七十余年之久，如是则王冰至宝应年时，亦应百岁有余。又且叙事荒诞，难以置信，其作伪之迹，已显而不疑矣。就其内容而论，亦不过取《素问》五运六气说而衍释之，然亦颇有与《素问》义别处。故今人任继愈先生主编之《道藏提要》云："全书大抵本《素问》五运六气之说而敷衍之,是书罕言治疗,其中颇涉占卜祥瑞之术,非纯为医家言,故《四库总目》入于数术类。《四库提要》谓此本有后人附益,不仅非王冰所撰,且非宋本及明初本之旧,'又伪本中之重儓'。"

又详《素问》林亿等新校正引《玄珠》文约二十处左右,与今存《道藏》本均有别,亦可证今本非宋臣所见本之旧貌矣。

又据《道藏提要》云:"此书原本十卷三十篇,《通志》、《晁志》皆有著录。今传世丁禹生藏旧抄本有十卷三十篇,与《晁志》著录相符。《道藏》本、《四库》本皆为十七卷二十七篇,又有十六卷本,乃就《道藏》十七卷中之十一、十二两卷合为一卷,故作十六卷二十六篇。"据此,亦可证此书确经宋以后人多次整理。

2)《昭明隐旨》,此书宋以后不传,据《素问》林亿等新校正云,亦后人附托王冰之文,"与今世所谓《天元玉册》者,正相表里"。此可略知其梗概,余皆不详。

3)《素问》遗篇《刺法论》与《本病论》。今存王冰次注本《素问·病能论》:"所谓细之者,其中手如针也……以四时度之也。"王冰注:"凡言所谓者,皆释未了义。今此所谓,寻前后经文,悉不与此篇义相接,似今数句少成文义者,终是别释经文。世本既阙,第七二篇应彼阙经错简文也。古文断裂,缪续于此。"观此注文,为王冰明确指出本文与诸篇文义不相顺接,疑其为第七卷所缺二篇之错简文。从而可知王冰次注本,虽经其多年及多方搜集,第七卷仍缺二篇。又卷二十一《六元正纪大论》第七十一后,另有二篇名,即"刺法论篇第七十二亡。本病论篇第七十三亡"。注文二"亡"字,当是原祖本中所具,或王冰所加。林亿等新校正云:"详此二篇,亡在王冰之前。按病能论篇末,王冰注云:'世本既阙,第七二篇,'谓此二篇也。而今世有《素问》亡篇及《昭明隐旨论》,以谓此三篇,仍托名王冰为注。辞理鄙陋,无足取者。"综观王冰注义及本病与刺法注"亡",是知此二篇亡已久矣,故林亿等断其"托名王冰为注",诚如是也。故林亿等新校正本中,未收此二篇为是。

此二篇所谓《素问》亡篇或遗篇,宋以后刊本,多有附刊于书后者,今首见附刊者为金刻本,其后如元古林书堂本、明熊宗立本、明《正统道藏》本、日本万治三年(当清顺治十七年)葆真堂活字本等皆是。注本中首有明马莳《素问注证发微》,将此二篇附注于后,继有张介宾《类经》,则将此二篇与运气七篇大论文统一类编。复有清高士宗《素问直解》,先将篇名列于"四时刺逆从论第六十四篇"之后,依次为第六十五篇、第六十六篇,又将正文续补于"气交变大论第七十一篇"之后,不仅朱紫未辨,亦且徒滥王冰次注本篇序,不审之甚也。

详今存该二篇内容,亦论运气者也。刺法篇主要阐发六气升降之义,及对《素问·六元正纪大论》"资其化源"之义,衍释为文。然其所谓"迁正"、"退位"与天柱、天蓬、天冲、天英、天芮、地晶、地玄、地苍、地彤、地阜之窒抑,及刚干、柔干诸说,皆《素问》七篇大论中所不具。又避疫之法,所谓"天牝从来"、"即室先想"之意,实与道教"存思"之义同。如云:"欲将入于疫室,先想青气自肝而出,左行于东,化作森林。次想白气,自肺而出,右行于西,化作戈甲……"等即是。详《大洞真经》卷一"诵经玉诀"存思五方之气有文云:"东向冥心叩齿九通,阴诵《太帝君素问内咒》:'苍元浩灵,少阳先生,九气还肝,使我魂宁……'毕,口引东方青阳之精,青气;因息九思,咽气九过,使布满肝脏之中,结作九神,青衣冠,状如木星,下布肝内。"如此等等,义颇相近。本病篇则继论"上下升降,迁正退位"之说,说明运气太过与不及之变,以为病本。又详其文有云:"心为君主之官,神明焉。失神守位,即神游上丹田,在帝太一帝君泥丸君下。神既失守,神光不聚。"此皆本于《黄庭》之义。

总之,刺法、本病二篇,若以为真《素问》之遗篇则非是,若以为运气说之演绎,则义犹可存。疑当王冰后,唐代后期或唐宋间人,取《素问》亡篇之名,参以运气七篇某些内容大义,杂以道家或术数家之说,衍释而成,实与王冰无关。

4)《释文》一卷。详《新唐书·艺文志》著录"王冰注《黄帝素问》二十四卷"后,又有"《释文》一卷,冰号启玄子。"是此书为王冰为《素问》一书所作之《释文》而无疑。此别著该书一卷者,必为单卷别行,不与《素问》二十四卷本并为一书也。

"释文"者,训释词语音、义之文字。多系对经典古籍中之难字或一字多音及一字多义类文字的注释。如唐陆德明《经典释文》,即系对《周易》、《古文尚书》、《毛诗》、《周礼》、《仪礼》、《礼记》、《春秋左传》、《春秋公羊传》、《春秋谷梁传》、《孝经》、《论语》、《老子》、《庄子》、《尔雅》等书的释文。其自序云:"夫书音之作,作者多矣。前儒撰著,光乎篇籍,其来既久,诚无闲然。但降圣已还,不免偏尚,质文详略,互有不同,汉魏迄今,遗文可见,或专出己意,或祖述旧音,各师成心,制作如面,加以楚夏声异,南北语殊,是非信其所闻,轻重因其所习,后学钻仰,罕逢指要。夫筌蹄所寄,唯在文言,差若毫厘,谬便千里,夫子有言,必也正名乎! 名不正则言不顺,言不顺则事不成。故君子名之必可言也,言之必可行也。斯富哉言乎,大矣盛矣,无得而称矣……"观其序文,则其所以作《释文》之大旨要义,亦已明矣。故不仅对经史诸书如此,即医家之经典古籍,亦必正其音义,始可得其宗旨。此王冰之所以有《释文》之作,义犹此也。

详《素问》一书,据《日本国见在书目》著录有《素问音训并音义》五卷,未著撰人,谅为唐人或唐以前所作。又《宋史·艺文志》著录有"杨玄操《素问释音》音一作言。一卷。"杨玄操,隋唐间人,其卒年当在王冰之前。是在说明,在王冰之前,已有人为《素问》之字音或字义进行注释,然上述诸书,早已不见传本存世。

又详今存《素问》明顾从德翻宋刻本,周曰校刊本、吴勉学校刊《医统正脉》本等,每卷之后,均附有"释音"若干字,惟大都缺标题。如顾从德本,前二十三卷中,除第十八卷无释音外,其余二十二卷,虽有释音,然均无标题。仅第二十四卷,具"释音"二字。又《道藏》本,则将"释音"诸字,复置于每篇注文中。

又详上述诸本所附"释音",经与正文相校,大致有以下几种情况。今以顾从德本为例。

第一,经、注并释。在释音中,既有《素问》经文字的释音,又有王冰注字的释音。全书共出释音331次,经文为225字次,注文106字次。

第二,释音中所具释义,大都与王冰注同。如移精变气论:"治以草苏草荄之枝。"王冰注:"草荄谓草根也。"释音:"荄,苦哀切,草根也。"又如三部九候论:"歃血而受,不敢妄泄。"王冰注:"歃血,饮血也。"释音:"歃,所甲切。饮血也。"同如此类者甚多。然有个别释义,与王冰注不同。如热论:"阳明与太阴俱病……不欲食谵言。"王冰注:"谵言谓妄谬而不次也。"林亿等新校正云:"按杨上善云:多言也。"释音:"谵,之阎切,多言也。"

第三,释音中释义与王冰注不同,当系一处有误。如上古天真论:"幼而徇齐。"王冰注:"徇,疾也。"释音:"徇,徐闰切,病也。"按"徇"在此训"病",于义不合,且字书亦无此义,故当为"疾"之误。疾,速也。

第四,释音字有经、注中不具者,当系今存本有脱文。如卷一四气调神大论:"雊,古豆切,雉鸣。"今检该篇中经、注均无"雊"字。又详该篇王冰注,多取《礼记·月令》文为释,律以"春三月"、"夏三月"、"秋三月"王冰注文例及《礼记·月令》文,今《素问》"此冬气之应养藏也"下王冰注,"雁北乡"后,脱"次五日鹊始巢,后五日雉雊;次大寒气,初五日鸡乳,次五日"二十三字,其中有正"雊"字,故释音所具字不误。

第五,释音字有二字连出,而今《素问》经文中所具二字并不相连者,疑系释音有脱文。如释音生气通天论:"裹攘,汝阳切。"详该篇经文原为"因于湿,首如裹,湿热不攘。"疑"裹"下脱释音文。

第六,释音之字,与经、注之字相误者。如释音阴阳应象大论:"翕𤈦,下许极切。"今字书无"𤈦"字,详该篇"地为火"王冰注:"炎上翕𤈦,火之性也。"《广韵》:"𤈦,大赤也,许极切。"与此义正合,是"𤈦"当为"焃"误。又如释音五脏生成篇:"顽,胡郎切。"按"顽"与"胡郎切"不合。详该篇"过在足少阳、厥阴、甚则入肝"王冰注:"厥阴之脉……循喉咙之后,入颃颡。"是"顽"为"颃"之误。颃与"胡郎切"正合。此类误字,在释音中较为多见。

第七,释音中字与经、注中字,有正俗或别体之不同。如释音宣明五气篇:"嚏,音帝。"今本《素问》该篇经、注均作"嚔"。《广韵·霁韵》:"嚔,鼻气也。嚏,俗体。"又如释音刺腰痛篇:"嘿,音黑。"今本《素问》该篇经文作"默"。《玉篇·口部》:"嘿,与默同。"《集韵·德韵》:"嘿,静也,通作默。"

第八,释音中字与经、注中字,有相为通用者,如释音刺腰痛篇:"腨踵,丑用切。"今本《素问》该篇经文"腨"作"腨"。按腨与腨,经文多通用。如《灵枢·经脉》足太阴脉"以下贯腨内",《甲乙经》、《脉经》、《太素》等均作"腨"。又如释音气府论:"毖,音秘。"今本《素问》"缺盆外骨空各一"王冰注:"谓天髎二穴也。在肩缺盆中,上伏骨之陬。"说"伏骨",《甲乙经》卷三第十三作"毖骨"。按毖与取声"必"之字如秘、泌、毖、閟、𢙣等通。伏与𢙣毖等字亦通。盖必古音质部,伏古音职部。其声相近,故互通。如伏羲氏,亦作宓羲氏、虙羲氏。

第九,释音中字有与注文不合者,当为抄撮有误。如释音生气通天论:"溃溃:古没切,烦闷不止也。"详今《素问·生气通天论》"溃溃乎若坏都,汩汩乎不可止"王冰注:"溃溃乎若坏都,汩汩乎烦闷而不可止也。"又详《广韵·队韵》:"溃,逃散,又乱也。胡对切。"又没韵:"汩:古忽切,汩没。"又《玉篇·水部》:"汩,古没切,汩没。"是知释音中反切,必是"汩"字,结合王冰注义,尤可证为汩字无疑。今存古抄本及元刊本正作"汩"。而顾本释音作"溃溃"者,必抄撮有误。

第十,释音中切音,大都与《广韵》相同或基本相同,而与《集韵》相同者,仅为少数。日本上田善信先生曾将释音中字与《广韵》、《集韵》进行对照比较,其中除少数《广韵》与《集韵》未收之字(约10个)外,与《广韵》切音相同,或切音用字虽不同而属同纽同音者,占绝大多数,而与《集韵》相同者,仅占少数。

又详元胡氏古林堂刊、明《正统道藏》本、明赵府居敬堂本等,卷末均无"释音"部分。此部分内容,均在每篇有关注文之后,且与明顾从德翻宋刻本相校,亦颇有不同之处。

第一,释音条数互有增减。如《上古天真论》篇,顾从德翻宋刻本(以下简称顾刻本)有十三条,而胡氏古林堂刻本(以下简称胡刻本)无"渗灌"、"解堕"、"愉"三条,另有"任"字一条(按即任脉之任)。又如《四气调神大论》篇,顾刻本有二十一条,而胡刻本无"蕃秀"、"蝼蝈"、"蚯蚓"、"蝈"、"溽暑"、"欲炽"、"始涸"、"豺"、"鹖"、"雊"等十条,另有"飧"、"空"、"菀"、"槁"、"蕴"等五条。后如《正统道藏》本,更少于胡刻本中释音字。

第二,释音法称谓不同。顾刻本作"切",元刻本作"反"。如上古天真论,顾刻本"瘅,必至切。"元刻本作"必至反"。

第三,有少数反切用字,声同字不同。如《上古天真论》顾刻本:"恬惔,上啼廉切,下音淡。"胡刻本作"恬,蹄廉反,惔音淡"。又四气调神大论顾刻本:"为否,符鄙切。"胡刻本"否,部鄙反"。详"符"与"部",不仅是字不同,而且韵与纽均不同。按《广韵·虞部》:"符,防无切。"为奉纽,又《广韵·姥部》:"部,裴古切。"为并纽。

第四,释音之字兼有释义者,二者亦间有差异。如上古天真论顾刻本:"寿敝:毗祭切。"胡刻本作"敝,皮祭反,尽也。"总之顾刻本中兼具释义者,多于胡刻本。而胡刻本兼具之释义,不见于顾刻本者,为数亦极少。

从胡刻本合并卷数的情况分析,当是将原附各卷后之释音,亦并于每篇之中,且对条数与内容有所选汰,故与顾刻本颇有不同之处。又详对反切之称谓,在唐文宗开成以前,皆用"反"字,如今存唐代宗大历年间成书之颜真卿《干禄字书》、张参《五经文字》及杨上善《黄帝内经太素》等释音均有用"反"字。至开成年间,唐元度撰《九经文字》时,因蕃镇不靖,讳"反"而言"切",宋人遂沿称"切",宋以后亦继用之。据此释音用反、切二字之时限,谅王冰次注《素问》时,其释音用字,亦当为"反"。然今存顾刻本中皆用"切"字,当是宋人据当时用字常例而改作"切"字,而胡刻本中作"反"时,当是元人欲存唐时旧貌,而复改作"反"。

根据上述情况足可说明以下几个问题,释音中字有诸多王冰注中字,据此,足可排除其非源于杨玄操之《释音》,以杨氏卒于王冰前也;释音中字有释义者,除个别字义外,均与王冰注同,且释音绝大部分与《广韵》相同或基本相同,而《广韵》之切音多系唐音,当可说明此释音系源于王冰之《释文》;由于语音的历史演变,故有些唐音与宋音不同,释音中有少数与《集韵》相同者,当系宋人对其进行了修改所致;基于上述两点,似可证明释音内容当是源于王冰《释文》,原为单卷别行,由后人整理《素问》时,将其分置于各卷之后,并进行了某些修订;今存《素问》中释音,由于多次传抄翻刻,其中脱漏或讹误之处,亦颇不鲜见。总之,根据今存《素问》各卷后所附释音的分析,其内容当是源于王冰之《释文》,有少数释音应是宋人有所改动所致。经分附各卷后,原书遂逐渐亡佚。不再见传,因此,似可认为,王冰之《释文》,书虽亡而实未亡也。

3. 单篇别抄本

马继兴研究员《敦煌古医籍考释》一书所收众多敦煌医学卷子,中有二篇内容与今存《素问·三部九候论》、《灵枢·邪气脏腑病形篇》文基本相同,因其文首尾俱残,故由马氏参照《素问》、《灵枢》、《甲乙》,分别定名为《三部九候论》与《病形脉诊》,现将马氏介绍此二篇情况选录如下:

(1) 三部九候论:此卷子(法国编号:P3287)首尾均残,有上下栏框及行线,高 28.5 厘米,在每节之首多用朱笔作"、"或"○"标记,共存一百四十九行文字。前后连续抄录五书,依次是:《三部九候论》《伤寒论》(乙本)、《亡名氏脉经第一种》、《伤寒论》(丙本)及《亡名氏脉经第二种》。此书即其中第一种,相当于第 1~31 行。将其与传世本《素问》对照,基本与"三部九候论"的绝大部分文字相同,现仍据传世本《素问》篇目称为《三部九候论》。

此书抄写年代,据同一卷子中避唐太宗李世民讳之"世"字,及避唐高宗李治讳之"治"字,可知其为唐高宗时写本。

(2) 病形脉诊:此卷子(法国编号:P3481)正、背两面书写,背面书写佛典,正面即此书。其首尾均残,高 27 厘米,共存 23 行文字。将其与传世本《灵枢》对照时,基本与"邪气脏腑病形"的部分文字相同。现根据《针灸甲乙经》的该篇篇目称为《病形脉诊》。

此书抄写年代据书中不避"世"字讳,知其为唐太宗以前写本。

按上述二文,其所据祖本,当然不排除原为单篇别行本。但据此两卷本的抄写形式,更有可能系取多书内容,选篇抄写之卷子本。故此二文,当属《素问》、《灵枢》或《针经》等之单篇别抄本。

四、宋金元传本

《素问》及《针经》、《灵枢》等书,传至宋金元时期,尚有多种传本存世,复经宋代政府及私人之整理,在北宋及南宋时,复有林亿等之《素问》校定本及南宋史崧之《灵枢》校定本传世。其他各种不同传本,遂相继散亡。考诸该期有关文献,各种传本及新注本情况,大致如下。

(一) 史志及书目著录

1.《通志·艺文略》

宋·郑樵《通志·艺文略》载《黄帝素问》九卷,全元起注;《黄帝素问》二十四卷,晋(按晋当为"唐"之误)王冰撰;《补注素问》二十四卷,林亿补注;《素问音释》一卷;《黄帝内经太素》三十卷,杨上善注;《黄帝太素经》三卷;灵宝注《黄帝九灵经》十二卷;《宝应灵枢》九卷;《内经灵枢经》九卷;《内经灵枢略》一卷;《玄珠密语》十卷。

2.《宋史·艺文志》

《宋史·艺文志》载《黄帝内经素问》二十四卷,唐王冰注;《素问》八卷,隋(按隋当为"梁"之误)全元起注;《黄帝灵枢经》九卷;《黄帝针经》九卷;《黄帝九虚内经》五卷;杨玄操《素问释音》(音一作言)一卷;《黄帝太素经》三卷,杨上善注;《刺法》一卷;《太上天宝金镜灵枢神景内编》九卷;王冰《素问六脉玄珠密语》一卷;高若讷《素问误文阙义》一卷;刘温舒《内经素问论奥》四卷。

3.《崇文总目辑释》

清·钱东垣等辑释《崇文总目辑释》载《黄帝素问》八卷,原释,全元起;《素问》二十四卷,王冰注。

4.《遂初堂书目》

宋·尤袤《遂初堂书目》载《黄帝内经》。

5.《郡斋读书志》

宋·晁公武《郡斋读书志》载《黄帝素问》二十四卷,唐王砅注;《灵枢经》九卷;《天元玉册》二十卷,右启玄子撰,即唐砅也。

6.《直斋书录解题》

《四库》馆臣辑《直斋书录解题》载《黄帝内经素问》二十四卷。

(二) 别书称引

宋金元时期医书,称引《素问》、《针经》及《灵枢》者,颇为多见,兹不烦举。以下仅就有助于对《素问》、《针经》及《灵枢》不同传本之考稽者,聊举数种。

1. 宋臣林亿等《素问》及《甲乙》新校正引书

林亿等奉敕校定《素问》、《甲乙》等医学经典著作时,曾引用古籍多种进行校勘,在《素问》新校正中引《灵枢》文约 8 条,《九墟》文 2 条,《九卷》文 2 条;《甲乙》新校正中引《灵枢》文 26 条,《九墟》11 条,《九卷》3 条。是则可证北宋时期,《灵枢》、《九卷》等书,尚皆存世,而且又别行有《九墟》一书,内容与《灵枢》等大致同。

2. 成无己《注解伤寒论》引书

在成注本《伤寒论》注文中,共出《内经》文 74 条,均见于今存《素问》中,又引《针经》文 33 条。均可见于今存《灵枢》中。

3. 元罗天益辑录《东垣试效方》引书

该书引《素问》文,均直称篇名,或称《内经》。又引《针经》文十余条,而且连同篇名及卷次,一并引出,详见后文。从而对《针经》一书的篇次及卷次的考证,提供了可靠的依据。

4. 罗天益《卫生宝鉴》引书

该书引《内经》三十余条,均见于今存《素问》中。又引《针经》文近十条,称《黄帝针经》或《针经》,与今存《灵枢》亦基本相同。

5.《宋朝事实·类苑》藏书之府

"哲宗时,臣寮言:窃见高丽献到书,内有《针经》九……此书久经兵火,亡失日久,偶存于东夷,今此来献,篇帙俱全,不可不宣布海内,使学者诵习,伏望朝庭详酌,下尚书工部雕刻印版,送国子监依例摹印施行。所贵济众之功,溥及天下,有旨:命秘书省选奏通晓医书局三两官校对,及今本详定论,依所申施行。"此记北宋时有高丽进献本《针经》。

6.《灵枢经·卫气行》史崧释音

盼盼:按《太素音义》云:"普巴切。"是知宋代尚存后人为《太素》所作"音义"之书。从以上所举诸书著录及称引,足见在宋金元时期,《素问》、《针经》及《灵枢》等书,均有多种不同传本存世,有的亦在民间流传。

(三) 宋金元传本之考析

1. 全元起注《黄帝内经素问》

该书《宋志》著录亦作八卷。林亿等《素问》新校正将其篇目,均标引于王冰次注本篇名下,以示其别,如《上古天真论》第一新校正云:"按全元起注本在第九卷,王氏重次篇第,移冠篇首。今注逐篇必具全元起本之卷第者,欲存《素问》旧第目,见今之篇次,皆王氏之所移也。"按林亿等于王冰次注本中标记全注本篇名,对后世考证全本面貌,颇为有益。然以全注本即《素问》旧篇第,则恐非尽是。又王注本与全注本篇第不同者,若以为尽为王冰移改恐亦非是。详审王冰自序言其所得诸本及撰注条例等,似王氏所据祖本与全注本已自不同。故王冰撰注时,对某些篇第之部分移改,亦或有之,若尽为王氏移改,似亦非当。全注本宋以后已亡,明清人有称引者,皆源于林亿等新校正文。

2. 王冰注《素问》二十四卷本及林亿等"重广补注"本

唐·王冰注《素问》,传至北宋时,已"文注纷错,义理混淆",故当宋仁宗嘉祐年间,将其列校定"八书"之一(详见《重修政和经史证类备用本草》载"《本草图经》序"及"《补注本草》奏敕"),又详林亿等自序云:"顷在嘉祐中,仁宗念圣祖之遗事,将坠于地,乃诏通知其学者,俾之是正。"

王冰次注本经林亿等校定后,即成定本,《宋志著录》称《补注素问》,今存本卷端大题作"重广补注《黄帝内经素问》"。宋以后迄今,皆沿用此本,别本皆相继而亡。今存《黄帝内经素问》一书,无论为原本之再刊本或再抄本,或不取林亿校文本,或仅取经文之白文本,要皆源于林亿之校定本,足见此本对后世影响之大。林亿等校本有关情况详见后文。

3.《灵枢经》系统别传本

《灵枢经》系统,原在唐代史志著录及杨上善与王冰所见,已有《灵枢经》及《九灵经》等不同传本,迨至宋代,据以上所举诸书记载,除《黄帝九灵经》及《内经灵枢经》、《黄帝灵枢经》之外,又有《宝应灵枢》、《内经灵枢略》、《太上天宝金镜灵枢神景内编》等名。以下聊为考析。

(1)《内经灵枢经》与《黄帝灵枢经》。详此二名,当即《灵枢经》之别加冠词者。冠以"内经"二字者,以《灵枢》为《黄帝内经》中之另外九卷也;冠以"黄帝"者,以其书乃依托黄帝之文也。似此类书名冠词或书名简化者,在史志及书目著录中,俯拾皆是。亦如《素问》一书,著录之具有多种名称也。故此二名即《灵枢经》,当无疑义。

(2)《宝应灵枢》。此书仅《通志》有著录,余皆未见。该书著录在"脉经"类,详此前有《黄帝内经太素》、《黄帝太素经》、《黄帝传太素脉诀》、《青溪子脉诀》等,此后有《内经灵枢经》、《金鉴集歌》等。根据此一类属及前后邻近书目分析,《宝应灵枢》一书为医书,且属医经类书,当无疑。因而,必系《灵枢经》之别传本。

详"宝应"二字,为唐肃宗最后一个年号,据《资治通鉴》唐纪三十八宝应元年纪:建巳月,"壬子,楚州刺史崔侁表称,有尼真如,恍惚登天,见上帝,赐以宝玉十三枚。云中国有灾,以此镇之,群臣贺表。甲寅,上皇崩于神龙殿……甲子,制改元……丁卯,上崩"此正说明改元"宝应"之缘起,以肃宗朝,正处于多事之秋,取宝物镇而应之之义。此《灵枢》之加冠"宝应"二字者,或此本之出于是年,亦取镇灾除疾灵应之义。

又详该书加冠"宝应"二字,若系纪年,与王冰《素问》序为同年。据王氏序文及注文,多言及《灵枢》,不知此本与王冰有无干系,今则难详。

(3)《太上天宝金镜灵枢神景内编》。此书仅《宋志》有著录,此前为杨上善《黄帝太素经》、《刺法》,此后为扁鹊注《黄帝八十一难经》。根据此一排列类例,此书亦当为医经类著作。又清末叶德辉考证《宋秘书省续编到四库阙书目》,乃考证南宋高宗时屡颁之阙书目录。著录有《天宝灵枢内经》九卷,叶德辉按:"《宋志》作《天上天宝金镜灵枢神景内编》九卷。"此说当是,盖《天宝灵枢内经》者,当是简称。

此书名冠词与缀语甚多,详其义为:

太上者,至高无上之义。如《墨子·亲士》:"太上无败。"孙诒让间诂:"太上,对其次为文,谓等之最居上者。"又道教最高最尊之神的名前常冠以"太上"二字,以示尊崇。《云笈七签》卷九:"太上曰:心有神识,识道可尊。"故俗指太上老君为太上。此书取"太上"者,当从道教之上为义,说明此本,当出于羽家者流。与灵宝注《九灵经》一书,尽出黄冠而无疑。

天宝,唐玄宗年号。此当示其出于唐天宝年间,与《宝应灵枢》之取"宝应"二字义同,故简称《天宝灵枢内经》。

金镜,古以铜为镜,故称金镜。镜可以照物,取明察之义,详《道藏》中书,多有取"鉴"或"镜"为名者,如《上清长生宝鉴图》、《玄珠心镜》、《丹方鉴源》、《水镜录》等,故在此无特殊意义。

神景,景犹象也。《汉书·梅福传》:"阴盛阳微,金铁为飞,此何景也。"颜师古注引苏林曰:"景,象也,何象,言将危亡也。"又《广韵·梗韵》:"景,象也。"凡五神脏,藏之于内,亦脏象也。故神景者,五神之象也。如《黄庭内景》者,亦言内象者也。此犹可证其为医书。

内编,对外编而言,此或原另有外编,今已难详。

据此,则此书当为唐天宝年间,出于道家之手,为《灵枢》之别传本也。

(4)《内经灵枢略》。此书仅《通志》著录,今《道藏》收之,大题作《黄帝内经灵枢略》,盖即此书,此言"略"者,简略也。《集韵·药韵》:"略,简略,"是此乃《灵枢》之节本,详见后文。

(5)《黄帝九虚内经》。此书仅《宋志》著录。又林亿等《素问》新校正及《甲乙经》新校正均曾引此以校该书。林亿等引称作《九墟》。当与《宋志》著录为一书。

详林亿等《甲乙》新校正序云:"今取《素问》、《九墟》、《灵枢》、《太素经》……诸家善书校对。"又卷一第一:"肺藏气……实则喘喝胸凭。"新校正云:"《九墟》作盈。"《甲乙》此文今见《灵枢·本神》。又卷一第三:"脾主为胃。"新校正云:"《九虚》、《太素》作卫。"今见《灵枢·师传》,胃亦作"卫"又卷六第六,亦出《九墟》校文三条。详《素问·阴阳离合论》:"太阳为开,阳明为阖,少阳为枢。"林亿等新校正云:"按《九墟》太阳为关,阳明为阖,少阳为枢。故关折则肉节溃缓而暴病起矣……。"又"太阴为开,阳阳阖,少阳为枢。"林亿等新校正云:"按《九墟》云:'故关折则仓廪无所输,隔洞者,取之太阴……'"按新校正引《九墟》文,今亦见于《灵枢·根结》,惟关亦作"开"。根据以上诸例,《九墟》文今均见于《灵枢》,说明《九墟》内容与《灵枢》内容,当是相同,犹属同源,也就是说,均出于古《针经》或《九卷》也。

《九虚》之名,林亿等引亦作《九墟》。按虚与墟通。如《国语·晋语四》:"实沉之墟。"《旧音》墟作"虚"。云:"或为墟。"宋庠本作"虚"。《汉书·五行志》:"象朝将为虚之应也。"颜师古注:"虚读曰墟。"《荀子·解蔽》:"而虚宗庙之国也。"杨倞注:"虚读为墟。"《太玄·剧·次五》："出野见虚。"司马光集注："虚与墟同。"按虚者,方位也。如《易·系辞下》:"周流六虚。"王弼注:"六虚,六位也。"《列子·仲尼篇》:"用之弥满六虚,废之莫知其所。"《太玄·玄图》:"九虚设闺。"范汪注:"九虚,九位也。"

《九虚》一书,《宋志》著录作五卷,是知书名之"九",与卷数无关,亦犹《九灵经》二十卷之"九",亦与卷数无关也。

详《九虚》者,犹九方之位也,与九州、九野义同或义近。如《吕氏春秋·有始》:"天有九野,地有九州。"《列子·汤问》:"八紘九野之水。"张湛注:"九野,天之八方中央也。"又《后汉书·冯衍传》:"疆理九野。"李贤注:"九野,谓九州之野。"详《素问》、《灵枢》中多处提及人与九州、九野的关系,如《素问·六节脏象论》云:"夫自古通天者生之本,本于阴阳,其气九州九窍,皆通乎天。故其生五,其气三,三而成天,三而成地,三而成人。三而三之,合则为九,九分为九野,九野为九脏。"《灵枢·九针论》云:"九针者,天地之大数也,始于一而终于九。故曰一以法天,二以法地,三以法人,四以法时,五以法音,六以法律,七以法星,八以法风,九以法野……夫圣人之起天地之数也,一而九之,故以立九野。九而九之,九九八十一,以起黄钟数焉。"此下又继言五脏、九针以应九之数。其他篇中尚有多起言及于此,兹不烦引。观乎此文,经文所言天地之道,人气之应,与九针关系之大要,旨意已明。是取"九虚"为名者,义当本此。又详汉扬雄《太玄经·玄图》云:"一玄都覆三方,方同九州,枝载庶部,分正群家,事事其中。则阴质北斗,日月畛营阴阳沉交,四时潜处,五行伏行,六合既混,七宿轸转,驯幽推历,六甲内驯。九九实有,律吕孔幽,历数匡纪,图象玄形,赞载成功。"又云:"故思心乎一,反复乎二,成意乎三,条畅乎四,著明乎五,极大乎六,败损乎七,剥落乎八,殄绝乎九……九虚设闺,君子小人所为宫也。"此重在说明,无论君子小人,皆以"九虚"为宫,阴阳消长,斗转星移,四时五行之亦,成败祸福之倚,事事皆处其中。是此言"九虚"者,亦含天地人道之大数也。此亦可证《九虚》命名之义。又按其命名之义,或自《九灵》演变而来,亦当出于黄冠之手,故立义多玄。

《九虚》一书,宋以后即亡,林亿等《素问》及《甲乙》新校正引文亦不多,究含《灵枢》之全文,或系节略本,今亦难详考。

(6)《九卷》。该书宋代《史志》及书目中已不见著录,然林亿等校书时,尚多有引用。如《甲乙经》卷二第二"冲脉者……至胸中而散"。注云:"此言冲脉,与《九卷》异。"又"督脉为病,脊强反折"。注云:"亦与《九卷》互相发也。"又《难经》曰:"督脉者……阳脉之海也"。注云:"《九卷》言营气之行于督脉,故从上下……"又详卷十二第一"夫人厥则阳气并于上……此之类也"。注云:"《九卷》言其形,《素问》言其情,亦互相发明也。"又第三"卫气行于阴,不得入于阳……故目闭焉"。注《九卷》行作溜,入作行。又"此人肠胃大而皮肤涩"。注:"《九卷》作湿,下同。"又卷六第九亦有《九卷》校文三条。从以上诸例看,有些注文,与林亿等新校正及《素问》新校正行文常例有所不同,因此,不能排除有些注文,或出于林亿等之前;但从另外有的注文看,结合《素问》新校正亦引《九卷》之情况分析,林亿等校定《甲乙经》时,当是用过《九卷》。又详《素问·刺疟篇》:"间日而作刺足太阳。"新校正云:"按《九卷》云:足阳明。"又:"渴而间日作,刺足少阳。"新校正云:"按《九卷》云:手少阳。"按此为林亿等所举无疑。

根据上述诸例,说明《九卷》一书,在该时尚有存世之本,唯林亿等出《九卷》校文较少,或其书已残缺较多。宋以后,此书则不再见传。

至于《九虚》之具体内容,今日可知者,唯林亿等所出诸条校文,可见与《灵枢》有些极有校勘价值的异文,如《灵枢·根结》开阖枢之"开",《九虚》作"关"为是。又如《甲乙》卷二第一下,"督脉之别……高摇之,挟脊之有过者。"注:"《九墟》无此九字。"于义为胜。又如《甲乙经》卷二第一下:"足少阴之正……此为一合。"注:"《九墟》云:或以诸阴之别者,皆为正也。"详此文不似经中正文,疑系后人按语,或为《九虚》所收。此虽仅存一例,亦可说明,其中当含有后世整理人之文。

(7)《针经》。《宋志》著录之《黄帝针经》九卷,与晋皇甫谧所言"今有《针经》九卷"之数相等,谅为一书。此书及朝鲜进献之《针经》,宋以后均亡,今可见者,唯宋金元人之引文。

林亿等《甲乙经》新校正亦曾提及《针经》,如卷七第一上:"舌焦唇稿腊。"注:黄帝古《针经》作稿腊。然引用不如《灵枢》、《九虚》之多,或其本已残缺较甚。

金人成无己《注解伤寒论》,注文中引《针经》文较多,引《灵枢》文较少。全书共引《针经》33条,如辨脉法:"又未知何脏阴阳前绝……心下热也。"注引《针经》曰:"人有两死而无两生。"较今《灵枢·营卫生会》作"故人生有两死而无两生"文,尤为简明。又如平脉法:"师持脉,病人欠者,无病也。"注引《针经》曰:"阳引而上,阴引而下,阴阳相引,故欠。"今见《灵枢·口问》惟"故欠"作"故数欠",疑成氏有减字,以合此经文也。又如伤寒例:"凡治温,可刺五十九穴。"注引《针经》曰:"热病取之诸阳五十九穴。"今《灵枢》中无此文,从成氏所引诸多《针经》文,与今存《灵枢》相校,其中有较多异文,而且有些异文,差异较大,足资互正是非。此可见宋金时《针经》情况之一斑。

《针经》一书,在金元时期,继有传本。如李杲弟子罗谦甫自著《卫生宝鉴》,及整理乃师旧著,《东垣试效方》中,均曾引用较多《针经》文,必为乃师旧传本,后则归之于罗氏。特别是《东垣试效方》引文,均标记卷次、篇名及篇次,犹可据此而推出其传本之卷次及篇次,借以窥见该传本之大致面貌,对研讨《针经》一书金元传本内容和编次,提供了可靠的依据。今举其所引篇目如下:

卷二,烦热发热论引:《黄帝针经·五乱篇》。

卷二,中满腹胀论引:《针经》三卷杂病第八。

卷二,五积论引:《黄帝针经》百病始生第二。

卷二,心胃及腹中诸痛论引:《黄帝针经》经脉第一。

卷三,呕吐哕论引:《黄帝针经》第二经脉第一。

卷三,衄吐血唾血论引:《黄帝针经》三卷寒热病第三。

卷四,半产妄用寒药有误论引:《黄帝针经》六卷五色第四。

卷五,诸脉皆属于目论引:《黄帝针经》九卷大惑论第八。

卷六,腰痛论引:《黄帝针经》卷第三杂病第八。

卷九,燃香病热引:《黄帝针经》四卷口问第一。

卷九,身体麻木引:《黄帝针经》寒热病第三。

卷九,暴挛痫眩引:《黄帝针经》三卷寒热(按此下脱"病"字)第三。

以上所举诸例,足可看出,此《针经》亦为九卷本,上述篇名与今存《灵枢》尽同。每卷篇次,当是各含九篇,从一至九为序。若将今本《灵枢》所具篇名及篇次,分为九卷,每卷篇次按一至九为序,与《东垣试效方》所举诸例,除"百病始生"一篇不合外,余者尽同。"百病始生篇"与上述序次不合,当然不排除今存《灵枢》与《东垣试效方》所引《针经》之篇次,有个别不同之原因,而最大可能为《东垣试效方》抄刊篇次或有误。若将"百病始生"改作卷八第三,则与上述卷次与篇次尽同,与今存《灵枢》篇序亦尽合。惟今存《灵枢经》当系史崧将原九卷本,"勒为二十四卷",后人抄刊,复合并为十二卷本。《灵枢经》以八十一篇依次为序,《针经》为九卷,每卷含九篇,从一至九为序。此或两书原自不同,但从总体看,《东垣试效方》所引《针经》,与今存南宋史崧本《灵枢经》,似是十分接近的两种传本。

《针经》一书的各种传本,至明清时期,则未见有传本存世。至于《宋朝事实》所记朝鲜进献《针经》一事,虽有旨"依所申施行",然据今存文献所知,别无记载。故该书在当时是否进行校定及刊行,现亦难详。

(8)《针经》与《灵枢》之差异。就今存晋皇甫谧《针灸甲乙经》所收《针经》文,与宋史崧《灵枢经》本之内容相对照,二者除少数文字或文句间存有一定差异外,从总体方面看,二者基本相同。从唐宋及金元医家之部分引文或校文分析,亦仅为文字或文句间的差别,迄今尚未发现有大的不同处。从而可认定,《针经》与《灵枢》,均当源于古《九卷》本,唯在流传过程中,经后人多次整理,遂形成各种名目不同的传本。

就具体内容而言,各种传本因经多次传抄,遂致文字与文句间,存有一定差异,并互有正误之别。此从唐以后诸家校文或引文中,不难看出,兹不烦举。

就编排体例而言,亦有异同。如宋王应麟《玉海》卷六十三著录《黄帝灵枢经》云:"《书目》:《黄帝灵枢经》九卷……隋杨上善序:凡八十一篇,《针经》九卷,大抵同,亦八十一篇。《针经》以九针十二原为首,《灵枢》以精气为首,又间有详略。"按"精气"者,今《灵枢》之"决气篇"也。详该篇起首为:"黄帝曰:余闻人有精气津液血脉,余意以为一气耳,今乃辨为六名,余不知其所以然。"按古籍命名常例,多取篇中几字为名,今篇中并无"决气"二字,而篇文起首恰有"精气"二字,是当以作"精气"为是,《灵枢》之作"决气",或后世致误。根据《玉海》所记有关文献,《针经》与《灵枢》,固皆九卷八十一篇,此其同也。然一者以"九针十二原"为首,一者以"精气"为首,且二者"又间有详略",此其异也。从而说明唐宋期间之《针经》、《灵枢》传本,在篇序编排方面,有些不同。又上述《东垣试效方》所引《针经》篇序,又与南宋史崧本《灵枢》之篇序完全相同。惟《灵枢》以八十一篇为序,《针经》则各卷皆以九篇为序,九卷相合亦八十一篇。此则说明,在宋金元期间,又有卷篇尽同之传本。

就篇名而言,除上述"决气"与"精气"或因抄撮致误而致篇名不同外,又有《素问·三部九候论》"中部人,手少阴也"王冰注云:"谓心脉也。在掌后锐骨之端,神门之分,动应手也。《灵枢经·持针纵舍论》问曰:少阴无输,心不病乎?对曰:其外经病而脏不病,故独取其经于掌后锐骨之端。正谓此也。"详本文今见《灵枢·邪客篇》,文稍异。有关"持针纵舍"之说,则在邪客篇之末。然今《灵枢》并无"持针纵舍"之篇目。盖《针经》亦无此目,此犹可见王冰所见之《灵枢》,与今日所见史崧本,亦有所不同也。

总之,《针经》、《灵枢》二书,就其渊源而论,均当源于古《九卷》。由于后人之多次传抄整理,在篇名、篇序方面,多有所改编;在文字与文句方面,亦颇有差异;在内容的取舍方面,亦有详略之分,及全本与节本的不同;就书名而言,除《九卷》、《针经》等较早之名外,特别在六朝及唐宋期间,经黄冠之手,取名多富有道家色彩。惜古传本大多亡佚,今则难以详考。

4.《太素》类传本

《太素》在《通志》及《宋志》中均有著录,然名称及卷数均有所不同。

（1）《黄帝内经太素》。详《通志》著录有《黄帝内经太素》三十卷,杨上善注。此与新、旧《唐志》著录完全一致,证之今存日本仁和寺本《黄帝内经太素》,亦同。是此为杨上善撰注本元疑,详见后文。

（2）《黄帝太素经》。详《通志》著录原有《黄帝太素经》三卷,续接《黄帝内经太素》之后,无撰人。按《通志》著录常例,一人有多著者,皆连续署名。如"《黄帝内经明堂类成》十三卷,杨上善注;《黄帝内经太素》三十卷,杨上善注"。若此本明知为杨氏书,当继有署名。又前朝著录及考诸有关文献,杨上善又别无《黄帝太素经》三卷本之书。故此条著录疑点有三:

1）书名,《黄帝太素经》与杨上善《黄帝内经太素》不尽同。然杨氏《黄帝内经太素》一书,其自称亦有作《太素》或《太素经》者,如《黄帝内经明堂》自序云:"《太素》陈其宗旨,《明堂》表其形见。是犹天一地二,亦渐通其妙物焉。"此自表其所著《黄帝内经太素》与《黄帝内经明堂》二书之相互关系,故皆用简名。又如《明堂》中府注有云"《太素》说之",经渠注有云"如《太素经》说",皆自称用简名之例。又如宋陈言《三因方·太医习业》亦简称《太素》;日本《医心方》、《遐年要钞》亦简称《太素经》。根据上述诸例,《黄帝太素经》当即《黄帝内经太素》也。

2）卷数,详杨上善《黄帝内经太素》一书,《唐志》及《通志》著录,又证之今存本,均作三十卷,而《通志》及《宋志》著录《黄帝太素经》则均作"三卷"。清杨守敬《日本访书志》以为"《宋志》杨上善注《黄帝太素经》三卷,未足据也。"然则《通志》著录亦作三卷,且与杨上善《黄帝内经太素》三十卷本前后并列,惟不著撰人。若谓《宋志》因袭《通志》,则《通志》著录杨上善《黄帝内经明堂》及《黄帝内经太素》二书,《宋志》何以均不曾因袭著录。又《通志》著录医方类书与《宋志》著录医方类书,从数量、排序及内容方面,均有较大差异。如《通志》"《黄帝素问》二十四卷,晋（疑为"唐"之误）王冰撰",《宋志》作"《黄帝内经素问》二十四卷,唐王冰注。"《通志》著录有《宝应灵枢》九卷、《内经灵枢》九卷,二书连排;而《宋志》著录则有《黄帝灵枢经》九卷、《太上天室金镜灵枢神景内编》九卷,且二书不连排,此皆可证《宋志》著录医书,并非因袭《通志》旧文。盖《通志》成编于南宋高宗绍兴年间,其引用资料必多北宋旧记。《宋史》则为元人脱脱等撰。宋代经靖康之乱,北宋旧籍损失惨重,故高宗朝曾屡颁阙书目录,搜访遗佚,然终难复旧,故《通志》与《宋志》著录之书差异较大,此亦原因之一也。据此作三卷者,故不能排除著录之误,另亦可能其为《黄帝内经太素》之节选本,故书名与卷数均有别于原本。且《黄帝内经太素》一书,恐官方已无藏本,故《宋志》未再著录。

3）撰人,根据以上所述,《黄帝太素经》基本上可以认定为杨上善撰注之《黄帝内经太素》,然《通志》著录何以不署撰人,很可能为书非原样,故不曾署名,郑氏未加详审,因未著撰人。而《宋志》编纂人,或审定其系由杨上善旧注而出,故著录作"杨上善注"。

根据上述情况,《通志》与《宋志》著录之《黄帝太素经》三卷本,极有可能为《黄帝内经太素》之节选本,亦犹《灵枢经》之别有《灵枢略》也。此亦或出道家之手,重养生者。

（3）《太素音义》。此书《宋志》、《通志》等均不曾著录,别书亦未见称引,惟今存南宋史崧《灵枢经·卫气行》后所附音释云:"盼盼,按《太素音义》云:普巴切。"详"音义",为古书释字音、字义者也。六朝以降,此类著作甚众,以古书中有些古音古义,已与当时通行音义不相应,甚至因传抄已久,并有个别讹误之处。故不为之正其音,则难以陈其宗旨。唐宋之际,继作者亦颇不鲜见。如唐陆德明《经典释文》,书虽名为释文,而其中所收《周易》、《古文尚书》、《毛诗》、《周礼》、《仪礼》、《礼记》等十四书,则统称"音义"。又如《新唐书·艺文志》著录《书》类有王俭《音义》,《诗》类有鲁世达《音义》,小学类有曹宪《尔雅音义》,正史类有孟康《汉书音义》、韦昭《汉书音义》、崔浩《汉书音义》、孔氏《汉书音义钞》、刘嗣等《汉书音义》、何超《晋书音义》等,医术类有孔志约《本草音义》、甄立言《本草音义》、李含光《本草音义》等,皆同类之作。而《太素》一书,作为医学经典著作《素问》、《灵枢》之类编本,别为之作"音义",亦合乎常例。亦犹王冰注《素问》,又别为《释文》也。

《太素音义》一书,究竟出于何人之手,因限于资料,尚难以考稽。若系杨上善自为别著,《唐志》当有著录,以《唐志》著录杨上善医家及道家类著作较多,此不当遗也。又《灵枢》此文,见存于仁和寺本《太素·卫五十周》,经文为"纷纷盼盼,终而复始,一日一夜下水百刻而尽矣"。注云:"纷,孚云反,乱也。盼,房患反。谓卫气行身不息,纷纷盼盼,无有穷之也。"按此文注,与史崧本文注并不同。据此,则《太素音义》似非出于杨氏之手。又详今《灵枢经》史崧序,自称曰"锦官",锦官者,古四川成都县有太、少二城,少城为主锦之官,因称锦官城,故成都又称锦官城或锦城。崧既自称"锦官",则其为蜀人无疑。故《太素音义》一书,或当唐宋之际蜀人所为。惟流传不广,书目亦不曾著录,故独得为史崧所收也。其他史志及别书称引之有关《素问》、《灵枢》方面的著作,尚有多种。有的尚存,有的已亡,不再详析。

(四) 现存之本

《素问》、《灵枢》等书,由唐及宋,复经多次传抄,又致诸多衍脱误倒之处,后人习读不易,披会亦难。又经宋人加以整理,始得传世。今尚存者,主要有以下几种。

1.《重广补注黄帝内经素问》

此本为宋臣林亿等新校正本,即《通志》著录之《补注素问》二十四卷本。

《素问》新校正自序云:"《内经》迄唐宝应中,太仆王冰笃好之,得先师所藏之卷,大为次注,犹是三皇遗文,烂然可观,惜乎唐令列之医学,付之执技之流,而荐绅先生罕言之。去圣已远,其术晻昧,是以文注纷错,义理混淆……顷在嘉祐中,仁宗念圣祖之遗事,将坠于地,诏通知其学者,俾之是正,臣等承乏典校,伏念旬岁,遂乃搜访中外,裒集众本,浸寻其义,正其讹舛,十得其三四,余不能具。窃谓未足以称明诏副圣意,而不采汉唐书录古医经之存于世者,得数十家,叙而考正焉。贯穿错综,磅礴会通。或端本以寻支,或沿流而讨源,定其可知,次以旧目。正缪误者六千余字,增注义者二千余条。一言去取,必有稽考,舛文疑义,于是详明。"

根据此序,主要说明以下问题:①林亿等对王冰次注本是肯定的,故赞之曰"三皇遗文,烂然可观"。又《素问·玉机真脏论》"黄帝曰:见真脏曰死"至"故曰死"一段下,新校正云:"自黄帝问至此一段,全元起本在第四卷太阴阳明表里篇中,王冰移于此处,必言此者,欲明王氏之功于《素问》多矣。"此足可说明林亿等对王冰所据之祖本、次注体例及内容等,均予以认定。②《素问》一书传至宋代,已"文注纷错,义理混淆"。也就是说《素问》经文与王冰注文,有诸多错乱之处,且经义与文理亦多所混淆。已非王冰次注本昔日之旧矣,故必再为之校正,以正缪误。③仁宗嘉祐年间林亿等奉诏校定《素问》,据自序称用赵祯庙号"仁宗",其最终完成时间,必在赵祯死后,历时约十年左右,至英宗朝,始克玉成。④林亿等校定《素问》,历经两个阶段,第一段为搜访中外所藏众本,互相对校,正其讹舛,十得其三四,余不能具;第二阶段,又采汉唐书录古医经之存世者,加以考校,取"端本以寻支"及"沂流以讨源"之法,定其可知,次以旧目。⑤林亿等此次校定,正缪误者六千余字,增注义者二千余条,其业绩亦可谓盛矣,方法亦称善焉。

有关林亿等《素问》新校正的基本情况,大致如下:

(1)重广补注。重,再也。广博也。补,增也。义为对《素问》一书,在王冰次注的基础上,再次广泛地增补注释。此《黄帝内经素问》大前题,所以有此四字冠词者,义当属此。详《玉海》卷六十三艺文艺术"天圣校定《素问》"云:"天圣四年十月十二日乙酉命集贤校理晁宗愨、王举正校定《黄帝内经素问》、《难经》、巢氏元方《诸病源候论》、《唐志》五十卷,五年四月乙未,令国子监摩印颁行;诏学士宋绶撰《病源》序。景祐二年七月庚子,命丁度等校正《素问》。"按天圣,仁宗第一个年号,景祐,仁宗第三个年号,天圣四年至景祐二年,仅历九年之久,已对《素问》一书诏命二次校定,又历十余年后,至仁宗景祐年间,再次诏令林亿等典校。此一则反映官方对《素问》一书的重视,一则说明以往的校定,或未足以"称明诏,副圣意"。故林亿等此次校正,不仅历时较长,而且搜集有关文献较多,涉及范围较广,取得成就较大。故特冠称"重广补注"者,良有以也。

(2)林亿等新校正与孙兆重改误。今存林亿等校定王冰次注本《素问》,卷前署名,首有"将士郎守殿中丞孙兆重改误"一行,后为高保衡、孙奇、林亿等衔名。正文中起首绝大部分作"新校正云",然有个别不同者,如三部九候论有一处,刺腰痛论有二处均作"臣亿等"。

上述诸文,后人颇有论其是非者。如清顾观光《素问校勘记·三部九候论》云:"臣亿等三字当作新校云四字,与前后文一例,下同。"又清于鬯《香草续校书·内经素问·上古天真论》云:"林亿、孙奇、高保衡等奉敕校正《内经》,书中校语皆标新校正云,而三部九候论中独有标臣亿等者。案此书既奉敕校正,自合标臣亿等为是;且校语首皆著一'详'字,'臣亿等'云云,文义极顺。今诸校'新校正'者,当悉系重刻本改易,三部论中则改易未尽者耳。顾观光彼校谓'臣亿等三字当作新校正四字',未察也。"按顾、于二氏之见,恐未必如是。详今存宋臣林亿等校定诸书,不仅《素问》中有此情况,其他书如《伤寒论》、《金匮要略方略》及《外台秘要方》中亦皆有之,特别是有些"臣亿等"文,其行文一般较长,内容多系按语性者,与一般校文颇有不同,当是另为撰写之文。又详《素问》、《伤寒论》、《金匮要略方论》及《千金要方》等,卷前署名结衔,高保衡、孙奇、林亿三人,均为林亿殿后。必系以林亿为领校。亦如刘向校书时,"每一书已,向辄条其篇目,撮其指意,录而奏之"。谅宋臣林亿等校书,当是首先由校勘人具体负责,每书校已,再由领校人林亿等详审一过,并拟定奏文进上。详此等"臣亿等"文,当是林亿等审定时所加,故与别校有所不同。

关于孙兆重改误事,《素问》序中不曾提及,文献亦别无记载,故事亦未详,然亦必事出有因。详孙兆、孙奇,宋代名医孙尚之子,奇为兄,兆为弟,亦皆以医知名,均曾参与校书工作。详《续资治通鉴·宋纪》仁宗嘉祐八年:"三月甲辰,诏前郓州观察推官孙兆、邠州司户参军单骧,诊御脉,帝初不豫,医官宋安道等,进药久未效,而兆与骧皆以医术知名,特召之。丙午,诏中书劾宋安道等罪以闻。"又"壬戌,孙兆为殿中丞,单骧为中都令。仍令校正医书。"兆当是此次为仁宗诊治有功,故特受殿中丞职。殿中丞,殿中省第三位首领。殿中省,国家直属机构之一,《宋史·职官志》:"殿中省:监、少监、丞各一人。监掌供奉天子玉食、医药、服御、幄帟、舆辇、舍次之政令,少监为之二,丞三领之。"赵祯帝此次病情较重,虽经孙兆等诊治,或有好转,然于四月即死,英宗皇帝登位,翌年改元治平。林亿等校定《素问》,当在治平间完成。盖此时孙兆居殿中丞位，又受命"校正医书"，谅系林亿等对《素问》校正已毕，复经孙兆审定改误，最终定稿。故特署孙兆之名，且置于林亿等之前。又宋代对《素问》一书，特为重视，将其视为三皇遗文，"言大道也"，非一般医技之别书可比，故仅仁宗朝，即曾三次诏令校定。此在林亿等序文中，亦有所体现，如谓"在昔黄帝之御极也，以理身绪余治天下，坐于明堂之上，临观八极，考建五常，以谓人之生也，负阴而抱阳，食味而被色，外有寒暑之相荡，内有喜怒之交侵，夭昏札瘥，国家代有，将欲敛时五福，以敷锡厥庶民，乃与岐伯上穷天纪，下极地理，远取诸物，近取诸身，更相问难，垂法以福万世。于是雷公之伦，授业传之，而《内经》作矣。历代宝之，未有失坠……"此文不仅反映了林亿及上层统治者的历史唯心观，同时也说明了他们对《内经》一书如此重视之原因所在。而《素问》一书，既经林亿等新校正，又由孙兆重改误，其慎审程度，不言而喻，亦与此一历史背景有关。

（3）新校正校注概况。据林亿等自序及正文中反映的情况，足可看出，此次对《素问》的校正，作出了巨大的成就。主要体现于以下几个方面：

1）正缪误者六千余字。此一情况，由于林亿未留校记，难以详言，但以林亿等校定之王冰次注本与杨上善《黄帝内经太素》相校，林校本《素问》之讹文远较《太素》为少。这其中固有已经王冰校正者，然王注本传至宋代，必致诸多新的误文，复为林亿等所校正。惟此类误文的校正，当是用迳改法，故所改之字，今日已不得详知。

2）增注义者二千余条。据今本统计，新校正共出校注文一千三百余条，其中以校为主者，约九百余条，以注为主者，约四百余条。根据此一统计数字，序文所谓"增注义者二千余条"之"二"字，当为"一"之误。在校文中可见，林亿等运用了不同版本校，本书内容自校，别书相校，以理相校等多种方法。其中尤以自校与别书相校者为多。以别书相校者，引用之书包括《甲乙》、全元起注本、《脉经》、《千金方》、《太素》、《灵枢经》、《九墟》、《九卷》、《太始天元玉册》、《玄珠》、《尔雅》、《左传》、《周礼》、《难经》、《伤寒论》、《金匮要略》等十余种，其中尤以引用《甲乙经》、全元起注本及《太素》为多。林亿等之校勘，继承了汉唐以来前人校勘经验，综合使用了以别本、别书内容自校及据理相校的方法，同时又提出了"端本寻支"、"沂流讨源"的方法。这对校勘学理论与方法的发展，无疑是一个重大的贡献。在注释方面，林亿等主要是补王冰未注之文，正王冰误释之处，疏王冰未尽之义。其注释内容，除引用全元起、杨上善、孙思邈、秦越人、吕广等人之说外，多出于己意，对进一步阐发经义，作出了应有的贡献。总之，林亿等新校正，对王冰次注本《素问》的校勘与补注，虽尚有诸多不足之处，只不过是白璧之微瑕，其成就则是伟大的，对后世的影响也是深远的。王冰次注本《素问》之所以得以流传于后世，与林亿等新校正之功，有很大关系。

2. 史崧校正本《灵枢经》

《灵枢经》一书，据宋代史志及书目著录，虽有多种传本，且亦列入校正八书之计划内，然在北宋期间，据现有文献记载，未见有官方校正此书之说及传世之本。又《素问·调经论》："神气乃平"新校正云："按今《素问》注中引《针经》者，多《灵枢》之文，但以《灵枢》今不全，故未得尽知也。"此至少可以说明，林亿等校正医书局诸人校正医书时，所用的《灵枢经》传本是不全的。又从《素问》新校正所出校文看，凡涉及与《灵枢》相校处，有相当多者为与《甲乙经》相校，而不取《灵枢》，此亦可再证林亿等所见《灵枢》必有残缺。是北宋之所以未留有传本，或由于此。然《灵枢》一书，北宋时并未绝传，或秘府藏书，并未清理得见，犹如

《金匮要略方论》一书,林亿等当时并未得手,后由王洙于馆阁蠹简中发现。北宋官府藏书,靖康之难,荡然无存,虽大都为金人掠去,然亦难免有散落私人手中或民间者,又在民间,亦当另有藏本。故至南宋时,此书复得再度问世。

今存《灵枢经》一书,乃南宋高宗绍兴二十五年四川锦官(今成都)史崧校正本。详该书自序云:"昔黄帝作《内经》十八卷,《灵枢》九卷,《素问》九卷,乃其数焉。世所奉行,惟《素问》耳。"又云:"仆本愚昧,自髫迄壮,潜心斯道,颇涉其理,辄不自揣,参对诸书,再行校正,家藏旧本,《灵枢》九卷,共八十一篇,增修音释,附于卷末,勒为二十四卷。庶使好生之人,开卷易明,了无差别,除已具壮经所属申明外,准使府指挥依条申转运司选官详定,具书送秘书省国子监。今崧专访请名医,更乞参详,免误将来。"根据此序所云,可知《灵枢》一书,在北宋时期流行不广,传本亦较少。史崧以少壮之年,即潜心斯道,故将家藏旧本,参之别本及别书,再行校正,将原九卷本,析为二十四卷本,并具书送秘书省国子监。遂留传于后世。

《灵枢经》一书,南宋刊本,今已不详。现存早期刊本,皆元明及清代之传本。全书自元刊本始,复合为十二卷;八十一篇,一仍其旧。今以明赵府居敬堂本为例,全书十二卷,每卷所含篇数不等,最多如卷六,含十二篇,最少者如卷三,仅有三篇。正文中有小字校文若干条。有五十一篇篇后附音释。音释内容以释音为主,部分释音兼有释义,并有少数另具校文。谅皆出自史崧之手。

又明正统《道藏》中收此书,名《黄帝素问灵枢集注》二十三卷,谅亦源于史崧本。然书名与卷数,均与史崧本不同,犹非昔日之旧。其书名加冠"黄帝素问"者,盖唐宋人亦多称《黄帝素问》为《黄帝内经》,故此或误冠此名。所言"集注"者,书中并无史崧及别家注文,必系将史崧每篇后所附"释音",尽纳入正文之下,而名之为"集注"。史本原为二十四卷,今改作二十三卷,其原来之篇第分卷,亦必有所改移。要之,此本亦必出于道家之手。

3.《内经灵枢略》

此书惟《宋志》有著录,今存惟明正统《道藏》中收之。全书为一卷本,共有正文四篇,末附史崧序。不知撰人。

全书内容,均系对《灵枢经》之摘要类编,故名《灵枢略》。其要旨皆以精神津液血脉等内容为主,特为突出精、气、神,故亦必出于道家之手。

正文首篇缺题,含《灵枢》之《天年》、《通天》、《本神》、《本脏》、《邪气脏腑病形》、《淫邪发梦》等有关内容。

《六气论》篇,含《决气》、《五味》、《营卫生会》、《口问》、《经水》、《平人绝谷》、《小针解》、《九针论》、《玉版》、《本输》、《脉度》、《邪客》、《官能》、《刺节真邪》、《痈疽》等有关内容。

《迷惑论》篇,含《大惑论》有关内容。

《无音论》篇,含《忧恚无言》有关内容。

篇文所收《灵枢》内容,详略不同,多寡不一,有的仅含原《灵枢》一篇,有的则含多篇;有的选文较长,有的较短,如所选"邪气脏腑形篇",仅"岐伯曰:阴阳俱盛,邪乃得往"八字。然其中有些文字,对今存《灵枢》颇具校勘价值。如六气论篇:"卫出上焦。"而今《灵枢·营卫生会篇》作"卫出下焦",疑"下"字误。故该书多有宋代《灵枢》原貌之文。

据卷末收史崧之序,则此书当是源于史崧本。然六气论篇有"舍精神于心,以知古今"

九字,不见于今存《灵枢》中,或今本有脱文也。

4.《黄帝内经太素》

《太素》一书,据中日学者考证,撰成后不久即传入日本。如日本天平宝字元年(757 年,当唐肃宗至德二年)的天平字敕令中,即将该书列为医学必读要籍。书目著录则首见于《日本国见在书目》。该书为藤原佐世撰。据日本狩野直喜《日本国见在书目录考》云:"佐世初摄政于基经之家司,贞观中对策及第,举文章得业生,补越前大掾,宽平三年,累进为陆奥守,官至从四位下右大辨,昌泰元年亡。佐世固为博洽之学者。此书编纂时,据其头衔有正五位下行陆奥守上野权介字样,由前世之官历推之,则此书成于宽平三年以后,亦与唐昭宗之时代相当。"

《太素》一书,在中国传至宋以后,即散亡而不再见传,但在日本,自平安时代至江户时代,当中国宋代至清代,则代有传本,大都以抄本相传。其中主要抄本,据现存日本仁和寺本卷尾识语及学界考证,有以下几种:

(1) 日本平安时代仁平元年(1151)至保元三年(1158),当中国南宋高宗绍兴二十一年至二十八年,有丹波宪基抄本。

(2) 日本平安时代仁安元年(1166)至仁安三年(1168),当中国南宋孝宗乾道二年至四年,有丹波赖基抄本,此本是以丹波宪基本为祖本。

(3) 日本镰仓时代,约弘安九年(1286)以前,当中国元世祖至元二十三年以前,有和气种成抄本。

上述丹波赖基据丹波宪基抄本之重抄本与和气种成之抄本,是日本目前所发现的两个主要抄本系统。此后五百余年,未见有别抄本问世。直至江户时代后期,复得为后人抄刊。

(4) 日本文政三年(1820),当清嘉庆二十五年,京都名医福井榕亭、棣亭父子影刻了家藏古卷子本《太素》第二十七卷,引起了对仁和寺本《太素》(即丹波赖基抄本)的发现及传抄、翻刻。

日本文政十年(1827)至天宝元年(1830),当中国清道光七年至十年,由浅井正封直接指挥,完成了仁和寺本的抄写工作。此后,在日本及中国,《太素》的流传,大多以仁和寺本为祖本。

现存仁和寺《太素》,亦残缺不全。其存缺情况如下:

全卷存:计有卷三、卷八、卷九、卷十一、卷十二、卷十三、卷十五、卷十六、卷十九、卷二十一、卷二十三至卷三十,共十八卷。

全卷缺:计有卷一、卷四、卷七、卷十八、卷二十,共五卷。

全卷首篇缺头:计有卷五、卷六、卷十、卷十四、卷二十二,共五篇。

全卷末篇缺尾:卷二。

全卷残存一篇:卷十七。

卷前文及目录均缺。

和气氏抄本,现藏日本东京尊经阁文库中,仅存第十九一卷。据日本《皇国名医传前编》记,和气氏在日本奈良、平安时代,与丹波氏齐名,后削发为佛种。其抄本虽晚于丹波赖基本,但因缺佚较多,其具体情况,现已难详。

仁和寺存丹波赖基抄本,经与《素问》及《灵枢》相校,可见其缺佚情况大致如下。

缺佚《素问》内容:全篇未见者,除运气七大论篇已经后世考证为《太素》原所不具者外,计有《灵兰秘典论》、《六节藏象论》、《诊要经终论》、《刺要论》、《刺齐论》、《标本病传论》、《疏五过论》、《徵四失论》、《方盛衰论》等;大段缺佚者有《上古天真论》、《阴阳应象大论》、《五脏生成篇》、《玉机真脏论》、《脏气法时论》、《刺禁论》、《四时刺逆从论》等;少部分缺佚者有《腹中论》、《三部九候论》、《宣明五气篇》、《血气形志篇》、《疟论》、《奇病论》、《骨空论》、《著至教论》等。其中有些经文,与《灵枢》相重,其所以不见,亦或原为杨氏删除。

缺佚《灵枢》内容:全篇缺佚有《病本》、《五阅五使》、《病传》、《淫邪发梦》、《五变》、《论勇》、《论痛》、《卫气失常》、《五禁》、《阴阳二十五人》、《忧恚无言》、《通天》等;大段缺佚者有《寿夭刚柔》、《终始》、《经脉》、《师传》、《顺气一日分为四时》、《五色》、《玉版》、《五音》、《五味》、《邪客》、《九针论》、《岁露论》等;少部分缺佚者有《本神》、《天年》等。

根据缺佚内容及现有《太素》类目分析,大致应为五行类及宜忌类。

以上为现存仁和寺本《黄帝内经太素》之大致情况。

(五) 宋金元刊本

宋金元时期,书籍的流传,除抄写的方式外,特别自宋代始,由于印刷术的进一步完善,已进入逐步以雕版印书为主的时代,亦即以刊本为主要流传方式。现知该时期主要刊本有以下几种。

1. 宋刊本

宋代据今存文献可知,《素问》一书,在北宋与南宋时均有刊本;《灵枢》一书,是否在北宋已经刊行,至今尚无确证,但至南宋时则确有刊本。《素问》均以林亿等校定本为祖本,《灵枢》则以史崧校正本为祖本。

(1) 北宋刊本

1)《素问》刊本。《素问》一书,在仁宗朝曾多次诏令校正,但有无刊本,现已不详。林亿等校定本之最终完成时间,当在英宗治平年间。其首次刊印时间,因无奉旨镂版施行之札文可据,已难断定准确年代。然据现存林亿等校定之医籍附记札文可见,其镂版施行之年代,诸多在英宗治平年间至神宗熙宁年间。如《千金方》在治平三年正月,《脉经》在熙宁元年七月,《脉经》在熙宁二年四月,《外台》在熙宁二年五月等。因此,《素问》一书的镂版施行,极可能是在治平末至熙宁初。

2)《灵枢》刊本。该书在北宋时期,后世学者有的认为已经林亿等校定刊,此仅是根据嘉祐年间,曾将其列为校定八书之一,别无确证,故《灵枢》在北宋是否刊行,有不少学者,持否定态度。

(2) 南宋刊本

1)《素问》刊本。该书南宋刊本,现知有理宗绍定年间刊本。如清于敏中等奉敕撰《钦定天禄琳琅书目》著录《重广补注黄帝内经素问》一函十册,注:"每版心有'绍定重刊'四字,林亿等于仁宗嘉祐中奉敕校正。据表云:'伏念旬岁',是神宗时方告成锓梓。此则南宋理宗时重雕。版式字数尺寸,仍照原帙。"

按此本既言"重刊",究系以北宋刊本为祖本,或以南宋早期刊本为祖本,现亦不得而知。

2)《灵枢》刊本。该书在北宋时,传本较多,但未见有刊本传世,今存唯南宋史崧本。详其自序后署"宋绍兴乙亥仲夏望日锦官史崧题"。是则为史崧撰序之时间。又详该序曾言及"具书送秘书省国子监"。若此,该书之镂版施行,最早亦只能在乙亥年末,或在乙亥年之后。

（3）金元刊本

现存金元刊本,仅存有以下几种:

1) 金刊本《素问》。现存有残本,藏北京图书馆,即林亿等《重广补注黄帝内经素问》二十四卷本,补亡篇"刺法论"与"本病论"。现尚存卷三至卷五、卷十一至卷十八、卷二十、补遗一卷。余均亡。

2) 元刊本。现存有以下刊本:

元至元己卯胡氏古林堂刊本《素问》。林亿等序文页题名"校正《黄帝内经素问序》"王冰序页题名"《黄帝内经素问序》";目录页题名"补注释文《黄帝内经素问总目》",总目题名后有木记:"是书乃医家至切至要之文,惜乎旧本讹舛漏落,有误学者。本堂今求到元丰孙校正家藏善本,重加订正,分为一十二卷,以便检阅。卫生君子幸垂藻鉴。"据此记所云,若非出于作伪,则此本所据祖本,原为北宋补刊旧物。详元丰,北宋神宗十一年至十八年。孙校正者,当是孙兆或孙奇。《素问》序署孙奇衔名为"朝奉郎守尚书屯田郎中同校正医书骑都尉赐绯鱼袋",《外台》序署孙兆衔名为"将仕郎守殿中丞同校正医书",是兄弟二人,均有"同校正医书"之衔名。尤可能为孙奇,以《素问》中署孙兆名仅为"将士郎守殿中丞",无"同校正医书"之衔名。若此,则此本原系元丰间孙奇家所藏旧物。又总目后有"元本二十四卷,今并为一十二卷刊行"一行,是乃刊此本时之并卷说明。总目末页有木记一方,横宽略大于书末木记,已无一字,仅作空白,究系原文因破裂剜空,或有意剜空,现已难说详,徒增疑义。正文题名为"新刊补注释文《黄帝内经素问》",详其内容,每卷后无附文"音释",其音释之字,均纳入正卷注文后;且所释之字,多为释音,释义者少。卷十二末页,亦即全书之末而有木记云:"至元己卯菖节古林书堂新刊。"至元,元世祖年号,己卯,元世祖十六年,南宋于是所覆亡;菖节,菖蒲节也,即端午节。日本野濑真先生发行之《黄帝内经版本丛刊》所收此本,后有"刺法"、"本病"二遗篇,款式、字体均与前十二卷有别,当系后世重印时补刊。

元至元己卯胡氏古林书堂刊本《灵枢经》。史崧序页无题名,目录页作"《黄帝素问灵枢集注目录》"。此后首行云:"元作二十四卷,今并为十二卷,计八十一篇。"此与元刻本亦同。目录末页有阴文木记,作"至元己卯古林胡氏新刊"。正文卷题名作"新刊《黄帝内经灵枢》"。自卷二至卷十二均作"《黄帝素问灵枢经集注》"。篇后附史崧"释音"。卷一末页有木记作"至元庚辰菖节古林书堂印行"。详至元己卯,元世祖十六年,庚辰,世祖十七年。是此本当系至元己卯年开雕,庚辰年继续完成。书中仍保留诸多宋代讳字,如"九针十二原篇"文"取三脉者恇"之"恇"字,即缺末笔,为避宋太祖赵匡胤嫌讳也。是此本仍仿宋刊本模式也。

篇后所附"释音",字条颇有错乱。或篇与篇之间互错,或本篇上下互错。如《九针十二原》篇第一"溜"、"荥"两条,本出于《本输》第二,而误错于此;《小针解》篇第三"深内"一条,本出于《邪气脏腑形》篇第四,而误错于此。又如《本输》篇第二,"呿"、"腨"两条,按经文先后,应"腨"在前"呿"在后;《邪气脏腑病形》篇第四,"维厥"一条居最末,按经文前后,应在十八条之"哕"字后,似此等错乱情况,不知究系原史崧本因传抄而致误,或元刻时因并卷而致误,现已难详。又释音中提文,亦有与经文不同者,如《邪气脏腑病形》篇"入而不客"一条,经文作"入而不能客",凡此亦颇有校勘价值。

元代刊本,现存尚有不明具体年代之元刊《素问》、《灵枢》十二卷本残本、读书堂刊《重广补注黄帝内经素问》二十四卷本,未见其详。

五、明 清 传 本

各种古书的传播方式,宋金以前,虽已有印刷术的发明,但抄写方法,仍居重要地位。由于宋代对印刷技术的改进与发展,古书的传播,则变为以印本为主。各种写本,虽仍有之,然为数已甚少。

作为医学经典著作的《素问》、《灵枢》,在明清时期,其传本主要有两个特点。第一,大都以宋金元刊本为祖本,进行翻刻或重刻,偶存个别抄本,亦皆以宋金元本为祖本,其他宋以前古抄本,皆相继亡佚。第二,各种传本,皆必宋臣校定本系统。《素问》一书,除金元以来增附之"刺法"与"本病"两篇外,皆源于林亿等校定本,《灵枢》一书,皆源于史崧校定本。其他各种别本,亦皆相继亡佚。

以下仅对明清几种主要刊本的基本情况,聊为简介。

(一)明英宗正统《正统道藏》本

《正统道藏》一书,为明成祖命道教第四十三代天师张宇初,以宋《政和道藏》为蓝本进行纂校,未果而亡。至英宗正统九年始刻,诏通妙真人邵以正督校,重加订正,增所未备,次年付印告竣。共五千三百零五卷,成梵夹装。至民国十二年至十五年,上海涵芬楼据北京白云观藏本影印,缩改为线装本。该书"太玄部"收《素问》、《灵枢》、《灵枢略》及《素问遗篇》等。

1.《素问》

卷前有林亿等序文,题名"《黄帝内经素问表》";次为王冰序,题名"《黄帝内经素问序》",序后署名为"唐太仆令启玄子王冰次注,宋光禄卿直祕阁林亿等校正、守尚书屯田郎孙兆重改误"。卷文题名为"《黄帝内经素问补注释文》",篇题除首篇"上古天真论第一"外,余篇均无篇序。

别本如明顾从德翻宋刻本卷后附"释音",此本亦均在正文注后。

此本与元胡氏古林书堂本当属同一系统,如书名附文,均有"补注释文"四字。惟古林书堂本冠于前,《道藏》本缀于后;又有些异文,二书相同。如古林书堂本四气调神大论"使志若伏若匿",注:"今详匿字当作匿。"《道藏》本同。顾从德翻宋刻本正作"匿"。又有些释音字,二者亦同,如《四气调神大论》"逆之则伤肺,冬为飧泄。"二本注文均有"飧,音孙"之释音,然顾从德翻宋刻本卷后释音,本篇无此字。

2.《灵枢经》

卷前有史崧序,无题。卷文题名为《黄帝素问灵枢集注》。篇后附"音释"。亦保留宋代讳字,如九针十二原篇"取三脉者"之"怔"字,缺末笔。

此本中有些异文,当出于笔录之误。如《邪气脏腑病形》篇后释音:"淖泽:上奴教切下上音浊下音液谨皆同《甲乙》详淖浊也泽液也。"详古林书堂本作"淖泽：上奴教切，下皆同。《甲乙》上音浊，下音液。详淖，浊也。泽，液也。"可证此本有误。

全书析为二十三卷，亦非史崧二十四卷本之旧。

3.《素问遗篇》与《灵枢略》

《道藏》中除《素问》与《灵枢经》全文外，并收《素问遗篇》及《灵枢略》。

《素问遗篇》题名全称作"《黄帝内经素问遗篇》"，即"刺法论"与"本病论"二篇。该本将"刺法论"析为三卷，"本病论"析为二卷，全书共五卷。

《灵枢略》即《灵枢》之节选本，详见前述。《道藏》所收仍作单卷。

（二）明宪宗成化十年熊氏种德堂刊本

1.《素问》

卷前林亿等序题名为"校正《黄帝内经素问序》"，王冰序题名为"《黄帝内经素问序》"，目录页题名为"补注释文《黄帝内经素问总目》"。以上三题名与元胡氏古林书堂本尽同。

总目题后署名为隋全元起训解、唐王冰次注、宋林亿等奉敕校正、孙兆改误、刘温舒运气图式、鳌峰熊宗立句读重刊。详此署名可见：①以全元起为隋人者，乃承袭林亿等旧说。②此本后附宋刘舒"运气图式"。③熊氏重刊本。

目录后有一行云"元本二十四卷，今并为一十二卷刊行"，与元胡氏古林书堂本亦同。

目录末页有木记云："是书乃医家至切至要之文，惜乎旧本昏蒙讹舛，漏落不一，读者憾焉。本堂今将家藏善本，详明句读，三复订正，增入'运气捷要图局'及'经注音释补遗'，重新绣梓，以广其传，视诸他本，玉石不侔，卫生君子藻鉴。成化十年岁舍甲午，鳌峰熊氏种德堂识。"详此"木记"中有些文句，与元古林书堂本颇同。如"是书"至"旧本讹舛"两句尽同；"卫生君子藻鉴"一句，古林书堂本作"卫生君子，幸垂藻鉴"。是亦可证其仿元刻本之木记。又元刻本原云"本堂今求到元丰孙校正家藏善本"，而此作"本堂今将家藏善本"云云，当是指家藏元古林书堂刊本。从全书版式、行款及某些内容亦可证，熊氏此本，系仿元刻本，故其所谓"家藏善本"，恐非宋金刊本。

书末页有木记，文作"成化甲午年熊氏种德堂"。

全书版式及行款，均与元古林书堂本尽同，字体亦极相似。在内容方面，如古林书堂之释音在卷文中，有多出释音字及某些异文等，两本亦基本相同。因此，熊种德堂本，当是胡氏古林书常本的翻刻本或仿刻本。惟另附宋刘温舒"运气捷要图局"。

2.《灵枢》

此本之题名、版式、行款，均与元胡氏古林书堂尽同；书文内容及保留之某些宋代讳字，亦同元胡氏刊本；其字体亦与胡氏刻本甚似。故此本当是元胡氏古林书堂本之覆刻本。惟古林书堂原有木记处，皆为空版。

又据所见日本野濑真先生发行之《黄帝内经版本丛刊》所收日本静嘉堂文库所藏《医学丛书》所收熊刊《灵枢经》影印本，其版面虽有断裂处，如第一卷第四页、第二卷第一页至第八页等；有文字脱落处，如第一卷第五页至第十页、第二卷第三页至第十页；有字迹模糊处，如卷一第三页至第五页、卷二第一页至第五页等。从版面整体看,亦甚似元刻本。然细审之,仍有个别字之笔画不同,是以可证当覆刻或仿刻。

(三)明嘉靖四年乙酉山东布政使司刻本

此本并附《素问入式运气论奥》三卷,《素问运气图括定局立成》。

此本仅刻《素问》十二卷,与元胡氏古林堂刊本为同一系统,又仿以明熊氏种德堂刊本。

(四)明赵府居敬堂刊本

此本为明赵王朱厚煜刊。厚煜,明永乐帝朱棣第三子朱高燧五世孙,正德中袭封赵王,嘉靖中卒。故此本亦当刻于嘉靖年间。

1.《素问》

此本卷前林亿等序题名、王冰序题名、总目题,与元胡氏古林书堂本尽同。目录后"元本二十四卷,今并为一十二卷、八十一篇"等文,亦尽同古林书堂本。

全书亦作十二卷,正卷大题作"补注释文《黄帝内经素问》"。内容亦本于古林书堂本,如四气调神大论"其志若伏若匿",注:"今详匿字当作匿"可证。每卷亦无释音,此类内容亦皆收入正文中,亦同古林书堂本。

书后附《黄帝内经素问遗篇》刺法论第七十二、本病论第七十三二篇。

2.《灵枢》

此本史崧序题名《黄帝素问灵枢经叙》。目录题名《黄帝素问灵枢经目录》。卷文大题名《黄帝素问灵枢经》。

全书亦作十二卷,篇后附释音,书中亦皆保留宋代讳字,与元胡氏古林堂本为同一系统。然与胡刻本亦有不同处,如胡刻本《寿夭刚柔》篇释音"煜"、"睟其目"两条,此本无。

(五)明吴悌刊本

吴悌,明江西金溪人,嘉靖十一年进士,任御史,因严嵩擅政,悌恶之,引疾家居垂二十年。嵩败,起故官,累迁,隆庆元年,就迁刑部侍郎,明年卒。是吴氏刊本,亦当在嘉靖间,其退居之时也。

1.《素问》

卷前首为王冰序,题名《黄帝内经素问序》,次为林亿等序,题名《校正黄帝内经素问表》。目录页及卷文大题,均作《黄帝内经素问》。卷一大题后署"巡按直隶监察御史金溪吴悌校"。

全书十二卷,仅存经文,无王冰注及林亿等新校正文。详《四气调神大论》"其志若伏若匿",注:"当作匿。"可证此本与元胡氏古林书堂本亦同一系统。

凡释音诸字条,亦皆不收,故仅为白文本。

2.《灵枢》

卷前史崧序无题,目录题目为《黄帝素问灵枢目录》,卷文大题为《黄帝素问灵枢经》。

全书十二卷,亦仿元胡氏古林书堂本。

篇后无释音,尽将释音纳入正文,作小字注文,且与古林堂本不尽同。①将错篇之字条,尽为纠正。如古林书堂本《九针十二原》篇,本有"荥"字,此本则移入《本输》篇。②凡释义之字皆未收。如《九针十二原》篇释音本有"溜"字一条,当在《本输》篇,而此条《本输》篇无。③所收字条少于古林书堂本。如古林书堂本《九针十原》篇,本有"取三脉者恇"一条,而此本无。④释音之文,有的较古林书堂本为简。如《九针十二原》篇,古林书堂本释音:"氂:莫高切,又音毫。"此本作"音毫。"凡此,疑系吴悌重刊时对原存释音,有所订正与删简。

篇文中有些宋代讳字,仍予以保留。

(六) 明嘉靖二十九年顾从德刊《素问》本

详该本书后顾从德识文云:"家大人未供奉内药院时,见从德少喜医方术,为语曰:世无长桑君指授,不得饮上池水尽见人五脏,必从黄帝之《脉书》、《五色诊候》,始知逆顺阴阳,按奇络活人。不然者,虽圣儒无所以精也。今世传《内经素问》,即黄帝之脉书……客岁,以试事北上,问视之暇,遂以宋刻善本见授曰:广其传,非细事也,汝图之。"又云:"家大人仰副今上仁寿天下之意切切,亟欲广其佳本,公暇校雠,至忘寝食。予小子遂敢翻刻,以见承训之私云。嘉靖庚戌秋八月既望武陵顾从德谨识。"据此识文,是知此本原以顾从德之父家藏宋刻本,经其父予以校雠,由顾从德于嘉靖二十九年,翻刻问世。

卷前首林亿等新校正序、次王冰序,题名均作《重广补注黄帝内经素问》,卷文题名亦同。

全书二十四卷,仍存王冰次注本之旧。每卷后附有"释音",释音具体情况,已见前文。

第二十四卷释音后有识文一行"明修职郎直圣济殿太医院御医上海顾定芳校"。详顾定芳,或以为即顾从德之父,恐非是。详此识称"上海顾定芳",后页顾从德识文称"武陵顾从德"。明上海,今上海地。明武陵,今湖南省常德地。岂有父子二人同书所署之里贯,有如此之不同。故此书不足信。又何时希《中国历代医家传录》引《青浦县志》云:"顾定芳,宏治间人……精医理,嘉靖时,以太学生荐授御医,有声朝宇,为海上名人。世宗问摄生,以清心寡欲对,世宗嘉之曰:定芳非医也。"此所记顾定芳之时间、里贯、职衔等,均与此本之顾定芳相合,必系一人而无疑。故顾从德刊本,在刊印时,必是曾经御医顾定芳校定,因有此识文。

按此本为明清所刊二十四卷本之影响较大者。详日本涩江全善《经籍访古志》著录《重广补注黄帝内经素问》二十四卷,明代模刻宋本,聿修常藏。引柳沜先生跋曰:"右本与顾氏所刻同,从北宋板重雕者。若殷、匡、㲞、恒、玄、徵、镜字,并缺末笔。其楮墨锓摹并臻精妙,远过顾刻。卷首钤东井文库印,盖系庆元间名医一溪先生旧物。或曰,此本检其体式,恐非北宋旧刊,据标目'重广'卷首署诸臣衔名,俱似非当时之式。南宋刻经传,往往附释音,此本亦然。"又按曰:"《素问》以此本为最正。而明代覆刻者,凡有三种,其一嘉靖庚戌顾定芳所重雕,其行款体式一与此同;其一为无名氏所刊,板式亦同,不记梓行岁月,文字或有伪,盖系坊间重雕,其一为吴勉学重雕顾氏本,收在《医统正脉》中,卷首宋臣序,序字作表,版心文字颇属削却。又有万历甲申周曰校刊本,卷数与此同。今细勘之,实以无名氏仿宋本为原。皇国二百年前活字配印本,及宽文三年刊本,并据此本。宽文本序后称吴勉学重校梓,每卷宋臣名衔,次称熊宗立句读。盖坊间求售伎俩,不复周氏之旧。又潘之恒《黄海》所收本,亦依无名氏仿宋本。"

按涩江全善所述明代早期所刊二十四卷本,后皆不详,今所见者,唯顾从德刊本,且与元胡氏古林书堂十二卷本,是为两大系统本。有清以来,尤以顾刻本,重刻本较多,流传较广,影响亦较大,堪称元明间《素问》刊本之最佳者。

(七) 明嘉靖历城儒学教谕田经校刊本

此本早已散亡,现存仅有残本及重刊本。

1.《素问》

题目"新刊补注释文《黄帝内经素问》",现残存卷八至卷十一,藏天津中医学院图书馆为十二卷本。据书名及卷数,此与元胡氏古林书堂本亦为同一系统。

2.《灵枢》

未见存本。现有朝鲜活字本新刊《黄帝内经灵枢集注》,藏日本宫内厅书陵部。经检即田经校正本之再本。卷前首史崧序,目录页题名"新刊《黄帝内经灵枢集注目录》",此后署"历城县教谕田经校正。"全书十二卷,目录后识文"元二十四卷,今并为十二卷,计八十一篇"。每篇后有释文。详以上诸例,此本与元胡氏古林书堂本,亦为同一系统。

(八) 明万历绣谷书林周曰校刊本

周曰校,又署周对峰。对峰,应为其字。绣谷,其书林名。书林,书坊也。周氏刊本有《素问》、《灵枢》二书。

1.《素问》

内封署大字书名作"新刊官板补注黄帝内经素问",分作两行,中间署小字作"万历甲申周氏对峰刊行"。甲申,万历十二年。

卷前首林亿等序,次王冰序,题名均作《重广补注黄帝内经素问序》。目录题名作《黄帝内经目录》。

全书二十四卷,每卷卷端大题后,首行作"启玄子次注,林亿孙奇高保衡等奉敕校正、孙兆重改误",次行作"绣谷书林周曰校重刊"。每卷后附"释音"。

详其内容,亦与顾从德刊本为同一系统。

2.《灵枢》

卷前史崧序,题名在该页末行,作《黄帝内经灵枢序》,目录题名作《黄帝内经灵枢目录》。

卷文题名,第一卷作《新刊黄帝内经灵枢》,第二卷作《黄帝素问灵枢经集注》,第三卷以后均作《黄帝内经灵枢》。第一卷大题后署"绣谷书林周曰校重刊"。

全书二十四卷,卷一含第一、二篇;卷二含第三、四篇;卷三含第五、六、七篇;卷四含第八、九篇,另有"凡刺之禁"非篇名之题;卷五含第十篇;卷六含第十一、十二篇;卷七含第十三、十四篇;卷八含第十五至第十九篇;卷九含第二十至二十三篇;卷十含第二十四至二十八篇;卷十一含第二十九至三十五篇;卷十二含第三十六至四十篇;卷十三含第四十一至四十五篇;卷十四含第四十六、四十七篇;卷十五含第四十八至五十一篇;卷十六含第五十二至五十六篇;卷十七含第五十七至六十一篇;卷十八含第六十一至六十四篇;卷十九含第六十五至六十九篇;卷二十含第七十至七十二篇;卷二十一含第七十三至七十五篇;卷二十二含第七十六、七十七篇;卷二十三含第七十八、七十九篇;卷二十四含第八十、八十一篇。

每卷后附"释音"若干条,经与元胡氏古林书堂本相校,颇有不同之处。如《水胀》、《卫气失常》、《玉版》、《五禁》等篇,胡刻本均无释音,而此本有之;又如《百病始生》、《上膈》、《邪客》、《通天》、《官能》、《论疾诊尺》、《刺节真邪》等篇,胡刻本均有释音,而此本无。又此本已将宋代缺笔讳字改正,然胡刻本如释音字错落篇位者,此本亦有之。如胡刻本《九针十二原》篇释音有"溜"、"荥"二条,本属《本输》篇中字,而此本则亦同胡刻本。

根据上述情况,特别是有四篇胡刻本中所不具之释音字,此本有可能非源于胡刻本,亦或另有所本。

(九) 明万历吴勉学校刊《医统正脉本》

据歙县卫生局等编《新安医学史略》记:"吴勉学,字有遇,号师古。明万历时,歙县丰南(西溪南)人。博学藏书,留心医学。家设木刻园,拥有十万两银子的资本,以毕生精力从事出版事业,校刊经史子集及医书数百种,校勘甚为精审,为明代新安最大的出版家。他于万历二十九年(1601)校刊王肯堂的《古今医统正脉全书》四十四种,二百一十五卷,发行新安及全国各地。"按《素问》及《灵枢》,即其中之二种也。

1.《素问》

内封中间大字题名为《黄帝素问灵枢合集》,右行小字为"金坛王宇泰先生订正,映旭斋藏板"。左行小字为"步月楼梓行"。

卷前首为顾从德识文。次为《黄帝内经目录》。按即《素问》目录。再次为《重广补注黄帝内经素问表》,即林亿等序。又次为《重广补注黄帝内经素问序》,即王冰序。序后有孙兆、高保衡、林亿等衔名,与顾从德本尽同。此后有"明新安吴勉学重校梓"一行识文。

卷文版式及行款,基本与顾从德刊本同,惟不若顾刻本精善。

2.《灵枢》

内封中间大字题名作《灵枢经》,右小字为"映旭斋藏板",左小字为"步月楼梓行"。目录页题名作《黄帝素问灵枢目录》。无史崧序。

卷文大题作《黄帝素问灵枢经》,此后署"明新安吴勉学师古校、应天徐镕春沂阅"。

篇后无"释音"内容,凡释音字,亦纳入正文中,作小字注文。部分宋代缺笔讳字,亦予保留。经与吴悌本相校,亦基本相同,当是源于吴刻本者。

(十) 明万历潘之恒《黄海》本《素问》

潘之恒,字景升。明歙人,侨寓金陵,工诗,嘉靖间官中书舍人,有《黄海五纪》、《名山注》等。《素问》一书,其收入《黄海》中者。

卷前首为王冰序,次为林亿等序,题名均作《重广补注黄帝内经素问序》。

序后为潘氏识文,文记林亿等于卷一大题后解《素问》书名语,继曰:"山史云:此宋本《素问》刻之卷首者。在武林校录偶遗之,今补于序后一叶,以示遵旧,非有删改,但经文误处,悉从改正,注中错谬,或随意节略。即启玄复生,不目我为妄矣。万历庚申秋日订。"是知林亿等语,原系在武林校录时所遗,故补于此。又此书万历庚申,当万历四十八年。万历于是年七月崩,新主光宗继位,改元泰昌。此文当撰于改元前,故仍作"万历"。

识文后为《黄海·素问题语》,有鸡肋居士李若讷、新野沤庵居士马之骏、鹤林居士林枝桥、渔山子曹履吉、介园居士祝可仕等题,多系记事或赞誉之辞。如马之骏题云:"潘景升先生编《黄海五纪》数百卷,所收黄帝事迹文章略尽。内《素问》二十四卷,又得旧家宋本雠校缮写,咸极工雅,将谋诸同志先成之。"

目录页题名作《黄帝内经目录》,下署"《黄海》藏本"。全书二十四卷,自《纪藏》二之四十一至《纪藏》二之六十四。目录后有识文:"亘史云:《素问》八十一篇,原分九篇为一卷,称《素问》九卷,合《灵枢》九卷,为《内经》十八卷。至启玄子次注,始分二十四卷,后又并为十二卷,今标王氏次注,宜从其分卷,而玄台子《灵枢注证》仍九卷之目。亦有分二十四卷及并为十二卷者,见成化甲午年熊氏种德堂所刊小本。万历庚申秋日识。"

首卷卷文首题《黄海》商部之二函,后署"天都外史潘之恒景升定、大泌山人李维桢本宁阅"。次题《纪藏》二之四十一,又次题《黄帝内经素问》卷第一,次后有本卷篇目。后皆仿此例。

详其内容,亦与顾从德刊本为同一系统。

(十一)明书林詹林所刊本

詹林所,福州书坊人也,刊印具体年代不详。

1.《素问》

卷前王冰序页题名《重校黄帝内经素问序》。目录页题名为《新刻官板黄帝素问目录》。

卷文大题取名不一,如京本校正注释音文黄帝内经素问卷之一,京本解注释文黄帝内经素问卷之二,京本校正补注释文黄帝内经素问卷之三、京本校正黄帝内经素问卷之四、重刊补注释文黄帝内经素问卷之五、重刊京本补注释文黄帝内经素问卷之六。从上例可见,该本用书名冠词,极不规范。其中用"重刊补注释文"者计五卷,即五、八、九、十、十一卷;用"重刊京本补注释文"者计三卷,即六、七、十二卷。

卷一大题后署名为:隋全元起训解、唐王冰次注、宋林亿等奉敕校正、孙兆改误、闽潭城赵植吾编正、福书林詹林所重梓。详闽潭城,当指明福建兴化府之潭边市。福,福建福州府,赵、詹二人,谅为书坊中人。又卷十一大题后署名有"启玄子王冰次注、鳌峰勿听子熊宗立点校重刊"。其余各卷均无署名。据卷十一署名可知,此本与熊宗立刊本有关。

全书十三卷,前十二卷为王冰次注本内容。第十三卷为遗篇,题名《京本黄帝内经素问遗篇》,注文亦作大字,惟较正低一格。又卷十一与目录不合,目录卷十仅含《六元正纪大论》一篇,而卷文十一尚含《至真要大论》。

卷后无"释音"部分,凡有释音,皆在正文注后,然亦与熊宗立刊本及顾从德刊本颇有不同处。今以《上古天真论》为例,有此有而熊本、顾本无者,如"颁,班同"一条;有熊本有而此无者,如"任,如林切"一条;有熊本、顾本作反切而此用直音者,如"恬,音田"一条。

该本从大体方面看,应属元胡氏古林书堂本与熊宗立本系统,或参以别传本加以校定。然其校定质量欠佳,如书名用语、校定人署名及目录与正文之对应等方面,均存在一些问题。

2.《灵枢》

此本与《素问》卷数连排。全书作二卷,即京本黄帝内经灵枢卷十四,含《灵枢》第一至第四十篇;京本黄帝素问灵枢经卷十五,含《灵枢经》第四十一至第八十一篇。

篇后附有"释音"。此本与元胡氏古林书堂本为同一系统。惟其合卷之举,甚欠妥,书名称谓亦不规范。

(十二) 清代版本

清代版本,主要有以下几种情况:

1. 刊本

清刊本有《素问》与《灵枢》合刻本,如道光二十九年金陵宋仁甫及光绪十年京口文成堂刻《重广补注黄帝内经素问》二十四卷本与《黄帝内经灵枢》十二卷本。有《素问》、《灵枢》分刻者本。如道光二十九年京口遵仁堂刻《重广补注黄帝内经素问》二十四卷本,三味堂刻《黄帝内经灵枢》十二卷本等。

凡清刊本大多以元、明两代刊本为祖本,进行翻刻。

2. 校刊本

校勘本,曾据别本对原文有所校勘者。如咸丰三年钱熙祚守山阁校刻之《重广补注黄帝内经素问》二十四卷本及《黄帝内经灵枢》二十四卷本。

3. 写本

写本如《四库全书》所收《黄帝内经素问》二十四卷本,《灵枢经》十二卷本。另有个别抄本,亦系据前朝刊本而加以重抄本。

清本之版本系统,大都自元、明刊本而来,根据上述元、明刊本之特点,相为对照,自不难识别。

(十三) 国外版本

国外版本,主要有日本及朝鲜两国有刊本及活字本,并有少量抄本。

日本如田中清左卫门、风月庄左卫门刊《黄帝内经素问》九卷本及《黄帝内经灵枢》九卷本之白文本。宽文三年(1663)刊、宽政三年(1791)风月堂刊、清规堂刊、中尾氏刊之《重广补注黄帝内经素问》二十四卷本及《黄帝内经灵枢》二十四卷本。又仿明刻活字本《重广补注黄帝内经素问》二十四卷本等。

朝鲜有《重广补注黄帝内经素问》二十四卷刊本,《黄帝内经灵枢集注》十二卷新刊本等。

日本、朝鲜刊本,亦大都以中国元、明两代刊本为祖本,其版本系统,亦与之相同。

（十四）注释本

在明、清两代,《素问》与《灵枢》有诸多新的注本,在日本亦然。此类注本,不仅在注释经文,取得了很大成就,而且在版本方面,亦有一定意义。将在别章"对《素问》、《灵枢》的整理研究"中择要介绍,兹不烦述。

以上仅就《素问》与《灵枢》流传情况,就其主要方面,加以介绍。以期对该书的流传演变,有所了解。

第四章 《素问》、《灵枢》引书、引文考

在《素问》、《灵枢》中有诸多引书、引文,有的只具书名,有的兼具少量引文,有的仅述内容旨要。凡此引书,有的早为历代学者或注家确认,有的尚有不同认识,有待进一步考证。此类引书,无疑为《黄帝内经》成编前之古医籍,故得为《黄帝内经》之编者所引用。因此,此类引书的考证,对《黄帝内经》的学术渊源及医学发展源流的研讨,均具有十分重要的意义。

一、《素问》引书

1.《六节脏象论》

"在《经》有也。"

2.《玉版论要》

"黄帝问曰:余闻《揆度》、《奇恒》,所指不同,用之奈何? 岐伯对曰:《揆度》者,度病之浅深也;《奇恒》者,言奇病也。请言道之至数,《五色》、《脉变》、《揆度》、《奇恒》,道在于一。"又云:"《奇恒》,事也;《揆度》,事也。"

3.《玉机真脏论》

"帝瞿然而起,再拜而稽首曰:吾得脉之大要,天下至数,《五色》、《脉变》、《揆度》、《奇恒》,道在于一。"

4.《八正神明论》

"岐伯曰:法往古者,先知《针经》也。验于来今者,先知日之寒温。"又:"三部九候为之原,《九针》之论不必存。"

5.《阳明脉解》

此解足阳明脉之病候者,或名《阳明脉》。

6.《评热病论》

"且夫《热论》曰:'汗出而脉尚躁盛者死。'"又:"论在《刺法》中。"

7.《脉解》

此解经脉之证候者,或即古之《脉书》。

8.《针解》

"黄帝问曰:愿闻《九针》之解,虚实之道。"

9.《离合真邪论》

"黄帝问曰:余闻《九针》九篇,夫子乃因而九之,九九八十一篇,余尽通其意。《经》言'气之盛衰,左右倾移,以上调下,以左调右,有余不足,补泻于荣输。'余知之矣。"

10.《逆调论》

"《下经》曰:胃不和则卧不安。"

11.《疟论》

"帝曰:夫《经》言:有余者泻之,不足者补之。"

又:"岐伯曰:《经》言:'无刺熇熇之热,无刺浑浑之脉,无刺漉漉之汗。'故为其病逆,未可治也。"

又"故《经》言:'方其盛时必毁,因其衰也,事必大昌。'此之谓也。"

12.《腹中论》

"论在《刺法》中。"

13.《痿论》

"故《本病》曰:大经空虚,发为肌痹,传为脉痿。"

又"故《下经》曰:筋痿者,生于肝,使内也。"

又:"故《下经》曰:肉痿者,得之湿地也。"又"故《下经》曰:骨痿者,生于大热也。"

14.《病能论》

"《上经》者,言气之通天也。《下经》者,言病之变化也。《金匮》者,决死生也。《揆度》者,切度之也。《奇恒》者,言奇病也。所谓奇者,使奇病不得以四时死也;恒者,得以四时死也。所谓揆者,方切求之也,言切求其脉理也。度者,得其病处,以四时度之也。"

15.《奇病论》

"《刺法》曰:'无损不足益有余,以成其疹,然后调之。'所谓无损不足者,身羸瘦,无用镵石也。无益其有余者,腹中有形而泄之,泄之则精出而病独擅中,故曰疹成也。"

又:"治在《阴阳十二官相使》中。"

16.《调经论》

"黄帝问曰:余闻《刺法》言:'有余泻之,不足补之。'何谓有余,何谓不足?岐伯对曰:有余有五,不足亦有五。"

17.《天元纪大论》

"鬼臾区曰:臣积考《太始天元册》文曰:太虚廖廓,肇基化元……"

18.《五运行大论》

"岐伯曰:昭乎哉问也。臣览《太始天元册》文:丹天之气,经于牛女戊分……"
又:"《脉法》曰:'天地之变,无以脉诊。'此之谓也。"

19.《六微旨大论》

"故《天元册》曰天符。"

20.《气交变大论》

"《上经》曰:'夫道者,上知天文,下知地理,中知人事,可以长久。'此之谓也。"

21.《五常政大论》

"故《大要》曰:'无代化,无违时,必养必和,待其来复。'此之谓也。"

22.《六元正纪大论》

"《大要》曰:'甚纪五分,微纪七分,其差可见。'此之谓也。"

23.《至真要大论》

"《大要》曰:君一臣二,奇之制也;君二臣四,偶之制也;君二臣三,奇之制也;君二臣六,偶之制也。"
又:"故《大要》曰:'粗工嘻嘻,以为可知,言热未已,寒病复始,同气异形,迷诊乱经。'此之谓也。"如此言《大要》者凡五见。
又:"《经》言:盛者泻之,虚者补之。"
又:"《脉要》曰:春不沉,夏不弦,冬不涩,秋不数,是谓四塞……"

24.《著至教论》

"帝曰:子不知《阴阳传》乎?"
又:"《从容》不出,人事不殷。"

25.《示从容论》

"黄帝燕坐,召雷公而问之,曰:汝受术诵书者,若能览观杂学,及于《比类》,通合道理,为余言子所长……雷公曰:臣请诵《脉经上、下篇》甚众多矣,别异《比类》,犹未能十全,又安足以明之。""帝曰:公何年之长而问之少。余真问以自谬也。吾问于窈冥,子言《上、下篇》以对何也。"
又:"此皆工之所时乱,然《从容》得之。"
又:"雷公曰……不知其解,复问所以三脏者,以知其《比类》也。"

又:"帝曰:夫《从容》之谓也,夫年长则求之于府,年少则求之于经,年壮则求之于脏。"

又:"夫圣人之治病,循守法度,援物《比类》,化之冥冥,循上及下,何必守经。"

又:"不引《比类》,是知不明也。"

又:"明引《比类》、《从容》,是以名曰《诊经》(按"经",原作"轻",据林亿等新校正引《太素》及仁和寺本《太素》改)。又轻与经,皆以"巠"取声,二字古或通,是谓至道也。"

26.《疏五过论》

"《比类》、《形名》,虚引其经。"

又:"善为脉者,必以《比类》、《奇恒》、《从容》知之。"

又:"《从容》人事,以明经道。"

又:"《上经》、《下经》、《揆度》、《阴阳》、《奇恒》、《五中》,决以《明堂》,审于《终始》,可以横行。"

27.《徵四失论》

"诊不知《阴阳》、《逆从》之理,此治之一失也。"

又:"不知《比类》,足以自乱。"

又:"治数之道,《从容》之葆。"

28.《阴阳类论》

"帝曰:却念《上、下经》、《阴阳》、《从容》,子所言贵,最其下也。"

又:"颂得《从容》之道,以合《从容》。"

又:"黄帝曰:在《经》论中。"

29.《方盛衰论》

"调之阴阳,以在《经脉》。"

又:"诊有《十度》,度人脉度、脏度、内度、筋度、俞度。"又:"《奇恒》之势,乃六十首。"

又:"取虚实之要,定《五度》之事。"

30.《解精微论》

"黄帝在明堂,雷公请曰:臣授业传之,行教以(按此前《太素》有"皆"字,是)《经》论,《从容》、《形法》、《阴阳》、《刺灸》、《汤药》所滋,行治有贤不肖,未必能十全。"

又:"不在《经》者,欲问其状。……在《经》有也。"

又:"且子独不诵不念夫《经》言乎。"

二、《灵枢》引书

1.《九针十二原》

"今各有形,先立《针经》。"

又:"《大要》曰:徐而疾则实,疾而徐则虚。"

2.《小针解》

此当为解《小针》者。

3.《根结》

"《九针》之玄,要在《终始》,故能知《终始》,一言而毕,不知《终始》,针道咸绝。"
又:"黄帝曰:《逆顺五体》者,言人骨节之小大,肉之坚脆,皮之厚薄,血之清浊,气之滑涩,脉之长短,血之多少,经络之数,余已知之矣,此皆布衣匹夫之士也。"

4.《官针》

"凡刺之要,《官针》最妙,九针之宜,各有所长……"
又:"故《刺法》曰:始刺浅之,以逐邪气……"

5.《终始》

"凡刺之道,毕于《终始》,明知《终始》,五脏为纪,阴阳定矣。"
又:"《终始》者,经脉为纪。"

6.《经脉》

"雷公问于黄帝曰:《禁服》(按"服",原作"脉",据《太素·经服连环》及《铜人腧穴针灸图经》卷一改)之言,凡刺之理,经脉为始……"

7.《口问》

"黄帝闲居,辟左右而问于岐伯曰:余已闻《九针》之经论,阴阳顺逆,六经已毕,愿得口问。"
又:"论不在《经》者,请道其方。"

8.《海论》

"黄帝问于岐伯曰:余闻《刺法》于夫子,夫子之所言,不离于营卫气血……"

9.《病传》

"黄帝曰:余受《九针》于夫子,而私览于诸方,或有导引行气,乔摩灸熨,刺焫饮药之一者,可独守耶,将尽行之乎?"

10.《外揣》

"黄帝曰:余闻《九针》九篇,余亲受其调,颇得其意。夫九针者,始于一而终于九,然未得其在道也……"

11.《禁服》

"雷公问于黄帝曰:细子得受业,通于《九针》六十篇,旦著勤服之,近者编绝,久者简垢,然尚讽诵弗置,未尽解于意矣。《外揣》言浑束为一,未知所谓也。夫大则无外,小则无内,大小无极,高下无度,束之奈何?"

12.《逆顺》

"《兵法》曰:无迎逢逢之气,无击堂堂之阵。《刺法》曰:无刺熇熇之热,无刺漉漉之汗,无刺浑浑之脉,无刺病与脉相逆者。"

13.《玉版》

"黄帝曰:多害者,其不可全乎? 岐伯曰:其在《逆顺》焉。"

14.《行针》

"黄帝问于岐伯曰:余闻《九针》于夫子,而行之于百姓。"

15.《官能》

"黄帝问于岐伯曰:余闻《九针》于夫子众多矣,不可胜数,余推而论之,以为一纪,余司诵之,子听其理……"

16.《卫气行》

"《大要》曰:常以日之加于宿上也,人气在太阳。"

17.《九针论》

"黄帝曰:余闻《九针》于夫子,人多博大矣,余犹不能寤。敢问九针焉生,何因而得名?"

三、《素问》、《灵枢》引书小考

从以上所引诸条,足可看出,《素问》、《灵枢》中引书,多达三、四十种之多。在这诸多引书中,有些已在唐人如王冰等注经时释明,有些则为近代或近人解经时指出。然而仍有些因行文义晦,是否为书名,学界认识不一。以下就《素问》、《灵枢》之引书,以出现之先后为序,聊为小考。

1.《经》

《经》之名,见于《素问》有《六节脏象论》、《离合真邪论》、《疟论》、《至真要大论》、《阴阳类论》、《解精微论》等,《灵枢》有《口问》。如《六节脏象论》:"帝曰:五运之始,如五环无端,其太过不及何如? 岐伯曰:五气更立,各有所胜,盛虚之变,此其常也。帝曰:平气何如? 岐伯曰:无过者也。帝曰:太过不及奈何? 岐伯曰:在《经》有也。"《离合真邪论》:"《经》言:气之盛衰,左右倾移,以上调下,以左调右,有余不足,补泻于荥输。"《疟论》:"夫《经》言:有余者泻之,不足者补之。"又:"无刺熇熇之热,无刺浑浑之脉,无刺漉漉之汗。"又:"故《经》言:方其盛时必毁,因其衰也,事必大昌。"《至真要大论》:"《经》言:盛者泻之,虚者补之。"《阴阳类论》:"雷公曰:请问短期。黄帝不应。雷公复问。黄帝曰:在《经》论中。雷公曰:请问短期。黄帝曰:冬三月之病,病合于阳者,至春正月,脉有死徵,皆归出春。冬三月之病,在理已尽,草与柳叶皆杀,春阴阳皆绝,期在孟春。春三月之病曰阳杀,阴阳皆绝,期在草干,夏三月之病,至阴不过十日,阴阳交,期在溓水,秋三月之病,三阴俱起,不治自己,阴阳交合者,立不能坐,坐不能起,三阳独至,期在石水,三阴独至,期在盛水。"在《经》论中,王冰注:"上古《经》之中也。"《解精微论》:"公请问哭泣而泪不出者。若出而少涕,其故何也? 帝曰:在《经》有也。"

根据上文,不难看出,《素问》与《灵枢》引用之《经》言,其内容涉及诸多方面。如《六节脏象论》所言,为气象医学者,《疟论》中所言,为刺法者;《阴阳论类》所言,为预诊病之短期者;《解精微》论所言,为病机者。另有不明引具体内容者,尚有多处。因此,对此所谓《经》,似可作出两种推测,一者,《素问》、《灵枢》成书之前,有一综合性医书,称为某《经》;一者,乃是对某些重要医籍的浑称。如针刺类内容,或出于《针经》或《九针》,诊断性内容,或出于《脉经》、《脉法》及《脉要》等。总之,《素问》、《灵枢》所引《经》言,必出于古医籍中,非指《素问》、《灵枢》而言也无疑。

2.《揆度》

《揆度》之名,均见于《素问》,计有《玉版论要》、《玉机真脏论》、《病能论》、《疏五过论》等篇。有的篇对《揆度》,为略有所述。如《玉版论要》:"《揆度》者,度病之浅深也。"又"《揆度》,事也。"《玉机真脏论》:"《揆度》、《奇恒》,道在于一。"《病能论》:"《揆度》者,切度之也……所谓揆者,方切求之也,言切求其脉理也;度者,得其病处,以四时度之也。"

据上述内容,《揆度》一书,主要为论述切求脉象、脉理,度病之深浅及四时病处等类之内容,在今《素问》或《灵枢》有关诊法诸篇中,当含有其部分书文。

详《史记·仓公传》言阳庆授淳于意禁书中亦有《揆度》一书,当与《素问》所引为同书,是则说明,该书在西汉前期尚为医家所收存。

3.《奇恒》

《奇恒》之名,见于《素问》有《玉版论要》、《玉机真脏论》、《病能论》、《疏五过论》、《方盛衰论》等。如《玉版论要》:"《奇恒》者,言奇病也。"《玉机真脏论》:"《揆度》、《奇恒》,道在于一。"《病能论》:"《奇恒》者,言奇病也。所谓奇者,使奇病不得以四时死也;恒者,得以四时死也。"《方盛衰论》:"《奇恒》之术,乃六十首。"

据上文,《奇恒》一书,论奇病及治法者。所谓奇病,异于正常,不得以四时死之病也。全书内容,计六十首。所谓六十首,当与六十篇义同,如《灵枢·禁服》言"《九针》六十篇"即是。此言六十首,当含奇病六十种,每病为一首。亦如后世言一首诗、一首词之义。今《素问》之《奇病论》及《大奇论》中,当含有该书内容。

详《史记·仓公传》言阳庆授淳于意禁书中,有《奇咳术》一书。晋裴骃集解:"奇,音羁。咳,音该。"又《汉书·艺文志·五行》有《五音奇胲用兵》二十三卷、《五音奇胲刑德》二十一卷。张舜徽《汉书·艺文志通释》引如淳曰:"胲,音该。"又引王念孙曰:"《说文》:'奇侅,非常也。'侅,正字也。其胲作咳作賌者,皆借字耳。脉法之有五色诊、奇侅术,犹兵法之有五音奇胲,皆言其术之非常也。"据此,则《史记》所言《奇咳术》与《素问》所言《奇恒》,义则同,疑系同书;至少亦当为同类之书而无疑。

4.《五色》

《五色》之名,见于《素问》有《玉版论要》、《玉机真脏论》等篇。如《玉版论要》:"《五色》、《脉变》、《揆度》、《奇恒》,道在于一。"又《玉机真脏论》文与《玉版论要》文尽同。

本书别无具体引文。然据《素问》所引诸书义,当是色诊类书而无疑。又详今《灵枢》中,有"五色"一篇,内容亦详言色诊者,虽未必即是该书,然当含该书内容或书文。

详《史记·仓公传》言阳庆授淳于意禁书中有《五色诊》一书,当与《素问》所引为同书,至少亦当为同类书。

5.《脉变》

《脉变》之名,见于《素问》有《玉版论要》、《玉机真脏论》,文见上《五色》。

本书亦别无具体引文。然据书名之义,当是脉诊一类书而无疑。

6.《针经》

《针经》之名,见于《素问》有《八正神明论》,《灵枢》有《九针十二原》。如《八正神明论》:"帝曰……愿闻法往古者。岐伯曰:法往古者,先知《针经》也。验于来今者,先知日之寒温,月之虚盛,以候气之浮沉,而调之于身。"张介宾《类经》卷十九第十三注:"法古者,取法于既往也。此云《针经》为古法,可见是书之传,其来最远,似犹有出轩岐之前者。"

详此文既系黄帝、岐伯言"法往古者",必是依托黄帝与岐伯问答而撰此书之前,已有《针经》一书问世,故称之为"往古"。往古,古昔、前世也。《韩非子·难言》:"时称诗书,道法往古,则见以为诵。"《史记·外戚世家》:"往古国家所以乱也,由主少母壮也。"此书既名《针经》,必论针刺之道者,故得以"经"名之。今《素问》、《灵枢》中论针道者,当含有此书内容。

7.《九针》

《九针》之名,见于《素问》有《八正神明论》、《针解篇》、《离合真邪论》等,《灵枢》《根结》、《口问》、《病传》、《外揣》、《禁服》、《行针》、《九针论》等。如《离合真邪论》曰:"黄帝问曰:余闻《九针》九篇,夫子乃因而九之,九九八十一篇,余尽通其意。"《根结》:"《九针》之玄,要在《终始》。"《口问》:"余已闻《九针》之经论,阴阳顺逆,六经已毕。"《外揣》:"黄帝曰:余闻《九针》九篇,余亲受其调,颇得其意。夫九针者,始于一而终于九,然未得其要道也。夫九针者,小之则无内,大之则无外,深不可下,高不可盖,恍惚无穷,流溢无极。余知其合于天道人事、四时之变也。然余愿杂之毫毛,浑束为一,可乎。"《禁服》:"《九针》六十篇。"《行针》:"余闻《九针》于夫子,而行之于百姓。"《官能》:"余闻《九针》于夫子众多矣,不可胜数。"《九针论》:"余闻《九针》于夫子,众多博大矣。"

据上文,《九针》一书,原有九篇,今《灵枢·九针论》所谓:"九针者,天地之大数也,始于一而终于九。故曰:一以法天,二以法地,三以法人,四以法时,五以法音,六以法律,七以法星,八以法风,九以法野。黄帝曰:以应九针之数奈何? 岐伯曰:夫圣人之起天地之数也。一而九之,故以立九野,九而九之,九九八十一,以起黄钟数焉,以针应数也。"此当为《九针》九篇之基本框架结构和指导思想。在此基础上,复有佚名氏衍为六十篇之本,又有岐伯氏衍为八十一篇之本。此当说明,在《素问》、《灵枢》成书前的此一针刺专著《九针》,自九篇衍化为六十篇,以至八十一篇,必经有相当的历史进程,亦非一时一人之作。就其内容所及而论,恐亦涉及针刺的各个方面,故黄帝屡言众且多、博而大焉。就其实用价值而言,亦必及于民间而广为应用,故曰"行之于百姓"。

今《灵枢·九针论》,当是《九针》内容之综合论述。至其具体内容,当收于《素问》、《灵枢》之有关篇章中。如《素问·针解篇》:"黄帝曰:愿闻《九针》之解……"其所解诸条,即为《九针》内容。至其八十一篇之本,是否为今存《灵枢》,即古之《针经》,若以行文语气而论,似当别为一书,亦或为《针经》成编之主要参考本。要之,此书之成编,由来尚矣。如《素问·针解篇》:"帝曰:余闻九针上应天地四时阴阳,愿闻其方,令可传于后世,以为常也。岐伯曰:夫一天、二地、三人、四时、五音、六律、七星、八风、九野,身形亦应之,针各有所宜,故曰九针。"此后分别解九针之应。然自"人一以观动静"至"四方各作解"一段,久已碎不成文。王冰注云:"此一百二十四字,蠹简烂文,义理残缺,莫可寻究。而上古书,故具载之,以俟后之具本也。"《太素·知针石》与《素问》亦基本相同,唯个别字有异,杨上善注亦云:"四时一分,以候四方作解。此之九数,一一各有九分,取之作解,多少不等,或取一,或取二三四等,章句难分,但指句而已也。"似此等碎文,或《素问》取材时已然,疑或岐伯八十一篇《九针》文,原已残缺不完,然否,亦待再考再证。

8.《阳明脉》

详今《素问》有"阳明脉解"一篇,所解乃足阳明脉之病候。据黄帝问语,提解病候为:闻木音而惊,恶火,或喘而死者,或喘而生者,病甚则弃衣而走,登高而歌,或至不食数日,逾垣上屋,所上之处,皆非其素所能也,病反能,亡言骂詈不避亲疏等。

按:上列诸病候,与《灵枢·经脉》及近所出土之马王堆医书《阴阳十一脉》及张家山《脉书》中足阳明脉"是动则病"诸候之大部分内容相同,仅文字有小异。然另有"洒洒恶寒,善呻数欠"诸证,本篇中不具。而别出"或喘而死者,或喘而生者"及"妄言骂詈不避亲疏"等,则为《灵枢》等所不具。

据此,则本篇所解之阳明脉,与《灵枢·经脉》及古《脉书》内容,当有所别,必系另一别本而无疑。至于"阳明脉"文,究系一单篇别行本,或古另有《脉书》中之一部分,限于文献,今已难详考。

9.《热论》

《热论》之名,见于《素问·评热病论》。该文曰:"《热论》曰:汗出而脉尚躁盛者死。"王冰注:"《热论》谓上古《热论》也。"

详今《素问》有"热论篇",其中并无上文,然该篇及《素问》之《刺热篇》、《评热病论》与《灵枢·热病》中,当含有古《热论》之有关内容。

10.《脉书》

详今《素问》有"脉解"一篇,所解乃三阳三阴脉之病候。其内容为太阳有肿腰脽痛,病偏虚为跛、强上引背、耳鸣、甚则狂癫疾、浮为聋、入中为瘖、内夺而厥则为瘖俳等;少阳有心胁痛、不可反侧、甚则跃等;阳明有洒洒振寒、胫肿而股不收、上喘而为水、胸痛少气、其则厥、恶人与火、闻木音则惕然而惊、独闭户牖而处、病至则欲乘高而歌、弃衣而走、客孙脉则头痛鼻衄腹肿等；太阴有病胀、上走心为噫、食则呕、得后与气则快然如衰等；少阴有腰痛、呕咳上气喘、色色不能久立久坐、起则目䀮䀮无所见、少气善怒、恐如人将捕之、恶闻食臭、面黑如地（按地，当为坳之误）色、咳则有血等；厥阴有癞疝、妇人少腹肿、腰脊痛不可以俛仰、甚则嗌干热中等。

以上诸病候，与《灵枢·经脉》及马王堆医书《阴阳十一脉灸经》、张家山《脉书》等相校，不难看出，皆足三阳脉与足三阴脉之病候，然诸书所列病候亦颇有出入。总起来看，脉解篇所解，较之马王堆医书及张家山《脉书》为详，较《灵枢·经脉》为简。然亦有脉解篇有而经脉篇无之病候，如脉解篇解太阳脉仅有八候，而经脉篇足太阳脉，是动则病有八候，是主筋所生病亦有八候，即痔、疟、狂癫疾、头脑项痛、目黄、泪出、鼽衄、项背腰尻腘踹脚皆痛等。可见脉解之候，亦可认为系经脉所生病，然与经脉篇所生病诸候则不尽同。

根据上述情况，脉解篇所解之病候，系出于《素问》、《灵枢》成书前之另一《脉书》中之足三阳脉与足三阴脉。从所列病候分析，该书较之马王堆《阴阳十一脉灸经》及张家山《脉书》内容，更为完善。从而亦可看出，从马王堆《足臂十一脉灸经》到马王堆《阴阳十一脉灸经》及张家山《脉书》，复由脉解篇引解之《脉书》到《灵枢·经脉》，体现了古人对经脉认识及继承发展的历史过程，亦或可反映从先秦到西汉前期经脉文献的演变情况。

11.《下经》

《下经》之名，见于《素问》有《逆调论》、《痿论》、《病能论》、《疏五过论》等。如《逆调论》："《下经》曰：胃不和则卧不安。"《痿论》："故《下经》曰：筋痿者，生于肝，使内也。"又："故《下经》曰：肉痿者，得之湿地也。"又："故《下经》曰：骨痿者，生于大热也。"《病能论》："《下经》者，言病之变化也。"

根据上文，可知《下经》一书，主要是言疾病之变化者，其与《上经》一书，当为姐妹篇，或为一书之上下篇。

详《史记·仓公传》言阳庆授淳于意禁书中有《上、下经》，据书名，与《素问》所引《上经》与《下经》，当是一书。

12.《刺法》

《刺法》之名，见于《素问》有《评热病论》、《腹中论》、《奇病论》、《调经论》等，《灵枢》有《官针》、《逆顺》等。如《评热病论》："帝曰：有病肾风者，面胕痝然壅，害于言，可刺否？岐伯曰：虚不当刺，不当刺而刺，后五日，其气必至。帝曰：其至如何？岐伯曰：至必少气时热，时热从胸背上至头，汗出手热，口干苦渴，小便黄，目下肿，腹中鸣，身重难以行，月事不来，烦而不能食，不能正偃，正偃则咳，病名曰风水。论在《刺法》中。"王冰注："《刺法》，篇名，今经亡。"《腹中论》：帝曰：病有少腹盛，上下左右皆有根，此为何病？可治不？岐伯曰：病名有伏梁。帝曰：伏梁何因而得之？岐伯曰：裹大脓血，居肠胃之外，不可治，治之，每切按之致死。帝曰：何以然？岐伯曰：此下则因阴，必下脓血，上则迫胃脘生鬲，挟胃脘内痈。此久病也，难治。居脐上为逆，居下为从，勿动亟夺。论在《刺法》中。《奇病论》："黄帝问曰：人有重身，九月而瘖，此为何也？岐伯对曰：胞之络脉绝也。帝曰：何以言之？岐伯曰：胞络者，系于肾，少阴之脉，贯肾络舌本，故不难言。帝曰：治之奈何？岐伯曰：无治也，当十月复。《刺法》

曰:无损不足,益有余,以成其疹。"《调经论》:"黄帝问曰:余闻《刺法》言,有余泻之,不足补之。何谓有余,何谓不足。岐伯对曰:有余有五,不足亦有五。"《官针》:"所谓三刺则谷气出者,先浅刺绝皮以出阳邪,再刺则阴邪出者,少益深绝皮致肌肉,未入分肉之间则谷气出。故《刺法》曰:始刺浅之,以逐邪气,而来血气;后刺深之,以致阴气之邪;最后刺极深之,以下谷气。此之谓也。"《逆顺》:"《刺法》曰:无刺熇熇之热,无刺漉漉之汗,无刺浑浑之脉,无刺病与脉相逆者。"

根据上文可见,《素问》与《灵枢》引用《刺法》内容,比较具体。如上述肾风、伏梁、妇人重身九月而瘖三病,均谓"论在《刺法》中"可见《刺法》中,有诸多论病之内容。余三条引文,均为刺法,即该书命题之义。从而说明,《刺法》一书,至少应含此两方面内容。

详今《素问》中有亡篇名"刺法",前引王冰注云"今经亡",义指此。按此说似非是。若云《素问》亡篇"本病"则可,若谓《素问》亡篇,即《素问》引书之《本病》则非。至于宋人始见之《素问》亡篇"本病",犹系后世之伪作也。

13.《本病》

《本病》之名,见于《素问·痿论》,其中明确指引《本病》者一条,余二条未言者当系省文。即:"故《本病》曰:大经空虚,发为肌痹,传为脉痿。思想无穷,意淫于外,入房太甚,宗筋弛纵,发为筋痿,及为白淫。"又:"有渐于湿,以水为事,若有所留,居处相湿,肌肉濡渍,痹而不仁,发为肉痿。"又:"有所运行劳倦,逢大热而渴,渴则阳气内伐,内伐则热舍于肾,肾者,水脏也,今水不胜火,则骨枯而髓虚,故足不任身,发为骨痿。"详此诸条,本联缀成文,因《素问》引用时,中间夹引《下经》文,遂割裂为三。

详上文,《本病》论痿病甚详。是知该书当是论病者。所谓"本病"者,论病之本也。又今《素问》有遗篇名《本病》,其内容当源于古《本病》一书。至于宋代始见之《素问》遗篇"本病"文,属运气之类,盖去古尤远。观乎此,益知其伪也无疑。

14.《上经》

《上经》之名,见于《素问》有《病能论》、《气交变大论》、《疏五过论》等。如《病能论》:"《上经》者,言气之通天也。"《气交变大论》:"《上经》曰:夫道者,上知天文,下知地理,中知人事,可以长久。"

根据此文,《上经》一书,当系论天地与人事之通应者。《素问·生气通天论》一篇,或取法于此。又《素问》与《灵枢》中言及天地与人事等内容,亦或与《上经》有关。又《史记·仓公传》记阳庆授淳于意禁书中,有《上、下经》,与此当是同书。

15.《金匮》

《金匮》之名,惟见于《素问·病能论》,该文云:"《金匮》者,决死生也。"

详今《素问·三部九候论》,林亿等新校正云:"按全元起本在第一卷,篇名《决死生》。"此当是古名。是则"决死生"者,犹诊法之类,《金匮》一书,亦当言诊法者。今《素问·三部九候论》,曾三次言"决死生",亦或与该书有关。

16.《阴阳十二官相使》

《阴阳十二官相使》之名,惟见于《素问·奇病论》,该文云:"帝曰:有病口苦取阳陵泉,口苦者,病名为何? 何以得之? 岐伯曰:病名曰胆瘅。夫肝者,中之将也,取决于胆,咽为之使。此人者,数谋略不决,故胆虚气上溢,而口为之苦,治之以胆募俞。治在《阴阳十二官相使》中。"

据上文可知,该书当系论脏腑十二官为病之治法者,此治胆瘅取胆募俞之法,特其一例耳。

详今《素问·灵兰秘典论》,林亿等新校正云:"按全元起本名十二脏相使,在第三卷。"又详该篇首文即文为"黄帝问曰:愿闻十二脏之相使,贵贱何如?"又文中曾两言"十二官",及"肝为将军之官"等,与上文义亦合,故本篇内容,亦或源于古《阴阳十二官相使》一书。

17.《太始天元册》

《太始天元册》之名,见于《素问》有《天元纪大论》、《五运行大论》、《六微旨大论》等。如《天元纪大论》:"帝曰:愿闻五运之主时也何如? 鬼臾区曰:五气运行,各终朞日,非独主时也。帝曰:请闻其所谓也。鬼臾区曰:臣积考《太始天元册》文曰:太虚廖廓,肇基化元,万物资始,五运终天,布气真灵,总统坤元。九星悬朗,七曜周旋。曰阴曰阳,曰柔曰刚,幽显既位,寒暑弛张,生生化化,品物咸章。臣斯十世,此之谓也。"王冰注:"《天元册》,所以记天真元气运行之纪也。自神农之世,鬼臾区十世祖,始诵而行之。此太古占候灵文,洎乎伏牺之时,已镌诸玉版,命曰《册文》,太古灵文,故命曰《太始天元册》也。"《五运行大论》:"臣览《太始天元册》文:丹天之气经于牛女戊分,黅天之气经于心尾己分,苍天之气经于危室柳鬼,素天之气经于亢氐昂毕。玄天之气经于张翼娄胃。所谓戊己分者,奎壁角轸,则天地之门户也。夫候之所始,道之所生,不可不通也。帝曰:善。"《六微旨大论》:"帝曰:土运之岁,上见太阴,火运之岁,上见少阳少阴,金运之岁,上见阳明,木运之岁,上见厥阴,水运之岁,上见太阳奈何? 岐伯曰:天之与会也。故《天元册》曰天符。"

详《太始天元玉册》一书,惟在运气三篇中有所引用,其内容亦皆与运气学说有关。故该书有可能为运气学说的滥觞之作,《素问》运气诸篇内容,恐亦多源于此书。由于运气诸篇,原非《素问》旧文,故该书之问世,虽在运气诸篇形成之前,然必晚于《素问》。至于王冰注中所谓"此太古占候灵文,伏牺之时,已镌诸玉版"之说,则不足为信。

又《素问》林亿等新校正云:"详今世有《天元玉册》,或者以为即此《太始天元玉册》文,非是。"盖《素问》运气诸篇引用之《太始天元玉册》,亡佚已久。宋人所见者,乃后人之伪作而无疑。新校正之说甚是。

18.《大要》

《大要》之名,见于《素问》有《五常政大论》、《六元正纪大论》、《至真要大论》等,《灵枢》有《九针十二原》、《卫气行》等。如《五常政大论》:"故《大要》曰:无代化,无违时,必养必和,待其来复。此之谓也。"王冰注:"《大要》,上古经法。"《六元正纪大论》:"天气不足,地气随之,地气不足,天气从之。运居其中而常先也……多少而差其分,微者小差,甚则位易气交,易则大变生而病作矣。《大要》曰:甚纪五分,微纪七分,其差可见。此之谓也。"《至真要大论》:"《大要》曰:君一臣二,奇之制也,君二臣四,偶之制也,君二臣三,奇之制也,君二臣六,偶之制也。"又:"故曰:知标与本,用之不殆,明知逆顺,正行无问。此之谓也。不知是者,不足以言诊,足以乱经。故《大要》曰:粗工嘻嘻,以为可知,言热未已,寒病复始,同气异形,迷诊乱经。此之谓也。"又:"故阳之动,始于温,盛于暑,阴之动,始于清,盛于寒,春夏秋冬,各差其分。故《大要》曰:彼春之暖,为夏之暑,彼秋之忿,为冬之怒。谨按四维,斥候皆归,其终可见,其始可知。此之谓也。"又:"上下所主,随其攸利,正其味,则其要也。左右同法。《大要》曰:少阳之主,先甘后咸;阳明之主,先辛后酸;太阳之主,先咸后苦;厥阴之主,先酸后辛;少阴之主,先甘后咸;太阴之主,先苦后甘。佐以所利,是谓得气。"又:"帝曰:愿闻病机。岐伯曰:诸风掉眩,皆属于肝……故《大要》曰:谨守病机,各司其属,有者求之,无者求之,盛者责之,虚者责之。必先五胜,疏其血气,令其条达,而致和平。此之谓也。"《九针十二原》:"《大要》曰:徐而疾则实,疾而徐则虚。"《卫气行》:"《大要》曰:常以日之加于宿上也,人气在太阳。是故日行一舍,人气行三阳行(按《甲乙经》卷一第九及《太素·卫五十周》均无此"行"字,疑衍)与阴分,常如是无己,天与地同纪,纷纷纷纷,终而复始,一日一夜,水下百刻而尽矣。"

根据上文,《大要》一书,涉及的范围较广,仅上述引文,即有天文、组方、治则、病机、刺法等,特别是与运气相关的一些内容。因此,似可认为,《大要》一书,当系医学理论方面的一部综合性著作,其中有关气象方面的内容,为《素问》运气七篇大论的形成,具有一定的启示,并提供了一定的文献资料。其他有关内容,也反映了医学某些方面的成就。其成书年代,当在《素问》、《灵枢》成书之前,故《灵枢》中有所引用。

19.《脉法》

《脉法》之名,惟见于《素问·五运行大论》,该文云:"岐伯曰:天地之气,胜复之作,不形于诊也。《脉法》曰:天地之变,无以脉诊。此之谓也。"

根据此文,《脉法》一书,无疑为论脉诊之法者。

详《史记·仓公传》所记淳于意验案中,有引用《脉法》处多例,如齐侍御史成病案云:《脉法》曰:脉长而弦不得代四时者,其病主在于肝和,即经主病也,代则络脉有过经主病,和者其病得之筋髓里,其代绝而脉贲者,病得之酒且内。齐王中子诸婴儿小子病案云:"《脉法》曰:脉来数疾去难而不一者,病主在心,周身热,脉盛者为重阳,重阳者逿心主。"齐中御史长信病案云:"《脉法》曰:热病阴阳交者死,切之不交并阴,并阴者,脉顺清而愈,其脉虽未尽,犹活也。肾气有时间浊,在太阴脉口而希,是水气也。"齐王太后病案云:"《脉法》曰:沉之而大坚,浮之而大紧者,病主在肾,肾切之而相反也。脉大而躁者,膀胱气也,躁者中有热而溺赤。"章武里曹山跗病案云:"《脉法》曰:不平不鼓形弊,此五脏高之远数以经病也,故切之时不平而代。不平者,血不居其处。代者,时参(按参同"三")击并至,乍躁乍大也。此两络脉绝,故死不治。"齐丞相舍人奴病案云:"《脉法》曰:病重而脉顺清者曰内关。内关之病人,不知其所痛,心急然无苦,若加一病死,中春一愈,顺及一时。"齐中郎破石病案云:"《脉法》曰:病养喜阴处者顺死,养喜阳处者逆死。"安阳武都里成开方案云:"其《脉法》、《奇咳》言曰:脏气相反者死。"又:"问臣意所诊治病,病名多同而诊异,或死或不死何也?对曰:病名多相类不可知,故圣人为《脉法》,以起度量、立规矩、悬权衡、案绳墨、调阴阳,别人之脉各名之,与天地相应,参合于人。故乃别百病以异之,有数者能异之,无数者同之,《脉法》不可胜验,诊疾人以度异之,乃可别同名命病主在所居。"

按《史记·仓公传》载淳于意验案共二十余则,其中引用《脉法》者及三分之一,均藉以辨别脉象,分析病候,决断死生,亦可谓信而有徵。并对《脉法》一书之学术及应用,给予极高的评价。足见《脉法》一书,其内容已相当充实,且含有较丰富的实践经验,应为当时颇有影响之诊法著作。

《素问》中所引《脉法》一书,与《史记·仓公传》所引,当是同书。今《素问》虽仅有一处引文,然有关诊法的其他篇中,或有其篇文,亦或有宗其法者。

20.《脉要》

《脉要》之名,仅见于《素问·至真要大论》,该文云:"故《大要》曰:彼春之暖为夏之暑……此之谓也。帝曰:差有数乎? 岐伯曰:又凡三十度也。帝曰:其脉应皆何如? 岐伯曰:差同正法,待时而去也。《脉要》曰:春不沉,夏不弦,冬不涩,秋不数,是谓四塞。沉甚曰病,弦甚曰病,涩甚曰病,数甚曰病,参见曰病,复见曰病,未去而去曰病,去而不去曰病,反者死。故曰气之相守司也,如权衡之不得相失也。"

21.《阴阳传》

《阴阳传》之名,惟见于《素问·著至教论》,详其文云:"帝曰……而道上知天文,下知地理,中知人事,可以长久。以教众庶,亦不疑殆。医道论篇,可传后世,可以为宝。雷公曰:请受道,讽诵用解。帝曰:子不闻《阴阳传》乎! 曰:不知。曰:夫三阳,天为业,上下无常,合而病至,偏害阴阳。"

按《素问》本篇内容,主要为黄帝与雷公讨论阴阳方面的有关问题,此之谓"道"。所以当雷公提出"请受道"时,黄帝所问曰:"子不闻《阴阳传》乎!"是则可知《阴阳传》一书,当是论述"阴阳"的一些基本道理。《素问》本篇中,亦或含其部分书文。

22.《比类》

《比类》之名,见于《素问》有《示从容论》、《疏五过论》及《徵四失论》。如《示从容论》:"黄帝燕坐,召雷公而问之曰:汝受术诵书者,若能览观杂学,及于《比类》,通合道理,为余言子所长。"又:"雷公曰:臣请诵《脉经上、下篇》,甚众多矣,别异《比类》,犹未能十全,又安足以明之。"又:"雷公曰:于此有人,头痛筋挛……不知其解,复问所以三脏者,以知其《比类》也。"又:"夫圣人之治病,循法守度,援物《比类》,化之冥冥,循上及下,何必守经。"又:"不引《比类》,是知不明也。"又:"明引《比类》、《从容》,是以名曰《诊轻》(新校正云:"按《太素》轻作经。"按作"经"是)。"《疏五过论》:"雷公避席再拜曰:臣年幼小,蒙愚以惑,不闻五过与四德,《比类》、《形名》,虚引其经,心无所对。"又:"善为脉者,必以《比类》、《奇恒》、《从容》知之,为工而不知道,此诊之不足贵。"《徵四失论》:"不别人之勇怯,不知《比类》,足以自乱,不足以自明。"

根据上文,可见《比类》之名,在《示从容论》中引用较多,而且有些文句,亦颇似一般词语,然其中"不引《比类》"、明此《比类》、《从容》等语,马蒔注:"子当明引《比类》、《从容》等篇大义。"加之《疏五过论》所谓"不闻五过与四德,《比类》、《形名》"及"必以《比类》、《奇恒》、《从容》知之"等文,则非为一般词语,其为名词之义而无疑。因此,《比类》必系一古医籍名。

详比类者,比照类例也。《礼记·月令》:"(孟秋之月)是月也,乃命宰祝循行牺牲;视全具,案刍豢,瞻肥瘠,察物色,必比类。"孔颖达疏:"已行故事曰比,品物相隋曰类。"《汉书·

文帝纪》："它不在此令中者，皆以此令比类从事。"谅《比类》一书，当系论脉象、病候之比类从事者，故以此为名。

23.《脉经上、下篇》

《脉经上、下篇》之名，仅见于《素问·示从容论》，该文云："雷公曰：臣请诵《脉经上、下篇》，甚众多矣，"

据书名之义，可知其为论脉之专著，且书分上、下篇，说明其内容较多。该书无具体引文，今《素问》、《灵枢》中有脉诊之内容，或有其书文，亦或有源于该书者。

24.《从容》

《从容》之名，除上文《比类》所列诸条引文兼有其名外，又见于《素问》者，如《著至教论》："《从容》不出，人事不殷。"《示从容论》："此皆工之所时乱，然《从容》得之。"又："夫《从容》之谓也，夫年长则求之于府……"《疏五过论》："《从容》人事，以明经道。"《徵四失论》："治数之道，《从容》之葆。"《阴阳类论》："帝曰：却念《上、下经》、《阴阳》、《从容》，子所言贵，最其下也。"又："颂得《从容》之道，以合《从容》。"《解精微论》："雷公谓曰：臣授业传之，行教以《经》论，《从容》、《形法》……"

根据上文，《从容》皆仅言其名，未引其具体内容。详今《素问·示从容论》中，或引其书文。如《素问·阴阳类论》："颂得《从容》之道，以合《从容》。"张介宾《类经》卷十三第七注："颂，诵同。《从容》之道可诵，其为古经篇名可知，如示从容之论是也。以合《从容》，合其法也。"张注言"其为古经篇名可知。"按古籍多单篇别行者，此亦当是。然终非尽为《素问·示从容论》

详"从容"之义，诸家说解不一。如《素问·示从容论》，吴昆注："篇内论病情有难知者，帝示雷公从人之容貌，而求合病情。"张志聪注："得天之道，出于自然，不得勉强，即孔氏之所谓从容中道，圣人也。"又"失《从容》之谓也。"，张志聪注："此言经脉之当求之于气也。夫从容者，气之体也。"吴、张等注，义尚未详，吴注尤谬。"从容"，有举动之义。《广雅·释训》："从容，举动也。"王念孙疏证："《楚辞·九章·怀沙篇》：'重华不可遌兮，孰知余之从容。'王逸注云：'从容，举动也。言谁得知我举动，欲行忠信。'案从容有二义，一训为舒缓，一训为举动。其训为举动者，字书、辞书皆不载其义。今详引诸书以证明之。《九章·抽思篇》云：'理弱而媒不通兮，尚不知余之从容。'哀时命云：'世嫉妒而蔽贤兮，孰知余之从容。'此皆谓己之举动，非世俗所能知。与怀沙同义。《后汉书·冯衍传》显志赋：'惟吾志之所庶兮，固与俗其不同。既倜傥而高引兮，愿观其从容。'此亦谓举动不同于俗。李贤注云：'从容，犹在后也。'失之。《中庸》云：'诚者，不勉而中，不思而得，从容中道，圣人也。'从容中道，谓一举一动，莫不中道。犹云：动容周旋，中礼也……"根据此义，《从容》一书，或论病候动容，而不为常人所知者，得以"化其冥冥"，故取此名。

25.《阴阳》

"阴阳"二字连称，见于《素问》、《灵枢》中者极多，大都如本义。又详《素问·疏五过论》："《上经》、《下经》、《揆度》、《阴阳》、《奇恒》、《五中》，决以《明堂》……"按此文前后列举了一系列书名，而"阴阳"二字位居其中，故此所谓"阴阳"，亦当为古医学文献之一。又

《素问·徵四失论》："诊不知《阴阳》、《逆从》之理,此诊之一失也。"详此文义,亦似指书名而言。

今《素问》、《灵枢》中,专论"阴阳"之内容颇多,诸如《素问》之《阴阳应象大论》、《阴阳类论》及《灵枢》之《阴阳清浊》等皆是,其中或有源于古《阴阳》一书者。

26.《逆顺》

《逆顺》之名,见于《素问》如上条引《徵四失论》引文之《逆从》。按从者"顺"也,为南朝梁武帝时避其"顺之"讳改字。又《灵枢·玉版》："黄帝曰:多害者,其不可全乎？岐伯曰:其在《逆顺》焉。"此下有岐伯对文言五逆及顺诸条。

详《素问》、《灵枢》中类似此式句文,凡"在"之后,多为名词。如《素问·六节脏象论》"在《经》有也",《评热病论》"论在《刺法》中",《腹中论》"论在《刺法》中",《解精微论》"在《经》有也"等,《灵枢·根结》"要在《终始》",此皆为书名。其他别指诸名物之例句,则多不胜举。故此文所言"逆顺",亦当指书名。详今《灵枢·逆顺》及《灵枢》、《素问》别篇言逆顺之内容,或有源于此者。

27.《五中》

《五中》之名,见于《素问·疏五过论》,详该文云:"谨守此治,与经相明。《上经》、《下经》、《揆度》、《阴阳》、《奇恒》、《五中》,决以《明堂》……"详上文《五中》与前后一系列书名并举。是亦当系书名也。又阴阳类论:"雷公曰:《阴阳》之类,《经脉》之道,《五中》所主,何脏最贵。"《方盛衰论》,"追《阴阳》之变,章《五中》之情。其中之论,取虚实之要,定《五度》之事。知此,乃足以诊。"似此诸文,亦皆似言及医籍者。

详"五中",王冰注:"五中谓五脏。"中犹内也,内为脏腑。故《五中》一书,当为论五脏之有关内容。

28.《形名》

《形名》之名,仅见于《素问·疏五过论》,该文云:"雷公避席再拜曰:臣年幼小,蒙愚以惑,不闻五过与四德,《比类》、《形名》,虚引其经,心无所对。"

详"形名"之义,注家多不之释。据此条文云"虚引其经,心无所对"之义,当系书名。应为论形态者也。今《素问》、《灵枢》中有论形体者,或源于此。

29.《明堂》

《明堂》之名,见于《素问》、《灵枢》中有数处,义亦非一。如《素问》之《五运行大论》及《著至教论》:"黄帝坐明堂。"王冰注:"明堂,布政之宫也。"又《灵枢·五阅五使》:"明堂广大,蕃蔽见外。"《五色》:"明堂者,鼻也。"此云明堂,皆指鼻而言。

又详《素问·疏五过论》:"谨守此治,与经相明,《上经》、《下经》、《揆度》、《阴阳》、《奇恒》、《五中》,决以《明堂》,审于《终始》,可以横行。"此文上下句所引,皆系书名,故《名堂》在此,亦当系书名。

据《灵枢》之《五阅五使》及《五色》等篇所载,所谓"五色独决于明堂"者,据鼻之外形及色泽以诊五脏之病也。此二篇内容,亦或源于古《明堂》。

30.《终始》

"终始"二字,见于《素问》、《灵枢》者有多处,皆如本义。又有上条引《素问·疏五过论》"审于《终始》"文,详此段文义,应系书名,见前《五中》、《明堂》等。

又《灵枢·终始》,亦多次言"终始",特如下文所谓"凡刺之道,毕于《终始》,明知《终始》,五脏为纪,阴阳定矣。"又:"《终始》者,经脉为纪,持其脉口人迎,以知阴阳有余不足,平与不平,天道毕矣。"又:"必先通十二经脉之所生病,而后可得传于《终始》矣。"详审上述诸文,《终始》之内容,所含甚广,而今《灵枢》本篇内容,不及于此。故上文所言《终始》,当是《素问》、《灵枢》成编之前,别有《终始》一书,今《灵枢》本篇,当仅存其部分内容,故仍取其名。

31.《十度》、《五度》

《素问·方盛衰论》:"诊有《十度》,度人脉度、脏度、肉度、筋度、俞度。"王冰注:"度各有其二,故二五为十度也。"张介宾《类经》卷五第七注:"诊法虽有十度,而不外乎阴阳也。十度,谓脉、脏、肉、筋、俞,是谓五度,左右相同,各有其二,二五为十也。脉度者,如经脉、脉度等篇是也。脏度,如本脏、肠胃、平人绝谷等篇是也。肉度,如卫气失常等篇是也。筋度,如经筋是也。俞度,如气府、气穴、本输等篇是也。度,数也。"马莳则据下文"阴阳气尽,人病自具……诊必上下,度民君卿"之义,注云:"十度者,度人脉、度脏、度肉、度筋、度俞、度阴阳气、度上下、度民、度君、度卿也。"高世栻注:"十度,一曰度人,二曰度脉,三曰度脏,四曰度肉,五曰度筋,六曰度俞,七曰度阴阳气尽,八曰度民,九曰度君,十曰度卿。"

按吴、高二家之注,似失之远矣。王、张之注,以五度各有二故为十之说,未必若是。详《素问·通评虚实论》有云:"帝曰:形度、骨度、脉度、筋度,何以知其度也。"王冰注:"形度,具《三备经》,筋度、脉度、骨度,并具在《灵枢经》中,此间亦合在彼经篇首,错简也。"从《素问》此二篇内容看,"度"之名已有七,即脉度、脏度、肉度、筋度、俞度、形度、骨度。故十度之说,未必如王、张所说。今十度之名不全者,或文有脱漏也。

又《素问·方盛衰论》另文云:"《奇恒》之势,乃六十首……其中之论,取虚实之要,定《五度》之事,乃足以诊。"根据此文,《五度》有可能为《奇恒势》中一部分,也有可能是《奇恒势》中对《五度》有所论述。此所谓"五度",当为上文所云之脉度、脏度、肉度、筋度、俞度。

根据以上二文,《十度》与《五度》,均有可能为古医籍名。至其内容,前引张介宾注所云,有一定道理。惟肉度云即卫气失常则恐非是。刑度,王冰注云"具《三备经》"。总之,《十度》或《五度》之内容,有的当含于今《素问》、《灵枢》中,有的恐早已亡佚。

有关"俞度"内容,当是在《素问》、《灵枢》之前,专述俞穴者,今《素问》、《灵枢》中单称俞穴为俞处甚多,如五脏俞、脏俞、府俞、十二俞、寒热俞、水俞、热俞、散俞、络俞、经俞、背俞、胸俞、腰俞等皆是。又《史记·扁鹊传》亦有"五脏之输"名,按输与俞古通。此亦可证,俞与穴从俞穴的意义而论,可视为同义语。又《史记·仓公传》记淳于意教高其王禹之书,亦有"论俞所居",亦当为论俞穴部位者。因此,俞度亦有可能,为古代最早的俞穴专著。

32.《奇恒势》

《素问·方盛衰论》:"《奇恒》之势,乃六十首。诊合微之事,追阴阳之变,章《五中》之情,其中之论,取虚实之要,定《五度》之事。知此,乃足以诊。"王冰注:"《奇恒势》六十首,今世不传。"

根据上文,《奇恒势》六十首,当是一部较大型古医籍,论述内容亦较广泛,故上文云"知此,乃足以诊",足见其对治疾病方面的重要意义。同时,亦可说明,《奇恒势》与《素问·病能论》所言"《奇恒》者,言奇病也"之《奇恒》,非是一书。

详"势",文体名,《四库全书总目·诗文评·文章缘起》:"旧本题梁任昉撰,考《隋书·经籍志》载任昉《文章始》一卷,称有录无书,是其书在隋已亡……然王德臣为嘉祐中人,而所作《尘史》有曰:梁任昉集秦汉以来文章名之始,目曰《文章缘起》,自《诗》、赋、《离骚》,至于势、约,凡八十五题,可谓博矣。"据此,则"势"亦文体之名也。

33.《形法》

《素问·解精微论》:"黄帝在明堂,雷公请曰:臣授业传之,行教以《经》论,《从容》、《形法》、《阴阳》、《刺灸》、《汤药》所滋,行治有贤不肖,未必能十全。"

据上文,足可说明,雷公从黄帝授业行教诸《经》论,有《从容》、《形法》、《阴阳》、《刺灸》、《汤药》等。《从容》、《阴阳》诸名,均已见前。

详《形法》者,当系相人之法。按《汉书·艺文志·形法》云:"形法者,大举九州之势,以立城郭室舍,形人及六畜骨法之度数,器物之形容,以求其声气贵贱吉凶。犹律有长短,而各徵其声,非有鬼神,数自然也。然形与气相首尾,亦有有其形而无其气,有其气而无其形,此精微之独异也。"根据此说,本文所言《形法》,必系相人之法。今《灵枢》阴阳二十五人及通天等篇之有关内容,或源于此。

34.《刺灸》

《素问》引文,见上《形法》。

《刺灸》,顾名思义,当是论刺灸法者。详《素问》、《灵枢》中,论刺灸法之内容甚多,或有源于此者,故《刺灸》,亦为古代刺灸法之专著。

35.《汤药》

《素问》引文,见上《形法》。

"汤药",合药煮汤之方也。如陶弘景《南冥记》卷一:"姨娘气发,唤兄还,合药煮汤。"故或谓"汤方",或谓"汤液",或草称"汤"。

有关"汤液"或"汤"之称,见之于古文献者如《史记·扁鹊传》:"臣闻上古之时有俞跗,治病不以汤液酒……"又仓公传中则有下气汤、火齐汤、苦参汤、柔汤等方,又记有"菑川王时遣太仓马长冯信正方,臣意教以《案法》、《逆顺》、《论药法》、《定五味》及《和齐汤法》。"此所谓"和齐汤法",当为调和汤剂之药法。此足可说明,有关汤药之调剂方法,早有文献存世。

本文所依托雷公授业于黄帝之《汤药》,当属于此类文献。又今《素问》中亦多次提及汤液,并有汤方多首,散见于《素问》、《灵枢》中,特别是《素问·汤液醪醴》,有专论古人为"汤液醪醴"之意义所在。亦或源于古"汤液"类文献。迨至《汉书·艺文志·方技》,则著录有《汤液经法》三十二卷,可见有关"汤药"文献,学有所本,其来有自。

36.《小针》

"小针"之名,在今《灵枢》中有多处提及。如《九针十二原》"小针之要",《厥病》"皆不可以取小针",《玉版》"余以小针为细物也"、"小针能取之乎"、"不导之以小针治乎"等。特别是《灵枢·小针解》,据其名可知是为解"小针"者。马莳《灵枢注证发微》云:"第一篇九针十二原中有'小针'之要,而此篇正以解其首篇,故名之曰'小针解'……《素问》又有'针解篇',与此小同。"

马氏此说,后来多宗其义,以为"小针解"为解"九针十二原"之内容者。详"小针解"中所解内容,固皆可见于"九针十二原",然二篇内容,亦有某些差异。一者,有少数异文,如《九针十二原》"不离其空",《小针解》作"不离其空中";又《九针十二原》"取三脉者",《小针解》作"取三阳脉者"。如此等等,固可由后世传抄翻刻所致,但亦不能排除本系源于不同祖本的可能。二者文序不同。二者,按《九针十二原》所具内容,《小针解文》可分作六段,即自起首至"泻则有失也"为第一段;自"夫气之在脉也"至"夺阳者狂,正言也"为第二段;自"睹其色"至"持心也"为第三段;"节之交三百六十五会者,络脉之渗灌诸节者也"为四段;自"所谓五脏之气已绝于内者"至"阴气有余故躁"为第五段;自"所以察其目者"至篇尾为第六段。其中除第六段,当系第三段之解而错简于此外,其余五段之文序,与《九针十二原》互有前后不同位之别。故《小针解》文,似非据《九针十二原》文提文作解。三者,《九针十二原》中针灸各段,尚有诸多要文当解,而《小针解》中并无其解,似《小针解》文,亦非尽按《九针十二原》提解。四者,今《素问·针解》自"菀陈则除之"至"九针之名,各不同形者,针穷其所当补泻也"一段,虽与《九针十二原》及《小针解》之文字基本相同,然文序又有所别,亦可证其所本,各自不同也。

根据上述诸条,特如《九针十二原》所谓"小针之要"之文义,"小针"当是《素问》、《灵枢》成书前一针灸单篇文献,名曰《小针》,《小针解》篇,则是对该书之提解。而《九针十二原》文,则是取此同类文献,错落而置于该篇之中,故二篇内容,既有所同,亦有所别。

37.《逆顺五体》

《逆顺五体》之名,惟见于《灵枢·根结》,该文云:"黄帝曰:《逆顺五体》者,言人骨节之小大,肉之坚脆,皮之厚薄,血之清浊,气之滑涩,脉之长短,血之多少,经络之数,余已知之矣,此皆布衣匹夫之士也。"

详上述《逆顺五体》之内容,较为广泛,涉及人体之骨节、经脉、皮肉、气血等诸多方面。按其名既称"五体"者,当指五脏所应之皮、肉、脉、筋、骨等。所谓"逆顺"者,言五体所具之形象有逆顺之不同也。

今《素问》与《灵枢》中,有多篇言及此事,如《素问·宣明五气》及《灵枢·九针论》之气血多少;《灵枢》血络论及阴阳清浊等言血之清浊;《灵枢·阴阳二十五人》言皮之厚薄等,皆与此文义合。或其内容有源于此书者。

38.《官针》

《灵枢·官针》:"凡刺之要,《官针》最妙。九针之宜,各有所为,长短大小,各有所施也。"该篇中并具九针"所施"的内容。又《灵枢·刺节真邪》:"黄帝曰:《官针》奈何?岐伯曰:刺痹者用铍针,刺大者用锋针,刺小者用员利针,刺热者用镵针,刺寒者用毫针也。"上文仅言及五针。详《灵枢·官针》言此五针之所施为:病为大脓者取以铍针,病在经络痼痹者取以锋针,病痹气暴发者取以员利针,病在皮肤无常处者取以镵针,病痹气痛而不去者取以毫针。

根据上文,足可看出,《灵枢·刺节真邪》中,岐伯对黄帝问"官针"之文,并非出自今《灵枢·官针》中。二者不仅文字不同,而且所言五针之所施用,亦有较大差异。因此,《灵枢·刺节真邪》所言"官针"文,必当源于《灵枢》、《素问》成书前别有名《官针》之古文献。而今《灵枢·官针》内容,亦或含古《官针》之部分书文。

39.《禁服》

《灵枢·经脉》:"雷公问于黄帝曰:《禁服》之言:凡刺之理,经脉为始,营其所行,制其度量,内次五脏,外别六腑,愿尽闻其道。"又《灵枢·禁服》:"雷公问于黄帝曰:细子得受业,通于《九针》六十篇,旦暮勤服之,近者编绝,久者简垢,然尚讽诵弗置,未尽解于意矣……黄帝乃左握其手,右授之书曰:慎之慎之,吾为子言。凡刺之理,经脉为始,营其所行,知其度量,内刺五脏,外刺六腑,审察卫气,为百病母,调其虚实,虚实乃止,泻其血络,血尽不殆矣。"

根据《灵枢·禁服》所谓黄帝"右授之书"之义,当是言雷公请问之诸多问题,黄帝一则授之书,一则以口授之言。而此授之书,当指古有单为别行之《禁服》。今《灵枢·禁服》,当本于此,故仍存旧名。《灵枢·经脉》所引,亦或古《禁服》内容,故文有小别。

40.《兵法》

《兵法》之名,唯见《灵枢·逆顺》,该文云:"无迎逢逢之气,无击堂堂之陈。"

此文今存《孙子兵法》及银雀山出土之汉墓竹简《孙膑兵法》中,均无是文。详《汉书·艺文志·兵书略》著录,尚有《楚兵法》、《太壹兵法》、《天一兵法》、《神农兵法》、《鲍子兵法》、《杂家兵法》等,该书小叙云:"兵家者,盖出古司马之职,王官之武备也……自春秋至于战国,出奇设伏,变诈之兵并作。汉兴,张良、韩信序次兵法,凡百八十二家,删取要用,定著三十五家。"足证古兵法类著作甚多。《灵枢》所引,既有可能源于某家名《兵法》之著作,亦有可能为类名,其祖本不一定专用"兵法"二字,今已难考。

以上所引,有相当一部分,已为历代注家确认为书名或篇名(按古代著述,多单篇别行,故篇名亦书名也。当然,亦不能完全排除,有为多篇著作中之篇名)。另有少部分,则是根据内容及语境,初步提出的,尚待进一步确认。不管怎样,在今《素问》、《灵枢》中,曾引用过大量古代医学文献与少数其他文献,是无容置疑的。同时,尚需看到,其中尚有部分难以辨认的古文献名称及暗引之古文献。由此可见,《素问》、《灵枢》成编之前,已有相当多的古医学文献问世,为该书的成编,奠定了一定的文献基础。

四、《素问》、《灵枢》文句与别籍举例对证

《素问》、《灵枢》中,除上述诸引书外,另有较多文句,与先秦及汉代现存古籍,相为对证,颇多相同或相近之外,亦可证《素问》、《灵枢》引书的撰者及《素问》、《灵枢》的编者,亦当参诸前代文献,或受其一定影响,今举例如下。

（一）《素问·上古天真论》

1. "今时之人不然也……不知持满,不时御神"

王冰注:"言轻用而纵欲也。老子曰:持而盈之,不知其已。其已,言爱精保神,如持盈满之器,不慎而动,则倾竭天真。"详《荀子·宥坐》:"孔子观于鲁桓公之庙,有欹器焉。孔子问于守庙者曰:此为何器? 守庙者曰:此盖为宥坐之器。孔子曰:吾闻宥坐之器者,虚则欹,中则正,满则覆。顾谓弟子曰:注水焉。弟子挹水而注之,中而正,满而覆,虚而欹。孔子喟然而叹曰:吁! 恶有满而不覆者哉。子路曰:敢问持满有道乎? 孔子曰:聪明圣知,守之以愚;功被天下,守之以让;勇力抚世,守之以怯;富有四海,守之以谦。此所谓挹而损之之道也。"观此二文所谓"持满"的精神实质,基本上是一致的。

2. "恬惔虚无,真气从之;精神内守,病安从来"

王冰注:"恬惔虚无,静也。法道清净,精气内持,故其虚邪不能为害。"按"恬惔"与"恬淡"义同,清静淡泊也,多用以喻不竞名利。详《老子·三十一章》:"恬淡为上,胜而不美。"《庄子·天道》:"夫虚静恬淡,寂寞无为者,天地之平而道德之至也。"又《庄子·刻意》:"夫恬惔寂寞,虚无无为,此天地之平而道德之质也。故曰圣从休休焉则平易矣;平易则恬惔矣。平易恬惔,则忧患不能入,邪气不能袭,故其得德全而神不亏。"

又:"其次圣人者……以恬愉为务,以自得为功。"王冰注:"恬,静也。愉,悦也。法道清静,适性而动,故悦而自得也。"详《庄子·盗跖》:"惨怛之疾,恬愉之安,不监于体;怵惕之恐,欣欢之喜,不监于心……是以贵为天子,富有天下,而不免于患也。"

观此所谓"恬惔虚无"等语,不仅与《老》、《庄》中文句近同,而其清静无为之主张,亦当源于《老》、《庄》之说。

3. "故美其食,任其服,乐其俗,高下不相慕,其民故曰朴"

王冰注:"顺精粗也,随美恶也,去倾慕也,至无求也。是所谓心足也。《老子》曰:祸莫大于不知足,咎莫大于欲得。"故知足之足常足矣。盖非谓物足者为知足,心足者乃为知足矣。不恣于欲,是则朴同。故圣人去我无欲而民自朴。详《老子·八十章》:"小国寡民,使有什伯之器而不用,使民重死而不远徙,虽有舟舆无所乘之,虽有甲兵无所陈之,使人复结绳而用之。甘其食,美其服,安其居,乐其俗,邻国相望,鸡犬之声相闻,民至老死不相往来。"王弼注:"无所欲求。"观《素问》此种"朴民"的主张,与《老子》所谓"小国寡民"的构思,文有相近者,而义亦颇同。

4. "男不过尽八八,女不过尽七七"之数

该文云:"女子七岁肾气盛,齿更发长……七七任脉虚,太冲脉衰少,天癸竭,地道不通,故形坏而无子。丈夫八岁肾气盛,发长齿更……八八则齿发去。"本文对人体生长年龄段的划分,女子以七为基数,男子以八为基数,后每增加一倍数年龄,为一个发育周期。详汉代别家文献中,亦有此类似说法。如《孔子家语》、《韩诗外传》、《大戴礼记》、《说苑》等均是。今举下例。《孔子家语·本命解》:"鲁哀公问于孔子曰:人之命与性,何谓也? 孔子对曰:分于

道谓之命,形于一谓之性,化于阴阳象形而发谓之生,化穷数尽谓之死。故命者,性之始也;死者,生之终也。有始则必有终矣……是以男子八月生齿,八岁而龀,二八而化;女子七月而生齿,七岁而龀,二七而化。一阴一阳,奇耦相配,然后道合化成。性命之端形于此也。"《韩诗外传》卷一第二十章:"传曰:天地有合,则生气有精矣。阴阳消息,则变化有时矣……阴阳相反,阴以阳变,阳以阴变,故男八月生齿,八岁而龀齿,十六而精化小通。女七月生齿,七岁而龀齿,十四而精化小通。是故阳以阴变,阴以阳变。"《大戴礼记·本命》及《说苑》卷十八与上述内容亦基本相同,惟文少异。足证此种女子以七为基数、男子以八为基数的年龄段的划分,其来尚矣。而《素问·上古天真论》中所云,惟更为详尽,它不仅将女子述至七七、男子述至八八,而且每个年龄段叙述的内容,亦较充实。但这种年龄段划分的基本方式,应出于同源。

5. "真人"、"至人"、"圣人"、"贤人"

该文云:"上古有真人者,提挈天地,把握阴阳,呼吸精气,独立守神,肌肉若一,故能寿蔽天地,无有终时,此其道生。中古之时有至人者,淳德全道,和于阴阳,调于四时,去世离俗,积精全神,游行天地之间,视听八达之外,此盖益其寿命而强者也,亦归于真人。其次有圣人者,处天地之和,从八风之理,适嗜欲于世俗间,无恚嗔之心,行不欲离于俗,外不劳形于事,内无思想之患,以恬愉为务,以自得为功,形体不蔽,精神不散,亦可以百数。其次有贤人者,法则天地,象似日月,辨列星辰,逆从阴阳,分别四时,将从上古合同于道,亦可使益寿而有极时。"按本文所言,为上古与中古之时,善养生而达于最高境界者,惟此真人、至人、圣人、贤人而已。此与本篇前文所谓"上古之人,其知道者,法于阴阳,和于术数,食饮有节,起居有常,不妄作劳,故能形与神俱,而尽终其天年,度百岁乃去"之论,其内容实质,基本上是一致的,不外说明养生之至境而已。详《淮南子·俶真训》,在论及养形神时,古时亦有圣人、真人、至人、贤人之别,其排列位次及叙述内容,虽与《素问·上古天真论》有较大差别(文不烦引),但就其基本精神而论,应该看到其基本相同的实质。均可反映其时代的特征。

(二)《素问·四气调神大论》

1. 春生、夏长、秋收、冬藏

该文云:"春三月者,此为发陈……生而勿杀,予而勿夺,赏而勿罚,此春气之应,养生之道也。"又"夏三月者,此谓蕃秀……使志无怒,使华英成秀,使气得泄,若所爱在外,此夏气之应,长之道也。"又:"秋三月者,此为容平……使志安宁,以缓秋刑,收敛神气,使秋气平,此秋气之应,养收之道也。"又:"冬三月者,此为闭藏……使志若伏若匿,若有私意,若已有得,去寒就温,无泄皮肤,使气亟夺,此冬气之应,养藏之道也。"此文主要说明四季养生之行为规范。详《吕氏春秋·十二纪》类似记载,虽政治性较强,但亦有些近似内容。如孟春之月,"禁止伐木,无覆巢,无杀孩虫胎夭飞鸟,无麛无卵……"。孟夏之月,"无起土功,无发大众,无伐大树","命农勉作,无伏于都,是月也,驱兽无害五谷,无大田猎"。孟秋之月,"天地始肃,不可以盈","命百官始收剑"。孟冬之月,"命百官,谨盖藏,命司徒,循行积聚,无有不敛,坳城郭,戒门律,修楗闭,慎关籥,固封玺,备边境,完要塞,谨关梁,塞蹊径……"。按本文所记诸事,虽与《素问》不同,但体现春生、夏长、秋收、冬藏的精神实质,则基本上是一致的。

2. 夫病已成而后药之,乱已成而后治之,譬犹渴而穿井,斗而铸锥(按"锥",古抄本及元刊本均作"兵"),不亦晚乎

详《说苑·奉使》:"寡人所谓饥而求黍稷,渴而穿井者,未尝能以欢喜见子。"又《说苑·杂言》:"越石父曰:不肖人自贤也,愚者自多也。佞人者,皆莫能相其心口以出之。又谓人勿言也,譬之犹渴而穿井,临难而后铸兵,虽疾从而不及也。"按以上两文互为对证,其叙事环境,虽有所不同,但"渴而穿井,斗而铸锥"两个文句,几乎相同,其示人应"有备无患"的基本精神,犹为一致。

(三)《素问·阴阳应象大论》

1. 天不足西北,地不满东南

该文云:"天不足西北,故西北方阴也。而右耳目不如左明也;地不满东南,故东南方阳也,而人左手足不如右强也。"详《淮南子·天文训》:"昔者共工与颛顼争为帝,怒而触不周之山,天柱折,地维绝。天倾西北,故日月星辰移焉;地不满东南,故水潦尘埃归焉。"按上述二文所谓"天不足西北,地不满东南"之说,属之古代天文学理论,二文系同源,应本于盖天说也。

2. 权衡规钜

该文云:"观权衡规钜而知病所生。"王冰注:"权谓秤权,衡谓星衡,规谓圆形,钜谓方象……脉要精微论曰:以春应中规,言阳气柔软;以夏应中钜,言阳气盛强;以秋应中衡,言阴升阳降,气有高下;以冬应中权,言阳气居下也。故善诊之用,必备见焉。所主者,谓应四时之气,所主生病之在高下中外也。"按《脉要精微论》本云:"万物之外,六合之内,天地之变,阴阳之应,彼春之暖,为夏之暑;彼秋之忿,为冬之怒。四变之动,脉与之上下。以春应中规,夏应中钜,秋应中衡,冬应中权。故冬至四十五日,阳气微上,阴气微下;夏至四十五日,阴气微上,阳气微下。阴阳有时,与脉为期。"详《淮南子·时则训》云:"阴阳大制有六度,天为绳,地为准,春为规,夏为衡,秋为钜,冬为权。绳者,所以绳万物也。准者,所以准万物也,规者,所以圆万物也,衡者,所以平万物也,钜者,所以方万物也,权者所以权万物也……明堂之制,静而法准,动而法绳,春治以规,秋治以钜,冬治以权,夏治以衡。是故燥湿寒暑以节至。甘雨膏露以时降。"按《素问》言权衡规钜之应四时,虽与《淮南子》所言有小异,然所论四时阴阳变化与万物及人体相应,以取象比类之法,援物以及人,则二者义犹相同。

(四)《素问·灵兰秘典论》

1. 将军之官

"肝者,将军之官,谋虑出焉。"详"将军",武官名。虽始名于先秦,而大兴于汉代。如《墨子·非攻中》:"昔者晋有六将军。"孙诒让间诂:"六将军,即六卿为军将者也。春秋时通称军将为将军。"又《汉书·百官公卿表》中任武职名有右将军、左将军、前将军、后将军、大将军、车骑将军、骠骑将军、卫将军等,另有临时加冠具体名称之将军名不等,可见"将军"之名,运用之广,亦在汉代。

2. 中正之官

"胆者,中正之官,决断出焉。"详"中正"之官名,始于秦末,后则有袭用者。掌纠察群臣之过失。《史记·陈涉世家》:"陈王以朱房为中正,胡武为司过,主司群臣。"三国魏立中正以藻别人物,晋及南北朝仍之,唐废。

3. "恍惚之数,生于毫厘,毫厘之数,起于度量,千之万之,可以益大,推之大之,其形乃制"

王冰注:"恍惚者,谓似有似无也。忽亦数也。似无似有,而毫厘之数生其中。《老子》曰:恍恍惚惚,其中有物。此之谓也。《算书》曰:似有似无为忽。"又《灵枢·外揣》:"恍惚无穷,流溢无极。"详《老子·二十一章》:"孔德之容,惟道是从。道之为物,惟恍惟惚。惚兮恍兮,其中有象。恍兮惚兮,其中有物。"王弼注:"孔,空也。以空为德,然后乃能动作从道。恍惚,无形不系之叹。以无形始物,不系成物。万物以始以成,而有知其所以然,故曰恍兮惚兮,惚兮恍兮,其中有象也。"又《史记·司马相如列传》:"于是乎周览泛观,瞋盼轧沕,芒芒恍忽,视之无端,察之无崖。"根据上文之义,《素问》、《灵枢》中所言"恍惚",实与道家之说有关。体现了物象的某种原始状态。

(五)《素问·六节藏象论》

"立端于始,表正于中,推余于终,而天度毕矣"

王冰注:"端,首也。始,初也。表,彰示也。正,斗建也。中,月半也。推,退位也。言立首气于初节之日,示斗建于月半之辰,退余闰于相望之后。是以闰之前则气不及月,闰之后则月不及气。故常月之制,建初立中,闰月之纪,无初无中,纵历有之,皆他节气也。故历无云某候闰某月节闰某月中也。推终之义断可知乎。故曰立端于始,表正于中,推余于终也。"详《史记·历书》:"履端于始,举正于中,归邪(音余)于终。履端于始,序则不愆;举正于中,民则不惑;归邪于终,事则不悖。"韦昭注:"谓正历必先称端始也,若十一月朔旦冬至也。气在望中,则时日昏明皆正也。邪,余分也。终,闰月也。中气在晦,则后月闰;在望,是其正中也。"以上列举二文,不仅内容相同,文句亦颇相近,或出于同源,或《素问》与《史记》有称引关系。

(六)《素问·宝命全形论》

1. 呿吟

该文云:"人生于地,悬命于天,天地合气,命之曰人。人能应四时者,天地为之父母。知万物者,谓之天子。天有阴阳,人有十二节;天有寒暑,人有虚实。能经天地阴阳之化者,不失四时;知十二节之理者,圣智不能欺也;能存八动之变,五胜更立;能达虚实之数者,独出独入。呿吟至微,秋毫在目。"杨上善注:"呿,音去。即露齿出气。"王冰注:"呿谓欠呿。吟谓吟叹。"按杨、王二家注,似皆失之。详呿吟,又作呿唫。本为开口、闭口之义。

《庄子·秋水》："公孙龙口呿而不合。"陆德明《释文》引司马彪云："呿，开也。"《吕氏春秋·重言》："君呿而不唫。"高诱注："呿，开；唫，闭。"《史记·淮阴侯列传》："虽有舜禹之智，吟而不言。"司马贞索隐："吟，邹氏音拒荫反。"凡此，皆就其本义而言。若引而申之，则非止于此，犹广言开阖启闭也。《淮南子·泰族训》："天设日月，列星辰，调阴阳，张四时，日以暴之，夜以息之，风以干之，雨露以濡之。其生物也，莫见其所养而物长；其杀物也，莫见其所丧而物亡，此谓神明……故夭之且风，草木未动而鸟已翔矣，其且雨也，阴噎未集而鱼已噞矣，以阴阳之气相动也。故《易》曰：'鸣鹤在阴，其子和之。'高宗谅闇，三年不言，四海之内，寂言无声；一言声然，大动天下。是以天心呿唫者也。故一动其本而百枝皆应，若春雨之灌万物也。浑然而流，沛然而施，无地而不澍，无物而不生。"又《易纬辨终备》："煌煌之燿，乾为之冈，合凝之类，坤握其方，雄雌呿吟，六节摇通。万物孽甲，曰营始东。三五环复，七十六载，闰反常。"以上所言"呿吟"，皆指天地乾坤阴阳雌雄开阖启闭之理也。而《素问》本文所言"呿吟"，详其前后文义，亦在言天地阴阳之道，呿吟之理，至微至妙。与《淮南子》等文同义通。

2. 横弩、发机

该文云："凡刺之真，必先治神，五脏已定，九候已备，后乃存针……伏如横弩，起如发机。"杨上善注："如横弩者，比其智达妙术也。起如机者，比行之得中。"王冰注："血气之未应针，则伏如横弩之静；其应针也，则起如机发之迅疾。"按杨、王二家注"横弩"之义似非是。详《孙子·势篇》："激水之疾，至于漂石者，势也；鸷鸟之疾，至于毁折者，节也。是故善战者，其势险，其节短。势如彍弩，节如发机。"杜牧注："彍，张也。如弩已张，发则杀人，故上文云其势险也。机者，固需以近节量之，然后必能中。"是"横弩"当为"彍弩"，于义为是。根据上文可见，《素问》此文与《孙子》基本相同，唯《孙子》论兵法，《素问》论针法。此犹《素问》本文作引用兵家思想者也。

3."人生于地，悬命于天，天地合气，命之曰人"

王冰注："形假物成，故生于地；命惟天赋，故悬于天。德气同归，故谓之人也。"详《管子·内业》："凡人之生也，天出其精，地出其形，合此以为人。"详此二书，虽文有不同，而义犹相通。均在说明人之生也，与天地形气之关系。

（七）《素问·汤液醪醴论》

营卫

营卫在《素问》中，首见于《汤液醪醴》篇，作"荣卫"，各篇同。《灵枢》则首见于《寿夭刚柔》篇，作"营卫"。余篇除个别有作"荣卫"者，大都作"营卫"。如《天年》篇，前曰"荣卫已通"，后曰"营卫之行"，元古林书堂刊本、赵府居敬堂刊本、熊宗立刊本、詹林所刊本、正统道藏本、吴悌刊本、吴勉学刊本、周曰校刊本、朝鲜活字本等皆是。又如《刺节真邪》篇，前曰"营卫各行其道"，后曰"内居荣卫，荣卫稍衰"，元古林书堂刊本、赵府居敬堂刊本、熊宗立刊本、詹林所刊本、正统道藏本、吴悌刊本、周曰校刊本、朝鲜活字本等皆是。据上文，营与荣通。又《荀子·大略》"宫室荣与"，《说苑·君道》荣作"营"，亦可证。详其本义，当以作

"营"为是。

营卫作为人体生理活动的组成部分，具有其自身的特有功能和物质基础，如《素问·痹论》："荣者，水谷之精气，和调于五脏，洒陈于六腑，乃能入于脉，故循脉上下，贯五脏，络六腑也。卫者，水谷之悍气也，其气慓悍滑利，不能入于脉也，故循皮肤之中，分肉之间，熏于肓膜，散于胸腹。"是营有循环营运之功，卫有守卫护卫之用。

营卫作为一个辞语的运用，不仅见之于医籍，在其他古籍中亦有之。如《史记·五帝本纪》："迁徙往来无常处，以师兵为营卫。"张守节音义："环绕军兵，为营以自卫，若辕门即其遗象。"《后汉书·孔融传》："招呼元恶，以自营卫。"张衡《天象赋》："献渊谋于诸侯，俨营卫于常陈。"详此营卫，犹营守环卫也。《说文·火部》："营，帀居也。"段玉裁注："帀居，谓围绕而居，如市营曰阛，军垒曰营，皆是也。"

根据上义，军阵之所谓"营卫"，与人体所言"营卫"，所指虽有别，而义有通处。故作一个辞语的运用，亦具有其时代的特征。

(八)《素问·咳论》

人与天地相参

该文云："人与天地相参，故五脏各以治时感于寒，则受病。"此《素问》首见此语，在《素问》及《灵枢》中，尚有多篇有此同语或近似语，亦或称"人与天地相应"。如《素问·离合真邪论》："夫圣人之起度数，必应于天地。"《灵枢·本脏》："五脏者，所以参天地副阴阳，而连四时化五节者也。"又《玉版》："且夫人者，天地之镇也，其不(按"不"，《太素·痈疽逆顺刺》无，当是)可不参乎。"《邪客》："黄帝问于岐伯曰：愿闻人之肢节，以应天地奈何？伯高曰：天圆地方，人头圆足方以应之……此人与天地相应也。"又《刺节真邪》："请言解论，与天地相应，与四时相副，人参天地，故可为解。"又《岁露论》："人与天地相参，与日月相应也。"按此一命题，在先秦及汉代其他古籍中，亦有多家论及，如《国语·越语》："夫人事必将与天地相参，然后乃可以成功。"韦昭注："参，三也。天地人事三合，乃可以成大功。"《荀子·天论》："天有其时，地有其财，人有其治，夫是之谓能参，舍其所以参，而愿其参，则惑矣。"《大戴礼记·四代》："公曰：所谓民与天地相参者，何谓也？子曰：天道以祝，地道以履，人道以稽。"《礼记·礼运》："故圣人参于天地，并于鬼神，以治政也。"《淮南子·精神训》："夫精神者，所受于天也；而形体者，所禀于地也……以与天地相参也。"尽管以上诸书之所论，其内容与出发点并不尽同，但其论及天地人关系这一基本的指导思想，则是一致的。足见其在学术思想方面的源流关系。

(九)《素问·举痛论》

"善言天者，必有验于人；善言古者，必有合于今"

杨上善注："人之善言天者，是人必法天以言人，故有验于人也。以今寻古为今法，故必合今。"又《气交变大论》："善言天者，必应于人；善言古者，必验于今。"按与上文亦基本相同。详《荀子·性恶》："故善言古者，必有节于今；善言天者，必有徵于人。"杨倞注："节，准。徵，验。"上述二书，义虽有别，而义则基本相同。

（十）《灵枢·师传》

"入国问俗，入家问讳，上堂问礼，临病人问所便"

杨上善注："夫为国为家为身之道，各有其理，不循其理而欲正之身者，未之有也。所以并须问者，欲各知其理而顺之也。俗、讳、礼，便人之礼也。"详《礼记·曲礼上》："入竟而问禁，入国而问俗，入门而问讳。"郑玄注："皆为敬主人也。禁为政教，俗谓常所行与所恶也。国，城中也。"孔颖达正义："国，城中，如今国门内也。俗谓常所行也。入主人之城内，亦先问风俗常行也。入门而问讳者，门，主人之门也；讳，主人祖先君名；宜先知之，欲为避之也。"按《灵枢》言便病人，《礼记》言敬主人，二者义相近，文多同。

（十一）《灵枢·病传》

守一

该文云："黄帝曰：余受《九针》于夫子，而私览于诸方，或有导引行气乔摩灸熨刺焫饮药之一者，可独守耶，将尽行之乎？岐伯曰：诸方者，众人之方也，非一人之所尽行也。黄帝曰：此乃所谓守一勿失，万物毕者也。"关于"守一"之说，在先秦两汉古文献中，有多家论及。《庄子·在宥》："我守其一，以处其和，故我修身千二百岁矣，吾形未常衰。"又天地："通于一而万事毕。"成玄英疏："一，道也。事从理生，理必包事，本能摄末，故知一万事毕。"《淮南子·原道训》："所谓无形者，一之谓也。所谓一者，无匹合于天下者也。"又云："道者一立而万物生矣。是故一之理施四海，一之解天地。"在《太平经》中，亦有多处论及"守一"。关于"一"，早在《老子·三十九章》即云："昔之得一者，天得一以清，地得一以宁，神得一以灵，谷得一以盈，万物得一以生，侯王得一以为天下贞。"此所谓"一"，当系理论思维之最高范畴。《庄子》《淮南》及汉晋诸养生诸书，亦以"守一"为至高原则。盖《灵枢》此文，亦本于道家之说。

（十二）《灵枢·外揣》

其大无外，其小无内

该文曰："黄帝曰：余闻《九外》九篇，余亲授其调，颇得其意。夫九针者，始于一而终于九，然未得其要道也。夫九针者，夫九针者，小之则无内，大之则无外，深不可为下，高不可为盖，恍惚无穷，流溢无极。余知其合于天道人事四时之变也。"杨上善注："九针之道，小者有内则内者为小，针道非小也，故知针道小者，小之穷也。针道之大，有外者为大，针道非大也，故知针道大者，大之极也。"又《灵枢·禁服》："《外揣》言浑束为一，未知所谓也。夫大则无外，小则无内，大小无极，高下无度，束之奈何？"杨上善注："经脉之气，合天地之数，与道通洞，苞裹六合，故大无也。气贯毫微，则小无内也。然则无形不可以大小，极不可以高下，则欲以总为一者，殊不可知也。"根据《灵枢》原文及杨上善注义，此所谓"其大无外，其小无内"，实指九针之道，乃是一个哲理性命题。此在先秦及代古籍中，亦多有论述。如《管子·心术》："道在天地之间也，其大无外，其小无内。"房玄龄注："所谓大无不包，细无不入也。"《庄子·天下》："（惠子）曰：至大无外，谓之大一，至小无内，谓之小一。"《淮南子·俶真训》："有未始有有无者，包裹天地，陶冶万物，大通混冥，深闳广大，不可为外，析豪剖芒，不可为内。"据以上诸文可见,其论及内容,亦在天地之道。就时空概念而论,与《灵枢》所论,义犹互通。故其为文亦相同或相近。足见其在学术方面之源流相承也。

(十三)《灵枢·邪客》

"天圆地方,人头圆足方以应之;天有日月,人在两目;地有九州,人有九窍;天有风雨,人有喜怒;天有雷电,人有音声;天有四时,人有四肢;天有五音,人有五脏;天有六律,人有六腑;天有冬夏,人有寒热;天有十日,人有手十指;辰有十二,人有足十指,茎垂以应之;女子不足二节,以抱人形;天有阴阳,人有夫妻;岁有三百六十五日,人有三百六十节。"按《灵枢》此文,乃系一种机械的比拟对应的方法,以说明人与天地相应的关系。此在汉代其他文献中,亦有类似之文。如《淮南子·天文训》:"天圆地方,道在中央。"又精神训:"故头之圆也象天,足之方也象地;天有四时五行九解,三百六十六曰,人亦有四肢五脏九窍,三百六十节;天有风雨寒暑,从亦有取与喜怒……"以上两书相为对证,文字间虽有异同之不等,但其思路与方法,则基本上是一致的。

(十四)《灵枢·九宫八风》

九宫八风太乙游

该文言九宫即冬至坎为叶蛰宫,立春艮为天留宫,春分震为仓门宫,立夏巽为阴洛宫,夏至离为上天宫,立秋坤为玄委宫,秋分兑为仓果宫,立冬乾为新洛宫,中央为招摇宫。八风即南方曰大弱风,西南方曰谋风,西方曰刚风,西北方曰折风,北方曰大刚风,东北方曰凶风,东方曰婴儿风,东南方曰弱风。关天九宫八风之名,在秦汉文献中如《吕氏春秋》、《淮南子》、《易纬通卦验》及《说文》等,均有八风名,惟文有异同,详见第四章。太乙游说与九宫相关。关于"太一"在术数家之书名见者,《汉书·艺文志·数术略》著录天文类有《泰壹杂子星》二十八卷、《泰壹杂子云雨》三十四卷;五行类有《泰一阴阳》二十三卷、《泰一》二十九卷。凡此,具体内容,今皆不详。惟《易纬乾凿度》郑玄注有详解,与《灵枢》文义亦基本相同,疑皆汉代术数家所论。详见第四章。

以上列举了《素问》、《灵枢》十四篇中的二十四个文句或词语的例证,经与其他古籍对证后,足可看也,有以下几个特点:①文句相同或相近;②词语及名物相同或相近;③文虽小异而义则相同或相近;④学术思想相同或基本相同;⑤对证文献的断限,上至先秦,下及于两汉。从而说明,《素问》与《灵枢》中使用的某些文句、词语、名物等,具有一定的时代特色;《素问》及《灵枢》中的某些学术思想,与先秦或两汉的其他古籍,存有同源或源流的情况。根据以上所述,对进一步推断《素问》、《灵枢》的成书年代及学术渊源,具有一定的意义。当然,今日所用古籍,因古文献散亡甚多,难免有一定的局限性,但亦不可否认,存世古籍,仍有其一定代表性。

五、《素问》、《灵枢》引书的学术价值

根据上述情况,对《素问》、《灵枢》的文献研究,具有十分重要的学术价值,主要有以下几个方面。

1. 填补了先秦及汉初医学文献著录的空白

医学文献的书目著录，首推《汉书·艺文志·方技略》，医经、经方、房中、神仙四类计三十六家。若就医经、经方二类言之，仅有十八家。若就引书著录情况而言，则仅有《史记·仓公传》著录有阳庆授淳于意及后来意受其弟子书约十余种，且均有在《汉书·艺文志》著录之例。然在先秦及汉初成编之医学文献，恐绝不止以上二书著录诸书之数。今详《素问》、《灵枢》所引初步认定约四十种左右之古医籍来看，有的书名，与《史记·仓公传》所记尽同，至少可以代表先秦及汉初成编之古医籍的相当一部分。

就其内容之类例而言，由于有些书所含内容，尚难准确判明，若大致而论，约有综论性及基础理论性文献，如《上经》、《大要》、《十度》、《奇恒势》、《阴阳传》、《比类》、《从容》、《阴阳》等；脏象及形度类如《阴阳十二官相使》、《五中》、《形名》、《形法》、《逆顺五体》等；经脉类如《脉书》、《阳明脉》等；诊法类如《揆度》、《五色》、《脉变》、《金匮》、《脉法》、《脉要》、《脉经上、下篇》、《明堂》等；病证类如《奇恒》、《热论》、《下经》、《本病》等；针道类如《针经》、《九针》、《刺法》、《刺灸》、《小针》、《官针》、《禁服》、《终始》、《逆顺》等；方药类如《汤药》等；运气类如《太始天元册》等。其中除《太始天元册》一书，仅见运气七篇外，余均见于《素问》、《灵枢》之其他篇中。另外尚有浑称《经》者若干条，又有不见书名而只称"所谓某某"等若干条，或出于诸无名文献中，盖先秦或秦汉时单篇别行之著作，多有不具书名或篇名者。从而可见，上述诸多古医学文献，不仅种数众多，而且所涉及的范围，亦比较广泛，特别针道类文献，尤为突也，足见针刺术之发展，已有相当基础。因此，上述诸书，亦可填补该时期医学文献的书目空白。

2. 提示了《素问》、《灵枢》成书的文献基础

《素问》、《灵枢》作为《黄帝内经》的组成部分，皆依托黄帝、岐伯、伯高、少俞、少师、雷公等人之作，这当然是处于时代的需要，绝非如宋臣林亿等所谓"非大圣上智，孰能知之"。然而作为《素问》、《灵枢》的真正撰人，是否对该书内容，尽出于个人的实践及智慧的总结。据《素问》、《灵枢》现有内容分析，尽管非出于一时一人之手，这反映在文字气象方面者，如《素问》之《上古天真论》、《四气调神大论》、《阴阳应象大论》等，与《著至教论》、《示从容论》、《疏五过论》、《徵四等失论》、《阴阳类论》、《方盛衰论》、《解精微论》等，即有明显的差异。前者明晰顺畅，后者隐晦古朴，绝非出自一人之手笔，其徵明矣。其他如前后或《素问》、《灵枢》间内容不一等均可为证。但其中有一明显的共同点，这就是它的继承性。这种继承性反映在两个方面，一是科学文化总体水平的继承，诸如文字气象，词语概念，以至相关的科学知识等，并非尽出于撰者首创，故在这方面，必有其一定的时代特征；一是本学科专业知识及理论的继承，在这方面固有来源前辈的口传心授，及个人实践经验的总结，但更重要的是对存世已有文献的继承。在《素问》、《灵枢》诸多引书，恰好证明了这一点。当然，在强调其继承性的同时，并不是说对原有文献，只是原封不动的继承，而无所发展。盖作者必是在原有文献的基础上，或保留部分原形，或加以改编，而更重要的是根据作者掌握的知识和有关资料，加以发挥和补充发展。因此，作为《素问》、《灵枢》中内容，既源于原有文献，又高于原有文献，充分体现了继承与发展的学术成果的划时代水平。但不管怎样，《素问》、《灵枢》中引用诸书，为其成编的文献基础，是不容置疑的。

3. 提示了《素问》、《灵枢》的学术渊源

《素问》、《灵枢》中体现的学术思想，或者说学术体系，不仅十分丰富，而且内容呈多样。如此丰富多彩的学术思想及学术体系，既非尽出于某个人或某几人的天才创造，亦非在某一短时期内突然形成，而是在一定的历史时期内，随着科学文化的发展，有其必然的学术渊源，此在《素问》、《灵枢》引书及引用之诸多文句及词语概念等方面，均有所体现。如《素问·病能论》云："《上经》者，言气之通天也；《下经》者，言病之变化也；《金匮》者，决死生也；《揆度》者，切度之也；《奇恒》者，言奇病也。"据此文义，今《素问·生气通天论》文，当源于《上经》，《素问》之奇病论与大奇论，当源于《奇恒》，《素问·三部九候论》一篇，据宋臣林亿等校正云："按全元起本在第一卷，篇名决死生。"又详今篇文中，曾三言"决死生"，故本篇或源于《金匮》。又如《素问·评热病论》云："汗出而脉尚躁盛者死。"今《素问》之《热论》、《评热病论》、《刺热论》及《灵枢·热病》等，当有源于此者。又如针刺方面，《素问》及《灵枢》引用之文献较多，今《素问》、《灵枢》中有关这方面的内容，必与此有渊源关系。特别如《俞度》一文，《素问》中论俞穴内容，必当有源于此者。至于其他方面如"人与天地相参"说，"九宫八风"说等，均有其一定学术渊源。从而可见，在《素问》及《灵枢》引书及某些引文中，可提示该书的学术渊源。

4. 显示了《素问》、《灵枢》的时代特征

上述诸多引书，就其成书年代而论，尚难以作出比较准确的判断，但有些医籍，据文史诸书的记载，亦可做出大致的推测。如《史记·仓公传》云："太仓公者，齐太仓长，临菑人也，姓淳于氏，名意。少而喜医方术，高后八年，更受师同郡元里公乘阳庆，庆年七十余无子，使意尽去其故方，更悉以禁方予之。传黄帝扁鹊之《脉书》、《五色》，诊病知人死生，决嫌疑，定可知，及《药论》甚精。受之三年，为人治病，决死生多验。"后文又记阳庆受意书云："臣意即避席再拜谒，受其《脉书》、《上、下经》、《五色诊》、《奇咳术》、《揆度》、《阴阳》、《外变》、《药论》、《石神》、《接阴阳》禁书，受读解验之可一年所，明岁即验之有验，然尚未精也。要事之三年所，即尝已为人治，诊病决死生有验精良。"此前后两段文字，所言时间及内容基本一致。详此中言高后八年及阳庆七十余两事，有重要意义。高后八年，当汉代立国第二十七年，是年九月，文帝始践祚。秦并六国后至覆亡，前后共十五年。自高后八年上至秦始皇统一六国之时，亦仅有四十二年的时间，其时阳庆年已三十有余。由此推之，阳庆得到此批禁书的时间，恐不在汉代，至少应在秦时，甚或在秦始皇统一六国之前。至于此批禁书的成编年代，似当上溯战国时期，较为合理。根据此一推断，结合前文分析，今《素问》、《灵枢》中所引之书，有些书名与阳庆之禁书，书名尽同或基本相同，可证其当是同书。因而，《素问》、《灵枢》中引书，虽有诸多不见《史记·仓公传》，但必有相当一部分古医籍，成编于秦或战国时期。当然，绝不能排除其中一部分成编于汉初的可能。另外，从《素问》、《灵枢》中使用之文名、词语及有关科学文化史料，证之今存有关文献，其下限已及于汉代。因此，《素问》、《灵枢》二书，具有其一定的历史特征。

第五章 《素问》、《灵枢》中之不同学说

关于《黄帝内经》一书,非成于一时一人之手,前已有所论述,正由于此,故其内容则兼具多家学说,此在《素问》、《灵枢》现存篇文中,犹多所体现。

一、《素问》、《灵枢》不同学说例证

《素问》、《灵枢》中不同学派,指某些学说中所具不同学派,非指某些类同文句所具有的差别。现举例如下:

(一) 经络

经络在《素问》、《灵枢》中论述较多,然在循行线路、走向、脉数及称谓等方面,均有不同说法。

1. 循行线路

循行线路方面,有以下几种记载。

(1)《灵枢·经脉》:该篇叙述经脉循行线路为:肺手太阴之脉,起于中焦,下络大肠,上膈属肺,行臂至手;其支者,注于手阳明。大肠手阳明之脉,起于手大指次指之端,循指上臂,入缺盆,络肺下隔属大肠;其支者,从缺盆,上颈贯颊,上挟鼻孔,注于足阳明。胃足阳明之脉,起于鼻之交頞中,下循鼻外,下交承浆,却循颐后下廉,出大迎;其支者,从大迎前下人迎,入缺盆,下膈属胃络脾;其支者,起于胃口,下循腹里,下髀关,循胫外廉,下足跗,入中指内间;其支者,别跗上,入大指间出其端,注足太阴。脾足太阴之脉起于大指之端,循胫入腹属脾络胃;其支者,复从胃别上膈,注心中。心手少阴之脉,起于心中,出属心系,下膈络小肠;其直者,复从心系却上肺,下出腋下,循臂抵掌后,循小指出其端,注于手太阳。小肠手太阳之脉,起于小指之端,循手上腕,直上循臂绕肩,入缺盆络心,抵胃属小肠;其支者,从缺盆,循颈上颊;其支者,别颊上頔抵鼻至目内眦,注于足太阳。膀胱足太阳之脉,起于目内眦,上额交颠,其直者,从颠入络脑,还出别下项,循肩髆内挟脊抵腰中,络肾属膀胱;其支者,从髆内左右别下贯胛挟脊,内过髀枢,下合腘中,以下贯腨内,出外踝之后,至小指外侧,注于足少阴。肾足少阴之脉,起于小指之中,邪走足心,循内踝之后,入跟上腨,上股贯脊,属肾络膀胱;其直者,从肾上贯肝膈,入肺中;其支者,从肺出,络心注胸中,注于手厥阴。心主手厥阴心包络之脉,起于胸中,出属心包络,下膈历络三焦;其支者,循胸出胁,抵腋入肘,循臑入掌,出中指之端;其支者,别掌中,循小指次指出其端,注于手少阳。三焦手少阳之脉,起于小指次指之端,循手出臂,上肩入缺盆,布膻中,散络心包,下膈循属三焦;其支者,从膻中,散络心包,下膈循属三焦;其支者,从膻中出缺盆,上项,直上出耳角;其去者,从耳后入耳中,出走耳

114

前,交颊至耳锐眦,注于足少阳。胆足少阳之脉,起于目锐眦,上抵头角下耳后,循颈至肩,入缺盆,以下胸中,贯膈络肝属胆;其支者,从缺盆下腋,循胸过季胁,下循髀阳,出膝,直下抵绝骨之端,循足跗上,入小指次指之间;其支者,别跗上,入大指间出其端,注于足厥阴。肝足厥阴之脉,起于大指丛毛之际,上循足跗,上腘循股,过阴器抵小腹,挟胃属肝络胆;其支者,复从肝别贯膈,上注肺,注于手太阴。

以上节录经脉循环线路中主要部分,从而可见该篇记述经脉循环,是以十二经脉为主体,而互相衔接的一个完整体系。简言之,正如元滑寿《十四经发挥》上卷云:"其始从中焦,注手太阴、阳明;阳明注足阳明、太阴;太阴注手少阴、太阳;太阳注足太阳、少阴;少阴注手心主、少阳;少阳注手足少阳、厥阴;厥阴复还注手太阴。"这一体系,是《素问》、《灵枢》有关经脉循环方面最具体详尽和最完整的一篇,它体现了经脉与脏腑、阴经与阳经、手经与足经之间有序的运行。此一运行方式,经文明确地表明了是在十二脉中进行,周而复始,循环不已。这是一种最主要的形式,后世言经脉循行者,皆以此为准。

(2)《灵枢·营气》。详该篇言营气之循行,前云:"营气之道,纳谷为宝,谷入于胃,乃传之肺,流溢于中,布散于外,精专者,行于经隧,常营无已,终而复始,是谓天地之纪。"此下概言营气循十二经脉之线路,与《灵枢·经脉》所言尽合。惟足厥阴"上行至肝,从肝上注肺,上循喉咙,入颃颡之窍,究于畜门";后复云:"其支别者,上额循颠,下项中,循脊入骶,是督脉也;络阴器,上过毛中,入脐中,上循腹里,入缺盆,下注肺中,复出太阴。此营气之所行也。"此文明确指出营气行过十二脉之后,别出一支行于督脉,又所云行督脉之文云:"络阴器,上过毛中,入脐中,上循腹里"一段,据《素问·骨空论》所云"任脉者,起于中极之下,以上毛际循腹里,上关元,至咽喉"一段文义,实际为营气循任脉而行也。如此言营气之行,除循十二经脉之行外,并再循任督二脉行。是则为按十四经循环,与《灵枢·经脉》言经脉按十二脉循环者、有所不同。此又一种形式也。

(3)《灵枢·经别》。该篇言经脉之离合出入。前文云:"夫十二经脉者,人之所以生,病之所以成,人之所以治,病之所以起,学之所始,工之所止也;粗之所易,上之难也。请问其离合出入奈何?"此下言手足阴阳十二脉之正的"别"与"合",篇文结尾称之为"六合"。此文所言"正",经文"一合"之后有云"成以诸阴之别,皆为正也"。详《甲乙经》卷二第一下无此十字,林亿等新校云:《九墟》云:或以诸阴之别者,皆为正。《太素·经脉正别》与林亿等引《九墟》同,惟无"也"字。按此句文义,"成"字难通,当以作"或"为是。又详杨上善注:"十二大经复有正别。正谓六阳大经别行还合府经;别谓六阴大经别行合于府经,不还府经,故名为别。"马莳注:"按此各经皆名曰正,则正者,正经也,宜与经脉篇其直行者相合。别者,络也,宜与经脉篇其支者,其别者相合。今此篇之所谓正,较之经脉篇甚略,且非尽出正行之经,是其意之所重者在合,而与经脉之行,不必及其详耳。"张介宾注:"十二经脉,已具前经脉篇,但其上下离合内外出入之道,犹有未备,故此复明其详。然经脉篇以首尾循环言,故上下起止有别;此以离合言,故但从四末始。虽此略彼详,然义有不同,所当参阅。"

关于本篇所言十二经脉正别,与经脉篇所言十二经脉的关系问题,经文中不曾言明,仅言及"请问其离合出入",故历来注家自杨上善始,各抒己见。详观经文内容,其与经脉篇所言,在经脉所行之某些部位方面,固有些相同之处,然而在经脉走向、交接、分合等方面,则有诸多不同之处。特别经文所言"或以诸阴之别,皆为正也"一句,仅言诸阴,而又无诸阳,说明对本篇经文,曾有不同的解释,其来尚矣。从而说明,本篇所言经别十二脉,与经脉篇十二脉,似非出于一家之言,故有诸多不同之处。此当为经脉循行的又一种形式。

(4)《灵枢·邪客》。该篇仅存经脉二条,原文为:"黄帝问于岐伯曰……脉之层折,出入之处,焉至而出,焉至而止,焉至而徐,焉至而疾,焉至而入,六腑之输于身者,余愿尽闻少序离别之处,离而入阴,别而入阳,此何道而从行,愿尽闻其方……岐伯曰:手太阴之脉,出于大指之端,内屈,循白肉际,至本节之后太渊,留以澹,外屈,上于本节下,内屈,与阴诸络会于鱼际,数脉并注,其气滑利,伏行壅骨之下,外屈,出于寸口而行,上至于肘内廉,入于大筋之下,内屈,上行臑阴入腋下,内屈,走肺。此顺行逆数之屈折也。心主之脉,出于中指之端,内屈,循中指内廉以上,留于掌中,伏行两骨之间,外屈,出两筋之间,骨肉之际,其气滑利,上二寸,外屈,出行两筋之间,上至肘内廉,入于小筋之下,留两骨之会,上入于胸中,内络于心脉。"

本文所言手太阴脉与手心主脉的循行线路十分具体,然与经脉篇此二经之循行线路相对照,除走向不同外,在部位方面,尚有诸多不同之处。详杨上善注:"举手太阴、心主二经,余之十经顺行逆数,例皆同也。"张介宾注:"按本篇于十二经之屈折,独言手太阴、心主二经者,盖欲引正下文少阴无腧之义,故单以膈上二经为言耳。诸经屈折详义,已具经脉、本输等篇,故此不必再详也。"按杨、张二家之注,均言其余十经之顺行逆数,已具或例同本输等篇,然细审本输篇内容,主要说明十二经脉在肘膝以下之出、溜、注、行、入,即所谓井、荥、腧、经、合者,除其所言走向与本文相同外,并不曾言及经脉之顺行逆数。故本篇所言二经,与《灵枢·本输》所言,似非一事。又张注言本篇所举膈上二经,是为引出后文"少阴无输"之说,似有一定道理,尽管如此,但按所举二经,就其内容而论,必有所本。或有专论十二经脉之顺行逆数者,恐早已散佚。故其内容与经脉等篇,多有不同。

2. 经脉走向

经脉走向,指经脉的运行方向。关于经脉的循行方向,有以下不同记载。

(1)《灵枢·经脉》。本篇内容,上文已作了简要介绍。就其走向而言,乃是手足阴阳十二脉,自内而外、自外而内的循环式走向。具体内容,不再详述。若简而言之,即《灵枢·脉度》所谓手之六阳,从手至头;手之六阴,从手至胸;足之六阳,从足上至头;足之六阴,从足至胸中。此所谓"六阳"与"六阴",是按手足阴阳脉之双侧计。该文所言,重在计脉之长度,故主要说明经脉之外行线者多,而内行线则少,但其所言六阳六阴脉之走向,则尽可反映手足三阳脉与三阴脉走向的基本规律。总之,本篇所言脉之走向,就十二经脉之总体言,乃是一周行循环方式。犹如后来的《标幽赋》所云:"原夫起自中焦,水初下漏,太阴为始,至厥阴而方终;穴出云门,抵期门而最后。"也是根据此一走向基本规律,结合经脉运行之时辰周期及腧穴部位,概括而言。

(2)《素问·阴阳离合论》、《灵枢·根结》。此二篇中,均言及经脉根结内容,文字亦基本相同。其内容一则言足三阳脉与足三阴脉之根结,一则言三阳脉与三阴脉之关阖枢。惟两篇中"关"字,均误作"开"。今以《太素·经脉根结》文为准,摘录如下:"太阳根于至阴,结于命门;阳明根于历兑,结于颡大,颡大者,钳耳也;少阳根于窍阴,结于窗笼。太阳为关,阳明为阖,少阳为枢……太阴根于隐白,结于太仓;少阴根于涌泉,结于廉泉;厥阴根于大敦,结于玉英,终于膻中。太阴为关,厥阴为阖,少阴为枢。"根据上文可见,此所云三阴三阳,均与腧穴连称,是指经脉而无疑。所示腧穴,均为足经,而无手经,是此云三阴三阳,为足三阴脉与足三阳脉。

按本文重在论三阴三阳之关阖枢,而三阴三阳之关阖枢,乃是以足三阳脉与足三阴脉为物质基础。文中言及足三阳脉与足三阴脉,根据腧穴定位所在,足三阳脉与足三阴脉皆根起于足部,而终结于胸腹以上。从而说明,本文所示足三阳脉与足三阴脉之走向,皆自下而上,此与《灵枢·经脉》所言十二经脉之循行走向,足三阴脉自下而上,足三阳脉自上而下,则不尽同。此当另有所本。

(3)《灵枢·邪客》。前引本篇手太阴与手心主二脉之走向为,"手太阴之脉,出于大指之端","上臂臑之后,入腋下走肺。""心主之脉,出于中指之端",上臂肘之后,入于胸中,内络于心脉。按以上二脉,均明确表明其走向是手指之端,上而内行。然《灵枢·经脉》记此二经之走向为,"肺手太阴之脉,起于中焦,下络大肠,还循胃口,上膈属肺,从肝系横出腋下,下循臑内",下行至手大指之端。"心主手厥阴之脉,起于胸中,出属心包络,下膈,历络三焦,其支者,循胸出胁,下腋三寸,上抵腋下下循臑内",下行至手中指之端。是则表明此二脉在十二脉循环中之走向,均自胸中外行,而至于手指之端。据此,尽可说明,经脉篇与邪客篇分别记述手太阴与手心主二脉之走向,一者自内而外,一者自外而内,二者有所不同。

3. 经脉系统

关于经脉系统,在《素问》与《灵枢》中,有十二脉与十一脉两种系统。现分述于下。

(1)《灵枢·经脉》,本篇述十二经之经脉及其络脉,最为系统而完整。另有《灵枢》之经别、经水、经筋等篇,亦均为十二脉系统。但在腧穴系统方面,则有的篇文显然是十一脉系统。

(2)《灵枢·本输》。该篇在论述本输时起首云:"黄帝问于岐伯曰:凡刺之道,必通十二经络之所终始,络脉之所别处,五输之所留,六府之所与合,四时之所出入,五脏之所溜处,阔数之度,浅深之状,高下所至,愿闻其解。"此文明确提出"十二经络"之数,然下文岐伯答文中,却只有十一脉。即五脏之脉,肺、肝、脾、肾四脏,各如本经,惟心脏之井、荥、腧、经、合诸穴,皆系心主手厥阴脉之穴,而非手少阴心脉之穴。又《素问·气穴论》言"脏俞五十六",王冰注亦本于《灵枢·本输》之义,心脏之穴,即系手心主脉之穴。关于此一问题,在《灵枢·邪客》中,曾有所说明。其谓:"黄帝曰:手少阴之脉独无腧,何也?岐伯曰:少阴,心脉也。心者,五脏六腑之大主也,精神之所舍也,其脏坚固,邪弗能容也。容之则心伤,心伤则神去,神去则死矣。故诸邪之在于心者,皆在于心之包络。包络者,心主之脉也,故独无腧焉。黄帝曰:少阴独无腧者,不病乎?岐伯曰:其外经病而脏不病,故独取其经于掌后锐骨之端。其余脉出入屈折,其行之徐疾,皆如手少阴心主之脉行也。"

关于经络系统十一脉与十二脉的问题,自有其学术发展的历史根源。详马王堆汉墓出土帛书《足臂十一脉灸经》及《阴阳十一脉灸经》(按二书原无此名,系整理小组定名)二书,均为十一脉,又江陵张家山汉简《脉书》(按此系原书名)亦为十一脉,且与《阴阳十一脉灸经》内容基本相同,当属同一系统之不同传本。详此十一脉系统,均无手厥阴脉,而有手少阴脉,称为"臂少阴之脉"。其循行部位,《足臂十一脉灸经》作"臂少阴[温(脉)](按方括号[　]中字为原有脱文,系整理人补出;圆括号(　)中字,系整理所作释文。后同):循筋下兼(廉),出臑内下兼(廉),出夜(腋),奏(凑)胁。"《阴阳十一脉灸经》作"臂少阴眽(脉):在于手掌中,出内阴两骨之间之间(按原整理校注云:后面"之间"两字系衍字),之下骨上廉,筋之下,[出]臑内阴。"以上两文与《灵枢·经脉》文相对证,不难看出,其描述之循行部位,尤为简单。然就其基本部位特征来看,此所谓"臂少阴之脉",正当《灵枢·经脉》心主手厥阴之脉。从而说明,经脉系统,本有十二脉与十一脉之别。十一脉中之臂少阴,当十二脉之手厥阴脉;十二脉中手少阴,十一脉中则无此经。因此,《灵枢·本输》等篇中所言五脏井、荥、腧、经、合穴,就其经脉系统而论,当是基于十一脉系统。

4. 经脉称谓

十二经脉之称谓,在《素问》、《灵枢》中,基本已定型,但在《灵枢》个别篇章中,尚保留有另外的称谓。

(1)《灵枢》之经脉、经别、经水、经筋四篇,全面系统地论述了十二经脉的称谓、线路、走向及病候、治则等,尽可反映对十二经脉的认识,已基本定型,对经络学说的发展,已臻成熟。其称谓则是以手足三阴三阳命名,即手太阴、手少阴、手厥阴、手太阳、手少阳、手阳明、足太阴、足少阴、足厥阴、足太阳、足少阳、足阳明。此一称谓,一直沿用至今。

(2)《灵枢·寒热病》:该篇主要论述寒热诸病从经穴取治之内容。其中有称"臂"脉者三条:

1)"腋下动脉,臂太阴也,名曰天府。"又《灵枢·本输》:"腋内动脉,手太阴也,名曰天府。"按此二条,从内容以至行文,基本上是一致的,唯手、臂之称谓有别。是此言"臂太阴",即手太阴也。

2)"臂阳明有入頄徧齿者,名曰大迎,下齿齲取之。"详"大迎"一穴,古医籍归经不一,如《素问·气府论》足阳明脉气所发者六十八穴,其中有"大迎之骨空各一",此与《灵枢·经脉》所云"胃足阳明之脉……出大迎循颊车"及"其支者,从大迎前下人迎"之说相合。又《针灸甲乙经》卷三第十,言大迎为"足太阳脉气所发"。而本篇所言"臂阳明"者,乃为手阳明。又据《灵枢·经脉》言手阳明"其支者……入下齿中",与本文言"下齿齲取之"义亦合。是此言"臂阳明"者,即手阳明也。此亦可见本文与《灵枢》别篇言经脉者,所本不同,故称谓有别。

3)"臂太阴可汗,足阳明可汗。故取阴而汗出甚者,止之于阳。取阳而汗出者甚者,止之于阴。"详本文以"臂""足"二字对举,其为称经而无疑。是"臂太阴"即手太阴也。

按十二经脉以足、臂相称者,今有长少马王堆汉墓帛书《足臂十一脉灸经》可证。又据此,则腧穴归经,亦或有以足臂脉取名者,观此三条,或可见其一斑。凡此,皆另有所本。

5. 经脉络属脏腑

关于经脉络属之脏腑,《灵枢·经脉》言之甚详。凡手足三阳之脉,皆为属腑络脏;手足三阴之脉,皆为属脏络腑。如心主手厥阴之脉曰:"起于胸中,出属心包络,下膈,历络三焦"。三焦手少阳之脉曰:"布膻中,散络心包,下膈;循属三焦。"而《灵枢·邪客》手太阴之脉与心主之脉,则与此不同(详见前文)。手太阴之脉曰"内屈,走肺",心主之脉曰"上入于胸中,内络于心脉"。据此所言经脉与脏腑关系的内容及表述行文,两篇有明显的不同。从而说明,两篇内容,非出于一家之言而无疑。

6. 根结与标本

根结与标本,是《素问》与《灵枢》中有关经脉的两个既相近而又不尽同的概念。所谓根与本者,经脉所起之根本也。结与标者,经脉之枝端与终结也。但在有关篇文中,所言起止点,并不尽同。

(1)《素问·阴阳离合论》、《灵枢·根结》。此二篇所言根结,基本上是一致的,当系同源。今录《灵枢·根结》文如下:"太阳根于至阴,结于命门,命门者,目也;阳明根于历兑,结于颡大,颡大者,钳耳也;少阳根于窍阴,结于窗笼,窗笼者,耳中也……太阴根于隐白,结于太仓;少阴根于涌泉,结于廉泉;厥阴根于大敦,结于玉英,络于膻中。"

从上文可见,所言三阴三阳之根结,仅有足经而无手经。

(2)《灵枢·卫气》。本篇为言经脉之标本者,其文作:"足太阳之本,在根以上五寸中,标在两络命门,命门者,目也;足少阳之本,在窍阴之间,标在窗笼之前,窗笼者,耳也;足少阴之本,在内踝下上三寸中,标在背腧与舌下两脉也;足厥阴之本,在行间上五寸所,标在背腧也;足阳明之本,在历兑,标在人迎颊(按"颊"下《太素·经脉标本》有"下上"二字,于义为顺,疑本文脱)颃颡也;足太阴之本,在中封前上四寸之中,标在背腧与舌下也;手太阳之本,在外踝之后,标在命门之上一寸也;手少阳之本,在小指次指之间上二寸,标在耳后上角下外眦也;手阳明之本,在肘骨中,上至别阳,标在颜下合钳上也;手太阴之本,在寸口中,标在腋内动(按"动"下《甲乙经》卷二第四有"脉"字为是,疑本文脱)也;手少阴之本,在锐骨之端,标在背腧也;手心主之本,在掌后两筋之间二寸中,标在腋下下(按后"下"字,《太素·经脉标本》及《甲乙经》卷二第四均无,疑衍)三寸也。"

详本文言经脉标本,与根结篇所言经脉根结之大义,亦大致相同,然异点颇多。就脉数而言,彼虽言三阴三阳脉,实只有足经,而此则尚有手经;就起点而言,彼言诸脉之根,皆为本经之肢端第一穴,亦即《灵枢·本输》所言井穴,而此所言本,有的为井穴,有的则在手足踝关节以上处;就终点而言,彼言足三阳之结,与此言之标,基本相同,而足三阴经,则两者皆不同。是则两者所本非出一家也无疑。

(二) 腧穴

《素问》、《灵枢》中论腧穴内容较多,但有的内容,显非出于一家之言,当系于不同学派。

1. 经脉流注腧穴

经脉流注所经之处的某些腧穴,具有特殊意义,并予以特定命名。此在《灵枢》之本输篇及根结篇,均有详论。然两篇中取穴与命名方面,均有所不同。

(1)《灵枢·本输》。该篇详论四肢肘膝关节以下十二经脉流注之特定腧穴,总称之为"本输"。今以阴经与阳经各举一脉为例。

"肺出于少商,少商者,手大指端内侧也,为井木;溜于鱼际,手鱼也,为荥;注于大渊,大渊,鱼后一寸陷者中也,为腧;行于经渠,寸口中也,动而不居,为经;入于尺泽,尺泽,肘中之动脉也,为合。"

"膀胱出于至阴,至阴者,足小指之端也,为井金;溜于通谷,通谷,本节之前外侧也,为荥;注于束骨,束骨,本节之后陷者中也,为腧;过于京骨,京骨,足外侧大骨之下,为原;行于昆仑,昆仑,在外踝之后,跟骨之上,为经;入于委中,委中,腘中央,为合。"

从上文可见,十二经脉在四肢肘膝关节之流注,阴经有出、溜、注、行、入五个关要处,分别命之曰井、荥、腧、经、合,各有代表性腧穴,并以五行之木,合以各经之井穴。阳经有出、溜、注、过、行、入六个关要处,分别命之曰井、荥、腧、原、经、合,亦各有代表性腧穴,并以五行之金,合以各经之井穴。从而构成了十二经脉在肘膝以下特殊的流注体系,即五脏阴经的五五二十五腧和六腑阳经的六六三十六腧体系。由于上述诸穴,在经脉流注中具有特殊的地位,故在针刺方面,亦具有重要意义。是当为经络学说一重要组成部分。

(2)《灵枢·根结》。该篇除论及三阴三阳脉之关阖枢外,并论及经脉之流注,但与《灵枢·本输》所言,有较多差异,惜仅存手足六阳经脉,手足六阴经脉早已脱失。今录其全文如下:"足太阳根于至阴,溜于京骨,注于昆仑,入于天柱、飞扬也;足少阳根于窍阴,溜于丘墟,注于阳辅,入于天容、光明也;足阳明根于历兑,溜于冲阳,注于下陵,入于人迎、丰隆也;手太阳根于少泽,溜于阳谷,注于少海,入于天窗、支正也;手少阳根于关冲,溜于阳池,注于支沟,入于天牖、外关也;手阳明根于商阳,溜于合谷,注于阳溪,入于扶突、偏历也。"

详此文后继有云"此所谓十二经者,盛络皆当取之"云云等文,可证原为十二经,而今只存手足六阳经文,其手足六阴经文,当脱也无疑。

根据上文可见,其与《灵枢·本输》所言之经脉流注,除根穴与该篇所言井穴一致外,其不同处有以下几点:本篇仅有根、溜、注、入四项,此其一也;本篇所言溜、注二项,名虽同而穴不同,此其二也;本篇所言入穴有二,一为本经在肘膝关节以下之络穴,一为本经在颈部之穴,此其三也;本篇根穴,无五行相合,此其四也。从而说明,本文系经脉流注另一学家之所言而无疑。

2. 背腧定位

背腧定位,指脏腑在背部之腧穴的定位。凡此,皆取背部脊椎骨为自然标志,而进行定位,但定穴部位,则不尽同。

(1)《灵枢·背腧》:"黄帝问于岐伯曰:愿闻五脏之腧,出于背者。岐伯曰:胸中大腧在杼骨之端,肺腧在三焦之间,心腧在五焦之间,膈腧在七焦之间,肝腧在九焦之间,脾腧在十一焦之间,肾腧在十四焦之间。背挟脊三寸所,则欲得而验之,按其处,应在中而痛解,乃其腧也。"详"焦",《太素·气穴》《素问·血气形志篇》王冰注引《灵枢经》及《中诰》均作"椎"。马莳注:"焦,当作顀。"张介宾注:"焦即椎之义,指脊骨之节间也。古谓之焦,亦谓之顀,后世作椎。"按"焦",当系椎之假借,焦与椎,均取"隹"为声。古籍取"隹"为声之字而相为假借者,所在多有。如推与椎,《史记·吴王濞列传》:"此少年推锋之许可耳。"《汉书·吴王濞传》推作"椎"。又如椎与锥,《战国策·齐策六》:"君王后引椎椎破之。"鲍本椎作"锥"。椎,或作"顀",《灵枢·经别》:"足少阴之正……而合上至肾,当十四顀。"是此文诸言"焦"者,即椎也。

按上一背腧定位法,在古针灸书中,大都以此为准,如《针灸甲乙经》所收古《明堂孔穴针灸治要》即是。详《甲乙经》卷三第八言五脏背腧为:肺俞在第三椎下,两傍各一寸五分。心俞在第五椎下。两傍各一寸五分。肝俞在第九椎下,两傍各一寸五分。脾俞在第十一椎下,两傍各一寸五分。肾俞在第十四椎下,两傍各一寸五分。后世针灸诸书,亦大多以此为准。

(2)《素问·血气形志篇》:"欲知背腧,先度其两乳间中折之,更以他草度去半已,即以两隅相拄也。乃举以度其背,令其一隅居上,齐脊大椎,两隅在下,当其下隅者,肺之俞也;复下一度,心之俞也;复下一度,左角肝之俞也,右角脾之俞也;复下一度,肾之俞也。是谓五脏之俞,灸刺之度也。"杨上善注:"以上言量背输法也。经不同者,但人七尺五寸之躯,虽小法于天地,无一经不尽也。故天地造化,数乃无穷,人之输穴之分,何可同哉。昔神农氏录天地间金石草本三百六十五种,法三百六十五日,济时所用。其不录者,或有人识用,或无人识者,盖亦多矣。次黄帝取人身体三百六十五穴,亦法三百六十五日,身体之上,移于分寸,左右差异,取病之输,实亦不少。至于《扁鹊灸经》取穴及名字,即大有不同。近代《秦承祖明堂》、《曹子氏灸经》等,所承别本,处所及名,亦皆有异,而除痾遣疾,又复不少,正可以智量之,适病为用,不可全言非也。而并为非者,不知大方之论。所以此之量法,圣人设教有异,未足怪之也。"王冰注:"《灵枢经》及《中诰》咸云,肺俞在三椎之傍,心俞在五椎之傍,肝俞在九椎之傍,脾俞在十一椎之傍,肾俞在十四椎之傍。寻此经草量之法,则合度之人,其初度两隅之下,约当肺俞;再度两隅之下,约当心俞;三度两隅之下,约当七椎,七椎之傍,乃膈俞之位。此经云,左角肝之俞,右角脾之俞,殊与《中诰》等经不同。又四度则两隅之下,约当九椎,九椎之傍,乃肝俞也。经云肾俞,未究其源。"

详本文所言量背腧法,与《灵枢·背腧》所言取穴方法,亦自不同,彼者以椎体自然标准为法,此则以草度量之,因而所定穴处,部位亦不同,故二者之差,已不言而喻。杨上善与王冰等注,亦皆指明其不同处。故此文当是《素问》中保留之别一家度背腧注也。以其别为一家之言,故不得以《灵枢·背腧》而论其是非。杨上善所谓"圣人设教有异,未足怪之也",义亦在此。

3. 椎间穴定位

椎间穴,指脊椎节间下之腧穴,其定位之所在,经文所述,亦不尽同。

(1)《素问·气府论》:"大椎以下至尻尾及傍十五穴,至骶下凡二十一节。脊椎法也。"王冰注:"脊椎之间,有大椎、陶道、身柱、神道、灵台、至阳、筋缩、中枢、脊中、悬枢、命门、阳关、腰俞、长强、会阳十五俞也。"《太素·气论》作:"大椎以下至尻二十节,间各一。骶下凡二十一节。脊椎法。"杨上善注:"大椎至骶二十一节,有二十间,间有一穴,则二十六穴也。《明堂》从兑端上顶,下至砒门,有十三穴。大椎以下至骶骨长强二十一节,有十一穴,凡二十四穴,督脉气所发,与此不同,未详也。"

按:此文《素问》与《太素》不尽同,杨注与王注,义尚有疑,今不烦考。然有一点是基本相同,即自大椎至尾骶二十一节,节间有穴,但并非第一节间均有穴。据《针灸甲乙经》卷三第七存古《明堂孔穴针灸治要》凡十一穴。即大椎在第一椎陷者中,陶道在大椎节下间,身柱在第三椎节下间,神道在第五椎节下间,至阳在第七椎节下间,筋缩在第九椎节下间,脊中在第十一椎节下间,悬枢在第十三椎节下间,命门在第十四椎节下间;腰俞在第二十一椎节下间,长强在脊骶端。若据古《明堂》一书推断,有关上述诸穴的定位,由来尚矣。且从腧穴称谓可见,诸穴无以脏腑之名命名者。以脏腑名命名之穴,均挟脊两傍。此一定名,一直延至今日,除自《甲乙经》后,增有灵台、中枢、阳关等穴外,穴名一仍其旧。

(2)《素问·刺热篇》:"热病气穴,三椎下间主胸中热,四椎下间主膈中热,五椎下间主肝热,六椎下间主脾热,七椎下间主肾热。"杨上善注:"《明堂》及《九卷》背五脏输,并以第三椎为肺输,第五椎为心输,第七椎为膈输,第九椎为肝输,第十一椎为脾输,第十四椎为肾输,皆两箱取之。当中第三椎以上无疗脏热,故五脏及候五脏热,并第三椎以下数之。第三椎以上与颊车相当,候色。第三椎下间肺输中间,可以泻热也。四椎下间,计次当心,心不受邪,故乘言膈也。次第推之,下间各主一脏之热,不同《明堂》通取五脏之输者也。"王冰注:"寻此文椎间所主神脏之热,又不正当其脏俞,而云主疗,在理未详。"

按上文杨注虽强为之释,但亦不得不承认其与"《明堂》通取五脏之输者"不同。若王冰注则直云"在理未详"。详本文虽非直取五脏之背腧,但其所指泻五脏热之各椎,与挟脊两傍之五脏腧,亦不在同一横平线上。因此,若按五脏腧在背部腧穴位置以解本文,自是不通。从而说明,本文所云椎节间与五脏的关系,系另一家言也。

(三) 针道

针道者,论针刺之道也。《素问》、《灵枢》中论针刺之道者,内容特多,所言亦非尽同。今择其要者,聊为考析。

1. 九针总名

九针者,针刺所用之九种针也。九针各具针名,在《素问》、《灵枢》中,尽为一致。然对其总称谓,则不尽相同。

(1) 小针。《灵枢·九针十二原》:"小针之要,易陈而难入。"杨上善注:"但九针要道,下针解中,自当其释之也。"此注可见,杨氏解"小针",是以"小针"与"九针"为同义语,皆总名也。又《灵枢·小针解》,详其所解,必原有名《小针》者(详见前《素问》、《灵枢》引书考),是亦以小针为总名。又《灵枢·厥病》:"肠中有虫瘕及蛟蛕,皆不可取以小针。"此文明确指出,腹中有虫疾者,皆不可以小针取治。此言"小针",亦概指九针而言。又《灵枢·玉版》:"黄帝曰:余以小针为细物也。夫子乃言上合之于天,下合之于地,中合之于人,余以为过针之意矣。愿闻其故。岐伯曰:何物大于天乎,夫大于针者,惟五兵者焉。五兵者,死之备也,非生之具。且夫人者,天地之镇也,其不(按《太素·痈疽逆顺刺》无"不"字,当是,疑此文衍)可不参乎。夫治民者,亦唯针焉。夫针之与五兵,其孰小乎。黄帝曰:病之生时,有喜怒不测,饮食不节,阴所不足,阳气有余,营气不行,乃发为痈疽,阴阳不通,两热相搏,乃化为脓,小针能取之乎? 岐伯曰:圣人不能使化者为之,邪不可留也……黄帝曰:其已有脓血而后遭乎? 不导之以小针治乎? 岐伯曰:以小治小者其功小,以大治大者(按此下《甲乙经》卷十一第九下有"其功大,以小治大者"八字,于义为是,疑此有脱文)多害。故其已成脓血者,其唯砭石铍锋之所取也。"按本文前后曾三次言及"小针",详其文义,亦概指九针之总名也。并以"小针"比之"五兵"。"五兵"者,五种兵器也,惟所指不一,如《谷梁传·庄公二十五年》:"陈五兵五鼓。"范宁注:"五兵,矛、戟、钺、楯、弓矢。"又《汉书·吾丘寿王传》:"古者作五兵。"颜师古注:"五兵,谓矛、戟、弓、剑、戈。"此文正以九针作小物,以五兵为大物,小者克病愈疾,大者克敌制胜,正与后文言"以小治小"与"以大治大"之义相应。又详后文言治脓血,"其唯砭石铍锋",虽《灵枢·九针十二原》言九针中之"铍针","以取大脓",然此文所谓"铍锋",详前后文义,当是指剑锋,而非指铍针。铍者,剑也。《说文·金部》:"铍,剑如刀装者。"段玉裁注:"剑两刃,刀一刃。实剑而用刀削裹之是曰铍。"

详上述诸言"小针"者,皆以为九种针名之总称,与别称"九针"者,义虽同,然称谓有别。

(2) 九针。九针一词,在《素问》及《灵枢》中曾多次言及,但义不尽同。有的为具指,即指九种不同的针器。如《灵枢·九针论》:"黄帝曰:针之长短有数乎? 岐伯曰:一曰镵针者,取法于巾针,去末寸半,卒锐之,长一寸六分,主热在头也……九曰大针,取法于锋针,其锋微

园,长四寸,取大气不出关节者也。针形毕矣。此九针长短大小法也。"此所言"九针",即指
九种针器。有的则泛指九种针器,及其有关的内容,包括针形、针名、用针、行针等有关问题。
是则将"九针"一词概念化了。如《素问·三部九候论》:"黄帝问曰:余闻九针于夫子,众多
博大,不可胜数。"又《素问·离合真邪论》:"黄帝问曰:余闻《九针》九篇,夫子乃因而九之,
九九八十一篇。"又如《灵枢》九针十二原及九针论等篇皆是。凡此所言"九针",皆不仅指针
名而言,尚含其他有关内容,故或作概念、或作书名、或作篇名,加以使用。就其概念而论,犹
九种针器之总名也。其与前所言"小针",亦名异而义同也。

2. 四时刺与五时刺

四时刺与五时刺,乃系根据不同的季节而采用不同刺法之说,然详其内容,不仅有四时
与五时之别,在刺法方面亦不尽同。

(1) 四时刺。《素问·诊要经终论》:"春刺散俞乃与分理,血出而止,甚者传气,间者环
也;夏刺络俞,见血而止,尽气闭环,痛病必下;秋刺皮肤,循理,上下同法,神变而止;冬刺俞
窍于分理,甚者直下,间者散下。"又《素问·水热穴论》云:春取络脉,夏取盛经分腠,秋取经
俞,冬取井荥。《灵枢·本输》:"春取络脉,诸荥大经分腠之间,甚者深取之,间者浅取之;夏
取诸腧,孙络肌肉皮肤之上;秋取诸合,余如春法;冬取诸井、诸腧之分,欲深而留之。此四时
之序,气之所处,病之所舍,脏之所宜。"又《灵枢·四时气》:"春取经,血脉分肉之间,甚者深
刺之,间者浅刺之;夏取盛经孙络,取分间,绝皮肤;秋取经腧,邪在府,取之合;冬取井荥,必
深以留之。"又《灵枢·寒热病》:"春取络脉,夏取分腠,秋取气口,冬取经输。凡此四时,各
以时为齐。络脉治皮肤,分腠治肌肉,气口治筋,经输治骨髓。"

以上《素问》、《灵枢》中,共有五篇言及四时刺法。详其内容,则诸多不同,或文同而时
异,或文、时并异。特如《素问·水热穴论》,不仅具四时刺法,而且有解文。今再录其解文
如下:"春者木始治,肝气始生,肝气急,其风疾,经脉常深,其气少,不能深入,故取络脉分肉
间……夏者火始治,心气始长,脉瘦气弱,阳气留溢,热熏分腠,内至于经,故取盛经分腠,绝
肤而病去者,邪居浅也……秋者金始治,肺将收杀,金将胜火,阳气在合,阴气初胜,湿气及
体,阴气未盛,未能深入,故取俞以泻阴邪,取合以虚阳邪,阳气始衰,故取于合……冬者水始
治,肾方闭,阳气衰少,阴气坚盛,巨阳伏沉,阳脉乃去,故取井以下阴逆,取荥以实阳气。"从
此解文中,尤可看出,四时刺法之所以有别者,当是立论不同也。凡此足以说明,上述四时刺
法,非出于一家之言。

(2) 五时刺。《素问·四时刺逆从论》:"春气在经脉,夏气在孙络,长夏气在肌肉,秋气
在皮肤,冬气在骨髓中……春者,天气始开,地气始泄,冻解冰释,水行经通,故人气在脉;夏
者,经满气溢,入孙络受血,皮肤充实;长夏者,经络皆盛,内溢肌中;秋者,天气始收,腠理闭
塞,皮肤引急;冬者,盖藏血在中,内著骨髓,通于五脏。是故邪气者,常随四时之气血而入客
也。至其变化,不可为度。然必从其经气,辟除其邪,除其邪则乱气不生。"按本文虽未直言
刺法,然详其文义,则实言以时为剂之刺,此则为从,亦即顺也;若反其时,则为逆。故后文多
言逆时而刺,所致诸害。又本篇题名虽言"四时",而篇文内容,则增"长夏"内容,实为五时。
按该篇文义,其刺法当为春刺经脉,夏刺孙络,长夏刺肌肉,秋刺皮肤,冬刺骨髓也。《灵枢
·顺气一日分为四时》:"脏主冬,冬刺井;色主春,春刺荥;时主夏,夏刺输;音主长夏,长夏刺
经;味主秋,秋刺合。是谓五变……病在脏者取之井,病变于色者取之荥,病时间时甚者取之

输,病变于音者取之经,经满而血者,病在胃及以饮食不节得病者取之于合。"详上文明确表明,乃是以色、时、音、味、脏配春、夏、长夏、秋、冬及荥、输、经、合、井。故此言五时刺者,乃根据不同季节,分别刺五输穴中之相应穴也。此与上文《素问·四时刺逆从论》所言,又有所不同。

从以上所引《素问》与《灵枢》中七篇言四时刺与五时刺的内容来看,尽可反映其刺法有诸多不同,其立论之依据,亦多有别。因此,关于四时刺与五时刺的问题,则难以一种模式或一种理论加以说明。此其一则反映了古代医家由于对此一问题的不同见解而形成的不同学术流派,亦如《难经·七十四难》所论五时刺法为春刺井(邪在肝)、夏刺荥(邪在心)、季夏刺俞(邪在脾)、秋刺经(邪在肺)、冬刺合(邪在肾),恰与《灵枢·顺气一日分为四时》顺差一季,犹可证明此又别成体系也;一则由于立论角度不同,故刺法亦异,反映四时刺法的灵活多样。故杨玄操云:"理极精奇,特在留意,不可固守以一概之法也。"亦可说明此一问题在《素问》与《灵枢》中有多家之说。

(四) 卫气行

有关卫气之说,在《素问》与《灵枢》中论述较多。然对其循行之方式及线路,却不尽相同。主要有以下说法。

1. 运行周期

(1)《素问·疟论》:"其作日晏与其日早者,何气使然?岐伯曰:邪气客于风府,循膂而下,卫气一日一夜大会于风府,其明日日与一节,故其作也晏,此先客于脊背也。每至于风府则腠理开,腠理开则邪气入,邪气入则病作,以此日作稍益晏也。其出于风府,日下一节,二十五日下至骶骨,二十六日入于脊内,注于伏膂之脉(林亿等新校正云:按全元起本,二十五日作二十一日,二十六日作二十二日。《甲乙经》、《太素》并同。伏膂之脉,《甲乙经》作太冲之脉,巢元方作伏冲),其气上行九日,出于缺盆之中,其气日高,故作日益早也。"杨上善注:"因卫气从风府日下,故作也晏,晚也……邪与卫气下二十一椎,日日作晚,至二十二日,邪与卫气注于督脉上行,气上高行,故其作也早。"按本文虽言疟病发作之日晏与日早,但所论病机,则涉于卫气行。也就是说疟病之邪,其发作之日晏与日早,与卫气之循膂日下一节及循腹内上行之行期有关。本文与《灵枢·岁露论》文基本相同,可互证。

《灵枢·岁露论》:"黄帝问于岐伯曰……疟之发以时,其故何也?岐伯对曰:邪客于风府,病循膂而下,卫气一日一夜,常大会于风府,其明日日下一节,故其日作晏,此其先客于脊背也。故每至于风府则腠理开,腠理开则邪气入,邪气入则病作,此所以日作尚晏也。卫气之行风府,日下一节,二十一日,下至尾底,二十二日,入脊内,注伏冲之脉,其行九日,出于缺盆之中,其气上行,故其病稍益。"

以上引《素问》与《灵枢》两篇内容,虽然在行文方面有些差异,若就其内容之实质而言,则基本相同。均在表明卫气之循行,以一月为周期。具体循行情况则为先二十一日,系循膂而下,沿椎节日下一节,二十一日至尾底;后九日,系循腹而上行,九日,出于缺盆之中。按此一时间计之,腹背前后,每运行一个周期,需三十日,故可谓之月周期。

(2)《灵枢·卫气行》:"卫气之行,一日一夜五十周于身,昼日行于阳二十五周,夜行于阴二十五周,周于五脏。是故平旦阴尽,阳气出于目,目张则气上行于头,循项下足太阳,循背下至小指之端;其散者,别于目锐眦,下手太阳,下至小指之间外侧;其散者,别于目锐眦,下足少阳,注小指次指之间,以上(按《医学纲目·阴阳脏腑部》注:"以上二字,衍文也。其下当有'其散者'三字。"详前言"下手太阳"及"下足少阳"者,均曰"其散者",故《医学纲目》注当是)循手少阳之分侧,下至小指之间;别者以上(按《医学纲目·阴阳脏腑部》注:"以上二字,衍文也。"详《太素·卫五十周》亦无"以上"二字,故《医学纲目》注当是)至耳前,合于颔脉,注足阳明,以下行至跗上,入五指之间;其散者,从耳下下手阳明,入大指之间,入掌中;其至于足也,入足心,出内踝,下行阴分,复合于目,故为一周,是故日行一舍,人气行一周与十分身之八……日行十四舍,人气二十五周于身,有奇分与十分身之二,阳尽于阴,阴受气矣。其始入于阴,常从足少阴注于肾,肾注于心,心注于肺,肺注于肝,肝注于脾,脾复注于肾为周。是故夜行一舍,人气行于阴脏一周,与十分脏之八,亦如阳行之二十五周,而复合于目。"

《灵枢·营卫生会》:"人受气于谷,谷入于胃,以传于肺,五脏六腑,皆以受气。其清者为营,浊者为卫,营在脉中,卫在脉外,营周不休,五十而复大会,阴阳相贯,如环无端。卫气行于阴二十五度,行于阳二十五度,分为昼夜。"又:"常与营俱行于阳二十五度,行于阴亦二十五度,一周也。故五十度而复大会于手太阴矣。"

按上引《灵枢》两篇内容,均明确提出卫气的运行,一昼夜为五十周。其运行的具体情况为昼行于阳二十五度,夜行于阴二十五度。度者,周也。故亦称二十五周。此所言行于阳者,行于六腑之阳经,行于阴者,行于五脏之阴经。此言五十周之数,为言卫气之行者,常所习用。

(3)《灵枢·卫气行》:"水下一刻,人气在太阳,水下二刻,人气在少阳,水下三刻,人气在阳明,水下四刻,人气在阴分;水下五刻,人气在太阳,水下六刻,人气在少阳,水下七刻,人气在阳明,水下八刻,人气在阴分;水下九刻,人气在太阳,水下十刻,人气在少阳,水下十一刻,人气在阳明,水下十二刻,人气在阴分;水下十三刻,人气在太阳,水下十四刻,人气在少阳,水下十五刻,人气在阳明,水下十六刻,人气在阴分;水下十七刻,人气在太阳,水下十八刻,人气在少阳,水下十九刻,人气在阳明,水下二十刻,人气在阴分;水下二十一刻,人气在太阳,水下二十二刻,人气在少阳,水下二十三刻,人气在阳明,水下二十四刻,人气在阴分;水下二十五刻,人气在太阳。此半日之度也。"

按本文所言之时间计之,卫气每运行于太阳、少阳、阳明及阴分一周次,需时水下四刻,故水下二十五刻,卫气运行六又四分之一周次,水下五十刻,则卫气运行十二又四分二周次,水下一百刻,则卫气运行二十五周次。亦即一昼夜,卫气运行于三阳及阴分,适当二十五周次。此与上文言一昼夜五十周次者,仅及其半也。故必系别说而无疑。

2. 运行方式

从以上所引诸篇言卫气运行周次中,已可见其在运行方式方面,亦有较大差异,概言之,有以下三种。

(1)背腹周行。此种方式,即前引《素问·疟论》与《灵枢·岁露论》所言,卫气循膂而下,沿椎节日下一节,二十一日至尾底,复入腹上行九日,入缺盆。故其循行方式,主要是循背腹周行。

(2)日循三阳脉及阴跷脉周行,夜在五脏间周行。此种方式,即前引《灵枢·卫气行》

所言昼夜五十周的循行方式。即昼行于阳二十五周次为始于目,分别由足三阳经循脉而至于足,另有散行者,分别别出而手三阳经循脉而至于手,散出而不复还;其循足三阳之至于足者,入于足心,循足少阴之别,上行复合于目,此为一周。详阴蹻脉者,《灵枢·脉度》云:"少阴之别,起于然骨之后,上内踝之上,直上循阴股,入阴,上循胸里,入缺盆,上出人迎之前,入頄,属目眦,合于太阳、阳蹻而上行。"此与上述卫气循行之线路正合。此一方式,若简言之,即始于目,分别经足三阳经至于足,入足心,复经足少阴之别阴蹻脉上行,复合于目,为日行一周次。夜行于阴二十五周次为始于足少阴脉注于肾,肾注于心,心注于肺,肺注于肝,肝注于脾,脾复注于肾,是为夜行五脏一周次,其在五脏间循行序次,是以脏气五行属性相克者为序。其行二十五周之后,当由足少阴脉,复经阴蹻脉上行合于目而外行于阳。此即卫气昼行于阳夜行于阴的两种不同运行方式。

(3)由太阳、少阳、阳明及阴分,各经水下一刻的时序周行。此种运行方式,即前引《灵枢·卫气行》所谓"水下一刻,人气在太阳,水下二刻,人气在少阳,水下三刻,人气在阳明,水下四刻,人气在阴分"之日运行二十五周次的方式。此文虽不曾详述其在三阳及阴分运行和具体线路,但从时间分配方面,则与该篇前文卫气日行五十周次的方式,显然有别。故历来注家多有疑之者。详楼英《医学纲目·阴阳脏腑部》引《灵枢·卫气行》日五十周文后云:"右卫气之行,昼行阳则目张而寤,夜行阴则目瞑而寐。谨按:此节言平旦阳气之出目而下行于手足三阳也,皆一时分道并注,非有先后次第也。此经篇末言,水下一刻,人气在太阳,水下二刻,人气在少阳,水下三刻,人气在阳明,水下四刻,人气在阴分者,则是先下太阳究竟,然后下少阳,候少阳究竟,然后下阳明,候阳明究竟,方上行阴分。大与此节矛盾,盖衍文也。"又张介宾《类经》八卷第二十五对本文按云:"按前数二十五刻,得周日四分之一,而卫气之行,止六周有奇。然则总计周日之数,惟二十五周于身,乃与五十周之义未合。意者,水下一刻人气在太阳者二周,或以一刻作半刻,则正合全数。此中或有别解,惟后之君子再正。"

按本文娄、张二氏均发现此中矛盾,前五十周说与后二十五周说不相契合。故娄氏以为衍文,张氏以为或有误。然二家之疑,似皆非是。盖此本不同学说,不得强合为一也。

从以上可见,有关卫气行的问题,在运行周次及运行方式方面,均有不同的内容。似此等内容,从文字方面看,绝非由于传抄翻刻所致之衍误,故此类内容,定系原书编纂时,收辑同一命题之不同学说于一书所致。

(五) 人气所在

"人气"概念,在《素问》、《灵枢》中,虽有多篇提及,但义不尽同。约言之,似有二说,一者指卫气而言,一者类后世所称"人神"之义。

1. 指卫气所在

(1)《素问·生气通天论》:"平旦人气生,日中而阳气隆,日西而阳气已虚,气门乃闭。"马莳注:"人气即卫气。按《灵枢·卫气行篇》伯高曰:卫气之行,一日一夜五十周于身,昼日行于阳。"按马注引《灵枢·卫气行》文以证本文,于义为是。惟"伯高"当作"岐伯",该篇伯高所言"人气",则与本篇义不尽同矣。详该篇岐伯所言"人气",昼日行阳,夜则行阴,正与此"平旦人气生……日西而阳气已虚,气门乃闭"之义合。

又《灵枢·顺气一日分为四时》:"春生夏长秋收冬藏,是气之常也,人亦应之。以一日分为四时,朝则为春,日中为夏,日入为秋,夜半为冬。朝则人气始生,病气衰,故旦慧;日中人气长,长则胜邪,故安;夕则人气始衰,邪气始生,故加;夜半人气入脏,邪气独居于身,故甚也。"马莳注:"伯言一日之间,合于四时之气,朝则为春,日中为夏,日入为秋,半夜为冬。故人气者,卫气也。"按马氏此注,亦据《灵枢·卫气行》所言卫气昼行于阳二十五度夜行于阴二十五度之义为释。详本篇文义,与《灵枢·卫气行》言卫气一昼夜行五十周之义基本相符,故马注当是。

(2)《灵枢·卫气行》。详该篇前言卫五十周时所云:"日行一舍,人气行一周与十分身之八;日行二舍,人气行二周于身与十分身之六"等等。后文言卫二十周时所云"水下一刻,人气在太阳,水下二刻,人气在少阳,水下三刻,人气在阳明,水下四刻,人气在阴分"等等。皆十分明确地标明此所言"人气",即卫气也。

2. 指人之神气所在

(1)《素问·诊要经终论》:"正月、二月,天气始方,地气始发,人气在肝;三月、四月,天气正方,地气定发,人气在脾;五月、六月,天气盛,地气高,人气在头;七月、八月,阴气始杀,人气在肺;九月、十月,阴气始冰,地气始闭,人气在心;十一月、十二月,冰复,地气合,人气在肾。"此后四时刺法,文见前"四时刺"引,再后言刺不法其所在所致病候,今举春刺为例。"春夏秋冬,各有所刺,法其所在。春刺夏分,脉乱气微,入淫骨髓,病不能愈,令人不嗜食,又且少气;春刺秋分,筋挛逆气,环为咳嗽,病不愈,令人时惊,又且哭;春刺冬分,邪气著脏,令人胀,病不愈,又且欲言语。"

详述诸病候,有一明显特点,即部分神志病候的出现,如令人时惊,又且哭,又且欲言语等。又详余三时刺亦同,如夏刺不法人气所在之心中欲无言,惕惕如人将捕之,时欲怒等。秋刺不法人气所在之令人惕然欲有所为,起而忘之,又且善梦等。冬刺不法人气所在令人欲卧不能眠,眠而有见等。从而说明刺不法人气所在者,易伤人气。伤人气而出现神与病候者,伤及人神也。

(2)《灵枢·顺气一日分为四时》:"寅者,正月之生阳也,主左足之少阳;未者,六月,主右足之少阳;卯者,二月,主左足之太阳;午者,五月,主右足之太阳;辰者,三月,主左足之阳明;巳者,四月,主右足之阳明,此两阳合明于前,故曰阳明;申者,七月之生阴也,主右足之少阴;丑者,十二月,主左足之少阴;酉者,八月,主右足之太阴;子者,十一月,主左足之太阴;戌者,九月,主右足之厥阴;亥者,十月,主左足之厥阴,此两阴交尽,故曰厥阴……正月、二月、三月,人气在左,无刺左足之阳;四月、五月、六月,人气在右,无刺右足之阳;七月、八月、九月,人气在右,无刺右足之阴;十月、十一月、十二月,人气在左,无刺左足之阴。"

按以上两篇,虽均言人气所在,但所主时间则各不相同。而有一点则具有共性,即详审人气所在,均与针刺有关。

又此所言"人气",与言卫气之"人气",名虽相同,实则有别。详"人气"一语,其用亦久。如《鬼谷子·本经阴符》:"养志者,心气之思不达也。有所欲,志存而思之。志者,欲之使也。欲多则心散,心散则志衰,志衰则思不达也……故内以养气,外以知人,养志则心通矣,知人则分职明矣。将欲用之于人,必先知其养志,知人气盛衰,而养其气志。"据本文前后文义分析,"人气"二字,虽未成为固定概念,但就其本义而论,实含有神志之义。又《庄子·人间世》:"且德厚信矼,未达人气。"王先谦集解:"简文云:矼,悫实貌。案虽悫厚不用智,而未孚乎人之意气。"按此以"人之意气"以释"人气",是亦以"人气"为意念之谓也。而意念犹与神志有关。详此所言"人气"之义,与《素问》、《灵枢》二篇中所言,义犹相近。惟《素问》、《灵枢》中,已作为固定概念使用,故此言"人气",当指人之神气也。

又详后世针刺宜忌有"人之神所在"之说,如唐孙思邈《千金方》卷二十九"太医针灸宜忌"第七:"论曰:欲行针灸,先知行年宜忌及人神所在……"此后并详列"推行年人神法"、"推十二部人神所在法"等。盖"人神"之说,其来已久矣。上引《素问》、《灵枢》"人气"说,当为"人神"说之滥觞。惟《素问》、《灵枢》二书所言不同。犹后世言"人神"者,亦有多说之义。

(六)八正所在之应于人

"八正"者,八节或八方之正气也。如《素问·八正神明论》:"凡刺之法,必候日月星辰、四时八正之气。气定,乃刺之。"王冰注:"四时八正之气者,谓四气八节之风,来朝于太一者也。"又云:"八正者,所以候八风之虚邪以时至者也。"按"八风"之名,均具于《灵枢·九宫八风》。凡此八正之气,不从其乡来者,又谓之八虚。八正之位,若以时论之,即冬至、立春、春分、立夏、夏至、立秋、秋分、立冬八节,即所谓"四时八节"也;若以方位论之,即北、东北、东、东南、南、西南、西、西北八方,即所谓"四正四隅"也。在《灵枢》中论八正之气应于人者,皆有其相应之部位,然在不同篇文中,言则不一。

1. 八风内舍之处

《灵枢·九宫八风》:"是故太一入徙立于中宫,乃朝八风,以占吉凶也。风从南方来,名曰大弱风,其伤人也,内舍于心,外在于脉,气主热;风从西南方来,名曰谋风,其伤人也,内舍于脾,外在于肌,其气主为弱;风从西方来,名曰刚风,其伤人也,内舍于肺,外在于皮肤,其气主为燥;风从西北方来,名曰折风,其伤人也,内舍于小肠,外在于手太阳脉,脉绝则溢,脉闭则结不通,善暴死;风从北方来,名曰大刚风,其伤人也,内舍于肾,外在于骨与肩背之膂筋,其气主为寒也;风从东北方来,名曰凶风,其伤人也,内舍于大肠,外在于两胁腋骨下及肢节;风从东方来,名婴儿风,其伤人也,内舍于肝,外在于筋纽,其气主为身湿;风从东南方来,名曰弱风,其伤人也,内舍于胃,外在肌肉,其气主体重。"

上文言明八风所来之处,即从其乡来者,为四正四隅之所。其伤及人体后,邪之所舍,皆有定处,即:

风从南方来,应于夏至节,内舍于心,外在于脉。
风从西南方来,应于立秋节,内舍于脾,外在于肌。
风从西方来,应于秋分节,内舍于肺,外在于皮肤。
风从西北方来,应于立冬节,内舍于小肠,外在于手太阳脉。
风从北方来,应于冬至节,内舍于肾,外在于骨与肩背之膂筋。
风从东北来,应于立春节,内舍于大肠,外在于两胁腋骨下及肢节。
风从东方来,应于春分节,内舍于肝,外在于筋纽。
风从东南来,应于立夏,内舍于胃,外在肌肉。

凡此所列太一朝八风日及所应八节,其伤于人也,内则舍于脏腑,外则在于肢体。其所言脏腑为心、脾、肺、肾、肝五脏及小肠、大肠、胃三腑。其外在肢体为脉、肌、皮肤、手太阳脉、骨与肩背之膂筋、两胁腋骨下及肢节、筋纽、肌肉。

从上述模式中，不难看也，其中五脏与五体在时间应合方面，与《素问》、《灵枢》别篇所论五脏与五行体系，基本上是一致的，唯脾居西南方应于立秋，在时间上小有差异。而小肠、大肠及胃、三腑，在腑与肢体应合方面，小肠应手太阳脉为腑与经脉关系；胃应肌肉，以胃与脾为表里关系，故同应肌肉；而大肠应两胁腋骨下及肢节，在《素问》、《灵枢》其他篇中，尚难找到理论上的依据。从而说明，本篇所言八风伤人，其内舍与外在之处，在理论上，虽与《素问》、《灵枢》别篇所论五行、五时、五脏体系，有某些相同或相近之处，然其不同之处亦有之，而且可明显看出其立说并非同源。此太乙朝八风内舍脏腑与外在肢体之一式也。

2. 身形应九野

《灵枢·九针论》："黄帝曰：愿闻身形应九野奈何？岐伯曰：请言身形之应九野也，左足应立春，其日戊寅己丑；左胁应春分，其日卯；左手应立夏，其日戊辰己巳；膺喉首头应夏至，其日丙午；右手应立秋，其日戊申己未；右胁应秋分，其日辛酉；右足应立冬，其日戊戌己亥；腰尻下窍应冬至，其日壬子；六腑膈下三脏应中州，其大禁，大禁太一所在之日及诸戊己。凡此九者，善候八正所在之处，所主左右上下身体有痈肿者，欲治之，无以其所直之日溃治之，是谓天忌日也。"

按上文所谓"九野"者，九方之地也。如《素问·六节脏象论》："九分为九野，九野为九脏。"《素问·宝命全形论》："天地合气，别为九野，分为四时。"详《淮南子·原道训》："而知八纮九野之形埒者何也？"高诱注："八纮，天之八维也。九野，八方中央也。"又："所谓一者……上通九天，下贯九野。"高诱注："九天，八方中央也。九野亦如之。"根据此义，则本文所谓"九野"，亦指八方中央，因与《灵枢·九宫八风》之义同，该篇言九宫者，即四正四隅加中央，各为一宫。所言八风者，八方之风，已详上文。本文言九野者，该中央而言，而所言身形之九野者，亦只言其八。即：

左足应立春，位东北方。左胁应春分，位东方。左手应立夏，位东南方。膺喉首头应夏至，位南方。右手应立秋，位西南方。右胁应秋分，位西方。右足应立冬，位西北方。腰尻下窍应冬至，应北方。

按上述部位、节气、方位模式，不难看出，其所示部位之所应，乃是两臂，两腿张开后，头南尻北之俯卧平面图。故左足位东北方应立春，左胁位东方应春分，左手位东南方应立夏，头位南方应夏至，右手位西南方应立秋，右胁位西方应秋分，右足位西北方应方立冬，尻位北方，应冬至。凡此八方，皆太一移居之宫，故应于人身之部，亦针刺之所忌。如马莳注云："按后世针灸法，最忌九宫尻神、九部尻神、十二部尻神，此固当遵。然前九宫八风篇内有太一所在九宫，及此篇身形应九野，乃神圣所言，尤合五行、九宫、八卦大义。"马莳此言，亦可谓深明针灸忌尻神所在说之源流关系。

以上所引《灵枢》之九宫八风与九针论两篇有关内容，一者言九宫之应于人体，一者言九野之应于身形。从大的主题思想方面看，则基本上是一致的，从八风伤人之内舍脏腑及外在肢体与八方应身形八部方面看，其总的指导思想，亦均在说明人与天地相应。但从具体内容方面看，则二者尽无相同之处。若《灵枢·九宫八风》之伤人内舍脏腑，就五脏而论，与五行配五方五时之义基本相同，然另加小肠、大肠及胃三腑，义则难详。似与九脏说（另外膀胱一腑)相似。而《灵枢·九针论》之所应部位,则纯系就方位而言。是故二篇内容,虽有相同或相近之处,但绝非一家之说。

又详此二篇内容,若就人与天地相参之说论之,固有一定道理,然均杂以太一游说,染以神学观念,则其受古占星术之影响,已不待辨而自明矣。

(七) 相形

相形者,以人体之形象,知其贤愚贵贱者也。关于相形方面的内容,在《灵枢》中亦有多种说法。

1. 逆顺肥瘦型

《灵枢·逆顺肥瘦》对肥人、瘦人、壮士真骨及婴儿等之体质气血等有所论述。其中唯对肥人及瘦人,并言及其思念品行方面的情况。如:"肥人也,广肩,腋项肉薄,厚皮而黑色,唇临临然,其血黑以浊,其气涩以迟,其为人也,贪于取与。"又:"瘦人者,皮薄色少,肉廉廉然,薄唇轻言,其血清气滑,易脱于气,易损于血。"所谓"轻言"者,说话轻率而不慎重也。如北齐颜之推《颜氏家训·序致》:"颇为凡人之所陶染,肆欲轻言,不修边幅。"又南朝梁刘勰《文心雕龙·知音》:"于是桓谭之徒,相顾嗤笑,彼实博徒,轻言负诮。"

详上文所言"贪于取与"及"轻言",虽属之一种行为,但行为者,必受思想意识之支配。故本篇内容,实则说明人的体质肥瘦及气血清浊,可以决定人的思想意识,而支配某种行为。

2. 阴阳二十五人型

《灵枢·阴阳二十五人》:"伯高曰:天地之间,六合之内,不离于五,人亦应之,故五五二十五人之政,而阴阳之人不与焉,其态又不合于众者五,余已知之矣,愿闻二十五人之形,血气之所生,别而以候,从外知内何如……岐伯曰:先立五形,金木水火土,别其五色,异其五形之人,而二十五人具矣。"此下分别以金木水火土为纲,详述二十五人之形态与品行。今举木形为例:"木形之人,比于上角,似于苍帝,其为人,苍色,小头,长面,大肩,背直,身小,手足好,有才,劳心,少力,多忧,劳于事,能春夏,不能秋冬,感而病生足厥阴,佗佗然;太角之人,比于左足少阳,少阳之上,遗遗然;左角之人,比于右足少阳,少阳之下,随随然;钛角之人,比于右足少阳,少阳之上,推推然;判角之人,比于左足少阳,少阳之下,栝栝然。"此下则分述火形之人、质徵之人、少徵之人、右徵之人、质判之人;土形之人、太宫之人、加宫之人、少宫之人、左宫之人;金形之人、钛商之人、右商之人、大商之人、少商之人;水形之人、大羽之人、少羽之人、众之为人、桎之为人等。

按本文所言,尽以五行属性之五形人为纲,每形又分而五,故谓二十五人。其中木、火、土、金、水五形,均详述其形貌及品行,余者则以形况之词,表其行为。此虽以二十五人名之,实则以五行分类,说明各形人之形貌及品行。

3. 阴阳五态型

《灵枢·通天》:"黄帝问于少师曰:余尝闻人有阴阳,何谓阴人,何谓阳人……少师曰:盖有太阴之人、少阴之人、太阳之人、少阳之人、阴阳和平之人。凡五人者,其态不同,其筋骨气血各不等。黄帝曰:其不等者,可得闻乎?少师曰:太阴之人,贪而不仁,下齐湛湛,好内而恶出,心和而不发,不务于时,动而后之,此太阴之人也。少阴之人,小贪而贼心,见人有亡,常若有得,好伤好害,见人有荣,乃反恒怒,心疾而无恩,此少阴之人也。太阳之人,居处于于,好言大事,无能而虚说,志发于四野,举措不顾是非,为事如常自用,事虽败而常无悔,此太阳之人也。少阳之人,諟谛好自贵,有小小官则高自宜,好为外交,而不内附,此少阳之人也。阴阳和平之人,居处安静,无为惧惧,无为欣欣,婉然从物,或与不争,与时变化,尊则谦谦,谭而不治,是为至治。"又:"太阴之人,其状黮黮然黑色,念然下意,临临然长大,腘然未偻,此太阴之人也。少阴之人,其状清然窃然,固以阴贼,主而躁崄,行而似伏,此少阴之人也。太阳之人,其状轩轩储储,反身折腘,此太阳之人也。少阳之人,立则好仰,行则好摇,其两臂两肘,则常出于背,此少阳之人也。阴阳和平之人,其状委委然,随随然,颙颙然,愉愉然,暶暶然,豆豆然,众人皆曰君子,此阴阳和平之人也。"按上文明确表述了五态人之形貌与品行,是以阴阳气之多少为论证依据,与前述二十五人说有所不同。

4. 本脏二十五变型

《灵枢·本脏》:"五脏者,固有小大、高下、坚脆、端正、偏倾者;六腑亦有小大、长短、厚薄、结直、缓结。凡此二十五者,各不同,或善或恶,或吉或凶,请言其方。"详此下为岐伯答五脏小大、高下、坚脆、端正、偏倾等病候。以每脏均有五类情况,故称之为二十五变。其后复云:"五脏六腑,邪之舍也,请言其故。五脏皆小者,少病,苦焦心,大愁忧;五脏皆大者,缓于事,难使以忧。五脏皆高者,好高举措;五脏皆下者,好处人下。五脏皆坚者,无病;五脏皆脆者,不离于病。五脏皆端正者,和利得人心。五脏皆偏倾者,邪心而善盗,不可以为人平,反覆言语也。"按此上所言五脏二十五变之各种情况,并非一般病候,而是属于精神、行为方面的某些变化。特别如所谓"好高举措"、"好处人下"、"邪心善盗"及"和利得人心"等,显然指由于意识变化所支配的某种行为。按照本文所言,皆由五脏之二十五变所引发。

从以上所引诸篇有关相形的内容,不难看出,所论主旨,虽基本相同,但立论的依据并不相同。一者以人之肥瘦黑白,进而及于血气之清浊为本;一者以人体气质之五行属性,即金木水火土五形人为本;一者以阴阳气多少之五态人为本;一者以五脏二十五变为本。从而说明,上述诸说,并非尽出于一家之言。

详此相人之术,其来尚矣,亦数术之类也。按《汉书·艺文志·数术略》有"形法"一目,其小叙云:"形法者,大举九州之势,以立城郭室舍,形人及六畜骨法之度数,器物之形容,以求其声气贵贱吉凶。犹律有长短,而各徵其声,非有鬼神,数自然也。然形与气相首尾,亦有有其形而无其气,有其气而无其形,此精微之独异也。"按此小叙所论,知先秦及汉代,相宅、相人、相畜、相物之术颇多。关于相人之说,《汉志》著录有无名氏《相人》二十四卷,即属乎此。故该时有关相人之说,术出多门,法则不一,亦属自然。

关于相人之说,历来即有是与非之辨,如上引《汉志》小叙,对"形法"之论,持肯定之意。东汉王充《论衡·骨相篇》亦云:"人之命难知,命甚易知。知之何用?用之骨体。人命禀于天,则有表候于体。察表候以知命,犹察斗斛以知容矣。表候者,骨法之谓也。"然先秦时期有荀子者,对此则有专文以驳之。详《荀子·非相》云:"相人,古之人无有也,学者不道也。古者有姑布子卿,今之世有唐举,相人之形状颜色,而知其吉凶夭祥,世俗称之。古之人无有也,学者不道也。故相形不如论心,论心不如择术。形不胜心,心不胜术。术正而心顺之,则形相虽恶而心术善,无害为君子;形相善而心术恶,无害为小人也。君子之为吉,小人之为凶。故长短小大善恶形相,非吉凶也。古之人无有也,学者不道也。"按荀子此论,从论心择术的角度立论,言其吉凶夭祥。是将人之性命,放在社会环境中进行考察,符合唯物主义思想,自是高出别论。至于上文引《灵枢》诸说,当然不排除其含有某些因体质因素带来的某些性格特征。但从总体方面,以人之骨相决定人的吉凶贵贱等先天命定论,则义不可取。

(八) 脏象

脏象在《素问》与《灵枢》中,论述之篇文较多。而且就其主要内容而论,基本上已经定型化,为中医学脏象学说奠定了基础。但是,在诸多脏象内容中,亦可看出,并含有不同学说之遗文。显示出其理论方面或体系方面的不尽一致。

1. 脏腑系统

脏腑系统,指由诸多脏器相与联结而构成的生理系统。从《素问》与《灵枢》有关篇文所显示的内容看,由于所含脏器之数不一,故可反映有以下几种系统。

(1) 九脏系统。《素问·六节脏象论》:"九分为九野,九野为九脏。"又《素问·三部九候论》:"九分为九野,九野为九脏。故神脏五,形脏四,合为九脏。"《太素》卷十四首篇杨上善注:"以五神脏及四形脏以为九野之分也。五脏藏神,故(按此下有缺文)及膀胱之藏水谷,不同三焦无形,故曰形(按以下有缺文)故不入四脏。又头角一、口齿二、耳目三(按此下有缺文)并有其形,各藏其气,或曰形脏,并五神脏,合为九脏,以为九野也。"从这一段残缺不全的注文中,尚可看出,杨氏以为五神脏为五脏,即心肝肺脾肾;四形脏,应小肠、大肠、胃及膀胱,以其"并藏水谷"等有形之物。另外又举出"头角一、口齿二、耳目三(按此下缺文或是'胸中四')并有其形,各藏其气,或曰形脏,并五神脏,合为九脏,以为九野也。"此当是在杨注之前,另有此一说也。王冰注:"所谓神脏者,肝藏魂、心藏神、脾藏意、肺藏魄、肾藏志也。以其皆神气居之,故云神脏也。所谓形脏者,皆如器外张,虚而不屈,含藏于物,故云形脏也。所谓形脏四者,一头角、二耳目、三口齿、四胸中也。"王氏此注,即杨上善所举之另一说法,后世注家如马莳、张介宾等多遵之。又张志聪注:"形脏者,藏有形之物也。神脏者,藏五脏之神也。藏有形之物者,胃与大肠、小肠、膀胱也。藏五脏之神者,心藏神、肝藏魂、脾藏意、肺藏魄、肾藏志也。盖五味入口,藏于肠胃,津液藏于膀胱,以养五脏之神气,故以形脏神脏,合而为九脏,以配地之九野、九州也。按脏腑各六,止五脏藏神,肠胃膀胱,受盛水谷。胆乃奇恒之腑,不藏有形,三焦虽主决断,乃无形之气,而亦不藏有形者也。故以九脏在内,以应九野,九窍在外,以应九州。而王氏诸贤,妄以头角耳目为形脏,即三部九候论之所谓天以候头角之气者,候足太阳膀胱之气也;地以候口齿之气者,候足阳明胃腑之气也;小肠之脉至目锐眦,却入耳中,人以候耳目之气者,候手太阳小肠之气也。岂可以头角耳目为形脏乎。"

按关于神脏五形脏四之九脏说,根据上文可见,至少在唐初已有二解,其中对五神脏之解,并无歧义。而对四形脏之解,则有二说,一者以为即大肠、小肠、胃及膀胱,一者以为即头角、耳目、口齿、胸中。后说,杨上善与王冰注,均出于《素问·三部九候论》文。详杨上善注文义,此解虽不出于杨氏已见,但其乃本于三部九候论文义则无疑。即经文所谓上部"天以候头角之气,地以候口齿之气,人以候耳目之气",外加中部"地以候胸中之气",合而为四,以符"四形脏"之义。此说清人张志聪氏已为之辨。且三部九候论中所举诸脏中,尚有胃,而耳与目,亦不得归为一形。故据此以表四形脏,疑义颇多。又所谓"神脏"者,以其藏神,自无异义,若以律之于"形脏",亦当为藏有形之物,则与医理文理,于义皆顺。故后说解"四形脏",于义难通。

又详"九脏"之说,古已有之。详《周礼·天官冢宰下·疾医》:"两之以九窍之变,参之以九脏之动。"郑玄注:"两参之者,以观其死生之验。窍之变谓开闭非常。阳窍七、阴窍二。脏之动谓脉至与不至。正脏五,又有胃、旁胱、大肠、小肠。"贾公彦疏:"正脏五者,谓五脏肺,心、肝、脾、肾,并气之所藏,故得正脏之称……又有胃、小肠、大肠、旁胱者,此乃六腑中取此四者以益五脏,为九脏也。"若据此注,以心、肺、肝、脾、肾及胃、大肠、小肠、膀胱为九脏之说,至少已始于汉代。是则杨上善注,当是本于《周礼》郑注。此亦足可说明,古有九脏说之脏象系统。又前引《灵枢·九宫八风》所云八风伤人内舍之处,为心、肝、肺、脾、肾及大肠、小肠、胃八者,若以九脏说证之,仅缺一膀胱。然《灵枢·九宫八风》所论八风,仅为四正四隅八方,若加中央,数亦当九。膀胱不舍者,亦或应于中央。若之,则该篇所举脏腑之内舍者,或亦本于九脏说。

（2）十一脏系统。十一脏系统指肝、心、脾、肺、肾五脏与胆、胃、大肠、小肠、三焦、膀胱六腑共十一个脏器构成的脏象系统。此在《素问》与《灵枢》中,并无明确的表述,但是在有些篇文中,则有所体现。如《灵枢·本输》,起文虽云"凡刺之道,必通十二经络之所终始,络脉之所别外"。然后文所言之输穴,却仅言及二十五输,即心、肝、脾、肺、肾五脏之经,各有五输,而无心主之名。又在后文中言及脏腑配合时云:"肺合大肠,大肠者,传导之府;心合小肠,小肠者,受盛之府;肝合胆,胆者,中精之府;脾合胃,胃者,五谷之府;肾合膀胱,膀胱者,津液之府也,少阴属肾,肾上连肺,故将两脏;三焦者,中渎之府也,水道出焉,属膀胱,是孤府也。此六府之所与合者。"又《灵枢·本脏》言脏腑配合时亦云:"肺合大肠,大肠者,皮其应;心合小肠,小肠者,脉其应;肝合胆、胆者,筋其应;脾合胃,胃者,肉其应;肾合三焦、膀胱,三焦、膀胱者,腠理、毫毛其应。"

据上文可见,二篇所言脏腑配合,均无心主一脏,故三焦一腑无所合,而成为孤府。仅从"水道出焉"之角度,言及其"属膀胱"。是则说明其脏象系统,属于十一脏系统,与前五脏六腑输为同一体系。又与古经脉如长沙马王堆汉墓《足臂十一脉》与《阴阳十一脉》等,在脏腑与经脉关系方面,亦相吻合。可证,古脏象学说,本有十一脏系统。

另外,《素问》与《灵枢》中,亦有多篇论述脏腑内容者,如《素问》之《六节脏象论》、《五脏生成》篇及《灵枢·邪气脏腑病形》等,均不曾言及心主一脏,亦或本于十一脏说。至于有些以五行、五时类例者,不言心主,当不在此例。

（3）十二脏系统。十二脏系统,即上言十一脏系统,再加心主,或称心包络,亦或称膻中。说明十二脏系统之最明确者,为《素问·灵兰秘典论》:"黄帝问曰:愿闻十二脏之相使,贵贱何如? 岐伯对曰:悉乎哉问也,请遂言之。心者,君主之官,神明出焉。肺者,相傅之官,治节出焉。肝者,将军之官,谋虑出焉。胆者,中正之官,决断出焉。膻中者,臣使之官,喜乐出焉。脾、胃者,仓廪之官,五味出焉。大肠者,传导之官,变化出焉。小肠者,受盛之官,化物出焉。肾者,作强之官,伎巧出焉。三焦者,决渎之官,水道出焉。膀胱者,州都之官,津液藏焉,气化则能出焉。凡此十二官不得相失出。"按本文不仅提出了"十二脏"及"十二官"等概念,而且说明了十二脏的名称及功能。惟其所谓"十二官",以脾与胃合为一官,故仅有十一官,然亦无害于"十二脏"之说。又"膻中"一脏之称名,与别篇称心主,心包之名不同,详见后文,然不失其十二脏之数。是则本篇可视为言十二脏系统之最为完备者。

又《灵枢·经脉》论述十二经脉,并言及其络属之脏腑。即:肺手太阴之脉,络大肠,属肺。大肠手阳明之脉,络肺,属大肠。胃足阳明之脉,属胃,络脾。脾足太阴之脉,属脾,络胃。心手少阴之脉,属心,络小肠。小肠手太阳之脉,络心,属小肠。膀胱足太阳之脉,络肾,属膀胱。肾足少阴之脉,属肾,络膀胱。心主手厥阴心包络之脉,属心包,络三焦。三焦手少阳之脉,络心包,属三焦。胆足少阳之脉,络肝,属胆。肝足厥阴之脉,属肝,络胆。按本文不仅对十二脏腑、经脉的名称、相互关系等,详为说明。而且对心主手厥阴一脏,从经脉之循行及与其表里脏腑的络属方面,与其他脏腑同样做出了具体的描述。从而说明,心主手厥阴心包络,作为一个脏器实体,已被纳入脏腑系列之中,而成为十二脏系统。

从以上诸文可见,关于脏象之说,就其系统而论,至少有九脏系统、十一脏系统、十二脏系统三种,其中尤以十二脏系统,应是一个最完务的系统,为后来中医脏象学说的基本系统。除此之外,尚有另外别说,详见下文。

(4)奇恒之府。《素问·五脏别论》:"黄帝问曰:余闻方士,或以脑髓为脏,或以肠胃为脏,或以为腑,敢问更相反,皆自谓是,不知其道,愿闻其说。岐伯对曰:脑、髓、骨、脉、胆、女子胞,此六者,地气之所生也。皆藏于阴而象于地,故藏而不泻,名曰奇恒之府。夫胃、大肠、小肠、三焦、膀胱,此五者,天气之所生也。其气象天,故泻而不藏。此受五脏浊气,名曰传化之府,此不能久留,输泻者也。魄门亦为五脏使,水谷不得久藏。所谓五脏者,藏精气而不泻也,故满而不能实。六腑者,传化物而不藏,故实而不能满也。"

根据上文文义,大致可表明以下几个问题:

第一,对脏与腑的含义与划分,在《素问》与《灵枢》成编之前的文献中,或者说在先秦及汉代前期的有关文献中,对脏与腑这一概念的内含,尚有诸多不同说法。反映脏象学说及脏象系统的形成,其先期必有各种不同认识,此一完全符合学术发展的一般规律。

第二,脑、髓、骨、脉、胆及女子胞,此六者以"藏于阴而象于地",既不同于五脏,又有别六腑,故名"奇恒之府"。"奇恒"者,异于恒常也。如王冰注云:"脑、髓、骨、脉,虽名为府,不正与神脏为表里;胆与肝合,而不同六腑之传泻;胞虽出纳,纳则受纳精气,出则化出形容,形容之出,谓化极而生焉,出纳之用,有殊于六腑,故言藏而不泻,名曰奇恒之府也。"详"奇恒之府"说,在《素问》与《灵枢》中,仅此一见,谅为脏象说中,特出一家之言。又详别篇言,骨者,肾所主,脉者,心所主,脑髓者,液之属,如《灵枢·决气》云:"谷入气满,淖泽注于骨,骨属屈伸,泄泽,补益脑髓,皮肤润泽,是谓液。"又详脑髓本藏之于骨,又何得名府。故此一可证,"奇恒之府"说,必系另一家言也。

第三,五脏说。按本文所谓"五脏者,藏精气而不泻也,故满而不能实"之文义,此所言五脏,亦当指肝、心、脾、肺、肾而言,与别篇并无歧义。

第四,六腑说。详本文所言六腑者,为"传化物而不藏,故实而不能满也。所以然者,水谷入口则胃实而肠虚,食下则肠实而胃虚"。以胆已归奇恒之府,而文中仅举胃、大肠、小肠、三焦、膀胱,"受五脏浊气,名曰传化之府",是本文专指水谷之传化者也。然文中所指仅五,后文又补述云"魄门亦为五脏使,水谷不得久藏"。故此言六腑,或指胃、大肠、小肠、三焦、膀胱、魄门而言。亦当系另一家言也。

根据上文可见,脏象学说,在发展过程中,不仅对脏及脏与腑等基本概念含义,有着不同的认识,而且对脏象系统方面的认识,也有一定差异。故《素问》与《灵枢》中有多种说法,正反映此一学术发展的历史现实。但从总的方面看,十二脏说,已居主要地位,说明脏象学说,已臻于成熟。

2. 心主、膻中与心包络

作为十二脏系统与十一脏系统之差异,惟在心主一脏。详《素问》、《灵枢》中,除《灵枢》之经脉、经别、经筋、经水等言及心主之外,尚有多篇亦言及心主、心包络者。如《素问·血气形志》云"少阳与心主为表里",又《通评虚实论》"掖痈……刺手心主三",又《厥论》"手心主少阴厥",又《皮部论》"心主之阴,名曰害肩……皆心主之络也",又《缪刺论》"五络俱竭……后刺手心主"。又如《灵枢·本输》:"腋下三寸,手心主也,名曰天池",又《终始》"厥阴一盛而躁,在手心主",又《营气》"外散于胸中,循心主脉,出腋下臂",又《口问》"忧思则心系急……故太息以伸出之,补手少阴心主、足少阳留之",又《五乱》"气在于心者,取之手少阴心主之输",又《胀论》"膻中者,心主之宫城也",又《禁服》"寸口大于人迎……一倍而躁,在手心主",又《卫气》"手心主之本,在掌后两筋之间二寸中,标在腋下三寸也",又《邪客》"少阴者,心脉也……神去则死矣。故诸邪之在于心者,皆在于心之包络,包络者,心主之脉也",又"少阴独无腧者……其作脉出入屈折,其行之疾徐,皆如手少阴心主之脉行也。"

根据以上诸文,膻中、心主与心包络之名,所指似同,而义当有别。

膻中。膻中之名凡四见。《素问·灵兰秘典论》:"膻中者,臣使之官,喜乐出焉。"王冰注:"膻中者,在胸中两乳间,为气之海。然心主为君,以敷宣教令,膻中主气,以气布阴阳,气和志适,则气乐由生,分布阴阳,故官为臣使也。"滑寿注:"膻,徒旱切,上声,浊字。《说文》云:'肉膻也。'音同祖裼之祖。云膻中者,岂以祖裼之祖而取义耶?"张介宾注:"膻中在上焦,亦名上气海……按十二经表里,有心包络而无膻中。心包之位,正居膈上,为心之护卫。胀论曰:膻中者,心主之宫城也。正合心包臣使之义。意者其即指此欤?"日本丹波元简注:"简按滑注属曲解。《韩诗外传》:'舜甑盆无膻。注膻,即今甑篦,所以盛饭,使水火之气上蒸,而后饭可熟。'谓之膻,犹人身之膻中也,义太明切。李(按指李念莪)、高(按指高世栻)及汪昂但云膻中即心包络,非。盖二者虽在上焦,膻中则无形之宗气,心包络则包心之血络,岂可概而为一乎。薛雪云:膻中,亦名上气海,为宗气所积之处。心包络,包为膜,心君之宫室,络为膜外之巷术,心君之城府也。一为密勿之地,一为畿甸之间,臣使之义著焉。膻中者,宫室外之城府也。此说近是。"

按:上述诸家,说解非一,滑氏据《说文》"肉膻"之义,以为从"祖裼"之义引伸而出取义从王冰注,谓胸中两乳之间,为气之海。张介宾虽亦谓气海,然另据十二经表里及《灵枢·胀论》说,直指为心包络。后世注家,多宗之者,而丹波氏则据《韩诗外传》注义,以为"膻中则无形之宗气"。是则说明对膻中之义,尚多歧说。另说别篇。

《素问·脉要精微论》言尺肤诊文云:"上附上,右外以候肺,内以候胸中;左外以候心,内以候膻中。"《针灸甲乙经》卷四第一下同,《太素·五脏脉诊》脱肺、心、膻中三句。王冰注:"心主,膈中也。膻中则气海也,嗌也。"张介宾注:"膻中者,两乳之间,谓之气海,当心包所据之分也。"张志聪注:"膻中者,臣使之官,心主之相位也。"按上述诸注,义不尽同。王、张二注,皆本于《灵枢·海论》之说,以膻中为气海,张志聪注则本于《素问·灵兰秘典论》,以膻中为臣使之官。

详本文所言,乃尺肤诊中上部之对应位,出列四个概念,即右手外应肺,内应胸中;左手外应心,内应膻中。在此心与肺左右对举,其义甚明。而胸中与膻中对举,则显非一处。若作为部位而论,该文文义,当系将胸部左右分称,右部名胸中,左部名膻中。因此,将本文直训为气海,于义非切。若就该处内应之脏器而言,右部已言及肺,别无他脏。左部虽已言及心,然尚有心包一脏。故本文之膻中,亦或暗含此义。若此,则张志聪注,较之王冰注,似尚近。

《灵枢·海论》:"膻中者,为气之海,其输上在于柱骨之上下,前在于人迎。"杨上善注:"膻,胸中也。音檀。食已入胃已,其气分为三道,有气上行经隧,聚于胸中,名曰气海,为肺所主。"张介宾注:"膻中,胸中也。肺之所居,诸气者皆属于肺,是为真气,亦曰宗气。宗气积于胸中,出于喉咙,以贯心脉,而行呼吸,故膻中为之气海。"张志聪注:"膻中者,为气之海,在膺胸之内,宗气之所聚也。"按上述诸注,别无歧义,均指胸中而言。又详《灵枢·五味》云:"谷始入于胃,其精微者,先出于胃之两焦,以溉五脏,别出两行营卫之道。其大气之搏而不行者,积于胸中,命曰气海。"据此义,则膻中与胸中,在此当系同义语。

《灵枢·胀论》:"膻中者,心主之宫城也。"详本文《针灸甲乙经》"宫城"作"中宫"。《太素·胀论》作"膻中者,主之官也。"按《太素》文难通,疑误。张介宾注:"膻中,胸中也。肺覆于上,膈膜障于下,为清虚周密之宫,心主之所居也,故曰宫城。"详本文前原有"夫胸腹者,脏腑之郭也"一句,与本文正相对应,亦可谓本文是上句的具体化,上言"胸腹",下言"膻中",皆指郭位;上言"脏腑",下言"心主",皆指脏器;上言"郭",郭者,廓也,下言"宫城",皆障围脏器者。故本文所言膻中,即胸中,张介宾注义甚是。

按以上四处言膻中,义不尽同,究其文义,可从两个方面加以论述。

1) 就"膻"字之文义而论,《说文·肉部》:"膻,肉膻也。"段玉裁注:"释训、毛传皆云:襢裼,肉袒也。李巡云:脱衣见体曰肉膻。孙炎云:襢去裼衣,按多作襢、作袒,非正字,膻其正字。"按肉膻,亦作肉襢或肉袒。又称袒肉者,义并同,去上衣而露体也。如《礼记·郊特牲》:"君再拜稽首,肉袒亲割,敬之至也。"《史记·廉颇蔺相如列传》:"廉颇闻之,肉袒负荆。"司马贞索隐:"肉袒者,谓袒衣而露肉也。"又《晏子春秋·外篇上十一》:"袒肉暴骸,以望君愍之。"袒与襢通。《诗经·郑风·大叔于田》:"襢裼暴虎。"陆德明释文:"襢,本又作袒。"《说义·肉部》引"襢"作"膻"。是膻之本义,为去衣而露体。滑寿之训,义本有据,而丹波氏据《韩诗外传》文驳之,恐非是。古者所谓露体,露上体也。胸部适当上体之正,故据肉膻之义,指为胸部者,引伸其义也。

2) 就"膻中"而论,上述四文,义当有三。《素问·灵兰秘典论》所言,黄帝所问为"十二脏之相使",岐伯之所答又分别命名为"十二官"。故"膻中"之名,应是一个脏器实体。然而从字义训释方面看,膻中应指胸中,本系部位名称。而此作脏器者,正如《灵枢·胀论》所云膻中为心主之宫城,故以膻中以借代心主。究其所以,必系源于脏象说之另一家言,此其一也。《素问·脉要精微论》所言,就胸这一大部位而论,可分为二名,左为膻中,右为胸中。因此,在尺肤诊的相应部位方面,胸中与膻中亦左右分属。故本文所言膻中,似与《灵枢·胀论》所言为同一概念,此其二也。《灵枢·海论》所言膻中,据上下文义,十分明确地表述了与胸中为同一概念,此其三也。

根据以上所论,膻中之名,在《素问》与《灵枢》中所指非一,从而说明,其学各有所本,非出自一家之言也。

3. 心之窍与肾之窍

《素问》与《灵枢》中所记心之窍及肾之窍有所不同,大致有二说。

(1)《素问·金匮真言论》:心"开窍于耳"。王冰注:"火精之气,其神神,舌为心之官,当言于舌,舌用非窍,故云耳也。《缪刺论》曰:手少阴之络,会于耳中,义取此也。"《针灸甲乙经》卷一第四:"《素问》曰:心在窍为耳。夫心者火也,肾者水也。水为既济,心气通于舌,舌非窍也,其通于窍者,寄在于耳。"马莳注:"吾人之心属火,故内入通于心,而外开窍于耳。《阴阳应象大论》曰:心在窍为舌,肾在窍为耳。而又以耳为心窍,可见心之为窍,不但在舌,而又在耳也。"张介宾注:"《阴阳应象大论》曰:心在窍为舌,肾在窍为耳。可见舌本属心,耳则兼乎心肾也。"

又:肾"开窍于二阴"。王冰注:"肾藏精,阴泄注,故开窍于二阴。"张志聪注:"肾在下,故开窍于二阴。"

(2)《素问·阴阳应象大论》:"心主舌,在窍为舌。"王冰注:"舌所以思辨五味也。《金匮真言论》曰:南方赤色,入通于心,开窍于耳。寻其为窍,则舌义便乖。以其主味,故云舌也。"马莳注:"舌为心之苗,故心主舌。"张介宾注:"舌为心之官也。"汪昂注:"舌为心苗,《素问·金匮真言论》又曰:南方赤色,入通于心,开窍于耳。昂按,耳为肾窍,然舌无窍,故心亦寄窍于耳。是以夜卧闻声而心知也。"丹波元简注:"简按,此似曲说,而亦有理。"

又:肾主耳,在窍为耳。王冰注:"耳所以司听五音也。"林亿新校正云:"按《金匮真言论》云:开窍于二阴,盖以心寄窍于耳,故与此不同。"张介宾注:"肾之窍也,按前篇《金匮真言论》云:南方赤色,开窍于耳。北方黑色,开窍于二阴。则耳又为心之窍。如《本脏》篇以耳之高下坚脆而验肾,则耳信为肾之窍,而又属于心也。"

(3)《灵枢·脉度》:"五脏常内阅于上七窍也,故肺气通于鼻,肺和则鼻能闻香臭矣;心气通于舌,心和则舌能知五味矣;肝气通于目,肝和则目能辨五色矣;脾气通于口,脾和则口能知五谷矣;肾气通于耳,肾和则耳能听五音矣。五脏不和则七窍不通,六腑不和则留为痈。"按本篇所言上七窍,即五脏之上窍,与《素问·阴阳应象大论》所言尽同。

又《灵枢·五阅五使》:"鼻者,肺之官也;目者,肝之官也;口唇者,脾之官也;舌者,心之官也;耳者,肾之官也。"马莳注:"此言五官之所在也。肺在内而鼻为之窍,所以司呼吸也,故为肺之官;肝在内而目为窍,所以别五色也,故为肝之官;脾在内而口唇为窍,所以纳五谷也,故为脾之官;心在内而舌为之窍,所以辨五味也,故为心之官;肾在内而耳为之窍,所以听五声也,故为肾之官。"按本篇言五官,虽不称窍,而马莳据五脏以释之,于义为是。五脏之所以以鼻、目、口、舌、耳为官,正以此为五脏之上窍,五脏之气通于此,故得为五脏之官。其中心之官与肾之官,与《素问·阴阳应象大论》及《灵枢·脉度》言心、肾二脏之窍,所指尽同。

据上文可以明显看出,关于心之窍与肾之窍的问题,在心《金匮真言论》与《阴阳应象大论》为代表的两文中,有不同的记载,而且引起了历代注家的注目,并着力从经文方面寻找依据,予以理论上的通释,已见前文。

有关此一问题,如果从学术发展的源流进行考察,在先秦直至两汉时期,关于五脏之外窍,或谓五脏之外候,有多种说法。现存文献如《管子·水地篇》:"脾生隔,肺生骨,肾生脑,肝生革,心生肉。五肉已具而后发为九窍,脾发为鼻,肝发为目,肾发为耳,肺发为窍。"按此一说法,不仅缺心之窍,而肝、脾之窍,与《素问》及《灵枢》所言亦大不同,惟肾窍为耳,则与《素问·阴阳应象大论》同。又黄奭辑《春秋元命苞》文有云:目者肝之使,鼻者肺之使,耳者心之候,阴者肾之泻,口者脾之门户。凡此所言使、候、泻、门户等,实则应五脏之外窍,此与《素问·金匮真言论》所言五脏之窍正相应。又《淮南子·精神训》:"形体以成,五脏乃形,是故肺主目,肾主鼻,胆主口,肝主耳。外为表而内为里,开闭张歙,各有经纪。"按此虽未明言外窍,实与外窍相关。详其所指,又另一家言也。《白虎通·情性》:"目为肝之候,鼻为肺之候,耳为心候,双窍(按此当指前阴与后阴)为肾之候,口为脾之候。"按此说与《素问·金匮真言论》言五脏之窍尽同。

根据上文,不难看出,《素问·金匮真言论》所言五脏之外窍,乃出于另一家言。但在《素问》与《灵枢》别篇中所言五脏外窍,均与《素问·阴阳应象大论》为同一系统,而且成为脏象学外窍之主要学说。

4. 五脏六腑之外候与外应所在

五脏六腑之外候与外应,指五脏六腑内部变化,反映于躯体外部某些部位或器官的某种徵兆也。候,应,徵兆也。《史记·淮阴侯列传》:"夫听者事之候也,计者事之机也,听过计失而能久安者,鲜矣。"《晋书·天文志》:"凡游气蔽天,日月失色,皆是风雨之候也。"凡此言"候",皆徵兆之意。《素问·六元正纪大论》:"有怫之应。"王冰注:"应为先兆。"是候与应,义相近。五脏与六腑之外候与外应,示人以有诸内必形诸外者也。《灵枢》于此,论凡有二,义不尽同。

(1)《灵枢·师传》:"黄帝曰:《本脏》以身形支节䐃肉,候五脏六腑之小大焉。今夫王公大人,临朝即位之君而问焉,谁可打循之,而后答乎?岐伯曰:身形支节者,脏腑之盖也,非面部之阅也。黄帝曰:五脏之气阅于面者,余已知之矣。以支节知而阅奈何?岐伯曰:五脏六腑者,肺为之盖,巨肩陷咽,候见其外。黄帝曰:善。岐伯曰:五脏六腑,心为之主,缺盆为之道,骺骨有余,以候𩩲骭。黄帝曰:善。岐伯曰:肝者主为将,使之候外,欲知坚固,视目大小。黄帝曰:善。岐伯曰:脾者主为卫,使之迎粮,视唇舌好恶,以知吉凶。黄帝曰善。岐伯曰:肾者主为外,使之远听,视耳好恶,以知其性。黄帝曰:善。愿闻六腑之候。岐伯曰:六腑者,胃为之海,广骸大颈张胸,五谷乃容。鼻隧以张,以候大肠。唇厚人中长,以候小肠。目下果大,其胆乃横。鼻孔在外,膀胱漏泄。鼻柱中央起,三焦乃约。此所以候六腑也。"

根据上文,五脏之候,肺在肩、咽,心在𩩲骭,肝在目,脾在唇、舌,肾在耳。六腑之候,胃为骸(按《千金》卷十六第一作"胲"。《集韵·海韵》:"颏,颊下曰颏,或作胲。"又《洗冤录·论沿身骨脉》:"结喉之上者胲,胲两旁者曲颊。"据此义,骸当为胲之假借)、颈、胸、大肠在鼻隧,小肠在唇与人中,胆在目下果(按果即"裹"字),膀胱在鼻孔,三焦在鼻柱。凡此五脏六腑外候所在之处,视其好恶,以知吉凶也。

(2)《灵枢·本脏》:"赤色小理者心小,粗理者心大,无𩩲骭者心高,𩩲骭小短者心下,𩩲骭长者心下坚,𩩲骭弱小以薄者心脆,𩩲骭直下不举者心端正,𩩲骭倚一方者心偏倾也。白色小理者肺小,粗理者肺大,巨肩反膺陷喉者肺高,合腋张胁者肺下,好肩背厚者肺坚,肩背薄者肺脆,背膺厚者肺端正,胁偏疏者肺偏倾也。青色小理者肝小,粗理者肝大,广胸反骹者肝高,合胁脆(脆,原作'兔',据《针灸甲乙经》卷一第五改)骹者肝下,胸胁好者肝坚,胁骨弱者肝脆,膺腹好相得者肝端正,胁骨偏举者肝偏倾也。黄色小理者脾小,粗理者脾大,揭唇者脾高,唇下纵者脾下,唇坚者脾坚,唇大而不坚者脾脆,唇上下好者脾端正,唇偏举者脾偏倾也。黑色小理者肾小,粗理者肾大,高耳者肾高,耳后陷者肾下,耳坚者肾坚,耳薄不坚者肾脆,耳好前居牙车者肾端正,耳偏高者肾偏倾也。"

又:"黄帝曰:愿闻六腑之应。岐伯答曰:肺合大肠,大肠者皮其应;心合小肠,小肠者脉其应;肝合胆,胆者筋其应;脾合胃,胃者肉其应;肾合三焦膀胱,三焦膀胱者腠理毫毛其应;黄帝曰:应之奈何? 岐伯曰:肺应皮,皮厚者大肠厚,皮薄者大肠薄,皮缓腹裹大者大肠大而长,皮急者大肠急而短,皮滑者大肠直,皮肉不相离者大肠结。心应脉,皮厚者脉厚,脉厚者小肠厚,皮薄者脉薄,脉薄者小肠薄,皮缓者脉缓,脉缓者小肠大而长,皮薄而脉冲小者,小肠小而短,诸阳经脉皆多纡屈者小肠结。脾应肉,肉䐃坚大者胃厚,肉䐃么者胃薄,肉䐃小而么者胃不坚,肉䐃不称身者胃下,胃下者下管约不利,肉䐃不坚者胃缓,肉䐃无小裹累者胃急,胃䐃多小裹累者胃结,胃结者上管约不利也。肝应爪,爪厚色黄者胆厚,爪薄色红者胆薄,爪坚色青者胆急,爪濡色赤者胆缓,爪直色白无约者胆直,爪恶色黑多纹者胆结也。肾应骨,密理厚皮者三焦膀胱厚,粗理薄皮者三焦膀胱薄,疏腠理者三焦膀胱缓,皮急而无毫毛者三焦膀胱急,毫毛美而粗者,三焦膀胱直,稀毫毛者三焦膀胱结也。"

根据上文,本篇所言五脏之应,除共有之"色"与"理"外,心在髑骬,肺在肩、膺、喉、腋、胁,肝在胁、骹、膺腹,脾在唇,肾在耳。其中心、肺、肝三脏,皆指脏器所处之外在部位。而脾、肾二脏,则指其外候之器官。从而说明,五脏之外应,并非出于同一理论依据。六腑之外应,根据文中所谓"肺合大肠,大肠者皮其应"一段所言五脏及六腑与五体的关系,则大肠之外应为皮,小肠之外应为脉,胆之外应为筋,胃之外应为肉,三焦、膀胱之外应为腠理毫毛。

从以上二篇来看,《师传》篇所言外候与《本脏》篇所言外应,就五脏而论,互有异同。如心、肾二脏,所指尽同;脾脏则前言唇、舌,后者仅言舌;肺脏二者虽均言部位,但不尽同;肝脏则前言其官目,后者则言部位,是二者绝不相同。就六腑而论,前者六腑各有其外候,后者则三焦与膀胱合应。其所在则前者指胸以上及面诸部,其相互间有何联系或学术上有何体系,现亦难详。后者则根据脏腑表里关系,六腑之应,即五脏所应之皮、脉、筋、肉、腠理毫毛。其中肾之腠理毫毛说,与《素问》及《灵枢》篇所言"肾主骨"说,亦有所不同。从而可见,《师传》篇所言五脏六腑外候与《本脏》篇所言五脏六腑外应,义本相同,或者说相近,但其所指,则异多而同少,故此二篇之说,当非出于一家之言。

(九)预诊死期

预诊死期者,预先诊察病者之死亡日期也。预测之死期,在《素问》与《灵枢》中,或言死于某日,或言期,或言期日,或言短期。期,死也。《广雅·释言》:"期,卒也。"王念孙疏证:"期之言极也。"此类内容,在《素问》与《灵枢》中,言之甚多,其中有些是针对某种疾病,根据其病情的严重程度,预测其死期,亦即诊之为死证之意,凡此等内容,不在本文论证之例。另有部分内容,则是就一般疾病,为之预诊死期,并可看出其立论依据之不同。故可发现其所本有别,并非出于一家之言。

1. 据真脏脉预诊死期

据真脏脉预诊死期,即根据真脏脉出现的时间,预诊其死亡日期。

(1)《素问·阴阳别论》:"凡持真脏之脏脉者,肝至悬绝急十八日死,心至悬绝九日死,肺至悬绝十二日死,肾至悬绝七日死,脾至悬绝四日死。"详《太素·阴阳杂说》与本文不尽同,"十八日"作"九日",杨上善注:"有本为十八日。"又"十二日"作"十日","七日"作"五日"。杨上善注:"得真脏脉者死,然死之期,得五脏悬绝已去,各以其脏之气分尽日为数。脉至即绝久而不来,故曰悬绝。"按杨氏此解,仅浑言"各以其脏之气分尽日为数",至其何以各脏有此具体日数,则未得详释。又王冰注:"真脉之脏脉者,谓真脏之脉也。十八日者,金木成数之余也;九日者,水火生成数之余也;十二日者,金火生成数之余也;七日者,水土生数之余也;四日者,木生数之余也。故平人气象论曰:肝见庚辛死,心见壬癸死,肺见丙丁死,肾见戊己死,脾见甲乙死者以此,如是者,皆至所期不胜而死也。何者?以不胜克贼之气也。"按王冰此注,虽后世注家多有采用,然其遵照《河图》五行生成数的说法,在理论上,并不能一贯。如张介宾《类经》卷六第二十八注:"此下死期,悉遵王氏之意,以《河图》计数,诚为得理,然或言生数,或言成数,若不归一,弗能无疑,别有愚按,在针刺六十四,亦当参正。"又《类经》卷二十二第六十四注:"按诊要经终论王氏以五行之数为注(按此指《素问·诊要经终论》刺中五脏一节王冰注),脾言生数,肺言生数之余,肾言成数之余,心则不及言数,此其说若乎近理。然或此或彼,或言或不言,难以尽合,恐不能无勉强耳。"按张氏此按,诚然如是。且《素问》所言日数,与《太素》亦不尽合,故王冰此解,尚难置信。从而说明,此论据真脏脉以言死期,自是预诊死期之一说,然其所言五脏死期日数所据为何,尚难得其详。且所言日数,与《素问》别篇,亦不尽同。

(2)《素问·玉机真脏论》:"大骨枯槁,大肉陷下,胸中气满,喘息不便,其气动形,期六月死;真脏脉见,乃予之期日。大骨枯槁,大肉陷下,胸中气满,喘息不便,内痛引肩项,期一月死;真脏见,乃予之期日。大骨枯槁,大肉陷下,胸中气满,喘息不便,内痛引肩项,身热脱肉破䐃,真脏见,十月之内死。大骨枯槁,大肉陷下,肩髓内消,动作益衰,真脏来见,期一岁死;见其真脏,乃予之期日。大骨枯槁,大肉陷下,胸中气满,腹中痛,心中不便,肩项身热,破䐃脱肉,目匡陷,真脏见,目不见人,立死;其见人者,至其所不胜之时则死。急虚身中卒至,五脏绝闭,脉道不通,气不往来,譬于堕溺,不可为期;其脉绝不来,若一息五六至,其形肉不脱,真脏虽不见,犹死也。"按本篇言真脏脉见,"乃予之期日"之义,与上文所引同。然所言"期日"之数,则与上文不同,历代注家自杨上善、王冰以降,或敷衍其说,或随文顺释,皆不详其立说之义。而其与上文所言日数有别,则不言而喻,是则其立说所本,亦必另有其据。从而说明,以上两篇,虽皆以真脏脉见为据,预诊死期,然其亦各有所本,义不尽同也。

2. 据天干计时预诊死期

据天干计时预诊死期者,乃根据十天干数所应之季、日、时,结合五脏应天干及五行生克关系,以预诊五脏病之死亡日期。《素问》与《灵枢》中凡有多篇皆本此说,今举《素问》《灵枢》三篇为例。

(1)《素问·平人气象论》:"肝见庚辛死,心见壬癸死,脾见甲乙死,肺见丙丁死,肾见戊己死。是谓真脏见皆死。"按天干、五脏、五行之相合为东方甲乙肝木,南方丙丁心火,中央戊己脾土,西方庚辛肺金,北方壬癸肾水。上文所言,乃是根据此一构局的五行生克关系而预诊其死期。故"肝见庚辛死"者,庚辛为肺金,甲乙为肝木,金克木也。余者类推。是此文虽亦言及"是谓真脏见皆死",然其预诊之死期,皆在克我之日也。故与前文言见真脏预诊之死期,自是不同,显非同出一说。

（2）《素问·脏气法时论》："病在肝，愈于夏，夏不愈，甚于秋，秋不死，持于冬，起于春，禁当风；肝病者，愈在丙丁，丙丁不愈，加于庚辛，庚辛不死，持于壬癸，起于甲乙；肝病者，平旦慧，下晡甚，夜半静……病在心，愈于长夏；长夏不愈，甚于冬，冬不死，持于春，起于夏；禁温食热衣；心病者，愈在戊己，戊己不愈，加于壬癸，壬癸不死，持于甲乙，起于丙丁；心病者，日中慧，夜半甚，平旦静……病在脾，愈在秋，秋不愈，甚于春，春不死，持于夏，起于长夏；禁温食饱食，湿地濡衣……脾病者，愈在庚辛，庚辛不愈，加于甲乙，甲乙不死，持于丙丁，起于戊己；脾病者，日昳慧，日出甚，下晡静……病在肺，愈在冬，冬不愈，甚于夏，夏不死，持于长夏，起于秋；禁寒饮食寒衣；肺病者，愈在壬癸，壬癸不愈，加于丙丁，丙丁不死，持于戊己，起于庚辛；肺病者，下晡慧，日中甚，夜半静……病在肾，愈在春，春不愈，甚于长夏，长夏不死，持于秋，起于冬；禁犯焠㶟热食，温灸衣；肾病者，愈在甲乙，甲乙不愈，甚于戊己，戊己不死，持于庚辛，起于壬癸；肾病者，夜半慧，四季甚，下晡静。"上文言五脏病之愈、起、持、加、甚、死等，尽系以五行、天干、五脏结合，及应于时、日、辰等，以五行生克关系予以推论。今以肝病为例。肝应东方甲乙木，愈于夏者，夏应南方丙丁火，木生火也；夏不愈甚于秋者，秋应西方庚辛金，金克木也；秋不死持于冬者，冬应北方壬癸水，水生木也；起于春者，春应东方木，为本脏自应之时也。下文言愈在丙丁，加于庚辛，持于壬癸，起于甲乙者，与此义同，唯所指诸天干，乃言日也，即丙丁为丙日丁日，庚辛为庚日辛日。又后文言"平旦慧，下晡甚，夜半静"者，平旦应木也，下晡应金也，夜半应水也。是以本文为一典型的和具体的以天干五行生克关系为论据，而预诊五脏死期者也。

（3）《灵枢·经脉》："手太阴气绝则皮手焦……丙笃丁死，火胜金也；手少阴气绝则脉不通……壬笃癸死，水胜火也；手少阴气绝则脉不通……壬笃癸死，水胜火也；足太阴气绝者则脉不荣肌肉……甲笃乙死，木胜土也；足少阴气绝则骨枯……戊笃己死，土胜水也；足厥阴气绝则筋绝……庚笃辛死，金胜木也。"

按本篇所言，从文字方面看，乃系手太阴、手少阴、足太阴、足少阴、足厥阴五脉。然从全篇对经脉的称谓来看，此五脉为肺手太阴之脉，心手少阴之脉，脾足太阴之脉，肾足少阴之脉，肝足厥阴之脉。则本文所言五脉死期，与五脏之死期是一致的，以脏腑与经脉相连属也。

又从所言死期的情况，不难看出，本文立论，亦系五脏五行与天干相合之生克关系为依据。凡遇克我之日，即为死期。如手太阴肺曰"丙笃丁死，火胜金也"，即是此义。以肺手太阴，在五行为金，在天干为庚辛；丙丁在五行为火，在五脏为肺，火克金，故曰"火胜金也"。

以上所引三篇，虽文字不同，但就预诊死期的理论体系而言，则是一致的。

3. 据患病所在之时预诊死期

据患病所在之时预诊死期者，即根据患病的时间，预诊其死亡之日期。

《素问·阴阳类论》："雷公曰：请问短期？黄帝曰：冬三月之病，病合于阳者，至春正月，脉有死徵，皆归出春。冬三月之病，在理已尽，草与柳叶皆杀，春阴阳皆绝，期在孟春。春三月之病，曰阳杀，阴阳皆绝，期在草干。夏三月之病，至阴不过十日，阴阳交，期在溓水。秋三月之病，三阳俱起，不治自已，阴阳交合者，立不能坐，坐不能起，三阳独至，期在石水，二阴独至，期在盛水。"此所言"短期"，即死期也。详本文与《针灸甲乙经》卷六第七及《太素·脉论》等，存有某些异文，尚难校正，就所用诸多词语如草干、溓水、石水、盛水等，义亦隐晦，故诸家说解，注不尽同，此不详细介绍。总之，从全文大义来看，所出诸条，均首言某时之病，后言期在何时。是则以发病之时为据,以预诊其死期也。就其理论基础而论,其总的精神,不外阴阳盛衰消长之道,至其具体内容,尚难详明。

按本文除推论方法与《素问》、《灵枢》别篇不同外,有些用语如"潇水"、"盛水"等,亦别篇所未见,就其文气而论,亦较晦涩。故此文言"短期",显系另一家言而无疑。

4. 据脉象预诊死期

据脉象预诊死期者,根据脉来的形象以预诊其死亡日期。

《素问·大奇论》:"脉至浮合,浮合如数,一息十至以上,是经气予不足也,微见九十日死。脉至如火薪然,是心精之予夺也,草干而死。脉至如散叶,是肝气予虚也,木叶落而死。脉至如省客,省客者,脉塞而鼓,是肾气予不足也,悬去枣华而死。脉至如丸泥,是胃精予不足也,榆叶落而死。脉至如横格,是胆气予不足也,禾熟而死。脉至如弦缕,是胞精予不足也,病善言,下霜而死;不言可治。脉至如交漆,交漆者,左右傍至也,微见三十日死。脉至如涌泉,浮鼓肌中,太阳气予不足也,少气味,韭英而死。脉至如颓土之状,按之不得,是肌气予不足也,五色先见黑白,垒发死。脉至如悬雍,悬雍者浮,揣切之益大,是十二俞之予不足也,水凝而死。脉至如偃刀,偃刀者,浮之小急,按之坚大急,五脏菀熟,寒热独并于肾也,如此其人不得坐,立春而死。脉至如丸滑,不直手,不直手者,按之不可得也,是大肠气予不足也,枣叶生而死。脉至如华者,令人善恐,不欲坐卧,行立常听,是小肠气予不足也,季秋而死。"

按本文计有十四条,所言脉象及死期,较之《素问》及《灵枢》别篇有关内容,确有其独特之处。

(1)脉象,有浮合、火薪然、散叶、省客、丸泥、横格、弦缕、交漆、涌泉、颓土之状、悬雍、偃刀、丸滑、华等。凡此诸脉,虽亦取诸物象描述脉象,然与别篇言弦、钩、毛、石及长、短、浮、沉、滑、涩等,大不相同。由于所言诸脉,体验犹难,故后世注家说解,亦颇多歧义。从而可证,本文言脉,与别篇内容,非出于同一系统。

(2)器官,文中所言诸不足之人体器官计有经、心、肝、肾、胃、胆、胞、太阳、肌、十二俞、五脏、大肠、小肠等。另有"脉至如交漆"一条,未言系何处不足,当系有脱文。上述诸器官,属于五脏者有心、肝、肾三脏,另有浑称五脏者一条,无单出肺、脾二脏。属于六腑者有胃、胆、大肠、小肠四腑,无三焦、膀胱二腑。属于经脉者有经、太阳、十二俞等。另有"肌"者,当为肌肉。

有关"胞"的实体,杨上善注:"心胞脉至如钩,今如弦之缕线,散而不聚,是为心胞火府有损,故至霜雪水时,被克而死。不好言者,心气未尽,故可疗也。"王冰注:"胞之脉系于肾,肾之脉侠舌本,人气不足者,则当不能言,今反善言,是真气内绝去肾,外归于舌也,故死。"详王冰当本于《素问·奇病论》文,该文云:"黄帝问曰:人有重身,九月而瘖,此为何也?岐伯对曰:胞之络脉绝也。帝曰:何以言之?岐伯曰:胞络者,系于肾,少阴之脉系舌本,故不能言。"按此说与本文所言之"胞",其义似合,故后世注家如马莳、张介宾等,皆从王注。是则本文所言"胞",当指女子胞也。

从以上所举诸不足之处可见,就脏象系统而论,其与九脏说、十一脏说、十二脏说及奇恒之府说等,均有所不同。又诸肌气予不足、太阳气予不足、十二俞之予不足,可致死证,而肺、脾、三焦、膀胱气予不足,岂得无死证。故本文若非经文有脱,则必另有所本也。

(3)死其,详上文所言死期,计有九十日而死、草干而死、木叶落而死、悬枣华而死、榆叶落而死、禾熟而死、下霜而死、三十日死、韭英而死、垒发死、水凝而死、立春而死、枣叶生而死、季秋而死等。凡言诸死期,大致可分三类,一者为具体日数,如九十日、三十日等;一者为具体季节,如立春、季秋等;一者为各种物象,如草干、木叶落、悬去枣华、榆叶落、禾熟、下霜、韭英、垒发、水凝、枣叶生等。

上述诸死期中,言具体季节者,前引《素问·阴阳类论》中,有"皆归出春"与"期在孟春"二条,与本文言"立春"与"季秋",亦系同义。言物象者,前引《素问·阴阳类论》中,有"草干"一条,当与本文言"草干"之语同。又前引《阴阳类论》有"石水"一条,《太素·脉论》杨上善注:"寒甚水冻如石,故曰石水也。"王冰注:"石水者,谓冬月水冰如石之时。"是石水者,谓冬月水冰冻如石也。本文有"水凝"一条,《针灸甲乙经》卷四第一下作"水冻",《太素·五脏脉诊》杨上善注云"水冻冬时"。详凝,本义为冰冻也。《说文·仌部》:"冰,水坚也。从水、仌。凝,俗冰,从疑。"段玉裁注:"《易·象》传:初六、履霜,阴始凝也。驯致其道,至坚冰也。古本当作阴始冰也,至坚仌也。释器:冰,脂也。孙本冰作凝。按此可证《诗》肤如凝脂,本作冰脂。以冰代仌,乃别制凝字,经典凡凝字,皆冰之变也。"是则此言"水凝"者,即水结冰时,故其与石水,文虽有差,义实同也。至于本文所言其他物象,在《素问》与《灵枢》别篇中,均无再见者。

根据上述诸端,本文内容,除个别用语与《素问·阴阳类论》有相同或义近者外,余者,就脉象、脏象及死期取物象而论,均与《素问》及《灵枢》别篇不同。而且在理论方面,亦很难看出一完整的体系。就一般用语而言,如所谓"气予不足"、"精之予夺"及"气予虚"等,亦别篇所不曾见者。因此,本文内容,必出于另一家言而无疑。

5. 据病变传化预诊死期

据病变传化预诊死期者,根据病变传化,结合五脏五行属性之生克关系,预诊其死亡日期。

(1)《素问·玉机真脏论》:"五脏受气于其所生,传之于其所胜,气舍于其所生,死于其不胜。病之且死,必先传行,至其所不胜,病乃死。此言病之逆行也,故死。肝受气于心,传之于脾,气舍于肾,至肺而死。心受气于脾,传之于肺,气舍于肝,至肾而死。脾受气于肺,传之于肾,气舍于心,至肝而死。肺受气于肾,传之于肝,气舍于脾,至心而死。肾受气于肝,传之于心,气舍于肺,至脾而死。此皆逆死也,一日一夜五分之,此所以占死生之早暮也。"详此文除《太素》因缺而无注外,历代注家自王冰而降,均据五脏五行属性之生克关系为释,今举张介宾注为例,该注云:"凡五脏病气,有所受,有所传,有所舍,有所死。舍,留止也。受气所生者,受于己之所生者也;传所胜者,传于己之所克者也;气舍所生者,舍于生己者也;死所不胜者,死于克己者也。不胜则逆,故曰逆行,逆则当死。此详言一脏之气,皆能偏及诸脏也。肝受气于心,心者肝之子,受气于其所生也;脾者肝之克,传其所胜也;肾者肝母,气舍所生也;肺者肝之畏,死所不胜也。"又云:"五分者,朝主甲乙,昼主丙丁,四季土主戊己,晡主庚辛,夜主壬癸。此一日五行之次,而脏有不胜,即其死生之期也。"

按张氏此注,义甚明晰。根据五脏五行生克关系说,每一脏与其余四脏,均具有生我、我生、克我、我克四种关系。本文所言诸死于某脏者,皆为克我之脏时,亦即我所不胜之脏时,从而据五行生克关系,建立了一种预诊五脏死期的理论模式。

(2)《素问·标本病传》:"夫病传者,心病先心痛,一日而咳,三日胁支痛,五日闭塞不通,身痛体重;三日不已死,冬夜半,夏日中。肺病喘咳,三日而胁支满痛,一日身重体痛,五日而胀;十日不已死,冬日入,夏日出。肝病头目眩,胁支满,三日体重身痛,五日而胀,三日腰脊少腹痛,胫痠;三日不已死,冬日入,夏早食。脾病身痛体重,一日而胀,二日少腹腰脊痛,胫痠,三日背膂筋痛,小便闭;十日不已死,冬人定,夏晏食。肾病少腹腰脊病,胫痠,三日背膂筋痛,小便闭。三日腹胀,三日两胁支痛;三日不已死,冬大晨,夏晏晡。胃病胀满,五日少腹腰脊痛,胫痠,三日背膂筋痛,小便闭,五日身体重;六日不已死,冬夜半后,夏日昳。膀胱病小便闭,五日少腹胀,腰脊痛,胫痠,一日腹胀,一日身体痛;二日不已死,冬鸡鸣,夏下晡。诸病以次是相传,如是者,皆有死期,不可刺。"

详本文共列心、肺、肝、脾、肾五脏及胃与膀胱二腑病的传化情况及死期。其中尤以五脏病之传化模式,最具有代表性。每脏为病,各有一主证,以示该脏病候,根据所见病候,即知其至何脏。如心之主证为心痛,肺为咳喘,肝为胁支满,脾为身痛体重,肾为少腹腰脊痛。今以心病为例,心病先心痛,一日而咳,传至肺也;三日胁支痛,传至肝也;五日闭塞不通,身痛体重,传至脾也。至其所言死数日数及传变日数,由于诸多古传本文献如《针灸甲乙经》卷六第十及《脉经》、《千金》中,存有较多异文,说明该文在历代传抄翻刻过程中,致误较多,故亦很难看其立说之依据或传变之模式。然据其所言五脏冬夏之死时,似亦与五行生克关系有关。如心病之死时"冬夜半,夏日中",马莳注:"冬属水,而冬之夜半,其水尤胜,惟水克火,故冬死于夜半。夏属火,而夏之日中,其火尤胜,今心火已绝,火不能持,故夏死于日中也。"又如肝病之死时"冬日入,夏早食",马莳注:"冬之日入在申,以金旺木衰,故冬死于日入。夏之早食在卯,以木旺亦不能扶,故夏死于早食也。"

6. 据病情预诊死期

据病情预诊死期者,根据病情的严重程度或发展结果,预诊其死亡日期。此类情况,在《素问》与《灵枢》中所言较多,有言日数者,有不言日数者,有言近期者,有言远期者。今举例说明。

(1)《素问·玉机真脏论》:"岐伯曰:五实死,五虚死。帝曰:愿闻五实五虚。岐伯曰:脉盛、皮热、腹胀、前后不通、闷瞀,此谓五实;脉细、皮寒、气少、泄利前后、饮食不入,此谓五虚。"按此仅举虚实之脉证各五,以说明病情严重程度。凡此脉证,均系重证,故皆列入死候,惟不言日期。

(2)《灵枢·热病》:"热病七日八日,脉微小,病者溲血,口中干,一日半而死,脉代者一日死……热病七日八日,脉不躁,躁不散数,后三日中有汗,三日不汗四日死。"按此言至七八日而不愈,有变为死证者,其死皆在数日之内。

(3)《灵枢·玉版》:"腹胀身热脉大,是一逆也;腹鸣而满,四肢清,泄,其脉大,是二逆也;衄而不止,脉大,是三逆也;咳且溲血,脱形,其脉小劲,是四逆也;咳脱形,身热,脉小以疾,是谓五逆也;如是者,不过十五日而死。其腹大胀,四末清,脱形,泄甚,是一逆也;腹胀便血,其脉大时绝,是二逆也;咳溲血,形肉脱,脉搏,是三逆也;呕血,胸满引背,脉小而疾,是四逆也;咳呕,腹胀且飧泄,其脉绝,是五逆也;如是者,不及一时而死矣。"按本文列五逆证凡二,前者病情严重,故其死期,不出十五日;后者病情危急,其死期不及一时。凡此所谓逆证,均以病候脉象合参为依据,以病情变化为基础。并不具有特定的模式或规律。

(4)《灵枢·痈疽》,本篇言痈疽死证较多,今举例如下,"痈发于嗌中,名曰猛疽,猛疽不治化为胸脓,脓不泻,塞咽,半日死……发于颈,名曰夭疽,其痈大以赤黑,不急治,则热气下入渊腋,前伤任脉,内熏肝肺,十余日而死矣。"又:"发于尻,名曰锐疽,其状赤坚大,急治之,不治,三十日死矣。发于股阴,名曰赤施,不急治,六十日死;在两股之内,不治,十日而当死。"详上述四例,皆痈疽之恶候,故治不急时,或治之不当,即属死证,其死期少则半日,多则六十日。是所谓死证,亦皆以病候为依据。

上引四篇中所举死证及预诊之死期,均是以病候为基础,并无特定的模式或理论方面的框架,作为预诊死期的依据,故其死期,亦无定日。从而说明,此类内容,均系源于医疗活动实践的体验,故其实用意义较大,对后世诊法学的发展,有较大启示作用;也是其与纯理推断以预诊死期之最大和根本的不同处。

7. 据目中赤脉预诊死期

据目中赤脉预诊死期者,根据目中有赤脉上下的情况,预诊其死亡日期。

(1)《灵枢·寒热》:"黄帝曰:决其生死奈何? 岐伯曰:反其目视之,其中有赤脉上下贯瞳子,见一脉一岁死;见一脉半一岁半死;见二脉二岁死;见二脉半二岁半死;见三脉三岁死,见赤脉不下贯瞳子,可治也。"

(2)《灵枢·论疾诊尺》:"诊目痛,赤脉从上下者,太阳病;从下上者,阳明病;从外走内者,少阳病。诊寒热,赤脉上下至瞳子,见一脉一岁死;见一脉半一岁半死;见二脉二岁死;见二脉半二岁半死;见三脉三岁死。"

上述诊目脉法,仅见于此二篇。举二病为例。一者诊寒热瘰疬病,即寒热篇所言,论疾诊尺篇所言"诊寒热",与此尽同。二篇内容,除个别字有异,如寒热篇"赤脉上下贯瞳子"之"贯",诊疾诊尺篇作"至",余者文亦尽同,当是同出一源。一者为诊目病,根据赤脉之不同,以别三阳脉之病。

按:本文所言诊目法,是一种特殊的诊察方法,特别是文中所示之远期预诊死期的内容,尤为别篇所少见。《千金方》卷二十三九漏第一"论曰"中具此文。宋陈言《三因方》卷十五瘰疬证治引《千金》文云:"虽有是说,验之病者,少有是证,亦难考据。此往往是三阳传诸阴经,方有之,若本脏发,未必有是,学者知之。"由于本文涉及病证较少,历代注家,亦只能就文说义,很难看出其理论系统。总之,此文必系诊法中另一家言也。

以上列举诸预诊死期法,诸说不一,有据真脏脉者,有据天干计时者,有据患病所在之时者,有据脉象者,有据病变传化者,有据病情者,有据目中赤脉者。凡此种种,不仅预诊死期之结果不同,而且体现了立论的依据和推导的方法,亦均有别,其中有的系客观的,实际的观察病情所作的经验之谈,有的则是根据某种理论框架或模式的推论,有的则隐晦难明,有的则后世少见,有的则固定其日,有的则约言其时。从而反映了这一问题,不仅在诊法中具有重要的意义,而且引起了医者的高度重视,故有多家学派,从不同的角度,进行说解,以期形成某种理论体系,或完善某种理论系统。此正足以证明,预诊死期诸说,本系多家学派之说,而非源于一家之言也。

(十) 医学气象

医学气象学,是《素问》、《灵枢》的重要组成部分。如《素问·六节脏象论》中之部分篇文及《运气七篇大论》、《灵枢》之《九宫八风》及《岁露论》等,均论及医学气象方面内容。特别是今存王冰次注本《素问》中《运气七篇大论》，其内容不仅有七篇之多，而且篇文数量较大，约占《素问》全书三分之一左右。然就《素问》、《灵枢》诸篇论及医学气象的内容而论，其立论的基础，展示的模式及论述的内容等，均有所不同。足可看出其非成于一时一人之手。约言之，可分为三种系统。

1. 六六之节系统

详"六六之节"，语出《素问·六节脏象论》，王冰注："六六之节，谓六竟于六甲之日，以成一岁之节。"张介宾注："六六之节，谓如天地合数，则花甲生焉。花甲一周凡六十日，而所包天干各六，是一周之六六也。一岁之数三百六十日，而所包甲子凡六周，三阴三阳凡六气，是一岁之六六也。"

《素问·六节脏象论》："黄帝问曰：余闻天以六六之节，以成一岁，人以九九制会，计人亦有三百六十五节，以为天地久矣，不知其所谓也？岐伯对曰：昭乎哉问也，请遂言之。夫六六之节，九九制会者，所以正天之度，气之数也。天度者，所以制日月之行也；气数者，所以纪生化之用也。天为阳，地为阴，日为阳，月为阴，行有分纪，周有道理。日行一度，月行十三度而有奇焉，故大小月三百六十五度而成岁，积气余而盈闰矣。"

又云："帝曰：余已闻六六九九之会也。夫子言积气盈闰，愿闻何谓气？请夫子发蒙解惑焉。岐伯曰：此上帝所秘，先师传之也。帝曰：请遂闻之。岐伯曰：五日谓之候，三候谓之气，六气谓之时，四时谓之岁，而各从其主治焉。五运相袭而皆治之。终朞之日，周而复始，时立气布，如环无端，候亦同法。故曰不知年之所加，气之盛衰，虚实之所起，不可以为工矣。帝曰：五运之始，如环无端，其太过不及何如？岐伯曰：五气更立，各有所胜，盛虚之变，此其常也。帝曰：平气何如？岐伯曰：无过者也。帝曰：太过不及奈何？岐伯曰：在经有也。帝曰：何谓所胜？岐伯曰：春胜长夏，长夏胜冬，冬胜夏，夏胜秋，秋胜春。所谓得五行时之胜，各以气命其脏。帝曰：何以知其胜？岐伯曰：求其至也，皆归始春。未至而至，此谓太过。则薄所不胜，而乘所胜也，命曰气淫……至而不至，此谓不及，则所胜妄行，而所生受病，所不胜薄之也，命曰气迫。所谓求其至者，气至之时也。谨候其时，气可与期，失时反候，五治不分，邪僻内生，工不能禁也。帝曰：有不袭乎？岐伯曰：苍天之气，不得无常也。气之不袭，是谓非常，非常则变矣。帝曰：非常而变奈何？岐伯曰：变至则病，所胜则微，所不胜则甚；因而重感于邪则死矣。故非其时则微，当其时则甚也。"

上述诸文，明确表明了以下几下问题。

（1）天以六六为节。文中虽提及"六六为节"之说，亦即六六三百六十之数据，然而，文中又提及"人亦有三百六十五节"及"大小月三百六十五度而成岁，积气余而盈闰矣"等义，说明本文计算岁时，是以三百六十五日为基本的时间依据和岁运周期。

（2）每年的时间节段，是按候、气、时、岁来划分。即文中所谓"五日谓之候，三候谓之气，六气谓之时，四时谓之岁"。按此说乃源于一年分二十四气之义。二十四气，亦称二十四节。详二十四气之名，古今学者，皆有所考。清赵翼《陔余从刊·二十四节气名》："二十四节气名，其全见于《淮南子·天文》篇及《汉书·历志》。三代以上，《尧典》但有二分十至，其余多不见经，惟《汲冢周书·时训解》，始有二十四节名，其序云：'周公辨二十四气之应，以顺天时，作《时训解》。'则其名盖定于周公。"今人陈遵妫先生《中国天文学史·历法·二十四气》："二十四时名称，最早见于《淮南子·天文训》，它和现今通用的二十四气名称及次序完全相同。一年分为二十四气,大概是前汉初气以后,《淮南子》成书(公元前 139 年)以前。"陈氏是根据现有古文献《淮南子》中载有二十四气的具体名称而作出的推断。根据此文所示,本文观测气候变化情况的常变,是以候、气、时为依据。

（3）本文所谓"五胜",即文中所谓"春胜长夏,长夏胜冬,冬胜夏,夏胜秋,秋胜春"之义,尽以一年之五行时为准。其岁首亦以春为始,其岁末亦冬为终。此与《素问·运气七篇大论》所言五运之划分有所不同。因此,本文所言五运,即指春、夏、长夏、秋、冬五时也。其所言"太过"、"不及",亦指每一时之气的太过或不及;无太过不及者,则谓之"年气"。此与《素问·运气七篇大论》根据干支纪年之干支阴阳属性而分太过、不及者,亦不相同。

（4）根据以上所述,本文所言气候变化对人体的影响,主要是以四时、二十四气之气候变化为依据。

（5）本文所言今存汉末张仲景《伤寒论·伤寒例》录《阴阳大论》文义,颇为近似。如该文有云:"夫欲候知四时正气为病及时行疫气之法,皆当按斗历占之。九月霜降节以后,宜渐寒,向冬大寒;至正月雨水后,宜解也。所谓之雨水者,以冰雪解而为雨水故也;至惊蛰二月节后,气渐和暖,向夏大热,至秋便凉。从霜降以后,至春分以前,凡有触冒霜露,体中寒即病者,谓之伤寒也;其冬有非节之暖者,名曰冬温,冬温之毒,与伤寒大异……十五日得一气于四时之中,一时有六气,四六名为二十四气也。然气候亦有应至而不至,或有未应至而至者,或有至而太过者,皆成病气也。"从上文足可看出,其与《素问·六节脏象论》文,无论其所言候、气、时之时间节段,及所言气之太过不及,及气候变化对人体的影响等方面内容,均相近似。因此,《素问·六节脏象论》文与《伤寒论》录《阴阳大论》文,就学术思想而论,当属同一系统。

（6）此一学说,与《灵枢·九宫八风》所论四时八节(即立春、立夏、立秋、立冬及春分、秋分、夏至、冬至)之八风致病,及《素问》运气诸篇所言以干支纪年为基础之五运六气的太过不及致病,从时间格局到学术内容,均有所不同。

2. 九宫八风系统

九宫八风系统,见载于《灵枢》之《九宫八风》及《岁露论》二篇。详九宫八风篇内容,首列九宫示义图二,综观内容,含方位、节气、八卦、洛书、九宫等。若按后文所言之时序言之,即北方叶蛰宫,应冬至、坎卦、洛书数一;东北方天留宫,应立春、艮卦、洛书数八;东方仓门宫,应春分、震卦、洛书数三;东南方阴洛宫,应立夏、巽卦、洛书数四;南方上天宫,应夏至、离卦、洛书数九;西南方玄委宫,应立秋、坤卦、洛书数二;西方仓果宫,应秋分、兑卦、洛书数七;西北方新洛宫,应立冬、乾卦、洛书数六;中央招摇宫。所谓八风者,即四正四隅八方应时所至之风也。又详《灵枢》此图,与《太素·九宫八风》之图,有较大差异。《太素》此图,不仅合二图为一,图的形式亦有所别,而且在内容方面,亦别有干支位,洛书数,人体所应及所方之病等。由此可见,杨上善所据祖本,与今传《灵枢经》祖本,原自不同。又两书之图所以不差,疑皆出自后人据该篇文绘制,本非出自一人,故有所不同也。

又详《九宫八风》与《岁露论》二篇内容,从总体方面看,应属术数学说。特别是九宫八风篇,不仅言及根据太一之移徙,以占灾厄、气象与民病,而且亦言及人事之吉凶,如所谓太一在某日,占在君、占在相、占在吏、占在将、占在百姓等,即属于此。似此等以天象、气象以占人事者,即属术数之类。然其中之实际内容,抛除其术数方面之神秘外衣,实犹论及气候变化与人体的关系,且有一定的科学道理,是亦属于医学气象者。因其以一定的科学道理,是亦属于医学气象者。因其以九宫八风为立论依据,故属之九宫八风系统。此与《易纬·通卦验》等有关容,从学术思想方面看,当为同一体系。

(1) 九宫八风云:"太一常以冬至之日,居叶蛰之宫四十六日,明日居天留四十六日,明日居仓门四十六日,明日居阴洛四十五是,明日居天宫四十六日,明日居玄委四十六日,明日居仓果四十六日,明日居新洛四十五日,明日复居叶蛰之宫,曰冬至矣。太一日游,以冬至之日,居叶蛰之宫,数所在,日从一处,至九日,复反于一,常如是无已,终而复始。太一移日,天必应之以风雨,以其日风雨则吉,岁美民安少病矣,先之则多雨,后之则多汗(按汗当为旱之假借,《太素·九宫八风》正是作"旱")。太一在冬至之日有变,占在君;太一在春分之日有变,占在相;太一在中宫之日有变,占在吏;太一在秋分之日有变,占在将;太一在夏至之日有变,占在百姓。所谓有变者,太一居五宫之日,病折树木,扬沙石,各以其主占贵贱,因视风所从来而占之。风从其所居之乡来为实风,主生,长养万物,从其冲后来为虚风,伤人者也,主杀、主害者,谨候虚风而避之。故圣人曰虚邪之道,如避矢石焉,邪弗能害,此之谓也。是故太一入徙立于中宫,乃朝八风,以占吉凶也。"此后继言八风之名及伤人所致诸病。

(2) 岁露论云:"黄帝曰:候之奈何?少师曰:候此者,常以冬至之日,太一立于叶蛰之宫,其至也,天必应之以风雨者矣。风从南方来者,为虚风,贼伤人者也;其以夜半至也,万民皆卧而弗犯也,故其岁发小病;其以昼至者,万民懈惰而皆中于虚风,故万民多病……故诸逢其风而遇其雨者,命曰遇岁露焉。因岁之和而少贼风者,民少病而少死;岁多贼风邪气,寒温不和,则民多病而多死矣。黄帝曰:虚邪之风,其所伤贵贱何如?候之奈何?少师答曰:正月朔日,太一居天留之宫,其日西北风,不雨,人多死矣;正月朔日平旦北风,春,民多死;正月朔日平于北风行,民病多(按《太素·八正风候》作"死")者十有三也;正月朔日中北风,夏,民多死;正月朔日夕时北风,秋,民多死;终日北风,大病,死者十有六。正月朔日,风从南方来,命曰旱乡;从西方来,命曰白骨,将国有殃,人多死亡;正月朔日,风从东方来,发屋扬沙石,国有大灾也;正月朔日,风从东南方行,春有死亡;正月朔日,天利(按《太素·八正风候》作"和")温不风,籴贱,民不病,天寒而风,籴贵,民多病。此所谓候岁之风,虥(按陆懋修《内经难字音义》:"字书无虥字,当与残通。"《太素·八正风候》作"贼")伤人者也。二月丑不风,民多心腹病;三月戌不温,民多寒热;四月巳不暑,民多瘅病;十月申不寒,民多暴死。诸所谓风者,皆发屋,折树木,扬沙石,起毫毛,发腠理者也。"

从以上两篇内容来看,主要可说明以下几个问题。

1) 此一学说的理论体系,是以所谓"文王八卦"方位(亦或谓"后天八卦"方位)为式,以八节(即四立、二分、二至)为序,以八风、九宫为名,以太一游日为候,论述气候之常与变,及其对人体的影响。太一游日,每年以冬至为始,出游于外八宫,每四十五、六日为一小周期,三百六十六日为一大周期。每以太一游日,占风、占病、占人事吉凶等。

2) "太一"之概念,义有多项。约言之有四:一者,道家所言之"道"也。如《吕氏春秋·大乐》:"道也者,至精也,不可为形,不可为名,强为之,谓之太一。"一者,混元之气也。如《孔子家语·礼运》:"夫礼必本于太一。"王肃注:"太一者,元气也。"一者,星名也。如《星经》卷上:"太一星,在天一南半度。"一者,天神名也。如《史记·封禅书》:"天神贵者太一。"司马贞索引引宋均云:"天一、太一,北极神之别名。"又《易纬·乾凿度》卷下:"故太一取其数以行九宫。"郑玄注:"太一者,北辰之神名也。"详上述《灵枢》二篇,据所言太一游诸事,此所谓"太一",当属之天神,即北辰神名也。

3)关于"太乙游"说,《灵枢·九宫八风》所言,与《易纬·乾凿度》郑玄注内容(详见第四章:一、科学文化发展的有关情况一节),基本上为同一学术体系。就其基本内容而论,具有明显的两重性。一方面论及太一游日,可据以占君、占相、占将、占吏、占百姓等之人事吉凶,这当然是受术数学之占星术的影响,表明了人事吉凶受天神支配的客观唯心主义思想;一方面论及八风伤人致病,是客观存在的事实,特别是提出"谨候虚风而避之,故圣人曰避虚邪之道,如避矢石焉,邪弗能害"的思想,强调了人的作用,乃是对神学观念的否定,则符合唯物主义思想。故其内容,又具有医学气象方面的重要意义。

4)关于两篇中所言占候时间,并不尽同。如《九宫八风》篇云:"所谓有变者,太一居五宫之日,病风折树木,扬沙石。各以其主占贵贱,因视风所从来而占之。"按此所谓五宫,据该篇文义,即冬至坎位叶蛰宫、春分辰位仓门宫、夏至离位上天宫、秋分兑位仓果宫、中央招摇宫。因以各宫所主,以占贵贱。此其所主,即主占君、占相、占将、占吏、占百姓之日。此言"百姓",非指广大人民,而是指百官。如《书·尧典》:"平章百姓。"孔传:"百姓,百官。"又云:"太一移日,天必应之以风雨,以其日风雨则吉,岁美民安少病矣。先之则多雨,后之则多旱。"按此当为占民之时,此所谓"民",乃指除君、相、将、百姓五类贵族以外之广大人民。此《九宫八风》篇所言占时及占应也。详《岁露论》篇所言占时,可见有二。一者正月朔日,又或言平旦,或言日中,或言夕时,或言终日,其所应则言"民"或"万民"。与九宫八风之所应,亦不尽同。一者又言及"二月丑不风","三月戌不温","四月巳不暑","十月申不寒"等民病情况。此亦九宫八风篇所不具者。故本篇虽亦言及"常以冬至之日,太一立于叶蛰之宫,其至也,天必应之以风雨者矣",但其所言占时,则另有所论也。

5)上述两篇有关内容,虽属同一命题,但所言占时与占应并不尽同,当非出于一家言。

6)两篇内容体现术数学占星术的思想十分明显。然其所论风雨之至,有非其时者,或有太过与不及,皆可伤人与伤农等内容,则与医学相关,故犹医学气象之属,特别其所言避虚邪之法,则体现了预防为主的思想,尤为重要。

3. 五运六气系统

五运六气系统的内容,尽见于《素问·运气七篇大论》。所谓"五运"者,以地有金木水火土五行之气,化为五运也。所谓"六气"者,以天有阴阳二气,化为太阴、少阴、厥阴及太阳、少阳、阳明六气也。根据纪年之干支,结合所化之运气的常变。论述每年之气象、物候,及其对人体的影响,发病情况与防治原则等。其内容十分完整而系统,在理论上亦自成体系,为今存古代文献论述医学气象之最全面者。今举其主要内容,以示梗概。

(1)《天元纪大论》:"寒暑燥湿风,天之阴阳也,三阴三阳之奉之;木火土金水,地之阴阳也,生长化收藏下应之。"又:"鬼臾区曰……臣闻之,甲己之岁,土运统之;乙庚岁,金运统之;丙辛之岁,水运统之;丁壬之岁,木运统之;戊癸之岁,火运统之。帝曰:其于三阴三阳合之奈何?鬼臾区曰:子午之岁,上见少阴;丑未之岁,上见太阴;寅申之岁,上见少阳;卯酉之岁,上见阳明;辰戌之岁,上见太阳;巳亥之岁,上见厥阴;少阴所谓标也,厥阴所谓终也。厥阴之上,风气主之;少阴之上,热气主之;太阴之上,湿气主之;少阳之上,相火主之;阳明之上,燥气主之;太阳之上,寒气主之。所谓本也,是谓六元。"按上文主要说明五运与六气之立论依据及纪年天干、地支与五运六气的关系。如所谓"甲己之岁,土运统之"等,天干化运也;"子午之岁,上见少阴"等,地支化气也。

（2）《五运行大论》:"帝曰:愿闻其所始也。岐伯曰:昭乎哉问也。臣览《太始天元册》文,丹天之气经于牛女戊分,黅天之气经于心尾己分,苍天之气经于危室柳鬼,素天之气经于亢氐昴毕,玄天之气经于张翼娄胃。所谓戊己分者,奎壁角轸,则天地之门户也。……帝曰:善。论言天地者,万物之上下,左右者,阴阳之道路,未知其所谓也。岐伯曰:所谓上下者,岁上下见阴阳之所在也。左右者,诸上见厥阴,左少阴,右太阳;见少阴,左太阴,右厥阴;见太阴,左少阳,右少阴;见少阳,左阳明,右太阴;见阳明,左太阳,右少阳;见太阳,左厥阴,右阳明。所谓面北而命其位,言其见也。帝曰:何谓下? 岐伯曰:厥阴在上则少阳在下,左阳明,右太阴;少阴在上则阳明在下,左太阳,右少阳;太阴在上则太阳在下,左厥阴,右阳明;少阳在上则厥阴在下,左少阴,右太阳;阳明在上则少阴在下,左太阴,右厥阴;太阳在上则太阴在下,左少阳,右少阴。所谓面南而命其位,言其见也。"按本文是根据二十八宿及十天干在周天之位,结合五气经天之说,作为天干化运的理论依据。同时说明了岁上下阴阳气之所在,及岁上下所见左右之气,即后世运气学家所谓之司天、在泉及左右间气之所出。

（3）《六微旨大论》:"帝曰:善。愿闻地理之应六节气位何如? 岐伯曰:显明之右,君火之位也;君火之右,退行一步,相火治之;复行一步,土气治之;复行一步,金气治之;复行一步,水气治之;复行一步,木气治之;复行一步,君火治之。相火之下,水气承之;水位之下,土气承之;土位之下,风气承之;风位之下,金气承之;金位之下,火气承之;君火之下,阴精承之。帝曰:何也? 岐伯曰:亢则害,承乃制,制则生化,外列盛衰,害则败乱,生化大病。"按本文主要说明"地理之应六七气位",也就是地之五行气位与天之六节气位的关系。根据本文所言,五行气位与六节气位之步序,与《天元纪大论》所言六气之序,不尽相同,盖彼所言者,随年支所化而有变,此所言者,六气交行之常也。彼当为客,此当为主。后世运气学家所言"主气"与"客气"之说,当本于此。又本文又提出"亢则害,承乃制"之生化原理,为天地之气变化所在。另外,该篇又说明了"岁会"、"天符"及"太一天符"等运气概念。

（4）《气交变大论》。本篇主要论五运太过与不及所致之气象、物候与病候。如"帝曰:五运之化,太过何如? 岐伯曰:岁木太过,风气流行,脾土受邪,民病飧泄食减,体重烦冤,肠鸣支满,上应岁星。甚则忽忽善怒,眩冒巅疾……"又"帝曰:善。其不及何如? 岐伯曰:悉乎哉问也。岁木不及,燥乃大行,生气失应,草木晚,肃杀而甚,则刚木辟著,柔萎苍干,上应太白星。民病中清,胠胁痛,少腹痛,肠鸣溏泄。凉雨时至,上应太白星……"此外并论述了五行时之德、化、政、令、灾变等。如"东方生风,风生木。其德敷和,其化生荣,其政舒启,其令风,其变振发,其灾散落。"

（5）《五常政大论》。本篇论述内容,主要有三个方面。一为五运平气与不及、太过所应诸端。如木运平气曰敷和,"敷和之纪,木德周行,阳舒阴布,五化宣平;其气端,其性随,其用曲直,其化生荣,其类草木,其政发散,其候温和,其令风,其脏肝;肝,其畏清,其主目;其谷麻,其果李,其实核,其应春,其虫毛,其畜犬,其色苍,其养筋,其病里急支满,其味酸,其音角,其物中坚,其数八。"其余如不及与太过诸文,亦皆类比,兹不烦引。其二为六气司天之物候与病候。如"少阳司天,火气下临,肺气上从,白起金用,草木眚,火见燔焫,革金且耗,大暑以行,咳嚏鼽衄,鼻窒曰疡,寒热胕肿;风行于地,尘沙飞扬,心痛胃脘痛,厥逆鬲不通,其主暴俗。"其三为六气司天在泉之生化情况。如"厥阴司天,毛虫静,羽虫育,介虫不成。在泉,毛虫育,倮虫耗,羽虫不育"等,重在说明五虫的生化情况。

（6）《六元正纪大论》。所谓"六元"者，六气也。如《天元纪大论》云："厥阴之上，风气主之；少阴之上，热气主之；太阴之上，湿气主之；少阳之上，相火主之；阳明之上，燥气主之；太阳之上，寒气主之。所谓本也，是谓六元。"以风热火湿燥寒六气，为气象变化之本元，故曰"六元"。所谓"正纪者，正常或一般的法则或法度。正者，常例也。"《管子·八观》："鱼鳖虽多，罔罟必有正。"纪者，法则或法度也。《老子》："能知古始，是谓道纪。"本篇主要说明干支年之运、气模式及各年初之气、二之气、三之气、四之气、五之气、终之气六步之气象、物候、病候及治疗大法。另外说明"六气正纪有化、有变、有胜、有复、有用、有病等，不同其候"的一般情况。

（7）《至真要大论》。本篇主要根据以上诸篇重要内容，进一步具体阐明了六气司天、在泉及六气胜、复的气象、物候、病候与治疗大法。另外，并说明了运气脉象之南政北政及方制大法等有关问题。

根据以上诸篇主要内容，不难看出，运气七篇，具有以下特点：

第一，从文字气象及学术体系方面看，七篇内容，均当出于一家之手笔，不似《六节脏象》一篇，前者言气象方面，后者言脏象方面内容，其撮合之痕迹，显而易见。而此七篇内容，均据文题展开，围绕运气学这一中心议题，加以铺陈论述。

第二，从文字容量方面看，数量较大。七篇总容量，约占《素问》全文三分之一。从单篇容量来看，每篇文字均较长，特别是《六元正纪大论》与《至真要大论》两篇尤长。如《六元正纪大论》一篇，若按书页版面计，约有一万三千六百字左右。《至真要大论》一篇，亦万字左右。

第三，从学术思想方面看，七篇大论是在《素问》别篇中有关阴阳五行及人与天地相参自然观的基础上，进一步阐发了人与自然的关系，特别是在气象、物候及发病与治疗等方面，均有重大进展与发挥，充分体现了人与天地相参、与四时相应唯物主义思想。虽然其中也难免掺杂有占星术的内容，如《气交变大论》中论述五星运行之徐疾逆顺时云："以道留久，逆守而小，是谓省下；以道而去，去而速来，曲而过之，是谓省遗过也；久留而环，或离或附，是谓议灾与其德也；应近则小，应远则大，芒而大，倍常之一，其他甚，大常之二，其眚即也，小常之一，其化减，小常之二，是谓临视，省下之过与其德也。"凡此种种，是在说明，五星是有意志的神体，是则必然陷入神学境域。但是，从总体方面看，此一思想，并不居该学说之主导地位，对运气学说，仍不失其唯物主义思想的总体观念，与《灵枢·九宫八风》等篇所谓"太一游"说，自当有根本性区别。

第四，从学说体系方面看，有以下明显的特点。一者，形成了运气学说一些专用概念，如五运、六气、司天、在泉、左右间气、天符、岁会、太一天符、客气、主气等反映运气变化的有关情况；二者，形成了运气变化的特定模式，此在《六元正纪大论》中，特为详明。对诸花甲年之五运、六气、司天、在泉及气象、发病等主要特点，均予以系统的标明，同时对每一司天之政，从初之气至终之气的六步，在气象、物候与致病方面的变化，均为之具体说明，体现了运气学说的系统性。三者，据干支纪年，以化运气。即根据干支纪年，以天干化五运，地支化六气。此乃运气学说立论的基础，也是运气学说的主要依据。也可以说，若无干支纪年，运气学说的模式，也就无从谈起。以上三点，亦可谓运气学术体系中最基本的内容，也是运气学说不同于其他医学气象学有关内容的主要区别点。

第五，从历法方面看，主要有三点。一者，运气在历法方面用的是四分历，即一年的日数为三百六十五又四分之一日。此在《六微旨大论》中论"六气始终早晏"部分有所体现。此种推历方法,与古历如汉代"太初历"亦同。二者,计岁首法。岁首者,一年之起始也。一般计岁首者,以正月一日为始;若以二十四气论之,亦可以立春为始。而运气学中言岁首,据后世运气学家诸文献所记,则是以大寒日为始,较之以立春日为始者,提早一节,故近代有的学者称之为"运气历",这一点与古代任何历法均有所不同。三者,每年对节段划分,既非按月,亦不按季,而是五运按五步法,将一年分为五个节段,六气按六步法,将一年分为六个节段。五运五步,反映地气运行,是以木火土金水五步为序;六气六步,反映天气运行,是以风热火湿燥寒六步为序。此亦与一般历法有所不同。

第六,根据上述诸端,不难看出,运气诸篇,为自成体系的一种医学气象方面的专论。在内容方面,既不同于《素问·六节脏象论》之前文与《灵枢·九宫八风》文。在文字气象方面,亦与《素问》及《灵枢》别篇有较大差异,足见其成文时间,亦当晚出。

(十一) 文字气象

文字气象,指《素问》与《灵枢》诸文章之气韵与风格。"文字",此指连缀单字而成的诗文。如唐孟郊《老恨》诗:"无子抄文字,老今多飘零。"元刘祁《归潜志》卷八:"雷则云作文字无句法,委靡不振,不足远规。"此所言"文字",皆指文章。"气象",此指文章之气韵与风格。如唐韩愈《荐士诗》:"建安能者七,卓荦变风操,逶迤抵晋宋,气象日凋耗。"元耶律楚材《和南质张学士敏之见赠》:"文章气象难形容,腾龙蠹凤游秋空。"明叶显祖《鸾鎞记·劝仕》:"这诗颇有台阁气象,不似山野人之作。"又《二程全书》程颢曰:"观《素问》文字气象,只是战国时人作,谓之三坟书则非也。"凡此所谓"气象",皆指诗文之气韵与风格也。诗文之气象,并非固定不变,常因时因人而易,故其气象具有一定的时代特征。

今存《素问》一书,就唯一早期传本唐王冰次注本而论,有文七十九篇(因缺刺法论与本病论二篇);《灵枢》今存最早传本为南宋史崧传本,有文八十一篇。今从两书一百六十首篇文来看,文字气象确非一格。约言之,有以下几种情况。

1. 题名

题名者,每一篇文之总称谓,故又曰篇名,或称小题。古人著述,本无题名,书之有题名,多为后人追题,或后所撰著。在古医籍中,亦有如是者,如长沙马王堆汉墓出土诸古医籍,亦无题名。今存《素问》与《灵枢》二书,均具题名,然题名之方式则不一。大致可分为以下两类。

(1) 取篇文二三字或首句二三字名为名。二三字或首句二三字为名者,由来已久。余嘉锡《古书通例·古书书名之研究》:"古书多摘首句二字以题篇,书只一篇者,即以篇名为书名。……王国维曰'诗之《三百首》、《十九首》,词之五代、北宋,皆无题。非无题也,诗中之意,不能以题尽之也。'愚谓不独诗词也,古人之著书作文,亦因事物之需要,而发乎不得不然,未有先命题,而强其情与意曲折以赴之者。故《诗》、《书》之篇名,皆后人所题。诸子之文,成于手著者,往往一意相承,自具首尾,文成之后,或取篇中旨意标为题目,至于门弟子纂集问答之书,则其纪载,虽或以类相从,而先后初无次第。故编次之时,但约略字句,断而为篇,而摘首句二三字以为之目。"详今《素问》、《灵枢》中,此类题名,尚有多篇。如:

《素问·移精变气论》,首文作"黄帝问曰:余闻古之治病,惟其移精变气,可祝由而已"。

又《玉版论要》,文中有"著之玉版"之语。又《玉机真脏论》,文中有"每旦读之,名曰玉机"及"真脏脉见"等语。又《举痛论》,宋臣林亿等新校正云:"按本篇乃黄帝问五脏卒痛之疾,疑举乃卒字之误也。"详本篇起首有"愿闻人之五脏卒痛何气使然"之语,故新校正说是。又《著至教论》,文中有"著至教疑于二皇"之语。又《阴阳类论》,文中有"阴阳之类"之语等。

《灵枢·九针十二原》,文中有"九针之名"及"六腑有十二原"之语。又《寿夭刚柔》篇,文中有"余闻人之生也,有刚有柔"及"其以立寿夭奈何"等语。又《官针》,篇,文中首句作"凡刺之要,官针最妙"。又《本神》篇,文中有"凡刺之法必先本于神"之语。又《口问》篇,文中有"愿得口问"之语。又《决气》篇,详《玉海·艺文·艺术》引杨上善序云:"《针经》以九针十二原为首;《灵枢》以精气为首。"按本篇首文为"黄帝曰:余闻人有精气津液血脉",故"决气"当是"精气"之误。又《玉版》篇,文末有"请著之玉版,以为重宝"之语。

凡此类题名,大都用之较早,有的亦不能反映实际内容,如所谓"玉版",谨可说明有珍贵或珍藏之义,而对其篇文之具体内容,则无实际意义。故此类篇名,仍具古代质朴之风。

(2)取篇文内容旨意或主要旨意为名。此类题名,是对篇文内容的高度概括,或者说对篇文旨意的体现。详《素问》与《灵枢》中,此类篇名,亦颇多见。如:

《素问·上古天真论》,主要论述上古之人,其知道者,法于阴阳,和于术数,以奉养天真之气。又《四气调神大论》,主要论述养生之道,应顺应春夏秋冬四时之气,以调护精神。又《阴阳应象大论》,主要论述阴阳应于天地之物象。又《运气七篇大论》之篇名,均属乎此。如《天元纪大论》,论天气之变化,以风热火湿燥寒六元之气为纲纪。《五运行大论》,论木火土金水五行之气的运行规律。凡此等等,义本于此。

《灵枢·邪气脏腑病形》,主要论述邪气中于脏腑而致病之病形。又《营卫生会》篇,主要论述营卫之所以生及卫气之所以会。又《阴阳系日月》篇,主要论述阴阳之气与日、月的关系。

从以上篇题命名之例来看,可说明以下两个问题。

第一,取篇文二三字或三四字命名者,应是早期的命名方式,文字质朴而文义简单;取篇文旨意命名者,文字隽雅而文义宽广。从时间上看,前者使用较早,后者使用较晚。体现了篇题命名的方式和行文,有一个发展的过程。

第二,从《素问》与《灵枢》的对比中可见,《灵枢》中取篇文几字为名者,多于《素问》,而《素问》中取篇文旨意命名者,则多于《灵枢》,尤如运气七篇之命名,尽属于此。然《素问》与《灵枢》今存本中之篇名,恐并非尽系原名,或有后人改动者。详《灵枢》一书,因无别传古本可考,已难知其详,仅知《素问·三部九候论》王冰注有"《灵枢经·持针纵舍论》曰"之文,而今《灵枢经》中无此篇名,是亦可知,古传别本篇名,并非尽同。《素问》一书,今存本有宋臣林亿等,在每篇题名下别引全元起本篇名与卷次,可知二书不仅有些篇文之分合不一,而且篇名亦有诸多不同者。详见后文。

总之,以今存《素问》与《灵枢》二书之篇名比较,《灵枢》篇名文尚质朴者,较之《素问》为多。而《素问》中篇名,则渐趋于完美。此据篇名文字气象,可见二书现存本之差异及二书自身篇名用语之不同处。

2. 文体

文体,指文章的风格、结构、体裁。《素问》与《灵枢》二书之文体,就用韵与不用韵而言,有散文与韵文之不同;就文字气象而论,有完美与质朴之差异。凡此,不仅可反映其非成于一人之手,而且有些文章,尚可体现其时代的不同。

体裁。《素问》与《灵枢》诸文之体裁,大致有以下几种形式,散文,散文中兼有字数固定的韵句,散文中兼有字数不固定的韵句。

1)散文。散文是《素问》与《灵枢》中运用的最多的一种体裁。如:《素问》之《金匮真言论》、《阴阳离合论》、《阴阳别论》、《灵兰秘典论》、《六节脏象论》、《五脏生成篇》、《异法方宜论》、《移精变气论》、《汤液醪醴论》、《玉版论要》、《诊要经终论》等,不下数十篇皆是。

《灵枢》之《本输》篇、《小针解》篇、《寿夭刚柔》篇、《本神》篇、《经别》篇、《经水》篇、《经筋》篇、《骨度》篇、《五十营》篇、《营气》篇、《脉度》篇、《营卫生会》篇、《四时气》篇等,亦不下数十篇,皆是。

散文体是文章的最早形式。由于此体之遣词造句,不受字数用韵等限制,故亦为文章中运用最多的一种形式。因此,除却因时代不同而风格有别外,就此种形式本身而言,已难显示其时代特征。

2)散文中兼有字数固定的韵句。此种形式在《素问》与《灵枢》中,所占篇数亦较多。所谓"字数固定",指每一文句,均有固定的字数。据《素问》与《灵枢》诸篇所见,有两种句式,即四字句与七字句。

四字句

四字韵句在《素问》与《灵枢》中,较为多见。如:

《素问》之《上古天真论》、《四气调神大论》、《脉要精微论》、《调经论》、《疏五过论》、《阴阳类论》、《方盛衰论》等,均存有数量不等的四字句韵文。今举一例。如《脉要精微论》:"微妙在脉,不可不察。察之有纪,从阴阳始。始之有经,从五行生。生之有度,四时为宜(林亿等新校正云:"《太素》宜作数。"按今存《太素·四时脉诊》与林校同,当是。数与上句"度"字相押)。补泻(《太素·四时脉诊》作"循数"。详此上下文句,逞连珠式,故当作"循数"为是,此承上句"四时为数"之义)勿失,与(按此文上下皆四字句,惟本句多此"与"字,成五字句,疑衍)天地如一。得一之情,以知死生。"按本文共十二句每两句一韵,前后相叶。

《灵枢》之《九针十二原》篇、《根结》篇、《禁服》篇、《五色》篇、《官能》篇等,亦均有数量不等之四字句韵文。今举《禁服》篇为例:"凡刺之理,经脉为始。营其所行,制其度量。内刺五脏,外刺六腑。审察卫气,为百病母。调其虚实,虚实(按《太素·人迎脉口诊》无此二字,疑误)乃止。泻其血络,血尽不殆矣。"按本文前四句为每两句相押,其后则隔句相押,形式不一。

此种四字句韵文,在我国古代作品中,运用较早,如儒家经典中之《诗经》一书,乃撰集西周时期周朝及其诸侯国之诗歌三百余首,其中收有大量四言诗,即四字韵句。在先秦及两汉著作中,亦不乏此种体式。其后由于五言及七言之通行,四言之体,则渐趋于少见。而《素问》与《灵枢》中,仍保留有大量四字韵句,亦可说明其成文较早。

七字句

七字韵句连用者,在《素问》与《灵枢》中,极为少见,仅有《灵枢·刺节真邪》一段韵文,原为七字句。然因其中亦掺入注文性语句,兼因久经传抄翻刻,又有少数衍脱文处,故历代注家,均予破读,遂致文句破坏,难存旧貌。近人刘衡如先生校本,首次识破,并参之《太素》等,予以整复,所见极是。现摘录中下:

凡刺痈"邪无迎陇",易俗移性不得脓。脆(按《太素·五邪刺》作"诡",当是。《甲乙经》卷五第二作"越",亦通)道更行去其乡,不安处所乃散亡。诸阴阳过痈者,取之其输,泻之。凡刺大邪曰以小,泻夺(按此下原衍"其"字,今删)有余乃益虚。剽其道。针干(按"干"字原脱,据《太素》补)其邪肌肉亲,视之毋有反其真。刺诸阳分肉间。凡刺小邪曰以大,补其不足乃无害。视其所在迎之界,远近尽至(按此下原衍"其"字,据《甲乙经》删)不得外,侵而行之乃自费。刺分肉间。凡刺热邪越而沧,出游不归乃无病。为开道乎(按"道乎",原作"通",据《甲乙经》及《太素》改)辟门户,使邪得出病乃已。凡刺寒邪曰以温,徐往徐来致其神。门户已闭气不分,虚实得调其气存(按"存"下原衍"也"字,据《甲乙》删)。

按:以上引文中之小字,原均作大字,经调整与校订后,尽可看出,本文是一段典型的七字句韵文。似此等成段七字句韵文,不仅在《素问》与《灵枢》中别无仅有,即在先秦及两汉别书中,亦较少见。因此,似可说明,此文较诸四字句韵文,其成文时间,亦当晚出。

3)散文中兼有字数不固定的韵句。此种形式,在《素问》与《灵枢》中亦较多。所谓"字数不固定",指在散文中兼有之韵句字数或四字、或五字、或六字不等。今举例如下:

《素问·上古天真论》:"上古之人,其知道者,法于阴阳,和于术数,食饮有节,起居有常,不妄作劳,故能形与神俱,而尽终其天年,度百岁乃去。"

按:上文自"和于术数"一句入韵,此后俱、去二字为通押。又"起居有常",全元起本作"起、居有常度","不妄作劳",全元起本作"不妄不作"。是则度、作二字,亦均可通押。

《灵枢·论勇》:"勇士者,目深以固,长衡直扬,三焦理横,其心端直,其肝大以坚,胆满以傍。怒则气盛而胸张,肝举而胆横,眦裂而目扬,毛起而面苍。"

按:上文自"长衡直扬"句入韵,其下横、傍、张、横、扬、苍等字均押韵。

上引两文,从文句结构方面看,基本上是散文句,故句式无定格,字数排列亦无特定规律,然其中兼有无定位文句之韵文。此种形式在先秦及两汉文史诸书中,亦屡见不鲜。

3. 结构

本处所言结构,对文章的文学性安排布局等,不作详细分析,仅就其某些内容所及之结构问题,试为说明。大致有以下情况。

(1)问答式与某曰式。问答式与某曰式结构,占《素问》与《灵枢》篇文绝大多数。所谓"问答式",即由一人提出问题,另一人对答。在一篇中,大多数为向一人提问,但也有向二人提问者。所谓"某曰"式,即由某人对某一问题或某些问题的阐述。如:

1)《素问》一书,现存王冰次注本计七十九篇(亡二篇),其中黄帝问岐伯者有五十八篇,黄帝问鬼臾区者,一篇,雷公问黄帝者七篇,黄帝问岐伯与黄帝曰三篇。共占七十九篇的百分之八十六。

2)《灵枢》一书,现存南宋史崧本计八十篇,其中黄帝问岐伯四十六篇,黄帝问少师三篇、黄帝问伯高七篇、黄帝问少俞四篇、黄帝问伯高与岐伯二篇、黄帝问岐伯与雷公问黄帝一篇、黄帝问岐伯与少师一篇、雷公问黄帝三篇、黄帝曰与黄帝问岐伯一篇、黄帝曰一篇。占八十一篇的百分之八十五有余。

(2)论述式与陈术式。论述式者,此指对某一问题或某些问题的直接论说。陈述式者,对某一问题或某些问题的直接陈说。此类形式,只占《素问》与《灵枢》中的少部分。凡此诸篇,无黄帝及岐伯、伯高、雷公等人名及相互问答,而是直接进行论述或陈述。

此类篇文,在《素问》中有十一篇,在《灵枢》中有十二篇。两书所占比例,亦基本相等。

(3) 体例结构。从上文所言,不仅可看出其体例方面,形式不一,而且可见其在体例结构方面,亦不尽同。今举问答式及某曰式为例,约有以下诸式。

1) 帝问,即黄帝问。有问及一人及问及二人之不同。

问及一人者,如黄帝问岐伯、问鬼臾区、问伯高、问少俞、问少师五人。

问及二人者,皆在《灵枢经》。如《邪客》篇,前问伯高,后问岐伯;《卫气行》篇,前问岐伯,后问伯高;《岁露论》篇,前问岐伯,后问少师等。

2) 雷公问,即雷公问于黄帝。见于《素问》之《著至教论》、《示从容论》、《疏五过论》、《徵四失论》、《阴阳类论》、《方盛衰论》、《解精微论》;《灵枢》之《经脉》篇、《禁服》篇、《五色》篇等。

3) 某曰,即由某人直接陈述而非问答之式。如《灵枢·营气》,此篇起首仅作“黄帝曰”三字,其下接述篇文内容。

4) 问答式兼某曰式,即一篇之中,既有问答式内容,又有某人曰内容。如《素问·上古天真论》一篇,篇文大部分内容,为黄帝问岐伯,最后一节,为“黄帝曰”。又《阴阳应象大论》起首一段为“黄帝曰”。又《灵枢·根结》,起首为“岐伯曰”一节,此后为黄帝问岐伯。

以上 3) 、4) 两种形式,较为特殊,在今本《素问》与《灵枢》中,亦仅有三篇。其中特别是“某曰”之形式,按《素问》与《灵枢》之常例,似有所不合,因此,此类情况,或因古书传世已久,文字有所脱失,而致违例。但是,亦决不能排除,在《素问》与《灵枢》成编时所采用之古文献中,原有此种体例,在纳入该书时,或独立为篇,或并合成篇。故留此遗痕,亦顺乎其情。

在上述问答式诸文中,其行文结构,亦有所不同。大致言之,有三种形式,即直问式、曲问式及反问式。

直问式

提问人向被提问人直接地、明确地提出要询问的问题。如《素问·金匮真言论》:“黄帝问曰:天有八风,经有五风,何谓?”又《阴阳别论》:“黄帝问曰:人有四经十二从,何谓?”又《方盛衰论》:“雷公请问气之多少,何者为逆,何者为从。”又如《灵枢·脉度》:“黄帝曰:愿闻脉度。”凡此皆提问人围绕着一个问题、或一个问题的几个方面,向被提问人询问。又如《素问·风论》:“黄帝问曰:风之伤人也,或为寒热,或为热中,或为寒中,或为疠风,或为偏枯,其为风也,其病各异,其名不同,或内至五脏六腑,不知其解,愿闻其说。”又《灵枢·本输》:“黄帝问于岐伯曰:凡刺之道,必通十二经络之所终始,络脉之所别出,五输之所留,六腑之所与合,四时之所出入,五脏之所溜处,阔数之度,浅深之状,高下所至,愿闻其解。”凡此皆提问人对一个问题的诸多方面提出询问。尽管方式不同,但提出的问题,亦皆直接而明确,故属直问。

曲问者

提问人首先对某一问题或几方面的问题有所陈述,然后提出问题;或兼述其时所处之境况等。如《素问·三部九候论》:“黄帝问曰:余闻九针于夫子,众多博大,不可胜数,余愿闻要道,以属子孙,传之后世,著之骨髓,藏之肝肺,歃血而受,不敢妄泄,令合天道,必有终始,上应天光,星辰历纪,下副四时五行,贵贱更立,冬阴夏阳,以人应之奈何?愿闻其方。"《灵枢·大惑论》:"黄帝问于岐伯曰:余尝上于清冷之台,中阶而顾,匍匐而前,则惑,余私异之,窃内怪之,独瞑独视,安心定气,久而不解,独博独眩,披发长跪,俛而视之,后久之不已也,卒然自上,何气使然?"上引二例,《素问》例,首从九针言起,次则论及针道的诸方面,最后提出"愿闻其方"。而《灵枢》例,不仅言及眩惑的一些有关情况,而且言及当时致惑的环境。详此二问例,与上述"直问"诸例,在文字结构与提问方式等方面,均有明显的差异。

反问者

即首先由被问人向提问人提出带有测试性的有关问题,请予解答,然后根据情况,由提问人或被提问继续提出问题,而进行讨论。此种情况,主要见于《素问》之《著至教论》、《示从容论》、《疏五过论》、《徵四失论》、《阴阳类论》等五篇,黄帝与雷公之问答。今举两例,《示从容论》:"黄帝燕坐,召雷公而问之曰:汝受术诵书者,若能览观杂学,及于《比类》,通合道理,为余言子所长,五脏六腑,胆胃大小肠,脾胞膀胱,脑髓涕唾,哭泣悲哀,水所从行,此皆人之所生,治之过失,子务明之,可以十全,即不能知,为世所怨。"又《疏五过论》:"黄帝曰:鸣呼远哉!闵闵乎若视深渊,若迎浮云,视深渊尚可测,迎浮云莫知其际。圣人之术,为万民式,论裁志意,必有法则,循经守数,按循医事,为万民副,故事有五过四德,汝知之乎?"似此等反问之例,显然与别问式之结构有明显之不同。然在《素问》与《灵枢》别篇有雷公问黄帝者,亦不尽如此。如《素问·方盛衰论》:"雷公请问,气之多少,何者为逆,何者为从?"又《灵枢·经脉》:"雷公问于黄帝曰:禁服之言,凡刺之理,经脉为始,营其所行,制其度量,内次五脏,外别六腑,愿尽闻其道。"又《禁服》篇:"雷公问于黄帝曰:细子得受业,通于《九针》六十篇,旦暮勤服之,近者编绝,久者简垢,然而讽诵弗置,未尽解于意矣。《外揣》言浑束为一,未知所谓也。夫大则无外,小则无内,高下无度,束之奈何。士之才力,或有厚薄,智虑褊浅,不能博大深奥,自强于学若细子,细子恐其散于后民,绝于子孙,敢问约之奈何?"从以上两例,尤可看出,就雷公之问而言,亦非尽为一式,可见其行文方式,并不尽同,诸多差异,不言而喻。是亦可反映其所出非一也。

诸问答体式中,不仅设问诸文体例结构不一,即答问诸文之体例结构,亦有多样。简言之,有具解、泛解、明解、暗解,或指明别具等。

具解者

对问题的具体说解。如《灵枢·背腧》,黄帝问"五脏之腧出于背者",岐伯以背问五脏腧穴之具体部位等为答。

泛解者

对问题的广泛谈论。如《素问·经脉别论》,黄帝问"人之居处动静勇怯,脉亦为之变乎",岐伯则从人之居处动静、水谷运化、脉象变化等多方面加以说明。

明解者

对问题的明确解释。如《素问·六节脏象论》,黄帝问"积气盈闰"之"气"为何,岐伯以

"五日谓之候,三候谓之气,六气谓之时,四时谓之岁,而各从其主治焉"为解。

暗解

对问题的解说,义藏其中,而不予明说。如《素问·移精变气论》,黄帝问"治之极于一"之义,岐伯曰:"一者,因得之。"即言在意会之中也。

指明别具

即指明此一问题,在别书或别篇中已具有之。如《素问·解精微论》,雷公请问"哭泣而泪不出者,或出而少涕,其故何也"?黄帝曰:"在经有也。"此即仅为之指出此一问题在别的经文中,已有其解。

凡此种种,亦说明其体例结构之不一。

根据上述诸多体式,不难看出,其形式多样,全书不一。做为一书的体例结构,若出于一人之手,固当统一,即是做为问答体,或问及多人,亦可认为合于常例。然而作为一书之体例结构,如此繁杂,尽可说明编纂时所使用的原始文献,本非出于一家之手,故体例亦显多样。就今存本而言,当然不排除有失真或后人改动之处,而更多者,当是由于原成编时保留的某些原始风貌。因而,从全书的体例结构来看,尽可证明《素问》与《灵枢》之原本,并非出于一人之手。今再举一例,如《灵枢》之《经脉》《经别》《经水》《经筋》四篇。此四篇之篇序为《经脉第十》,为雷公问黄帝;《经别第十一》《经水第十二》,此二篇为黄帝问岐伯;《经筋第十三》,此篇无人称,为直接陈述性者。详此四篇内容,均与经络学说相关。《经脉》一篇,为黄帝详述十二经脉之起止、走向、线路、支别、络属、病候、治则等,及五脏经脉之气绝与十五络脉之起止、病候等,可谓详且尽矣。而《经别》与《经水》篇,则又依托为黄帝问于岐伯。是同为经络系统,而黄帝之何其详于彼而盲于此也。又《经筋》一篇,则又不称某曰,与余三篇尽不相同。似此等体例来看,若谓成于一人之手,出于一家之言,则诚难解释。谅系学不同源,而文非一人,今《灵枢》所存,惟撮合之而已,故有此差异。

(4)层次结构。所谓层次结构,主要指文章内部在层次方面的结构。详《素问》与《灵枢》诸多篇文,在层次的安排与布局方面,体例亦极不统一,情况亦十分复杂。大致如下例。

1)单层次结构。即仅言及某一问题的某一方面。如《素问·刺齐论》,虽名曰"刺齐",然仅言及"刺浅深之分"。又如《灵枢·背腧》,虽名曰"背腧",实则仅言及五脏之背腧穴。故此类内容,均较简短。

2)多层次结构,即言及某一问题的多方面。如《素问·上古天真论》,主题是上古人之养天真。全文有黄帝问岐伯之四问及黄帝曰一节。第一问为一层次,言古今之人在养生方面的差异;第二问至第四问为一层次,言人年老而无子的自然规律;黄帝曰为一层次,言上古有真人、至人、圣人、贤人之养生。此文虽可为四个层次,但基本上都是围绕着主题展开的。又如《灵枢·邪气脏腑病形》一篇。该篇主题为邪气中人及脏腑发病之病形,全文有黄帝问岐伯之二十一问。第一问至第六问为一层次,言邪气中人而入于经脉脏腑等中;第七问承上文"诸阳之会皆在于面"之义,说明面部与身形各部的关系为一层次;第八问至第十三问为一层次,说明邪气中人与色脉之应;第十四问至第十六问为一层次,说明脉之缓急大小滑涩等六变之病候及刺法;第十七问至第十九问,承上文"五脏六腑之气,荥输所入为合"之义,说明六腑之下合穴;第二十问与第二十一问为一层次,说明六腑病之病形及刺法。全文虽设问及层次较多,但仍可为浑然一体。类此结构,在《素问》与《灵枢》中,所居犹多。

3) 单题结构,即师名仅含一个主题,其内容亦同题名。如《素问·脏气法时论》,篇文尽以"合人形以法四时五行而治"之义而加以陈述。又如《风论》、《痹论》、《痿论》、《厥论》等,皆题名与内容一致。又如《灵枢》之《本神》、《骨度》、《五十营》、《营气》、《周痹》、《海论》、《五乱》等。此种结构,在《素问》与《灵枢》中,亦占相当篇数。

4) 多题结构,即题名与篇文,均含两个或两个以上文义方面并非直接相联系的内容。在今《素问》与《灵枢》所存,以两题结构为多。如《素问·诊要经终论》,前言"诊要",后言"十二经脉之终",《血气形志》篇,前言三阴三阳血气多少,后言形志之苦乐。又《灵枢·九针十二原》,前言九针之有关问题,后言十二原之有关内容。又《灵枢·杂病》,亦当属此类,"杂"亦具多之义,该篇共列十五种病证之治法。即厥病八法,疟病二法,齿痛二法,聋二法,腰痛三法,中热一法,怒二法,颠痛三法(按其中有一条,错于心痛诸法之后),项痛二法,腹满三法,心痛七法,气逆一法,腹痛二法,痿厥二法,哕三法等。按此种结构,亦当系原本杂合成。

5) 一题多文。此指篇名仅具一个主题,而篇文内容,有多项不同意义者。如《素问·骨空论》,本篇题名"骨空"二字,乃言骨孔中之腧穴也。然篇文则大致可分为三个层次。在前后两个层次中,均言腧穴;而中间一层次,则言任脉、冲脉及督脉等奇经的起止、循行及病候等。显非题名所能概括。又《素问·血气形志篇》,本篇题名系"血气"与"形志"两个主题的组合。然篇文亦大致可分为三个层次,第一层次言三阴三阳血气之多少,第三层次言形志之苦乐,而中间一节即第二层次,则言度背俞法,与前后文无甚联系,题名亦不具此义,乃别合另外之文也。又如《灵枢·根结》,本篇前半部分为"岐伯曰",主要言及经脉根结及三阴三阳之关(按今本作"开",《太素》等作"关"是,据改)阖枢,与题名义合。后半部分为黄帝问岐伯,其主要内容为论述"刺之徐疾深浅多少",与前文显非一事。又《寿夭刚柔》篇,起首为黄帝问少师;次后为黄帝问伯高者四,内容皆与师名之义合;又次后为黄帝问伯高,其内容为"三变刺",则与题名之义难合矣。又《四时气》篇,其篇文仅起首有一小部分,言及因"四时之气,各不同形",故春夏秋冬取穴各异;此后大部分篇文乃言温疟、风水、飧泄、转筋、徒水、著痹、肠中不便、疠风、腹鸣、善呕、小腹肿痛不得小便等病证之治法,均不涉及四时气。凡此类篇文,均系一个题名中,含有多项义不相通的内容。

6) 同题异说。此指同一题名,篇文亦系同类内容,而其说则有异。如《灵枢·卫气行》,篇文具黄帝问岐伯与伯高二人。起首为黄帝问岐伯,言"卫气之行,一日一夜五十周于身,昼日行于阳二十五周,夜行于阴之义尽同。次下则为黄帝问伯高,言卫气之行,每漏水下四刻,气行周于身,其行次为"水下一刻人气在太阳,水下二刻人气在少阳,水下三刻人气在阳明,水下四刻人气在阴分"。余者以此类推。又云:"《大要》曰:常以日之加于宿上也,人气在太阳,是故日行一舍,人气行三阳行为阴分,常如是无已,与天地同纪。"按此文岐伯与伯高前后皆言卫气之行,然义则不同。故此虽题名相同,而其内容,则实含两家之言也。

从上述篇名及篇文结构方面的诸多差异来看,可能由以下几个原因所致。

第一,古传本中,篇名与篇文之分合,已有部分不同者,当系后人整理时有所改。《灵枢》一书,因无古传异本可证,今已难考。《素问》一书,今存王冰次注本,有宋臣林亿等存校之全元起本的卷次、篇名及内容情况,即可见一斑。如《灵兰秘典论》,林亿等新校正云:"按全元起本名'十二脏相使',在第三卷。"《玉机真脏论》自"黄帝曰:见真脏曰死"至"独见者,病胜脏也,故曰死"一段后,新校正曰:"详自黄帝问至此一段,全元起本在第四卷太阴阳明表里篇中。"《三部九候论》,新校正云:"按全元起本在第一卷,篇名'决死生'。"《脏气法时论》,新校正云:"按全元起在第一卷,又于第六卷'脉要篇'末重出。"《血气形志》篇,新校正云:"按全元起本此篇并在前篇(按此指王冰次注本宣明五气篇),王氏分出为别篇。"《宝命全形论》,新校正云:"按全元起本在第六卷,名'刺禁'。"《离合真邪论》,新校正云:"按全元起本在第一卷,名'经合',第二卷重出名'真邪论'。"《著至教论》,新校正云:"按全元起本在'四时病类论'篇末。"《示从容论》,新校正云:"按全元起本在第八卷,名'从容别黑白'。"《疏五过论》,新校正云:"按全元起本在第八卷,名'论过失'。"《徵四失论》,新校正云:"按全元起本在第八卷,名'方论得失明著'。"按上述二本中之诸多差异,新校正在某些校记以为,系王冰有所改移,当然,王冰次注本与全元起本之某些不同处,有可能为王冰有所改动,但同时亦不能排除为王冰所用之祖本,原是与全元起所据祖本不同之古传本,亦合乎古籍传变的一般情况。不管出自王冰之手,或出自前人之手,均足以说明,今日存世之《素问》及《灵枢》中篇名及篇文结构,亦有后人改动者。

第二,文字错简。由于《素问》与《灵枢》之原书,成编较早,传世既久,且又历经战乱,难免亡佚与散乱,后人整复时,有时亦很难尽复原貌。因此,有些篇文在结构方面,或由于错简所致。如《素问·血气形志篇》,尽管全元起本与王冰次注本之《宣明五气》篇合为一篇,但从该篇内容结构方面看,尚难以得到合理的解释。此即《血气形志》部分的篇文,中间插入度背俞法一段计九十三字,不仅与前后文诚难联,而且作为文章的组合,亦非顺理成章。故类似此等情况,亦或由于错简所致。

第三,编撰非出于一人之手,文献非源于一家之言。《黄帝内经》一书,经历代学者多方考证,非成于一时一人之手,自不待言。就以今存之《素问》与《灵枢》而论,亦可证上说为是。如《素问》中之《运气七篇大论》,从学术体系到文字气象,均可显示其与余篇之差异较大,故断非《素问》初成编时内容。故此等差异,自是必然,就《素问》与《灵枢》成编之初而言,其十八卷中百余篇文章,因非一人之专著,恐亦非出于一人之手笔。若文系多人之抄撮整理,则断难众文一式,故其间互有异同,亦在所难免。又因其书,既非一人之专著,则必系撮合多家之文章而成,由于初入选之资料性文献,不仅是文出多家,而且其中亦必有诸多跨朝代性文稿。因此,今存本所见如上述诸多差异,与编撰时非出于一人之手,及编撰时所用之古文献,非源于一家,有重要关系。

4. 风格

就文字风格而言,大致可分为以下两类。

(1) 文气典雅者。在《素问》与《灵枢》诸多散文中。文气典雅者,以《素问》为多,如《上古天真论》、《四气调神大论》、《阴阳应象大论》、《八正神明论》、《通评虚实论》、《调经论》及《运气七篇大论》等。《灵枢》如《邪气脏腑病形》篇、《寿夭刚柔》篇、《师传》篇、《玉版》篇、《官能》篇、《大惑论》等。

凡此等文,具有以下特点,文句整饰,音节和谐,章节分明,结构严紧,文笔流畅,说理通透,篇幅较长。如《上古天真论》、《四神调神大论》等,非但论医,而且是很有欣赏价值的文章。又如《灵枢·玉版论》中一节云:"圣人不能使化者,为之邪不可留也。故两军相当,旗帜相望,白刃陈于中野者,此非一日之谋也;能使其民令行禁止,士卒无白刃之难者,非一日之教也,须臾之得也。夫至使身被痈疽之病,脓血之聚者,不离道远乎!夫痈疽之生,脓血之成也,不从天下,不从地出,积微之所生也。故圣人自治于未有形也,愚者遭其已成也。"此文遣词造句,颇富文采,且以兵喻医之手法,义甚切当,故文亦甚美。

(2)文气质朴者。在《素问》与《灵枢》诸篇中,文气质朴者,亦不乏其例。如《素问》之《阴阳别论》、《玉版论要》、《长刺节论》、《著至教论》、《示从容论》、《疏五过论》、《徵四失论》、《阴阳类论》、《方盛衰论》、《解精微论》等。又《素问》与《灵枢》中,别有诸多短篇陈述性散文,亦属此类文章。

凡此等文,大多内容比较狭窄,结构不甚复杂,含义比较明了,文句亦较简约。主要是对某些具体问题的交待和说明。如《素问》之《刺要论》、《刺齐论》等,主要是对针刺某重要部位及针刺深浅度的把握方面的说明。又如《灵枢》之《肠胃》篇,主要说明消化道各器官之长度,《背腧》篇,主要说明五脏背腧之具体部位及灸刺注意事项。在此类文章中,亦有为论述性者,但有的结构不甚严谨,或文句不甚整饰,或文义颇觉晦涩,或文句不甚畅达等,亦仍存其质朴之风。如《素问·阴阳类论》,即可见一斑。在结构方面,前言"阴阳类",后言"短期"。前后部分,并无必然联系,又言短期中用语,如濂水、石水、盛水、草干等,语义亦不甚明晰,即属此类。

从以上诸例不难看出,《素问》与《灵枢》诸文,在文字气象方面,诸如命题方式,文章体裁、行文风格及结构等方面,均有较大差异。此亦足可从文字这一侧面,反映其不同学派,非成于一时一人之手。

以上仅就十一个方面的数十个命题,通过分析比较,以期揭示《素问》与《灵枢》中所收不同时期及不同学派的内容。当然,若进一步详析,尚可找出许多,但从以上诸条,亦足可证明,前人所谓《内经》一书,"非成于一时一人之手"的诊断,是颇有见地的。同时,通过不同学派的分析,对深入研究其学术思想,亦大有裨益。

二、辨析《素问》、《灵枢》中不同学说的重要意义

从以上诸例证来看,尽可说明,在现存《素问》与《灵枢》中,确有诸多不同学派之内容并存。其中如同一内容而义不相同者有之,同类内容而数说并存者有之,同一命题而繁简不等者有之,同一命题而内容差异者有之。凡此等等,均可于前例见之。由于此等不同学派内容的并存,为广大读者造成了诸多认识和理解方面的混乱。因此,对《素问》、《灵枢》不同学派之内容的辨析,于习读应用及整理研究方面,均具有十分重要的意义。

1. 有利于对该书成编年代的探讨

关于《素问》、《灵枢》之成编年代,历代学者众说纷纭,前已有所介绍。自晋初皇甫谧在《针灸甲乙经·序》中,认定当时存世之《素问》与《针经》(按即今日存世之《灵枢》古传本),即《黄帝内经》,后世多遵其说。从而说明,今日所见之《素问》、《灵枢》,并非形成于某一具体年代的一次性完成。而是在首次成编后,历经了多次主要是由于战乱造成的亡佚残阙,复经后人多次整复补充而成。《素问》一书(不包括"刺法"与"本病"二篇)至唐代王冰次注本,即为今日存世之定本(其中有个别文字,复经宋臣林亿等有所校定),而《灵枢经》一书,今见存世本,为南宋史崧进献之校定本。关于此一问题,除前文第三章所言诸事外,从本章

所举不同学派诸例中,亦可从此一角度提供佐证。首先是从书中所含多家学派或多家学说的内容来看,尽可说明,此类内容,非成于一人之手,必由多家学者,各据不同的有关文献撰集而成。如对经脉循行路线之描述,《灵枢经·邪客》中保留之手太阴与心主之脉二经,与《灵枢经·经脉》中此二经,从基本内容方面看,均较系统而完善。较之马王堆汉墓出土之医书及张家山出土之《脉书》内容,已可看出有跨越较长时代的进展。然而两书中对具体线路的描述,却有很大差异。就走向而言,邪客篇所言二经,均为内向,即由外向内行,均起于指端而终于与其相属之内脏;而经脉篇则与此相反,均为外向,即由内脏而外行指端。凡此等等,足可说明,绝非出于一人之手,或一家之言。故今存《素问》及《灵枢》内容,必出于多人之手及多家之言。从时间上看,根据有关篇章,亦不难发现,从形式到内容,均有一定的时间差。如《素问》运气学说之七篇大论,不仅在学术体系与具体内容方面,与《素问》及《灵枢》别篇所及之医学气象有别,而且在文字气象及篇幅方面,亦有较大差异。足可看出,二者在撰著年代方面,有一较大时间差,运气学说七篇大论,绝非《素问》一书初编时原有内容。从而可进一步证明,元人吕复先生所谓"观其旨意,殆非一时之言,其所撰述,亦非一人之手"的论点,是颇有见地的。

2. 有利于学术源流的探讨

任何一种学说或学术的发展与形成,均有一从源到流的过程,均存有继承与发展的关系,这也是科学发展的必经之路。其中固不排除某些个人,在积累前人知识的基础上,通过其进一步创造性劳动,所做出的飞跃性贡献,但更多的是体现于科学文化的发展,是一种社会性的多学科的综合与提高。而且在发展的过程中,尤其是在当时的社会条件下,主要的,或者说是绝大多数学者,是以个体的及分散的形式进行工作。因而,在同一学科领域中,或某一学科中的同一命题,也就自然的与必然的会有异说并出或异义并存的情况,这也完全符合科学发展的客观规律。《素问》与《灵枢》二书,虽后人遵之为经典性著作,但经后人考察认定,它毕竟是一部综合性医学著作,而且是一部经后人多次整复过的综合性医学著作。因此,其中收集了一个历史时期,并且有跨朝代的历史时间的多家学派的内容,也是必然的和自然的。根据科学文化发展的此种情况,则可以进一步考察其学术源流。所谓学术源流,具体地讲,应指两个方面,一者医学自身的学术源流,也就是说在医学方面,可反映了不同时期,自身发展的渊源关系。如经络学说,在今存《素问》与《灵枢》中,既保留了经脉早期足臂经的称谓,而更多地是保留了经脉后期发展为手足经的称谓和具体内容。前者,虽已无经脉循行之具体内容,仅存个别名称,但有近年出土之长沙马王堆汉墓医书《足臂十一脉灸经》可证,此之为经脉学说之源(当然,此前亦当有更早于足臂经的有关材料,唯今日所知甚少);后者,则是在前者的基础上,经过若干年后所取得的进一步发展。同时,在发展的过程中,由于实践和认识的不同,又出现了不同的流派,如《灵枢》之《经脉》篇与《邪客》篇所言手太阴之脉及手少阴心主之脉,二篇所言,颇有不同,即属此例。类似此种发展,不仅是经络方面的经验积累,而且是对经络的循行、功能作用及其与脏腑、肢体关系等方面,在认识上的深化与提高,显示了科学发展的新水平。学术源流的另一方面,是医学与其他学科的源流关系。如《素问》与《灵枢》中关于土主之时位,或言中央,或言四季,此在秦汉文史别籍中,亦有此类记述。又如运气学说之干支纪年立论,此亦与古代采用干支纪年有关。诸如此类,前章"《黄帝内经》成书之历史背景"中所举诸例,大都类此。从而可见,任何一个学术科别的发展,决不可能离开其相应时代科学发展的总体水平。而且在学术发展的过程中,各学科之间,必然相互渗透与相互借鉴,这种相互渗透与相互借鉴,亦可体现学术方面的源流关系。《素问》与《灵枢》中某些多家学说之并存,正可反映其源流关系之不同。

3. 有利于学术体系的探讨

所谓"体系",乃指若干有关事物互相联系互相制约而构成一个整体。学术体系,指一个学科在学术方面的有关内容所构成的体系。体系的形成,体现了人们对客观事物的认识,经历了由简单到复杂、由低级到高级、由局部到整体、由片面到全面的历史发展过程。这种历史发展过程,既是历史的,就不可能一次完成,也不能由一人完成;同时,由于客观事物的复杂性,人们的认识,也不能每次都达到十分完善和十分准确的程度。因此,在发展过程中,在每一学术领域内,存有这样或那样的歧说异义,自是不可避免的。这也正说明,任何一门学术,均需在继承前人成就的基础上,不断地加以发展和提高,使之更加系统和完善。《黄帝内经》一书,做为医学早期的综合性与理论性奠基之作,由于其非成于一时一人之手,也必然存有多家之说。故在今存《素问》与《灵枢》中,从学术体系方面看,亦有多说并存的情况。如脏象学说之九脏说、十一脏说、十二脏说、奇恒之府说等,其中尤以论述十二脏者为多,后世皆遵此说,遂成为脏象学说一完整体系。又如卫气行说,有日夜行五十周说,有循脊日下一节说,有日加宿上人气在太阳说等,尤以论日夜五十周说较多。是皆说明,《素问》与《灵枢》中有诸多学说之学术体系,在内容与理论方面,并非尽同。因此,对《素问》与《灵枢》各种学术体系的探讨,必须充分注意这一点。切不可强求其同。

4. 有利于学术的实践与发扬

《黄帝内经》一书,自成编之后,得到了医学界的重视,并继承其学说,进行了广泛的实践与应用,并有所发展。就针灸学术而言,从今存晋皇甫谧《针灸甲乙经》中保留了《明堂孔穴针灸治要》一书内容来看,该书当是晚出于《黄帝内经》,其中选用了诸多《黄帝内经》有关针灸的内容,特别在腧穴定位、归类及腧穴主治方面,体现了后人在《黄帝内经》的基础上,通过实践应用的新经验与新发展。又如汉末张仲景先生,据今存《伤寒论》自序中,亦可知其编纂《伤寒杂病论》一书时,亦曾撰用过《素问》与《九卷》,并在今存《伤寒论》与《金匮要略方论》中,亦充分体现了其对《黄帝内经》的理论、辨证方法及针刺方法的运用。晋初王叔和所著《脉经》一书,亦选录了《素问》与《九卷》的较多内容。下此而后,则代不乏书,足见其对后世医学理论之发展及实际应用影响之大。从今存《素问》与《灵枢》全部内容来看,其大部分内容,或为后世医家在理论上加以引用或发挥,或在实践中加以运用。然而,也应看到,其中有些内容,为后世搁置不论者,亦复有之。凡此类内容,有义不甚详,或古说已旧,或义已难从者,固皆有之。然不可忽视的是,有些不同学说之内容,后世习用一说,而别说则久置不用。今举一例。如经脉之某些特定腧穴,有《灵枢·本输》之井、荥、输、经、合五腧穴,即所谓出、溜、注、行、入诸穴;《灵枢·根结》又有根、溜、注、入诸穴。二者虽皆取义于经脉流注之某些特定部位,然取穴则不尽相同。显非出于一家之言。由于前者内容详备,后世针刺之学多习用之,而且通过实际应用,并有所发展。而后者则仅存手足三阳之腧穴,手足三阴则缺失,若根据手足三阳之腧穴规律,手足三阴之腧穴,亦可大致考证而得之。然据今存历代古籍所见,后世医家,不曾有习用者。类似此等内容,亦或具有重要学术意义,应在实践中,进一步挖掘,不应囿于传统习惯而弃置不用。

5. 有利于对该书的整理研究

《黄帝内经》一书自成编后,曾历经后人多次整理研究。就整理研究的方法而言,除早期之辑复、类编者外,后世整理研究者,以训校者居多。历代对经文之训校,多能阐释奥义或推求本义。然而,其中亦难免有失于经义者。详诸训校之所以有失本义,原因自有多端,而不详学术之有歧说异义者,特其一也。如前举"九脏"及三焦循行等文,注家之别有歧义者,均属乎此。又如《素问·灵兰秘典论》:"三焦者,决渎之官,水道出焉。"马莳注:"血气形志论谓少阳与心主为表里者,言三焦与心包络为表里也。居于右肾之中。谓太阳与少阴为表里者,言膀胱与肾为表里也,居于左肾之中。又《灵枢·本脏篇》谓肾合三焦膀胱,言右肾合三焦,左肾合膀胱。故三焦在下部之右,为决渎之官,水道所出;膀胱在下部之左,为州都之官,津液所藏。"按马氏此注,去经义远矣,然继审其义,亦或有本《难经》处,详《难经》论肾及三焦者,亦有数难,今举其文如下。二十五难:"曰:有十二经,五脏六腑十一耳,其一经者何等经也? 然:一经者,手少阴与心主别脉也。心主与三焦为表里,俱有名而无形,故言经有十二也。"三十六难:"曰:脏各有一耳,肾独有两者何也? 然:肾两者非皆肾也。其左者为肾,右者为命门。命门者,诸神精之所舍,原气之所系也……故知肾有一也。"三十八难:"曰:脏唯有五,腑独有六者何也? 然:所以腑有六者,谓三焦也,有原气之别焉,主持诸气,有名而无形,其经属于手少阳,此外腑也。故言腑有六焉。"又《难经·三十九难》亦有与上文类同之文。详《难经》诸文,所言三焦及肾,多与《黄帝内经》有别,如言三焦有名而无形,为原气之别;言肾有二,左为肾,右为命门,命门为精神之所舍,原气之所系。凡此等等,今存《素问》与《灵枢》中,皆不具其义。是则可证《难经》与《黄帝内经》所言肾与三焦之所以有别者,皆别有所本,并非出于一家之言。而马氏疏于此义,特据《难经》文义以解《素问》,则难以切近经旨。凡此等训释,后世注经诸家,亦时有之。故对经文之训校,不仅应注意其本书中所收之不同学说,亦应注意与别书之同名异说处,不得相互为解。

除以上所言诸事外,辨析《素问》、《灵枢》中之不同学派,以至于辨析与该书相近或以远之有关文献中所具不同学派之相关内容,对理解经文本义及了解学术之发展,亦大为有裨益,兹不烦述。

第六章 《素问》、《灵枢》之篇文组合

《素问》与《灵枢》二书,由于唐以前古传本,宋以后相继失传。故其篇文组合之原貌或接近原貌之情况,现已很难详明。现仅可据今存文献所提供之资料及现存传本,探讨其组合之有关情况。由于《素问》与《灵枢》在流传过程中,衍变情况不同,现分别说明。

一、篇卷组合概况

《黄帝内经》一书,因原书不传于世也久矣,故仅知《汉志》著录为十八卷,余者不得而知。然据《素问》与《灵枢》之有关记载及今存传世本对其流变之有关情况,尚可知其梗概。

(一)《素问》

《素问》之名,在今存古代文献中,最早见于汉末张仲景《伤寒杂病论》自序,该文称"余撰用《素问》、《九卷》……"等,然今存《伤寒杂病论》之遗传衍化本中,并不见引用《素问》与《九卷》明文处,仅《伤寒论》别传本《金匮玉函经》中,辨不可刺第二十五有引《内经》文,在今《灵枢》之《终始》篇与《逆顺》篇,又"论热病阴阳交并生死"证二十九有引文,在今《素问·评热病论》,此与晋初王叔和《脉经》卷七辑仲景书内容亦同,或系张仲景引《素问》与《九卷》文之余者。按此零落片文,虽不能说明组合情况,然亦可证,仲景所言《素问》与今存《素问》,当系同书而无疑。关于《素问》之篇卷组合情况,别本皆难详明,唯王冰次注本及《素问》新校正所提供全元起注本,可见一斑。今抄撮其文如下:

卷第一:

《上古天真论》:新校正云(按后无同,因省):"按全元起注本在第九卷。"

《四气调神大论》:"按全元起本在第九卷。"

《生气通天论》:"按全元起注本在第四卷。"

《金匮真言论》:"按全元起注本在第四卷。"

卷第二:

《阴阳应象大论》:"按全元起本在第九卷。"

《阴阳离合论》:"按全元起本在第三卷。"

《阴阳别论》:"按全元起本在第四卷。"

卷第三:

《灵兰秘典论》:"按全元起本名'十二脏相使',在第三卷。"

《六节脏象论》:"按全元起本在第三卷。"又本篇自起首"岐伯曰"至"孰少孰多,可得闻乎":"详从前岐伯曰:昭乎哉问也至此,全元起注本及《太素》并无。"

《五脏生成篇》:"详全元起本在第九卷。"

《五脏别论》："按全元起本在第五卷。"

卷第四：

《异法方宜论》："按全元起本在第九卷。"

《移精变气论》："按全元起本在第二卷。"

《汤液醪醴论》："按全元起本在第五卷。"

《玉版论要》："按全元起本在第二卷。"

《诊要经终论》："按全元起本在第二卷。"

卷第五：

《脉要精微论》："按全元起本在第六卷。"

《平人气象论》："按全元起本在第一卷。"

卷第六：

《玉机真脏论》："按全元起本在第六卷。"

《三部九候论》："按全元起本在第一卷，篇名'决死生'。"

卷第七：

《经脉别论》："按全元起本在第四卷中。"

《脏气法时论》："按全元起本在第一卷，又于第六卷脉要篇末重出。"

《宣明五气》篇："按全元起本在第一卷。"

《血气形志》篇："按全元起本此篇并在前篇。"

卷第八：

《宝命全形论》："按全元起本在第六卷，名'刺禁'。"

《八正神明论》："按全元起本在第二卷，又与《太素·知官能篇》大意同，文势小异。"按《太素·知官能》内容，见今《灵枢·官能》，该篇中有部分内容，与《素问》本篇意同或意近，唯文不尽同。

《离合真邪论》："按全元起本在第一卷，名'经合'，第二卷重出，名'真邪论'。"

《通评虚实论》："按全元起本在第四卷。"

《太阴阳明论》："按全元起本在第四卷。"

《阳明脉解》："按全元起本在第三卷。"

卷第九：

《热论》："按全元起本在第三卷。"

《刺热》："按全元起本在第五卷。"

《评热病论》："按全元起本在第五卷。"

《逆调论》："按全元起本在第四卷。"

卷第十：

《疟论》："按全元起本在第五卷。"

《刺疟》："按全元起本在第六卷。"

《气厥论》："按全元起本在第九卷。"

《咳论》："按全元起本在第九卷。"

卷第十一：

《举痛论》："按全元起本在第三卷，名'五脏举痛'，所以名举痛之义未详，按本篇乃黄帝问五脏卒痛之疾,疑举乃卒字之误也。"

《腹中论》:"按全元起本在第五卷。"

《刺腰痛》:"按全元起本在第六卷。"

卷第十二:

《风论》:"按全元起本在第九卷。"

《痹论》:"按全元起本在第八卷。"

《痿论》:"按全元起本在第四卷。"

《厥论》:"按全元起本在第五卷。"

卷第十三:

《病能论》:"按全元起本在第五卷。"

《奇病论》:"按全元起本在第五卷。"

《大奇论》:"按全元起本在第九卷。"

《脉解》:"按全元起本在第九卷。"

卷第十四:

《刺要论》:"按全元起本在第六卷'刺齐篇'中。"

《刺齐论》:"按全元起本在第六卷。"

《刺禁论》:"按全元起本在第六卷。"

《刺志论》:"按全元起本在第六卷。"

《针解篇》:"按全元起本在第六卷。"

《长刺节论》:"按全元起本在第三卷。"

卷第十五:

《皮部论》:"按全元起本在第二卷。"

《经络论》:"按全元起本在'皮部论'末。"

《气穴论》:"按全元起本在第二卷。"

《气府论》:"按全元起本在第二卷。"

卷第十六:

《骨空论》:"按全元起本在第二卷,自'灸寒热之法'已下,在第六卷'刺齐篇'末。"

《水热穴论》:"按全元起本在第八卷。"

卷第十七:

《调经论》:"按全元起本在第一卷。"

卷第十八

《缪刺论》:"按全元起本在第二卷。"

《四时刺逆从论》:"按'厥阴有余'至'筋急目痛',全元起本在第六卷。'春气在筋脉'至篇末,全元起本在第一卷。"

《标本病传论》:"按全元起本在第二卷'皮部论篇'前。"

卷第十九:

《天元纪大论》

《五运行大论》

《六微旨大论》

卷第二十：

《气交变大论》

《五常政大论》

卷第二十一：

《六元正纪大论》

《刺法论》亡

《本病论》亡

卷第二十二：

《至真要大论》

卷第二十三：

《著至教论》："按全元起本在'四时病类论'篇末。"

《示从容论》："按全元起本在第八卷,名'从容别黑白'。"

《疏五过论》："按全元起本在第八卷,名'论过失'。"

《徵四失论》："按全元起本在第八卷,名'方论得失明著'。"

卷第二十四：

《阴阳类论》："按全元起本在第八卷。"又"雷公曰:请问短期。黄帝不应。雷公复问,黄帝曰在经论中"下："按全元起本自雷公已下,别为一篇,名'四时病类'。"

《方盛衰论》："按全元起本在第八卷。"

《解精微论》："按全元起本在第八卷,名'方论解'。"

从上述二书的卷第及篇次组合情况来看,二者之间,有很大差别,就主要方面而论,有以下诸端。

1. 卷第

就卷第而论,全注本作九卷,保持《素问》旧卷数,此与晋初皇甫谧《针灸甲乙经》自序所谓"今有《素问》九卷"之说尽同。然其实存篇目,据林亿等《素问》新校正所见宋代存本,实仅存八卷篇目,而第七卷则仅存有卷次数,而无其篇目。此或可证皇甫谧《甲乙经》序所谓"亦有所亡失"之义,恐非指某些篇文之脱漏,当是指卷篇亦有脱失。又据王冰《素问》自序云:班固《汉书·艺文志》曰："《黄帝内经》十八卷。《素问》即其经之九卷也。兼《灵枢》九卷,乃其数焉。虽复年移代革,而授学犹存,惧非其人,而时有所隐,故第七一卷,师氏藏之,今之奉行,唯八卷尔。"是则说明,王冰所见当时奉行之本,亦仅存八卷,而其所缺,亦为第七卷。据此,当可推断,林亿等所见之全元起注本,仅存八卷篇目,并非全注本在流传过程中,又脱失一卷,应系全元起所据祖本,已脱第七一卷也。再证以皇甫谧《甲乙经》自序说,则《素问》之有缺卷,其来已久。若据上述诸说之义,至少亦当在汉末或三国时期。由此可见,全元起注本之卷第,存古貌处尤多。而王冰注本之所以作二十四卷者,其自序中,原有所交待。其谓"时于先生郭子斋堂,受得先师张公秘本,文字昭晰,义理环周,一以参详,群疑冰释。恐散于末学,绝彼师资,因而撰注,用传不朽,兼旧藏之卷,合八十一篇,二十四卷,勒成一部。"若据此义,及此前所云"第七一卷,师氏藏之"之义,则王冰所见诸旧传本,似亦皆为九卷本。王冰本之作二十四卷者,当系王冰自定。从而或可说明,《素问》一书,在王冰之前,虽有所脱失及缺卷,但传世诸本,仍存九卷之数。或有著录及言称八卷者,当为言其实存之卷数及篇目也。

2. 篇目

就篇目而论，二书差异较大。全注本之篇数，据林亿等新校正所出篇目，计有七十篇，其中第一卷《经合论》一篇，与第二卷《真邪论》一篇，乃同文而异名重出，即王注本卷第八《离合真邪论》内容。故全注本中，实则仅有六十九篇内容。此距八十一篇之数，尚差十二篇。又据新校正所云，全注本每卷所含篇数，亦不均等，计为第一卷七篇、第二卷十一篇（中含与第一卷重出一篇）、第三卷六篇、第四卷八篇、第五卷九篇、第六卷九篇、第七卷缺目、第八卷九篇、第九卷十篇。其中第二卷有十一篇为最多，若除去重出一篇，则与卷九同为十篇，最少为卷三，仅有六篇。若据此例类推，卷七虽脱失篇，似亦不应有十三篇之多。因此，若按《素问》原作八十一篇之数论之，全注本除脱失卷七外，其他卷中，亦或有脱篇者。而王冰注本，已足成八十一篇之数。其与全注本之不同处，大致有以下几种情况：

1）篇文有分合的不同。如王注本之《宣明五气》篇与《血气形志》篇，全注本则仅为《宣明五气》一篇。又如王注本《著至教论》前段及《阴阳类论》后段，全注本则合处一篇，名"四时病类论"。

2）王注本中别具运气七篇大论内容，即《天元纪》、《五运行》、《六微旨》、《气交变》、《五常政》、《六元正纪》、《至真要》等七篇。关于运气七篇大论是否《素问》中原有内容，本处暂不作讨论。

3）王注本中保留有《素问》亡篇篇目二，即第二十卷中保留《刺法论》与《本病论》。于篇目下，均注云"亡"。关于宋人发现的此两篇的篇文内容，林亿等在《素问》新校正中，曾有所评议，前章已有所介绍，对其真伪问题，此不再讨论。现仅就其书名及篇序，聊加论述。详此二篇，王注本排在《六元正纪大论》之后，序次为《刺法论》七十二、《本病论》七十三。此二篇前的均为运气七篇大论文。根据此一顺序逻辑，此二篇内容，当然是应属于运气系统的内容。然而，若就题名而论，刺法与本病二名，与运气七篇大论诸题名之文义，其差别亦十分明显。运气七篇题名，不仅均有"大论"二字，且其题名，除《至真要大论》外，余篇之名，均可体现与运气学说之直接联系。而《刺法》与《本病》二篇篇名，则不具此义。因此，关于《刺法》与《本病》二篇，究系《素问》原有内容，拟或运气系统内容；何以与运气七篇大论篇序顺排，何以独失此二篇内容等诸多疑题，现已难以详明。尽管如此，由于此二篇篇目独存于王冰注本中，当可证明，此绝非出于王冰之手。

从两书的篇目及内容对比中，不难看出，《素问》一书的篇名及篇文分合等，在流传过程中，均有所变化。但王冰注本中保留八十一篇之数，亦如《灵枢·九针论》曰："《九针》者，天地之大数也，始于一而终于九……九而九之，九九八十一，以起黄钟数焉。"又《素问·离合真邪论》亦曰："《九针》九篇，夫子乃因而九之，九九八十一篇。"是知古有《九针》一书为八十一篇，以应黄钟之数。故今《灵枢》一书，仍存八十一篇之数。《素问》一书作为《灵枢》的姊妹卷，亦具八十一篇之数，于情于理，亦皆可通。但王注本中八十一篇之具体篇名及内容，则显系有后人凑合之处，绝非《素问》原貌也。

3. 篇序

就篇序排列的系统性而论，两书亦大不相同。全元起注本，因林亿等新校正所举篇目，只言在某卷,未言篇序,故其篇次不详,然从各卷所含篇目来看,则显得有些杂乱,并无系统可言。如第一卷中《平人气象论》、《决死生》、《脏气法时论》、《经合》、《宣明五气》、《调经论》、《四时刺逆从论》等七篇,涉及诊法、脏象、病机、刺法等诸多方面,不仅有些杂乱,而且作为一书首卷的内容,无论从哪一方面看,此一编排,若体现其内容之组合系统,均似欠妥。又如卷二中含《移精变气论》、《玉版论要》、《诊要经终论》、《八正神明论》、《真邪论》、《皮部论》、《气穴论》、《气府论》、《骨空论》、《缪刺论》、《标本病传论》等十一篇,亦涉及诸多方面,加之篇文内容之重出等,故全元起注本之篇文,似亦非《素问》之原貌。而王冰次注本之篇次组合,则较为系统,如卷一之《上古天真论》、《四气调神大论》、《生气通天论》、《金匮真言论》与卷二之《阴阳应象大论》、《阴阳离合论》、《阴阳别论》等,为摄生与阴阳五行方面内容,卷三之《灵兰秘典论》、《六节脏象论》、《五脏生成篇》、《五脏别论》等,为脏象方面内容。其他各卷,亦大致可看出其组合结构,具有一定的系统性。然而王注本之篇文组合,除有王冰整理者外,恐王冰所用之祖本中,亦断非《素问》之原貌。从而说明,《素问》一书篇文组合之原貌。现亦难详明。

4. 学术方面

就其学术方面主要内容而论,由于全元起注本已有残缺,难以反映《素问》一书之全貌。而王冰次注本,虽经后人(包括王冰本人)之多次整复增补,其为唐以来仅缺两篇之唯一全本。故自唐王冰以后,谈《素问》者,恒指王冰次注本也。此本复经宋臣林亿等新校正后,则为由北宋政府颁行之官定范本矣。今以此本为据,可见其学术之所及,大致为以下几个方面。由于王冰注本之卷第内容,其有一定系统性,今以卷第约略言之。第一卷与第二卷重点论述摄生及阴阳五行;第三卷,重点论述脏象;第四卷,重点论述治则;第五卷与第六卷,重点论述诊法;第七卷与第八卷,重点论述病因病机及针道;第九卷至第十三卷,重点论述病、证及治法;第十四卷,重点论述针刺;第十五卷与第十六卷,重点论述腧穴;第十七卷,重点论述病因病机;第十八卷,重点论述针刺与病传;第十九卷至第二十二卷,重点论述运气;第二十三卷与第二十四卷,重点论述病因病机及医德医风。是则《素问》王冰注本在学术方面所涉及之主要内容。

(二)《灵枢》

《灵枢》一书,首见亦出汉末张仲景《伤寒杂病论》自序,称作《九卷》,其后晋初又有皇甫谧《针灸甲乙经》及王叔和《脉经》中有《九卷》与《针经》之称,其中引文,则与今存《灵枢经》文,除少量异文外,基本相同。是则《九卷》与《针经》,即《灵枢经》,汉晋时传本也。详其内容,虽在《针灸甲乙经》中有大量引文,但因其打乱原篇,以类相从,故难详篇第旧貌。今存《灵枢经》一书,惟南宋史崧进献二十四卷本而已,卷第及篇次俱全,另外,据有关文献记载,宋以前《针经》与《灵枢》传本,金元时期《针经》传本,仅知其篇卷组合之大要,详情不得而知。

1. 唐以前传本之卷篇组合

宋王应麟《玉海》卷六十三著录《黄帝灵枢经》引《中兴馆书目》:"《黄帝灵枢经》九卷,黄帝、岐伯、雷公、少俞、伯高答问之语。杨上善序:凡八十一篇,《针经》九卷,大抵同,亦八十一篇。《针经》以'九针十二原'为首,《灵枢》以'精气'为首,又间有详略。"

　　详此文当出于唐杨上善序,是则说明唐初所见唐以前传本,《灵枢经》与《针经》二书间,互有异同处。二书均九卷、八十一篇,此其同也。然《针经》以九针十二原为首篇,与今存史崧本亦同;而《灵枢经》则以精气为首篇,精气之名,今史崧本无此篇名,别有"决气"一篇,起文作"黄帝曰:余闻人有精气津液血脉",则"决气"当为"精气"之误也。史本此篇篇序为三十,与在首篇者相去远矣。因知唐人所见《灵枢经》与宋史崧藏本《灵枢经》,在篇次组合方面,有很大差别。又上述《灵枢经》与《针经》之文字,亦间有详略之别。是则说明,唐杨上善所见《灵枢经》与《针经》二书,虽皆为古《九卷》之传本,二者亦皆保持九卷、八十一篇之数。然二者篇卷组合则有所不同,文字详略,亦不所别。

　　根据上文分析,杨上善序所言"又间有详略"者,乃承接上文"《灵枢》以精气为首"而言,即谓《灵枢经》一书之文字。较之《针经》,则间有详略之处。关于《灵枢经》一书,盖出于黄冠,前章已曾论及。既于道家之手,则是根据道家的需要,对原《九卷》或《针经》内容,有所节选,篇次顺序,亦为重新组合,并另为之命名。故其与《针经》内容,虽仍具九卷、八十一篇之数,但只能是"大抵同"。关于这一问题,以下几点,似可进一步加以证实。①杨上善撰注《黄帝内经太素》,取《针经》而不取《灵枢经》者,以《灵枢经》非《九卷》或《针经》之正传本也。②王冰次注《素问》本中,虽较多地引用过《灵枢经》,然亦引用过《针经》若干条者,或因《灵枢经》文间有略处。③今存《灵枢略》一书,多节取《灵枢》之文,或系从原《灵枢经》中抄出。④《素问·三部九候论》王冰注引文有《灵枢经·持针纵舍论》曰,详今本《灵枢经》中无此篇名,此当是唐人所见《灵枢经》篇名。⑤宋臣林亿等《素问》新校正文,曾言《灵枢经》"今不全"。此所谓"不全",或有两层含义,一者指卷篇不全,一者指篇文有节略而不全。从而当可说明,唐人所见《灵枢经》早期传本,虽其内容亦源于《针经》,卷篇亦保持原有之数,然在篇文组合方面,如篇次之编排,部分篇名之不同及某些内容之节略等,则与《针经》有所不同。惜此等本,宋以后皆佚,故有些情况,尚待进一步考定确证。

2. 南宋史崧家藏《灵枢》之卷篇组合

　　北宋期间有宋臣林亿等所见《灵枢经》、《九卷》、《九墟》等,及朝鲜进献之《针经》,后皆相继亡佚,而今存遗文及有关资料亦不甚详备,故上述诸书之组合情况,皆难详明。今存唯南宋锦官史崧家藏《灵枢经》,尚得以完帙传世。

　　详史崧本自序有云:"仆本庸昧,自髫迄壮,潜心斯道,颇涉其理,辄不自揣,参对诸书,再行校正,家藏旧本《灵枢》九卷,共八十一篇,增修音释,附于卷末,勒为二十四卷。"根据此序所云,此家藏旧本之《灵枢经》,原亦九卷、八十一篇,经史崧再行校正后,并增修音释,遂析为二十四卷,传行于世。此其所以作二十四卷者,或受王冰次注本《素问》之影响也。

　　关于其卷篇组合情况,为便于讨论,今录其卷次及篇目如下(据明周曰校重刊本):

第一卷:九针十二原第一法天、本输第二法地。

第二卷:小针解第三法人、邪气脏腑病形篇第四法时。

第三卷:要结法音、寿夭刚柔第六法律、官针第七法星。

第四卷:本神第八法风、终始第九法野。

第五卷:经脉第十一。

第六卷:经别第十一、经水第十二。

第七卷:经筋第十三、骨度第十四。

第八卷:五十营第十五、营气第十六、脉度第十七、营卫生会第十八、四时气第十九。

第九卷:五邪第二十、寒热第二十一、癫狂病第二十二、热病第二十三。

第十卷:厥病第二十四、病本第二十五、杂病第二十六、周痹第二十七、口问第二十八。

第十一卷:师传第二十九、决气第三十、肠胃第三十一、平人绝谷第三十二、海论第三十三、五乱第三十四、胀论第三十五。

第十二卷:五癃津液别第三十六、五阅五使第三十七、逆顺肥瘦第三十八、血络论第三十九、阴阳清浊第四十。

第十三卷:阴阳系日月第四十一、病传第四十二、淫邪发梦第四十三、顺气一日分为四时第四十四、外揣第四十五。

第十四卷:五度第四十六、本脏第四十七。

第十五卷:禁服第四十八、五色第四十九、论勇第五十、背腧第五十一。

第十六卷:卫气第五十二、论痛第五十三、天年第五十四、逆顺第五十五、五味第五十六。

第十七卷:水胀第五十七、贼风第五十八、卫气失常第五十九、玉版第六十、五禁第六十一。

第十八卷:动输第六十二、五味论第六十三、阴阳二十五人第六十四。

第十九卷:五音五味第六十五、百病始生第六十六、行针第六十七、上膈第六十八、忧恚无言第六十九。

第二十卷:寒热第七十、邪客第七十一、通天第七十二。

第二十一卷:官能第七十三、论疾诊尺第七十四、刺节真邪第七十五。

第二十二卷:卫气行第七十六、九宫八风第七十七。

第二十三卷:九针论第七十八、岁露论第七十九。

第二十四卷:大惑论第八十、痈疽第八十一。

根据上引史崧自序及篇卷组合目录,可说明以下几个问题。

(1)史崧家藏《灵枢经》本,原亦九卷八十一篇。又从前九篇之题名附文,亦可见以九卷八十一篇组合之大义。详前九篇之附文,自第一篇始至第九篇,依次为《法天》、《法地》、《法人》、《法时》、《法音》、《法律》、《法星》、《法风》、《法野》。细审此附文,与本篇内容,并无直接联系,如《九针十二原》第一篇曰《法天》,该篇亦非论九针十二原与天的关系;《本输》第二篇曰《法地》,该篇亦非论本输与地的关系;余篇亦皆如是。又详《九针论》有文云:"《九针》者,天地之大数也,始于一而终九,故曰一以法天,二以法地,三以法人,四以法时,五以法音,六以法律,七以法星,八以法风,九以法野。……夫圣人之起天地之数也,一而九之,故以立九野,九而九之,九九八十一,以起黄钟数焉。"从而说明前九篇之附文,正同此文。此所以应前九篇及该书之作九卷、八十一篇者,皆赋有象征性意义,以应黄钟之数也。此亦《针经》与《灵枢》所以皆作九卷、八十一篇之理论依据。至于此九篇之附文,确系一特殊体例,然其是否系经文所云古《九针》九篇,抑或成编之初,或后世整复时仿此义而附,现已难详。

(2)史崧校定本析为二十四卷后,各卷所含篇数亦不均等。少者仅有一篇,如第五卷仅有《经脉》一篇,多者有达七篇之数,如第十一卷含《师传》、《决气》、《肠胃》、《平人绝谷》、《海论》、《五乱》、《胀论》等。按此一组合排列,主要是顾及每卷所收篇文的字数含量,如上例卷五仅收《经脉》一篇者,以该篇文字较长也。第十一卷收此七篇者,以其文字均较少也。然篇次的原序数,并无改动。唯难以体现其"始于一终于九"的思想矣。又其所以作二十四卷者,或受王冰次注本《素问》之影响,故仿而行之。

(3)史崧本之篇次组合,以九针十二原为首,若据上文引杨上善说,则此当为《针经》之篇序。又据金元时罗谦甫整理乃师《东垣试效方》中引用之《针经》文的篇名及篇次(详见第三章:四、宋金元传本),亦可证《针经》之首篇为九针十二原。然史崧本《灵枢经》,何以篇序与《针经》相同。详史崧序署称"锦官",乃成都之官员,成都,古称锦城。成都历代为道教盛行之地。如汉末张陵,首创五斗米道,始则盛行于巴蜀地区。隋唐以降,青城山犹为道教盛地之一。或《灵枢经》一书,传至唐宋间,已有所散佚,巴蜀道人或有好事者,以《灵枢经》本自源于《针经》,复取《针经》全文,冠以《灵枢》之名,以存道藏之数,复为史崧家得其传本,至南宋初,以《针经》、《灵枢》等,不传于世已久,乃将其家藏旧本校定进上。然否,尚待考。

(4)今存《灵枢经》之篇次组合,从学术方面来看,体现其系统性,较之王冰次注本《素问》亦差。全书内容,涉及范围,亦较广泛,然篇卷组合,则较为散乱。观其内容类别所及篇文,大致如下:第一、三、七、九、三十八、三十九、四十四、四十五、五十五、六十一、六十七、七十三、七十五、七十八诸篇,主要论述针道;第二、五十一两篇,主要论述腧穴;第五、十、十一、十二、十三、十五、十六、十七、十八、五十二、六十二、七十六诸篇,主要论述经络;第六、八、十四、三十、三十一、三十二、三十三、三十六、三十七、四十、四十三、四十七、五十、五十三、五十四、五十六、五十九、六十三、六十二诸篇,主要论述脏腑身形;第四十一、四十四、四十五、六十五、七十一诸篇,主要论述人与天地相参;第四十八、四十九、七十四三篇,主要论述诊法;第四、三十五、四十二、四十七、五十七、五十八、六十、六十六、八十诸篇,主要论述病因病机;第十九、二十、二十一、二十二、二十三、二十四、二十五、二十六、二十七、二十八、二十九、三十四、六十八、七十、八十一诸篇,主要论述疾病、证候及治法;第六十四、七十二两篇,主要论述相人形;第七十七、七十九两篇,主要论述气象与病候。按相人形与气象两类,就其学术观点而论,亦当属于术数类。

此书从篇卷内容看,凡针道、经络、腧穴诸篇,已及三分之一矣,加之其他各篇中之针刺内容,将及全书之大部分篇文,其针刺部分,大大超过《素问》焉,且又以"九针十二原"为首篇,此其所以取名《针经》者,义在此也。又按此经篇文的组合,虽不及《素问》之系统,正反映该书古朴之风犹存,故较之《素问》王冰次注本,存古貌处或犹多。

从上《素问》与《灵枢》之篇文组合来看,不难看出,其间存在的诸多问题。究其原因主要是:

第一,如《素问》及《灵枢经》等,原皆成编于两千余年前之医学典籍,传至今日,不知几经劫难,故其旧貌,实难复存。

第二,书经劫难之后,若非全文尽亡,则必脱失卷篇,或篇文部分残缺差误。《素问》与《灵枢》正属此类。似此重要典籍,后人必有为之整复者,其整复之本,往往难以尽得原貌,故其篇卷之组合编纂,亦必别出另式,如是反复行之,则去古远矣。

第三,《素问》及《灵区》,不仅为医学之典籍,而且其中亦颇具黄老思想及养生之道,故亦久为道家所青睐。然道家所用,亦常据其教义所需,对其篇卷,重为组合,另出别本,此所以古传《针经》与《灵枢》篇目组合有所不同也。

第四,古籍之篇卷亡佚较多者,后人整复时,亦常有别篇补而代之者,如《周礼》之亡"冬官"，后人以"考工记"补之，以备其大数。《素问》一书，据晋皇甫谧《甲乙经》收文所及篇目，恐晋以前，已有亡卷。故后人遂以运气七篇大论补之。并足成八十一篇之数。此全元起注本及王冰次注本篇卷组合之所以不同也。

第五，详《素问》及《灵枢》之篇文组合，多有杂乱无章者。盖古籍之初成编时，对遗存文献之抄撮，有些并非十分严紧，或带有一定随意性，故或存原书古朴之风。但也有些篇文，系后人整复时有所分合。此《素问》全元起注本与王冰次注本篇文分合之所以有所不同也。

通过对《素问》、《灵枢》篇文组合之分析，足可看出，其中既含有部分原貌原义处，亦有诸多后人改动处。

从上述有关该书卷篇组合的原始遗痕来看，足可想见，尽管《内经》并非（亦不可能）出自某一生而知之的圣贤或帝王对医学理论及知识的天才地、系统的论述，而是出于多人单篇或多篇医学文献的综合，但它毕竟是一部划时代的理论性著作，体现了历史上一个时期我国医学在认识上的发展与飞跃。并为后来的进一步发展奠定了坚实的基础。虽然其篇卷组合，尚未能臻于系统化和理想化的要求，这也是由于历史的局限性所难以避免的，然而，其抄撮之力，功亦可嘉。今日分析其原始组合状况，非在显示其不足之处，意在说明其初编时之组合情况，或可从此一侧面，破除对《素问》及《灵枢》二书历史遗留下来的某些误解与迷信。从不同程度上，再现庐山真貌。

二、依托撰人组合概况

《黄帝内经》一书，本系依托黄帝之作。详今存《素问》与《灵枢经》二书，尚有不具依托撰人之论述性或陈述性散文若干篇。其依托撰人中，又有黄帝、岐伯、伯高、少师、少俞、雷公、鬼臾区等不同。就篇卷组合情况而言，无论其依托人、不具依托人及不同依托撰人等篇文，皆分散组合，非按系统组合。现分述于下。

（一）《素问》

《素问》以唐王冰次注本为本，全书共存八十一目。其中不具依托撰人者十一篇，具依托撰人者六十八篇，亡篇二，体例不详。其组合情况大致如下：

1. 不具依托撰人者

（1）篇文。此类篇文计有：《四气调神大论第二》、《五脏生成篇第十》、《宣明五气篇第二十三》、《血气形志篇第二十四》、《刺热篇第三十二》、《刺疟篇第三十六》、《刺腰痛论第四十一》、《大奇论第四十八》、《脉解篇第四十九》、《长刺节篇第五十五》、《气府论第五十九》及《四时刺逆从论》之前部分等十一篇多。

（2）学术内容。凡此十一篇，涉及养生者一篇，脏象气血者三篇，刺疾病者三篇，病候者一篇，经脉者一篇，刺法者一篇，腧穴者一篇。

（3）组合情况。从以上十一篇不具依托撰人的篇文，与《素问》或《灵枢》别篇互看，可见以下几种情况：

1）同源不同文。如《宣明五气》篇与《血气形志》篇（按全元起注本此二篇为一篇）内容，在今《灵枢·九针论》中，基本上均具，惟文字组合方面互有差异。《素问》此二篇不具撰人。而《灵枢经·九针论》收此文,则为黄帝与岐伯问答之文。《素问·血气形志篇》文,论五形志在篇后部,经脉血气多少在篇后部。而《九针论》收此文,则五形志在前,经脉血气多少在后部。而《九针论》收此文,则五形志在前,经脉血气多少在后,与针刺出血相接;且五形志与血气多少两文间,为诸五气即宣明五气篇文,如《素问》文六腑五气,《灵枢》文作五病,《素问》文五禁,《灵枢》文作五裁,《素问》文五乱,《灵枢》作五邪,《素问》文五劳所伤,《灵枢》文作五久劳所病也。据两书内容看,基本上是一致的,是则必出于同源,然而在具体文字与文体方面,又多所不同。此固《素问》与《灵枢》之撰者,各为所用也。

2)同类不同体。此指同类内容,而文体有所不同也。如《气穴论第五十八》、《气府论第五十九》、《骨空论第六十》、《水热穴论第六十一》四篇,内容均系腧穴类,篇序亦相连,然文体则不一,《气穴论》、《骨空论》、《水热穴论》三篇为黄帝与岐伯问答之文,而《气府论》一篇虽曰"论",然却无撰人。又如奇病论第四十七》、《大奇论第四十八》二篇皆言奇病,详此前《病能论第四十六》有文曰:《奇恒》者,言奇病也,所谓奇者,使奇病不得以四时死也;恒者,得以四时死也。是《奇病论》与《大奇论》二篇,正合此义,或系从古医籍《奇恒》抄撮而来,然《奇病论》为黄帝与岐伯问答之文,而《大奇论》则不具撰人,当是二篇文之所出,原自如此。按此二例,据其内容,均为同类,然其为文,则不同体例。此虽同类,而文不同源也。

3)论病与论治异篇异体。此指论述疾病的内容与论述该病治法的内容,不仅不在同篇,而另出别篇之文体则不相同,甚至内容亦不尽同。如《热论第三十一》,论热病病因、病机、病候及六经传变等,为黄帝与岐伯问答之文。而《刺热篇第三十二》,言五脏热病之病候、转机及刺法,无依托撰人。详其内容,若论其热病大类则同,而具体内容则有所不同。又如《疟论第三十五》,论疟病之病因、病机、病候,及温疟、瘅疟等不同证型,与疟病一般针刺原则,为黄帝与岐伯问答之文。而《刺疟篇第三十六》,言六阴经疟、五脏与胃疟之病候及刺法,无撰人。此二篇若就疟病之病类而言亦同,而具体内容亦有所不同。凡此等篇文,虽病类相同,然其具体内容与文体均有所不同者,亦当系篇文所出之不同源也。

4)同解不同体。此言"解"者,解文也,是对某种早期文献的解释性文字。在今存《素问》中,有三篇解文,即《阳明脉解第三十》,是对足阳明脉某些病候的解释;《脉解第四十九》,是对足三阳脉与足三阴脉某些病候的训解;《针解第五十四》,是对《九针》这一古文献中某些文句的训解。在三篇解文中,有两篇即《阳明脉解》与《针解》,为黄帝与岐伯问答之文,唯《脉解》一篇不具撰人。此亦当是文不同源所致。

根据上述情况,不难看出,《素问》一书在初成时或在后人整复过程中,广泛汇集了有关的文献,当然有些也可能出于初编之手。但其基本情况,则当是广集众家,汇编众说为主。故其篇文,必然出现文不同源、文不同体等复杂情况。

2. 黄帝曰文

黄帝曰文,在《素问》一书中,占有篇幅最少,完整篇数仅有一篇,余有与别篇合者二。若证之《灵枢》中亦有黄帝曰单篇文,则此种文体,亦当系一单独类型,惟内容较少而矣。

(1)篇文。《上古天真论第一》最后一段、《生气通天论第三》、《阴阳应象大论第五》起首一段、《玉机真脏论》中一段。

(2)学术内容。《上古天真论》最后一段,主要论上古与中古之善养生者,上古有真人者,能提挈天地,把握阴阳,故为道生。中古之时,此则不等,有至人者,亦能和于阴阳,游行于天地之间,故亦可归于真人。其次有圣人者,则惟处天地之和,从八风之理,适嗜欲于世俗之间。再次有贤人者,亦谨法则天地,象似日月,欲合于上古养生之道。详此内容,与本篇名,无疑是吻合的,然从全文来看,则有以下疑点:其一,从体式而言,此前有黄帝与岐伯四问四答,而末又再出黄帝曰文,则文不得体也。其二,从内容组合而论,第一问上古之人春秋百岁动作不衰与今时之人年半百动作皆衰之故;第二问及第四问人年老而无子及年老而有子之故,前后互相贯通,层次分明,井然有序,一气呵成,而忽又再出与第一问中所论之事,以续文尾,亦难合于文法。其三,岐伯所言上古之人诸事云云,若论其境地,亦仅及后文黄帝曰中古至人与贤人之类也,故前后文义不相等。其四,据后文所言,黄帝其人,亦明于此道者,何必有岐伯之问。根据以上诸端,似可证明,本篇“黄帝曰”诸文所云,与此前黄帝与岐伯问答诸文,虽则同类同义,然则当非出于一人之手。今文所存,当系初编或后人整理时组合而成。再者,以往因囿于《素问》、《灵枢》之具名篇文,大都为黄帝与六臣问答文,而此类无者,疑有错简或脱文。今者细审文义,加之其他有关“黄帝曰”诸文互证,在《素问》、《灵枢》成编之前,当有此“黄帝曰”类单篇别行医学文献,为又一体也。今存于《素问》《灵枢》中者,疑即其遗篇也。

《生气通天论》。该篇首“黄帝曰”三字,直领全文。其基本内容即根据篇文所谓“夫自古通天者,生之本,本于阴阳,天地之间,六合之内,其气九州九窍,五脏十二节,皆通乎天气”之义,重在说明阳气于人生之重要意义及“阴之所生,本在五味,阴之五宫,伤在五味”的基本思想。从本篇全文来看,当是一篇比较完整的文章,对阳气的作用,阴阳的关系,阴阳之所生及所病等,论之甚明。层次亦较分明,组合亦属合理。由黄帝曰而一脉贯通。此当是与大多数君臣问答类文章有别的另一体式。证之《灵枢·营气》,尤可证此亦系成编时所用之另一类型之单篇文章也。

《阴阳应象大论》起首“黄帝曰”一段,本文主要论述阴阳的基本概念、阴阳的相互关系、阴阳互化及阴阳转化的基本条件;并论及四时五行与人的关系等。按此文之后,今存王冰次注本有“帝曰:余闻上古圣人论理人形,列别脏腑……其信然乎”一段七十二字,林亿等新校正曰:“详帝曰至信其然乎,全元起本及《太素》在‘上古圣人之教也’上。”按新校正所见传本文义,仍有诸多疑问。其一,据全元起本及《太素》文序,只多说明王冰次注本与之不同,或有为后人调整处,其二,按全元起本文序,此“黄帝曰”一段后为“岐伯曰:东方生风,风生木,木生酸,酸生肝”等五方、五时、五脏、五行类例;再后有“故曰:天地者,万物之上下也,阴阳者,血气之男女也……故曰:阴在内,阳之守也,阳在外,阴之使也”一段短文,此“岐伯曰”一段与其上“黄帝曰”之文,所述非属同类,亦难以对应。故此上下文,难成问答之体。其三,按《太素》文序,此“黄帝曰”一段,“帝曰”及“岐伯曰”两段均不具。另起为“黄帝问曰:法阴阳奈何?岐伯答曰:阳胜则身热腠理闭……”此与前文“黄帝曰”一段,仍难相联,以其中间仍缺“岐伯答曰”一段。其四,即使按《太素》文序,或可谓“黄帝曰”后当系脱失“岐伯答曰”之,然“黄帝曰”一段若作数百字之问语来观,不仅在今存《素问》与《灵枢》中无此长文问语例,且其文末亦无问话如“何谓”、“何如”、“何也”、“奈何”、“愿闻”等,故此段亦不似问文,根据以上诸端,本篇起首“黄帝曰”一段,与《上古天真论》最末“黄帝曰”一段相同,亦当是原自独立成章之单篇文献,纳入《素问》书中,与别篇同类内容者,组合成篇,仍保留原有文体。当然,今存王冰次注本文,亦或有为后人调整处,现亦难详。

《玉机真脏论》一篇,在“黄帝曰:见真脏曰死何也?岐伯曰:五脏者,皆禀气于胃……帝曰:善"一段后,另有"黄帝曰"一段。详此文前为黄帝与岐伯论"真脏",后为黄帝与岐伯论"虚实以决死生"。而此"黄帝曰"一段接上文"帝曰:善"之后,文难相协,此其一;此文论"凡治病察其形气色泽,脉之盛衰",与上下文,均难顺接,此其二;又此文中前后均无问语,不似脱岐伯曰文,此其三。故本文亦当系"黄帝曰"类文,独成一体,而被组合于本篇中。

又《通评虚实论》黄帝与岐伯问答文后,有"帝曰"文二段,"黄帝曰"文一段,与前文论虚实文难以吻合。又据文义,特别是"帝曰"第一段有"何以知其度也"之文,是明显的问语,故此三段,疑系有脱文,或别篇之错简,与上举"黄帝曰"诸文,自是不同。又该篇另有"黄帝曰"一段,论黄瘅暴痛等病机,亦属此类。故凡单称"黄帝曰"等,原皆独为一体也。

(3)黄帝与医学。黄帝之名,在今存先秦及秦汉有关文献中,屡有记载,如《易·系辞下传》第一章:"神农氏没,黄帝尧舜氏作,通其变,使民不倦,神而化之,使民宜之……黄帝尧舜垂衣裳而天下治,盖取诸乾坤。"又如《管子》及《庄子》中均有关于黄帝的零散记载,汉司马迁《史记》之五帝本纪及封禅书中,根据汉以前有关文献,作了较为具体的记载。特别是五帝本纪中,对黄帝的记述尤详。然篇末有太史公曰:"学者多称五帝,尚矣。然《尚书》独载尧以来。而百家言黄帝,其文不雅驯,荐绅先生难言之……予观《春秋》、《国语》,其发明五帝德帝系姓章矣,顾弟弗深考,其所表见皆不虚,书缺有间矣。其轶乃时时见于他说,非好学深思,心知其意,固难为浅见寡闻道也。余并论次,择其言尤雅者,故著为本纪书首。"又封禅书中记黄帝采首山铜铸鼎荆山下,鼎成白日升天之事。详太史公所云,知百家称黄帝者,"其文不雅驯"。"雅驯"者,典雅纯正也。所谓"不雅驯"者,妄诞不经之文也。此故封禅书记黄帝事,不得入于五帝本纪也。又如《大戴礼》记宰我问黄帝三百年于孔子,《尸子》记子贡问黄帝四面于孔子等,盖皆"文不雅驯"之类也。总之,在汉以前,有关黄帝之传说,虽广见于先秦文献中,多妄诞不经,难以取信,至于《史记》所述,亦如司马迁所自云:"择其言尤雅者,著为本纪书首。"是则本纪所云,亦惟其言尤雅而已。故有关黄帝之事,诸书所载,尽出于古代传说,另方面,关于黄帝之记述,大多系治国安民及开创文化等说,视黄帝为汉文化始祖。

有关依托黄帝之书,先秦及秦汉时,为教则较多,如《汉书·艺文志》著录除医家类外,道家类有《黄帝四经》四篇、《黄帝铭》六篇、《黄帝君臣》十篇、《杂黄帝》、五十八篇。阴阳家类有《黄帝太素》二十篇。小说家类有《黄帝说》四十篇。兵书类有《黄帝》十六篇。数术类有《黄帝杂子气》三十三篇、《黄帝五家历》三十三卷、《黄帝阴阳》二十五卷、《黄帝诸子论阴阳》二十五卷、《黄帝长柳占梦》十一卷等。总而论之,著录诸书首为医家类,连同合名者如《神农黄帝食禁》,共有九家,其次为数术类,共有五家,再次为道家,共有四家,另有小说家类一,兵家类一。足见时所依托黄帝之书,以医家、数术家,道家为多。汉以后著录诸书,恐多为两汉间及此以后著述,此犹不足为凭矣。

至于黄帝与医学关系,在今存先秦及秦汉间文献之记载,如《史记·仓公传》中记阳庆授仓公淳于意古先道遗传之书有黄帝扁鹊之《脉书》。此言《脉书》,究系两家各有,或系两家合成一书,现虽难详,然黄帝有《脉书》则无疑,且此类书阳庆称之为"古先道遗传",则谅非汉籍,必系汉以前旧物也。又1973年长沙马王堆汉墓出土古医书《十问》中,有黄帝问天师、黄帝问大成、黄帝问曹熬、黄帝问容成等,皆依托之也。据此诸说,似可说明,依托黄帝之医籍,汉以前已有之。惟今所见,其内容若较之《素问》与《灵枢》,则简朴之甚也。若据此而论,两者相去,必历经以一定之历史发展过程。

又《千金翼》卷二十五第一有"黄帝问扁鹊曰"文二则,如第一则云:"黄帝问扁鹊曰:人久有病,何以别生死,愿闻其要?对曰按明堂察色,有十部之气,知在何部,察四时五行王相,观其胜负之变色,入门户不凶,不入为吉,白色见衝眉上者肺有病,入阙庭者复死……"按:此文虽不知所出,然有些内容与《灵枢·五色》相类似。故此文当然不排除为后人据《灵枢》文依托的可能,但亦或为古文献之遗文。总之,关于黄帝知医及与其臣论医之传说,其来已久,此故本书及本文之所以依托黄帝也。

3. 黄帝与岐伯问答文

黄帝与岐伯问答文,在《素问》一书中,占有篇卷最多,故可认为这一部分内容,实为《素问》之主体。

(1)篇文。此类篇文除十一篇不具撰人及雷公与黄帝问答七篇、黄帝与鬼臾区问答一篇、黄帝曰一篇外,其余现存五十九篇篇文,基本上为黄帝与岐伯问答文,仅有个别篇文如《上古天真论》、《阴阳应象大论》中兼有部分"黄帝曰"文。具体篇目,不再详列。

(2)学术内容。凡此五十九篇中,涉及范围已相当广泛,诸如养生、阴阳、五行、脏象、治则、诊法、病因病机、针道、刺法、腧穴、运气等各个方面。因此,似可认为,《素问》一书在学术方面,就依托人而言,主要是黄帝与岐伯之问答文所构成。因此,也可以说黄帝与岐伯,是《素问》一书的主要依托人。

(3)岐伯与医学。关于岐伯之名,今见早期文献如《史记·孝武本纪》,太初三年:"巡海上,考神仙之属,未有验者,方士有言,黄帝时为五城十二楼,以候神人于执期,今曰迎年,上许作之如方,命曰明年,上亲礼祠,上帝衣上黄焉。公玉带曰:黄帝时虽封泰山,然风后封钜,岐伯令黄帝封东泰山,禅凡山合符,然后不死焉。"关于公玉带其人,本纪元封五年,帝至泰山,欲治明堂,未晓其制度,"济南人公玉带上黄帝时明堂图"。是知其为济南人,盖亦系博学广闻之士,其所言"岐伯令黄帝封东泰山"事,亦当出于古传说也。若是,则岐伯其人,其来亦久矣。据此纪公玉带所言岐伯"令黄帝封东泰山"之义,岐伯当系黄帝一重臣,故可以左右黄帝的某些行为,然而此文中所言岐伯,毕竟还是按方士的需要而妆扮的人物,而不是哀于万民属有疾病的医家。又《太平御览》卷七十九皇王部引晋皇甫谧《帝王世纪》曰:"(黄帝)又使岐伯尝味百草,典医疗疾,今经方本草之书咸出焉。"详《帝王世纪》一书,多据《古文尚书》、《六经图签》及经史杂集等,记太古迄曹魏间事。然所记太古迄商之事,大致出于诸子、纬书,多出于传说,未可尽据。如今存《孔子家语·五帝德》称"(黄帝)达存生存亡之说,播时百谷,尝味草木。"虽未明言医事,然亦或具此义。总之《帝王世纪》之说,若尽信其为实则不可,若谓其事出有因,则未为不可,从而说明,岐伯作为黄帝的重臣,且知医事的传说,其来亦久矣。

有关依托岐伯撰著之书,《汉书·艺文志·医家类》尚有《黄帝岐伯按摩》十卷。因此书已久佚,故其内容取何形式,现已难考,另外在汉以后之书目著录中,署名岐伯者则较多,恐大为汉以后人所依托,尤不足凭。又长沙马王堆汉墓出土古医书《十问》第一问"黄帝问于天师曰"之"天师",若律以《素问》,则当指岐伯。如《素问·上古天真论》:"昔在黄帝,生而神灵……成而登天,乃问于天师曰。"此后则为岐伯对文。又《五运行大论》:"黄帝坐明堂……请天师而问之。"此后亦为岐伯曰文。是此"天师"者,对岐伯之称谓也。又天师,亦用于泛指有道术者的尊称。如《庄子·徐无鬼》:"小童曰:夫为天下者,亦奚以异乎牧马者哉!

亦去其害马者而矣,黄帝再拜稽旨,称天师而退。"故《十问》中之"天师",是否指岐伯,尚难确定。

在《素问》一书中,据文法可见,依托人所拟之黄帝与岐伯的形象与关系,虽亦执君臣之礼,然亦颇具尊让之义。据部分篇中起首文所云,可见黄帝不仅知善道,而且敏而好学,不耻下问,曾多次向岐伯等请教医学方面的有关问题,以属子孙,传之后世,而岐伯亦不以广通医学的大师自居,必恭谨以事,尽为之言,如《三部九候论》:"黄帝问曰:余闻《九针》于夫子,众多博大,不可胜数,余愿闻要道,以属子孙,传之后世,著之骨髓,藏之肝肺,歃血而受,不敢妄泄,令合天道,必有终始,上应天光,星辰历纪,下副四时五行,贵贱更立,冬阴夏阳,以人应之奈何?愿闻其方。岐伯对曰:妙乎哉问也,此天地之至数。"又如《气穴论》:"黄帝问曰:余闻气穴三百六十五,以应一岁,未知其所,愿卒闻之。岐伯稽首再拜对曰:窘乎哉问也,其非圣帝,孰能穷其道焉,因请溢尽言其处。帝捧手逡巡而却曰:夫子之开途道也,目未见其处,耳未闻其数,而目以明,耳以聪矣。岐伯曰:此所谓圣人易语,良马易御也。帝曰:余非圣人之易语也。世言真数开人意,今余所访问者真数,发蒙解惑,未足以论也。然余愿闻夫子溢志尽言其处,令解其意,请藏之金匮,不敢复出。岐伯再拜而起曰:臣请言之⋯⋯"。根据上文,不难看出,依托人拟意中的黄帝与岐伯的关系及医学造诣,在这一段对话中,具有直感性的展示与充分的体现。此亦岐伯之所以被黄帝遵为"天师"也,通过君臣问答,对医学方面的有关问题,进行了广泛深入的讨论。此则实乃反映了一定的历史时期医学发展的基本情况。同时,也正是由于依托人把黄帝、岐伯等,撰述为医学创造者的唯心史观,对后世产生过较大影响。如晋皇甫谧《甲乙经》序云:"夫医道所兴,其来久矣,上古神农,始尝草木而知百药,黄帝咨访岐伯、伯高、少俞之徒,内考五脏六腑,外综经络,血气色候,参之天地,验之人物,本性命,穷神极变,而针道生焉。"宋臣林亿等《素问》新校正序云:"在昔黄帝之御极也,以理身绪余治天下,坐于明堂之上,临观八极,考建五常,以谓人之生也,负阴而抱阳,食味而被色,外有寒暑之相盪内有喜怒之交侵,夭昏札瘥,国家代有,将欲敛时五福,以敷锡厥庶民,乃与岐伯,上穷天纪,下极地理,远取诸物,近取诸身,更相问难,垂法以福万世。于是雷公之伦,授业传之,而《内经》作矣。"凡此,皆囿于历史的迷信所致。

4. 黄帝与鬼臾区问答文

黄帝与鬼臾区问答文,仅在《运气七大论》中有一篇。其余篇文及《灵枢》中均不见。

(1)篇文。《天元纪大论》。

(2)学术内容,《天元纪大论》为《运气七篇大论》之首篇。此文对运气学说的基本概念,如五运、六元(接三阴三阳上奉之寒暑燥湿风火六气)、天符、岁直、三合及天干与五运的关系与地支与六气的关系等主要内容,均作了简要的论述。据文中所云,鬼臾区曾"积考《太始天元册》"文,且"臣斯十世"于此道矣。是在说明鬼臾区对运气之基本理论,有较深的研究。

关于《太始天元册》一书,在《五运气大论》中,岐伯亦曰:"臣览《太始天元册》:丹天之气,经牛女戊分,黅天之气,经于心尾己分⋯⋯所谓戊己分者,奎壁角轸,则天地之门户也。夫候之所始,道之所生,不可不通也。"是则《太始天元册》一书,非鬼臾区所独览,而岐伯之能详论运气诸文,亦当得力于《太始天元册》。然本篇特出鬼臾区者,终与别篇独尊岐伯为天师之义,有所不同。

(3) 鬼臾区与医学。鬼臾区之名,亦见于《史记》之孝武本纪与封禅书,二文基本相同,今录封禅书文云:"上幸雍且郊,或曰:五帝太一之佐也,宜立太一,而上亲郊之,上疑未定,齐人公孙卿曰:今年得宝鼎,其冬辛巳朔旦冬至,与黄帝时等。卿有札书曰:黄帝得宝鼎宛朐,问于鬼臾区,鬼臾区对曰:黄帝得宝鼎神策,是岁己酉朔旦冬至,得天之纪,终而复始,于是黄帝迎日推策,后率二十岁复朔旦冬至,凡二十推,三百八十年,黄帝仙登于天。卿因所忠欲奏之,所忠视其书不经,疑其妄书,谢曰:宝鼎事已决矣,尚何以为。卿因嬖人奏之,上大说,乃召问卿,对曰:受此书申公,申公已死。上曰:申公何人也。卿曰:申公齐人,与安期生通受黄帝言,无书,独有此鼎书曰:汉兴复当黄帝之时。曰:汉之圣者,在高祖之孙且曾孙也。宝鼎出而与神封禅,封禅七十二王,唯黄帝得上泰山封。申公曰:汉主亦当上封,上封则能仙登天矣。黄帝时万诸侯,而神灵之封居七千。天下名山八,而三在蛮夷,五在中国,华山、首山、太室、太山、东莱,此五山黄帝之所常游与神会。黄帝且战且学仙,患百姓非其道者,乃断斩非鬼神者,百余岁然后得与神通。黄帝郊雍上帝宿三月,鬼臾区号大鸿,死葬雍,故鸿冢是也。其后黄帝接万灵明庭。明庭者,甘泉也。所谓寒门者,谷口也。黄帝采首山铜,铸鼎于荆山下,鼎既成,有龙垂胡髯,下迎黄帝,黄帝上骑,群臣后宫从上者七十余人,龙乃上去。余不臣不得上,乃悉持龙髯,龙髯拔堕,堕黄帝之弓,百姓仰望,黄帝既上天,乃抱其弓与胡髯号。故后世因名其处曰鼎源,其弓曰乌号。于是天子曰:嗟乎! 吾诚得如黄帝,吾视去妻子如脱屣耳,乃拜卿为郎。"

上述诸事,虽当出于荒诞不经之传说,然亦可说明诸多问题。其一,司马迁撰著《史记》一书,此事不入黄帝本纪,而入于孝武本纪及封禅书中,慎于黄帝而贬于孝武之立意,亦可谓用心良苦。其二,关于黄帝与鬼臾区之事,乃出于齐人公孙卿及申公。申公既与安期生等治黄帝言,其当系先秦时黄老一派兼术数之流,故有此邪说以蒙世。其三,所言鬼臾区事,显系术数家所为,故能推策数历,预知未来,以成神仙之道。然黄帝虽得升仙,而鬼臾区终不免于死。其他伪之术,亦可谓技穷矣。其四,据此而论,《素问》本篇独以黄帝与鬼臾区问答,且鬼臾区言称亲览《太始天元册》、"十世于斯",与《史记》所言,似不可谓无缘。

又《汉书·艺文志·阴阳》:"《鬼容区》三篇。图一卷。黄帝臣,依托。师古曰:即鬼臾区也。"顾实讲疏:"容臾声近通用字。《素问》有鬼臾区天元纪大论。《系本》曰:臾区占星气。《史记》曰:鬼臾区号大鸿。"此为依托鬼臾区的又一著作,惜亡已久。

从以上有关鬼臾区诸文可见,鬼臾区亦善天文气象者也。然古之天文历象之学,无不兼具术数方面的内容,故《素问·天元纪大论》一篇依托黄帝与鬼臾区问答文,良有以也。而余篇皆依托岐伯者,以岐伯亦览《太始天元册》,其所知犹多,故于五运行大论中,黄帝两举鬼臾区言再问岐伯。且岐伯亦曰:"天地动静,五行迁复,虽鬼臾区其上候而已,犹不能遍明。"故运气诸篇之作,亦依托岐伯为主也。

5. 黄帝与雷公问答文

黄帝与雷公问答文,王冰次注本在最末二卷即二十三卷与二十四卷中,据林亿等新校正云,全元起本则尽在第八卷中。亦不与黄帝与别家问答文相混。

(1) 篇文。《著至教论》、《示从容论》、《疏五过论》、《徵四失论》、《阴阳类论》、《方盛衰论》、《解精微论》。

(2) 学术内容。以上七篇中内容,概言之,可谓两个方面,一者病因病机,如《著至教论》与《示从容论》、《阴阳类论》、《方盛衰论》、《解精微论》等，主要论述阴阳脏腑方面的病因病机。一者医德医风，如《疏五过论》与《微四失论》，主要论述医工之医德医风。所谓"五过"与"四失"，乃指医工因不守法则、不循经数、不尊医事所致之过失，特举其要，有以警之之义，以示医者必通经术，必明人事，方可以为万民式。

（3）雷公与医学。雷公之名，汉及汉以前现存文献中，所记甚少，且记亦不详。如《淮南子·俶真训》："若夫真人，则动溶于至虚，而游于灭亡之野，骑蜚廉而从敦圄，驰于外方，休乎宙内。烛十日而使风雨，臣雷公，役夸父，妾宓妃，妻织女，天地之间，何足以留其志，是故虚无者道之舍，平易者道之素。"详该篇所论，尽为真人、圣人、至人、贤人之事，本条所及为真人。详其内容，不外虚无之说，神仙之道。诸如夸父、宓妃、织女等，亦皆神话之类，而雷公在此，与之并论，谅犹是也。此文体现道家及黄老之说甚明。然终不曾言及黄帝，故所谓"臣雷公"，则未必为黄帝时也。但亦总可认为，在古代传说中，亦有雷公这一神仙式的人物。

雷公又指雷神。如东汉王充《论衡·雷虚篇》："图画之工，图雷之状，累累如加鼓之形。又图一人，若力士之容，谓之雷公，使之左手引连鼓，右手推椎，若击之状。"此神，王充亦云"如复原之，虚妄之象也。"从而说明，此雷公，不可能为与黄帝论医之依托者。

晋皇甫谧《针灸甲乙经》序云："黄帝咨访岐伯、伯高、少俞之徒……而针道生焉。其论至妙，雷公受业，传之于后。"又《太平御览·方术部·医一》引皇甫谧《帝王世纪》云："黄帝有熊氏，命雷公、岐伯论经脉……教制九针，著《内外术经》十八卷。"按皇甫谧有关雷公云云，当是自《黄帝内经》篇文中记述而出，未必别有所据。又唐孙思邈《千金要方》序云："黄帝受命，创制九针，与方士岐伯、雷公之伦，备论经脉，帝通问难，详究义理，以为经论，故后世可得依而畅焉。"详上文，亦当据皇甫士安语，敷陈而成。若六朝而下，诸多有关雷公之说及著录诸书，犹报所依托，更难为凭。

雷公在《素问》中所描述的形象，则与岐伯等，大不相同。主要有以下几个方面。第一，在此七篇中，除《方盛衰论》与《解精微论》两篇，为雷公首向黄帝请问外，余五篇皆黄帝先有所反问，并提出问题。如《疏五过论》："黄帝曰：呜呼远哉！闵闵乎若视深渊，若迎浮云，视深渊尚可测，迎浮云莫知其际。圣人之术为万民式，论裁志意，必有法则，循经守数，按循医事，为万民副，故事有五过四德，汝知之乎？雷公避席再拜曰：臣年幼小，蒙愚以惑，不闻五过与四德，《比类》、《形名》，虚引其经，心无所对。"第二，黄帝于岐伯，多以师礼事之而予以请问。若雷公，则安坐明堂，召以教诲，故多垂训，如著至教论："黄帝坐明堂，召雷公而问之曰：子知医之道乎？雷公对曰：诵而颇能解，解而未能别，别而未能明，明而未能彰。足治群僚，不足至侯……"第三，雷公年幼，见闻不广，故黄帝于说解之余，亦时有责问之词。如《示从容论》："黄帝燕坐，如雷公而问之曰：汝受术诵书者，若能览观杂学，及于此类，通合道理，为余言子所长……"。又："帝曰：公何年之长而问之少，余真问以自谬也。吾问子窈冥，子言《上下篇》以对何也。"又如《微四失论》："黄帝在明堂，雷公侍坐。黄帝曰：夫子所通书受事众多矣，试言得失之意，所以得之，所以失之。"又："子年少，智未及邪，将言以杂合耶……"综观黄帝与雷公问答诸文，雷公虽亦依托为黄帝臣，然较之岐伯等人，其年龄较小，资历较浅，学识较低，故有关篇文中涉及之范围不广。在《素问》篇文诸依托人中，仅是作为一名黄帝在医学方面的传人出现，其篇文内容，亦皆系黄帝向雷公之考问及说解与传授。故皇甫谧《甲乙》序所谓"雷公受业，传之于后"，盖由此也。

　　详《素问》一书之篇卷组合,虽非昔日旧貌,然根据现存王冰次注本中之情况及宋林亿等新校正提供全元起注本之篇卷情况,仍可反映出《素问》篇卷组合方面的有关问题。

　　第一,王冰次注本与全元起注本之不同点,除篇卷文序不同、篇文结构有分合、篇名有异同外,其最大之不同处为全注本虽系九卷本之卷序,而缺第七卷内容。而王注本系二十四卷本卷序,除缺二篇外,余者均备。然其中十九卷至二十二卷四卷之运气七篇大论及亡篇《刺法论》与《本病论》二篇篇目,则为全注本所无。

　　第二,关于《刺法论》与《本病论》两亡篇,在宋代有其传本,内容亦属运气学说,林亿等谓"辞理鄙陋,无足取者",是斥其伪也。故王注本存此二目,尚多疑焉,论其篇名文义,与运气七篇颇异,不似与运气七篇为同一体系,然其篇序,则在《六元正纪大论》与《至真要大论》之间,又似为一体。故此二篇之内容,究属那一方面,尚难论定。

　　第三,运气七篇大论文,不仅全元起本中不具,又从文字气象及内容来看,与《素问》别篇,亦多有差异,故前人已疑其非《素问》本文。如《素问》林亿新校正云:"今《素问》四卷,篇卷浩大,不与《素问》前后篇卷等;又且所载之事,与《素问》余篇略不相通。窃疑此七篇,乃《阴阳大论》之文,王氏取以补所亡之卷,犹《周官》亡'冬官',以《考工记》补之之类也。"按林亿等疑运气七篇非《素问》本文则是,若谓或王冰取《阴阳大论》文补之,则恐非是。此事将在后"运气学说"中专为讨论。总之,运气七篇与《素问》别篇当有所别,恐为无疑,故此七篇,从学术系统之组合而论,当是独立成章也。

　　第四,运气七篇,虽为一独立体系,然从依托撰人而论,与《素问》、《灵枢》等书,亦不无关系。七篇七论依托撰人,黄帝问鬼臾区一篇,可谓七篇中之首篇,余六篇为黄帝问岐伯。鬼臾区之名在《素问》别篇及《灵枢》中均不见。当是在其《太始天元册》中有所见。而《太始天元册》一书,又为运气学说之本,故列黄帝问鬼臾区之"天元纪大论文"为首,其余六篇黄帝问岐伯,与今存《素问》及《灵枢》之大多数篇文文体同,如此则与《素问》、《灵枢》相类。故以此为亡卷而补之,亦不为无缘。又特于问鬼臾区文之次篇《五运行大论》问岐伯文中,点出岐伯亦曾亲览《太始天元册》,亦照顾到问鬼臾区文与岐伯文的关系,足见编撰此文之真正作者,亦可谓用心良苦。然其与《素问》与《灵枢》难以尽合处,仍多有之,详见后文。

　　第五,《素问》一书除运气七篇大论外之其他篇卷组合,尚有四种类型,即无依托撰人型、黄帝曰型、黄帝问岐伯型、黄帝问雷公型。其中无依托撰人者十篇多;黄帝曰者仅有一篇,另有混编于黄帝问岐伯篇中者二篇;黄帝问岐伯者五十九篇;黄帝问雷公者七篇。从篇文数量方面看,唯黄帝问岐伯诸文,不仅数量多,而且涉及的范围亦广,其余则仅涉及医学的某一方面或某几方面。从学术体系方面看,正由于黄帝问岐伯诸文,不仅涉及范围广,而且在每一方面,均有较为系统的论述,形成了医学所特有的学术体系,故可认为《素问》中黄帝问岐伯诸篇,是《素问》的最基本的也是最主要的内容;在这一部分内容中,也正体现了《素问》的学术体系。而其他部分,也只能是对《素问》基本内容的补充和增强,难以体现另外的体系。从学术思想方面看,在《素问》一书中,历史的和编纂整理的原因,存有诸多学术发展过程中形成的不同学术观点和不同学术派别(已见前文),但此种情况则较为复杂。其不仅在《素问》与《灵枢》间有之,在不同依托之间有之,即在同一依托人之不同篇文间亦有之。如同一四时刺法,岐伯在不同篇中,说法不一。详《诊要经终论》云:"春刺散俞及与分理,血出而上……夏刺络俞,见血而止……秋刺皮肤,循理,上下同法,神变而止;冬刺俞窍于分理,甚者直下,间者散下。"《水热穴论》则云:"春秋络脉,夏取盛经分腠,秋取经俞,冬取井荥。"

凡如此类,同一依托人、同一命题而说法不同,亦不为鲜见。从而说明,《素问》中之不同依托撰人,难以认定为不同学派之依托人,也就是说,不同之依托人,难以认定为不同之学派。因此,书中诸人,似可认为,主要是体现其原作者遵崇黄老的思想,因依托诸医学文籍系出于黄帝之手,而以传说之黄帝君臣为依托对象,藉以记载诸多方术之士或医家有关医学方面的论著,以取重于世。从现存篇文内容来看,似非以其为严格的、系统的不同学派的代理者。

(二)《灵枢经》

《灵枢经》以宋史崧传本为本,全书八十一篇全存。其中不具依托撰人者十二篇,具依托撰人者六十九篇。组合情况大致如下。

1. 不具依托人者

(1)篇文。此类篇文计有《小针解第三》、《官针第七》、《终始第九》、《经筋第十三》、《五邪第二十》、《寒热病第二十一》、《癫狂病第二十二》、《热病第二十三》、《厥病第二十四》、《病本第二十五》、《杂病第二十六》、《九宫八风第七十七》。

(2)学术内容。凡此十二篇,涉及经脉者二篇,针道者二篇,疾病与病候者六篇,治则者一篇,术数与医学气象者一篇。

(3)组合情况。按此十二篇不具依托人之篇文,若与《素问》及《灵枢》别篇相较,大致有以下特点。

1)同文不同解,即经文文句相同,而解文则不同。如《小针解》篇有文句若虚则实之、满则泄之、宛陈则除之、邪胜则虚之、徐而疾则实、疾而徐则虚、言实与虚、若有若无、察后与先、若亡若存、为虚与实、若得若失等,《素问·针解篇》亦有之,唯个别字小异。然两书中解文,则大不相同。甚至文义亦互异。如《小针解》云:"所谓虚则实之者,气如虚而当补之也;满则泄之者,气口盛而当泻之也。"《针解》篇则云:"刺虚则实之者,针下热也。气实乃热也;满而泄之者,针下寒也,气虚乃寒也。"详上述诸文句,《灵枢》、《素问》相同者,必出于一书,同源也。然而两书中解文,则大不相同,显系出于两家之言,不同解也。不仅如此,且文体亦不同,如《素问·针解》为黄帝问岐伯文,而《灵枢·小针解》则不具依托人。故此两解,分别组合于《素问》与《灵枢》两书中。

2)同类不同体,此指同类内容,而篇文文体则不同。如《经筋》一篇,亦属经脉类内容,然与《经脉》、《经别》、《经水》诸篇之文体则不同。详《经脉》、《经别》、《经水》、《经筋》四篇,皆经脉之类也,篇序亦相连。然《经脉》篇依托为雷公问黄帝,全文皆依托为黄帝答雷公问,而《经别》、《经水》两篇则依托为黄帝与岐伯问答文,独《经筋》一篇,则无依托撰人,何黄帝与岐伯二人,既明诸经脉、经别、经水,而独不明于经筋也。此可见其必源于古之文献有所不同,本自出于不同学派之手,而非编者有意于此,使黄帝、岐伯明于彼而暗于此也。

3)在类别方面以疾病与病候方面居多。详《素问》中十一篇不具依托人者,涉及面稍广,比较集中为刺疾病及刺法,且在理论与应用的结合方面亦较紧密,如《热论》后有《刺热》篇,《疟论》后有《刺疟》篇等。而《灵枢》中十二篇,则涉及面较小,相对集中者为疾病与病候,有五邪、寒热病、癫狂病、热病、厥病、杂病等,居半数之多,而且内容比较零乱,理论方面较少,显得尤为朴拙。

4)名同而实异,此指有些病候名虽同,而实际内容则不同。如《灵枢·热病》与《素

·热论》,虽皆言"热病",然论之内容则互不相同。又如《灵枢·厥病》与《素问·厥论》,虽皆言"厥病",然《灵枢·厥病》所言之厥,有厥头痛、厥心痛等,有卒厥之义,而《素问·厥论》所言之厥,谓经脉气逆也。故其名虽同,而实有所异也。

5)同名不同体,此指同一命题之内容,如《九宫八风》篇,主要论述太一游及八风致病等有关内容。另在《岁露论》之后半部分,少师对黄帝问文,亦言及太一游及八风致病,文字虽有些差别,若作为一大的命题而言,则当为同,然《九宫八风》则无依托人,而《岁露论》此文则为黄帝与少师问答文,此其命题虽同,而文体则不同也。

6)篇文分布,相对集中。《素问》中不具依托人之十二篇多,分布比较分散,在王冰次注之二十四卷本中,居于第一卷、第三卷、第七卷、第九卷、第十卷、第十一卷、第十三卷、第十四卷、第十五卷、第十八卷等十一卷之多。其中唯第十三卷中有两篇,余卷各有一篇。而《灵枢》中之十二篇,若按原九卷每卷九篇之数计,则第一卷应有三篇,第二卷应有一篇,第三卷应有七篇,第九卷应有一篇。从此一分布情况看,《灵枢经》或保留旧貌处尤多于《素问》。而《素问》则经后人调整处为多,此借林亿等提供之全元起本篇目,亦可得到一定的证据。

2. 黄帝曰文

(1)篇文。《营气篇第十六》。

(2)学术内容。本篇主要说明营气循十二经脉及背部与胸腹部(实则为任督二脉)运行的路线。

(3)黄帝与医学。见前《素问》部分。

按《灵枢经》中,虽仅有此一篇为"黄帝曰"文,然结合《素问》中此类篇文及组合于别篇中之"黄帝曰"文,足可证明,此一独立之文体,意在说明依托之黄帝,犹知医者也。

3. 黄帝与岐伯问答文及岐伯曰文

(1)篇文。黄帝与岐伯问答文,亦《灵枢》中主要组成部分,计有整文四十五篇,与别篇组合成文者尚有五篇。故当系《灵枢》之基本内容。其整文四十五篇为《九针十二原第一》、《本输第二》、《邪气脏腑病形第四》、《本神第八》、《经别第十一》、《经水第十二》、《五十营第十五》、《脉度第十七》、《营卫生会第十八》、《四时气第十九》、《调疟第二十七》、《口问第二十八》、《师传第二十九》、《决气第三十》、《海论第三十三》、《五乱第三十四》、《胀论第三十五》、《五癃津液别第三十六》、《五阅五使第三十七》、《逆顺肥瘦第三十八》、《血络论第三十九》、《阴阳清浊第四十》、《阴阳系日月第四十一》、《病传第四十二》、《淫邪发梦第四十三》、《顺气一日分为四时第四十四》、《外揣第四十五》、《本脏第四十七》、《背腧第五十一》、《卫气第五十二》、《天年第五十四》、《水胀第五十七》、《贼风第五十八》、《玉版第六十》、《五禁第六十一》、《动输第六十二》、《百病始生第六十六》、《行针第六十七》、《上膈第六十八》、《寒热第七十》、《论疾诊尺第七十四》、《刺节真邪第七十五》、《九针论第七十八》、《大惑论第八十》、《痈疽第八十一》。另有四篇为《邪客篇》后部分、《官能篇》、《卫气篇》及《岁露论》三篇之前部分。又《根结篇》,前为岐伯曰文,后为黄帝与岐伯问答文。又《五音五味篇》,前无依托人,后为黄帝与岐伯问答文。观其总数,已及于五十余篇。

(2)学术内容。黄帝与岐伯问答文,加之岐伯曰文,占有篇数最多,故涉及范围亦最广约言之,有以下几个方面。

针道:如《九针十二原》、《五禁》、《九针论》等。

腧穴:如《本输》、《背腧》等。

经脉:如《根结》、《经别》、《经水》、《脉度篇营卫生会》、《海论》、《血络论》、《卫气》、《动输》、《卫气行》等。

刺法:如《四时气》、《行针》、《官能》、《刺节真邪》等。

脏象生理:如《本脏》、《天年》、《五音五味》等。

身形:如《师传》、《逆顺肥瘦》等。

精气津液血脉:如《本神》、《决气》、《五癃津液别》、《阴阳清浊》等。

疾病与病候:如《周痹》、《胀论》、《上膈》、《寒热》,《痈疽》等。

病因病机辨证:如《邪气脏腑病形》、《口问》、《五乱》、《病传》、《淫邪发梦》、《水胀》、《贼风》、《百病始生》、《邪客》、《大惑论》等。

诊法:如《五阅五使》、《外揣》、《论疾诊尺》等。

人与天地相参:如《阴阳系日月》、《顺气一日分为四时》、《岁露论》等。

以上仅是一个大致的类别,由于有些篇文中含二类或二类以上内容,有的内容,亦可属于不同的类别,故以整篇分类,难得其详。尽管如此,从此一类别中,亦可看出,《灵枢》中依托岐伯所论,仍有所偏。如《灵枢》古又名《针经》,然针刺有一重要内容——腧穴,却重在《素问》,又如岐伯虽论经脉内容亦较多,然其中最重要的一篇——经脉篇,却出之于黄帝。凡此种种,均可显示其原始文献之所本不同及朴拙之风。

(3)岐伯与医学。见前《素问》部分。

按"岐伯曰"文,虽仅在一篇中有之,然详其文气,亦较完整,不似有脱文之不相连接者,故此亦当为独立成章之文,特为组合于根结篇中而已。

4. 黄帝与伯高问答文

(1)篇文。《骨度第十四》、《肠胃第三十一》、《平人绝谷第三十二》、《逆顺第五十五》、《五味第五十六》、《卫气失常第五十九》、《阴阳二十五人第六十四》等七篇。

另外有《邪客》篇之前部分及《卫气行》篇后部分。

(2)篇文内容。上述诸文,主要涉及脏腑生理,如《肠胃》、《平人绝谷》、《五味》等篇;身形,如《骨度》、《阴阳二十五人》;刺法,如《逆顺》;经脉如《卫气失常》及《邪客》、《卫气》部分内容。另《邪客》篇尚有部分为人与天相参者。

(3)伯高与医学。伯高之名,汉以前古文献所见甚少,今见有《管子·地数》中有之,该文云:"黄帝问于伯高曰:吾欲陶天下而以为一家,为之有道乎?伯高对曰:请刈其莞而树之,吾谨逃其蚤牙,则天下可陶而为一家。黄帝曰:此若言可得闻乎?伯高对曰:上有丹沙者下有黄金,上有慈石者下有铜金,上有陵石者下有铅锡赤铜,上有赭者下有铁。此山之见荣者也。苟山之见其荣者,君谨封而祭之,距封十里而为一坛,是则使乘者下行,行者趋,若犯令者,罪死不赦。然则与折取之远矣。修教十年而万卢之山发而出水,金从之……"从黄帝与伯高之此一谈话内容可见,伯高为黄帝臣之传说,其来尚矣,且不仅见于医籍。据伯高之所论,伯高为黄帝臣,当为佐治天下,然犹为方士或术数之流,此与其又善言医,于理亦合。详《管子》一书,近代学者研究,多以为非尽出于管仲之手,其中亦多有其门人或后学而为之者,故此文是否出于管子之手,尚在疑似之间。然至迟恐亦在秦汉之时。此亦可《灵枢》中有黄帝与伯高之问答,亦非言而无据也。

关于依托伯高之医文,除《灵枢》外,今所见之早期文献如唐孙思邈《千金方》卷二十六食治有云"黄帝曰:谷之五味所主,可得闻乎?伯高对曰:夫食风者则有灵而轻举,食气者则和静而延寿,食谷者则有智而劳神,食草则愚痴而多力,食肉者则勇猛而多嗔。是以肝木青色宜酸,心火赤色宜苦,脾土黄色宜甘,肺金白色宜辛,肾水黑色宜咸。内为五脏,外主五行,色配五方。"此后尚有五脏不可食忌法、五脏所宜食法、五脏病五味对治法等。其中有诸多与《素问》及《灵枢》之文对应者,然亦有些文字,互不对应。当系早期医学文献中别出一家之遗文,而孙思邈纳入其书。又孙氏《千金翼方》卷二十五色脉有黄帝问伯高一节,与《灵枢·卫气失常》文虽大致相同,然亦有个别差异较大者,如"黄帝问伯高曰:察色知病何日",《灵枢》作"黄帝问于伯高曰:何以知皮肉气血筋骨之病也。"似此等异文,亦或《千金翼》别有所本。

在《灵枢》诸文中所设黄帝与伯高问答文,虽不如黄帝对岐伯之遵及所问内容之多,然在诸臣中,据现有篇数计,亦唯居岐伯之次。余如少师、少俞等尤不及也。至于晋皇甫谧《针灸甲乙经》序所谓"黄帝咨访岐伯、伯高、少俞之徒",当是本于《素问》、《灵枢》,后世医史诸家所记,亦犹是也。

5. 黄帝与少俞问答文

(1)篇文。《五变第四十六》、《论勇第五十》、《论痛第五十二》、《五味第六十三》。

(2)学术内容。上述四篇主要论及病因病机,如《五变》篇论百病始生于风雨寒暑,其病各异者,因形而生病也;《论勇》篇论四时之风病不同形及忍痛与不忍痛之病机;《论痛》篇论痛之病机等。脏腑生理,如五味论之论五味入口各有所走等。

(3)少俞与医学。少俞之名,在《素问》及《灵枢》以外之汉以前别籍中,不见有所记述,晋初皇甫谧《针灸甲乙经》序所谓"黄帝咨访岐伯、伯高、少俞之徒",当是据《素问》与古《针经》之义而得。然今《灵枢》中既有此问,必有所本,唯先秦、两汉文献,亡佚甚多,故今则难详。后世医史诸家传记,则难以为凭。

6. 黄帝与雷公问答文

(1)篇文:《经脉第十》、《禁服第四十八》、《五色第四十九》。另有《官能》后部分为雷公问黄帝。

(2)学术内容:上述诸文,主要论及经络,如《经脉》篇;诊法:如《禁服》篇之论人迎寸口诊、《五色》篇之论色诊等;传人,如《官能》后部分之论受业传艺,非其人勿传等。

(3)雷公与医学。见前《素问》部分。

关于雷公问黄帝这一部分内容,与《素问》中此部分内容,有同有异。其相同处者,均为雷公向黄帝请教,且雷公多以晚辈自处,如《禁服》篇之自称"细子",《五色》篇之自称"小子"等。此则说明《素问》与《灵枢》中之雷公与黄帝问答文,均在显示黄帝所知之医学内容也。其不同处为两书在行文方式上有很大差异。《素问》诸文大多为黄帝向雷公提问,个别亦有考问或责问之义,而《灵枢》则多以雷公直接向黄帝请问的方式行文,故二书诸篇,虽依托于同名者,然未必尽出于一家之言。

三、篇文内容组合概况

内容组合,指每一具体篇文内容的组合。由于今存本《素问》与《灵枢》,多有后人改动处,并非尽为昔日旧貌。尽管如此,从现有篇文内容之组合来看,仍可见其早期组合的一些基本情况。现将二书分述如下。

(一)《素问》

《素问》一书,仍以今存王冰次注本为主,个别篇目,参之全元起本,加以分析。大致言之有以下几种情况。

1. 单项组合

单项组合,指篇文仅由一个方面或者说一个主题的内容组合而成。此在《素问》篇文中居大多数。如《上古天真论》、《四气调神大论》、《生气通天论》、《金匮真言论》、《经脉别论》、《脏气法时论》、《宣明五气》、《风论》、《痹论》、《痿论》、《厥论》、《刺要论》、《刺齐论》、《刺禁论》、《刺志论》及运气七篇大论、黄帝与雷公问答文七篇等,约五十篇左右,均属此单项组合。此类单项组合之篇文,具有以下几种情况。

(1)题文相同。即篇题名与篇文的内容完全一致。如《四气调神大论》之论顺四时之气以调神,《脏气法时论》之论人体五脏之气法于五时,《风论》之论风病,《刺禁论》之论针刺禁忌等。皆属于此。此类篇文,一般均是围绕一个中心议题进行论述或陈述,有的并有所扩展,但亦是在主题的基础上,对与主题相关的某些问题再加论述。此类篇文,均是根据题名宗旨而进行论述,但有的篇文,原本无题,其题名乃后人根据文义,概括要旨而为之名。

(2)内容虽广,类例相通。有的篇文,其所含内容虽较广泛,然从大的类例方面看,亦相通,故从题名与内容方面来看,亦属单项组合。如《宣明五气》篇,诸所谓五入、五病、五并、五恶、五液、五禁、五发、五乱、五邪、五脏所藏、五劳所伤、五脏之脉等,皆与五气相关,其义亦互通也。

(3)病候虽多,题有共名。有些论病候的篇文,所论非一,有的包括多种疾病,然而根据其某一特点,而有一共名,故亦可谓之同类。如《奇病论》篇,论及重身九月而瘖、息积、伏梁、疹筋、厥逆、脾瘅、胆瘅等十余种疾病,皆属之奇病,故名"奇病论"。又如《大奇论》,亦同此例。

(4)释文解句,本源同书。有少数篇文,原是对某一古医籍中部分文句的训释,有时涉及内容较广,然必出于同书。如《阳明脉解》与《脉解》篇之内容,均是对经脉病候的训释,文题相同。即如《针解》篇内容,虽内容较为广泛,文字亦有所残缺,然其所解之文,必当出于同书。

上述诸端,虽情况不一,但作为篇文组合而论,均合于文理,篇文层次结构,亦基本合理,但其中亦难免有个别错简或脱误之处,亦较易辨识。

2. 双项组合

双项组合,指篇文由两个方面或者说两个主题的内容组合而成。此类篇文有两种情况。

（1）题文双项。此指题名与篇文均为双项组合。主要有以下几篇。

1）《六节脏象论》，本篇前半部分论六六之节，后半部分论脏象，前后两部分显系两项不同性质的内容，故篇名《六节脏象论》，亦系双项组合。又详本篇前半部分六六之节的内容，林亿等新校正云："全元起本及《太素》并无，疑王氏之所补也。"按林亿等所云，全本及《太素》无此内容，疑后人所补，亦不无道理。又按此篇名，全注本亦当如是，若无此内容，则篇名"六节"二字无着落矣。至于王冰次注本中此部分内容，亦或其所据祖本原已有之，未必为王冰所补。至于王冰本中论六六之节诸文，是否《素问》始成编时内容，今则难详。

2）《玉版论要》，本篇前部分论《揆度》、《奇恒》之用，以文中有"著之玉版"字样，故取"玉版"二字；后部分论五色脉变，以文末有"论要毕矣"之文，故取"论要"二字。此固篇名作"玉版论要"之义。其题名与篇文，亦皆为双项组合。

3）《诊要经终论》，本篇起首文云"黄帝问曰：诊要何如"，故取"诊要"二字，详本篇前部分主要论针刺之要，故段末曰"此刺之道也"。本篇后部分帝问"十二经脉之终"，其文则论及三阳脉与三阴脉之终。故以诊要经终双项组合。

4）《标本病传》，本篇前部分论标本之治，后部分论病传，题文皆双项组合。

详本篇林亿等新校正云："按全元起本在第二卷皮部论篇前。"按新校正此一校记，义不甚明，若谓该篇与《皮部论》为一篇，唯本文在《皮部论》文之前，其校记则不如经络论讲述明确，《经络论》篇新校正云："全元起本在皮部论末，王氏分出。"故此说尚有疑义。若谓"在第二卷皮部论篇前"指卷次与篇次，则余篇无此先例。因此，本篇新校正文义虽不甚明确，在全元起本中，本篇与《皮部论》并为一篇的可能性，是难排除。

又本篇论标本之末，紧接病传之文，既无再设问之词，亦无衔接之语，义甚唐突。盖此文必系无依托人之文，联缀于此，遂并为一篇，在王冰次注本中，存此双项题文之内容。

（2）题名单项，篇文双项。此指题名为单项之义而篇文则为双项组合。主要有以下几篇。

1）举痛论。本篇主要论述痛证之病机，以文中有"帝曰：愿闻人之五脏卒痛"之语，故林亿等新校正云："疑举乃卒字之误也。"详本篇论诸痛之后有文云："帝曰：善。余知百病生于气也。"领起下文有九气之问及岐伯之答，此则实乃另起别义。故本篇文，亦属双项组合。

2）病能论。本篇主要论述胃脘痈、卧不安、病厥、项痈、怒狂、酒风等之病候、病因病机及治法，故名"病能论"。然篇末又有"所谓……者"数条，如"所谓深之细者，其中手如针也"，又如"所谓揆者，方切求之也，言切求其脉理也……"。凡此等文，与前文不仅义不相通，从文理方面看，前后文亦不相衔接。故王冰注云："凡言所谓者，皆释未了义，今此所谓，寻前后经文，悉不与此篇义相接，似今数句，少成文义者，终是别释经文。世本既阙第七二篇，应彼阙经错简文也。古文断裂，缪续于此。"按王氏此说甚是。然今存此篇篇文，实亦双项组合者也。

按双项组合诸篇。从上述诸例可见，情况不一，可见其并非由同一体例之一次性组合而成。凡其题名与篇文均为双项组合者，尽管其内容之联系，并非十分紧密，总归有此体例，不管其题名为始有或为后人整复时所加，亦应如是。然而有的题名单项而篇文双项组合者，情况似较复杂。此或在流传过程中，由后人随意并合，或由于篇文散乱者而有所错简，特如上举《病能论》篇之情况，恐非昔日之旧貌也。

3. 三项或三项以上组合

三项或三项以上组合,此指篇文由三个或三个以上之多方面或多主题内容组合而成。此类篇文,尽管有的题名亦为双项组合,但其实有内容,均超过两项,主要有以下几篇。

1)《脉要精微论》。本篇主要论述脉之大要,另方面又及精气衰微,如文中所谓"五色精微象见矣,其寿不久也"。又曰"如是则精衰矣"等,皆属此类。又篇中另有发梦十一条,与《灵枢·淫邪发梦》文基本相同。是则本篇所论,若就内容而言,为三项组合,然则发梦诸条,必系错简于此。恐本篇原意,当是双项组合。

2)《玉机真脏论》。本篇前部分主要论及脉象,以其文末曰"著之玉版,藏之藏府,每旦读之,名曰玉机"。故特取"玉机"二字。后部分有论及"真脏"之文,此故篇名作"玉机真脏论"。然则"玉机"与"真脏"之间,另有论"病传"之文,与前后文亦不相顺接。篇后又有"治病察其形气色泽,脉之盛衰"等,亦为另起之义。故本篇题名虽为双项组合,而其篇文内容,实则为四项组合。

3)《血气形志》。本篇前部分言三阴三阳脉血气之多少;后部分言人之五形志,故篇名"血气形志篇"。然血气与五形志中间,另有度背俞法一段,与前后文无涉,此必别篇错简于此。故本篇题名虽为双项组合,而篇文内容,实则为三项组合。

4)《通评虚实论》。本篇主要论述正邪之虚实,如黄帝始问"何谓虚实"?"岐伯对曰:邪气盛则实,精气夺则虚。"故名"通评虚实论"。然论诸虚实之后,又另具杂文若干起,皆可独立为义。如:

"帝曰:形度、骨度、脉度、筋度,何以知其度也?"王冰注:"形度具《三备经》;筋度、脉度、骨度,并具在《灵枢经》中,此间亦合在彼经篇首。错简也。一经以此为逆从论首,非也。"详此文不仅有问无答,且其文亦不当居此,故王注亦以为错简。

"帝曰:春亟治经络,夏亟治经俞……非痈疽之谓也。"详本文言四时刺法,与本篇义亦不合。

"痈疽不得顷时回……治在经俞。"详本文乃治痈疽不得顷时回及掖痈、暴痈三条。与前后文亦不相关。又掖痈、暴痈两条,林亿等新校正云:"按此二条,旧散在篇中,今移使相从。"是知此二条,乃林亿等移续于此。

"腹暴满按之不下……上踝五寸刺三针。"详此文乃刺腹暴满、霍乱、惊痫三病者。

"凡治消瘅仆击偏枯……蹠跛寒风湿之病也。"详此文乃论消瘅、仆击偏枯、痿厥、气满发逆、隔塞闭绝、暴厥而聋等病候之病机。

"黄帝曰:黄疸暴痛……肠胃之所生也。"详本文乃论述黄疸、暴痛、癫疾厥狂、五脏不平、头痛耳鸣等病之所由生者也。且此条特再出"黄帝曰"文,与余条亦不同例。

从以上诸文可见,皆与本篇论正邪虚实之义不相关,文难相续。故本篇题名为一,实与后文多项内容杂合而成。似此等文,必系流传过程中散乱杂合而成。绝非原始旧观,后世因袭,亦杂无章法者。

5)《骨空论》。本篇主要论述诸骨空之腧穴及主治等。然中间另具任脉、冲脉、督脉之起止、循行及病候等内容,将骨空诸文分割为前后两部分。似此任、冲、督三脉文,既与前后文不合,亦与题名不符;又本篇后部分自"灸寒热之法"至篇末,乃言灸寒热诸处之法,与本篇题名不相符。故本篇内容,亦三项组合者也。

6)《水热穴论》。本篇主要论述治水病之五十七俞及治热病之五十九俞。然在水穴与热穴之间,另有四时刺法一段,系对四时刺法的进一步说解。故本篇题名虽为双项组合,而其篇文内容则为三项组合。

7)《四时刺逆从论》。本篇题名为四时刺逆从论,然其篇文组合,亦较复杂,大致有以下几种情况。

起首一段为无依托人文,言三阴与阴三脉之病候。

第二段亦无依托人文云:"是故春气在经脉,夏气在经络,长夏气在肌肉,秋气在皮肤,冬气在骨髓中。"乃言五时人气所在。后接帝问其故及岐伯说解文。

第三段为黄帝与岐伯问答四时刺逆从文。

第四段为黄帝曰文,言刺五脏之变候及死期。

按本篇不仅文体不一,且篇文亦含有多项内容。若二、三段篇文,虽有起始五句无依托人文,然其内容与后黄帝与岐伯所论义且近,与题名亦基本可合。若第一段及第四段则另具别义,与四时刺逆从名不相涉,故本篇篇文,至少亦可谓三项组合。

从以上诸篇可见,此类篇文之组合情况比较复杂。

第一,就文体而论,一篇之中,有的既有无依托人之文,又有具依托人之文,而所论内容,或同或异,显非出于一人之手,而却组合于一篇之中。

第二,就篇文与题名而论,均不一致。观上述诸篇之题名,或单项如《通评虚实论》、《骨空论》等;或双项如《玉机真脏论》、《水热穴论》等。然其篇文内容,均在三项或三项以上,且义不相涉,特如《通评虚实论》篇,不仅内容逐多项,而且显得杂乱无章。似此等篇文,绝非初编时之组合内容。

第三,此种篇文组合形式,特别是双项题名组合形式,固不排除有些乃出于原编次人之手,但有的亦可能出于后世整复人之手,至于篇文之杂合而存者,无疑当是篇散乱之后,或脱名或错简,遂使有些篇文,乱无章法矣。

(二)《灵枢》

《灵枢》一书,今亦以南宋史崧本为主。大致有以下几种情况。

1. 单项组合

《灵枢》中单项组合之篇文,亦居大多数,有六十余篇。由于其篇数居多,故其内容所涉及的范围亦广。大致言之,有以下几种类别。

(1)解文类,即对某一古文献之文句所作的解说性文字,如《小针解》篇即是。

(2)经脉类,此在《灵枢》单项组合篇文中为数亦多,内容亦较系统完整,如《经脉》、《经别》、《经水》、《经筋》等皆是。

(3)针道类,针道虽为《灵枢》之重点内容,然多与其他内容组合,今存单项组合内容如《官针》及《行针》等最为典型。

(4)脏腑生理类,如《肠胃》、《平人绝谷》、《本脏》、《天年》等皆是。

(5)病因病机类,此类内容,亦占有较多篇文,如《邪气脏腑病形》、《病传》、《论痛》、《贼风》、《百病始生》等皆是。

(6)疾病类,如《寒热病》、《癫狂》、《热病》、《厥病》、《周痹》等皆是。

（7）身形类,如《通天》、《阴阳二十五人》等皆是。

另有诊法、治则等,亦皆有之,兹不再举。《灵枢》此类篇文组合的基本情况,与《素问》亦大致相同。总起来看,此类篇文之题名,大都比较明确,除个别篇文外,其大多数内容的层次结构亦较简单,篇文字数亦较少。个别篇文较长、内容较多者,如《邪气脏腑病形》篇,结构亦较严密,内容亦较连贯,故内容虽较别篇为广,然作为单项组合,亦无不可。

2. 双项组合

双项组合主要有以下几篇。

1）九针十二原,本篇前部分主要论及小针之要及九针之形制与功用。后部分主要论及十二原之名称、部位与主治大要,本篇篇文内容与题名,均为双项组合。

2）根结,本篇前部分为"岐伯曰"文,论及三阴三阳脉之根结及关阖枢等。同时论及经脉循行之根、溜、注、入及五十营与诊代脉以知死期。后部分为黄帝与岐伯问答文,主要论及形气逆顺及刺法大要,本篇组合,疑点有二,一者,题名为一,而篇文内容则为双项。二者,前部分为岐伯曰文,后部分为黄帝与岐伯问答文,文体不一。故今文似非本篇原貌。

3）师传,本篇前部分论及便病人之文,后部分论及身形支节与脏腑的关系文。按本篇题名,虽无专义,然篇文之前后部分,亦无必然联系。故本篇亦当归双项组合。

4）逆顺肥瘦,本篇前部分论及刺肥人、瘦人、壮士、婴儿之逆顺;后部分论及手足三阴脉与三阳脉循行之逆顺及足少阴脉与冲脉之关系。前后部分虽均言及逆顺,然其内容,则两不相涉,故本篇亦为双项组合。

5）五音五味,本篇前部分为无依托人之文,言及脏腑阴阳经脉之纳音纳味;后部分为黄帝与岐伯问答文,论及妇人无须及宦者须不生之机理。前后部分,显系双项组合。又本篇之题名、文体及内容,均难相合。今之组合,谅非原篇旧貌。

6）官能,本篇前部分为黄帝与岐伯问答文,主要论及用针之要;后部分为雷公与黄帝问答文,主要论及官能。详本篇前后依托人不同,所论内容,亦不相关。虽为双项组合然似非原貌。

7）岁露论,本篇前部分为黄帝与岐伯问答文,主要论及疟病发以时之故;后部分为黄帝与少师问答文,主要论及八正虚邪中人致病,即所谓遇岁露。详前后部分,虽为双项组合,然内容不相关。依托人不同,谅亦非原篇之旧貌。

以上双项组合之篇文,其基本情况,亦呈多样。一者,题名与篇文均为双项组合,如《九针十二原》、《逆顺肥瘦》等篇均是;二者题名单项,篇文双项如《根结》、《五音五味》、《官能》、《岁露论》等篇均是;三者,题名不专指,篇文为双项,如《师传》篇即是。其中特如《根结》、《五音五味》、《官能》、《岁露论》诸篇,前后文体不一,内容亦互不相涉,似非原本之组合。类似此等篇文,极有可能为原书散乱后,后人整复时形成之组合结构。

3. 三项或三项以上组合

此与《素问》义亦同,主要有以下几篇。

1）《本输》。本篇虽名本输,然篇文内容则较复杂,大致有以下几段。

自起首至"六腑皆出足之三阳,上合于手者也。"为论本输文,占本篇之大部分。

第二段自"缺盆之中,任脉也"至"手心主也,名曰天池",为言颈部及腋部诸穴之位次。

第三段自"刺上关者"至"伸不能屈",为言上关、下关、犊鼻、内关诸穴之刺法。

第四段自"足阳明挟喉之动脉也"至"足太阳挟项大筋之中发际",为言诸经脉在颈部之位次。

第五段仅"阴尺动脉在五里、五腧之禁也"十二字,与上下文均不应,必错简文也。

第六段自"肺合大肠"至"是六腑之所与合者",为言脏腑相合者。

第七段自"春取络脉"至"病之所舍,脏之所宜",为言四时刺法。

第八段,即最末两句"转筋者,立而取之。痿厥者,张而刺之,可令立快也。"

详以上诸文,除首段论本输文为一完整系统之文外,其余各段,不仅相互之间不相联接,且文字亦皆简短,甚至难以体现一个完整的段义。因此,本篇内容,除为多项组合外,必有错落牵合之处,若出于初编之组合,断不至如此混乱。

2)《寿夭刚柔》。本篇内容,大致有三,一者黄帝与少师问答文,论及人体刚柔阴阳之刺;二者,黄帝与伯高问答之文,论及人之形气寿夭;三者,亦黄帝与伯高问答之文,乃论及"三变刺"文,此与寿夭刚柔不相关,故本篇题名虽为双项,而其篇文内容则为三项也。

3)《脉度》。本篇虽名"脉度",然所含内容较多,大致有以下几段。

自起首至"此气之大经隧也",乃专言脉度之文。

第二段,自"经脉为里"至"虚者饮药以补之"。乃言络脉及补泻之法。

第三段,自"五脏常内阅于上七窍也"至"六腑不和则留为痈"。乃言五脏与上七窍的关系。

第四段,自"故邪在腑则阳脉不和"至"不得尽期而死也"。乃言"关格"病者。

第五段,自"黄帝曰:蹻脉妥起安止"至篇末,乃言蹻脉者也。

详以上诸文,本篇题名为一,而其内容则为五项组合。

4)《四时气》。本篇内容,亦可约而为三,一者四时刺,即题名"四时气"之义;二者为杂刺,计有温疟、飧泄、转筋、徒水、著痹、肠中不便、疠风、腹中常鸣等病候之刺法;三者邪在大肠、小肠、胆、胃、三焦致病之病候。故本篇题名为一,而内容亦三项组合也。

详邪在大肠、小肠等内容,从文字及内容方面看,均与下篇"五邪篇"言邪在五脏文相似,故此段内容,亦或为"五邪篇"内容,而误合于"四时气"中也。若之,则"五邪篇"言邪在五脏及五腑致病,义则完整。

5)《杂病》,本篇题名曰"杂",自无系统可言,篇中计收厥、喉痹、齿痛、聋、衄、腰痛、怒、颠痛、项痛、腹满、心痛、腰痛、痿厥、哕等病候的刺治方法。以其内容为杂,故亦为多项组合。

6)《邪客》,本篇前部分为黄帝与伯高问答文,其文义有二,一者论及邪气之客于人,或令人目不瞑,不卧出者之病机与治法;二者言及人之肢节以应天地。后部分为黄帝与岐伯问答文,其文义有三,一者论及经脉之曲折及出入之处,并举有手太阴之脉、心主之脉、手少阴之脉三例;二者论持针纵舍之意;三者论及人体八虚之候。故本篇虽以邪客为名,而其篇文则为五项组合,且前后问答人不一。似此等文,似亦非初编原貌。

7)《论疾诊尺》,本篇内容大致有三,一者论尺肤诊;二者目脉诊;三者论四时阴阳之变。故本篇篇文亦三项组合者也。

8)《刺节真邪》,本篇内容大致有四,一者论刺有五节;二者刺有五邪;三者言解论;四者论真气、正气与邪气。故此篇题名为二,而其内容则为四项组合者也。

9)《九针论》,本篇题名虽曰"九针",然篇文内容,比较复杂,大致有以下几个方面:

第一,自起首至"此九针大小长短也",乃论九针之文。其中有关九针之形制及功用,与《九针十二原文》基本相同。

第二,自"黄帝曰:愿闻身形应九野奈何"至"是谓天忌日也",为言身形与九野之应。

第三,自"形乐志苦"至"是谓形",言人之形志苦乐,此与《素问·血气形志》文基本相同。

第四,自"五脏气"至"肾主骨",言五气内容,与《素问·宣明五气》大致相同。

第五,自"阳明多血多气"至"少阴出气恶血也",言三阴脉与三阳脉血气之多少,与《素问·血气形志》基本相同。

第六,自"足阳明太阴为表里"至"是谓手之阴阳也",言手足阴阳脉之表里配合,与《素问·血气形志》亦同。

详本篇题名仅言"九针",而篇文内容,则有六项之多,且除身形应九野之外,余者亦多见于《灵枢》及《素问》别篇。故本篇内容,亦犹一综合性文献。

四、重出组合举例

在今存《素问》与《灵枢》中,可见其篇文,时有程度不同的重出组合现象。此种情况,在林亿等《素问》新校正所提供的全元起注本中,亦皆有之,在今存晋皇甫谧《针灸甲乙经》及唐杨上善《黄帝内经太素》中,亦间有之。可证,此种情况,其来已久,至少可追溯至晋以前。今存《素问》与《灵枢》中组合之重文,情况不一,有的篇文较长,有的篇文较短,有的基本相同,有的大致相同,有的不尽相同。现举诸要者,加以说明。

1. 经脉根结及关阖枢

本文今见有《素问·阴阳离合论》及《灵枢·根结》,又《灵枢·卫气》有十二经标本。与三阴三阳根结文,义犹相近,然亦颇有差异。

1)《素问·阴阳离合论》:"太阳根起于至阴,结于命门,名曰阴中之阳……阳明根起于厉兑,名曰阴中之阳……少阳根起于窍阴,名曰阴中之少阳。是故三阳之离合也,太阳为关(按原作"开",据《太素》等改。下同),阳明为阖,少阳为枢。"又:"太阴根起于隐白,名曰阴中之阴……少阴根起于涌泉,名曰阴中之少阴……厥阴根起于大敦,阴之绝阳,名曰阴之绝阴。是故三阴之离合也,太阴为关,厥阴为阖,少阴为枢。"按本文仅言三阴三阳脉之根及关阖枢,唯太阳脉亦言结。

2)《灵枢·根结》:"太阳根于至阴,结于命门,命门者,目也;阳明根于厉兑,结于颡大,颡大者,钳耳也;少阳根于窍阴,结于窗笼,窗笼者,耳也。太阳为关,阳明为阖,少阳为枢。"又:"太阴根于隐白,结于太仓;少阴根于涌泉,结于廉泉;厥阴根于大敦,结于玉英。络于膻中。太阴为关,厥阴为阖,少阴为枢。"详本文是论经脉根结及关阖枢的一种完整学说。律之《素问·阴阳离合论》文,可见文字方面,基本相同。唯《素问》除太阳外,只言根不言结,显得文不完整,故可能有脱文。尽管如此,此二篇内容,同出一说当无疑。

3)《灵枢·卫气》,按本篇内容,主要论及手足阴阳十二经之标本,与上文所言根结,义虽相近,文多不同处。一者名称不同,上名根结,此名标本,且此不言关阖枢也二者上言乃三阴三阳脉,概指足经,此言手足十二经也;三者,就足三阴与足三阳脉之根结与标本的具体部位而言,同者少而异者多也。故本篇与上文所举,当是义近而文不同,非出一家之言,与上举《素问》两篇中根结重文,义不尽同。

2. 合玉机

本文可见《素问》之《玉版论要》及《玉机真脏论》,二文基本相同。

1)《素问·玉版论要》:"请言道之至数。《五色》、《脉变》、《揆度》、《奇恒》,道在于一。神转不回,回则不转,乃失其机。至数之要,迫近以微,著之玉机,命曰《合玉机》。"

2)《素问·玉机真脏论》:"吾得脉之大要,天下至数,《五色》、《脉变》、《揆度》、《奇恒》,道在于一。神转不回,回则不转,乃失其机。至数之要,迫近以微。著之玉版,藏之藏府,每旦读之,名曰《玉机》。"

详上述二篇之文,虽前者设出岐伯语,后者设出黄帝语,其间亦有少量异文及个别通文,然二文基本相同。足证其语出同源,重为组合也。

3. 三阴三阳脉之终

本文可见《素问·诊要经终论》及《灵枢·终始》。两文基本一致,今举两例。

1)《素问·诊要经终论》:"太阳之脉,其终也,戴眼反折,瘛疭,其色白,绝汗乃出,出则死矣……厥阴终者,中热嗌干,善溺心烦,甚则舌卷卵上缩而终矣。"

2)《灵枢·终始》:"太阴之脉,其终也,戴眼反折,瘛疭,其色白,绝皮乃绝汗,绝汗则终矣……厥阴终者,中热嗌干,喜溺心烦,甚则舌卷卵上缩而终矣。"

按此二文,《素问》设为岐伯语,《灵枢》则无依托人。然从全文相校,两书基本相同,仅有个别异文,应是两书分别流传时,有传抄致误者。是则此一重文,亦当同出一源。

4. 四时刺

四时刺文,可见于《素问》之《诊要经终论》、《水热穴论》、《四时刺逆从论》及《灵枢》之《本输》、《四时气》、《寒热病》、《顺气一日分为四时》诸篇。然其文有同有异,有简有繁。简述如下。

1)《素问·诊要经终论》:"故春刺散俞及与分理,血出而止,甚者传气,间者环也;夏刺络俞,见血而止,尽气闭环,痛病必下;秋刺皮肤,循理,上下同法,神变而止;冬刺俞窍于分理,甚者直下,间者散下。"按此文设为岐伯语。

2)《素问·水热穴论》,按本篇取黄帝问其因岐伯解其义的形式为文。故黄帝问语即四时刺文,大要为春刺络脉分肉,夏取盛经分腠,秋取经俞,冬取井荥。

岐伯解语,今举春刺为例:"春者,木始治,肝气始生,肝气急,其风疾,经脉常深,其气少,不能深入,故取络脉分肉间。"

3)《素问·四时刺逆从论》,本篇虽非直言四时刺,然以黄帝与岐伯论四时人气所在之文,亦寓四时刺之义,今举黄帝问为例:"是故春气在经脉,夏气在孙络,长夏气在肌肉,秋气在皮肤,冬气在骨髓中。帝曰:愿闻其故。"

岐伯解文,今举春为例:"春者,天气始开,地气始泄,冻解冰释,水行经通,故人气在脉。"

4)《灵枢·本输》:"春取络脉,诸荥大经分肉之间,甚者深取之,间者浅取之;夏取诸腧孙络肌肉皮肤之上;秋取诸合,余如春法;冬取诸井,诸腧之分,欲深而留之。此四时之序,气之所处,病之所舍,藏之所宜。"按此文亦设为岐伯语。

5)《灵枢·四时气》:"黄帝问曰:夫四时之气,各不同形,百病之起,皆有所生,灸刺之道,何者为定。岐伯答曰:四时之气,各有所在,灸刺之道,得气穴为定。故春取经,血脉分肉之间,甚者深刺之,间者浅刺之;夏以盛经孙络,取分间,绝皮肤;秋取经腧,邪在府,取之合;冬取井荥,必深以留之。"

按本文之大要,与《素问·水热穴论》基本相同,唯"春取经",参之水热穴论文义,当作"春取络"。

6)《灵枢·寒热病》:"春取络脉,夏取分腠,秋取气口,冬取经输。凡此四时,各以时为齐。终脉治皮肤,分腠治肌肉,气口治经脉,经输治骨髓。"

按本文无依托人,其内容则与《素问·水热穴论》及《灵枢·四时气》有同有异。

7)《灵枢·顺气一日分为四时》:"脏主冬,冬刺井;色主春,春刺荥;时主夏,夏刺输;音主长夏,长夏刺经;味主秋,秋刺合。是谓五变。"

按:此亦设为岐伯语,唯今文脱"岐伯曰"三字。详此内容,乃以井荥输经合五输穴,分主于五时,故为五时刺。此与上述诸篇,义犹有别。

以上诸篇,就大题内容而言,或作四时刺,或作五时刺,义本相同或相近。然其多次组合者,以具体内容多有差异,故亦可谓相同命题不同学说之重复组合。

表 6-1　四(五)时刺诸篇内容类比表

	四(五)时刺				
	春	夏	长夏	秋	冬
诊要经终论	散俞及与分理	络俞		皮肤	俞窍与分理
水热穴论	经脉分肉	盛经分腠		经俞	井荥
四时刺逆从论	经脉	孙络	肌肉	皮肤	骨髓
本输	络脉诸腧大经分肉之间	诸腧孙络皮肤之上	诸合余如春法		诸井诸腧之分
四时气	经血脉分腠之间	盛经孙络		经腧合	井荥
寒热病	络脉	分腠		气口	经输
顺气一日分为四时	荥	输	经	合	井

表 6-1 中不难看出,除《素问·水热穴论》与《灵枢·四时气》之内容,基本相同外,其余诸篇,均互有异同之处,其中当然不排除因传抄日久所致之异文,但基本可以肯定,主要是出于不同之学说。故虽多次重复组合而义有不同。

5. 刺中五脏

本文可见于《素问》之《诊要经终论》、《刺禁论》及《四时刺逆从论》。文义亦大致相同。

1)《素问·诊要经终论》:"凡刺胸腹者,必避五脏。中心者环死,中脾者五日死,中肾者七日死,中肺者五日死。"

按:本文虽云"必避五脏",然无中肝死文,林亿等新校正以为"阙"。

2)《素问·刺禁论》:"刺中心一日死,其动为噫;刺中肝五日死,其动为语;刺中肾六日死,其动为嚏;刺中肺三日死,其动为咳;刺中脾十日死,其动为吞。"

3)《素问·四时刺逆从论》:"刺五脏中心一日死,其动为噫;中肝五日死,其动为语,中肺三日死,其动为咳;中肾六日死,其动为嚏欠;中脾十日死,其动为吞。"

按:以上三文,《诊要经终论》,虽缺一脏,必经传久而脱失。从刺五脏死而言,三文亦重复组合。就文义而言,《刺禁论》与《四时刺逆从论》两文,虽惟肾,肝二脏文序互移,《四时刺逆从论》肾死多一"欠"字,余者基本尽同。当出于同源,而《诊要经终论》论死期,与余二篇差异较大,必是别有所本。

6. 发梦

本文可见于《素问·脉要精微论》与《灵枢·淫邪发梦》。

1)《素问·脉要精微论》:"是故阴盛则梦涉大水恐惧,阳盛则梦大火燔灼,阴阳俱盛则梦相杀毁伤,上盛则飞,下盛则堕,甚饱则梦予,甚饥则梦取,肝气盛则梦怒,肺气盛则梦哭,短虫多则梦聚众,长虫多则梦相击毁伤。"

2)《灵枢·淫邪发梦》:"阴气盛则梦涉大水而恐惧,阳气盛则梦大火而燔焫,阴阳俱盛则梦相杀,上盛则梦飞,下盛则梦堕,甚饥则梦取,甚饱则梦予,肝气盛则梦怒,肺气盛则梦恐惧哭泣、飞扬,心气盛则梦善哭、恐惧,脾气盛则梦歌乐、身体重不举,肾气盛则梦腰脊两解。凡此十二盛者,至而泻之,立已。"

按:以上两文,除个别异文及内容互有损益外,余文则大致相同,故亦应出于同源。证之《灵枢》所谓"十二盛"之义,《素问》当有脱文,又《素问》别具短虫与长虫两条,林亿等新校正犹云:"详此二句,亦不当出此,应他经脱简文也。"详《素问》此文,与该篇前后文义俱不相涉,且又多出短虫与长虫二句,其为别文错简而无疑。然亦不似《灵枢》文错出于此。据此可见,今《素问》文,缺失亦多矣。

7. 五气

"五气",指以五为基数之多种与生理、病理相关之气。本文可见于《素问·宣明五气》及《灵枢·九针论》。

1)《素问·宣明五气》。本篇内容计有十三项,即五味所入,是谓五入;五气所病,是谓五病;五精所并,是谓五并;五脏所恶,是谓五恶;五脏化液,是谓五液;五味所禁,是谓五禁;五病所发,是谓五发;五邪所乱,是谓五乱;五邪所见,是谓五邪;五脏所藏,是谓五藏;五脏所主,是谓五主;五劳所伤,是谓五伤;五脉应象,是谓五脏之脉。

2)《灵枢·九针论》,本篇内容计有二十项,即五脏气、六腑气、五味、五并、五恶、五液、五劳、五走、五裁、五发、五邪、五藏、五主。

按:本文内容与《素问》亦基本相同,其不同处有以下几点。

第一,本文五脏气与六腑气二项,即《素问》五气所病一项,又无《素问》五邪所见及五脉应象二项,故总数仅在十二项。

第二,个别内容,记述方式不同,如五裁即五禁,两书文字亦不同。今举例如下。《素问》"辛走气,气病无多食辛"。《灵枢》则作"病在气,无食辛"。

第三,诸项名称,文有小别。

尽管如此,此二篇内容,应系同源,惟两书重复组合为文,文字略有化裁,文序亦有所变更。

8. 三阴三阳脉血气多少

本文可见于《素问·血气形志》及《灵枢》之《五音五味》与《九针论》篇。

1)《素问·血气形志》:"夫人之常数,太阳常多血少气,少阳常少血多气,阳明常多血多气,少阴常少血多气,厥阴常多血少气,太阴常多气少血。此天之常数。"

2)《灵枢·五音五味》:"夫人之常数,太阳常多血少气,少阳常多气少血,阳明常多血多气,厥阴常多气少血,少阴常多血少气。此天之常数也。"

3)《灵枢·九针论》:"阳明多血多气,太阳多血少气,少阳多气少血,太阴多血少气,厥阴多血少气,少阴多气少血。故曰刺阳明出血气,刺太阳出血恶气,刺少阳出气恶血,刺太阴出血恶气,刺厥阴出血恶气,刺少阴出气恶血也。"

按:三阴三阳脉血气多少,除上引三篇外,在《针灸甲乙经》卷一十二经水及《太素·任脉》亦载有此文。然诸文之间,多有异同,细审文义,当以《灵枢·九针论》文为是。余者当因多次重复组合,且经久传抄,遂致互有异文歧义。然其说本同源,当无疑也。

9. 五形志

本文可见于《素问·血气形志》及《灵枢·九针论》。

1)《素问·血气形志》:"形乐志苦,病生于脉,治之以灸刺;形乐志乐,病生于肉,治之以针石;形苦志乐,病生于筋,治之以熨引;形苦志苦,病生于咽嗌,治之以百药;形数惊恐,经络不通,病生于不仁,治之以按摩醪药。是谓五形志也。"

2)《灵枢·九针论》,按本文与《素问》基本一致,仅有个别异文,如"咽嗌"作"咽喝","经络"作"筋脉"等,又文序有所不同。本文文序为病生于脉、病生于筋、病生于肉、病生于咽嗌、病生于不治。是则可见此二文本系同源。

10. 疟病之作日晏与日早

本文可见《素问·疟论》与《灵枢·岁露论》。

1)《素问·疟论》:"邪气客于风府,循膂而下,卫气一日一夜大会于风府,其明日日下一节,故其作日晏。此先客于脊背也。每至于风府腠理开,腠理开则邪气入,邪气入则病作,以此日作稍日晏也。其出于风府,日下一节,二十五日下至骶骨,二十六日入于脊内,注于伏膂之脉,其气上行九日,出于缺盆中,其气日高,故作日益早也。"林亿等新校正云:"按全元起本二十五日作二十一日,二十六日作二十二日,《甲乙经》、《太素》并同。伏膂之脉,《甲乙经》作太冲之脉,巢元方作伏冲。"

2)《灵枢·岁露论》:"邪客于风府,病循膂而下,卫气一日一夜,常大会于风府,其明日日下一节,故其日作晏。此其先客于脊背也,故每至于风府则腠理开,腠理开则邪气入,邪气入则病作,此所以日作尚晏也。卫气之行风府,日是一节,二十一日下至尾底,二十二日,入脊内,注于伏冲之脉,其行九日,出于缺盆之中,其行上行,故其病稍益。"

按:以上两文,除较多一般性异文及两个日数不同外,就内容而言,基本相同。从文字方面看,《素问》较顺。两个日数,《灵枢》与新校正所举《素问》全元起本及《甲乙经》、《太素》均同。据此,则《素问》之日数,当系传抄致误。又且此二篇文,皆设为岐伯语,故其当是同源而无疑。

11. 勿刺

本文可见于《素问·疟论》及《灵枢·逆顺》。

1)《素问·疟论》:"经言:无刺熇熇之热,无刺浑浑之脉,无刺漉漉之汗,故为其病逆,未可治也。"

2)《灵枢·逆顺》:"《刺法》云:无刺熇熇之热,无刺漉漉之汗,无刺浑浑之脉,无刺病与脉相逆者。"

按:以上两文,虽大致相同,然其异处有以下几点,一者,《素问》设为岐伯语,《灵枢》设为伯高语;二者,《素问》云为"经言",《灵枢》云为"《刺法》云";三者,两文末句差异较大。两书之异似可认为,其文本出同源,由于分别组合,故文不尽同。《素问》称"经"者,浑言之也,《灵枢》称"《刺法》"者,具指也。要均指古医籍而言。其末句不同者,或原自所本不同,或传抄致误,然其大义亦相近也。

12. 伏梁病

本文可见于《素问》之腹中论及奇病论。

1)《素问·腹中论》:"帝曰:人有身体髀股胻皆肿,环齐而痛,是为何病?岐伯曰:病名伏梁(王冰注:'此二十六字,错简在奇病论中,若不有此二十六字,则下文无据也。'据王注可知,此二十六字原无,乃王氏据奇病论补),此风根也。其气溢于大肠而著于肓,肓之原在齐下,故环齐而痛也。不可动之,动之为水溺涩之病。"

2)《素问·奇病论》,按此文与腹中论文除有个别无关要义之异文外,余尽同。故王冰注云:"此一问答之义,与腹中论同,以为奇病,故重出于此。"

13. 标本之治

本文可见于《素问·标本病传》及《灵枢·病本》。

1)《素问·标本病传》:"先病而后逆者治其本,先逆而后病者治其本,先寒而后生病者治其本,先病而后生寒者治其本,先热而后生病者治其本,先热而生中满者治其标,先病而后泄者治其本,先泄而生他病者治其本。必且调之,乃治其他病。先病而生中满者治其标,先中满而后烦心者治其本。人有客气,有同气。小大不利治其标,小大利治其本。病发而有余,本而标之,先治其本,后治其标;病发而不足,标而本之,先治其标,后治其本。谨察间甚,以意调之。间者并行,甚者独行。先小大不利而后生病者治其本。"

2)《灵枢·病本》:"先病而后逆者治其本,先逆而后病者治其本,先寒而后生病者治其本,先病而后生寒者治其本,先热而后生病者治其本,先泄而生他病者治其本。必且调之,乃治其病。先病而后中满者治其标,先病后泄者治其本。先中满而后烦心者治其本。有客气,有同气。大小便不利治其标,大小便利治其本。病发而有余,本而标之,先治其本,后治其标;病发而不足,标而本之,先治其标,后治其本。谨详察间甚,以意调之,间者并行,甚为独行。先小大便不利而后生他病者治其本也。"

以上二篇,就其内容而言,基本相同。然其间有诸多差异。

第一,《素问》本文,乃与"病传"内容并为一篇。而《灵枢》本文,则独立成篇。

第二,《素问》本篇,设为黄帝与岐伯问答文,而《灵枢》本篇则无依托人。

第三,两篇不仅有少量异文,而且文序不尽同。

尽管两文有以上不同处,但就总体方面言,应是同源,此当是二书成编时分别组合。当然不能排除二文在传抄过程中,文字有前后错乱处。

14. 病传

本文可见于《素问·标本病传》及《灵枢·病传》

1)《素问·标本病传》,按本文主要说明五脏病之互相传变,今举二脏之例及末文:"心病先心痛,一日而咳,三日胁支痛,五日闭塞不通,身痛体重,三日不已死,冬夜半,夏日中。肺病喘咳,三日而胁支满痛,一日身重体痛,五日而胀,十日不已死,冬日入,夏日出……诸病以次是相传,如是者,皆有死期,不可刺,间一脏止,及至三四脏者,乃可刺也。"

2)《灵枢·病传》,本文与《素问》互有异同,今亦举与上例同文:"病先发于心,一日而之肺,三日而之肝,五日而之脾,三日不已死,冬夜半,夏日中。病先发于肺,三日而之肝,一日而之脾,五日而之胃,十日不已死,冬日入,夏日出……诸病以次相传,如是者,皆有死期,不可刺也,间一脏及二三四脏者,乃可刺也。"

按:以上两文,不仅可看出其异同之处,而且两文之起始方式亦不相同。

《素问》文为某病先某症,几日而某症(按某症者,亦某脏也)。《灵枢》文为病先发于某脏,几日而之某脏。两者行文方式不同,而其内容实质则尽同。《素问》此文无起语,直与前文相接,《灵枢》正文前则作"黄帝曰:大气入脏奈何?岐伯曰",然后接正文。又两书末文,除个别异文外,余者尽同。故从两书实质内容看,当是同源。以成编时,分别组合,故文不尽同。

15. 诊目脉

本文可见于《灵枢》之寒热及论疾诊尺。

1)《灵枢·寒热》,本篇首论寒热瘰疬病因、病机及刺法,后曰:"黄帝曰:决其生死奈何?岐伯曰:反其目视之,其中有赤脉上下贯瞳子,见一脉一岁死,见一脉半一岁半死,见二脉二岁死,见二脉半二岁半死,见三脉三岁而死,见赤脉不下贯瞳子,可治也。"

2)《灵枢·论疾诊尺》:"诊寒热,赤脉上下至瞳子,见一脉一岁死,见一脉半一岁半死,见二脉二岁死,见二脉半二岁半死,见三脉三岁死。"

按:以上两文,诊目脉正文,除个别异文外,余者亦尽同,亦系同源而无疑。另据全文首尾部分可见,此亦当是该书成编时,分别组合,各为其用,而文则重出。

五、缺文组合举例

现存《素问》与《灵枢》二书,因成编后,在流传过程中,曾经散佚及后人整复,且又经历代多次传抄,其缺失之事,在所难免,早在晋初皇甫谧《针灸甲乙经》序中即云:"今有《针经》九卷,《素问》九卷,二九十八卷,即《内经》也,亦有所亡失。"可知在晋初所见传本,已非完帙矣。此所谓"亡失",应包括篇卷的脱失和部分篇文的脱失。关于篇卷脱失情况,前文"篇卷组合"项,已有所言,兹不烦述。关于部分篇文的问题,情况比较复杂,有的或成编时所用古文献,已有所亡失,当然,更多的当是后来散佚脱简所致,亦或有传抄时之脱漏,今亦难详,今仅就《素问》与《灵枢》之明显缺文处,举例说明。

1.《素问》例

1)《三部九候论》:"足太阳气绝者,足不可屈伸,死必戴眼。"林亿等新校正云:"按诊要经终论载三阳三阴脉终之证,此独犯足太阳气绝一证,余应阙文也。"

按:本文《甲乙经》卷四第三、《太素》卷十四首篇均同。据一般文例而论,此独举"足太阳气绝",于理难通,新校正所谓"余应阙文"为是。然则其亡已久矣。

2)《通评虚实论》:"帝曰:形度、骨度、脉度、筋度,何以知其度也。"王冰注:"形度,具《三备经》,筋度、脉度、骨度,具在《灵枢经》中,此问亦合在彼经篇首,错简也。一经以此为逆从论首,非也。"

详今《灵枢经》仅有骨度、脉度二篇,并无形度、筋度之文,故王注谓"此问亦合在彼经篇首"说,非是。又此文仅具黄帝问,而无余臣答语,必夺而无疑。又详《甲乙经》无此文,《太素·身度》与《素问》同,亦可证其文亡亦久矣。

3)《逆调论》:"帝曰:人有逆气不得卧而息有音者……岐伯曰:不得卧而息有音者,是阳明之逆也……肾者水脏,主津液,主卧与喘也。帝曰:善。"王冰注:"寻经解之旨,不得卧而息无音,有得卧行而喘,有不得卧不能行而喘,此三义悉阙而未论,亦古之脱简也。"

按:此文《甲乙经》卷十二第三、《太素·卧息喘逆》均同。详王冰注所云,黄帝曰文原有此三问,而岐伯曰文则无此答,故王氏以为"亦古之脱简也。"详《甲乙经》等均无,是其亡亦久也。

4)《疟论》:帝曰:夫病温疟与寒疟,而皆安舍,舍于何脏?岐伯曰:温疟者,得之冬中于风,寒气藏于骨髓之中……故先热而后寒,名曰温疟。

此文《甲乙经》卷七第三、《太素·三疟》均同。详本文黄帝原有温疟与寒疟之问,而岐伯仅有温疟之答。又详该篇此前亦有寒疟与温疟之问答,故此文亦当有寒疟之答。今本无者,当系缺文。又《甲乙》、《太素》均无者,亡亦久也。

5)《气府论》。本篇为首见以经归穴法,体现经脉腧穴系统,全篇计有足太阳脉气所发者七十八穴(按《太素·气府》作"七十三穴"),足少阳脉气所发者六十二穴(按《太素》作"五十二穴"),足阳明脉气所发者六十八穴(按《太素》作"六十二穴")、手太阳脉气所发者三十六穴(按《太素》作"二十六穴")、手阳明脉气所发者二十二穴、手少阳脉气所发者三十二穴(按《太素》作"三十三穴"),督脉气所发者二十八穴(按《太素》作"二十六穴"),任脉之气所发者二十八穴(按《太素》作"十八穴"),冲脉气所发者二十二穴(按《太素》无此脉气所发之穴)。

按:以上诸穴数,尽管与《太素》不尽同,然以经归穴之法则为是,唯《太素》无冲脉气所发穴。

详十二正经中,唯具手足三阳脉气所发穴,并无手足三阴脉气所发穴。此既以经脉归穴,而手足三阴脉,岂能无脉气所发之穴,且别篇亦时有阴经之穴可证,是故本篇无者,必系脱失,又《针灸甲乙经》卷三所收古《明堂孔穴针灸治要》诸穴,亦有手足三阴经之穴,亦可证以经归穴之法,其来尚矣。今《素问》无手足三阴脉之穴,恐亡亦久矣。

6)《针解》。按本篇后部分自"九窍三百六十五(按林亿等新校正云:按全元起本无此七字)"至篇末"四方各作解"一段,王冰注:"此一百二十四字蠹简烂文,义理残缺,莫可寻究,而上古书,故具载之,以佇后之具本也。"林亿等新校正云:"详王氏云一百二十四字,今有一百二十三字,又亡一字。"

按:本文今存《黄帝内经太素》亦有一百二十三字,惟有个别字与《素问》文不尽同。杨上善注亦云:"章句难分,但指句而已也。"详此文全元起本、王冰注本及《太素》中均有之,又详《素问》本篇,今本《针灸甲乙经》中均不见其文,故情况不详。若据上文,至少可以认为在南北朝间传本,已是残缺不全,此等残文,纯系在流传过程中致缺者。

2.《灵枢》例

1)经脉。按本篇曾详述五气绝之病候、病机及死期。五阴气绝即手太阴气绝、手少阴气绝、足太阴气绝、足少阴气绝、足厥阴气绝。今举手太阴为例:"手太阴气绝,则皮毛焦,太阴者,行气温于皮毛者也。故气不荣则皮毛焦,皮毛焦则津液去皮节。津液去皮节者,则爪枯毛折。毛折者,则毛先死。丙笃丁死,火胜金也。"

详五阴气绝文后继云:"五阴气俱绝则目系转,转则目运,目运者,为志先死,志先死则远一日半死矣。六阳气绝则阴与阳相离,离则腠理发泄,绝汗乃出,故旦占夕死,夕占旦死。"按此文既并举五阴气绝与六阳气绝,则当有两论。然此前仅详言五阴气绝,而无六阳气绝之文,谅必有脱文。

又详《太素》今本缺本文。《甲乙经》卷二第一上"六阳俱绝"前有三阳脉绝文:"太阳脉绝,其终也,戴眼反折,瘛疭,其色白,绝汗乃出,则终矣。少阳脉绝,其终也,耳聋,百节尽纵,目睘系绝,系绝一日半死,其死也,目白乃死。阳明脉绝,其终也,口目动作,善惊妄言,色黄,其上下经盛而不行,则终矣。"按此文可见于《灵枢·终始》,详举三阳脉与三阴脉之终。《甲乙》所载三阳脉终之内容,与《灵枢·终始》文基本相同。唯两首句有别,如《灵枢》首句作"太阳之脉,其终也。""少阳终者"、"阳明终者"。详《甲乙》此文,当是因古经原脱六阳气绝文,而以《针经》(即《灵枢》古别本)三阳脉终文补其缺,故与六阳之数,及该言五阴气绝之文体均难契合。此则尤可证《灵枢》此文,脱已久矣。

2)《脉度》:"黄帝曰:蹻脉安起安止,何气荣也(按"也",原作"水",义不通,据《甲乙经》卷二第二改),岐伯答曰:蹻脉者,少阴之别,起于然骨之后,上内踝之上,直上循阴股,上循胸里,入缺盆,上出人迎之前,入頄,属目内眦,合于太阳阳蹻而上行,气并相还,则为濡目,气不荣则目不合……黄帝曰:蹻脉有阴阳,何脉当其数?岐伯答曰:男子数其阳,女子数其阴,当数者为经,其不当数者为络也。"

本文十分明确地提出"蹻脉有阴阳"的问题,也就是说蹻脉有阴蹻脉与阳蹻脉之别,与本篇前文言脉度诸数之任、督脉不同。详前文诸脉度数中言蹻脉之尺度,亦仅有从足至目一单线数,故后文复有黄帝关于蹻脉分阴阳,何者为经何者为络之问及岐伯"男子数其阳,女子数其阴"之答。然上文所引蹻脉之起止,据其循行部位及其与少阴脉之关系,实乃阴蹻脉也。故本文并不曾言及阳蹻脉之起止。当是古经久已脱矣。

六、《素问》、《灵枢》组合问题简议

从以上对《素问》与《灵枢》组合情况解析中,尽可反映《素问》与《灵枢》二书,在成编前后及编纂时的一些基本情况,此对二书的原貌探讨,具有一定的意义。

1.《素问》与《灵枢》之现存篇卷组合所体现的兼收并蓄

《素问》与《灵枢》之现存篇卷组合均可体现其兼收并蓄,如二书中篇文,虽主要反映黄帝与六臣之论医,但又各有一定数量之篇文,无依托人。似此等不同文体之篇文,必非出于一家之言也。就依托人而言,其中虽大量依托为黄帝与岐伯之问答。但另有与伯高等五人之问答文,亦占有一定的数量。此固与黄帝有关。然亦体现在黄帝诸臣中,亦非一家之言也。在黄帝与诸臣问答中,亦有诸多不同之学说存焉。如《灵枢·卫气行》之前部分,黄帝以"卫气之行,出入之合"问岐伯,后部分以"卫气之在身也,上下往来不以期,候气而刺之"问伯高。所谓"上下往来"亦指卫气之行也。故此两问之语虽有别,实皆指卫气行而言,然而岐伯与伯高之答,则各不相同,凡此类情况,文中颇不鲜见,可参见前章。总之,从《素问》与《灵枢》此一组合情况中可见,成编时收文内容,凡诸重要文籍,不妨杂合而治,具兼收并蓄之意。故《素问》及《灵枢》之原有内容,实则集此前医学文籍之大成者。当然,在今存本中,亦有后人整复时所增补之后世文籍,此则又当别论也。

2. 今本《素问》与《灵枢》之篇卷组合的异同之处

在今本《素问》与《灵枢》之篇卷组合中,可见有如下异同之处。一者二书均有一定数量不具依托人的篇文。今本《素问》为十一篇半(含四时刺逆从之前半篇),若按林亿等新校正云,全元起本为十一篇(其中王注本之宣明五气与血气形志合为一篇,四时刺逆从前半篇独为一篇)。此类篇文,在数量上两书基本均等,或可反映成编时的特意安排。当然今存诸文,亦可有后世补入者,但亦不妨原书基本情况的分析。二者,两书均是以黄帝与岐伯问答文为多,反映了原始文籍的作者对古代传说黄帝与岐伯论医及岐伯善医的依托和崇尚黄老的思想。三者,两书内容,各有侧重,亦两相互补。如王注本《素问》,若不计运气七篇大论(按此当为后人所补,后有专论)文,余者当以阴阳、五行、脏腑、养生、诊法、医德等理论方面的内容为多,而《灵枢》中则以针道、经脉、病因病机、刺法、身形等为多,其起首一篇"九针十二原"即为针道,此故《灵枢》之所以古又称《针经》也。另一方面,二书内容又相为补充,如《素问》中言诊法之脉诊可谓详矣,而尺肤诊则在《灵枢·论疾诊尺》;论脏腑之内容不可谓不多,而犹有《灵枢·本脏》以补充之等皆是。而《灵枢》则固在突出针道,然针道方面有一重要内容——腧穴,却在《素问》之《气穴论》、《气府论》、《骨空论》、《水热穴论》等篇中,又《灵枢》中论刺法者亦有多处,然《素问》之《宝命全形论》、《八正神明认》、《离合真邪论》等,亦专论刺法者。因此可见,原《素问》与《灵枢》文,本系一整体文献不可分割的两个组成部分。二者在内容方面,既有区别又有联系,既有相同点,又有不同处,是二书一明显的特征。

3.《素问》与《灵枢》的篇卷组合

《素问》与《灵枢》的篇卷组合虽体现了其既有联系又有区别,既有共同点又有不同处的特征。但是从内容的系统性和完整性来看,无论如何是不够合理的。如果作为一种编纂体例,完全没有必要把相同内容的篇文,人为的分编于两书之中,如上文所举《灵枢》原书,既要体现突出针道,何以将腧穴部分编入《素问》之中,又如《素问》一书中,诊法篇文,既多且详,何以又将尺肤诊及色诊等内容,编入《灵枢》之中。似此等问题,多不胜举。要解决此种矛盾,无论是此书的初编者,或后来的整复者,做些大致的调整和一般的归类,并不十分困难。然而在《素问》与《灵枢》之传本中，除《素问》一书王冰次注本之篇卷组合，较之全元起本更为系统些外，对于两书间此类问题，则依然如是。所以晋初皇甫谧氏曾慨叹曰"称述多而切事少，有不编次"，"文多重复，错互非一"，因而有《针灸甲乙经》之作。类似皇甫谧所指出的诸多问题，当然有些是后世传抄过程中所造成的，但是作为二书的基本情况，似可作出这样的设想，首先在该书正式成编前，或有一刍形早期文献，此种文献并非出于有目的的文献整理，只不过是一般的文献辑录，故显得漫无次序，又无章法，更不系统。此本虽经成编时加工及后人多次整复，然仍保存有原来的某些刍形。后世则以其为黄帝遗书，三坟旧典，故仍以存旧为本。从而说明，《素问》与《灵枢》之此一现象，似可证明，该书虽经后世多次整理，仍存有诸多早期成编时的文献痕迹。

4.《素问》与《灵枢》对依托人的安排特点

一者，就人数而言，《灵枢》多于《素问》。详《素问》一书，若不计运气七篇大论在内，则仅有黄帝、岐伯、雷公三人；且黄帝与雷公问答文，均在该书之最后七篇（全元起本则均在第八卷），集中连排。而《灵枢》则有黄帝、岐伯、伯高、少师、少俞、雷公等君臣七人，其篇文无一集中一家连排者，似此等依托人的安排情况，必系出于初编者之意。或意在体现《素问》一书，主要为黄帝与岐伯之所作，若雷公者，仅为传人而已，不得属之作者，此固皇甫谧之所以谓"雷公受业，传之于后"，义本于此。而《灵枢》一书，虽亦以黄帝与岐伯为主，而伯高、少师、少俞等所论，亦有十余篇之多，且有些内容，亦岐伯所不曾论及者，故《灵枢》一书，亦可为集体之作。二者，《灵枢》中体现黄帝医学水平之篇文，尤为明显。如果说《素问》中体现黄帝之医学水平，重在养生、阴阳及医德医风方面，而《灵枢》中在经脉、色诊等方面，更加突出。如《经脉》篇之论十二经脉及十二络脉，较之《经别》篇、《经水》篇及《邪客》篇等岐伯所论经脉，则岐伯所论，亦是相形见绌。似此等文，不仅体现了黄帝医学水平之高度，而且其对经脉学说，有重大贡献。此亦可见原撰人意在突出黄帝，用心之良苦。三者，《灵枢》雷公问诸篇设问之词。《素问》后七篇中黄帝与雷公问答文，多黄帝考问或责问之词，后为之说解，且文字亦较古朴晦涩。而《灵枢》中诸雷公问篇，多为雷公直问，虽雷公亦或自谦而称"细子"，然君臣问答，意甚平和，其文字亦较《素问》诸篇顺畅。故两书中虽均为黄帝与雷公问答文，似非出于一时一人之手。

5.《素问》与《灵枢》收文情况

一者，按文体类型而言，可分类为两类，一为依托黄帝君臣问答文，居篇文之大部分，此乃《黄帝内经》一书命名的基本条件，也是作者崇尚黄老的一种依托方式；一为无依托人之篇文，此类篇文，亦可说明，该书内容，并非尽为依托黄帝君臣之作，尚有无名氏之作若干篇，是为历史的真实面貌。但从学术方面看，两部分篇文，正可以互相补充，故其虽无依托黄帝君臣之名，作为一部集大成的综合性著作，亦必将其收入书中。二者依托之人，虽有黄帝君臣七人之多，然似难以科别或流别之分。从数量方面看，岐伯所论虽居多数，而其中亦多有同类内容或同一命题之不同学说，若强以其人为某一学派之代表，则岐伯自身已具多家说矣。余者如伯高、少师、少俞等，所论不多，虽有个别与别家不同之说，然其自身之文，数量较少，难以形成体系，亦难以作为学派的代表。故六臣者，作为医家而论，此固可也，若作为学派而论，则似为非是。至其真正作者，恐系出于方士或术数家之手。三者，今存《素问》与

《灵枢》之篇序,某卷或某几卷,亦或某一部分之卷序,具有一定的系统性,但总的方面,在两书之间,或一书前后之间,缺乏系统的章法或体例。此种情况,固难免有后人对篇文的分合、对篇序的调整但亦未必尽非旧貌,其中当不同程度地保留有初编时医学文献汇编或编辑的古朴之风。

6. 篇文内容的组合的两大类型

一类是单项内容组合,亦即一个篇题内,只含一个单项内容,此类篇文,在今本《素问》与《灵枢》中,仍占大多数。此种形式,比较符合一般的撰写体例。从字数方面看,文字亦比较简短,文风亦多古朴。比较符合早期医学文献的基本情况。在此类篇文中,另有一部分,虽篇题单一,篇文的内容较多,但从结构方面看,亦基本属于一整体组合。此在今《素问》与《灵枢》中,亦具有一定篇数。从字数方面看,篇幅一般较单项篇文为长。此种形式,似可认为,是早期医学文献从简单的感性知识,向复杂的理性知识发展的必然趋势。当然,这仅是就一般情况而论。此类篇文,其内容虽多,但有两个明显的特点,一是与篇文的中心议题,具有直接的或间接的内在联系,故可构成统一的整体;二是在结构方面,经过了一定的文字处理,使前后文之间及段落之间,得以前后过渡或互相衔接,使通篇文字不致有间隔或绝断之处,而形成一完整的篇文。此单项组合者也。另一类为多项组合,所谓多项组合,乃指二项及二项以上之内容组合之篇文。此类多项组合之内容,大致亦可分为两类。一类是题名与篇文均为多项。在今本《素问》与《灵枢》中,仅具双项组合者,亦即篇名与篇文内容,均包含有两项内容。此类篇文仅居少数。另一类是题名为单项,而篇文则为多项。其中有的篇文仅有两项内容,有的则有六、七项之多,情况亦较复杂。此类篇文,也有两个明显的特点,一者从多项内容的意义方面看,其间并无直接或间接的联系,或有多项内容与中心议题,亦不相关;一者从结构方面看,文字间亦无应有的沟通与联接关系,大多为孤立成文,难以形成完整的文体。此类篇文在今本《素问》与《灵枢》中,亦占有一定的数量。

7. 多项组合诸篇文情况均较复杂

以篇名与篇文均系双项组合者而论,显系编纂所采用的一种特有的组合方式,其中有的当系成编前之早期文献,已是双项组合,而予以保留,有的或是早期文献,虽已抄撮成篇,并无题名者,当是编纂人根据篇文内容及古文献命名方式的一般规律而摘取两项内容中之某几字为名。因此,此类篇文,按一般情况,亦当系早期成编时原有文献的可能性为大。当然,亦不能排除原书散佚后,后人整复时仿其原有体式而整理成编的。

此类篇文中一题名而多内容组合者,情况尤为复杂。就编撰体例而言,此类篇文,均显得文无章法,义不衔接,甚至有问无答或有答无问等,情况不一,显得比较混乱。形成此类篇文的原因,可能有以下几个方面。一者在成编时所用之古文献,有的纯系抄撮成篇,无特定编辑之义,故将几项内容,抄撮成文而已。其中有的或据其主要内容而命名。此种情况,在近年出土之古医籍中,有的即属此类文献。如1984年湖北省江陵张家山出土之汉简,有《脉书》者,名虽为《脉书》,而其内容则含有多项,当然是以经脉为主,故有是名,然在经脉诸条之前,尚有40余条,属病候类内容;在经脉之后,另有7条,属病机病候及治法诊法等内容。文与文之间,皆互不联接,故亦可独立成编。是此等文籍,亦当系先秦或秦汉间诸抄撮文献中的一种形式。故今《素问》与《灵枢》中保留有部分此类文献,亦属当时编纂工作之常情。

二者在成编时所用古文献中,定有部分含多项内容而无名之篇文,此种形式,在1973年长沙马王堆汉墓出土之古医书,亦可得到证明,据中国中医研究院马继兴研究员《马王古医书考释·出土概况》云:"14种医书在出土时均分别抄录在丝绸织成的缣帛或竹简(木简)上,由于出土后部分医学帛书有较严重的破碎残损……经过反复多次地考察所作出的复原工作,其结果得以辨明,某些古医书由于内容较少,多被合写在一张帛上或一卷简内。"此亦充分证明在先秦或秦汉间,此种合抄无名文献的存在。故在《素问》与《灵枢》成编时,亦当收有此类文献,惟在入编时,当被整理人根据其主要内容而予以命名。三者,该书在流传过程中,有所亡佚和散失,除了亡失者外,留存篇文,必有错简断篇者,此等错简断篇之文若杂合一起,后人抄撮或整理时,有的难以复原,则难能就此而姑存篇文,有名者有依其旧,无名者,重为命名。以上仅是就此类篇文的一般情况,所进行的推断。当然,还可能有别的原因。但就目前所有的史料,只能作出此大致分析。尚难作出最终和准确的回答。

8. 关于《素问》与《灵枢》组合中的存疑

尽管上文对《素问》与《灵枢》之单题或双题而多项内容组合的篇文,进行了分析和推断,但仍有一问题,颇致疑焉。此即《素问》与《灵枢》中,既有相当多数单题单项内容组合之篇文,何以又有诸多单题式双题而多项内容组合之篇文。如果按单项组合篇文的方式分篇,多项组合之篇文,有不少是可以分为几篇而独立成文的,然则不曾如是。其中有一很值得注意的问题,即《素问》与《灵枢》初成编时的篇数问题。今存《素问》王冰次注本,虽为王冰整理时,在张公秘本的基础上,"兼旧藏之卷,合八十一篇",恐亦不无根据,又今存宋史崧本《灵枢》及金元间尚存世之《针经》(见《东垣试效方》),亦皆为八十一篇。又今存《难经》一书,亦八十一篇,此书汉末张仲景《伤寒杂病论·序》称之为《八十一难》,可证该书原即八十一篇。详"八十一篇"之说,经文本已有之。如《素问·离合真邪论》:"黄帝问曰:余闻《九针》九篇,夫子乃因而九之,九九八十一篇,余尽通其意矣。"又《灵枢·九针论》:"黄帝曰:余闻《九针》于夫子,众多博大矣。余犹不能痛,敢问九针焉生,何因而有名?岐伯曰:九针者,天地之大数也,始于一而终于九……黄帝曰:以针应九之数奈何?岐伯曰:夫圣人之起天地之数也,一而九之,故以立九野,九而九之,九九八十一,以起黄钟之数焉。"是则说明"八十一"之数,乃取以应黄钟之数,"八十一篇"之说,古已有之。因此,似可认为,《素问》与《灵枢》初成编时,即当各为八十一篇。既如此,则二书实有一篇数之限。故诸多内容,若尽以专题专项设篇,必将大大超过八十一之数。因此,有些内容,不得不并合为一篇。此亦或一题多项内容篇文形成的原因之一。

9. 关今存《素问》与《灵枢》中的重文

根据晋初皇甫谧《针灸甲乙》序所云,时所见传世之本,亦且"文多重复",足证此类重文,其来久矣。又据宋林臣亿等《素问》新校正所见南朝梁全元起本《素问》,亦多有重复之处。又王冰次注本《素问》自序称其所见本,亦有"前后重叠者"。此亦足以说明,该书之历代传本中,均有重文在焉。就《素问》与《灵枢》中之重文而论,大致有两种情况,一者题名相同,而内容不同或不尽同,凡此类内容,有些乃属同一命题之不同学说,故似同而非同,故不可以作重文论。另一种情况则文字方面虽有个别异文,余则尽同,有些内容,文字方面虽小有差别,或行文方式不尽相同,但从总段文字看,则基本相同或大致相同,故为重文而无疑。

似此等重出之文,推其原因,亦当有以下几个方面。一者该书成编时所用之原始古医籍,非源于一家之手,故此类原始文献中的某些内容,或有相互重复者,继被原样保留下来;二者该书诸多篇文,成编时亦非成于一时一人之手,故有些篇文中某些内容,出于文章的需要,而重复引用者,亦合于撰著之常例;三者,该书在历代流传过程中,亦经有散佚亡失之时,且多次经后人整复,其中有些内容,由于错简散乱者有之,或后人随意改移者亦有之,亦必形成重出之文。总之,在诸多重文中,既当有其原始之旧貌处,亦必有后来错乱处。不可一概而论。

10. 今本《素问》与《灵枢》中的缺文

与《针灸甲乙经》及《太素》相校,亦可证其缺已久。根据现有缺文情况分析,亦大致有以下几方面原因。一者,该书成编时所收古文献及编撰人引用之古文献,已自残缺不全;二者,该书曾有所散乱,某些篇文难以复原,文不相接,或以为缺;三者,篇文在流传过程中,某些内容有所脱失,难以复旧;四者,某些文字因保存不善或其他原因造成的残蚀。

以上为《素问》与《灵枢》在组合方面之大致情况也。此对进一上步探讨该书成编及演变或有以助。

第七章 《黄帝内经》之学术体系

《素问》与《灵枢》之学术体系，主要指该书中所含之各种医学学说，及由各种医学学说构成之学术体系。所谓学说，即学术上自成系统的主张、理论等有关内容，是对客观事物某一方面或某些方面的具体反映或理论概括。所谓体系，即若干互相联系、相互制约的事物而构成的整体。

《素问》与《灵枢》这一经典性综合性医学著作，就其覆盖面而言，包括有医学基础理论及应用的诸多方面。其基础理论部分，为进一步在理论上说明医学方面的有关问题，并取诸更为抽象和更具普遍意义的某些理论，如阴阳、五行等，作为理论基础。因此，在《素问》与《灵枢》中包含有医学及非医学性学说，内容甚多，本章拟就医学及与医学有直接关系的诸多学说，加以简述。至于其理论基础方面，也就是说，在理论基础方面亦可为医学以外的众多学科所运用的有关学说，将在后文另章中加以论述。

一、脏 腑 学 说

脏腑学说，乃指体内各种脏器之形象、功能等有关学说。

（一）脏腑的基本概念

1. 脏腑本义

脏腑二字，本作藏府。如《周礼·天官·疾医》："参之以九藏之动。"郑玄注："正藏五，又有胃、膀胱、大肠、小肠。"贾公彦疏："正藏五者，谓五藏：肺、心、肝、脾、肾，并气之所藏。"此解不仅说明了《周礼》所言"九藏"，即人体内之九个藏器，而且又说明了藏器之所以名"藏"者，以其本于藏匿之义，古亦作"臧"，清徐灏《说文解字注笺·臣部》："臧，脏腑字。古亦作藏。"如《汉书·王吉传》："吸新吐故以练藏。"颜师古注："藏，五藏也。"又府，亦脏腑之腑的本字。清徐灏《说文解字注笺·广部》："府，人身亦有出纳藏聚，故谓之五府六藏，俗别作腑脏。"如《吕氏春秋·达郁》："凡人三百六十节，九窍五藏六府。"脏器之所以名"府"者，亦本于府为储藏之所也。如《说文·广部》："府，文书藏也。"段玉裁注："文书所藏之处曰府，引伸之为府史胥徒之府。《周礼》：府六人，史十有二人。注云：府治藏，史掌书者。又大宰：以八法治官府。注云：百官所居曰府。"又《书·大禹谟》："地平天成，六府三事允治。"孔颖达疏："府者，藏财之处。"

详藏府又具人体脏腑之义者，本系引伸义。随着文字的发展，为避免因引伸字义太多而引起的混乱，遂有诸多形声字而加以区别。藏府之后作"脏腑"，即属乎此。今人蒋善国先生《汉文字·形声字》汉字发展的规律与形声字的来源一节云："由于同音假借字和引伸字太多,在意义方面发生了混淆,为消除字义混淆,在同音假借字和引伸字上面分别加了偏旁,作个区别的记号,属于人为的加人旁,来分别它的意义……这样便造出了许多分别字或分化字,形成了许多形声字,后世字典里面的部首,都是义符的基本队伍。"

根据此说,藏府之所以后作"脏腑",其义甚明。另外,根据现存古文献,亦可证脏腑二字之使用亦晚,晋葛洪《抱朴子·至理》:"破积聚于腑脏,退二竖于膏肓。"《书·盘庚下》:"今予其敷心腹肾肠。"唐孔颖达疏:"以心为五脏之主,腹为六腑之总。"《集韵·宕韵》:"脏,腑也。"腑,《玉篇·肉部》:"腑,脏腑。"《集韵·路暯韵》:"腑,人之六腑。"从而可见,脏腑二字,其在六朝以来,开始使用。是则说明,人体脏器,本称藏府,义在引伸,今作脏腑者,后出之区别字也,义则专用。

2. 脏、脏腑、脏象

脏、脏腑、脏象。凡此三者,虽皆与脏器相关,然义不尽同。

(1) 脏,脏有二义,一指五脏而言,如《素问》与《灵枢》中凡言五脏之"脏"皆是,又《素问·阴阳应大论》所谓"在脏为肝"、"在脏为心"等之"脏",亦指五脏而言。又如《素问·平人气象论》所谓"脏真"、"间脏"、"脏形"等之"脏",亦皆指五脏也。二者,乃泛指体内脏器或脏而言。如《素问·五脏别论》:"黄帝问曰:余闻方士,或以脑髓为脏,或以肠胃为脏,或以为腑……"是则说明,本亦有以脑髓或肠胃为脏者。又《素问·灵兰秘典论》:"黄帝问曰:愿闻十二脏之相使,贵贱何如?"此下岐伯以脏腑十二官为答。又《素问·六节脏象论》在论及脏腑后有云:"凡十一脏取决于胆也。"是则说明此言"十二脏"及"十一脏"之"脏",亦含有腑。又《素问·刺禁论》:"黄帝问曰:愿闻禁数。岐伯对曰:脏有要害,不可不察。"详此下列举有肝、肺、心、肾、脾、胃、鬲肓之上、七节之旁等要害处,又例举刺中五脏及刺中胆等致死之候,可证此所言"脏",亦非仅指五脏而言。是则说明脏有时亦泛指脏腑及其他脏器也。

(2) 脏腑。脏腑二字连称,在《素问》与《灵枢》中所见甚多。如《素问·金匮真言论》:"言人身之脏腑中阴阳,则脏者为阴,腑者为阳。"又《阴阳应象大论》:"列别脏腑,端络经脉。"又《太阴阳明论》:"脏腑各因其经而受气于阳明。"又《风论》:"风中五脏六腑之俞,亦为脏腑之风。"又《脉解》篇:"上则邪客于脏腑间……水气在脏腑也。"又《水热穴论》:"肾汗出逢于风,内不得入于脏腑。"又《疏五过论》:"医工诊之,不在脏腑。"又如《灵枢·邪气脏腑病形》。又《脉度》:"内溉脏腑,外濡腠理。"又《师传》:"身形支节者,脏腑之盖也。"又《胀论》:"何以知脏腑之胀也……在于血脉之中耶,脏腑之内乎。""夫胀者,皆在于脏腑之外,排脏腑而廓胸胁。""脏腑之在胸胁腹里之内也,若匣匮之藏禁器也。""胸腹者,脏腑之郭也。"又《禁服》:"必审按其本末……以验其脏腑之病。"又《五色》:"大气入于脏腑者不病而卒死矣。"又《大惑论》:"先其脏腑,诛其小过,后调其气。"根据以上诸论述之内容,主要涉及五脏六腑。因此,上述诸所谓"脏腑",基本上是五脏六腑的简称。

脏腑,亦或作"腑脏"。如《素问·三部九候论》:"察其腑脏,以知死生之期。"又《宝命全形论》:"知腑脏血气之诊。"又如《灵枢·海论》:"夫十二经脉者,内属于腑脏,外络于肢节。"又《五阅五使》:"腑脏之在中也,各以次舍左右上下,各如其度也。"详以上诸篇内容所及,此所言"腑脏",与上引诸言"脏腑"者,义本相通。然作为习惯用语仍以称"脏腑"者为多,故为常例。

(3) 脏象。脏象之称,仅在《素问·六节脏象论》中言及。该篇题名,据林亿等《素问》

新校正云,全元起注本亦同。又在该篇有文作"帝曰:脏象何如?"此部分内容,据林亿等新校正云,《甲乙》及《太素》中均具,然今本《甲乙》中则无,《太素》亦缺。

关于"脏象"之义,历注家,多有说解,如王冰注:"象谓所见于外,可阅者也。"马莳注:"夫脏在内而形之于外者可阅,斯之谓脏象也。"吴昆注有二解,前解题名云:"脏,九脏也。象,谓三百六十五节,以象三百六十日,九脏以象九野也。"后解正文云:"象,犹天象之象,可见者也。"张介宾注:"象,形象也,脏居于内,形见于外,故曰脏象。"张志聪注:"象者像也。论脏腑之形象,以应天地之阴阳也。"高世栻注:"脏象者,神脏五,形脏四,合为九脏。神脏五,开窍于耳目鼻口,形脏四,开窍于前后二阴。窍虽有九,其位惟穴。又神脏形脏,合于三阴三阳之六气,犹之以六为节,以九制会,故曰脏象。"

按:以上诸注,首推王冰注,简洁明了,马莳、张介宾等注,稍衍其文,义仍相本。至于吴昆、高世栻之注,不明"六节脏象"题名之义,强合为解,实失之矣。

又《素问·五脏生成》有文云:"夫脉之小大滑涩浮沉,可以指别;五脏之象,可以类推;五脏相音,可以意识;五色微诊,可以目察;能合脉色,可以万全。"其中言及六脉、五脏之象、五脏相音、五色微诊等,亦即五脏之脉、象、音、色等几个方面。对"五脏之象,可以类推"一句,诸家说解,义不尽同。如杨上善注:"皮、肉、脉、筋、骨等五脏外形,故为象也。五脉为五象之类,推脉可以知也。"王冰注:"象谓气象也,谓五脏虽隐而不见,然其气象性用,犹可以物类推之。何者?肝象木而曲直,心象火而炎上,脾象土而安静,肺象金而刚决,肾象水而润下。夫如是,皆大举宗兆,其中随事变化,象法傍通者,可以同类而推之尔。"马莳注:"五脏在内,而气象则见于外,皆五行相生相克之类也,可以类而推之。"吴昆注:"五脏发病,其证象合于五行,如心主惊骇,象火也;肝主挛急,象木也;脾主肿满,象土也;肺主声咳,象金也;肾主收引,象水也。凡若此者,可以类推。"张介宾注:"象,气象也。肝象木之曲直而应在筋,心象火之炎上而应在脉,脾象土之安静而应在肉,肺象金之坚敛而应在皮毛,肾象水之润下而应在髓骨。凡若此者,脏象之辨,各有所主,皆可以类而推之。"余如清人张志聪则本于五脏气象五行之理,高世栻则本五脏阴阳脉象之说。

按:以上诸注,其言五脏之象,为外现之象,于义均同,然对所见何象,则众说纷纭,或举筋、脉、肉、皮、骨五体,或举木、火、土、金、水五行,或言脉象,或言病候。若据语义而论,此所谓"五脏之象",实即"脏象"也。然脏象所指,究属何义,惟当于六节脏象论中求之。

详《素问·六节脏象论》文,本为岐伯论天之五气与地之五味生养于人的道理,继而为黄帝与岐伯问答文:"帝曰:脏象何如?岐伯曰:心者,生之本,神之变也,其华在面,其充在血脉,为阳中之太阳,通于夏气。肺者,气之本,魄之处也,其华在毛,其充在皮,为阳中之太阴,通于秋气。肾者,主蛰,封藏之本,精之处也,其华在发,其充在骨,为阴中之少阴,通于冬气。肝者,罢极之本,魂之居也,其华在爪,其充在筋,以生血气……此为阳中之少阳,通于春气。脾、胃、大肠、小肠、三焦、膀胱者,仓廪之本,营之居也,名曰器。能化糟粕转味而入出者也,其华在唇四白,其充在肌……此至阴之类,通于土气。"

按:以上经文,主要说明以下几方面情况,五本,心者生之本,肺者气之本,肾者封藏之本,肝者罢极之本,脾胃等仓廪之本也。五藏,心者神之变,肺者魄之处,肾者精之处,肝者魂之居,脾胃等营之居也。五华,心之华在面,肺之华在毛,肾之华在发,肝之华在爪,脾胃之华在唇四白也。五充,心之充在脉,肺之充在皮,肾之充在骨,肝之充在筋,脾胃之充在肌也。五通,心通于夏气,肺通于秋气,肾通于冬气,肝通于春气,脾胃通于土气。根据上述内容,不难看出,所言五本、五藏,属于五脏内部之神机变化,不得谓之象。所言五通,是为五脏与四时对应关系,亦不得谓之象。惟其五脏之华、面、毛、发、爪、唇四白,形见于外,有象可察,故得为脏之象。又五充,亦见《阴阳应象大论》,所谓肝在体为筋,心在体为脉,脾在体为肉,肺在体为皮毛,肾在体为骨,是谓五体;又见于《宣明五气》篇,所谓"心主脉,肺主皮,肝主筋,脾主肉,肾主骨,是谓五主。"凡此五充、五体、五主内容,基本相同,是乃受五脏之气所养,其形象亦可见于外,以其与五脏相关,故亦可谓之脏象。是则可见,本篇所言脏象,似仅当指五华与五充而言,至于脏腑之其他方面内容,不得谓之脏象。

(4)脏器类称,当名"脏腑"。《素问》与《灵枢》(古名《九卷》或《针经》),传至汉以后,以其内容混乱,部居不清,遂有以事类相从,而重为编次者。因而逐渐形成了各类内容的相关类名。

首次对该书进行分类编次者,为晋初皇甫谧《针灸甲乙经》,惟该书在分类方面尚未形成大类名称,其涉脏腑方面内容,仍以具指为多。如卷一之精神五脏论、五脏变腧论、五脏六腑阴阳表里论、五脏五官论、五脏大小六腑应候论等,仍以五脏、六腑相称。

唐代杨上善《黄帝内经太素》一书,乃将《素问》与《灵枢》全部内容,分其部居为二十一类,其中有关脏器方面的内容,作为一类,取名"脏腑"。其内容应包括脏器的各个方面,惜今存世本,此类篇文,残缺甚多,难以见其全貌。

元人滑寿有《素问钞》一书,乃取《素问》与《灵枢》二书,撮其枢要,各以类从。全书计分为十四类。其脏器有关内容,取名"脏象"。类名下有附文云:"五脏以位,六腑以配,五行攸属,职司攸分,具脏象钞。"详该类所收,计有《素问》之《六节脏象论》《金匮真言论》《阴阳应象大论》《灵兰秘典论》《五脏生成篇》《三部九候论》《宣明五气》篇等有关内容。是则可见,该类所收内容,已涉及脏腑的诸多方面,而非仅言脏象者也。

自滑氏用此类名之后,明清以降,直至今日,影响颇大,沿袭甚多。如明张介宾《类经》一书,计分十二类,脏象位居第三;明李念莪《内经知要》,计分八类,脏象位居第五;清汪昂《素问灵枢类纂约注》,计分九类,脏位居第一。又近代编撰之中医学统编、中医学基础等专著及讲义类书,此部分内容,亦多袭用"脏象"之名。

就类名而论,杨上善之用"脏腑",滑寿之用"脏象",无疑已自成概念。若作为概念的词语,则应尽可能比较全面和准确地反映客观事物。从脏象与脏腑两个概念的语义比较可见,脏象之"脏",可从广义之脏的广度加以使用,然而"象"字之本义,已是对"脏"的含义有所限制,也就是说,其含义应属脏之象。而脏腑这一概念,脏腑二字,不仅可以从广义方面加以使用,也就是说,不限于五脏六腑,其他脏器,亦可包含,而且对脏腑的有关内容,如体态、功能、外象、内形等,均无所限。因此,作为脏器的类名,或概念的词语,当以"脏腑"二字,尤为确当。

(二)脏腑的基本系统

脏腑的基本系统,乃指脏与腑根据其功能或属性、联结等特点而形成的整体。所谓系统,即自成体系的组织,亦即相同或相类事物按一定的秩序和内部联系组合而成的整体。

脏腑系统,主要有以下几个方面。

1. 五脏五腑

关于五脏五腑之说,在《素问》与《灵枢》中,虽未明确提出,亦无专文论及,但在有的篇文中,则可见其内容。

关于五脏系统,在《素问》与《灵枢》中言之甚多,今举二篇为例。

《素问·金匮真言论》:东方青色,入通于肝,其类草木,其应四时上为岁星,其数八;南方赤色,入通于心,其类火,其应四时上为荧惑星,其数七;中央黄色,入通于脾,其类土,其应四时上为镇星,其数五;西方白色,入通于肺,其类金,其数九;北方黑色,入通于肾,其类水,其应四时上为辰星,其数六。从以上摘取之有关内容来看,如五方、五行相关。

《素问·阴阳应象大论》:东方生风,风生木,木生酸,酸生肝,肝生筋,筋生心;南方生热,热生火,火生苦,苦生心,心生血,血生脾;中央生湿,湿生土,土生甘,甘生脾,脾生肉,肉生肺;西方生燥,燥生金,金生辛,辛生肺,肺生皮毛,皮毛生肾;北方生寒,寒生水,水生咸,咸生肾,肾生骨髓,髓生肝。详本文内容,除体现其与五方、五行相关外,并指出了五行五脏间之相生关系。如所谓筋生心,血生脾等,即属此义。

从以上二篇内容可见,五方五行学说,是构成五脏系统的理论基础的主要依据之一。另外,如《素问·金匮真言论》所谓"人身之脏腑中阴阳,则脏者为阴,腑者为阳。"此乃据阴阳属性立论。又如《灵枢·本脏》所谓"五脏者,所以藏精神血气魂魄者也。"又《灵枢·卫气》所谓"五脏者,所以藏精神魂魄者也"等,均在说明五脏主藏之义,凡此诸义,亦皆为五脏系统之理论基础。

关于"五脏"的问题,《素问》与《灵枢》中,原无此概念。然在脏腑系统诸文中,则可反映出有"五腑"之义。此在以下几个方面均有所体现。

(1)脏与腑是互相配合互相对应的关系,故与五脏相合者,亦有五腑。如《灵枢·本输》云:肺合大肠,心合小肠,肝合胆,脾合胃,肾合膀胱。是则说明,与五脏相合者,实为大肠、小肠、胆、胃、膀胱五腑而已。然又有三焦一腑,则未得其脏以合,故本篇特云:"三焦者,中渎之腑,水道出焉,属膀胱,是孤之腑也。"是则进一步说明,与五脏系统相配合者,为五腑也。

(2)与奇恒之府相别者有五腑。如《素问·五脏别论》提出脑、髓、骨、脉、胆、女子胞,为奇恒之府。继云:"夫胃、大肠、小肠、三焦、膀胱,此五者,天气之所生也,其气象天,故泻而不藏,此受五脏浊气,名曰传化之腑。"详本文完全是根据其功能之泻而不藏立论,故特另出此五腑,以与奇恒之府相区别也。

(3)《灵枢·四时气》有邪在腑之内容,即邪在大肠、邪在小肠、邪在胆、邪在胃脘、邪在三焦,其所言腑数,仅有五。又《灵枢·五邪》有邪在脏之内容,即邪在肺、邪在肝、邪在脾、邪在肾、邪在心。其言脏数,正当五脏。尽管上文言邪在五腑、五脏之内容,出于两篇之中(相连近的两篇),且所言五腑,又为三焦而非膀胱。但是今存《灵枢》之篇文,亦可有相互错落处,前章亦曾言及。因此,此所言五脏与五腑,亦或有五脏五腑系统之又一说也。

2. 五脏六腑

五脏六腑四字连称,在《素问》与《灵枢》中所见甚多。在《素问》中计有十二篇,如《上古天真论》"肾者主水,受五脏六腑之精而藏之"。《五脏别论》"是以五脏六腑之气味,皆出于胃,变见于气口"。《热论》"三阴三阳五脏六腑皆受病,荣卫不行,五脏不通则死矣"。《举痛论》"五脏六腑,固尽有部"。《痿论》"阳明者,五脏六腑之海"。《疏五过论》"五脏六腑,雌雄表里"等。在《灵枢》中计有二十三篇,如《九针十二原》"愿闻五脏六腑所出之处"。

《寿夭刚柔》"阴中有阴,阳中有阳……内合于五脏六腑"。《经别》"十二月、十二辰、十二节、十二经水、十二时、十二经脉者,此五脏六腑之所以应天道"。《口问》"心者,五脏六腑之主也"。《逆顺肥瘦》"夫冲脉者,五脏六腑之海也"。《五色》"此五脏六腑肢节之部也"。《五味》"胃者,五脏六腑之海也,水谷皆入于胃,五脏六腑皆禀气于胃"。《九针论》"肺者,五脏六腑之盖也"。《大惑论》"目者,五脏六腑之精也"等。从以上诸例亦可说明,"五脏六腑"四字连称,不仅出现频率高,约五十余次,而且分布面亦广。

根据上述情况,五脏六腑四字,本是一个一般性组合词语,但在脏腑学说中,作为脏腑系统之称谓,已具有概念化的意义。

关于"五脏"之说,与上说亦同,兹不烦述。关于"六腑"问题,其具体器官与上说亦同,即胆、胃、大肠、小肠、三焦、膀胱。其中胆、胃、大肠、小肠、膀胱五腑,均与五脏相配,前已详明。惟三焦一腑与五脏的关系,又别具其一说。

《灵枢·本脏》,论脏腑配合有文云:"肾合三焦、膀胱。三焦者、膀胱者,腠理毫毛其应。"又云:"肾应骨,密理厚皮者,三焦、膀胱厚;粗理薄皮者,三焦、膀胱薄;疏腠理者,三焦、膀胱缓;皮急而无毫毛者,三焦、膀胱急;毫毛美而粗者,三焦、膀胱直;稀毫毛者,三焦膀胱结也。"根据本文所言,非常明确地提出了脏腑关系中,肝、心、脾、肺四脏,各合一腑,惟肾脏,则与三焦、膀胱二府相合。且后文又进一步论证了三焦与膀胱之外候。"腠理毫毛其应"。从而说明,作为脏腑系统,本文所言六腑中三焦,并非如上文所言,乃无脏相合之孤腑,而是与膀胱同合于肾脏。此在理论方面,亦自成系统。

但是,在《素问》与《灵枢》中言"五脏六腑"诸篇,亦并非尽如上文所言。即如前文所言,"五脏六腑"作为脏腑学说的概念,其所言,"五脏",有时亦非仅指肝、心、脾、肺、肾而已,今举例如下。

《素问·通评虚实论》谓腋痈,"刺手心主三",手心主者,心包络脉也,然后文仍有"五脏不平"语。又《缪刺论》,前言邪客于形,留而不去,"内连五脏……五脏乃伤",后有文曰:"五络俱竭……后刺手心主。"《灵枢·本输》首文有言"五脏"者,后文曰"腋下三寸,手心主也,名曰天池"。又《终始》篇言"五脏为纪",后文言"厥阴一盛而躁,在手心主"。特如《经脉》与《经水》二篇,十二脉中之手心主脉,均言及内属于心包,然篇文仍称五脏。其余尚有多篇有此类情况。从而说明,有些篇文,虽称"五脏",但作为概念含义,已约定成俗,实则亦含心包在内。

又据经脉十一脉系统可见,原在阴经,亦仅有五脉,又如《灵枢·本输》言五脏五输,亦仅有肺、心、肝、脾、肾五脏。至晋皇甫谧《针灸甲乙经》卷三引《明堂孔穴针灸治要》腧穴内容,手心主脉与心脉,始各具其输,是则可知,五脏之说法,其来尚矣。又邪客篇言手少阴之脉独无腧时犹云:"少阴,心脉也。心者,五脏六腑之大主也,精神之所舍也,其脏坚固,邪弗能容也,容之则心伤,心伤则神去,神去则死矣。故诸邪之在心者,皆在于心之包络。包络者,心主之脉也。故独无腧焉。"本文主要说明心与心包,或者说手少阴心脉与手心主脉之间,有着特殊的关系,也就是说,就脏器、经脉功能的某些方面而论,二者有异体同功,或者说异脉同功之用,但二者又具有一定差异。所以说,只能就某种意义而论。

上述诸端,当是构成"五脏"这一概念的主要原因所在。

正由于"五脏六腑"这一概念,体现了脏腑学说的基本情况与基本内容,故其为脏腑学说之核心。也可以说是脏腑学说的基本系统。

3. 六脏六腑

六脏之称，《素问》与《灵枢》无此名，而《庄子·齐物论》中，则有"六脏"之名，然《素问》、《灵枢》中实有六脏六腑之内容，今举例说明。

《素问·灵兰秘典论》："黄帝问曰：愿闻十二脏之相使，贵贱何如？"王冰注："脏，藏也。言腹中之所藏者，非复有十二形、神之脏也。"张介宾注："脏，藏也。六脏六腑，为十二，分言之，则阳为腑，阴为脏。合言之，则皆可称脏。犹言库藏之藏，所以藏物者。"是黄帝此所问"十二脏"者指六脏六腑也。此后岐伯对云：心者君主之官，肺者相傅之官，肝者将军之官，胆者中正之官，膻中者臣使之官，脾、胃者仓廪之官，大肠者传导之官，小肠者受盛之官，肾者作强之官，三焦者决渎之官，膀胱者州都之官。又云："凡此十二官，不得相失也。"

按：本文所言"脏"，王冰与张介宾已指明其义为广义之脏，"十二脏"说，张介宾亦指出乃含六脏、六腑之数。然文中所谓"十二官"之数，则仅有十一官，此林亿等亦云："详此乃十一官，脾、胃二脏共一官也。"又详唐王焘《外台秘要·明堂》五脏六腑变化流注出入傍通文"五脏官"，脾之官为"谏议大夫"，此与宋人始见之《素问》遗篇"本病论"所谓"脾为谏议之官"义亦同，恐系后世所出也。本文中之另一问题，即"膻中"之说，虽历代诸家说解不一，然其当指脏器无疑，前章不同学派中已将膻中、胸中、心包三者为之辨析，兹不复述。是则本篇所言十二脏或十二官，已具六脏六腑之义。

《灵枢·经脉》：肺手太阴之脉，下络大肠，上膈属肺；大肠手阳明之脉，络肺，下膈属大肠；胃足阳明之脉，下膈属胃，络脾；脾足太阴之脉，入腹属脾，络胃；心手少阴之脉，出属心系，下膈络小肠；小肠手太阳之脉，入缺盆络心，抵胃属小肠；膀胱足太阳之脉，络肾，属膀胱；肾足少阴之脉，属肾，络膀胱；心主手厥阴心包络之脉，出属心包络，下膈历络三焦；三焦手少阳之脉，布膻中散络心包，下膈，循属三焦；胆足少阳之脉，络肝，属胆；肝足厥阴之脉，属肝，络胆。详本文不仅明确地表明了十二经脉与脏腑的隶属关系，而且也表明了十二经脉中表里经脉隶属脏腑间之相互关系，体现了一个完整的脏腑经脉系统。从脏腑角度论，并又体现了六脏六腑的脏腑系统。

又《灵枢·经水》云：足太阳内属膀胱，足少阳内属于胆，足阳明内属于胃，足太阴内属于脾，足少阴内属于肾，足厥阴内属于肝，手太阳内属于小肠，手少阳内属于三焦，手阳明内属于大肠，手太阴内属于肺，手少阴内属于心，手心主内属于心包。详本文亦非常明确地表明了十二经水与脏腑的隶属关系。

上述二篇所论十二经脉的相互关系，或者说相互配合，在《素问·血气形志》与《灵枢·九针论》，基本上是以相同的文字，特加说明。今录《素问》文如下："足太阳与少阴为表里，少阳与厥阴为表里，阳明与太阴为表里，是为足阴阳也；手太阳与少阴为表里，少阳与心主为表里，阳明与太阴为表里，是为手之阴阳也。"

从上述表里关系的配合模式中，可见有以下几个特点，一者，手经与手经相配，如手太阳与手少阴为表里；足经与足经相配，如足太阳与足少阴为表里。二者，阴经与阳经相配，如手三阳经均与手三阴经为表里，足三阳经均与足三阴经为表里。三者，根据经脉与脏腑的隶属关系，犹可见其为脏经与腑经为表里，如手太阳小肠脉也，与手少阴心脉相配，足太阳膀胱脉也，与足少阴肾脉相配。

根据此一表里配合模式，同时亦说明了脏与腑的相互配合，已是六合，而不是五合，即肝与胆相合,心与小肠相合,脾与胃相合,肺与大肠相合,肾与膀胱相合,心包络与三焦相合。此即六脏六腑系统的配合方式。此一方式不仅是增加了心包络一脏,而且三焦一腑,从理论体系方面论,已不是孤腑,也不是从属于膀胱而与肾相合之腑,而是与心包络相配合之腑。从而构成了一个三阴三阳手足十二脉六脏六腑表里配合的脏腑系统。

此一脏腑系统,具有一重要的特点,即是乃以手足十二经及其所隶属之脏腑为物质基础,以阴阳学说之三阴三阳为理论基础。从学术发展的角度论,此一系统,是对脏腑学说在认识上的不断深化和理论上的进一步完善,为祖国医学脏腑学说奠定了独特的理论体系。

4. 奇恒之腑

奇恒之腑说,出于《素问·五脏别论》,该文云:"脑、髓、骨、脉、胆、女子胞,此六者,地气之所生也,皆藏于阴而象于地,故藏而不泻,名曰奇恒之腑。"又曰:"夫胃、大肠、小肠、三焦、膀胱,此五者,天气之所生也,其气象天,故泻而不藏,此受五脏浊气,名曰传化之腑,此不能久留,输泻者也。"

所谓"奇恒之腑",王冰注云:"脑、髓、骨、脉,虽名为腑,不正与神脏为表里。胆与肝合,不同六腑之传泻。胞虽出纳,纳则受纳精气,出则化出形容,形容之出,谓化极而生,然出纳之用,有殊于六腑,故言藏而不泻,名曰奇恒之腑也。"吴昆注:"奇恒,异于常者也。"是则说明"奇恒之府"者,异于常腑也。常腑者,六腑也。

详本文言诸奇恒之腑,除胆之外,既不属于脏,亦不归于腑。既有别于五脏之藏神而不泻,亦不同于诸腑之传化物而不藏。故名之曰奇恒之腑。

然脑、髓、骨、脉、胆及女子胞,虽不直属于五脏,但与五脏又有一定的关系,如肾主骨髓,脑又为髓海;脉为血之府,心所主;胆又为肝之腑。女子胞,详《素问·评热病论》有云:"月事不来者,胞脉闭也。胞脉者,属心而络于胞中。"又《素问·奇病论》言妇人重身九月而瘖曰:"胞之络脉绝也……胞络者,系于肾,少阴之脉贯肾络舌本,故不能言。"是则女子胞,又与心、肾二脏相关。又恒诸腑,所藏皆精气也,故不得如五脏等之传化而出,即女子胞虽有所出,亦犹王冰所云之义,乃精气之化形而出也。此与五腑传化水谷之糟粕而出者,自有本质之不同。经文之所谓"皆藏于阴而象于地",义当属此。

又奇恒之腑,虽与某些脏有一定关系,然亦不如六腑与六脏之相对应配合,又其相互间,除脑、髓、骨外,在形体与功能方面,并无特定的联系。作为奇恒之腑,从某种意义上讲,仅是人体储藏精化之物的府库而已。故虽名为奇恒之腑,乃是与胃、大肠、小肠、三焦、膀胱五腑相区别而言。就其自身来说,无论在形体方面或功能方面,并不能构成一种系统,故不得与脏腑其他系统等观。

5. 五脏傍通

五脏傍通者,指以五脏五行为核心,与周围事物广为联系而构成的一种学术体系。所谓"傍通"者,以某一事物为定点,而与四周相通也。如《管子·兵法》:"一气专定,则傍通而不疑。"傍与旁通,有依附之义。《庄子·齐物论》:"奚旁日月,挟日月。"成玄英疏:"旁,依附也。"

"五脏傍通"之语,在今存古医学文献中,首见于唐孙思邈《千金要方》卷二十九"五脏六腑变化傍通诀第四",详该文首文云:"凡五脏六腑,变化无穷,散在诸经,其事隐没,难得具知,今纂集相附,以为傍通,令学者少留意推寻,造次可见矣。"此下出列傍通之类共五十余项。首项为:"五脏:肾水一、心火二、肝木三、肺金四、脾土五"以下依次为六腑、五脏经、六腑经、五脏脉、五脏斤两、六腑斤两、六腑丈尺等,至五果、五菜而终。末文云:"论曰:假令人肾、心、肝、肺、脾为脏,则膀胱、小肠、胆、大肠、胃为腑。足少阴为肾经,足太阳为膀胱经。下至五脏、五果、五菜皆尔。触类长之,他皆仿此。"根据本文之义,乃以五脏五行为核心,或者说为基础,将与五脏五行相通之周围事物,按类相为依附,故名曰"五脏六腑变化傍通"。

详《千金》卷二十九诸篇,为《明堂》内容。该卷《明堂》三人图第一有文云:"旧《明堂图》年代久远,传写错误,不足指南,今一依甄权等新撰为定云耳。"是知该卷内容,乃出甄权等新撰《明堂经》。然甄权等新撰《明堂》,后虽失传,谅其不可能尽出新撰,在学术方面,亦必有所本。故"五脏六腑傍通"一文,究出于何人之手,拟或源于古《明堂》,现亦难详。

本文又见于唐王焘《外台秘要》卷三十九,基本一致,惟文序有诸不同处。如五脏五行之文序,《千金》以肾水、心火、脾土、肝木、肺金为序。《外台》则以肝木、心火、脾土、肺金、肾水为序。又《外台》列项多于《千金》若干条,如五脏胎月、五脏相月、五脏旺月、五脏废月、五脏囚月、五脏死月。五脏旺日、五脏旺时、五脏困日、五脏困时,五脏忌日、五脏忌时等,皆《千金》所不具。然有些内容,《素问》与《灵枢》中虽无其名,却有其事。如五脏旺日、旺时、困时、忌日等皆是。详《外台》此卷,亦收《明堂》文也。据起首《明堂序》所云,本文所收,虽以《明堂》、《甲乙》等为准,然又云:"《黄帝素问》摘孔穴原经脉,穷万病之行始,《九卷》、《甲乙》及《千金方》、甄权、杨操等诸家灸法,虽未能远穷其理,且列流注及傍通,终疾病之状尔。"故仅据此所云,亦难详定。总之,"傍通"之说,当出于唐以前而无疑。

《素问》与《灵枢》中,虽无"傍通"之名,然则有是类之文及近似之义。详《素问·阴阳应象大论》:"帝曰:余闻上古圣人,论理人形,列别脏腑,端络经脉,会通六合,各从其经,气穴所发,各有处名,溪谷属骨,皆有所起,分部逆从,各有条理,四时阴阳,尽有纲纪,外内之应,皆有表里,其信然乎?"此下为岐伯以五方、五行、五脏及其相关内容对答。按"会通"者,会合变通也。《易·系辞上》:"圣人有以见天下之动,而观其会通,以行其典礼。"魏王弼注:"观看其物之会合变通。"宋朱熹本义:"会,谓理之所聚而不可遗处;通,谓理之可行而无所碍处。"是所谓"会通"者,会同事物之理而知其变通也。"六合"者,天地四方也。《庄子·齐物论》:"六合之外,圣人存而不论;六合之内,圣人论而不议。"成玄英疏:"六合者,谓天地四方也。"按此亦泛指宇宙空间而言,或者说泛指自然界而言。从而说明此所言"会通"之意,亦相近而通。从其内容所及之实际情况及立论构架方面看,与"傍通"之说,则基本相同,惟多散于众篇,集中论述者较少。另外,在《千金》、《外台》"傍通"中所列之项,除有些属诸社会学及与医学无直接关系者外,如五常仁、礼、信、义、智,五兵之矛、剑、枪、戟、弩,五乐之琴、笙、鼓、磬、瑟等,其余凡与医学相关而又可依附于五脏五行之类者,大都可见于《素问》与《灵枢》中。而《素问》与《灵枢》中,尤以《素问》之《金匮真言论》与《阴阳应象大论》两篇,最具有代表性,并具备了基本的理论框架与基本内容。从而可见,"会通"或"傍通"说,体现出是以"人与天地相参"说为指导思想,以五行、五脏及与之相关的事物为理论体系与物质基础的一种五脏五行系统。构成了脏腑学说中之重要组成部分。

在《素问》与《灵枢》中,有关此类内容之篇如:《素问》之《金匮真言论》、《阴阳应象大论》、《五脏生成篇》、《脏气法时论》、《宣明五气篇》、《五运行在论》、《五常政大论》等,《灵枢》之《本输》、《顺气一日分为四时》、《五味》、《九针论》等篇,详以上诸篇中,已可见其大致内容。以下聊为简述。

《素问·金匮真言论》，本篇以五方为纲，傍通诸事，今举东方为例："东方青色，入通于肝，开窍于目，藏精于肝，其病发惊骇，其味酸，其类草木，其畜鸡，其谷麦，其应四时上为岁星，是以春气在头也，其音角，其数八，是以知病之在筋也，其臭臊。"据此例可见，每方之傍通者为色、脏、窍、藏精、病发、味类（五行之类）、畜、谷、星、时、音、数（五行生成之数）、病之在（五体）等。余方仿上此。

《素问·阴阳应象大论》，本篇亦以五方为纲，傍通诸事。今举南方为例："南方生热，热生火，火生苦，苦生心，心生血，血生脾，心主舌，其在天为热，在地为火，在体为脉，在脏为心，在色为赤，在音为徵，在声为笑，在变动为忧，在窍为舌，在味为苦，在志为喜，喜伤心，恐胜喜，热伤气，寒胜热，苦伤气，咸胜苦。"据上述内容，除如上篇以五方为纲，傍通诸事外，另有诸多内容，则突出地体现了五行之生克关系。如"心生血，血生脾"，心生血者，火自生也。血生脾者，火生土也。又如"寒胜热"者，水克火也。"苦伤气"者，火克金也。尚有些内容，则体现了脏气之生理与病理关系。余方仿此。

《素问·五脏生成篇》，本篇是以五脏为纲，傍通诸事，并体现五脏间五行生克关系。如"生之合脉也，其荣色也，其主肾也。"按脉与色，通于心；肾属水，水克火，故为心之主。又如"多食咸则脉凝泣而变色"，咸入肾，脉合于心，此水克火也。又"心欲苦，肺欲辛"等，五味之合于本脏也。诸脏准此。

《素问·脏气法时论》，详该篇首文云："黄帝问曰：合人形以法四时五行而治，何如而从，何如而逆？得失之意，愿闻其事。岐伯曰：五行者，金木水火土也。更贵更贱，以知死生，以决成败，而定五脏之气，间甚之时，死生之期也"根据此一问答内容，知此以五脏为纲，傍四时五行，以定五脏病间甚之时，死生之期。今举肝脏为例："肝主春，足厥阴少阳主治，其日甲乙，肝苦急，急食肝以缓之。"又云："病在肝，愈于夏，夏不愈，甚于秋，秋不死，持于冬，起于春，禁当风。肝病者，愈在丙丁，丙丁不愈，加于庚辛，庚辛不死，持于壬癸，起于甲乙。肝病者，平旦慧，下晡甚，夜半静。肝欲散，急食辛以散之，用辛补之，酸泻之。"余脏仿此。又详诸脏之文后有云："夫邪之客于身也，以胜相加，至其所生而愈，至其所不胜而甚，至于所生而持，自得其位而起。必先定五脏之脉，乃可言间甚之时，死生之期也。"此文是对前文主旨的进一步说明，也是对五脏五行生克关系的概括与总结。《外台》五脏傍通中所列诸五脏相月、五脏旺月、五脏死月、五脏旺日、五脏忌日等，义本于此。

《素问·宣明五气篇》，详本篇乃以"五"为基数诸事，相为傍通者也。计有五味所入谓五入，五气所病为五病，五精所并为五并，五脏所恶为五恶，五脏化液为五液，五味所禁为五禁，五病所发为五发，五邪所乱为五乱，五邪所见为五邪，五脏所藏为五藏，五脏所主为五主，五劳所伤为五伤，五脉应象为五脉。其中除五发、五乱两项，难与五脏直接对应外，余者皆与五脏相对应。可见本篇当是以五脏为纲，而相为傍通者也。

《素问》之《五运行大论》与《五常政大论》，虽亦有五脏五行傍通方面内容，然又及于气象与物候之内容较多，体现运气之特点，兹不述，可见运气学说。

《灵枢·本输》，本篇乃以五脏六腑为纲，说明其与五输、五行之关系。今举肺为例："肺出于少商，少商者，手大指端内侧也，为井木；溜于鱼际者，手鱼也，为荥；注于太渊，太渊，鱼后一寸陷者中也，为腧；行于经渠，经渠，寸口中也，动而不居，为经；入于尺泽，尺泽，肘中动脉也，为合；手太阴经也。"余者仿此。

《灵枢·顺气一日分为四时》,本篇主在说明"人有五脏,五脏有五变,五变有五输,故五五二十五输,以应五时"。亦以五脏五时为纲,相为傍通。今举肝为例:"肝为牡脏,其色青,其时春,其音角,其味酸,其日甲乙。"余脏仿此。

《灵枢·五味》,本篇主要说明五谷、五果、五畜、五菜、五色与五脏之傍通关系及脏病之食宜、食禁等。今举例如下:"五谷:秔米甘、麻酸、大豆咸、麦苦、黄黍辛。"又"脾病者,宜食秔米饭、牛肉、枣、葵。"又"肝病禁辛。"余者,详见该篇。

《灵枢·九针论》,按本篇所论其傍通内容,与《素问·宣明五气》亦同,唯列项较少,个别有另加分合者,计有五脏气,六腑气(按此二项《素问》名"五病")、五味(按《素问》又名"五入")、五并、五恶、五液、五劳、五走、五裁(按此二条《素问》名"五禁")、五发、五邪(按此二条《素问》名"五乱")、五藏、五主等。是知此二篇内容,必出于同源。

以上所举《素问》与《灵枢》诸篇有关内容,所言诸端,已及于数十项之多。据其所云,足可说明以下几点,一者,所言诸事,均与五脏五行相关,体现了以五脏五行说为核心的指导思想,或者说以五脏五行说为纲的理论与物质基础。二者,凡举诸事,皆可与五脏五行相类通或依附,故谓之会通或傍通。三者,凡与五脏五行相类通或依附者,大都可反映脏腑之生理与病理关系,五行生克关系及人与自然关系,体现"人与天地相参"的基本思想。但其中亦难免机械之论或臆测之说,则不尽合理或尽不合理。然亦不得因此而否定此一广泛的五脏五行傍通体系,自有其含有一定科学道理的理论基础与物质基础。四者,由于此一傍通体系,囊括了中医理论体系中的广泛内容,故其对中医生理、病理及诊断、治法等的推断与综合分析,具有一定的理论价值与指导意义。五者,根据上述诸篇内容,足见《千金》与《外台》二书中有关五脏傍通之内容,大部分源于《素问》与《灵枢》等经典医著,特出于后人综合之功与抄撮之力而已。

(三) 脏腑的基本功能

脏腑所属各器官,各具特有之功效与作用,共同维持人体的生命活动。详各脏腑之功能,既有其特殊性,又有共同性,而更有相互组成之综合性功能。为人体的生理活动,构成一有机的、完整的整体。《素问》与《灵枢》中,对于脏腑功能的论述,不仅注重了脏腑功能的特殊性,而尤为注重脏腑功能之综合作用与协同作用。从而进一步体现了脏腑功能方面的系统性与相互关系。以下就脏功能的几个主要方面的问题,聊为简述。

1. 脏腑功能之大别

脏腑功能之大别。此指脏的功能与腑的功能,在总体方面的区别。

《素问·五脏别论》:"所谓五脏者,藏精气而不泻也,故满而不能实。六腑者,传化物而不藏,故实而不能满。所以然者,水谷入口则胃实而肠虚,食下则肠实而胃虚。故曰实而不能满,满而不实能也"马莳注:"此言五脏主于藏精,六腑主于传物。乃脏腑之的义……夫谓心肝脾肺肾为五脏者,正以五脏各有精,藏精气而不泻,故虽至于满,而不至于有所实,唯不实则不至于有所泻。谓胆、胃、大小肠、三焦、膀胱为六腑者,正以六腑传化物而不藏,故一至实而不能有所满,唯不能满则不能不有所泻也。所以实而不能满者,方其水谷入口之时,上之为胃者实,而下之为肠者尚虚,及其含下下脘之后,则下之为肠者实,而上之为胃者已虚。故一有所实则不能有所满,而必至于泻也。故曰实而不满以此。彼五脏无水谷之出入,特其精微之气焉耳。故此至于满,而不至于有所实,自不必有泻也。故曰满而不实者以此。"按本文所言,乃脏与腑,在功能方面最主要的,也是最本质的区别。故马莳特云"此言主于藏精,六腑主于传物,乃脏腑之的义。"所谓"的义"者,真实的、准确的旨义也。

《灵枢·本脏》:"五脏者,所以藏精神血气魂魄者也,六腑者,所以化水谷而行津液者也。此人之所以具受于天也,无愚智贤不肖,无以相倚也。"详本文所言脏腑功能,较之上文,尤为具体,即五脏之所藏精气,含精神血气魂魄等精神的与物质的精华之气。六腑除传水谷之外,并运行水气所化之津液。同时本文又指出了一个很重要的问题,即作为脏腑功能而论,均受之于自然,对任何人均无偏赐。此与人之愚贤不肖无关,充分体现了唯物主义思想。

《灵枢·卫气》:"五脏者,所以藏精神魂魄者也,六腑者,所以受水谷而行化物者也。"按本文与上引本脏篇文大致同。

根据以上诸文所述,脏者主藏,藏精气与精神者也,腑者主泻,传化物与行津液者也。此脏腑功能之大别也。

2. 脏腑功能概述

此系对脏腑基本功能之概要说明。此在前文"五脏傍通"中,已有所举,如五音、五味、五色、五臭、五体、五志、五窍、五恶、五液、五脉等,均系从不同的方面,体现脏腑的功能,兹不复述。以下仅择《素问》与《灵枢》中,概述脏腑功能者,加以简介。

(1)脏腑十二官。《素问·灵兰秘典论》:"心者,君主之官,神明出焉。肺者,相傅之官,治节出焉。肝者,将军之官,谋虑出焉。胆者,中正之官,决断出焉。膻中者,臣使之官,喜乐出焉。脾胃者,仓廪之官,五味出焉。大肠者,传道之官,变化出焉。小肠者,受盛之官,化物出焉。肾者,作强之官,伎巧出焉。三焦者,决渎之官,水道出焉。膀胱者,州都之官,津液藏焉,气化则能出矣。凡此十二官者,不得相失也。"按此言脏腑十二官,各代表一个脏器主要功能之一,非该脏腑之全部功能。诸官之义,详见后文脏腑系统中。

(2)脏象。《素问·六节脏象论》:"心者,生之本,神之变(按"变",林亿等新校正引全元起本及《太素》均作"处",义胜)也,其华在面,其充在血脉,为阳中之太阳,通于夏气。肺者,气之本,魄之处也,其华在毛,其充在皮,为阳中之少阴(按"少阴"原作"太阳",据新校正引《甲乙》与《太素》改),通于秋气。肾者,主蛰,封藏之本,精之处也,其华在发,其充在骨,为阴中之太阴(按"太阴"原作"少阴",据新校正引全元起本、《甲乙》与《太素》改),通于冬气。肝者,罢极之本,魂之居也,其华在爪,其充在筋,以生血气,其味酸,其色苍,此为阴(按"阴"原"阳",据新校正引全元起本、《甲乙》与《太素》改)中之少阳,通于春气。脾、胃、大肠、小肠、三焦、膀胱者,仓廪之本,营之居也,能化糟粕转味而入出者也,其华在唇四白,其充在肌,其味甘,其色黄,此至阴之类,通于土气。凡十一脏,取决于胆也。"

按:本文所言,皆脏腑之基本功能、作用、属性等。如所谓"本"者,根本、本源之义。所谓"处"者,言其所藏也。所言阴阳者,五脏之属性也。所言四时者,五脏之通应也。凡此,皆体现脏腑内在之气。所言"其化"者,脏气所养而现于外者,所言"其充",脏气所养之五部也,亦有可见之形在外。观乎此则知脏气盛衰,此犹《孟子·告子下》所谓"有诸内必形诸外"之义,故谓之"脏象"。

(3)五脏之合、荣、主及伤、欲。《素问·五脏生成篇》:"心之合脉也,其荣色也,其主肾也。肺之合皮也,其荣毛也,其主心也。肝之合筋也,其荣爪也,其主肺也。脾之合肉也,其荣唇也,其主肝也。肾之合骨也,其荣发也,其主脾也。是故多食咸则脉凝泣而变色,多食苦则皮槁而毛拔,多食辛则筋急而爪枯,多食酸则肉胝䐢而唇揭,多食甘则骨痛而发落,此五味之所伤也。故心欲苦,肺欲辛,肝欲酸,脾欲甘,肾欲咸,此五味之所合也。"

按:本文言五脏之合者,为五体也;五脏所荣者,为脏之华也;皆脏气所养。五脏之主者,克我之脏也,故为之主。五味所伤者,多也,过则为灾。五脏所欲者,味有专攻也。亦犹王冰所谓"各随其欲而归凑之"之义。

(4) 脏气法时。《素问·脏气法时论》:"黄帝问曰:合人形以法四时五行而治,何如而从,何如而逆?得失之意,愿闻其事。岐伯对曰:五行者,金木水火土也,更贵更贱,以知死生,以决成败,而定五脏之气,间甚之时,死生之期也。……肝主春,足厥阴少阳主治,其日甲乙;肝苦急,急食甘以缓之。心主夏,手少阴太阳主治,其日丙丁;心苦缓,急食酸以收之。脾主长夏,足太阴阳明主治,其日戊己;脾苦湿,急食苦以燥之。肺主秋,手太阴阳明主治,其日庚辛;肺苦气上逆,急食苦以泄之。肾主冬,足少阴太阳主治,其日壬癸;肾苦燥,急食辛以润之。开腠理致津液通气也。"

按:本文为明确提出五行之名,且以五行属性相合者,其所言五时及天干日,均寓五行于其中,故名"脏气法时",以五脏之气与五行之气相合应也。

(5) 脏气要害。《素问·刺禁论》:"脏有要害,不可不察。肝生于左,肺藏于右,心部于表,肾治于里,脾为之使,胃为之市,鬲肓之上,中有父母,七节之傍,中有小心。"

按:本文所谓"要害"者,脏气之紧要部居也。肝应于春,主在生发,故生于左;肺应于秋,主在收敛,故气藏于右;心应于夏,主在长养,使气外泄,故心部于表。部者,布也。肾应于冬,为蛰藏之本,其气在里,故肾治于里。鬲肓之上者,心肺也。心阳肺阴,故喻为父母。七节之傍,中有小心者,"小心",《甲乙》卷五第四、《太素·知针石》均作"志心"。本文诸说不一,或言心,或言肾,暂难定论,兹不烦考。详以上诸处,皆脏气要害之地也。

(6) 五脏六腑之候。《灵枢·师传》:"五脏腑,肺为之盖,巨肩陷咽喉见其外。"又"五脏六腑,心为之主,缺盆为之道,骺骨有余,以候䯏骭。"又"肝者主为将,使之候外,欲知坚固,视目小大。"又"脾者主为卫,使之粮,视唇舌好恶,以知吉凶。"又"肾者主为外,使之远听,视耳好恶,以知其性。"又"六腑者,胃为之海,广骸大颈张胸,五谷乃容。鼻隧以长,以候大肠。唇厚人中长,以候小肠。目下果大,其胆乃横。鼻孔在外,膀胱漏泄。鼻柱中央起,三焦乃约。此所以候六腑者也。"

按:本文主要有两方面内容,一者,五脏之某些功能,如肺之为盖者,居脏腑之上也;心之为主者,心为君主之官也;肝之为将者,肝为将军之官也;脾主为卫者,脾主为胃行其津液,以生营卫之气,捍卫于身也;肾之为外者,肾开窍于耳,耳以司听,故为使外,与前文所指"肾治于里",所指非一。二者,五脏六腑之外候。所谓"候"者,征候也,此指与脏腑相应之某外部器官所现之征候也。如心之与䯏骭,肺之与喉,肝之与目,脾之与唇舌,肾之与耳。胃之与颈、胸,大肠之与鼻隧,小肠之与唇及人中,胆之与目下果,膀胱之与鼻孔,三焦之与鼻柱等,皆六腑所应之处,上言诸所应处,皆古经所载,当于医疗实践中,进一步加以验证。

(7) 五脏六腑之畔界。《灵枢·胀论》:"夫胸腹,脏腑之郭也;膻中者,心主之官城也;胃者,太仓也;咽喉、小肠者,传送也;胃之五窍者,闾里门户也;廉泉、玉英者,津液之道也。故五脏六腑者,各有畔界。"

按:"畔界",疆界也。此引伸为脏腑部居之分界。脏腑皆居于胸腹之中,故以胸腹为郭。郭者,物体之外框或周也。此言"膻中",实指胸中而言,详见前文不同学派中。胃以下者,见后文脏腑功能系统。

(8) 五脏五官。《灵枢·五阅五使》:"黄帝曰:愿闻五官。岐伯曰:鼻者,肺之官也;目者,肝之官也;口唇者,脾之官也;舌者,心之官也;耳者,肾之官也。黄帝曰:以官何候?岐伯曰:以候五脏。"张介宾注:"官者,职守之谓,所以司呼吸,辨颜色,纳水谷,别滋味,听声音者也。"

按:五官之说,其来已久。惟其所指,则不尽同。如《荀子·天论》:"耳、目、鼻、口、形,能各有接而不相能也,夫是之为天官,心居中虚,以治五官,夫是之谓天君。"此指耳、目、鼻、口、形为五官。本文所言五官,犹五脏之窍也。窍与脏通,故五官可以候五脏之气也。

(9) 五脏五变。《灵枢·顺气一日分为四时》:"肝为牡脏,其色青,其时春,其音角,其味酸,其日甲乙。心为牡脏,其色赤,其时夏,其日丙丁,其音徵,其味苦。脾为牝脏。其色黄,其时长夏,其日戊己,其音宫,其味甘。肺为牝脏,其色白,其音商,其时秋,其日庚辛,其味辛。肾为牝脏,其色黑,其时冬,其日壬癸,其音羽,其味咸,是谓五变……脏主冬,冬刺井;色主春,春刺荣;时主夏,夏刺输;音主长夏,长夏刺经;味主秋,秋刺合;是谓五变。"

按:本文所言"五变",其义有二,一者,以五脏之性能为本,与色、时、日、音、味之应合,体现其相互间的关系,是谓五变。变,通也。言五脏与色、时、日、音、味相通也。二者,五脏经脉有五输穴,五输与色、时、日、音、味亦相通,故亦为五变。此针刺五输穴又一法也。

(10) 五脏六腑之应。《灵枢·本脏》,详该篇主要论及五脏六腑之应。五脏之应,如心与髑骬相应,肺与肩、喉、腋、胁、背等相应,肝与胸胁等相应,脾与唇相应,肾与耳相应等。六腑之应,肺合大肠,大肠者,皮其应;心合小肠,小肠者,脉其应;肝合胆,胆者,筋其应;脾合胃,胃者,肉其应;肾合三焦、膀胱,三焦、膀胱者,腠理毫毛其应。以脏腑之所应,以知五脏之小大高下坚脆端正偏倾及六腑之小大长短厚薄结直缓急等。今举心与小肠为例。赤色小理者心小,粗理者心大,无髑骬者心高,髑骬小短举者心下,髑骬长者心下坚,髑骬弱小以薄者心脆,髑骬真下不举者心端正,髑骬倚一方者心偏倾也。"心应脉,皮厚者脉厚,脉厚者小肠厚;皮薄者脉薄,脉薄者小肠薄;皮缓者脉缓,脉缓者小肠大而长;皮薄而脉冲小者,小肠小而短;诸阳经脉皆多纡屈者,小肠结。"凡此,皆指脏腑通应之处,可以反映脏腑内部某些生理方面的状况,有待在实践中进一步验证与探讨。

以上为《素问》与《灵枢》中,概要论述脏腑功能的几个主要方面。类似此等篇文,虽尚可见,然亦多有所重复,兹不烦述。

(四) 脏腑功能系统

脏腑功能系统,指某些脏腑的某些功能共同作用于某一方面而形成的功能系统。《素问》与《灵枢》中,虽无此概念,但在不少篇文中,对人体生理活动的诸多方面,如水谷运化,精神活动,水液代谢、营血循行、呼吸气化、生育繁衍等,所涉及之脏腑,均有过程度不同的论述,其中有对某一脏腑的单独论述,有对几个脏腑的综合论述,通过对此类论述的进一步综合归纳,足可说明各个脏腑的功能活动,并不是孤立地进行,特别是对一些较为复杂的生理活动,乃是通过几个脏腑有步骤地、协调有序地去完成,因而也是一个系统的功能活动,通过各个功能系统,构成人体总体的生命活动,以下就各个功能系统,分别加以简议。

1. 水谷传化之府

水谷传化之府。此指饮食进入人体后进行消化吸收排泻等传化过程的各种器官。详脏腑之功能，犹官之职能，故《故问·灵兰秘典论》有脏腑十二官之称，官之所处，府也。如《素问·脉要精微论》："夫脉者，血之府也。"又"腰者，肾之府也。"

水谷者，此浑指人们日常生活之饮食物。饮，主要指饮用之水，古文亦或指酒类，或泛指饮料。《左传·成公十六年》："谷阳竖献饮于子反，子反醉而不能见。"此指酒。《左传·成公二年》："丑父使公下，如华泉取饮。"此指水。《周礼·天官·酒王》："辨四饮之物，一曰清，二曰医，三曰浆，四曰酏。"又浆人："浆人掌共王之六饮，水、浆、醴、凉、医、酏，入于酒府。"此乃指饮料、浆汤也。凡此，皆人所饮用之饮料也。《素问》《灵枢》中所言汤液醪醴及酒浆等，皆属此类。谷，农作物之总称也。《孟子·梁惠王上》："不违农时，谷不可胜食也。"古常以百谷、六谷、五谷等称之。《周礼·天官·疾医》："以五味、五谷、五药养其病。"郑玄注："五谷，麻、黍、稷、麦、豆也。"《素问》《灵枢》中所言五谷，亦属此类。谷犹指食物，《文选·宋玉·高唐赋》："公乐聚谷。"李善注："谷食也。"食犹食物也。食物，泛指一切可食之物品及粮食等，如《史记·匈奴列传》："得汉食物皆去之，以示不如湩酪之便美也。"湩酪，乳酪也。《素问》《灵枢》中所言五谷、五菜、五果、五畜等，皆食物也。

水谷，亦即饮食物，为人体后天营养物质的主要来源。如《灵枢·经脉》云："谷入于胃，脉道通，血气乃行。"《灵枢·五味》云："水谷皆入于胃，五脏六腑皆禀气于胃。"然水谷之进入人体，需经一系列脏器与器官之受纳、消化、吸收、传送、排泄等作用，水谷方得以尽其用。凡此类脏器与器官，是为水谷传化之府也。

《素问·灵兰秘典论》："脾胃者，仓廪之官，五味出焉。大肠者，传导之官，变化出焉。小肠者，受盛之官，化物出焉。"王冰注："包容五谷，是为仓廪之官，营养四傍，故云五味出焉。传道，谓传不洁之道；变化，谓变化物之形；故云传道之官，变化出焉。承奉胃司，受盛糟粕，受已复化，传入大肠，故云受盛之官，化物出焉。"是此三官者，脾与胃为一官，司受纳水谷，腐熟其物，五味之精微，尽其其中，功同仓廪。仓廪者，储粮之所。《礼记·月令》："季春之月……命有司发仓廪，赐贫穷。"孔颖达疏引蔡邕曰："谷藏曰仓，米藏曰廪。"此泛指五谷之类。古有太仓长、太仓令者，司五谷之出纳，实仓廪之官也。大肠者，传送糟粕，出于粕门。传道者，传导也。道与导通。小肠者，承受脾胃腐熟之物，尤为变而化之，再取其精微，故为化物，凡此诸官，均司水谷之受纳、变化、输送、传导者也，故均属水谷传化之府。

《素问·六节脏象论》："脾、胃、大肠、小肠、三焦、膀胱者，仓廪之本，营之居也，名曰器，能化糟粕转味而入出者也。"张介宾注："此六者，皆主盛受水谷，故同称仓廪之本。营者，水谷之精气也。水谷贮于腑，故为营之居也。而皆名曰器。凡所以化糟粕转五味者，皆由乎此也。"

按：本文以脾、胃、大肠、小肠、三焦、膀胱并论者，义在说明，司水谷之运化，有一系列器官。所谓"能化糟粕转味而入出者也"，说明水谷之运化，为一系统工程，非一脏一腑所能完成，故名为"仓廪之本"。本，执掌、主持也。如《汉书·爰盎传》："是时张侯为太尉，本兵柄。"故上脾、胃等六器，均为仓廪之主掌者。

《素问·五脏别论》："夫胃、大肠、小肠、三焦、膀胱，此五者，天气之所生也，其气象天，故泻而不藏，此受五脏浊气，名曰传化之府，此不能久留输泻者也。魄门亦为五脏使，水谷不得久藏。"王冰注："言水谷入已,糟粕变化而泄出,不能久久留住于中,但当化已输泻,令去而已。传泻诸化,故曰传化之府。"按传化者,传导运化也。又曰："六腑者,传化物而不藏,故实而不能满也。所以然者,水谷入口则胃实而肠虚,食下则肠实而胃虚,故曰实而不满,满而不实也……胃者,水谷之海,六腑之大源也。五味入口藏于胃,以养五脏气。"

按:本文言及诸腑与上文皆同。又特提出魄门,魄门,糟粕之门,魄与粕通,即肛门也。凡此诸器官,皆与水谷之运化有关。并又指出水谷经胃等消化之后,所生精气,以供养五脏之气。《素问·经脉别论》："食气入胃,散精于肝,淫气于筋。食气入胃,浊气归心,淫精于脉。"马莳注："食气者,谷气也。谷气入胃,运化于脾,而精微之气,散之于肝,则浸淫滋养于筋矣,以肝主筋也。谷气入胃,其已化之气,虽曰精气,而生自谷气,故亦可名为浊气也。心居胃上,而浊气归之,则浸淫滋养于脉矣,以心主脉也。"本文主要说明,水谷所化之精微,可由经脉分别而传入肝、心二脏,以养筋、脉。其气之所以得至二脏者,赖脾手太阴之脉为之行气于其经,后归其脏。详见下文。

《素问·脏气法时论》："肝色青,宜食甘,粳米、牛肉、枣、葵皆甘;心色赤,宜食酸,小豆、犬肉、李、韭皆酸;肺色白,宜食苦,麦、羊肉、杏、薤皆苦;脾色黄,宜食咸,大豆、豕肉、栗、藿皆咸;肾色黑,宜食辛,黄黍、鸡肉、桃、葱皆辛。辛散、酸收、甘缓、苦坚、咸软毒药攻邪,五谷为养,五果为助,五畜为益,五菜为充,气味合而服之,以补益精气。此五者,有辛酸甘苦大事,各有所利,或散或收或缓或急或坚或软。四时五脏,病随五味所宜也。"又《素问·宣明五气》："五味所入,酸入肝,辛入肺,苦入心,咸入肾,甘入脾,是谓五入。"又云："五味所禁,辛走气,气病无多食辛;咸走血,血病无多食咸;苦走骨,骨病无多食苦;甘走肉,肉病无多食甘;酸走筋,筋病无多食酸,是谓五禁,无令多食。"又《素问·五脏生成篇》："多食咸则脉凝泣而变色,多食苦则皮槁而毛拔,多食辛则筋急而爪枯,多食酸则肉胝䐴而唇揭,多食甘则骨痛而发落,此五味之所伤也。"又《灵枢·五味论》："五味入于口也,各有所走,各有所病。酸走筋,多食之令人癃;咸走血,多食之令人渴;辛走气,多食之令人洞心;苦走骨,多食之令人变呕;甘走肉,多食之令人悗心。"

按:以上诸文,言五味与五脏之所宜及五味食多对人体之伤害。五味者,泛指饮食物之五味,非仅指五谷之五味。如《素问·脏气法时论》所言五谷、五菜、五果、五畜等,皆有五味之别。故此言五味,寓于饮食物中也。详诸文大义,概言之有以下几点。一者,五味虽为人体营养之所需,然亦各有所走,各有专攻,随其所宜,各归凑之。如《素问·宣明五气》所言"五入",即五味各走之脏也。此种五脏五行属性模式,在《素问》及《灵枢》中,有多篇言及。兹不烦举,此之为一般规律。二者,不同食物中之五味,具有不同的作用。《素问·脏气法时论》所谓"五谷为养,五果为助,五畜为益,五菜为充"。即含此义,故人既不可偏嗜于某味,亦不可偏嗜于某类食物之味,如此则物得其全,味忌其偏,始可以保五脏营养之需要。三者,五味有偏,则可致病,经文所言亦多,然理非一贯,注家多以五脏五行生克关系等为据以释,而前后文常难一致,故此当活看。盖味之所伤,所在非一,脏之虚实,亦无定例,故经文所言,各有所据,亦非尽出一家言也。

《素问·太阴阳明论》："脾脏者,常著胃土之也。"又曰："脾与胃以膜相连……足太阴者,三阴也。其脉贯胃属脾络于咽,故太阴为之行气于三阴。阳明者,表也,五脏六腑之海也,亦为之行气于三阳,脏腑各因其经而受气于阳明,故为胃行其津液。"

按:本文主要说明两个问题。一者,脾脏常著胃土之精,亦即脾脏经常贮藏胃等消化水谷之精气。著,通贮,贮藏也。《韩非子·十过》:"马犹取之内厩而著之外厩也。"二者,脾与胃各通过其经脉,将精气输送至别经及别脏腑。而其输送之功,胃足阳明脉输气于诸阳经脉,脾足太阴脉输气于诸阴经脉,阴阳有别,各司其职。

《灵枢·营卫生会》:"人受气于谷,谷入于胃,以传与肺,五脏六腑,皆以受气,其清者为营,浊者为卫,营在脉中,卫在脉外,营周不体,五十而复大会,阴阳相贯,如环无端。"张介宾注:"人之生由乎气,气者,所受于天,与谷气并而充身者也。故谷食入胃,化而为气,是为谷气,亦曰胃气。此气出自中焦,传化于脾,上归于肺,积于胸中气海之间,乃为宗气。宗气之行,以息往来,通达三焦,而五脏六腑,皆以受气,是以胃为水谷血气之海,而人所受气者,亦唯谷而已。故谷不入,半日则气衰,一日则气少矣。谷气出于胃,而气有清浊之分,清者,水谷之精气也;浊者,水谷之捍气也……清者属阴,其性精专,故化生血脉而周行于经隧之中,是为营气。浊者属阳,其性慓疾滑利,故不循经络,而直达肌表,充实于皮毛分肉之间,是为卫气。然营气,卫气,无不资藉于宗气。故宗气盛则营卫和,宗气衰则营卫弱矣。"又《灵枢·邪客》:"五谷入于胃也,其糟粕津液宗气,分为三隧,故宗气积于胸中,出于喉咙,以贯心脉,而行呼吸焉。营气者,泌其津液,注之于脉,化而为血以营四末,内注五脏六腑,以应刻数焉。卫气者,出其捍气之慓疾,而先行于四末分肉皮肤之间,而不休者也,昼日行于阳,夜行于阴。"张介宾注:"宗气,大气也。隧,道也。糟粕之道出于下焦;津液之道,出于中焦;宗气之道,出于上焦。故分为三隧。喉咙为肺之系,而下贯于心,故通宗气而行呼吸……荣气出于中焦,中焦者,受水谷之气,泌其津液,变化以为血脉,外而四支,内而脏腑,无所不至,故其运行之数,与刻数皆相应也……卫气者,水谷之捍气也。其气慓疾滑利,不能入于脉中,故先行于四末分肉皮肤之间而不休者也。"

按:以上二文,阐明水谷运化的主要过程以及水谷化生之主要物质,《营卫生会》篇主要论述水谷化生营气、卫气及营气、卫气之运行方式。此就水谷化生之精微之气而论。营卫乃人营养与护卫之基本要素,其虽源于先天,而后天之补给,则尽赖水谷。《邪客》篇主要论述水谷运化之主要途径及营卫之气的主要作用。所谓三隧,一者糟粕之隧,乃水谷运化后之余滓,由粕门而出。一者津液之隧,为水液运行之道路。三者宗气之隧,为水谷气化之精微,积于胸中,随呼吸而出主。所言营卫气之作用,与《素问·痹论》之文义同,该文云:"荣者,水谷之精气也,和调于五脏,洒陈于六腑也。卫者,水谷之捍气也,其气慓疾滑利,不能入于脉也。故循皮肤之中,分肉之间,熏于肓膜,散于胸腹。"详此二篇文义,可互参。观上二篇所论,于水谷运化之道,可知其要矣。

《灵枢·胀论》:"胃者,大仓也。咽喉、小肠者,传送也。胃之五窍者,闾里门户也。"杨上善注:"咽、胃、大肠、小肠、膀胱等窍,皆属于胃,故是脏腑闾里门户也。"张介宾注:"闾,巷门也。里,邻里也……胃之五窍为闾里门户者,非言胃有五窍,正以上自胃脘,下至小肠、大肠,皆属于胃,故曰闾里门户,如咽门、贲门、幽门、阑门、魄门,皆胃气之所行也,故总属胃之五窍。"

按:本文概括指出水谷运化所经之器官,亦即从咽以下经胃脘、胃、小肠、大肠、魄门等,以及在三焦、膀胱二腑,皆属于传化之府,唯三焦与膀胱,亦为水液代谢之府也。

《灵枢·平人绝谷》:"胃满则肠虚,肠满则胃虚。更虚更满,故气得上下,五脏安定,血脉和利,精神乃居。故神者,水谷之精气也。故肠胃之中,当留谷二斗,水一斗五升。故平人日再后,后二升半,一日中五升,七日,五七三斗五升,而留水谷尽矣。故平人不食饮,七日而死者,水谷精气津液皆尽故也。"

按:本文一者说明肠胃接受水谷,更虚更满,新陈代谢,方能保证对生理活动的供求,使"五脏安定,血脉和利,精神乃居"。二者肠胃之总体承受及每日之消化容量,有一基本的限额。故特指出若七日不食,肠胃保留之水谷已耗尽,人则死矣。此说虽非绝对,然亦确有其科学依据。

以上摘引《素问》与《灵枢》中部分有关水谷运化的主要经文,概言之,尽可说明以下几个问题。

(1)水谷入口,经咽、胃上脘、胃、胃下脘、小肠、大肠、魄门等脏器,其中之水液,有部分并渗溢入于三焦、膀胱。另外并通过脾的作用,共同完成水谷的运化,故上述诸脏器,是为水谷传化之府。

(2)其中三焦与膀胱二腑,又是水液代谢的主要器官。脾脏并具有与营血循行及精神活动等方面功用,将再述及。说明有些脏腑具有多方面功能作用,并非为单一的功能器官。

(3)诸器官既有其各自的功用,独立的运行方式,而相互之间,又必须协调一致地、有序地工作,如肠胃之更虚更满等。因而又是一个完整的整体活动。一旦这种完整性和协调性受到某种干扰和破坏,即将处于病理状态。

(4)水谷经运化之后,其精华部分,经吸取后,输送于其他脏腑及人体有关部分。而有的则贮藏于脾脏,以备应用,对精气的输送,主要是通过脾足太阴脉与胃足阳明脉行至阴阳各经之脉。其水谷之糟粕部分,分别由魄门与膀胱泻出体外。

(5)水谷精气的供应,是对脏腑生理活动最基本的物质基础,故为五脏六腑之大源,又是人体生命活动的根本保证。无此物质保证,人的生命活动,即当终止。故水谷运化系统的正常运行,对人体生命活动及各脏腑功能活动,至关重要。

(6)水谷运化之府,虽包括诸多器官,而且是一项综合的生理功能,但脾、胃二者的作用,尤为重要。故整个水谷之运化功能,常以"脾胃"二字代之。如言"脾胃为后天之本"、"土能生万物"等,义犹此也。

2. 水液代谢之府

水液代谢之府。此指人体水份与津液进行运化和新陈更迭的各种器官。所谓"代谢"者,新陈更迭也。如《文子·自然》:"(道)轮转无穷,象日月之运行,若春秋之代谢。"又《淮南子·俶真训》:"二者代谢舛驰,各乐其成形。"高诱注:"代,更也,谢,俟也。"《庄子·天运》:"日月其争于所乎。"郭象注:"不争而自代谢。"又唐孟浩然《与诸子登岘山》诗:"人事有代谢,往来成古今。"凡此皆指自然界与人事方面之新旧更替。本文指体内水液运化过程之新旧更替。

《素问·灵兰秘典论》:"三焦者,决渎之官,水道出焉。"张介宾注:"决,通也。渎,水道也。上焦不治则水泛高原,中焦不治则水留中脘,下焦不治则水乱二便。三焦气治则脉络通而水道利,故曰决渎之官。"又"膀胱者,州都之官,津液藏焉,气化则能出矣。"张志聪注:"膀胱为水府,乃水液都会之处,故为州都之官。水谷入胃,济泌别汁,循下焦而渗入膀胱,故为津液之所藏,气化则水液运行而下出焉。"

按:本文主要说明,六腑中以三焦与膀胱二腑,与水液之运化与代谢,关系至大。三焦内居胸腹腔中,外应于腠理,若三焦之气化行,则一身之水道通,故为决渎之官。膀胱与三焦均与肾合,水液之归于下焦者,终则会聚于膀胱,故为州都之官,凡此水液之残余者,复经膀胱之气化而通泻于外。故二者实为水液运行之重要器官。

《素问》与《灵枢》中所称膀胱,有单言者,注家多指为尿脬;有单言胞者,有与胞并举者,注家歧义较多,今举下例,如《素问·通评虚实论》:"胞气不足,治在经俞。"杨上善注:"胞气不足者,谓膀胱之胞气不足也。"又《气厥论》:"胞移热于膀胱,则癃溺血。"杨上善注:"胞,女子胞,女子胞中有热,传与膀胱尿胞。"王冰注:"膀胱为津液之府,胞为受纳之司。故热入膀胱,胞中外热。"按杨、王二注,似均指胞为女子胞。又《痹论》:"胞痹者,少腹膀胱按之内痛。"杨上善注:"膀胱盛尿,故胃之胞,即尿脬也。"王冰注:"膀胱为津液之府,胞内居之,少腹处关元之中,内藏胞器。"马莳注:"膀胱在少腹内,胞在膀胱之内。"吴昆注:"胞,精室也。女人谓之血室。"张志聪注:"胞者,膀胱之室。"按诸注对本文的注释,歧义颇多,具有一定的代表性。详经文膀胱与胞并举者,非只此文,又如《素问·示从容论》:"五脏六腑,胆、胃、大小肠、脾、胞、膀胱、脑髓涕垂,哭泣悲哀,水所从行。"《灵枢·淫邪发梦》:"(邪气)客于膀胱,则梦游行……客于胞、膻,则梦溲便。"《灵枢·五味论》:"膀胱之胞薄以懦。"(按本文《千金》卷二十六第一作"膀胱走胞,胞薄以夑。"据此,则本文"之",当与"至"通),关于膀胱与胞乃系一物之说,古固有之,如《说文·肉部》:"脬,旁光也。"段玉裁注:"脬,俗作胞。旁光,俗皆从肉。"故前人多有持此说而为之辨者,如张介宾《类经》卷十一第三特加此按而为之辨。然细审经义,似非尽如此说,特如上引《素问·示从容论》与《灵枢·淫邪发梦》文,若谓胞为女子胞,固非经旨,然若谓膀胱与胞为一物,于文理固难通,于医理亦难得其解。又详今存六朝以来医学文献,言膀胱与胞为二物者,所在多有。如《中藏经》卷中第三十一云:"膀胱者,津液之府,与肾为表里……总通于五腑,所以五腑有疾,即应膀胱,膀胱有疾,即应胞囊也。"又《千金》卷二十胞论第三与本文基本相同。又该卷第一言膀胱则云:"左回叠积,上下纵广九寸,受津液九升九合,两边等。"又《诸病源候论》卷四论小便诸候,亦言膀胱与胞为二。如"虚劳小便难候"云:"膀胱津液之府,肾主水,二经共为表里,水行于小肠,入于胞而为溲便。"据此诸说,经文所言"膀胱",似有广、狭二义。若浑言之,膀胱亦含胞也;析言之,胞为尿胞,膀胱者,胞以上与肾相合者。如是,则经言诸膀胱与胞处,当具体分释之。胞亦水液代谢之府也。

《素问·经脉别论》:"饮入于胃,游溢精气,上输于脾,脾气散精,上归一肺,通调水道,下输膀胱。水精四布,五经并行,合于四时,五脏有阳,揆度以为常也。"张介宾注:"游,浮游也。溢,涌溢也。水饮入胃,则其气化精微,必先输送于脾,是谓中焦如沤也。脾乃散气,上如云雾,而归于肺,是谓上焦如雾也。肺气运行,水随而注,故肺能通调水道,下输膀胱,是谓水出高原,下焦如渎也。水因气生,气为水母,凡肺气所及,则水精布焉。然水名虽二,而清浊有分,清者为精,精如雨露,浊者为水,水如江河,故精归五脏,水归膀胱,而五经并行矣。五经,五脏之经络也。若是则食饮精气,既得其滋养升降之宜。故四时五脏,皆合于阴阳,揆度以为常也。"张志聪志:"入胃之饮,精气上输于脾,脾气散精,上归于肺,盖脾主为胃行其津液者也。肺应天而主气,故能通调水道下输膀胱……水精四布者,主化则水行,故四布于皮毛。五经并行者,通灌于五脏之经脉也。《平脉》篇云:谷入于胃,脉道乃行,水入于经,而血乃成。"

按:本文系《素问》、《灵枢》中论述水液代谢问题之较为系统者,上引二张注文,又作了比较详明的说解。特张志聪注,尤为简要。详本文有以下几个问题,需进一步说明。一者,本文所谓"饮",张志聪注谓"入胃之饮"。是以名词为释,于义较安。按此文所谓"饮入于胃",乃与上文而言"食气入胃"对举。上言"食气",当指食物,故此言"饮",当指饮料。详见前"水谷传化之府"文,二者,文中论及之脏器,有胃、脾、肺、膀胱,并暗合三焦水道之义,是皆为水液代谢之府。三者,水液入胃经运化吸收,其精华并入于经脉,故《伤寒论·平脉法》云:"水入于经,其血乃成。"说明水液是血液的重要组成部分。四者,正由于此,水液得随经络充于全体,故曰"水精四布,五经并行"。而且水液又对四时五脏的阴阳平衡,具有重要的调节作用。故曰"合于四时,五脏阴阳,揆度以为常也。"并当以度水液代谢之状为常道,故王冰云:"揆度盈虚,用为常道。"足见水液代谢,于经脉运行阴阳平衡之重要性也。

《素问·上古天真论》:"肾者主水。"又《素问·水热穴论》:"黄帝问曰:少阴何以主肾,肾何以主水?岐伯:肾者,至阴也。至阴者,盛水也。肺者,太阴也。少阴者,冬脉也。故其本在肾,其末在肺,皆积水也。帝曰:肾何以能聚水而生病?岐伯曰:肾者,胃之关也。关门不利,故聚水而从其类也。"又:"帝曰:诸水皆生于肾乎?岐伯曰:肾者,牝脏也。地气上者属于肾,而生水液也。故曰至阴。"杨上善注:"至,极也;肾者,阴之极也。阴气舍水,故曰盛水……肾脉少阴,上入肺中,故曰末在肺也。所以肾之与肺,母子上下,俱积水也……牝,阴也。地气,阴气也。阴气盛水,上属于肾,生于津液也。故以肾为极阴也。"王冰注:"阴者,谓寒也。冬月,肾气合应。故曰肾者至阴也。水王于冬,故云至阴者盛水也。肾少阴脉从肾上贯肝膈,入肺中,故云其本在肾,其末在肺也。肾气上逆,则水气客于肺中,故云皆积水也。关者,所以司出入也。肾主下焦,膀胱为腑,主其分注,关窍二阴。故肾气化则二阴通。二阴阂则胃填满。故云肾者,胃之关也。关闭则水积,水积则气停,气停则水生,水生则气溢,气水同类。故云关闭不利聚水而从其类也。《灵枢经》曰:下焦溢为水。此之谓也。"张介宾注:"关者,门户要会之处,所以司启闭出入也。肾主下焦,开窍于二阴。水谷入胃,清者由前阴而出,浊者由后阴而出。肾气化则二阴通,肾气不化则二阴闭,肾气壮则二阴调,肾气虚则二阴不禁。故曰肾者,胃之关也。"

按:本文重在肾脏与水液代谢的关系。文中所论,涉及生理与病机两个方面。然据其病机所云,正足以证其生理功用也。详本文经旨及注家说解,有以下几点。一者,关于"盛"水问题,杨上善注从受盛之义而解,盛,平声。王冰注从旺盛之义为训,盛,去声。后世注家有张志聪注同杨注,余者皆从王注。此文从肾而论,以其主水而且能聚水,杨注义亦可通;若就至阴而言,乃寒水之甚,王注义犹可从。故义可并存。二者,肾者主水,为胃之关,司二阴之启闭。亦关乎水液之出入。肾足少阴脉上入肺中,二脏相通,其与水液之上下,水精之四布,并具重要作用。故后世言肺为水之上源,义犹属此。三者,肾与三焦相通应,以膀胱为腑。故三焦与膀胱之通调水道,运化水气,皆得肾脏为之主。故肾脏亦水液代谢一重要脏器也。

《灵枢·营卫生会》,本篇详言三焦之所出及营之生会,上焦重在言卫气所出,中焦重在言营气所出,此两焦亦皆与水谷之运化有关。特下焦与水液代谢之关系,尤为密切。今录其文:"黄帝曰:愿闻下焦之所出。岐伯答曰:下焦者,别回肠,注于膀胱而渗入焉。故水谷者,常并居于胃中,成糟粕而俱下于大肠,而成下焦,渗而俱下,济泌别汁,循下焦而渗入膀胱焉。黄帝曰:人饮酒亦入胃,谷未熟而小便独先下,何也。岐伯答曰:酒者,熟谷之液也。其气悍以清,故后谷而入,先谷而液出焉。黄帝曰:善。余闻上焦如雾,中焦如沤,下焦如渎。此之谓也。"杨上善注:"回肠,大肠也。下焦在脐下,当膀胱上口,主分别清浊(按此下有二字不清)不内,此下焦处也。济泌别汁,循下焦渗入膀胱,此下焦气液也。膀胱,尿脬也。其气悍者,酒为熟谷之气,又热,故气悍以滑也(按"以滑也"三字原缺,据经文补)。上焦之气如雾在天,含水气,谓如雪(按"雪",疑为"云"之误)雾也。沤,屋豆反,久渍也。中焦血气在脉中润渍,谓之沤也。下焦之气,溲液等,如沟渎流在地也。"张介宾注:"别汁,分别清浊也。别回肠者,谓水谷并居于胃中,传化于小肠……糟粕由此别行回肠,从后而出,津液由此别渗膀胱,从前而出。"详本文主要说明以下几个问题。一者,水谷虽并居于胃中,至下焦之后,济泌别汁,则清浊分流。二者,酒虽后谷而入,然先谷而出者,以其为熟谷之气,故运化也速。三者,概言三焦之功用,"上焦如雾"者,水液得肺之气化也。"中焦如沤"者,得脾胃之运化,精微之渍于水液中也。"下焦如渎"者,三焦与膀胱,皆水液运行之道路,故得通行于沟渎也。此可见三焦亦水液代谢之重要器官。

《素问·太阴阳明论》:"脾与胃以膜相连,而能为之行其津液。"《素问·逆调论》:"夫水者,循津液而流也。肾者,水脏,主津液。"《素问·厥论》:"酒入于胃,则络脉满而经脉虚,脾主为胃行其津液者也。"《灵枢·决气》:"汗出溱溱,是为津……谷入气满,淖泽注于骨,骨属屈伸泄泽,补益脑髓,皮肤润泽,是谓液。"《灵枢·胀论》:"廉泉玉英者,津液之道也。"《灵枢·五癃津液别》:"水谷入于口,输于肠胃,其液别为五。天寒衣薄则为溺与气,天热衣厚则为汗;悲哀气并则为泣,中热胃缓则为唾,邪气内逆则气为之闭塞而不行,不行则为水胀。"《灵枢·刺节真邪》:"茎垂者,身中之机,阴精之候,津液之道也。"

按:以上仅录《素问》《灵枢》中论述津液诸文之要旨。根据上文所述及此前引文综观,津液这一概念,应有广义与狭义之不同。若浑言之,可泛指体内一切水液而言,亦可谓体内诸处水液,均为津液。如《灵枢·五癃津液别》所言之溺、汗、泣、唾及水胀病之水液等。此中包括有窍道所分泌与排出之水液,如唾液、泪液、汗液、尿液等;亦包括因生理功能失常而滞留蓄积之水液,如本文所言水胀,又如《素问·汤液醪醴论》所谓"津液充郭"。王冰注:"津液者,水也。充,满也。郭,皮也。"此乃指水肿病而言。故岐伯谓此诸端"为津液五别之逆顺也"。又如脾胃所运行之水液、肾所主司之水液、膀胱所藏之水液等,亦均称之为津液。据此广义而论,津液,犹水液也。若析言之,则当根据具体内容,以明其义。如《灵枢·决气》以汗为津,以淖泽注于骨者为液。杨上善注:"通而言之,小便、汗等,皆称津液,今别骨节中汁为液,故余名津也。五谷之精膏,注于诸骨节中,其汁淖泽,因屈伸之动,流汁上补于脑,下补诸髓,旁益皮肤,令其润泽,称之为液。"张介宾注:"津液本为同类,然亦有阴阳之分。盖津者,液之清者也;液者,津之浊者也。津为汗而走腠理,故属阳;液注骨而补脑髓,故属阴。观五癃津液别篇曰:三焦出气以温肌肉,充皮肤,为其津,其留而不行者为液,其义正与此合。"此则津与液析言之义也。

根据以上诸文,有关水液代谢诸文,主要说明以下几个问题。

(1)水谷虽同为仓廪之器所受纳,常并居于胃中,然其运化之机,并充养之用,亦各有所归,各有所出,各成系统,故水液之代谢,亦一府也。

(2)水液入口,经咽入胃,复经脾、肾、肺及大小肠、三焦、膀胱之运化,方得完成其新陈代谢。故上述诸脏器,亦皆为水液代谢之府。

(3)水液下咽,需赖胃之受纳,大小肠等之泌别,使转归水道,而不致停留胃肠之中,然水液之运化,尚需脾之作用,使水液得以输布;肺之气化,使水液得以敷布;肾之主宰,使水液运行有序,而不致泛滥。肾又有胃之关,调控启闭,使水分流而不乱。而又需赖三焦之通调,使水液运行于沟渎,渗灌于肌肤,而又得膀胱,聚而藏之,其残余之部分,则泻出于体外。另外,有关水液之输送途径,即经脉系统,故十二脉犹皆之十二水,经脉之输送水液,一则为经脉自身之补给,一则供全身对水液之需求,故经脉亦兼具水液代谢之用。

(4)水液既是构成人体的重要物质,又是维持生命活动的重要物质,举凡脏腑、经脉、脑髓、肌肤等处,无一不需有水液之充盈与润泽。又如五脏所化之汗、涕、泪、涎、唾等五液,亦皆由水液化生而成。故水液之运化与代谢,为人体物质代谢一重要方面。

(5)关于汗、涕、泪、涎、唾等,虽亦属于水液之类,但与饮入之水而直接运化吸收分布于全身之水液不同,五液乃五脏所化之液,通过一定窍道而泌出于外。如汗为心之液,出之于皮腠毛窍;涕为肺之液,出之于鼻;泪为肝之液,出之于目;涎为脾之液,出之于口;唾为肾之液,出之于舌下。故此五液,通常以津液名之。以此五液,非由饮用水液中汲取而来,乃是由脏所气化而出也。此又水液中特殊部分也。

(6)水液具有自身的诸多特点,如分布面广,流动性大,其本性属阴等。故既易因运行之阻滞而致蓄积,又易因局部损伤或关要失控而导致流失,如亡汗、亡血、大泻等,均可流失大量水液,形成阴阳失调。故水液代谢,对维护人体之阴阳平衡,关系至为重大。

3. 呼吸气化之府

呼吸气化之府。此指肺之呼吸及与肺气运化相关之器官。详"呼吸"者,此指由肺所司之呼气与吸气,为肺脏进行气化代谢的功能。"气化"者,在《素问》中有二义,一者膀胱之气化。如《灵兰秘典论》:"膀胱者,州都之官,津液藏焉,气化则能出矣。"一者,运气篇中所言气化,如《气交变大论》言岁候之变,上应五星,"各从其气化也"。又如《六元正纪大论》所言三阴三阳之气化。如"凡此太阳司天之政,气化运行先天。"王冰注:"六步之气,生长化成收藏,皆先天时而应至也。"按王氏注义,此言"气"者,六步之也,此言"化"者,生长化成收藏也。故此所言"气化",实指三阴三阳之气的各种变化,又《气交变大论》曰:"善言气者,必彰于物,善言应者,同天地之化,善言化言变者,通神明之理。"王冰注:"化气生成,万物皆禀,故言气应者,以物明之,故曰善言应者,必彰于物也。彰,明也。气化之应,如四时行,万物备,故善言应者,必同天地之造化也。物生谓之化,物极谓之变,言万物化变终始,必契于神明运为,故言化变者,通于神明之理。"详上述经文及王冰注,亦寓气化之义于其中矣。但此言"气化",已非仅限于运气所言三阴三阳之气化,而是泛指自然界广大客观事物,根据此义,则"气"者,泛指客观事物或事物之功能。"化"者,由客观事物或事物之功能引发之新的变化。因此,"气化"这一概念,又含有一定的哲理。如宋张载《正蒙·太和》:"由太虚,有天之名;由气化,有道之名。"又程颢、程颐《二程全书》卷五:"万物之始皆气化;既形然后以形相禅,有形化;形化长,则气化渐消。"凡此,皆指客观世界,由气而生化万物的自然规律。而本节所言"气化",则是具指由于肺脏呼吸之气所导致之生理方面的某些变化。

《素问》与《灵枢》中,虽专论肺气及其气化作用之篇文较少。然从其仅有的篇文中,亦可反映出呼吸气化诸器官之系统与功用。

《素问·阴阳应象大论》:"天气通于肺,地气通于嗌。"张介宾注:"天气,清气也,谓呼吸之气。地气,浊气也,谓饮食之气。清气通于五脏,由喉而先入肺。浊气通于六腑,由嗌而先入胃。嗌,咽也。"详本文特以天气与地气并举者,其义有二。一者以天气与地气以应阴阳二气之象。一者,天之清气与地之浊气,皆赖之以养人,故并为人生之要素。

《素问·灵兰秘典论》:"肺为相傅之官,治节出焉。"又《灵枢·五癃津液别》:"肺为之

相。”王冰注：“位高非君，故官相傅，主行营卫，故治节由之。”张介宾注：“肺主气，气调则营卫脏腑，无所不治，故曰治节出焉。节，制也。”详《素问·八正神明论》云：“故养神者，必知形之肥瘦，营卫血气之盛衰。血气者，人之神，不可不谨养。”又《素问·调经论》论气血之并，亦有惊狂、心烦惋善怒、乱而喜忘等神志病变。是知神志与气血之关系甚为密切。本篇言心为君主主神明，肺为相傅主治节，与心之主血，肺之主气，亦相应焉。

又隋萧吉《五行大义》卷三第十四：“肺为相傅之官，治节出者，金能裁断，相傅之任，明于治道，上下顺教，皆有礼节，肺于五脏，亦治节所生。”又汉班固等《白虎通义》卷三情性引《元命苞》云：“肺者，金之精，制割立断。”则《五行大义》说，或本于《元命苞》义，此当系另一家言，与《素问》说，义自不同。

《素问·六节脏象论》：“天食人以五气，地食人以五味。五气入鼻，藏于心肺，上使五色修明，音声能彰。五味入口，藏于肠胃，味有所藏以养五气，气和而生，津液相成，神乃自生。”又：“肺者，气之本。”

按：本文以五气与五味对举，以示五气与五味，对于人之生养，有同等重要的意义。又特指明，气不仅为肺所主，而五气入鼻之后，并藏于心、肺二脏，说明心亦需有气以养之。然此云“五气”，注者说解不一。如王冰注：“天以五气食人者，臊气凑肝，焦气凑心，香气凑脾，腥气凑肺，腐气凑肾也。”张介宾、张志聪均从其说。吴昆注：“五气，非徒臊焦香腥腐，此乃地气，非天气也。盖谓风气入肝，暑气入心，湿气入脾，燥气入肺，寒气入肾。当其不亢不害，则能养人，人在气交之中，以鼻受之而养五脏，是食人以五气也。”《医宗金鉴·四诊心法要诀》亦同此说。按王冰所言臊焦香腥腐，《素问》、《灵枢》称作五气处，本出《素问·金匮真言论》之所言“臭”。而金匮真言五时之臭，与《吕氏春秋》之十二纪及《礼纪·月令》文亦基本相同，亦均言“臭”。是则王注恐非是，吴注五气，合于“天”之义，可从。

《素问·五脏生成篇》：“诸气皆属于肺。”张志聪注：“上焦开发，宣五谷味，熏肤充身泽毛，若雾露之溉，是谓气。五谷入胃，淫精于脉，肺居上焦朝百脉，而输精于皮毛，主周身之气也。”

按：“气”之概念，《素问》、《灵枢》用者，计单用及合用处，达千余次之多。故其含义，亦颇有不同，或指物质方面或指功能方面，或指神志方面，等等不一。本文所言“气”，当指业经肺脏运化之气，故张志聪从上焦开发卫气及肺朝百脉之义为释，当近于是。卫气虽由上焦开发，然亦必借肺气之运化，方能熏肤允身泽毛。“肺朝百脉”者，会百脉也。朝，会也。此固因肺朝百脉，而致气与血行，输精于一身。故此指诸气者，经肺运化之气也。

《素问·五脏别论》：“五气入鼻，藏于心肺，心肺有病，而鼻为之不利也。”

按：此与上文引《六节脏象论》文义同。鼻为肺窍，亦呼吸之道也，故心肺有病而鼻为之不利也。

《素问·逆调论》：“夫起居如故而息有音者，肺之络脉逆也。络脉不得随经上下，故留经而不行。络脉之病人也微，故起居如故，而息有音也。”张志聪注：“肺主呼吸，肺之络脉逆，故呼吸不利而息有音也。”

按：此文所论，虽属于病机，然亦可体现其正常之气行情况。据此可知肺脏呼吸之气，既得会于络脉，亦得随经上下。若络脉之气化不顺，则经脉之气，必留滞不行也。

《灵枢·营卫生会》：“人受气于谷，谷入于胃，以传与肺，五脏六腑，皆以受气，其清者为营，浊者为卫，营在脉中，卫在脉外，营周不休，五十而复大会。阴阳相贯，如环无端。卫气行于阴二十五度,行于阳二十五度,分为昼夜。故气至阳而起,至阴而止。故曰日中而阳陇,为重阳,夜半而阴陇,为重阴。故太阴主内,太阳主外,各行二十五度,分为昼夜……上焦出于胃上口,并咽以上,贯膈而布胸中,走腋,循太阴之分而行,还至阳明,上至舌,下足阳明,常与营俱行于阳二十五度。行于阴亦二十五度,一周也。故五十度而复大会于手太阴矣。"按本文所言上焦之行,杨上善注谓"此则上焦所出与卫气同所行之道。"张介宾则浑言为"上焦之部分",马莳则以为"宗气"。详本文末后,《东医宝鉴》卷三引《灵枢》有"命曰卫气"四字,又《寿世内镜·附录》卷上引本文亦有"命曰卫"字。恰与后文论营气曰"命曰营气"为对文,与杨上善注义亦同,故本文当系文脱而缺。

按:本文前后文义,主要说明两个问题,一者,营卫之气,虽滋如先天之气,然其后天之滋养,则必赖于谷气也。故曰"人受气于谷,谷入于胃,以传与肺,五脏六腑,皆以受气,其清者为营,浊者为卫。"二者,谷气之得以滋养,又而经肺之气化,此其一也;又卫气布于胸中,与呼吸之气相会,而又得天气之滋养,此其二也。故营卫之行,均需赖天气与谷气之滋养,而天气与谷气,又需赖肺之气化也。

《灵枢·决气》:"上焦开发,宣五谷味,熏肤充身泽毛,若雾露之溉,是胃气。"杨上善注:"上焦开发,宣扬五谷之味,熏于肤肉,充身泽毛,若雾露之溉万物,故谓之气。即卫气也。"

按:本文与上文所言上焦所出之气,文异而义同,均指卫气而言。是卫气之布于胸中者,均赖肺所受天气之气化,而后得以行其熏肤充身泽毛之用也。

《灵枢·邪气脏腑病形》:"十二经脉,三百六十五络,其血气皆上于面而走空窍……其宗气上出于鼻而为臭。"又《灵枢·海论》:"膻中者,为气之海。"又《灵枢·五味》:"谷始入于胃,其精微者,先出于胃之两焦,以溉五脏,别出两行营卫之道,其大气之搏而不行者,积于胸中,命曰气海,出于肺,循喉咽,故呼则出,吸则入,天地之精气。其大数常出三入一,故谷不入,半日则气衰,一日则气少矣。"又《灵枢·动输》:"胃为五脏六腑之海,其清气上注于肺,肺气从太阴而行之,其行也,以息往来,故人一呼,脉再动,一吸,脉亦再动,呼吸不一,故动而不止。"又《灵枢·邪客》:"五谷入于胃也,其糟粕、津液、宗气,分为三隧。故宗气积于胸中,出于喉咙,以贯心脉,而行呼吸焉。"又《灵枢·刺节真邪》:"气积于胃,以通营卫,各行其道,宗气留于海,其下者,注于气街,其上者,走于息道。"

按:以上诸文,综而观之,论述肺气之运化及呼吸之代谢者,可谓多矣。其主要内容,约有以下几个方面。①凡人身经络之气、营卫之气,水谷化生之气,呼吸之气,皆注于肺,故曰"肺藏气"或"肺为气之本",是肺为藏气之宇。就此而论,上文所言"膻中"或"胸中"者,实指肺而言。固以诸气皆注于肺,而又藏于肺,有如江河百川之汇于海,故称为"气海"。②肺不仅为藏气之宇,亦为气的生化之宇。故凡天之精气,水谷之精气,均赖其生化之机,而后得随经络营卫,运行于身,以保持正常生机之出入升降。所谓"肺主气"者,以肺为气之运化的主宰者。③呼吸是肺脏主气的一种主要的形式,通过呼吸之吐故纳新,使肺气得以新陈代谢,故曰:呼则出,吸则入,天地之精气。④呼吸之大数,"常出三入一"者,言呼出多而吸入少也。杨上善注:"气海之中,谷之精气,随呼吸出入也。人之呼也,谷之精气三分出已,及其吸也,一分还入也,即需资食,充其肠胃之虚,以接不还之气。"马莳注:"谷化之精气,呼则出之,天地之精气,吸则入之,其大数,谷化之精气,出之者三分,则天地之精气,入之者一分。"详此二注,已明大义。此言"出三入一"者,非为数量的简单比。应该是一种质的含量约数。吸入一分者,天地之清气也;呼出三分者,含谷化之气、水气之气及吸入之天气复经运化后之气,实则皆化后之浊气也。⑤肺气从太阴而行之,运于脉中,心则主脉,故脉之动者,与心、肺二脏相关,故脉之来去,常随息而动。

根据以上诸文,呼吸气化之府,主要说明以下几个问题。

(1)呼吸化之府,指肺及相关脏器与器官所进行的呼吸之气,及呼吸之气与水谷之气在体内之气化活动的脏器系统。呼吸气化之府,主要包括肺与肺系(又称"息道")、鼻、喉等。若就气血之运行广而论之,诸如经脉、络脉与营卫等,亦不无关系。

(2)呼吸出入,是人体气化进行内外交换的主要形式。内者,内气也。内气者,人体受纳天地之气味而化生之气也。外气者,天地之清气也。吸入者,天地之清气也,呼出者,气化过程之浊气者,故通过呼吸出入,吐故纳新,以保持人体之气的新陈代谢。

(3)人体受纳之天地气味,必须经过一系列的气化过程,此种气化过程,主要赖气之生化作用。所谓"生化",亦即物体的质和量的变化。而此种生化作用,主要赖气机之出入升降。如《素问·六微旨大论》:"出入废则神机化灭,升降息则气立孤危。故非出入则无以生长壮老已,非升降则无以生长化收藏。是以升降出入,无气不有。故器者,生化之宇,器散则分之,生化息矣。故无不出入,无不升降。"在人体之气的生化及气机的出入升降,肺脏的呼吸出入,具有特殊的作用。当然,就生化的全过程而论,尚需有其他脏器或器官的作用。

(4)胸中为大气搏聚之处,故名为"气海,",实则当肺之处。此居上焦之位,心肺居于其中,卫气宣发于此。故气海者,既为大气搏聚之海者,亦为大气生化之宇,又为气血运行之源。所谓搏聚之海者,水谷化生之气与吸入之气,皆汇于此也。所谓生化之宇者,汇于气海之气,犹大气生化之器也。所谓气血运行之源者,以脉得肺之朝,气得卫之宣发,则去其故而纳其新矣。亦如江河之有源头活水。

(5)就气之运行而言,主要有两个途径。一者,气血循行于脉中,散于诸络,渗于孙络,输于脏腑,以供人体之滋养。盖气之与血,相依而行,故后世有"气为血帅,血为气母"之说。实则血得气以行,气得血以载也。故气血之行也,血不得无气,气亦不得无血,二者相辅相成也。二者,卫气循行于脉外。此即所谓"上焦开发,宣五谷味,熏肤充身泽毛,若雾露之溉,是谓气。"此虽言"五谷味",以其从上焦开发,自胸中而出,实则五谷所化之气及肺所吸入之天气也。详此气既得充贯于一身,脏腑之内外,实则阳气之主体也,犹人体之护卫也。

4. 营血循环之府

营血循环之府。此指营血之生成及循环相关之脏器与器官。所谓"循环"者,言营血之循行往复,如环之无端也。循者,沿顺也。环者,环周不休也。是言营血之运行,沿着一定的通道,往复运行,回环不止,而无端始。在《素问》与《灵枢》中,或称"环周不休",如《素问·举痛论》:"经脉流行不止,环周不休。"或称"如环无端",如《灵枢·邪气脏腑病形》:"经络之相贯,如环无端。"又《灵枢·脉度》:"气之不得无行也,如水之流,如日月之行……如环之无端,莫知其纪。"又《灵枢·营卫生会》:"营在脉中,卫在脉外,营周不休,五十而复大会,阴阳相贯,如环无端。"又《灵枢·动输》:"营卫之行也,上下相贯,如环之无端。"诸言"如环无端",犹"循环无端"也。如《孙子·势》:"奇正相生,如循环之无端,孰能穷之。"李筌注:"奇正相依而生,如环团圆,不可穷端倪也。"宋沈括《梦溪笔谈·象数一》"循环无端,终始如贯,不能议其隙,此圆法之微。"此皆言客观事物之运动,往复回旋,无有终始。本文言"如环无端",指营卫气血之运行,逯回还往复状态,故不可穷其端倪也。又曰:"营周不休"者,犹循环周行而不休。营犹"环"也。按营与萦、环、还等古通。绕也,周回也。如《公羊传·庄公二十五年》:"以朱丝营社。"唐陆德明释文:"营,本亦作萦。"《论衡·顺鼓》及《后汉书·地理志》刘昭注引亦作"萦"。《广韵·清韵》:"萦,绕也。"又清王念孙《读书杂志·荀子·臣道》环主:"营与环古同声而通用。《春秋·文十四年》:有星孛入于北斗。《谷梁传》曰:其曰入北斗,斗有环域也。环域即营域,犹营绕为环绕,营卫之为环卫也。"是上言"营周"犹"环周"也。

人之营血,皆源于先天,而其滋养与补给,则有赖于后天之水谷,故此言营血之生成,主要论及后天也。又营血之运行,离不开卫气,故经文常并论之。

《素问·五脏生成》:"诸血皆属于心……故人非卧血归于肝,肝受血而能视,足受血而能步,掌受血而能握,指受血而能摄。"王冰注:"血居脉内,属于心也。八正神明论曰:血气者,人之神,然神者,心之主,由此,故诸血皆属于心也……肝藏血,心行之。人动则血运于诸经,人静则血归于肝脏。何者?肝主血海故也……血气者,人之神,所以受血者,皆能运用。"

按:本文主要言诸血之所主与所藏,及血之运用也。王冰注犹能阐发经旨,详明文义。据文义,主要说明以下几个问题。"诸血皆属于心"者,言一身之血,尽皆统属于心脏,且由心主宰而运行之。"人卧血归于肝"者,王注颇能发挥其义。盖血之行。其流量与动静有关,故王注曰"人动则血运于诸经,人静则血归于肝脏"。故肝脏亦犹血之海,有调节血流量之用。诸言视、步、握、摄皆因受血而能得其用者,特举例以明之。凡诸肢体之得以运用者,皆赖血以养之,神以行之。故王注特举"血气者,人之神"语,以明其义。

《素问·经脉别论》:"食气入胃,浊气归心,淫精于脉,脉气注经,经气归于肺,肺朝百脉,输精于皮毛,毛脉合精,行气于府,府精神明,留于四脏,气归于权衡,权衡以平,气口成寸,以决死生。"

按:本文主要说明以下几个问题。①诸血之后天补给,主要赖水谷之精微。此言"食气入胃,浊气归心,淫精于脉"者,概言此义也。②经脉之气,流通于十二经之中,皆归之于肺,与肺气相会。此"肺朝百脉"之义也,前节已言之。③"毛脉合精,行气于府"者,言毛脉合诸精气,复行于血之府,即经脉也。"毛脉",杨上善注:"毛脉即孙脉也。"此指皮毛中孙络细脉也。又详"府",杨上善指为六腑,王冰以为膻中气海。似皆未允,按此本言经脉之流通变化者也,故本文之"府",当指血之府。《素问·脉要精微论》云:"脉者,血之府也。"与本文正合。观此文可知,营血之运行,由经脉而入于络脉,由络脉而入于孙脉,由孙脉而复行于经脉,此正所以体现经脉流行不止,如环无端之义也。④"府精神明,留于四脏,气归于权衡。"言血府中精微,经变化不测,而流通于四脏,其气则保持阴阳之平衡。"神明",指客观存在之事物自身的变化。《淮南子·泰族训》:"其生物也,莫见其所养而物长,其杀物也,莫见其所丧而物亡,此之谓神明。"亦或谓之"神",如《易·系辞上传》:"阴阳不测之谓神。""留于四脏"者,经气通过肺朝百脉及府精神明等神机之化,而流通于心肾肝脾四脏。留与流古通。五者,正以肺朝百脉,府脉神明,气归于权衡,故手太阴气口之脉,即寸口之处,方得为决死生之诊。言此足以验气血之兴衰也。

《素问·八正神明论》:"是故天温日明,则人血淖液,而卫气浮,故血易泻气易行;天寒日阴,则人血凝泣,而卫气沉。月始生则血气始精,卫气始行;月郭满则血气实,肌肉坚;月郭空则肌肉减,经虚,卫气去,形独居,是以因天时而调血气也。"《素问·离合真邪论》:"天有宿度,地有经水,人有经脉。天地温和,则经水安静;天寒地冻,则经水凝泣;天暑地热,则经水沸溢;卒风暴起,则经水波涌而陇起。"

按:以上二篇内容,主要说明人血之运行,受日月及气候之一定影响。如日晴气温,则气血易行,日阴气寒,则气血易凝,天暑日热,则气血易沸,卒风暴起,则气血易动。又气血运行在一月之间,亦受月之盈虚圆缺的一定影响。故月始生则气血精,月满则血气实,月亏则血气虚。此亦说明人与天地相参也。

《素问·痹论》:"荣(按荣与"营"通)者,水谷之精气也,和调于五脏,洒陈于六腑,乃能入于脉也。故循脉上下,贯五脏,络六腑也。卫者,水谷之悍气也,其气慓疾滑利,不能入于脉也。故循皮肤之中,分肉之间,熏于肓膜,散于胸腹。"王冰注:"《正理论》曰:谷入于胃,脉道乃行,水入于经,其血乃成。又《灵枢经》曰:荣气之道,内谷为宝,荣行脉内,故无所不至。悍气,谓浮盛之气。以其浮盛之气,故慓疾滑利,不能入于脉中也。皮肤之中,分肉之间,谓脉外也。肓膜,谓五脏之间膈中膜也。以其浮盛,故能布散于胸腹之中,空虚之处,熏其肓膜,令气宣通也。"

按:本文主要说明营卫由水谷之气而生,及营卫之运行与作用。又《灵枢·营卫生会》:"人受气于谷,谷入于胃,以传与肺,五脏六腑,皆以受气,其清者为营,浊者为卫,营在脉中,卫有脉外,营周不休,五十而复大会,阴阳相贯,如环无端。"又:"中焦亦并胃中,出上焦之后,此所受气者,泌糟粕,蒸津液,化其精微,上注于肺脉,乃化而为血。以奉生身,莫贵于此,故独得行于经隧,命曰营气……营卫者,精气也。血者,神气也。故血之与气,名同类焉。"按本文言水谷化生营卫之气,与上文义同。然本文又特出中焦所出之营气,注于肺脉者,化而为血,说明血与营之生化关系。又言"血之与气,异名同类"者,犹以说明血与气之生化关系。进一步说明营之与血、血之与气,亦相为依存者。又《灵枢·痈疽》:"肠胃受谷,上焦出气,以温分肉而养骨节,通腠理。中焦出气如露,上注溪谷而渗孙脉,津液和调,变化而赤为血。血和则孙脉先满,溢乃注于络脉,皆盈,乃注于经脉。阴阳已张,因息乃行,行有经纪,周有道理,与天同行,不得休止。"杨上善注:"出气谓营气也。经络及孙络有内有外,内在脏腑,外在筋骨肉间。谷入于胃,精液渗诸孙络,入于大络,大络入经,流注于外,外之孙络,以受于寒温四时之气,入络行经,以注于内。今明水谷精液,内入孙络,乃至于经也。内外经络,行于脏腑,脏腑气和,乃得生也。"按本文所言"中焦出气"与"上焦出气",即营卫之气,与前文义亦同。所言营气注溪谷渗孙脉,"变化而赤为血",与《灵枢·营卫生会》所言中焦之气,"上注于肺脉,乃化而为血",文虽有别而义则同,皆言血由营气变化而赤乃成。又本文所言营血由孙脉注于络脉,由络脉注于经脉之义,对于营血循环之运行过程的各个环节,有重要意义。结合《素问·经脉别论》所言"脉气流经,经气归于肺,肺朝百脉,输精于皮毛,毛脉合精,行气于府,府精神明,留于四脏"之文义。尽管两处言简义赅,但亦不难发现,此乃对营血运行过程的简要说明,也就是说由中焦所化水谷之精气,由上焦所受天地之精所,经肺朝百脉,化而为血,由大经而注于诸络脉,由络脉而注于孙,复由孙脉而注诸络脉,由络脉注于经脉。此之所谓"阴阳已张,因息乃行,行有经纪,周有道理"也。通过上文可见,古人已知营血在身,不仅在十二经循环往复,周而复始;其在经脉、络脉与孙脉之间,亦循环往复,周而复始。此营血循环之大略也。

《素问·调经论》:"人有精气津液,四肢九窍,五脏十六部,三百六十五节,乃生百病……五脏之道,皆出于经隧,以行血气。血气不和,百病乃变化而生,是故守经隧焉。"杨上善注:"九窍五脏以为十四,四肢合手足故有十六部。"王冰注:"十六部者,谓手足二,九窍九,五脏五,合为十六部也。三百六十五节,非谓骨节,是神气出入之处也……隧,潜道也。经脉伏行而不见,故谓之经隧焉。"按"十六部"者,诸家说解不一,皆各凑十六之数,似难为据,详《素问》及《灵枢》中言部处,惟"皮部"之说,似合此义。如《素问·皮部论》:"皮有分部。"又:"凡十二经络脉者,皮之部也。"又《灵枢·卫气失常》:"皮之部,输于四末。"故疑"十六"二字,或为"十二"之误。

按:本文虽以生病而言,然亦说明人之四肢九窍,脏腑皮部,三百六十五节,皆赖经隧运行气血,输送精气津液,则血气乃和,身不病焉。又本文明确提出"经隧以行血气"的问题。正可与前文言血与气相依存之义相印证。此在上节论气与血的关系时,亦曾言及。

《灵枢·经脉》:"人始生,先成精,精成而脑髓生,骨为干,脉为营,筋为刚,肉为墙,皮肤坚而毛发长。谷入于胃,脉道以通,血气乃行。"《灵枢·经水》:"经脉者,受血而营之。"《灵枢·本脏》:"经脉者,所以行血气而营阴阳,濡筋骨,利关节者也。"

按:以上诸文主要说明以下几个问题。①经脉血气皆成于先天。然气血之运行,则始于后天。所谓"谷入于胃,脉道以通"者,广而论之也。特指明胃得水谷之后,脉道则通行矣。②经脉主要是受纳气血而行于一身。③经脉运行气血,调节阴阳,濡养筋骨,滑利关节等,为其主要之功用。

《灵枢·决气》:"中焦受气取汁,变化而赤,是谓血……壅遏营气,令无所避,是谓脉;"杨上善:"五谷精汁,在于中焦,注于手太阴脉中变赤,循脉而行,以奉生身,谓之为血也。"张介宾注:"壅遏者,隄防之谓,犹道路之有封疆,江河之有涯岸,俾营气无所回避,而必行其中者,是谓之脉。然则脉者,非气非血,所以通乎气血者也。"

按:此言中焦受气取汁,变化而赤之义,与前文同。所言"脉",乃运行气血之通道,逞管状系统,故得以"壅遏营气,令无所避"也。

《灵枢·五十营》,按本篇言五十营者,即人气行五十环,亦即五十周也,大义言:人一呼,脉再动,气行三寸,一吸,脉亦再动,气行三寸,呼吸定息,气行六寸,一日一夜,一万三千五百息,人气行五十周于身,凡行八百一十丈也。

按:此所言脉气行数,自明、清以来,多有疑者,如清人何梦瑶谓,人一日一夜,岂止一万三千五百息?又陆以湉《冷庐医话·质正》:"《灵枢经》谓人呼吸定息,气行六寸,一日夜行八百一十丈,计一万三千五百息,何西池以为伪说,人一日夜岂止一万三千五百息。余尝静坐数息,以时辰表验之,每刻约二百四十息,一日夜百刻,当有二万四千息,虽人之息长短不同,而相去不甚远,必不止一万三千五百息,然则何氏之说为不虚,而经所云,未足据矣。"近代学者,或以为系行慢呼吸法所计之数。故此说究以何为据,尚难定论。总之,据本文精神,古人已在说明,营气的运行,在时间与空间方面,都是一种有序的运动。

《灵枢·营气》:"营气之道,内谷为宝,谷入于胃,乃传之肺,流溢于中,布散于外,精专者,行于经隧,尝营无已,终而复始,是谓天地之纪。"此下言其运行路线为手太阴注手阳明,手阳明注足阳明,足阳明注足太阴,足太阴注手少阴,手少阴注手太阳,手太阳注足太阳,足太阳注足少阴,足少阴注手心主,手心主注手少阳,手少阳注足少阳,足少阳注足厥阴,足厥阴注督脉,督脉注任脉,任脉复注于手太阴。又《灵枢·经脉》言十二经脉之运行路线,与本文前言十二脉之顺序亦同,惟由足厥阴复注于手太阴,而无督、任二脉也。此二篇之所别也。故言经脉之循行,惟十二经;言营气之行者,则十二经并督、任二脉也。然刺灸之气穴,以十四经为法者,当本于此。

按：据以上诸文所言，凡气血之运行，已有三说矣，一者，经脉篇所言，为手足阴阳十二脉；一者营气篇所言，为手足阴阳十二脉，并督、任二脉为十四脉；一者五十营篇所言，每周脉行长度为十六丈二尺，据脉度篇所云，十六丈二尺之数，包括手足阴阳十二脉，并任、督、三脉，是则为十五脉矣。于此可见，此关古经所记，原非出于一家之言。然大略言之，气血之循经而行，于义则同。

《灵枢·海论》："冲脉者，为十二经之海，其输上在于大杼，下出于巨虚之上下廉。"又《灵枢·动输》："冲脉者，十二经之海也。与少阴之大络，起于肾下，出于气街，循阴股内廉，邪入腘中，循胫骨内廉，并少阴之经，下入内踝之后，入足下，其别者，邪入踝，出属跗上，入大指之间，注诸络，以温足胫。"

按：此所言冲脉为十二经之海，即血海也。血海者，血所汇聚之处。此脉与少阴之大络，循阴股、胫骨，并少阴之经，入足下，是在于下肢者也。下肢之血，何以汇之于海，盖海有以调诸经之血也。冲脉为奇经八脉之一，不拘于十二经也。《难经·二十七难》对此特释云："圣人图设沟渠，通利水道，以备不虞。天雨降下，沟渠溢满，当此之时，雾霈妄行。圣人不能复图也。此络脉满溢，诸经不能复拘也。"与此血海之义亦合。

《灵枢·卫气》："胸气有街，腹气有街，头气有街，胫气有街。故气在头者，止之于脑；气在胸者，止之膺与背腧；气在腹者，止之背俞，与冲脉于脐左右之动脉；气在胫者，止之于气街，与承山、踝上以下。"又《灵枢·动输》："夫四末阴阳之会者，此气之大络也，四街者，气之径路也。故络绝则径通，四末解则气从合，相输如环。"杨上善注："四末，谓四肢，身之末也。四街，谓胸、腹、头、胻脉气道也。邪气大寒客于四末，先客络脉，络脉虽壅，内经尚通，故气相输如环，寒邪解已，复得通也。"张志聪注："此申明经脉之血气，从四街而出行于脉外，皮肤分肉之血气，从四末而入行于脉中，上下相贯，环转之无端也……相输之会气从合者，谓皮肤之气血，从四末而溜于脉中，输行于经，而与脉中之血气相会，入于肘膝之间，而与脉中之血气相合，故曰四末解则气从合。"

按：此言血气之行，除在大经与大络中运行外，凡诸四街之地，另有诸多别行之径路，以与经络傍通，故凡经络因故而壅塞不通时，气血得从别行之径路而与经络傍通，使气血之行，不致中断，故曰"四末解则气从合，相输如环"也。街，通行于四方之道路也。《说文·行部》："街，四通道也。"街者，皆各大经络通行处。径，小路也。《说文·彳部》："径，步道也。"徐锴系传："小道不容车，故曰步道。"此言四街之径路，乃四街处别有诸多细小络脉，可与经络傍通，故为气血运行之径路也。明乎此，则气血运行如环之义，不拘于一也。

《灵枢·本神》："脾藏营，营舍意。"张介宾注："营出中焦，受气取汁变化而赤，是胃血，故曰脾藏营。营舍意，即脾藏意也。"按所言藏者，犹府库之得以藏物也。脾藏营者，脾为营之府库也。又《素问·太阴阳明论》所谓"脾脏者，常著胃土之精也"。与本文义亦合。著与贮通，藏也。盖胃受水谷，生化之精气，亦营气也。藏之于脾。既可运于诸经，又可为后备之调控，此脾藏营之义也。

根据以上诸文，营血循环之府，主要说明以下几个问题。

（1）营血循环之府，主要包含有心、肺、肝、脾及经脉（含络脉、孙脉等）等。心生血而主脉，肺朝百脉，肝藏血，脾藏营，脉为血之府。故上言诸脏气及器官，皆为营血循环之府也。

（2）人之营血，本源于先天，而滋养于后天。后天者，由饮食之水谷精气而予以补给。然水谷之精气，乃先转化为营气，乃入于肺中，由营气之变化而赤，是之谓血。故营之与血，虽同行于脉中,而又有所分别。

(3)营血为人生重要营养物质,行于脉中,通贯上下内外,五脏六腑,四肢百骸,无所不通,所谓"经脉者,所以行血气而营阴阳,濡筋骨,利关节者也。"实则营血之作用也。然营血之得循环不止,尚需赖气以行之。故亦常称之曰血气、气血、营气,皆含有气之义。此所言"气",乃脾胃所受谷气与肺所吸入天气相化生者,故名真气,或曰经气。如《素问·离合真邪论》曰:"真气者,经气也。"又《灵枢·刺节真邪》曰:"真气者,所受于天,与谷气并而充身也。"又真气与经气亦义含多方,有时亦非尽指此,是当别论。气血运行于脉中,分属阴阳二性,气以血为基,血以气为用,血得气以行之,气得血以载之,二者相反而相成。也就是说,行于脉中之气,除具有一定养护作用外,尚有动力之用。宋崔嘉彦《四言举要》所谓"气橐籥,脉如波澜,血脉气息,上下循环。"正属此义。橐籥,古时冶炼用以吹风之器,犹今之风箱。《老子·道经·五章》:"天地之间,其犹橐籥。"吴澄注:"橐籥,冶铸所以吹风炽火之器也。"

(4)营血在脉中运行,逞周期性回环状态。所谓周期性,是指营血的运行,是按一定的流速,在一定时间内,行遍应行经脉,如此终而复始,一日夜行五十周,故曰周期性。所谓回环状,是指营血的支行,是按一定的经脉联接成的环状通道中流动,周而复始,如环无端,故曰回环状态。至其运行通道,《灵枢》中记述不一,如经脉篇所言为手足阴阳十二经脉相互联接;营气篇所言为十二经脉,并任、督二脉相互联接。而五十营篇所言,则为十二经脉,并任、督、蹻脉,共十五脉也。此或古经各有所本。然其所论,皆循脉而行,则无歧义,若刺灸之气穴归属,据晋皇甫谧《针灸甲乙经》卷三所收古《明堂》文可见已按十四经归属气穴矣。故十四经说,或为针灸家所宗者多。

(5)营血在脉中运行,并非尽出于自身的功能,尚有诸多脏器之调节。由于诸脉皆属于心,心主脉,生血,故营血之运行,实由心以主宰之。肺行呼吸,藏气而朝百脉,故诸脉之朝于肺,由呼吸而行吐纳。呼以吐肺中浊气,吸以纳天之清气。故肺朝百脉者,使经气有所代谢也。肝藏血,犹血之府库也,具调节血液储量之功,脾藏营者,具调节营气储量之用。故二脏对营血流量的调控,均有重要作用。

(6)《素问·宝命全形论》曰:"人以天地之气生,四时之法成。"是人之生也,无不与天地相参,与自然相应。营血之行,亦皆如此。故天温易行,天寒易凝,天暑易沸,月满则实,月空则虚等,旨在说明天地自然的变化,对营血的运行,均有一定影响。

5. 神志活动之府

神志活动之府。此指人之精神志意活动之脏器与器官。精神志意者,泛指人之意识也。对形骸而言。如《吕氏春秋·尽数》:"圣人察阴阳之宜,辨万物之利,以便生,故精神安乎形,而年寿得长焉。"汉王符《潜夫论·卜列》:"夫人之所以为人者,非以此八尺之身也,乃以其有精神也。"又《史记·太史公自序》:"道家使人精神专一,动合无形,赡足万物。"凡此所言精神,皆归于"意识"之范畴。又《庄子·盗跖》:"不能说(悦)其志意,养其寿命者,皆非通道者也。"《荀子·修身》:"凡用血气、志意、知虑,由礼则治通。"《韩诗外传》卷四:"血气平和,志意广大。"凡此所言志意,亦皆归"意识"之范畴。

精神,亦或称"神"与"神明",然"神"与"神明"等概念,其义非一,为辨而别之,仅举其二。一者指人之精神而言。如《墨子·所染》:"不能为君者伤形费神,愁心劳意。"《史记·太史公自序》:"凡人所生者神也。所托者形也,神大用则竭,形大用则敝,形神离则死。"《荀子·天论》："形具而神生。"杨倞注："神谓精魂。"又《庄子·齐物论》："劳神明为一,而不知其同也。"《荀子·解蔽》："心者,形之君也,而神明之主也。"凡此言"神"与"神明",皆指精神而言。二者,指宇宙事物发展变化的动力或本能。如《周易·系辞上传》："阴阳不测之谓神。"王弼注："神也者,变化之极,妙万物而为言,不可以形诘者也。故曰阴阳不测。"又《系辞下传》："阴阳合德,而刚柔有体,以体天地之撰,以通神明之德。"孔颖达正义："以通神明之德者,万物变化,或生或成,是神明之德。"又《淮南子·泰族训》："其生物也,莫见其所养而物长,其杀物也,莫见其所丧而物亡,此之谓神明。"凡此所言"神"与"神明",皆指事物之变化而言。余者,在《素问》与《灵枢》中言"神"与"神明"处,涉及义项颇多,当结合具体文义而加以辨析。本节所言,主要是关于精神方面的内容。

神志活动作为意识活动的总和,具有许多不同的存在形式和不同的表现形式。今人肖前等主编《辩证唯物主义原理》第三章第二节意识的本质和结构云："诸如感觉、知觉、表象、欲望、态度、目的、计划、观念、信念、理想、情绪、情感、意念、意志、体验以及社会的意识形态和精神文化生活等等,都可以看作是人类意识世界的不同存在形式和不同的内容表现。"

就《素问》与《灵枢》中有关神志活动的内容而论,亦述及诸多方面,体现了神志活动的广泛性复杂性。但其并非孤立的或杂乱无章的各种形式,它们是相互联系的统一体。而且神志活动又是与人类社会及自然界相互联系的统一体。

《素问》与《灵枢》中所论神志活动相关之脏腑器官等,体现了中医自身的理论体系,及神志活动的生理系统。内容十分丰富,以下仅就其主要方面,加以论述。

《素问·上古天真论》："恬惔虚无,真气从之,精神内守,病安从来。是以志闲而少欲,心安而不惧,形劳而不倦。气从以顺,各从其欲,皆得所愿。故美其食,任其服,乐其俗,高下不相慕,其民故曰朴。是以嗜欲不能劳其目,淫邪不能惑其心,愚智贤不肖,不惧于物,故合于道。"

按:本文主要论及养生之道,从此文中可见其涉及于精神活动方面的概念颇多,如精神、志、欲、惧、愿、乐、慕等,包括人们的精神、意志、欲望、情绪、情感,以至风尚方面的所谓"俗"与"朴",及德才方面的所谓"愚、智、贤、不肖"等。从而说明养生问题,对神志的调养,具有十分重要意义,本文虽具有道家的某些思想内容,但从养生要注意养神的角度论,亦不无道理。故后复云："外不劳形于事,内无思想之患,以恬愉为务,以自得为功,形体不敝,精神不散,亦可以百数。"义犹此也。根据上文,可见本文所论神志,涉及意识活动之个体与社会的诸多方面。

《素问·四气调神大论》,本篇题名曰"调神",详其内容则春三月曰"以使志生",冬三月曰"使志无怒",秋三月曰"使志安宁",冬三月曰"使志若伏若匿……"等,均称"志",王冰注解曰"志意"。是本篇论调神者,犹调养神志也。然文中诸言"志"者,重在情志也。

《素问·阴阳应象大论》："人有五脏化五气,以生喜怒悲忧恐。故喜怒伤气,寒暑伤形,暴怒伤阴,暴喜伤阳。"又曰肝"在志为怒,怒伤肝,悲胜怒",心"在志为喜,喜伤心,恐胜喜",脾"在志为思,思伤脾,怒胜思",肺"在志为忧,忧伤肺,喜胜忧",肾"在志为恐,恐伤肾,思胜恐"。又《素问·宣明五气篇》："五精所并:精气并于心则喜,并于肺则悲,并于肝则忧,并于脾则畏,并于肾则恐。是谓五并,虚而相并者也。"又《灵枢·九针论》亦载此文,惟文少异而义尽同。

按:以上诸文,提及以下几方面的问题。①人之五脏,化生喜怒悲忧恐五气。说明凡此情志变化与五脏相关。并体现由于情志对五脏的感应不同,故五脏得以化此五气。②关于五脏所化五气,虽诸篇所云,不尽相同,或古经所出,各有所本。如脾之或言思或言畏,肝之或言怒或言忧,肺之或言忧或言悲等。但均指情志变化而言,亦即情感或情绪方面的变化,即所言"思",亦犹思念之意。如《广韵·之韵》:"思,思念也。"③五脏五志,是五脏对客观事物在情志方面的正常反映,亦即神志对外界的不同感应表现的不同形式。但是,此种反映或感应,亦有其可适应的限度。如超过一定的限度,则有所伤害,故五志亦能伤及五脏。如肝"在志为怒,怒伤肝"。王冰注:"虽志为怒,甚则自伤。"张介宾注:"怒出于肝,过则伤肝。"此所谓"甚"与"过",即超过极限之义。④五志之间,有相互抑制的作用,即所谓相胜者也。如所谓"怒伤肝、悲胜怒",马莳注:"悲为肺志,以情胜情也。"余脏同此例。按马氏所谓"以情胜情",即属此义。惟本文所言五志相胜,乃以五脏五行相克说为理论基础。

《素问·灵兰秘典论》:"心者君主之官,神明出焉……肝者将军之官,谋虑出焉。胆者中正之官,决断出焉。膻中者臣使之官,喜乐出焉。"王冰注:"任治于物,故为君主之官,清静栖灵,故曰神明出焉。……勇而能断,故曰将军,潜发未萌,故谋虑也焉。刚正果决,故官为中正,直而不疑,故决断出焉……然心主为君,以敷宣教令,膻中主气,以气布阴阳,气和志适,则喜乐由生,分布阴阳,故官为臣使也。"又《素问·六节脏象论》:"凡十一脏,决于胆也。"《灵枢·师传》:"五脏六腑,心为之主。"又《五癃津液别》篇与本文同。又《邪客》篇:心者,五脏六腑之大主也,精神之所舍也,其脏坚固,邪弗能容(按"容",《太素·脉行同异》、《脉经》卷六第三均作"客",于义为是。下同)也,容之则心伤,心伤则神去,神去则死矣。故诸邪之在于心者,皆在于心之包络。

按:根据以上文义,主要说明三个问题。①所谓"审明"、"谋虑"、"决断"、"喜乐"等,均为神志活动概念,为脏腑所主神志活动之不同表现形式。②神志活动之总体主宰者为心。故为君主之官,象封建社会主宰权利中枢之帝王。也就是说心为神志活动的中枢。③正由于心为一身之君主,精神之所舍,故心不可伤,凡邪之客于心者,均在心之包络。

《素问·六节脏象论》:"心者生之本,神之变(按"变",《五行大义》卷三第四、《云笈七签》卷五十七第七引本文均作"处",义胜)也","肺者气之本,魄之处也"、"肝者罢极之本,魂之居也。"《素问·宣明五气篇》:"五脏所藏,心藏神,肺藏魄,肝藏魂,脾藏意,肾藏志,是胃五脏所藏。"《灵枢·九针论》载五脏所藏,与本文基本相同,惟肾作"肾藏精志。"《灵枢·经水》:"五脏者,合神气魂魄而藏之。"《灵枢·本脏》:"志意者,所以御精神,收魂魄,适寒温,和喜怒者也……五脏者,所以藏精神血气魂魄者也。"《灵枢·卫气》:"五脏者,所以藏精神魂魄者也。"

按:以上诸文虽然在文字方面有所出入,但其基本内容,主要说明了人的神志活动,分别出于五脏。亦即所谓"五脏所藏"。其中"心藏神"说,结合"心为君主之官,神明出焉"之义,此所言"神"与"神明",两义相通,均指神志活动之总概念,余者如魂、魄、意、志等,当是神志活动的之分概念,亦即神志活动之不同形式,或者说神志活动在肺、肾、肝、脾诸脏中发生的不同反应,故不得与"心藏神"等观,至于魂、魄、意、志等之含义,《灵枢·本神》有具体说明,详见后文。

《素问·汤液醪醴论》:"帝曰:形弊血尽而功不立者何? 岐伯曰:神不使也。帝曰:何谓神不使? 岐伯曰:针石,道也。精神不进,志意不治,故病不可愈。今精坏神去,荣卫不可复收。何者? 嗜欲无穷,而忧患不止,精气弛坏,荣泣卫除,故神去之,而病不愈也。"

按:本文主要体现神志活动与荣卫气血等形体的关系。盖五志虽藏于五脏,犹依存于营卫气血以养之。反之,神志活动有过,如嗜欲无穷,忧患不止,则精坏而神去,则所谓"神不使"。神不使则病不愈。故本文充分体现了形神关系之唯物辩证思想。

《素问·脉要精微论》载梦十一条,与《灵枢·淫邪发梦》大致相同。又《素问·方盛衰论》论五脏少气之妄梦十条,详其内容,则均与五脏之五行有关,如肺之梦白物、兵战,肾之梦溺人、伏水,肝之梦生草、伏树,心之梦救火、燔灼,脾之梦饮食、筑垣等。又《灵枢·淫邪发梦》:"正邪从外袭内,而未有定舍,反淫于脏,不得定处,与营卫俱行,而与魂魄飞扬,使人卧得安而喜梦。气淫于腑,则有余于外,不足于内;气淫于脏,则有余于内,不足于外。"此下言阴气盛、阳气盛、阴阳俱盛、上盛、下盛、甚饥、甚饱、肝气盛、肺气盛、心气盛、脾气盛、肾气盛等十二盛所致之梦,及厥气客于心、客于肺、客于肝、客于脾、客于肾、客于膀胱、客于胃、客于大肠、客于小肠、客于胆、客于阴器、客于项、客于胫、客于股肱、客于胞膻等十五不足所致之梦。如阴气盛则梦大水而恐惧,阳气盛则大火而燔炳,阴阳俱盛梦相杀,上盛则梦飞,下盛则梦堕,甚饥则梦取,甚饱则梦予等。又如厥气客于心则梦见丘山烟火,客于肺则梦飞扬,见金铁之奇物,客于胆则梦斗讼自刳,客于阴器则梦接内,客于项则梦斩首,客于胫则梦行走而不能前及居深地窌苑中等。

按:上述言梦诸文,义皆相近,特《淫邪发梦》篇所论,则明确指出梦的机理,为正邪袭内,未有定处,"与营卫俱行,而与魂魄飞扬"所致。此说充分体现了对梦的解释的唯物思想。关于梦的问题,历来有多种说法,其中以言占者为多,如《周礼·地官·占梦》:"以日月星辰占六梦之吉凶。"此下言正梦、噩梦、思梦、寤梦、喜梦、惧梦,凡此六梦,皆以占人事之吉凶。又《汉书·艺文志·杂占》著录有《黄帝长柳占梦》十一卷,《甘德长柳占梦》二十卷。诸如此类,以未详梦之实,而寄之于神灵,难免陷入唯心。近代科学证明,梦是人的潜意识的一种表现状态。所谓"潜意识",肖前等主编《辩证唯物主义原理》第三章第二节云:显意识是人们自觉的、可控的、用言词表达的意识活动状态……但是,潜意识也是主观反映客观世界,特别是反映人自身的客观状态的一种不可缺少的形式……潜意识是未被主体自觉地意识到的心理活动、思维活动的总和,是一种不知不觉的内心的意识活动。

《淫邪发梦》篇所言诸文,主要可体现以下几个问题。①发梦是由于客观因素,如正邪袭内或自身因素,如饥饱导致生理功能变化而引起的神志活动。②此种神志活动的表现形式主要为"魂魄飞扬"。所谓"魂魄飞扬",是指魂魄不得安宁的活动状态。因而导致不自觉的、无目的的、非控制性梦境状态。③正由于魂魄的此种活动是不自觉的、无目的的、非控制性的,虽属于神志活动,但仅是一种潜意识活动。④根据本文言梦之精神实质,乃是由主客观因素引起的魂魄活动状态,充分体现了唯物主义思想,与占术之言梦,自有本质的区别。

《素问·脉要精微论》:"衣被不敛,言语善恶,不避亲疏者,此神明之乱也。"《素问·阳明脉解》:"阳盛则使人妄言骂詈,不避亲疏而不欲食,不欲食故妄走。"张介宾注:"阳盛者,阳邪盛也……阳气者,静则神藏,躁则消亡。故神明乱而病如是。"又《灵枢·热病》:"偏枯身偏不用而痛,言不变,志不乱,病在分腠之间……痱之为病也,身无痛者。四肢不收,智乱不甚,其言微知,可治,甚则不能言,不可治也。"

按:此文言偏枯与痱之别,主要有二,一者身痛与否,意在知觉;二者志乱与否,意在神智。故痱之为病,内在脏腑,尤及于神志也。又《灵枢·癫狂》言狂病,皆有神志证候。如喜忘苦怒善恐者,自高贤、自辩智、自尊贵、善骂詈日夜不休者,狂言、惊、善笑、好歌乐、妄行不休者,目妄见、耳妄闻、善呼者,善见鬼神、善笑而不发于外者。凡此诸候,皆神明之乱也。乃由于病理原因造成的神志失控,乱而无序,导致之病理性潜意识活动状态。

《灵枢·本神》:"天之在我者德也,地之在我者气也,德流气薄而生者也。故生之来谓之精,两精相搏谓之神,随神往来谓之魂,并精出入谓之魄,所以任物者谓之心,心有所忆谓之意,意之所存谓之志,因志而存谓之思,因思而远慕谓之虑,因虑而处物谓之智。"杨上善注:"未形之分,校与我身,谓之德者,天之道也……阴阳和气,质成我身者,地之道也。德中之分流动,阴阳之气和亭,遂使天道无形之分,动气和亭,物得生也。雌雄两神相搏,共成一形,先我身生,故谓之精也。即前两精相搏,共成一形,一形之中,灵者谓之神者也,即乃身之微也……魂者,神之别灵也,故随神往来,藏于肝,名曰魂。魄,亦神之别灵也,并精出此而入彼,谓为魄也。物,万物也。心神之用也。任知万物,必有所以,神为随心,能任知万物,任知万物(按"为"以下十二字原残缺不清,据文义补),故谓之心也……意,亦神之用也,任物之心,有所追忆,谓之意也。志,亦神之用也,所忆之意,有所专存,谓之志也。思,亦神之用也,专存之志,变转异求,谓之思也。虑,亦神之用也,变求之思,逆慕将来,谓之虑也。智亦神之用也,因虑所知,处物是非,谓之智也。"按杨氏此注,义亦简明,惟其言神一段,本于佛家之说云:"及案释教,精合之时,有神气来托,则知先有,理不虚也。"此言神在精先,独立存在,出于神学唯心,不足取焉,故予以删汰。

按:本文大致具有三义。①前文主要说明,人得天地之生气及父母之精血而赋有生命,气行质具,则神志由此而生。此言神志之所出亦源于先天。②神志活动,具有多层次结构。如本文所言神、魂、魄、意、志、思、虑、智等,浑而言之,皆属于神志活动,析而言之,则各有专司。③神之所应,有"任物"与"处物"之功。本文言"所以任物者谓之心",杨注释"任物"为"任知万物",于义为是。"任物"之功,首在接物。《荀子·天论》云:"耳目鼻口形,能各有接,而不相能,夫是之谓天官。心居中虚,以治五官,夫是之谓天君。"杨倞注:"耳辨声,目辨色,鼻辨臭,口辨味,形辨寒热疾痒。其所能,皆可以接物,而不能互相为用。官犹任也。言天之所付任有如此也。心居于中,空虚之地,以制耳目鼻口形之五官,是天使为形体之君也"。又《淮南子·俶真训》云:"且人之情,耳目应感,动心志,知忧乐,手足之拂疾痒,辟寒暑,所以与物接也。"按此言接物者,接触客观事物。按此说与本文"任物"之义正合。是则可知神志之任物、处物,需经意、志、思、虑、智等多级程序。故神志活动,不仅是多层次结构,而且以任物到处物,也是从感性认识到理性认识的发展过程。详本篇又云:"心怵惕思虑则伤神。神伤则恐惧自失……脾愁忧而不解则伤意,意伤则悗乱,四肢不举……肝悲哀动中则伤魂,魂伤则狂妄不精,不精则不正当人……肺喜乐无极则伤魄,魄伤则狂,狂者意不存人……肾盛怒而不止则伤志,志伤则喜忘其前言。"按上文所言怵惕思虑、愁忧不解、悲哀动中、喜乐无极、盛怒不止等,皆神志活动有失常度,则有伤于五脏。是神志虽出于五脏,而神动太过,亦必伤及五脏也。然本文所言诸神志活动所伤之脏,与前引《素问·阴阳应象大论》文所谓怒伤肝、喜伤心、思伤脾、忧伤肺、恐伤肾不同者,前所言者,常也。本文所言者,变也。盖五脏之气,发为五志,过则自伤其脏,此为一般常道,然五脏之气,互相影响,五志为病,亦互有伤害,故病情之传移变化,则不可以常理度之。

《素问·解精微论》:"夫心者,五脏之专精也。目者,其窍也。华色者,其荣也。是以人有得也,气和于目;有亡,忧知于色。"王冰注:"专,任也。五脏精气,任心之所使,以为神明之府,是故能焉。神内守,明外鉴,故目,其窍也。"按德犹得也,人有得则气和。亡犹失也,人有失则忧知。凡此皆见诸神明之动。是亦说明目与神志活动的关系。又《灵枢·大惑论》:"五脏六腑之精气,皆上注于目,而为之精,精之窠为眼,骨之精为瞳子,筋之精为黑眼,血之精为络,其窠气之精为白眼,肌肉之精为约束,裹撷筋骨血气之精而与脉并为系,上属于脑,后出于项中……目者,五脏六腑之精也,营卫魂魄之所常营也,神气之所生也。故神劳则魂魄散,志意乱。是故瞳子黑眼法于阴,白眼赤脉法于阳也。故阴阳合传而精明也。目者,心使也。心者,神之舍也。故神精乱而不转,卒然见非常处,精神魂魄,散不相得,故曰惑也。"

按:以上诸文,主要说明以下几个问题。①一种精神散乱状态。②神与魂魄与目有密切关系,心为神之舍,故目为心之使。③通过眼系而上属于脑。眼系者,目之精血与其脉也。诸脉者,心为之主。故本文亦可说明,心神通过血脉,上出脑而现于目。故《太素·厥头痛》杨上善注:"头是心神所居。"是目为之窍与心使者,乃心神之窍与使也。

关于头或脑与神志的关系,在其他古籍中,亦有所记载。如《说文·囟部》:"思,容也。从心,从囟。"段玉裁注:"《韵会》曰:自囟至心,如丝相贯不绝也。然则会意非形声。"又《春秋元命苞》:"头者,神所居,上圆象天,气之府也。"又《颅囟经·序》:"太乙元真在头,曰泥丸,总众神也。"又《黄庭经内景经·泥丸章》:"脑神精根名泥丸。"李一元注:"顶之正中为泥丸宫,脑乃精之根,故脑神名精根。"又《医心方》卷二第六引张仲景曰:"凡头者,人神所治气之精也。"又《金匮玉函经·证治总例》:"头者,身之元,人神之所注,气血精明,三百六十五络,皆归于头。头者,诸阳之会也。"又《东医宝鉴·外形篇》卷之一引《正理》云:"头为天谷以藏神,谷者,天谷也。神者,一身之元神也。天之谷,含造化,容虚空。地之谷,容万物,载山川。人与天地同所禀,亦有谷焉。其谷藏真一,宅元神。是以头有九宫,上应九天,中间一宫,谓之泥丸,又曰黄庭,又名昆仑,又谓天谷,其名颇多,乃元神所住之宫,其空如谷,而神居之,故谓之谷神。神存则生,神去则死。日则接于物,夜则接于梦,神不能安其居也。《黄帝内经》曰:天谷元神,守之自真。言人身中,上有天谷泥丸,藏之府也……天谷,元宫也。乃元神之识,灵性之所存,是神之要也。"按本文引《黄帝内经》言,今《素问》与《灵枢》中无。又详《针灸甲乙》卷三载古《明堂》腧穴,头部有神庭、本神、承灵等名,亦系因头脑与神相关而得名。

根据上文可见,在汉魏六朝期间,对头或脑与神的关系问题,论述甚多,特别是道家著述,或受道家学说影响较大之著述,持"头为元神之府"说尤多,体现了道家以"精、气、神"说为理论基础,但是从医家及文字学方面的有关文献中,亦可看出人之神志活动,与脑亦有关系。惟《黄帝内经》在脏腑学说方面,是以五脏为核心,故神归于心,然与脑亦不无关系。故就总体而论,神志活动,虽以心为之主宰,然亦寄于肝、脾、肺及脑等处,其外则以目为使也。

根据上述诸文,神志活动之府,主要说明以下几个问题。

(1)神志活动即人的意识活动,意识是一个多层次结构的概念,故《素问》与《灵枢》中所言神志活动,亦具有多层次多结构之义。本文所言"神志",乃是一个总的概念。若分而言之,如神、魂、魄、志、意及喜、怒、悲、忧、思、恐、惊、谋虑、决断、智等,均为神志活动的存在方式。凡诸不同存在方式,即所谓显意识与潜意识也。

(2)神志活动之府,主要含心、肺、肝、脾、肾及胆、脑等脏器。心藏神、肝藏魂、肺藏魄、脾藏意与智、肾藏志、胆主决断,脑亦神所居处。另有目者,为心神之外窍,亦心神之外候也。在诸多脏器中,以心为神志活动之主宰,故心为君主之官,神明出焉。也就是说神志活动是以心为主导,以其他脏器相辅佐的中枢系统。所谓"中枢"犹中心也。如汉扬雄《太玄·周》:"植中枢,周无隅。"范望注:"正午为中,枢立则运,言二极相当,为天杠抽运。"按此指天体运行中心。又《黄庭内景玉经》卷中:"共入太室璇玑名。"梁丘子注:"璇玑,中枢名。"按此指北斗之运行中心。脑在道家导引术中,居重要地位,为神所居处,但《内经》之学术体系,则是以五脏为核心,脑仅为奇恒之府,故虽亦为藏神之处,然非主宰之位。

(3) 人之生命,受之于天地之气。而神明之源,亦禀于父母之精血。经云"故生之来谓之精,两精相搏谓之神",义犹此也。然神志虽源于先天,亦赖后天气血营卫之滋养。故形敝血坏,则神坏而死。从而说明,神由形而出,神寄形为用。形坏则神去,神去则形死。神既非鬼神之"神",亦非是离开形体而独立存在的绝对精神,神志活动,只不过是脏器功能之高级活动形式而已。是则充分体现了在形神关系方面的唯物主义思想。

(4) 人之神志,虽禀承于先天,但仅是具有其生理性功能的基本条件。至于神志活动的成长与发展,则需通过人在自然界与社会任物、处物的过程。人们首先是通过各种感官如耳、目、口、鼻及皮肤而接触事物,由接而忆,由忆而志,志者誌也,由志而思,由思而虑,由虑而智。正体现了任物与处物的全过程,此与所谓"生而知之者上也"的观点,适相反也。因此,经文此论,亦完全符合唯物主义认识论的观点。

(5) 情感是神志活动的一个重要方面。情感,是人对外界刺激而产生的情志变化,如喜、怒、忧、思、悲、恐、惊等。此所言"思",犹思念、怀念也。与"因志而存变谓之思"的"思",义不相同。凡诸七情,乃感物而动,是人的正常情志活动,是人对不同客观事物的正常反应。然而,人们的此种反应,具有一定的限度,过则为灾。故七情有过,即为病因。至于七情伤及五脏,虽有专伤,如喜伤心、怒伤肝等,乃病之常形。然亦常因五脏间生克关系,而伤及别脏,乃病之变也。

(6) 神志活动,对于养生及医疗,均有密切关系。在养生方面,经文提示"形与神俱而尽终其天年",故特强调应信守"恬惔虚无,真气从之,精神内守,病安从来"的原则,"是以志闲而少欲,心安而不惧","嗜欲不能劳其目,淫邪不能惑其心",如此则可"年度百岁而动作不衰"。此虽含有道家避世离俗的消极因素,但就养生而论,亦不无益处。又特强调四时调神等法,皆有助于养神。在医疗方面,医者不仅要作到自治其神,而且应注意开导病人之神。如《素问·宝命全形论》之所谓"治神",《灵枢·师传》所谓"导之以其所使,开之以其所苦",皆属此义。

6. 生殖化育之府

生殖化育之府。此指人类生殖繁衍及成长发育之脏器与器官。生殖,孳生繁殖也。《玉篇·歹部》:"殖,长也,生也。"《左传·昭公二十五年》:"为温慈惠和以效天之生殖长育。"化育,生成发育也。《管子·心术上》:"化物万物谓之德。"《礼记·中庸》:"能尽物之性则可以赞天地之化育,可以赞天地之化育则可以与天地参矣。"又《孔子家语·本命解》:"群生闭藏乎阴而为化育始,故圣人因时而合偶。"此言生殖化育者,主要论及《素问》与《灵枢》有关生殖之脏器及成长发育的一般规律。

关于人之生殖及成长发育的一般规律,在其他古籍中,亦有论及者。如《淮南子·精神训》:"万物负阴而抱阳,冲气以为和。故曰一月而膏,二月而胅,三月而胎,四月而肌,五月而筋,六月而山脉,七月而成,八月而动,九月而躁,十月而生,形体以成,五脏乃形。"此言胎妊成长的一般规律也。又《韩诗外传》卷一第二十章:"传曰:天地有合,则生气有精矣。阴阳消息,则变化有时矣。时得则治,时失则乱。故人生而不具者五。目无见,不能食,不能行,不能言,不能施行。三月微眴而后能见,八月生齿而后能食,蓉年腆就而后能行,三年囟合而后能言,十六精通而后能施化。阴阳相反,阴以阳变,阳以阴变。故男八月生齿,八岁能龀齿。十六而精化小通。女七月生齿,七岁而龀齿,十四而精化小通。是故阳以阴变,阴以阳变。"按此文亦见于《孔子家语》、《说苑》及《大戴礼记》中,唯文小异。此言人成长发育之一般规律也。详《素问》与《灵枢》亦有多篇言及于此。

《素问·上古天真论》:"帝曰:人年老而无子者。材力尽邪,将文数然也?岐伯曰:女子七岁肾气盛,齿更发长;二七而天癸至,任脉通,太冲脉盛,月事以时下,故能有子;三七肾气平均,故真牙生而长极;四七筋骨坚,发长极,身体盛壮;五七阳明脉衰,面始焦。发始堕;六七三阳脉衰于上,面皆焦,发始白;七七任脉虚,太冲脉衰少,天癸竭,地道不通,故形坏而无子也。丈夫八岁肾气实,发长齿更,二八肾气盛,天癸至,精气溢泻,阴阳和,故能有子;三八肾气平均,筋骨劲强,故真牙生而长极;四八筋骨隆盛,肌肉满壮;五八肾气衰,发堕齿槁;六八阳气衰于止,面焦,鬓发颁白;七八肝气衰,筋不能动;八八天癸竭,精少,肾脏衰,形体皆极(按此上十二字,原在"筋不能动"下,据文义移此),则齿发去。肾者主水,受五脏六腑之精而藏之,故五脏盛乃能泻。今五脏皆衰,筋骨解堕,天癸尽矣。故发鬓白,身体重,行步不正,而无子耳。帝曰:有其年已老而有子者,何也?岐伯曰:此其天寿过度,气脉常通,而肾气有余也。此虽有子,男不过尽八八,女不过尽七七,而天地之精气皆竭矣。"

按:本文主要说明人之生殖机能及人体成长发育的一般规律。其中重点阐明了以下几个问题。①人体生殖机能的生成与发育,虽与身体诸多脏器的生长发育综合状况有关,但就生殖机能本身而言,主要有肾精、天癸、任脉、太冲脉等,特别是"天癸",对男女生殖机能的生成与衰退,具有决定性的作用。天癸,《针灸甲乙经》卷六第十二作"天水",义同。杨上善注:"天癸,精气也。"王冰注:"癸谓壬癸,北方水干名也。任脉、冲脉,皆奇经脉也,肾气全盛,冲、任流通,经血渐盈,应时而下,天真之气降,与之从事,故云天癸也。"张介宾注:"天癸者,言天一之阴气耳,气化为水,因名天癸。"薛雪注:"天癸者,非精非血,乃天一之真。"从而说明天癸既非男精,亦非女血,乃是促成男女生殖机能形成的天元精水。故天癸至则生殖机能始,天癸去则生殖机能衰。然人之生育,乃以男之阴精,女之月水,为基本的物质条件。男之阴精,源于肾,女之月水,源于冲脉,又女子之胞,又与任、督二脉相关。故上述种种,乃生殖机能形成之主要脏器、经脉及物质基础。②人体之生长壮老,与生殖机能之成长发育有一定关系。根据天癸之至与竭,男女各有一定年龄节段,男子以八为数,女子以七为数,体现人体成长发育状况。故女子七岁肾气始盛;二七天癸至,月事下,能有子;至七七则天癸竭,月事终而无子矣。男子八岁肾气实;二八天癸至,精气外泻,阴阳合,能有子;八八则天癸竭,精少肾衰,形体皆极。从而说明,天癸对人体的成长发育,亦有一定关系。③生殖机能的成长发育,固与天癸有关;人体成长发育,又与生殖机能及其他脏器有关。然而天癸之至否,男女构胎之精的形成,均与肾气之盛衰有关。故生殖机能之始成,人体之始长,皆肾气盛于先;生育功能之终止,人体之衰老,亦皆由肾气衰于先。故肾气实乃人生重要先天基础。后世所谓"肾为先天之本",义亦在此。

《素问·阴阳应象大论》:"阴在内,阳之守也,阳在外,阴之使也……能知七损八益,则二者可调,不知用此,则早衰之节也,年四十,阴气自半也,起居衰矣;年五十,体重,耳目不聪明矣;年六十,阴痿,气大衰,九窍不利,下虚上实,涕泣俱出矣。故知之则强,不知则老。"

按:上文言及"七损八益",本房中术也。《医心方》卷二十八第十六与第十七收《玉房秘诀》载有之。又马王堆汉墓古医书《天下至道谈》亦具七损八益内容,且其别文与上文亦颇相近。今据马继兴研究员《马王堆古医书考释》录其文如下:"气有八益,又有七损,不能用八益去七损,则行年四十而阴气自半也,五十而起居衰,六十而耳目不聪明,七十下枯上脱,阴气不用,唾泣流出。令之复壮有道,去七损以振其病,用八益以贰其气,是故老者复壮,壮者不衰,君子居处安乐,饮食恣欲,皮肤曼密,气血充赢,身体轻利……八益,一曰治气,二曰致沫,三曰知时,四曰畜气,五曰合沫,六曰积气,七曰待盈,八曰定顷。七损,一曰闭,二曰泄,三曰竭,四曰勿,五曰烦,六曰绝,七曰费。"按以上二文,虽有所异,然义则同,或出于同源。详本文虽及房中之术,实与生殖功能性生活有关。文中主要强调要保持合理的房术方式,使阴阳调适,则生殖功能不致损伤,而身体亦可按正常规律成长发育。其次论及人体成长发育的一般规律。本文与上文不同者,上文是天癸之至与竭为依据划分年龄段,本文则以十岁为期而划分之。然其大义则同。

《素问·灵兰秘典论》:"肾者作强之官,伎巧出焉。"王冰注:"强于作用,故曰作强。造化形容,故云伎巧。"马蒔注:"五脏在人,惟肾为能作强,而男女构精,人物化生,伎巧从是而出。"张介宾注:"肾属水而藏精,精为有形之本,精盛形成则作用强,故为作强之官。水能化生万物,精妙莫测,故曰伎巧出焉。"

按:本文所言,注家歧义颇多,或言精力,或言智能,或泛言技巧。详《素问·阴阳应象大论》:"知之则强,不知则老。"王冰注:"知谓知七损八益,全形保性之道也。"马王堆医书《天下至道谈》亦云:"善用八益去七损,耳目聪明,身体轻利,阴气益强。"又《脉要精微论》:"五脏者,身之强也。"肾受五脏六腑之精而藏之,精盛则身强。故此言"作强"者,当与肾之藏精有关。又按伎与技通。《说文·手部》:"技,巧也。"又工部:"巧,技也。"是"伎巧"者,巧。巧犹能也,《广韵·巧韵》:"巧,能也。"是伎巧者,犹技能也。《庄子·天道》:"覆载天地,刻雕众形而不巧。"郭象注:"巧者,为之妙耳,皆自耳,故无所称巧。"详《庄子》本义,以其纯出自然,故不得称巧。反之,若出于人力之造物,亦当为巧。肾藏精,故肾气盛则生殖之功具。王冰注所谓"造化形容",与"伎巧"之义亦合。是则肾之官,司生殖化育者也。

《素问·五脏别论》以女子胞为奇恒之府。王冰注;"胞虽出纳,纳则受纳精气,则化出形容,形容之出,谓化极而生。"《太素·寿限》杨上善注:"任脉冲脉起于胞中下极者也,今天癸至,故任脉通也,伏冲之脉起于气街,又天癸至,故冲脉盛也。二脉并营子胞,故月事来以有子也。"是女子胞,妊育之处,即子宫也。又《素问·评热病论》:"月事不来者,胞脉闭也。胞脉者,属心而络于胞中。"又《素问·奇病论》:"黄帝问曰:人有重身,九月而瘖,此为何病?岐伯对曰:胞之络脉绝也……胞络者,系于肾,少阴之脉,贯肾络舌本,故不能言。"

按:上文主要说明以下几个问题。①女子胞,为女子生殖器官,以其不同于脏腑之功能,故为奇恒之府。②女子月事,来源于胞之络脉,凡胞之络脉或胞病,均可直接影响于月事。③胞之络脉,或称胞脉,与心手少阴之脉及肾足少阴之脉亦相通。故心肾之病,亦可影响于子胞。

《素问·骨空论》:"任脉者,起于中极之下,以上毛际,循腹里,上关元,至咽喉,上颐循而入目。冲脉者,起于气街,并少阴之经,侠齐上行,至胸中而散。任脉为病,男子内结七疝,女子带下瘕聚,冲脉为病,逆气里急……督脉者,起于少腹以下骨中央,女子入系廷孔,其孔,溺孔之端也。其络循阴器,合篡间,绕篡后,别绕臀,至少阴与巨阳中络者,合少阴,上股内后廉,贯脊属肾;与太阳起于目内眦,上额交巅,上入络脑,还出别下项,循肩髆内侠脊抵腰中,入循膂络肾;其男子循茎下至篡,与女子等;其少腹直上者,贯齐中央,上贯心,入喉,上颐环唇,上系两目之中央。此生病从少腹上冲心而痛,不得前后为冲疝,其女子不孕。"王冰注:"任脉冲脉,皆奇经也。任脉当齐中而上行,冲脉侠齐两旁而上行……督脉,亦奇经也。然任脉冲脉督脉者,一源而三歧也,故经或谓冲脉为督脉也……系廷孔者,谓窍漏,近所谓前阴穴也,以其阴廷系属于中,故名之。"又《灵枢·五音五味》:"黄帝曰:妇人无须者,无血气乎?岐伯曰:冲脉任脉,皆起于胞中,上循背里,为经络之海,其浮而外者,循腹右上行,会于咽喉,别出络唇口。血气盛则充肤热肉,血独盛则澹渗皮肤,生毫毛。今妇人之生,有余于气,不足于血,以其数脱血也,冲任之脉不荣口唇,故须不生焉。士人有伤于阴,阴气绝而不起,阴不用,然其须不去,其故何也?宦者独去何也?愿闻其故。岐伯曰:宦者,去其宗筋,伤其冲任,血泻不复,皮肤内结,故须不生。黄帝曰:其有天宦者,未尝被伤,不脱于血,然其须不生,其故何也?岐伯曰:此天之不足也。其任冲不盛,宗筋不成,有气无血,唇口不荣,故须不生。"按宦者,阉人也。即被割去睾丸或卵巢者。《后汉书·宦者传序》:"中兴之初,宦官悉用阉人。"后因用为太监的代称。本文所谓"去其宗筋"者,阉割男子生殖器也。与古宫刑之法同。《书·吕刑》:"宫辟疑赦。"孔国传:"宫,淫刑也。男子割势,妇人幽闭,次死之刑。"势,男子生殖器也。天宦者,先天有此生理缺陷之人。

按:以上诸文,主要说明冲任督脉与生殖机能的关系。详其内容,有以下几点。①冲、任、督三脉,均与生殖器官相通。如冲、任二脉在女子起于胞中,任、督二脉在男子起于少腹之下极,即少腹之骨底部,冲脉虽起于气街,与少阴之大络,亦经少腹之下。少腹会阴部,男子睾系、精道等,均处于此。故冲、任、督三脉,对男女之生育功能,均有重要作用。②女子之胞及男子宗筋(即外阴,包括睾系等)各具生育之精汁,女子以时随月事而泻,男子随冲任二脉上营口唇,而生髭须。故宦者去其宗筋,伤其冲任,则须不生,亦无子。是男子之须,犹生殖器官之外候也。

《灵枢·经脉》,足厥阴之脉,"循股阴,入毛中,过阴器,抵小腹"。按此言"阴器",指男女之外阴器也。又足厥阴之别,"其别者,循胫上睾,结于茎"。又经筋,足阳明与足太阴之筋,均"聚于阴器",足少阴与足厥之筋,均"结于阴器"。又营气,任脉亦"络阴器,上过毛中"。

按:足厥阴之脉所谓"过阴器",与"络阴器"之义同。如《素问》之《热论》与《举痛论》言足厥阴之脉,均为"络阴器"可证。上文主要说明诸筋、脉与阴器之关系。详上述诸筋、脉,除任脉之外,余者与生殖功能虽无直接关系,但与生殖器官之组织结构及生殖器官与其他脏腑之连属,则有直接的关系。因此,其他脏腑经脉之盛衰,与生殖器官及生殖机能之盛衰,亦有直接的影响。

《灵枢·水胀》:"石瘕生于胞中,寒气客于子门,子门闭塞,气不得通。恶血当泻不泻,衃以留止,日以益大,状如怀子,月事不以时下。"张介宾注:"子门,即子宫之门也。"又《灵枢·刺节真邪》:"茎垂者,身中之机,阴精之候,津液之道也。"杨上善注:"阴茎垂动有造化,故曰机也。精从茎出,故为阴精候于中,故为津液道也。"张介宾注:"茎垂者,前阴宗筋也。命门元气盛衰,具见于此,故为身中之机。精由此泄,故可以候阴精而为津液之道也。"按"茎垂",《甲乙经》卷九第十一作"茎睾",义犹完。据上文可见,女子之子门,男子之茎睾,皆生殖器官前阴之重要组成部分。

《灵枢·经脉》:"人始生,先成精,精成而脑髓生,骨为干,脉为营,筋为刚,肉为墙,皮肤坚而毛发长,谷入于胃,脉道以通,血气乃行。"杨上善注:"人生成形,凡有八种。谓先遗体阴阳二精,一也;阴阳二精,变成脑髓,脑髓同是骨中脂也,在头为脑,在四支为髓,二也;干,本也,脑髓之有成,与皮肉筋脉为本,三也;经脉成,通行血气,以营其身,四也;筋膜成,以维四肢,约束百体,五也;其肉成已,盛囊筋骨,壅(按此下一字不清)脏腑,六也;皮肤已成,腠理坚实,七也;毛发已,润泽水滋长,八也。八体成长,经脉血气,遂得通行。"

按:本文主要述及人体胚胎之形成与发育也。又《灵枢·决气》:"两神相搏,合而成形,常先身生,是谓精。"张介宾注:"两神,阴阳也。搏,交也。精,天一之水也。凡阴阳合而万形成,无不先从精始,故曰:常先身生是谓精。按《本神》篇曰:两精相搏谓之神。而此曰:两神相搏,合而成形,常先身生,是谓精。盖彼言由精以化神,此言神以化精。二者若乎不同,正以明阴阳之互用者,即其合一之道也。"按本文亦言明胚胎之初,先由阴阳二神御其精,交合以成此形,是在身之先也。

《灵枢·天年》:"黄帝问于岐伯曰:愿闻人之始生,何气筑为基,何立而为楯,何失而死,何得而生?岐伯曰:以母为基,以父为楯,失神者死,得神者生也。黄帝曰:何者为神?岐伯曰:血气已和,荣卫已通,五脏已成,神气舍心,魂魄毕具,乃成为人。"张介宾注:"人之生也,合父母之精而有其身,父得乾之阳,母得坤之阴,阳一而施,阴两而承,故以母为基,以父为楯。譬之稼穑者,必得其地,乃施以种……夫地者基也,种者楯也,阴阳精气者神也。知乎此则知人生之所然矣。神者,阴阳合德之灵也,二气合而生人,则血气荣卫五脏,以次相成,神明从而见矣。"按张氏此解,于理为得,然基、楯之义,似尚未详。基,据也,本也。《释名·释言语》:"基,据也,在下,物所依据也。"《集韵·之韵》:"基,本也。"楯,脪之假借,凡从盾之得声,古经多有相假者。如循与楯,循与遁,遁与脪等。脪,肥也《说文·肉部》:"脪,牛羊曰肥,豕曰脪。从肉,盾声。"段玉裁注:"按人曰肥,兽曰脪。此人物之大辨也。"

按:此文系以脂肥以喻父之精也。是则所谓"以母为基"者,胚胎之初,以母之胞为依据也。"以父为楯"者,胚胎之始,以父之精为膏脂。本篇后文又云:"人生十岁,五脏始定,血气已通,其气在下,故好走;二十岁,血气始盛,肌肉方长,故好趋;三十岁,五脏大定,肌肉坚固,血脉充盛,故好步;四十岁,五脏六腑十二经脉,比大盛以平定,腠理始疏,荣华颓落,发鬓(按"鬓"原作"颇",据《甲乙经》卷六第十二、《太素·寿限》改)斑白,平盛不摇,故好坐;五十岁,肝气始衰,肝叶始薄,胆汁始减,目始不明;七十岁,脾气虚,皮肤枯;八十岁,肺气衰,魄离,故言善误;九十岁,肾气焦,四脏经脉空虚;百岁,五脏皆虚,神气皆去,形骸独居而终矣。"按本文乃以百岁为限,以十年为期,言人生长壮老的一般发育规律。所谓走、趋、步者,行有所别也。《说文·走部》:"走,趋也。"段玉裁注:"《释名》曰:徐行曰步,疾行曰趋,疾趋曰走。此析言之,许浑言不别也。今俗谓走徐趋疾者非。"此解本文之义合。又《灵枢·卫气失常》言老、壮、少、小云:"人年五十已上为老,二十已上为壮,十八已上为少,六岁已上为小。"按此说与上文之义亦大致相合。惟年龄数,古经亦颇有异文。兹不详考。

根据上文所述,生殖化育之府,主要说明以下几个问题。

(1) 生殖是人体必有的生育繁衍功能,此种功能,固需全体之生育状况以为基础,但自有其特有之脏腑及经脉等脏器以为专司。凡肾与女子胞、男女外阴器及冲、任、督等脉,均为生殖之府。化育者,人体之生成发育也。此指人之始生与出生后之成长发育的一般规律。

人体之成长发育,必依先天与后天之物质基础以为保证,且与生殖功能的某些因素如天癸、肾精等有一定关系。

（2）生殖机能的形成,亦源于先天,禀承于父母之精血。特有天癸者,对男女生殖机能之形成、成熟与衰退,具有决定性的作用。故天癸之至与竭,是生殖机能成熟与衰退的决定性因素。然天癸之至与不至,又需以肾气之盛衰为先决条件,故肾气盛则天癸至,肾气衰则天癸竭矣。

（3）冲脉、任脉与督脉,与生殖机能有直接关系。就结构而言,女子之冲、任脉,皆起于胞中,又据《难经·二十八难》所言,冲脉自气街,并于足阳明之经,而足阳明之经则下乳中。男子之冲、任、督三脉,皆起于少腹之下部。此处为精道、睾系之处。而冲、任二脉又上营口唇而生髭须。是女子之胞、男子之睾,皆生殖之器官也,男女之外阴,生殖器官之门户也。女子之乳与男子之须,生殖机能之外候也。

（4）人之始生也,由父母之精血交结而成,以母体为依托,赖母血以滋长,则脑髓血,脏腑脉道,筋骨肌肉,相继生成,且神气舍心,魂魄毕具,如是则形神俱备,乃成为人。待出生之后,营卫已行,脉道以通,水谷入胃,形乃自生矣。然其神志活动,虽有先天之禀赋,尚需赖后天之接物,逐步形成。

（5）人体的生长发育,由于内部生理因素及外部社会因素的影响,自有其一定规律。就生殖机能的影响而言,女子以七为数,自七岁而始,至七七而终,身体由壮而变老矣。男子以八为数,自八岁而始,至八八而终,亦由壮而变老矣。若按一般年龄段而言,以十岁为期,二十至三十为壮,四十至五十而渐老矣。故人之生长发育,亦有此两次较大生理变化。凡此论,皆人体成长发育之一般规律,在生活的各个方面,亦当适应其自身规律。

以上主要是对《素问》与《灵枢》有关脏腑功能的几个重要方面的综合论述,以期进一步阐明其学说之基本精神,加强其学说之系统性,揭示篇文间的内在联系,提高脏腑学说的理论性和实用性。在篇文的使用方面,由于此类内容,为数颇多,且零乱,重复者,亦不在少。因此,则主要是采用了其中的代表性的和具有其基本内容的篇文,结合部分注家的说解,而予以综合论述。其余有关内容,限于篇幅,只有割爱,未便烦引。

二、经 络 学 说

经络学说,其篇幅在《素问》与《灵枢》中占有相当数量,内容所涉亦广。是中医学体系中一有重要学术地位的学说。

有关经络的记述,除《素问》与《灵枢》外,在两汉其他文献如《史记》、《汉书》、《易纬》等书,亦皆有所记载。另外,在医学典籍《难经》中,亦有较多的论述,而且有些内容,与《素问》及《灵枢》所论,不尽相同。足证经络学说,在先秦及两汉时期,不仅已具有其重要的学术地位,就其内容而论,亦显得十分复杂。以下仅就经络学说发展与形式的有关问题,加以简议。

（一）经络学说源流

经络学说,根据《素问》与《灵枢》所记,及其他古籍所载内容与近年出土古代医学文献综合分析,足见其有一起始、发展与形成的认识过程,可体现其学术发展的源流关系。

1. 先秦两汉古籍所记

在现存该时期古籍中,记载经络内容者,虽为数不多,亦可分为两类,一者为文史类文献,一者为除《素问》、《灵枢》以外之医学类文献。主要有以下几种。

(·1) 医学类。医学类除《黄帝内经》外,有以下几种。

1)《难经》:详《难经》一书,今存本皆署"卢国秦越人撰"。考该书《史记·扁鹊列传》及《汉志》均不见著录,《隋书·经籍志》虽著录有《黄帝八十一难》二卷,但未著撰人。殆至《旧唐书·经籍志》著录《黄帝八十一难经》一卷,始署"秦越人撰"。故关于该书成编年代及撰人,历来说法较多,近代有些学者,据有关文献考证,倾向于成编于汉代,笔者认为,此说有一定道理,然此书本为解经之作,故其所出经文,亦当有源于西汉前期及先秦之早期文献者。

该书中有关经络之内容较多,主要有以下特点。

第一,二十三难言脉之长度,与《灵枢·脉度》尽同。

又该难言十二经脉之周行联接,虽无具体循行部位,但经脉与经脉间之联接关系,与《灵枢·经脉》亦尽同。

第二,二十四难言"三阴气俱绝"与"六阳气俱绝"之内容,与《灵枢·经脉》亦基本相同,惟文序有别。如所谓"三阴气俱绝者"为足少阴、足太阴、足厥阴、手太阴、手少阴,而《灵枢》则以手太阴、手少阴、足太阴、足少阴、足厥阴为序。

第三,二十六难言十五络之内容,与《灵枢·经脉》亦不尽同。该难谓十五络,即十二经各有一络,余三络为阳蹻之络、阴蹻之络及脾之大络。而《灵枢》十五络乃十二经之络,加任、督二络及脾之大络。

第四,二十七难至二十九难论奇经八脉,较之《素》、《灵》尤详。详见后文。

从上述情况可见,《难经》中有关十二经脉之说,与《素问》、《灵枢》所论,基本上为同一系统,然其有关十五络脉及奇经八脉之说,则与《素问》、《灵枢》所论,似非出于同源,当是另有所本。

第五,二十二难经脉"是动病"与"所生病"之病机。详该文云:"经言是动病者,气也;所生病者,血也。邪在气,气为是动;邪在血,血为所生病。气主煦之,血主濡之。气留而不行者,为气先病也;血壅而不濡者,为血后病也。故先为是动,后所生病也。"按"是动病"与"所生病",在《灵枢·经脉》十二脉中皆有之,然未详其义。故本难所论,为"是动病"与"所生病"在今存文献中之最早解文。

2)《伤寒论》、《金匮要略方论》:详此二书今存本,皆出于宋臣林亿等之校定本,考其源则出于汉末张仲景《伤寒杂病论》。二书中虽无经络方面的系统记载,但可见诸经络学说之有关概念。如太阳、阳明、少阳与太阴、少阴、厥阴等三阴三阳病名,与《素问·热论》尽同,而《素问·热论》之名,据其内容可知,乃本于经络学说。又有诸多概念,亦与经络学说有关。今举例如下:《伤寒论·辨脉法》:"游于经络,出入脏腑。"又伤寒例:"尺寸俱浮者,太阳受病也,当一二日发,以其脉上连风府,故头项痛,腰脊强;尺寸俱长者,阳明受病也,当二三日发,以其脉侠鼻,络于目,故身热、目痛,鼻干不得卧;足寸俱弦者,少阳受病也,当三四日发,以其脉循胁络于耳,故胸胁痛而耳聋;此三经皆受病,未入于府者,可汗而已。尺寸俱沈细者,太阴受病也,当四五日发,以其脉布胃中,络于嗌,故腹满而嗌干;尺寸俱沈者,少阴受病也,当五六日发,以其脉贯肾络于肺,系舌本,故口燥舌干而渴;尺寸俱微缓者,厥阴受病也,当六七日发,以其脉循阴器络于肝,故烦满而囊缩。"按本篇或以为非仲景所撰,乃出于王叔和手,似有一定道理,然篇中明云"今搜集仲景旧论",是知该篇内容,亦源于仲景书也。又太阴篇上:"伤寒一日,太阳受之,脉若静者为不传,颇欲吐,若躁烦,脉数急者,为传也。"又"伤寒二三日,阳明少阳证不见者,为不传也。"又"太阳病头痛,至七日以上自愈者,以行其经尽故也。若欲作再经者,针足阳明,使经不传则愈。"又太阳篇中:"太阳病过经十余日,反二三下之,后四五日,柴胡证仍在者,先与小柴胡汤。"又"伤寒十三日不解,过经谵语者,以有热也,当以汤下之……"又"太阳病过经十余日,心下温温欲吐而胸中痛……与调胃承气汤。"又《金匮要略》第一:"经络受邪入脏腑,为内所因也……若人能养慎,不令邪风干忤经络,适中经络,未流传脏腑,即医治之。"又第三:"百合病者,百脉一宗,悉致其病也。"又第五:"浮者血虚,络脉空虚……邪在于络,肌肤不仁,邪在于经,即重不胜。"

根据以上诸例,尽可看出,仲景书中有关经络方面的内容,亦有所本也。

第一,详今存张仲景《伤寒论》自序云:"感往昔之沦丧,伤横夭之莫救,乃勤求古训,博采众方,撰用《素问》、《九卷》、《八十一难》……为《伤寒杂病论》合十六卷。"是知仲景书所云,亦非尽出于自撰,有关经络方面的内容,特具一也。

第二,伤寒例所言六经脉、络及病候,与《素问·热论》相校,除在行文方面,小有变更外,其内容则基本相同,此犹可说明,凡此所言六经病内容,乃本于《素问》。

第三,六经病诸篇之具体条文,虽言经络处较少,然从全书整体内容之学术思想来看,其六经病名称之所以本于《素问》,而《素问》六经病名称之所以取诸经络之名,在上述有关内容中,已充分说明了六经病与经络的关系。也就是说,六经病是六经经脉及其相关之脏腑病变的具体反映。六经经脉与脏腑为人体之生理与病理基础,六经病乃六经经脉与脏腑之病变证候。然后世之治《伤寒》者,或有谓《伤寒论》六经病之三阴三阳,与经络学说之三阴三阳无关者。若此,则将《伤寒论》整体学术思想与三阴三阳病割裂开来,其谬一也;三阴三阳病候,若无六经经脉及脏腑为基础,则犹无源之水,无本之木矣,其谬二也;若人之伤于寒者,其经络脏腑所处及功能所及,若无所反映,则病候何得而出,其谬三也。当然,六经病候,是一个生理病理方面的综合反映,不能单以经络学说为解,然若否定其与经络的关系,亦大谬矣。

第四,根据上述《伤寒论》与《金匮要略》有关经络诸文,虽无系统的记载,但亦可看出,此乃今存医学应用方面古文献中,首将经络学说,运用于病机之阐述及辨证施治,是在《内经》的基础上,对经络学说的新发展。说明经络学说,不仅为人体生理结构之重要组成部分,而且对指导临床医学,亦有十分重要的意义。

(2)文史类。在文史类文献中,虽无系统记载经络者,然其散记片文,亦有助于对经络学说的探讨与研究。主要有以下几种。

1)《史记·扁鹊仓公列传》:该篇记载先秦时秦越人及汉初淳于意二人传,其中均言及经络方面内容。如扁鹊传云谓"所谓尸厥者也。夫以阳入阴中,动胃上缠缘,中维经络,别下于三焦、膀胱,是以阳脉下遂,(徐广曰:一作队,按遂、队与坠通),阴脉上争,会气闭而不通。"又如仓公传中,除言及阳庆授淳于意书有黄帝、扁鹊之《脉书》,即经脉类书外,在诸验案中亦言及经脉处颇多,如经脉、络脉、少阳、阳明、厥阴等。特如诊曹山跗病云:"所以后三日当狂者,肝一络连属绝乳下阳明,故络绝开阳明脉,阳明脉伤,即当狂走"。又齐北宫司空命妇出于病云:"刺其足少阳脉。"又云:"腹之所以肿者,言蹶阴有过则脉结动,动则腹肿,臣意即灸其足蹶阴之脉,左右各一。"又齐中大夫病龋齿,"臣意灸其左阳明脉。"又菑川王病,"臣意即以寒水拊其头,刺足阳明脉,左右各三所。"又有文云:"济北王遣太医高期、王禹学,臣意教以经脉高下及奇络结,当论俞所居,及气当上下出入……"

据上文可知,时阳庆赐仓公书中已有经脉方面之专著——《脉书》,而仓公教高期、王禹书中,又有"论俞所居",当是俞穴定位之专著。故仓公对经络学说,已为熟练掌握,并加以运用,惟言北宫司空命妇出于病一案云:"蹶阴之络结小腹也",与今存《灵枢·经脉篇》言肝足厥阴脉"循股阴,入毛中,过阴器,抵小腹"文,不尽相同,当是另行别一家本。

2)《易纬通卦验》卷下,言二十四气之当至不至与未当至而至,应于经脉之盛虚文,已具十二脉之名称。如:

冬至,当至不至,足太阴脉虚,多病振寒;未当至而至,则人足太阴脉盛,多病暴逆,胪胀心痛。

小寒,当至不至,手太阴脉虚,人多病喉脾(痹);未当至而至,手太阴脉盛,人多热。

大寒,当至不至,足少阴脉虚,多病蹶逆,惕、善惊;未当至而至,足少阴脉盛,人多病上气嗌肿。

立春,当至不至,足少阳脉虚,多病疫疟;未当至而至,足少阳脉盛,人多病粟、疾疫。

雨水,当至不至,手少阳脉虚,人多病心痛;未当至而至,手少阳脉盛,人多病目。

惊蛰,当至不至,足太阳脉虚,人多疫,病疟;未当至而至,足太阳脉盛,多病痈疽,胫肿。

春分,当至不至,手太阳脉虚,人多病痹痛;未当至而至,手太阳(原作"阴",据注文改)脉盛,人多病疠疥,身痒。

清明,当至不至,足阳明脉虚,人多病疥虚,振寒洞泄;未当至而至,足阳明脉盛,人多病温,暴死。

谷雨,当至不至,足阳明脉虚,人多病痈疽、疟,振寒霍乱;未当至而至,足阳明脉盛,人多病温,黑肿。

立夏,当至不至,手阳明脉虚,多病寒热,齿龋;未当至而至,手阳脉盛,多病头肿,嗌、喉痹。

小满,当至不至,足太阳脉虚,人多病满,筋急痹痛;未当至而至,足太阴脉盛,人多病冲气,肿。

芒种,当至不至,足太阳脉虚,多病血痹;未当至而至,足太阳脉盛,多蹶、眩头痛痹。

夏至,当至不至,阴阳并伤,口干嗌痛;未当至而至,手阳明脉盛,多病肩痛。

小暑,当至不至,足阳明脉虚,多病泄注腹痛;未当至而至,足阳明脉盛,多病胪肿。

大暑,当至不至,手少阳脉虚,多病筋痹胸痛;未当至而至,手少阳脉盛,多病胫痛恶气。

立秋,当至不至,足少阳脉虚,多病疠,少阳气中寒;未当至而至,足少阳脉盛,多病咳嗽上气,咽喉肿。

处暑,当至不至,手太阴脉虚,多病胀,身热,未当至而至,手太阴脉盛,多病胀,身热,汗不出。

白露,当至不至,足太阴脉虚,人多病痤疽、泄;未当至而至,足太阴脉盛,多病心胀闭疼,(《太平御览·疾病部六》作"疝",义胜)瘕。

秋分,当至不至,手少阳脉虚,多病温,悲心痛;未当至而至,手少阳脉盛,多病痴(今字书无,当为"胸",之假借)胁禹痛。

寒露,当至不至,足蹶阴脉虚,多病疝疼腰痛;不当至而至,足蹶阴脉盛,多病痛,中热。

霜降,当至不至,足蹶阴脉虚,多病腰痛;未当至而至,足蹶阴脉盛,多病喉风肿。

立冬,当至不至,手少阳脉虚,多病温,心烦;未当至而至,手少阳脉盛,多病臂掌病。

小雪,当至不至,心主脉虚,多病肘腋痛;未当至而至,心主脉盛,人多病腹,耳痛。

大雪,当至不至,手心主脉虚,多病少气,五疸、水肿;未当至而至,手心主脉盛,多病痈疽肿痛。

按此类纬书,据文史界学者考证,大都成编于西汉末期至东汉初期。东汉末期,郑康成对本书作了注释。注文中有四脉,作过简释。即"手太阴脉,起手大指内侧,上贯肘唾(按"咒唾"二字,义难通。详"咒"疑为"肘"之假借。"唾"疑为"臑"之误),散鼻中。"又"足少阴脉,起于足,上系(张惠言曰:'本舌'二字,以为当在"系"下,按张曰乃据注文中有"本舌"二字,以为当在"系"下,此说当是。惟"本舌",似当作"舌本")"。又"手太阳脉,起于手小指端,上颐下目内眥("眥"原误作"皆")"。又"(足)太阳脉起足小指端,至前两板齿。"又"足太阳脉起于下。"

从《通卦验》及郑注中所言经脉内容,虽较简单,但亦可看出,具有以下特点:

其一,十二脉体系,已经具备,与《灵枢·经脉篇》尽同;其二,心主脉之称谓,与《灵枢·经脉篇》尚不尽同,《灵枢》名"心主手厥阴心包络之脉",此或简化之名,亦或为另一家传本所致;其三,所列病候,与《灵枢·经脉篇》亦不尽同,如手少阳脉盛,多病胸胁痛,而《灵枢·经脉篇》手少阳脉未经胸胁;其四,文中所列手足十二脉与二十四气相应问题,除了少数几经外,与《灵枢经·阴阳系日月篇》内容,大致相同。其中唯《灵枢》手经应十日,故无手心主脉一项。至不甚符合处,当然亦不排除传抄日久,或有致误的原因,故本文或与《灵枢·阴阳系日月》文,本系同源。

3)《太平经》"灸刺诀第七十四":"灸刺者,所以调三百六十脉,通阴阳之气,而除害者也。三百六十脉者,应一岁三百六十日,日一脉持事,应四时五行而动,出外周旋身,上总于头顶,内系于脏,衰盛应四时而动移,有疾则不应度数,往来失常,或结或伤,或顺或逆,故当治之。"又云:"天道制脉,或内或外,不可尽得而知之也,所治处十十治诀,即是其脉会处也,人有小有大,尺寸不同,度数同等,常以窭穴分理乃应也。"又云:"脉乃与天地万物相应,随气而起,周者反始。得其数者,因以养性,以知时气至与不至也,本有不调者安之。"

《太平经》一书,为道教早期重要著作,卷帙浩大,内容繁杂。有关其成书年代,近世研究者,意见亦不尽同。近人俞理明先生《太平经正读》一书卿希泰序云:"《后汉书·襄楷传》记载,东汉顺帝时琅琊人宫崇将题为《太平清领书》的一百七十卷'神书'献给顺帝。据唐李贤注,所谓《太平清领书》,犹是道门中流传的《太平经》。"又云:"陈国符先生在《道教源流考》中曾据这些资料考证《太平经》的渊源和传授,共整理出历史上的四种说法,无论是《太平经》的作者、成书年代,还是流传地域,这些说法都有歧异之处。这正说明,一百七十卷《太平经》绝不是一时一地一人之所作,就其内容的庞杂、卷帙的浩繁来看,也不像是某一个人的著作,可能是当时秘密流传的早期道教中很多人的著作,经过逐步集累,最后汇编而成的。"卿氏此说法,是比较客观的,与道教著作的发展历史来看,亦较符合。

尽管《太平经》一书,为道教之重要典籍,但就今存残本可见,其中确收有少量医学方面的内容,除上引此篇外,尚有"草木诀第七十","生物方诀第七十一"等。

从本篇来看,虽然内容较少,然对研讨古代经脉、腧穴学术之古文献,亦颇有意义。如第一,所谓"三百六十脉"及"所治处十十治诀,即是其脉会处也"。亦如《灵枢经·九针十二原》所谓"节之交,三百六十五会……所言节者,神气之所游行出入也。"言节、言会、言脉,皆指腧穴处也。其二,"窌穴"之名,即"腧穴"也,不见于别籍。其三,言"阴脉"与"阳脉",与《内经》经脉分阴阳,义亦同。其四,言"三百六十脉,应一岁三百六十日,日一脉持事,应四时五行而动"说,与《素问·气穴论》说义近。其五,所谓三百六十脉"上总于头顶,内系于脏"之说,与《内经》有关内容,"内系于脏"尽同,而"上总于头顶",则不尽同。《内经》十二经脉,手足三阳脉,皆上至头,阴脉中,唯足厥阴可上头,其余诸脉,皆不上头。然宋臣林亿等校定之《金匮玉函经·证治总例》中有文云:"头者,身之元首,人神之所注,气血精明,三百六十五络,皆归于头,头者,诸阳之会也。"此中文义,与《太平经》文,有近似义。而《金匮玉函经·证治总例》一文,据内容涉及"地水风火"及"四百四病"等语,显系与释家有关,自非仲景本意,疑系南北朝人撰集,然其引用经脉文献,亦或系早期传本,若此,亦可证有关经络学说,该时尚有多家传本流通于世上。

以上几种两汉时期文史文献中所载少量有关经络方面的内容,虽然比较简略,但仍可反映出许多问题,对研讨经络学说的形成与发展,具有十分重要的意义。

首先可以说明,这些经络方面引文,均不似出于《内经》,当是另有所本。足证在两汉时期,除《内经》外,尚有多种有关经络的文献存世。

其二,从这些引文,与今存《内经》中有关内容的差异来看,除《内经》本身收有多家学说外,在社会上流传的其他文本,亦非同出一源。

其三,从各种不同传本的异同处来看,人们对经络的认识,是从多角度多方面着眼,从学术发展的进程分析,也是很正常的。有些问题,虽不相同,但可互相补充,有些问题,尚待于今后继续探讨和研究,使其更为完善。

(3)出土文物。自1970年以来,在我国出土文物中,有若干非常有价值的医学文献,其中含有经络方面内容者,有以下几种,今略为介绍。

1)长沙马王堆汉墓出土两灸经。1973年年底,长沙马王堆三号汉墓曾出土了大批帛书及部分竹木简,帛书中之医学部分,经专家研究,有经络方面之内容者三种,定名为《足臂十一脉灸经》《阴阳十一脉灸经》甲、乙两种。

《足臂十一脉灸经》,含足泰阳脉、足少阳脉、足阳明脉、足少阴脉、足泰阴脉、足卷(厥)阴脉、臂泰阴脉、臂少阴脉、臂泰阳脉、臂少阳脉、臂阳明脉,共11脉。无手厥阴心主脉。

《阴阳十一脉灸经》甲本,含钜阳脉、少阳脉、阳明脉、肩脉、耳脉、齿脉、太阴脉、厥阴脉、少阴脉、臂钜阴脉、臂少阴。共11脉,亦无手厥阴心主脉。

《阴阳十一脉灸经》乙本,此本与甲本属同一系统本,除个别通假字取不同字,个别文字小有差异及残缺字数有多少不同外,两本基本上是一致的。

详此两"灸经"本,从总体方面看,有不少相同或相近之处,如经脉总数,均为11脉,均无督脉。十一脉之分阴阳,不尽相同,"足臂十一脉"全分阴阳两大类,而"阴阳十一脉"之"臂三阳脉",则称肩脉、齿脉、耳脉。在人体部位名称及病候名称用语方面,亦大都相同。在病候分类方面,"足臂十一脉"仅言"其病","阴阳十一脉"则分为"是动则病"与"其所产病"两类。在描述经脉走向方面,"足臂十一脉"中,少数经脉用过"其直者"与"枝"字,"阴阳十一脉"中未见用。从总体内容看,两经虽互有详略,但"足臂十一脉"文稍详。

根据上述情况,若与《灵枢经·经脉》篇十二脉系统相较,无论是经脉数、经脉名称、经脉走向、经脉连接及经脉与脏腑关系等方面,均足以说明两灸经内容,应早于《灵枢经·经脉篇》若干年之早期经脉文献,而且两灸经,亦非出于同源。

根据马王堆三号墓出土的随葬遗册记载,墓葬时日为"十二年二月乙巳朔戊辰",据专家考证,其年代系汉文帝初元十二年(公元前 168 年),而帛书两灸经之抄件,按一般规律,又当早于墓葬时间,而灸经内容之形成,又当早于抄件时间。以此上推,做为经络早期文献之两灸经内容的形成时间至迟亦当在先秦后期或中期。

2)张家山汉简《脉书》。1983 年至 1984 年年初,在湖北省张家山西汉前期墓葬里,出土了大量竹简,其中有《脉书》一种,为医学简书。

《脉书》,为原题名,其内容有两部分,一部分为经络,与长沙马王堆汉墓出土之《阴阳十一脉灸经》为同一系统本。其脉法部分,与马王堆汉墓之《脉法》与《阴阳脉死候》,亦为同一传本,惟马王堆本残脱较甚。故两地所出之三书,当系同源,故可互为校补,今举肩脉为例。前为《阴阳十一脉灸经》文,后为《脉书》文。

阳明脉:□于骭骨外廉,循骭而上,穿膑,出鱼股□□□□,穿□,穿颊,□□□廉,环□。是动则病:洒洒病寒,喜龙,娄吹,颜□□□□□□□□□□□□□木音则狄然惊,心肠,欲独闭户牖而处,□□则欲□□□□□衣□□□□骭蹶,是阳明脉主治。其所产病,颜痛,鼻肌,领□□□□,心与肢痛,腹外种,阳痛,膝跳,付□□□十□。

阳明之脉,□于骭骨之外廉,循骭而上,穿膑,出鱼股之廉,上穿乳,穿颊,出目外廉,环颜。是动则病,洒洒病塞,喜信,数吹,颜墨,病种,至则恶人与火,闻木音则狄然惊,心惕然欲独闭户牖而处,病甚则欲乘高而歌,弃衣而走,此为骭厥,足阳明脉主治。其所产病:颜痛,鼻鼽,领疚,乳痛,膺痛,心与肢痛,腹外种,肠痛,郄□,柎上踝,为十二病。

上引阳明脉一条,两传本文字,若进行校补后,尽可看出,除了个别文字及所用假借字小有差异外,它文基本一致。其余各脉,亦如是。因此,尽可认定,马王堆《阴阳十一脉灸经》与张家山《脉书》二书,乃系同源异本的两个抄件。故《脉书》的抄录时间虽与《阴阳十一脉灸经》不一定相同,而其学术水平之断代,当然是一致的,

从以上情况分析,就文献的名称而论,张家山《脉书》,是原有命题,此与《史记·仓公传》所称《脉书》,应是同义。"脉书",经脉之书也,而非言脉诊之书,故马王堆两"灸经"本,本无题,若按此例,疑亦当系"脉书",而非"灸经"也。

又从行文用语及病候方面看,与今存《灵枢·经脉》文,颇多相似处,现仍以足阳明脉为例,《灵枢经·经脉》作"是动则病:洒洒振寒,善呻数欠,颜黑,病至则恶人与火,闻木音则惕然而惊,心欲动,独闭户塞牖而处,甚则欲上高而歌,弃衣而走,贲响,腹胀,是为骭厥。是主血。所生病者……"详本文与《脉书》文,实若同出一辙。其他各脉,相同相近处亦颇多,据此推定,《灵枢·经脉》一篇,极有可能,是在《脉书》等各本的基础上,发展而成。

3)经络漆雕。1993 年 2 月,四川省绵阳永兴镇二砖厂施工时,发现一座西汉木廓墓,出土一件人体漆雕,其体表纵向分布红漆描绘的线条数根,宽 0.15~0.5cm。据其行径布局来看,与《黄帝内经》有关篇文所载经脉循行布局,大致相似。据有关专家考证后,认为"它可能与经脉有关,并将其定名'人体经脉漆雕'"。

后据梁繁荣等人研究报道云:"西汉人体经脉漆雕上描绘的经脉数目与《灵枢·经脉》篇差异较大。漆雕人正面头面经胸腹至脚绘有两条线,与《灵枢·经脉》篇记载的足阳明胃经相似;背面则有三根线条,两根从头顶两侧经背脊两边至脚,与《灵枢·经脉》篇记载的足

太阳膀胱经雷同;一根从鼻尖经头项背腰正中达尾骨端,与《难经》记载督脉循行基本一致。漆雕人体侧面(外侧)从脚经股外侧至腋下一线,与《灵枢·经脉》篇记载的足少阳胆经有些相似。两上肢内侧各有三条线,分别与《灵枢·经脉》篇中的手太阴肺经、手厥阴心包经、手少阴心经相似。但上肢外侧的线条比较复杂,手指尖端有三根,分别从手食指、无名指和小指端发出,至于背后相互联络,与《灵枢·经脉》篇记载的手阳明大肠经、手少阳三焦经、手太阳小肠经有些相似。因此,从十二经脉来看,则缺少足三阴经,从奇经八脉分析,则仅有督脉一条而已。"

从上述线条布局及走向可见,它是一件早期的人体经络图象模型,应当是没有问题的。但从总体方面来看,具有以下特点。其一,就其内容而论,虽然没有文字说明,但从图象及研究者的认定,亦可看出,无论在经脉数及线路方面,不仅不能与《灵枢·经脉篇》相比,而且与长沙马王堆汉墓出土之《阴阳十一脉灸经》及《足臂十一脉灸经》相比亦有较大差异(漆雕中尚无足三阴脉)。说明其应是更早于长沙马王堆汉墓出土之两灸经的经络文献。其二,就其内容之形成时间而论。在经络漆雕的研究方面,有的学者,利用考古学类型学的原理,通过墓葬结构、出土文物时代风格及钱币铸造年代等方面的分析,绵阳永兴大墓的年代推定当在汉武帝元狩5年(公元前118年)之前。"根据墓葬的前述考察,便不难得出此次绵阳出土的漆雕,其制作年代当在元狩五年之前。"

有关此一经络漆雕的年代问题,应当从三个方面加以考察。一是墓葬的考察,上引学者意见,无疑是正确的。二是漆雕的制作年代,有两种可能,一者可能与墓葬系同时代的产物;但另一方面,作为殉葬品或墓主人生前收藏物,定属珍贵之物,因此,其制作年代,有可能比墓葬年代早出若干年。三是经络线路图的形成年代,根据现有不同时期的经络文献,如《灵枢·经脉》、马王堆汉墓出土两《十一脉灸经》与本经络漆雕,我们按宋人林亿提出"泝流讨源"法,作逆向倒时比较。假设《灵枢·经脉》篇十二脉体系,至迟在西汉中期或前期已经形成,而马王堆两灸经之十一脉系统,最早也只能是先秦末期之水平。而经络漆模型之经络线条,据研究者之报道及图象所见,则仅有十二脉中九脉(无足三阴脉),而且手三阳脉之三条线路,比较复杂,主干线不十分明晰。加上督脉一条,亦仅有十脉。因此,就其学术水平而论,则更当早于马王堆两灸经。约略言之,至迟亦只能是先秦中后期之产物。

2.《黄帝内经》经络学说

《黄帝内经》一书,作为中医学的奠基之作,是记载经络学说内容最多,而又最完备的典籍。它不仅收有经络学术的多家学说,且又象征着经络学术发展至成熟阶段,故经络学说对中医基础理论与针灸学术的发展,均具有十分重要的意义。

(1)经脉。由于《内经》中涉及经脉方面的内容,非常广泛和复杂,本文不可能全面论述,仅就《灵枢经》中论述较完整的几篇,如经脉篇、经别篇、经水篇、经筋篇、营气篇、卫气行篇等,聊作解析。

1)《经脉》篇:本篇为现存古文献中论述经脉循行最完整的一篇。其内容主要有以下几个特点:

第一,本篇托名为雷公问黄帝,与《经别》篇及《经水》篇黄帝问岐伯不同。

第二,十二脉的体系已经形成,以手足、阴阳为名,把六脏、六腑与经脉合为一体,构成了脏腑经脉血气的循环系统。

第三,其循环径路为:肺手太阴→大肠手阳明→胃足阳明→脾足太阴→心手少阴→小肠手太阳→膀胱足太阳→肾足少阴→心主手厥阴→三焦手少阳→胆足少阳→肝足厥阴→肺手太阴。这是一个完整的十二脉循行体系。后世言手足三阴三阳脉者,皆指此。

第四,本篇另有十二脉之别络各一,外加任脉、督脉、脾脏亦各有一别络,共十五络,后世所言十五络者,皆指此。

总观本篇内容,对经络与脏腑的络属关系、经络与经络之间连接、经络循行体表部位的描述、经络内行所过之处等,均作出了详细的说明,象征着经络学说的形成与完备。但从《内经》有关经络方面的全部内容分析,该篇内容只能是代表经络学说的最完善一家,而且是反映气血在十二脉中的循环而行的一家。至于经络的其他方面循行或功能等,尚需参之于别篇。

2)《经别》篇。本篇为一专论经脉自外经别出者,入胸腹至其脏腑后,复出而合于外经之脉,故注家均称之为别行之正经。本篇从全篇内容分析,主要有以下特点:

第一,篇文假托为黄帝问岐伯,若与《经脉》篇雷公问黄帝相较,绝非出于同一人之手。故当系论经脉之另一家言。

第二,从全篇文例分析,在文字方面,颇有些脱失,如每出者,均说明部位,而足太阴之正,似脱。又每一脉入内,必至其所属之脏腑,然五脏中"足太阴之正,上至髀"一条,"正"下疑有脱文,"上至髀"之"髀",疑为"脾"之假借(髀、脾二字互通)。

第三,十二经别之脉,由内复出后,手三阴之正与其相表里之手三阴脉相合,足三阴之正与其相表里之足三阳相合,谓之"六合",体现了阴阳之互相会合。此与《经脉》篇手足阴阳脉之会合,亦不相同,故亦证为另一家言。

第四,从十二脉之名称来看,如"手心主之正"一条,可证其《经脉》篇所言经脉,均属十二脉系统之别说。

第五,从本篇内容之篇名及内容来看,疑系一别家十二经脉学说副文,如《灵枢·邪客》所具手太阴与手少阴二脉,详于外行径线,而略于内,而又无表里经配合之类的经脉别说,因别具此篇以副之,则成一完整体系,故名曰"经别",与别行正经之义亦不悖。

3)《经水》篇。本篇乃据"人与天地相参"之说,将人体十二经脉,比拟于十二条大的水道,故名"经水"。从全文内容来看,论"经水"者,仅有十二条经短文,然铺陈之杂文,远较"经水"为多。其有关经脉方面内容,主要有以下特点。

第一,篇文假托为黄帝问岐伯,与"经别"篇同。

第二,其经脉总数及名称,与"经别"篇亦同,均属十二脉系统。至少应是与"经脉"篇相同或相近年代之作品。

第三,本文首次提出,"若夫八尺之士,皮肉在此,外可度量切循而得之,其死可解剖而视之"。据此文可知,该时已对人体进行解剖,观内脏之部位、形态及容物、容量等。为脏腑、经脉之研究,提供了实体依据。

第四,本文所言"十二经水"之水名,皆中国古代之江河湖海名,乃系实指,今详文中所言十二经水之位置,就中国古代本部方位论,似与人体脏腑解剖部位大致相应(详见独著《针灸甲乙经校注》卷一"十二经水第七")。若此,则与本篇后文所谓"人与天地相参"之义相合,亦与"可解剖而视之"而以比拟之法相应。

第五,本篇今文所言诸水名,与上述之义,亦基本相应,惟个别难合者,疑或传抄有误,尚待考定。

4)《经筋》篇。本篇乃论述十二经筋之起点及其别者、直者、支者所结之处,发病后所形成之十二纪(即一年四季之月份)之痹及针刺大法。主要有以下特点。

第一,本篇为陈述体,不曾假托问答之人,乃别出一家之言。

第二,所言十二经筋之名称,与《经脉》篇尽同,故亦当系十二脉系统,唯所言乃经脉过处之筋脉及筋结之处,而非经脉也。

第三,十二经筋之病候,主要为肿、痛、挛、急、转筋等,皆名曰"痹",治疗大法为"燔针劫刺",是知其病皆在于肌体之外,非脏腑之内,故经筋者,仅言肉体外在之筋也。

第四,所言十二经筋之痹,皆以四季之月命名,如孟春痹、仲春痹、季春痹。体现了十二经脉与十二月之相应。详《灵枢·阴阳系日月篇》,曾言及足三阴与足三阳,左右分计,亦为十二,分别应于十二月,而此篇则以手、足三阴三阳计之,亦为十二,分别应于十二月,若仅就三阴、三阳而论,惟"阴阳系日月篇"七、八两月与本篇孟秋、仲秋之少阴、太阴互倒,此有可能为多次传写致误,若按文例,似当以"阴阳系日月篇"为是。从而说明十二经脉与十二月之相应,本篇与"阴阳系日月篇"为同一系统,且"阴阳系日月篇"明言"寅者,正月之阳也",可证本文皆成于汉武帝太初改元之后。

5)《营气》篇。本篇主要论述营气循行之道。有以下特点。

第一,本篇篇文假托为黄帝自述,与上述诸篇,又有所不同。

第二,营气虽为谷气之精专者,因运行于"经隧(即经脉)"之中,故与经脉有关。

第三,营气循行有主线与支线之别。

主线:手太阴→手阳明→足阳明→足太阴→脾→心→手少阴→手太阳→足太阳→足少阴→肾→心→心主脉→手少阴→膻中(心包络)→三焦→足少阳→足厥阴→肝→肺

支线:上颠→下项→循脊→入骶(即督脉)→络阴器→过毛中→入脐→循腹里→入缺盆(即任脉)→下注肺→复出手太阴。

从以上营气运行之主、支两线看,主线虽行于手足阴阳十二脉中,而更注重于所过之六脏,说明营气与六脏的关系,尤为重要。支线为别出之线,仅行于任督二脉,故营气之行,仍非十四经循行。若言气血之循环,仍为十二经脉。

第四,尽管营气之行主线与支线,及于经脉十二及奇经两脉,并非气血之行于十二经脉,然对腧穴之归经于此十四脉,可能有较大影响,或者说此十四经为气穴归经之重要依据。

6)《卫气行》篇。本篇主要论述卫气运行之道,有以下特点:

第一,篇文前部分,为假托黄帝问岐伯,后部分,为假托黄帝问伯高,且内容亦不尽同,显系非一人之人作。

第二,两处言卫气行,虽均以一日一夜漏水下百刻,卫气之行,五十周于身,但计时方法,则并不相同。可见该篇原文,非出一家,今不赘言。

第三,本篇内容,虽亦涉及经脉,但仅可说明卫气运行与经脉有关,且文多歧义,故不再详述。

有关《素问》及《灵枢》中之经络方面的内容,主要为以上数篇,余者多为有关生理、病机、病因、病候方面内容。另有《灵枢·邪客篇》有手太阴与心主两脉之外行线颇详,必系一完整之经络方面文献,惜在《黄帝内经》成编时,已残缺不全矣,另有足、臂经之称名,仅有片言只语,无助于考证。

总之,根据现存《素问》与《灵枢》中有关内容,已尽可说明,经络学说,在《黄帝内经》成编之前,已发展至成熟阶段,形成了完整的学术体系。

(2)络脉。今存《素问》与《灵枢经》中虽论述络脉的内容较多,但除《素问》有"经络论"短文一篇,论及经络及五色之常变外,余无论述络脉之专篇。现仅就有关内容,简述如下。

1)经脉与络脉的区别。《灵枢·经脉篇》云:"经脉十二者,伏行分肉之间,深而不见……诸脉之浮而常见者,皆络脉也。"又云:"诸络脉皆不能经大节之间,必行绝道而出入,复合于皮中,其会皆见于外。"又"脉度篇"云:"经脉为里,支而横者为络,络之别者为孙。"《素问·经络论》云:"经有常色而络无常变也。"

从上文来看,已将经与络的区别,作了简要的说明。经为直行之大脉,络乃支横之小脉。经多深不可见,络则浮而可见;经多藏于肌肉之里,络多浮于肌肤之表;经在特定部位有动腧可察,络无动腧可见。此经与络之大别也。

2)十五络脉。十五络脉,在《内经》中仅有一处,特具专名。

《灵枢·经脉篇》云,"手太阴之别名曰列缺,手少阴之别名曰通里,手心主之别名曰内关,手太阳之别名曰支正,手阳明之别名曰偏历,手少阳之别名曰外关,足太阳之别名曰飞扬,足少阳之别名曰光明,足阳明之别名曰丰隆,足太阴之别名曰公孙,足少阴之别名曰大钟,足厥阴之别名曰蠡沟,任脉之别名曰尾翳,督脉之别名曰长强,脾之大络名曰大包。""凡此十五络者,实则必见,虚则必下,视之不见,求之上下,人经不同,络脉异所别也。"本文不仅说明了十五络的具体名称和部位,而且据经文所描述之循行路线,每一络虽从经脉别出,但仍与经脉有特殊的关系(详见原文)。并进一步说明此十五络,若邪气盛时,则有形迹可见,若正气虚时,则伏而不见。因此,亦可认为此乃络脉中之别具特色者。

3)络脉与孙络。络脉除上述十五络外,余皆无名,然其分布甚广。如《素问·皮部论》云:"阳明之阳,名曰害蜚,上下同法,其部中有浮络者,皆阳明之络也。"其余各部,例同。故下文云:"凡十二经络脉者,皮之部也。"由此可见,人之体表,在十二经脉之部区内,皆分布有络脉,称之为皮部。

孙络者,络脉之尤小者。经文中亦无专论,据《灵枢·脉度》所谓"络之别者为孙"之义,则孙络则是从络脉中别出者,故其络脉尤为细小,分布更为广泛。经文中如《素问·徵四失论》所谓"络脉三百六十五","气穴论"所谓"孙络三百六十五穴会"等,皆言其多也。

从上文可见,络脉亦经络学说之重要组成部分。人之一身,即由经脉与络脉之大小主干脉络与支别脉络,组成一密布的网状结构,形成一完整的经络体系。

3. 奇经八脉学说

奇经八脉学说,亦属经络学说的组成部分,虽与经络学说有关,但毕竟自成体系,且其形成过程,尤为复杂,故特专题论述。

(1)奇经八脉文献考

1)《黄帝内经》

在今存《素问》及《灵枢》中,虽无"奇经八脉"之概念,但已有其具体内容。主要有以下诸篇:

督脉,《素问·骨空论》言之甚详,其起于少腹以下骨中央,不仅贯脊而上行,至颠上,入络脑,复下项,循肩髆内,侠脊抵腰中,入循膂络肾,在背部有上下往复之线路。又《灵枢·本输篇》仅言"颈中央之脉,督脉也"。又《灵枢·营气篇》亦曾言督脉,详见上文。

任脉,《素问·骨空论》云:"任脉者,起于中极之下,以上毛际,循腹里,上关元,系咽喉,上颐循面入目。"又《灵枢》本输篇及五音五味篇,亦均言及,惟不如《素问·骨空论》文简明。又《灵枢·营气篇》言营气行腹前者,虽未明言,实则亦任脉也。

冲脉,《素问·骨空论》云:"冲脉者,起于气街,并少阴之经,侠脐上行,至胸中而散。"又《素问》之《痿论》与《举痛论》、《灵枢》之《逆顺肥瘦》篇与《动输》篇,亦均言及冲脉,惟所言甚为复杂,且一脉多歧,必系另一家言。

带脉,《灵枢·经别》曾云足少阴之正,"当十四椎,出属带脉。"别无专论。

阴阳蹻脉,《灵枢·脉度》言阴蹻较详,言阳蹻脉则简。《灵枢·寒热篇》文亦甚简。

阴阳维脉,《素问·刺腰痛》言亦颇简。根据以上诸篇所出奇经八脉文,至少可说明以下四个问题。

第一,两书中,并无论述奇经八脉之专篇。

第二,从现存内容,尚可看出,所收亦非一家之言。如冲脉一脉,《素问·骨空论》文,与《灵枢·逆顺肥瘦篇》文,二者差异很大。

第三,二书中虽已有八脉之具体名称,但有可能"奇经八脉"这一概念,尚未成立。

第四,据现存内容,若非别有脱文,至少可以认为,在《黄帝内经》成编年代,奇经八脉,尚未形成系统完整的学说。

2)《难经》

《难经》一书,据文献考证,晚出于《黄帝内经》,对奇经八脉之论述,较《内经》尤详,其内容集中于二十七难、二十八难、二十九难三难中。

二十七难,论奇经八脉的名称及功能。

二十八难,论奇经八脉的起止点及循行部位。并再论其功能。

二十九难,论奇经八脉之病候。

从上述内容,尽可说明以下四个问题。

第一,《难经》已明确提出"奇经八脉"的概念。并进而说明"凡此八脉者,皆不拘于经,故曰奇经八脉也。"

第二,对奇经八脉的起点及循行部位,及发病情况,具有简要的说明。

第三,有关奇经八脉的作用,以比拟的手法,谓曰:"比于圣人图设沟渠,沟渠满溢,流于深湖,故圣人不能拘通也。而人脉隆盛,入于八脉,而不环周,故十二经亦不能拘之。"说明奇经八脉与十二经脉相互调节的作用,但亦自成体系,不受十二经之节制,不参与十二经脉的循环。

第四,《难经》奇经八脉说,对后世影响极大。后世言八脉者,均以《难经》为准。如今存晋·皇甫谧《针灸甲乙经》,本以《素问》、《针经》、《明堂》三书,类编而成,但在卷二"奇经八脉第二"中,亦收有《难经》文。

3)《明堂经》。该书成编于《黄帝内经》之后,约当东汉时期。古《明堂经》唐以后早佚,然今存晋·皇甫谧《针灸甲乙经》,据谧自序云:"乃撰用三部",类编而成,三部中即有《明堂》一书。故从今存《针灸甲乙经》中,可见奇经八脉与腧穴归经之类内容,均在第三卷中,今举例说明。如:

卷三第一，神庭，为督脉、足太阳、阳明之会；本神，为足少阳、阳维之会；头维，为足少阳、阳维之会。

卷三第二，凡八穴，其中上星、囟会、前顶、后顶、强间、五穴，皆督脉气所发；百会与脑户为督脉、足太阳之会；风府，为督脉与阳维之会。

卷三第十四，凡七穴，其中天突为阴维、任脉之会；璇玑、华盖、紫宫、玉堂、膻中、中庭六穴，皆任脉气所发。

卷三第二十，自幽门至横骨凡十一穴，皆冲脉、足少阴之会。

卷三第二十二，期门与府舍两穴，皆足太阴、阴维、厥阴之会。

卷三第二十三，维道，足少阳、带脉之会。

卷三第三十二，照海，阴蹻脉所生；交信，阴蹻之郄。

卷三第三十五，申脉，阳蹻所生；跗阳，阴蹻之郄。

据以上《甲乙经》保留的古《明堂经》中的腧穴与奇经八脉的关系等内容，足可说明以下几个问题。

第一，古《明堂经》中，关于某些腧穴归经于奇经八脉的问题，已完全解决。

第二，在腧穴归经之前，必系对奇经八脉的运行路线有明确的认识。

第三，从而说明，奇经八脉学说的形成与完成，定在古《明堂》之前。也就是说，从时间上推定，应在东汉中期或前期。

4)《奇经八脉考》，该书为明李时珍撰辑。据该书总说云："奇经凡八脉，不拘制于十二正经，无表里配合，故谓之奇。盖正经犹夫沟渠，奇经犹夫湖泽，正经之脉隆盛，则入于奇经。故秦越人比之天雨降下，沟渠溢满，霶霈妄行，流于湖泽。此发《灵》、《素》未发之秘旨也。八脉散在群书者，略而不悉……时珍不敏，参考诸说，萃集于此。以备学仙、医者，签蹄之用尔。"

根据该书内容，说明李时珍先生，对奇经八脉，主要取得了以下成就。

第一，在文献方面，进行了系统、全面的考证，包括《内经》、《难经》、《甲乙经》及后世医家与道家等著作，为研究八脉学说之最有成就者。

第二，对奇经八脉的起止点及循行部位，作了具体的描述。

第三，对奇经八脉所发之腧穴，郄穴及与别经交会之穴，根据《甲乙经》保留古《明堂》文，均为之详述。

第四，对奇经八脉的作用，进行了简要的概括，大义云：阴阳维脉者，一身之纲维也；阴阳蹻脉者，所以使机关之蹻捷也；督脉者，阳脉之总督也；任脉者，阴脉之承任也；冲脉为诸脉之冲要；带脉，所以总约诸脉者也。此可谓要言不烦。

第五，在奇经八脉之病候方面，该书参照张仲景以下诸家著作，对病因、病机、脉诊、治法、方药等，进行了大量补充，甚有参考价值。

总之，《奇经八脉考》一书，对奇经八脉之研究成就，可谓集诸家之大成，颇有助于后学，正如明吴哲先生对该书题识云："奇经八脉，闻之旧矣，而不解其奥。今读濒湖李君《八脉考》，原委精详，经络贯彻，顿觉蒙开塞决，胸次豁然。诚仙、医二家，入室指南也。"吴氏所言，诚如是也。

通过以上所论，对"奇经八脉"学说之原委及学术价值，概言之，有以下几点。

第一，"奇经八脉"是"经络学说"的重要组成部分，但又自成体系，其形成年代，与"经络学说"并不同步。

第二,据现存文献所见,最早为 1993 年 2 月四川省绵阳永兴镇二砖厂出土之人体漆雕模型,经研究者定名为"人体经脉漆雕",已有"督脉"一脉,在今存《素问》与《灵枢》中,虽有八脉之名称及部分脉的具体内容,但尚未完备。《难经》始明确提出"奇经八脉"的概念,且八脉内容,已臻完备,证之《针灸甲乙经》保留之古《明堂经》腧穴内容,推定其最终形成年代,当在东汉中期或前期。

第三,奇经八脉,虽为经络之组成部分,但不参与十二经脉之循环,然而,对十二经脉,却有一定调节作用。惟任、督二脉,亦为营气运行之道。营气运行之十四经,后世气穴之归经,亦或与此有一定关系。

第四,奇经八脉发病,大都在经脉所过之处,而冲、任二脉之起处,又与男女之生育器官有关,故治男女生育器官之病亦当着眼于冲、任二脉。

(二) 经络学说形成原委

经络学说的形成,当然不是如《内经》所云,为某几人或一时期,一次性完成,它的形成,必然是在大量的和长时期的医疗保健实践中,逐步发现、发展和完善的,并最终形成一种学说。

1. 医疗实践发现"经气"运动

人类的医疗实践,据现有文献记载及出土文物发现,均足以说明,针砭与导引、药物等方法的运用,由来已久。如出土文物发现砭石及骨针等,乃上古时代之物。在诸多医术中,尤以针刺与导引法,与经络的关系,更为密切。

详《内经》诸篇言经络之文,尤为强调"经气",如《素问·宝命全形论》云:"刺虚者须其实,刺实者须其虚,经气已至,慎守勿失。"《灵枢经·终始》云:"凡此十二禁者,其脉乱气散逆,其营卫经气不次。"又《灵枢经·经水》云十二经之血气多少,"皆有大数,其治以针艾,各调其经气。"从上言语中,不难看出,"经气"是经络运动的核心物体。因此,在针刺时,强调"致气"、"得气"、"守气"等之"气",均指"经气"而言。故不难推定,人们在针刺时首先发现的是"经气"的运动现象,或者说对"经气"运动的感知。

导引之法,古已有之,如张家山出土之汉简《引书》,即此类汉以前古文献。引与导引义同。如《素问·阴阳应象大论》云:"阳病治阴,阴病治阳,定其血气,各守其乡。血实宜决之,气虚宜掣引之。"王冰注:"掣,读为导。导引则气行条畅。"说明导引之法,亦在于行气。故导引家之言行气,当本于此。如晋·葛洪《抱朴子内篇·释滞》云:"初学行气,鼻中引气而闭之,阴以心数至一百二十,乃以口微吐之……"及至后世之"小周天"、"大周天"等,皆以导引之法,诱经气之运行也。

根据上述推论,人们最初认识经络,很有可能是通过针刺与导引等医疗实践,发现"经气"的运动。进而逐步认识经络的存在。

2. 由"经气"运动发现经络存在

"经气"的运动,具有一定的规律性,其规律性主要体现在某一针刺点(这种针刺点,经过无数次的重复使用,逐渐形成为固定针刺部位,后来发展为腧穴)的经气运动,可以向邻近部位逞纵向延伸。后经过不断的实践,逐渐发现其运动形式,初步可能为节段性条带,而这种节段性条带,再经过无数次实践,方可发现在人体具有若干条这样的条线式的运动带,逐步认识到这就是经络的存在。

从医疗实践中发现"经气"运动,到发现"经络"的存在,应该是一个漫长的历史时期,从今日现存历史文献,进而探讨医学发展的历史断代水平,至晚亦应在先秦早期或更早一些的历史时期,然是否属实尚有待于进一步证实。

3. 人体经络漆雕是经络发展的早期记录

据前文介绍,绵阳出土之"人体经络漆雕",经研究人员确认,按《灵枢经·经脉篇》及《难经·二十八难》有关经脉及奇经八脉内容相对照,已有足阳明胃经、足太阳膀胱经、足少阳胆经、手阳明大肠经、手太阳小肠经、手少阳三焦经、手太阴肺经、手少阴心经、手厥阴心包经及督脉一经,共10脉。

从10脉内容分析,六腑之脉已全,五脏之脉仅心、肺二脏脉,缺的是三阴肝、脾、肾三脉,但却有手厥阴心包一脉。从十二脉体系对比,手足六阳经均全,手三阴之脉亦具,惟缺足三阴之脉。在奇经八脉中,惟督脉一脉。

仅就上述情况来看,显示其对经脉系统的发展,已取得了很大的成就。若就其形成年代而论,至少可以推定为先秦中期或前期。

由于"经络漆雕"是一木雕模型,无文字说明,尚难以全面估计其所反映的断代水平。若从其已具心与心包二脏之脉,背脉尚有督脉一脉,却独缺足三阴脉来看,不能不引起对其体现的经络系统完整性之怀疑,但目前尚难以证明。更由于其无文字说明,关于诸多经脉之名称,与内脏的关系及病候等,均无法得知,故此一木雕模型,难以全面反映当时或此前文字载体的学术水平。因此,对该经络学说发展的实际水平和形成年代,均难以给出比较合理的推定。上文所允,仅据后来出土有关文献相比较而言。

4. 经络十一脉体系的形成

1973 年,长沙马王堆汉墓出土之医学文献,经整理小组定名者,有《足臂十一脉灸经》与《阴阳十一脉灸经》二书。1984 年,张家山汉墓出土之医学文献中,又有《脉书》一种,其经脉内容,与《阴阳十一脉灸经》基本相同,应是同源异本。故虽有三种,实则经络十一脉体系之两种不同传本。

此两种传本,从内容方面看,有同有异。其相同处如:①总数均为十一脉。②其命名已与阴阳相结合,"足臂"脉全部结合,"阴阳"脉除肩、耳、齿三脉外,余皆结合。③有少数脉已言及内行线,且与内脏相联系。如足少阴脉"出肝",臂太阴脉"之心",大阴脉"走心",少阴脉"系于肾",臂钜阳脉"入心中"等。说明已注意到,经脉不仅在体表运行,而且亦在胸、腹内运行,且与内脏相联系。④其病候大致为经脉所过处。⑤两本描述之经脉线路,从总体上看,亦大致相同。其不同是:①经脉过处,互有详略,如足太阳一脉,"足臂"经详,而"阴阳经"略。②"足臂经"已分直线与枝线。"阴阳经"无。③在经脉分类方面,"足臂经"已分足臂两类,而"阴阳经"不分。④在病候方面,"阴阳经"分"是动则病"与"其所产病"两类,"足臂经"不分。

从以上两十一脉的内容来看,虽然对各脉运行部位的描述,尚有些繁简不一;对内线的运行,可以说是刚刚开始;对经脉的名称,《阴阳十一脉》,尚有三脉,即肩脉、耳脉、齿脉,尚未达标准化的程度,手、足经尚未分开。但它已具备了两个很重要的特点。

第一,经脉之十一脉体系,已初步形成。

第二,从《灵枢经·经脉篇》及《黄帝内经》其他有关篇章中,关于脏腑与经脉的结合,乃具有五脏六腑的意向。因在脏腑方面,或受十一脏学说的影响较大。

总之,它已为经络学说的最终形成,打下了很好的基础。因此,关于其形成的年代,至少可以推定为是在先秦中后期。

5. 经络十二脉体系是经络学说的最终形成

经络学说的发展,从现存《黄帝内经》遗本《素问》与《灵枢经》。保留之有关篇章来看,内容十分丰富,学派亦有多家。其中有《灵枢经》之《经脉》篇、《经别》篇、《经水》篇及《经筋》篇四篇,虽非出于一人之手或一时之作,但从经络十二脉这一点来讲,应属同一体系,其中尤以《经脉》篇,最具有代表性。它很有可能是在前期如马王堆汉墓出土之医学文献《足臂十一脉灸经》及《阴阳十一脉灸经》等类"脉书"文献的基础上,发展而成。就以《经脉》篇为代表而言,其内容主要有以下特点。

(1) 首先是在十一脉的基础上,发展为十二脉。形成了经脉之十二脉系统。

(2) 其名称则继承了前"臂足(改"臂"为"手")"及"太少阴阳"等内容,全面加以脏腑名称,以四项组合为一经脉全称。如"肺手太阴之脉",其中"肺"为脏名,"手"表手足两大类名,"太阴"表阴阳太少之阴阳气的属性及阴阳气的多少,"脉"是共名。仅此名称一项,已可体现与经脉有关之诸多内容。

(3) 从与脏腑全面结合命名这一点来看,经络学说十二脉体系的最终确立,说明其与脏腑学说之六脏六腑体系的最终确立,达到了同步发展的成熟阶段。

(4) 十二脉体系,不仅结合脏腑命名,而且与脏腑直接"络"、"属",从而,必然的在经脉的循行方面,不仅有外线,也确定了内线。从经络学说的发展进程看,对经脉内线的发现与认定,远比外线要晚。

(5) 在经脉的内行线中,不仅反映了经脉与脏腑之间的关系,而且通过内线,也反映了脏腑之间特有的一些联系。

(6) 由于经脉呈一环形运行方式,脉与脉之间,有一互相联接问题,故每一脉在与别脉相联接处,均别出一支与它脉衔接。形成一十分完整循环体系,即所谓"如环无端。"

(7) 在经脉之环形联接方面,特显示了经络、脏腑、阴阳、表里的互相配合,说明经络学说的理论体系,已经形成。

(8) 经脉之生成,当是源于先天,而其生化之源泉,必赖于后天水谷之精微。故肺手太阴一脉,特明示"起于中焦,下络大肠,还循胃口,上膈属肺……"正属此意。

据上述情况,足可说明,经络学说已经发展至成熟阶段,就其成编年代,当然是在《黄帝内经》成编之前,约当西汉前期或先秦末期为是。

以上仅举《灵枢经》本篇为代表,以示经络学说的发展,已至成熟阶段,但不能认为经络学说发展的终止。就今存《素问》与《灵枢》中的经络学说的内容,其残文片语,及不同学派之言,不明之处,尚在多有,都值得进一步探讨和研究。

（三）经络的功能

经络的功能是多方面的,经文有多处从不同角度言及,本文仅就其主要处,聊为简述。

1. 基本功能

《灵枢·经脉篇》云:"人始生,先成精,精成而后脑髓生,骨为干,脉为营,筋为刚,肉为墙,皮肤坚而毛发长,谷入于胃,脉道以通,气血乃行。"又云:"经脉者,所以能决死生,处百病,调虚实,不可不通。"《灵枢·本神篇》又云:"经脉者,所以行气血而营阴阳,濡筋骨,利关节者也。"

上文主要说明以下几个问题:

（1）经脉生成于先天,靠母体之气血以生养之,降生之后,谷气入胃,精气化生,自身之脉道遂通,气血得以运行。这就说明后天脉道的运营,需靠水谷化生精华,不断资助,方可维持人体之生机。

（2）经脉既有如此重大作用,实为人体健康与否的关键所生,故根据经脉运营的情况,在医疗保健方面,自能起到"决死生,处百病,调虚实"的作用。

（3）"行气血,营阴阳",是经脉的最基本的功能。气血是维护生命的基本要素,故气血运行的正常与否,亦即生命活动的正常与否的标志。阴阳之平衡与否又与气血运营有一定关系。因此,"行气血,营阴阳",是经脉对维护生命活动最基本的,也是最主要的功用。有此基础,方可使骨为干、筋为刚、肉为墙的构架有所保证。

2. 特殊功能

经脉的特殊功能,主要有以下几个方面:

（1）"关阖枢"为人体之防卫屏障。《素问·阴阳离合论》云:"太阳为关,阳明为阖,少阳为枢……太阴为关,厥阴为阖,少阴为枢。"《灵枢·根结篇》与《素问》亦同,惟两书之"关"字,原均误作"开"。据《太素》等改。

《太素·阴阳合》注:"三阳离合为关阖枢,以营于身也。夫为门者,具有三义,一者门关,主关者也。膀胱足太阳脉,主禁津液及于毛孔,故为关也。二者门阖,谓是门扉,主关闭也。胃足阳明脉,令真气止息,复无留滞,故名为阖也。三者门枢,主转动者也。胆足少阳脉,主筋,纲维诸骨,令其转动,故为枢也。"又注:"三阳为外门,三阴为内门,内门亦有三者。一者门关,主禁者也。脾足太阴脉主禁水谷之气,输纳于中不失,故为关也。二者门阖,主关闭者也。肝脏足厥阴脉,主守神气出入,通塞悲乐,故为阖也。三者门枢,主动转也,肾脏足少阴脉,主行津液,通诸经脉,故为枢者也。"

详杨上善此注提出内外二门之说,特伸经文未发之奥义也。关于经脉三阴三阳之气,内司气血津液之代谢,阴阳二气之转化;外司动枢关窍之开合,脉气往来之出入。以保持生理功能之正常运行,适应客观之自然变化。故三阴三阳之内外二门,实具防卫之屏障作用。

（2）"气街"为脉之径路。《灵枢·卫气篇》云:"知六府之气街者,能知解结契绍于门户。"又云:"胸气有街,腹气有街,头气有街,胫气有街。故气在头者,止之于脑,气在胸者,止于膺与背腧。气在腹者,止之背腧,与冲脉于脐左右之动脉者。气在胫者,止之于气街,与承山踝上以下。"又《灵枢·动输篇》云:"夫四末阴阳之会者,此气之大络也。四街者,气之径路也。故络绝则径通,四末解则气从合,相输如环。"

详《说文·行部》:"街,四通道也。"又《说文·彳部》:"径,步道也。"段玉裁注:"此云步道,谓人及牛马可步行而不容车也。"经文此义,谓胸、腹、头、胫四部,乃经络众脉四通八达之处,故谓之"四街"。凡四街之部,不仅有大径大络,而且有众多小络布此,大经犹大路,小络犹小路,经脉一旦绝而不通,而小络犹可畅通,仍保持经脉之循环而不至于终断。故四街之径路,对经络的循环,在特殊情况,具有十分重要的意义。

(3)"浮气"为脉气外浮之气。《素问·气府论》:"足太阳脉气所发者七十八穴……其浮气在头中者,凡五行,行五,五五二十五。"《太素·气府》注:"其浮气,足太阳浮气。"王冰注:"浮气,谓气浮而通之。"王注"五行",即指今存《甲乙经》卷三保留之气穴归经头上之五行穴。按《明堂》诸穴归经,此五行穴不尽为足太阳脉气所发,有的亦不与足太阳脉气相会,或另有所本,今亦难详。

"浮气"之说,在经文中凡两见。除本文外,又见《灵枢·卫气篇》云:"六府者,所以受水谷而行化物者也。其气内干五脏,外络肢节,其浮气之不循经者为卫气,其精气之行于经者为营气。"此亦言水谷之气,有行于经中者,有浮于脉外者,而本文所言太阳脉"其浮气在皮中者",与上说义亦同。详《灵枢·经脉篇》言足太阳脉之过处,无行于皮中者,故其在头上之腧穴,无所依附。此文正可说明有"浮气"在外,与脉气相通,因得为诸穴之载体。从而引伸其义,如胸、腹有些经脉,亦系内行之线,但在肌肤上,亦有腧穴,必是例有经脉之浮气在外之故也。

(4)三百六十五气穴为经脉之门户。《素问·气穴论》云:"气穴三百六十五,以应一岁。"又云:"孙络三百六十五穴会,亦以应一岁。"又云:"凡三百六十五穴,针之所由也。"《灵枢·九针十二原》云:"节之交,三百六十五……所言节者,神气之所游行出入也。"上文所言"三百六十五"者,气穴应周天之大数。腧穴之所以称"气穴"、"穴会"或"节"者,以其为"神气之所游行出入"之门户也。

脉气之所以应"神气",经文中曾多处言及。如《灵枢·九针十二原》云:"粗守形,上守神,神乎! 神客在门。"又"小针解"云:"粗守形者,守刺法也。上守神者,守人之血气有余不足,可补泻也。神客者,正邪共会也。神者,正气也。客者,邪气也。"气穴之所以为针之所由行,亦在于"至气",故特强"气至乃去之","气至而有效"。凡诸言"气",亦"神气"也。故三百六十五气穴会者,乃脉气出入之门户也。

(5)经脉的出、溜、注、行、入。《灵枢·本输篇》对经脉在四肢手足以上肘膝以下五穴,给以特殊命名,并赋予特殊意义。今举肺手太阴脉为例。

"肺出于少商,少商者,手大指端内侧也,为井木;溜于鱼际,鱼际者,手鱼也,为荥;注于大渊,大渊,鱼后一寸陷中,手大指端内侧也,为腧;行于经渠,经渠,寸口中也,动而不居,为经;入于尺泽,尺泽,肘中之动脉也,为合。手太阴经也。"

其余各脉,文同此例。

上文显示每脉所出之处曰"井",所溜之处为"荥",所注之处为"腧",(另在诸阳脉此下有"所过为原"一项);所行之处曰"经";所合之处曰"合"。此即后世所谓井、荥、输、经、合穴,若以阳脉言之,即井、荥、输、原、经、合穴,亦即本篇所谓之"本输穴"也。

详本文之义,乃取水泉之流,以喻脉气运行,称之为出、溜(同"流")、注、行、入,象水泉之初出及流通,以至于潜合入内。《难经本义·彙考》引项氏家说云:"凡经络之所出为井,所留(同"溜")为荥,所注为腧,所过为原,所行为经,所入为合。井象水之泉,荥象水之陂,腧象水之窦,窦即窬字,经象水之流,合象水之归。皆取水之义也。"此说虽有个别字之喻义,未必尽是,然其取以喻水泉之流则颇是。

根据上文可知,经脉在肘膝关节以下之运行段,多处于浅层,与内脏关系尤为密切,故腧穴较肘膝以上为多,对主治内脏疾病尤具功效。

(6)"四关"主治五脏。《灵枢·九针十二原篇》云:"五脏有六腑,六腑有十二原,十二原出于四关,四关主治五脏。五脏有疾,当取之十二原。十二原者,五脏之所以禀三百六十五节气味也……明知其原,覩其应,而知五脏之害矣。"此后所云十二原穴,即肺之太渊、心之大陵(实乃手心主之穴)。肝之太冲,脾之太白,肾之太溪。每穴左右各一,共为十原。另有膏之原鸠尾,肓之原脖胦。然此二穴不在四关。是则此言四关之十二原,仅当指五脏之原而言。张介宾《类经》卷八第十五注云:"脏腑之气,表里相通,故五脏有六腑,六腑之外,有十二原,十二原出于四关……此十二原者,乃五脏之气所注,三百六十五节气味之所出也。故五脏有疾者,其气必应于十二原,而各有所出,知其原,覩其应,则可知五脏之疾为害矣。"

根据上文,可知五脏之气,通过经脉之流注,与四关之原穴,具有特殊关系。五脏之气,通于原穴,五脏有疾,应于四关之原,故"四关主治五脏"。今观《甲乙经》保留古《明堂》五脏诸原穴之主治,确有诸多与本脏有关之病,可证此言之不谬也。

通过以上诸文说明,经络者,当是以脏腑、经脉、气血为基础,以肌肉为载体,以脉络为通道,以经气为活力,以气穴为门户,对人体之生理与病机,具有整体性运营、联通、感应、调节及防卫、整复等作用的综合调控系统。由引可见,经络学说,在中医理论体系中,具有十分重要的学术地位。故宋人窦士材尝谓:"谚云,学医不知经络,开口动手便错。"良有以也。

(四)《素问》俞穴总数考析

今存《素问》王冰次注本中,有多篇论及腧穴有关问题,如气穴论、气府论、骨空论及水热穴论等。其中骨空论与水热穴论,仅论及部分腧穴,而气穴论及气府论两篇,从题名到篇文内容分析,均应是对腧穴的综合论述。然今存两论篇文,均未能系统、完整地体现此一命题的全部内容,历来注家,虽发现其中的诸多疑点,然仍据现有经文,曲就文义,别出歧解。致令千古疑团,一仍其旧,今仅就拙见所及,就有关问题,试为考证与分析。

1. 气穴论与气府论析义

气穴论与气府论两篇(以下简称"两论")内容,均以总论腧穴为题,然两论具体内容方面,却有诸多异文歧义,概言之,有以下几点:

(1)名称析义。气穴之称,在《素问》中凡七见,即《阴阳应象大论》一见,《刺热》篇一见,《气穴论》五见。《灵枢》中凡五见,即《邪气脏腑病形》篇两见,《四时气》一见,《胀论》两见。气府之称,仅《素问·气府论》题名一见。

据上文可知,经言气穴者,多见称也。杨上善注云:"三百六十五穴,十二经脉之气发会之处,故曰气穴也。"言气府者,少见称也。马莳注云:"气府者,各经脉气交会之府也……前篇论穴,故名气穴,而此论脉气所发,故名曰气府也。"仅据此名称之不同,已初见两篇非出于一人手笔。又气穴论之文体,为黄帝与岐伯问答体,而气府论则为直接陈述之体,更可证明,两论虽均以总论三百六十五穴为题,然非出于一家之言。

（2）三百六十五穴之总数。在气穴论中凡五见，文云："余闻气穴三百六十五，以应一岁。"又："孙络三百六十五穴会，亦以应一岁。"又："溪谷三百六十五穴会，亦应一岁。"又："孙络之脉别经者……亦三百六十五脉，并注于络。"以上可见，三百六十五穴之称述，虽不尽同，而实则均是以三百六十五穴为本，非在此外，而另有一三百六十五之说。

详《素问·针解篇》有"三百六十五节气"、"三百六十五络"等说。《素问·调经论》又云："人有精气精液……三百六十五节，乃生百病。"又云："夫十二经脉者，皆络三百六十五节，节有病，必被经脉。"《素问·徵四失》亦云："夫经脉十二，络脉三百六十五，此皆人之所以病。"

又详《灵枢·九针十二原》云："节之交，三百六十五会……所言节者，神气之所游行出入也。"又云："十二原者，五脏之所以禀三百六十五气味也。"

从以上诸文可见，"三百六十五"这一数字概念，在《素问》与《灵枢》中，曾多次提及，而且均与腧穴有关。然其称谓则不尽同，有单称"穴"者，有单称"络"者，有单称"脉"者，有单称"节"者，有单称"会"者。其双称者，则有"气穴"、"气府"、"穴会"、"节气"等之不同。亦大都系由单称衍化而来。亦或系双称之缩化而成。所谓穴或气穴者，以此乃经络之气由外出入之孔隙也。穴与孔义通，孔，隙也。所谓会或穴会，以其为经气相会之处。所谓络或脉者，以此亦经脉或络脉之气的交会处，非指十二经脉及十五络脉之外，另有三百六十五脉或三百六十五络也。所谓节或节气者，谓经气之运行，亦犹天气运行之有节气也。从而可见，诸多称谓，虽出自多家手笔，然皆指腧穴而言，义本互通。

根据以上诸文，足可说明，《素问》与《灵枢》对腧穴总数的认定为三百六十五穴而无疑。凡论及腧穴之总数者，均当以此为是。过与不及，均未为准。

（3）三百六十五穴以应一岁。此一命题，原在《素问·气穴论》中三次提出。一云："气穴三百六十五，以应一岁。"张介宾注："人身孔穴，皆气所居，本篇言穴不言经，故曰气穴。周身三百六十五气穴，周岁三百六十五日，故曰应一岁。"二云："孙络三百六十五穴会，以主一岁。"杨上善注："十五络从经脉生，谓之子也。小络从十五络生，乃是经脉孙也。孙络与三百六十五穴气会，以法一岁之气也。"张介宾注："孙络之云穴会，以络与穴为会也，穴深在内，络浅在外，内外为会，故曰穴会。非谓气穴之外，别有三百六十五络穴也。"三云："溪谷三百六十五穴会，亦应一岁。"吴昆注："此又言溪谷，亦三百六十五穴，盖在诸经孙络之内，非复有三百六十五穴。"张介宾注："有骨节而后有溪谷，有溪谷而后有穴俞，人身骨节三百六十五，而溪谷穴俞应之，故曰穴会，亦应一岁之数。"以上诸家注文，语虽不一，理则尽同。均谓三处所云，皆指三百六十五穴，与一岁之三百六十五日相应。

以上乃以一岁为三百六十五日为度，腧穴总数以取象比类为法，故以三百六十五穴应之。然今存道教经典著作《太平经》（按此书据学者考证，当成于东汉末期）中，则别有一说。在《太平经》残本"灸刺诀第七十四"云："灸刺者，所以调安三百六十脉，通阴阳之气，而除害者也。三百六十脉者，应一岁三百六十日。日一脉持事，应四时五行而动，出外周旋身上，总于头项，内系于脏。衰盛四时而动移，有疾则不移，度数往来失常，或结或伤，或顺或逆，故当治之。"此论虽见于道教遗著，然对于灸刺之具体内容，必本于医学文献而无疑，不可能为道教医学另有三百六十脉之法。此所谓三百六十脉，与《素问·气穴论》所谓"三百六十五脉"义亦同，均指腧穴而言。

从而可见，在汉代关于腧穴总数与一岁日数相应法，至少有三百六十五与三百六十两说。此两说数据虽少有别,然其义则同。详《素问·六节脏象论》有文云:"天为阳,地为阴,日为阳,月为阴。行有分纪,周有道理。日行一度,月行十三度而有奇焉。故大小月三百六十五日而成岁,积气余而盈闰矣。"又云:"天以六六为节,地以九九制会,天有十月,日六竟而周甲,甲六复而终岁,三百六十日法也。"此文义在说明古代历法中,计算一年之日数时,有三百六十五日数与三百六十日数两法,这段文字,王冰作了详细的注文,兹不烦引。根据此文,正好为三百六十五穴以应一岁与三百六十穴以应一岁两法,作了诠释。同时亦可说明,尽管两法中有五数之差,但其大数三百六十,则均在天地营运周之大数范围,非有误也。相反,却可说明,针灸腧穴总数,与岁气周日总数相应之说,是一个腧穴理论问题而无疑。

作为一种俞穴理论,它与中医学的诸多基础理论,必然是可以互相印证和说明的。因此,这种腧穴总数与岁周日数相应之说,应是本于《内经》中曾经多次提出的"人与天地相应"(一曰"人与天地相参")之说。

详腧穴的存在,是以经脉为其载体的物质基础,也就是说,离开了经脉,也就不可能有腧穴的存在。而经脉学说,在《内经》一书形成之时,根据现有《灵枢》之《经脉》、《经别》、《经水》、《经筋》等篇内容,可知十二经脉之体系已经确定,加之奇经中的任、督、冲等脉,已形成了一个完整的气血运行机制。此一运行机制,是由手足、阴阳十二经脉互相联接的循环体系,加之奇经脉的调节机制,共同完成的。因此,体现于经脉载体上的腧穴,自然应包括手足、阴阳十二经脉及奇经八脉之全部腧穴。

经脉的这种运行机制,在《素问》与《灵枢》中,有多篇的文字描述,兹不烦述。凡此,亦均可体现"人与天地相应"的基本观点。从而,亦可证明三百六十五穴以应一岁,具有两个方面的意义。一者,反映了"人与天地相应"说在腧穴方面的体现。二者,"人与天地相应",包含了人与自然之阴阳相应。因此,三百六十五穴以应一岁,应指手足阴阳十二经脉等全部俞穴,而不可能仅为部分经脉之腧穴。

2. 气穴论与气府论腧穴考

《素问》之气穴论与气府论两篇,从篇名立义到内容所言"三百六十五穴"之总数,为论述全部腧穴者,前已言及。然今存本中两篇所言腧穴,不仅难合此数,而归穴方法及腧穴定位,注家亦颇有歧义。现分述于下。

(1)气穴论。

1)行文体式。气穴论为问答体,其为文作:"黄帝问曰:余闻气穴三百六十五,以应一岁,未知其所,愿卒闻之。岐伯稽首再拜对曰……其非圣帝,孰能穷其道焉,因请溢意,尽言其处。"此下乃言诸穴。近文尾处作:"帝曰:余已知气穴之处,游针之居,愿闻孙络、溪谷亦有所应乎。"此下岐伯答文后又作:"帝乃辟左右而起,再拜曰:今日发蒙解惑,藏之金匮。署曰《气穴所在》。"文至此,按常例,似当结。然此下复有"岐伯曰:孙络之脉别经者……亦三百六十五脉,并注于络,传注于十二络脉,非十四络脉也,内泻于中者十脉"一段,此前既无黄帝问,文尾又无常例"黄帝曰:善"四字。详此文既与前岐伯答三百六十五络义重,又不合体例,必系别篇错简,或后人以其与前文义,遂措置于本篇文尾。

据此篇文体及书文旨义,必在说明三百六十五穴这具体内容而无疑,然今存书文则疑点颇多。

2)腧穴考。本篇所列诸穴,除脏俞五十穴、府俞七十二穴、热俞五十九穴、水俞五十七穴、胸俞二十六、膺俞十二穴外,其余则杂乱无章,且有的穴,注者亦有所不同,有的穴王冰自注,亦与别篇不同。如背俞一穴,林亿等曾于《水热穴论》篇按云:"王氏刺热论云:背俞未详何处。注此指名风门热府。注气穴论以大杼为背俞。三经不同者,盖亦疑之者也。"

正由于此,故诸注计腧穴总数,颇有差异。杨上善与王冰或因内容不详,故均未计总数。林亿等新校正按:"自脏俞五十至此,并重复,共得三百六十六,通前天突、十椎、上纪、下纪,三百六十五穴,除重复,实有三百二十一穴。"吴昆注:"自脏俞至此,并重复共得四百零七穴。除重复,约得三百五十八穴。盖世远经残,不可考也。"马莳注:"通共计之有三百五十七穴,其天突、大椎、上脘、关元俱在内,天突、关元、环跳俱重复,想有脱简,故不全耳。"张志聪注谓三百六十四穴。而高士宗注则谓三百六十六穴。以上可见各家注文,皆曲就文义,各抒己见。特如高士宗注"大禁二十五",为"五脏之井、荥、俞、经、合。五五二十五俞之禁也"。与前文"脏俞"之解,又重二十五穴。所以三百六十五穴之数,绝难应合。而且其中双侧穴者,大都按两穴计数。但有一点则为大多注家所注意,即所云:"脱简"或"不全"。

从篇文可见,其归穴方式,有经脉类如脏俞、府俞(即五脏、六府经脉之本俞穴)等,有部区类如胸俞、背俞、膺俞等,有主病类如热俞、水俞等,余者则显得杂乱无章。从全部穴名计之,漏穴很多,故难能与三百六十五穴之总数合。

(2)气府论

1)归穴方式。本篇为陈述体文,起首即言经穴所发,其归穴方式,是以经脉为主,现存本有手、足三阳经共六脉所发腧穴数与奇经脉中之任、督、冲三脉所发腧穴数。另有数穴,无系统。从上述内容,明显看出,本篇归穴方式,是以经脉为本,也就是说,已经形成了腧穴归经的完整体系。但本篇内容则仅有十二经脉中手足六阳经腧穴,而无手足六阴经腧穴。如从腧穴体系方面看,乃是一个不完整的体系,或者说是有阳无阴的体系。

2)腧穴考。本篇内容,现存文献除《素问》王冰次注本外,尚有杨上善撰注《黄帝内经太素》本。两文相校,腧穴数颇有差异。如足太阳78穴,《太素》作73穴;足少阳62穴,《太素》作52穴;足阳明68穴,《太素》作62穴;手太阳36穴,《太素》作26穴,手阳明22穴,《太素》同;手少阳32穴,《太素》作33穴;督脉28穴,《太素》作26穴;任脉28穴,《太素》作18穴;冲脉22穴,《太素》无。另有五穴左右各为10穴,《太素》同。

根据上文,则《素问》为386穴,《太素》为322穴。又因经文中所言之具体穴位,两书不尽同,而后世注家,又各抒己意,故注家亦各计一数。如杨上善云:"总二十六脉有三百八十四,此言三百六十五穴者,举大数为言,过与不及,不为非也。三百八十四穴,乃是诸脉发穴之义。若准《明堂》,取穴不尽,仍有重取以此。"林亿等新校正云:"经之所存者,多凡一十九。此乃所谓气府也。然散气俞,诸经脉部分皆有之,故经或不言,而《甲乙经》经脉流注,多少不同者以此。"张介宾云:"今考之气穴之数则三百四十二,气府之数则三百八十六,共七百二十八穴。内除气府重复十二穴,又除气穴、气府相重者二百一十三穴,实存五百零三穴。是为二篇之数。及详考近代所传《十四经俞穴图经》,通共六百六十穴,则古今之数,已不能全合矣。此其中后世不无发明,而遗漏古法者,亦不能免也。"

从以上注家所云,不难看出,他们对气穴论与气府论两文,提出了很多疑点。主要有以下几个方面。

第一、两论中所言穴数,均与三百六十五穴以应一岁之数不合,若双侧穴按两穴计,则多余若干穴,若均以单穴计,则不足若干穴。

第二、据现有两论中列出之具体穴名类例看,尚有若干经脉类或经穴类未曾列出,故疑两论篇文有脱简或漏收者较多。

第三、杨上善注可见,"若准《明堂》,取穴不尽"。说明,若准以古经《明堂》,则缺漏尤多。而张介宾则考以"近代所传《十四经俞穴图经》",其思路与杨上善同,唯不若杨准以《明堂》为是。以古《明堂》去《黄帝内经》成编的时代为近。说明《明堂》列穴,与《内经》中俞穴总数,亦当相同或相近。故尤可证两论中穴数有脱漏。

3. 三百六十五穴以应一岁刍议

根据上文可见,三百六十五穴与一岁相应,是一个腧穴理论方面的问题,故在《内经》中曾多次提及。然而其具体穴数及计算方法,却难以完全契合。根据经文内容及各家注义,对有关问题,试陈管见。

(1)三百六十五穴之总数概念,是与一岁之三百六十五日相应为理论基础。亦如八十一数乃应黄钟之数等义同。

(2)据气府论文义,腧穴乃是由经脉之气所发。故十二经脉及奇经脉,均有其脉气所发之穴。惟各经所发之穴,自有多少之不同。然今存《气府论》中,仅有手足三阳脉及督、任、冲三脉脉气所发之穴。而别经特别是手足六阴脉不具者,必系脱文。

(3)三百六十五穴既与一岁之日数相应,乃系全部腧穴的整体概念,如果仅是部分或大部分腧穴相应,或者说部分经脉之腧穴相应,而余者可以不相应,这在理论上和逻辑上,无论如何是讲不通的。

(4)《内经》中腧穴数之计算,凡双侧穴者,有以两穴计数的,如《灵枢·九针十二原》篇之十二原穴,其中五脏脉之原穴太渊、太陵、太冲、太白、太溪,均以双侧计,得十六,加鸠尾、脖胦两穴,合为十二原穴。又如《灵枢·本输》言五脏、六腑之俞,则云:"五五二十五俞,六六三十六俞",乃是以单穴计,而《素问·气穴论》云:"脏俞五十穴,腑俞七十二穴"。则是以双穴计。详气府论中所言某脉气所发若干穴,凡是双穴者,乃是以两穴数计。故注家以此计手足六阳脉及督、任、冲三脉之腧穴总数,已超过三百六十五穴之总数若干。若以单数计,加诸脱漏之数,当与三百六十五之数合或近。证之《针灸甲乙经》卷三目录页所集古《明堂经》提供之数据,"单穴四十八,双穴三百零八",总计三百四十八穴,与三百六十五穴之数甚近,所差数穴,或古经在传抄过程中,又有脱失。证之《外台》卷三十九胆人,尚有后掖、转谷等七穴,或古经遗穴也。

(5)据气府论所言,腧穴脉气所发,而腧穴又是脉气出入之门户,经脉乃是腧穴的载体。故对腧穴之归经,已由散乱无序,或部区归属,而发展至把腧穴与经脉联为一体,形成以经脉为主体的腧穴体系,这是腧穴在理论上的一个飞跃。从气府论所提示的内容推断,当时的腧穴归经,似是以十二经脉加督、任、冲为主体的十五脉腧穴体系。

(6)气穴、气府两论中,虽以陈述腧穴为主,但仅言及数字,而不曾言及穴名。而今存《素问》与《灵枢》篇文中言具体穴名者,唯《灵枢》之九针十二原、本输、根结、经脉四篇为多,共计一百有余。其余诸篇仅零散穴名,全部穴名亦仅一百多名,而涉及之经脉,已及于十二经脉及部分奇经脉。据此,是否在《内经》成编时代,仅知有此,恐非如是。相反,在两论中,既能提出如此数据,则必有具体穴名文献为本。此一腧穴文献,很可能便是后来成编之古《明堂》的前期文献,唯今日已难详考。

三、运气学说概论

运气学说是祖国医学的一个重要组成部分,它是以研讨气象变化规律及其对生物界影响,特别是与人体生理、病理的关系,以便采取适应措施为内容的一门科学。运气学说有悠久的历史,自古以来许多学者和医家,对其进行过研究和讨论。但由于它本身涉及学科较多,论述的问题也比较复杂,所以直至目前,仍是我们继承发扬祖国医学遗产时一个难度较大的课题。

(一) 运气学说的渊源

根据现有文献记载,早在周秦时期,我国人民便已开始探讨气象变化的规律及其与生物界的关系,并进而探索其对人体的影响等有关气象、物候、病因、病候等方面的情况和规律,这为运气学说的产生和形成,打下了基础。

如《诗经·国风·七月》:"七月流火,九月授衣。一之日觱发,二之日栗烈。无衣无褐,何以卒岁?三之日于耜,四之日举趾。同我妇子,馌彼南亩。……"就是说根据星宿位置,确定时月,以知气候之寒暖、耕作以应时的情况。《左传·昭元年》则明确指出:"天有六气,降生五味,发为五色,徵为五声,淫生六疾。六气曰:阴阳风雨晦明。分为四时,序为五节,过则为灾。阴淫寒疾,阳淫热疾,风淫末疾,雨淫腹疾,晦淫惑疾,明淫心疾。"把六气变化与四时五节及生物之五味、五色、六种疾病的发生等直接联系了起来,并提示人们对六气变化要加以适应,以防止疾病的发生。

由于农业生产发展的需要,春秋战国时期的气象物候学,又有所发展。如《管子·幼官》中,除对五时(春、夏、中央、秋、冬)的正常情况有所论述外,也提出了一些反常变化的情况,并望根据这一模式,以行人事之所宜。秦代《吕氏春秋》一书,在前人的基础上,对此有较大发展。其《十二纪》一文,除那些政论性内容以外,对天文、气象、物候、病候等,都有较为系统的论述。如《孟春纪第一》云:"孟春之月,日在营室,昏参中,旦尾中。…… 东风解冻,蛰虫始振,鱼上冰,獭祭鱼,候雁北。""是月也,天气下降,地气上腾,天地和同,草木萌动。王命布农事,命田舍东郊。……无覆巢,无杀孩虫,……""孟春行夏令,则风雨不时,草木早槁,国乃有恐。行秋令则民大疫,疾风暴雨数至,藜莠蓬蒿并兴,行冬令则水潦为败,霜雪大挚,首种不入"。综观《十二纪》全部内容,与《素问·四气调神大论》所述,颇多相似之处。《礼记·月令》就是继《吕氏春秋》之作。后来在东汉时期的易纬书《稽览图》、《通卦验》等书中,都对气象、物候、病候等有更为详细地论述。《通卦验》以八卦结合八风,以四立(立春、立夏、立秋、立冬)、二分(春分、秋分)、二至(夏至、冬至)、八节为纲,通贯二十四气,阐明气候正常与反常变化及其与物候、病候的关系。与《灵枢·九宫八风》篇内容,虽然风名不同,而其意义则有些相近。

以八风为纲,论述气候等有关问题,还可追溯到前汉时刘安所著《淮南子》,该书《天文》篇,是对汉以前有关天文、历法、气候、物候学的概括综述,唯与医学结合方面,则不及易纬书《通卦验》为多。所以,《通卦验》一书,实为该时期论述医学气象方面现存文献中之代表作。故丹波元胤氏曾以为运气学说,乃"凑合纬医二书所立,自是一家言,未知创于何人"就是这个意思。

总之,从这一时期的文献分析,此时我国在天文、历法、气象、物候,及其与医学的关系等方面的问题都有了较高的发展,为运气学说的形成打下了一定的基础。因此,才有可能产生如《素问》七篇大论这样较完整而系统地论述运气学说的专著。

(二)《素问》运气七篇大论和遗篇二论的形成

在今日所见的古代有关文献中,能较完整地保留运气学说体系和具体内容者,当推《黄帝内经素问》运气七篇大论和遗篇二论。根据多年学者的考证,基本上可以认定,运气七篇大论和遗篇二论,原非《素问》内容,唐朝初前至南朝时,《素问》已有亡佚,存留篇目中,无运气部分,如全元起本《黄帝内经训解》、杨上善《黄帝内经太素》等皆是。至于《六节脏象论》中有关运气部分,据宋代林亿等所见全元起本则无,所以自林亿以来,多以为系王冰次注《素问》时所增。王冰自谓得旧藏之卷,自宋以下,学者疑之。而林亿等人则谓是王冰取《阴阳大论》之文以补缺卷(见《素问·王序》注文)。诚如林亿等所指明,晋皇甫谧所见《素问》已有亡佚,南朝时梁处士阮孝绪所编图书目录《七录》,亦注明只存八卷。说明当时上述诸人所见《素问》,不含运气篇目,今所见者,为王冰所增补。然而在此一时期,是不是《素问》中绝无有关运气文章呢?也不宜定论,若据南朝梁武帝时《通史》三皇纪云:"帝察五运六气,乃著岐伯之问,是为《内经》"。设此述属真,则其时当已有别本《内经》,具运气方面内容。

从上述情况来看,《素问》原文诸篇中,不包含系统的运气方面的内容,当然更没有今日所见七篇大论之篇目。

至于象七篇大论这样较为完整和系统的运气学说,究竟形成于何时,前人说法不一,清人缪希雍以为起于汉魏之后,日人丹波元胤则认为起于隋以后。根据七篇大论内容中涉及的其他有关学科进行分析,如天文学方面类似浑天说的天体理论,运用四分历法与汉代复用四分历历史背景,物候学说及有关气候变化与人体发病关系等有关论述综合分析,特别是与上面提到的易纬书及郑康成,其上限不能早于东汉时期,其下限则不能晚于南北朝时期。至于遗篇两论,即《刺法论》和《本病论》,王冰次注《素问》时尚缺,仅目录中保存了两论篇名,并注明"亡"。至宋代,林亿等校正《素问》时发现有流传本,但林氏等对其内容持否定态度,如新校正云:"详此二篇,亡在王注之前,按《病能篇》末王冰注云:'世本既阙第七二篇',谓此二篇也。而今世有《素问》亡篇及《昭明隐旨论》,以谓此三篇,仍托名王冰为注,辞理鄙陋。无足取者"。其后四十余年,刘温舒著《素问入式运气论奥》,又将其两篇附刊书后,故有人疑为刘氏所作,其误可知。周学海氏曾说:"二篇义浅笔稚,世皆斥为伪矣。揣其时,当出于王启玄之后,刘温舒之前,决非温舒所自作也"。此说较为合理,从现有两论内容分析,定是作者根据《运气七篇大论》中"司天"、"在泉"的规律,发挥为"升天降地"、"迁正退位"、"五星窒抑"、"刚柔失守"等理论;在治疗方面,则根据七篇大论"资其化源"的原则,提出了"抑其运气,资化其源"的具体方法。与今存《素问六气玄珠密语》(非王冰所著《玄珠密语》,当系后人伪作)所论,颇多相近,亦或出于一时一人之手笔。虽其立论有别,文笔拙劣,然今日研讨运气者,亦不可不知。

(三)运气学说的多学科性

从现有运气学说有关文献来看,运气学说是一个包含多学科的学说,从它的产生发展和形成过程来看,也充分证实了这一点。就其主要内容和主要方面来说,包括有哲学、天文学、历法学、气象气候学、物候学、医学等。

从哲学的角度来看,运气学说也是以阴阳五行为基本理论,以阐述运气学中的有关问题。如《素问·天元纪大论》文开始就指出:"夫五运阴阳者,天地之道也,万物之纲纪,变化之父母,生杀之本始,神明之府也,可不通乎! 故物生谓之化,物极谓之变,阴阳不测谓之神,神用无方谓之圣。……然天地者,万物之上下也;左右者,阴阳之道路也;水火者,阴阳之征兆也;金木者,生成之终始也。气有多少,形有盛衰,上下相招而损益彰矣。"这里基本上已指明了"阴阳五行"的理论,体现了运气学说朴素的唯物主义观点和辩证法思想。如"五运"的五行属性和生克关系,"六气"的阴阳属性,气运相联中的五行生克关系,以及有关天体理论、变化理论、生化理论,都贯串着这一理论思想,这需要专文论述,今从略。

在天文学方面,《素问》七篇大论中,谈到了天体结构、九星、七曜、二十八宿等有关问题。如《素问·天元纪大论》云:"太虚廖廓,肇基化元,万物资始,五运终天,布气真灵,总统坤元,九星悬朗,七曜周旋,曰阴曰阳,曰柔曰刚,幽显既位,寒暑弛张,生生化化,品物咸章"。《五运行大论》云:"夫变化之用,天垂象,地成形,七曜纬虚,五行丽地。地者,所以载生成之形类也。虚者,所以列应天之精气。""地为人之下,太虚之中者也。……大气举之也。"

关于天体结构理论问题,在我国古代"盖天说"曾经占有重要地位。在《内经》的另外篇章中也有所表述,即《灵枢·邪客篇》所谓"天圆地方,人头圆足方以应之",当属此义。后来东汉时张衡明确提出"混天说",以为天和地好象卵和黄的关系,黄处于卵之中。但当时的混天概念,认为地的下面是浮在水中的。而《内经》中提出地是浮动在太虚之中,由"大气举之"的先进思想,实属可贵。作者认为:我们这个宇宙空间,在大地之外的这个太虚之中,无处不充满着大气。所谓"气",乃是微小的物质概念,可分为阴阳二气的一切物体,均由气聚而成。所谓"在天为气,在地成形,形气相感,而化生万物矣"就是这个意思。所以上至日月五星,下至地质五行,皆由阴阳二气凝聚而成。除此之外,别无它物。这就为认识宇宙世界,包括天文地理,和探讨其运动规律,奠定了物质基础。

在日月运行方面,提到了日行周期和月行周期。日行周期(指太阳和视运动,实则地球绕太阳运转周期)指为 365 日,这是个一般的日数。这里需要说明"度"和"日"的词义,"度"指运行的"长度","日"指运行的时间,实则一日即一度,一度即一日。所谓月行十三度而奇焉,即是指月亮每日运转的度数。

对于五星问题,论述的不多,只在五行与五运中作为对应的星名提出来,似谓五运的运转与五星有一定的关系,所以在《气交变大论》中,提到岁运太过不及与其对应之星的亮度有关,并根据五行生克理论,又能影响其他有关星的亮度,同时又谈到了五星运行中的逆顺留守的问题。

二十八宿是我国古代人民长期在天象观测中逐步形成的恒星分区体系,是我国天文学高度发展的结果,为筹算日月在天体中运行规律确立了恒星坐标,有着非常重要意义。运气七篇提到了部分星名,只是为了定位而已,所以没有全部提出。

运气学中的计历法,与一般历法不同。一般历法,若以十二月计,则正月朔旦为岁首,若以二十四节气计,则以立春为岁首。这是由于:①一年按六季不是四季(春夏秋冬),也不是五季(四季加长夏),所以按六步计,是为了和风热火湿燥寒六气及三阴三阳(厥阴、少阴、太阴、少阳、阳明、太阳)相对应。②按六步计时与六气三阴三阳相应,是有一定客观基础的。由于我国古代科学文化起源于黄河流域,而黄河流域不管是古代或近代,一年之中,基本上是这样的气候序列,即从岁初风季,至热季,至火季(即热盛的季节),至雨季,至燥季,至岁终的寒季。直到现在,这在我们北方的许多地区,大体上还是按此气候序列。所以运气学中按六季计历,不仅具有科学价值,而且也有现实的意义。③至于岁首为何起于大寒,从阴阳之"生"和"极"的观点分析,"大寒"时为阴之极点,物极必衰,故冬至所生之"阳",此后开始主令,是符合四时阴阳发展变化规律的。同时以大寒为岁首,每步统四个节气。即初之气(风季)为大寒、立春、雨水、惊蛰;二之气(热季)为春分、清明、谷雨、立夏;三之气(火季)为小满、芒种、夏至、小暑;四之气(湿季)为大暑、立秋、处暑、白露;五之气(燥季)为秋分、寒露、霜降、立冬;六之气(寒季)为小雪、大雪、冬至、小寒,与实况也大体符合,若岁首后移后,则有的不甚相当,如第四气(湿季)必后延至秋分,就不符合实际。

从上述情况,可以看出,运气学历法是有一定的观察数据为基础,也有着重要的科学和现实意义,是一种在特定区域内和一定历史条件下的特殊的历法。

(四) 运气学说主要的和基本的概念

运气学说的内容包括多方面,下面就其最主要的基本的概念,概括加以论述。

1. 子甲相合

就是天干和地支的配合运用,天干起首于甲,地支起首于子,故曰"子甲相合",也可以称"天支相结合"。这是运气学中一种最基本的组合形式。主要有以下几方面:

(1) 五运统十干,六气统十二支,即常所谓甲己化土,乙庚化金,丙辛化水,丁壬化木,戊癸化火。此为五运。子午化热,丑未化湿,寅申化火,卯酉化燥,辰戌化寒,巳亥化风。这就是所谓六气。十天干之统于五运,大概前面引述的"五气经天",可以算是理论根据,而十二支之统于六气,文中没有明言。在《运气论奥中》中提出的"正化"、"对化"理论,乃为后世所宗。

(2) 干支与方位:周天之位,有多种纪法。天干定位是:东方甲乙、南方丙丁、西方庚辛、北方壬癸、中央戊己。(另有栻盘、遁甲等,戊避西北,己居东南,即前所谓"天门"、"地户"之说)地支定位是:子、午、卯、酉居正北,余者依次定位于正、隅之方。为了把位距定的更短些,常将干支八卦结合一起,定成二十四个方位,即:壬、子(北)、癸、丑、艮(东北)、寅、甲、卯(东)、乙、辰、巽(东南)、巳、丙、午(南)、丁、未、坤(西南)、甲、庚、酉(西)、辛、戌、乾、亥(西北)。

(3) 干支与五行:五运之五行属性已明,六气之五行属性亦同,唯"热"与"火",在五行均属火,而在方位中之五行属性,各随方位而定,即东方木、南方火、西方金、北方水。唯土有三位,一为中央,一为两南,即所谓土寄位于坤,这在时间上,义与长夏的时位相应,一为四隅辰戌丑未四时,即所谓四季各十八日寄治。

(4) 干支纪时:干支纪时包括纪年、纪月、纪日。在运气学中运用最多的为干支纪年,也就是六十甲子纪年法。确立五运六气之客运客气,都是以此为基础,如逢申年,则客运为"金",客气为"少阳相火司天"。

在了解干支配合时,要注意以下几点:一是干配时,只能阳干配阳支,阴干配阴支,不能阳干配阴支。如甲与子配、与寅配、与辰配等皆可,但不能与丑、卯、巳等相配。二是干支具阴阳属性,以干支言,则天干属阳,地支属阴,以干支分言之,则奇数属阳,偶数属阴。三是干支运用,具有多义性,不可相混。如戊午年为太乙天符,又名"三合",就是天干戊年是火运,叫运会,地支午年为少阴君火司天,叫天会,午又居南方正信是午年应火位,叫岁会,所以叫"三合"。又如丁卯年,丁为木运,而卯年虽为阳明燥金司天,但卯位应于东方木位,所以木运临卯,便是岁会。

2. 气运相联

气运相联,指五运六气的关系。气又分为司天在泉,司天主天气,故名;在泉主地气,故名。《内经》中常称之为"天地",或"上下",其义一也。天气主降,地气主升,而五运则居于天地之中,或者说上下之中,气交之中。因而地气上腾时,运要首先受到影响,天气下降时,运也要受到影响。而在一年中的气候变化,又是以气为主,因而在气运变化中,就要明确它们之间的相互关系。对于这个问题,在运气诸篇中论述较多。

《五运行大论》曰:"论言天地中,万物之上下也。""所谓上下者,岁上下见阴阳之所在也。"说明上下就是指司天在泉天地阴阳气之所在。

天地之气在一年中究竟怎样升降呢? 从大的方面看,有两种形式。《六微旨大论》曰:"帝曰:何谓初中? 岐伯曰:初者,地气也,中者,天气也。帝曰:其升降何如? 岐伯曰:天之升降,天地之更用也。帝曰:愿闻其何如? 岐伯曰:升已而降,降者为天,降已而升,升者为地,天气下降,气流于地,地气上升,气腾于天。故高下相召,升降相因,而变作矣。"这里主要阐明在一年中的所谓六步,也就是前面所说的六季,每一步又分为前后两段,时值相等,前者叫初气,后者叫中气,前者地气主之,后者天气主之。天气与地气,也就是本文所说的初气与中气互为升降,导致气候的错综变化。《六元正纪大论》又指出天地之气的终始时间是:"岁半之前,天气主之,岁半之后,地气主之",这就是说在一年之中,司天与在泉之气,各主半年,上半所从初之气至三之气,为司天所主,下半年从四之气至六之气,为在泉所主。这主要是说司天之气与在泉之气,每年都有一些较大的升降运动,当然天地之气的升降运动是不限于此,所以前面我们说这是较大的方面。从小的方面看,天地之气,无时不进行着升降运动,如上午下午,白天黑夜,月前月后,都有不同,因而导致气候的不断变化。

上面谈的是天地之气的相互关系,另一方面就是运气篇中也谈到了气和运的关系。《六元正纪大论》曰:"天气不足,地气随之,地气不足,天气从之,运居其中而常先也。"又曰:"上下交互,气交主之。"王冰注曰:"地气胜岁运上升,天气胜则岁气下降,运气常先迁降也。"根据这个道理,运气篇中提出了许多具体的气运关系的概念。《天元纪大论》曰:"阴阳之气各有多少,故曰三阴三阳也,形成盛衰,谓五行之治,各有太过不及也。故其始也,有余而往,不足随之;不足不往,有余从之。知迎知随,气可与期。应天为天符,承岁为岁直,三合为治。"这就是说五运之气,与六步之气,在交互之中,有气相同使,有气相逆者,故而出现不同的情况。所谓天符,就是中运与同天之气相符,如《六微旨大论》所谓"土运之岁,上见太阴;火运之岁,上见少阳、少阴;金运之岁,上见阳明;木运之岁,上见厥阴;水运之岁,上见太阳。"所谓岁会,就是中运与岁以方位之五行属性相会。如《六微旨大论》所谓"木运临卯,火运临午,土运临四季,金运临酉,水运临子"。所谓"太过而同地化者三,不及而同地化者变之"。为了说明气运关系,古人将运气与司天之气相值的不同情况,根据五行生克,列为五种类型,即:气生运者为顺化,气克运者为天刑,运生气者为小逆,运克气者为不和,气运相同为天符。

气运相联为主要精神,说明天气地气及天地中间之气即运气,相互交替,互相影响,其中运气居于天地之中,其迁降情况,必受于天地之气所左右,因而形成错杂的气候变化。

3. 客主相临

客主相临,此指客气与主气之间的关系,上面谈了六气司天在泉及气运之间的关系,这里重点谈谈六气的问题。

六气六步,有主客之别,所谓主气,就是每年固定不变的顺序。《六微旨大论》曰:"显明之后,君火之右,退行一步,相火治之;复行一步,君火治之"。所谓显明乃指卯正之位。若以日论,当在日出之所,以年论,当在春分之时。退行之义,因主气六步,运转的方向是自右而左,即自西向东,故为退行。初之气,自大寒始至惊蛰终;二之气,自春分始至立夏终;三之气,自小满始至小暑终;四之气,自大暑始至白露终;五之气,自春分始至小雪终;终之气,自小雪始至小寒终。每步等于 60.875 日,六步合计 365/4 日。由于它反映一年四季(或说五季)的常气,好似一家之主,所以叫做"主气",其运转顺序反映了五行相生的规律。

所谓客气,指每年有所变化的六步之气,好像客人之来去不定,所以叫做"客气"。《六微旨大论》曰:"少阳之右,阳明治之;阳明之右,太阳治之;太阳之右,厥阴治之;厥阴之右,少阴治之;少阴之右,太阳治之;太阴之右,少阳治之。"这时所指左右,乃面南所定之位。客气六步的时值和主气相同。其运转顺序,是按阴阳气多少顺推,它反映阴阳气发展过程自少而壮而老,故其顺序为一阳(少阳)二阳(阳明)三阳(太阳)一阴(厥阴)二阴(少阴)三阴(太阴),但其初之气并非一阳或一阴始,因其为客气,故年年有变,即根据每年司天之气,以推定之。每年司天之气为三气,向前推二步,即初之气。从初气始,按阴阳多少规律,即可推出当年的客气六步。由于客气和主气的运转规律不同。所以六步的起点虽然相同,但每一步的主客之气却存在着差别,即使是从厥阴开始的客气六步,也和主气六步其三步与四步有区别,所以就出现了客主相临的问题,也就是客气与主气的关系问题。由于决定每年气候之所以有所不同的因素是客气,所以在主客关系方面,客气是矛盾的主要方面。如《六元正纪大论》:"凡此太阳司天之政,……初之气,地气迁,气乃大温,草乃早荣,民乃厉,温病乃作,身热头痛,呕吐,肌肤疮疡。二之气,大凉反至,民乃惨,草乃遇寒,火气遂抑,民病气郁中满,寒乃始。三之气,天政布,寒气行,雨乃降,民病寒,反热中,痈疽注下,心热瞀闷,不治者死。四之气,风湿交争,风化为雨,乃化乃成,民病大热少气,肌肉萎足痿,注下赤白。五之气,阳复化,草乃长,乃化乃成,民乃舒。终之气,地气正,湿令行,阴凝太虚,埃昏郊野,民乃惨凄,寒风以至,反者孕乃死。"这段是说,凡是在太阳寒水司天之年,初之气,主气为厥阴风木,客气为少阳相火,上年在泉之气迁移退位,温气大行,草木繁荣较早,人们易患疫疠病,温热发作,身热、头痛、呕吐、肌肤疮疡等病。二之气,主气为少阴君火,客气为太阳寒水,司天之气布其政令,寒气大行,雨乃降下,人们易患寒病于外,热反病于内,痈疽,下利如注,心热烦闷等病,热郁于内,易伤心神,若不急治,病多死亡。四之气,主气为太阴湿土,客气为厥阴风木,风湿二气,交争于气交,湿得风气,乃化为雨,万物乃盛长、化育、成熟,人们易患大热少气,肌肉萎缩,两足痿软,下利赤白等病。五之气,主气为阳明燥金,客气为少阴君火,阳气重新施化,草木之类又得盛长,化育而成熟,人们感到舒适无病。终之气,主气为太阳寒水,客气在太阴湿土,在泉之气,得其正令,湿气大行,阴寒之气凝集太空,尘埃昏暗,笼罩郊野,人们感到凄惨,若寒风骤至,则土气不胜,脾不得长养,虽有妊娠,亦多主死亡而不能生。说明六步之气,是以客气为主。

从以上引述说明,每六步的气候,虽然有变化,甚至出现较大的变化,但夏天决不能变为冬天,冬天也不能变成夏天,尽管传说中有"六月雪"、"三九受暑",但那绝不是现实的东西,这就是说气候变化总是有常候,也就是所谓主气。主气就是反映气候变化六步常规的一般情况。但另一方面,气候变化虽有常规在焉,但每年又常常不一样,这就是因于客气存在,可以在春暖季节再出现霜冻,冬季寒冷季节出现植物再花、蛰虫晚藏。客气就是反映每年变化的气候,气候的这种常候之中而又变化不测的决定性的因素是客气,所以在客主二气的关系中,是以客气为主。研究客气变化及其对生物界的人体的影响,才是主要的目标。这就是客主相临问题的精神实质和意义所在。

4. 胜复相关

胜指胜气,也就是过胜之气。如太过之年,其气本身便是胜气;不及之年,我所不胜之气,必乘虚而至,形成胜气。复指复气,有报复和复仇的意思。如太过之年,胜气之后,则我克之气的子气必能为母气对胜气进行报复;不及之年,则我之子气,必能对克我之胜气进行报复。因而胜气与复气,是一个相互关联的问题。这也是运气篇中论述较多的一个问题。

《素问·五常政大论》中,论及五运不及之年,都有胜气发生,故木从金化,火从水化,土从木化,金从火化,水从土化。就是说木运不及,则克我之金气即至而为胜气。余同此例。但胜气之后,须有复气,所以论中指出:"故乘危而行,不速而至,暴虐无德,灾反及之,微者复微,甚者复甚,气之常也。"义谓五运不及之年,其所不胜之气,乘其孤危之时而得以施行,胜气自来,以乘其时,若残害万物而无功德,则岁运之子气,必然来复,则胜气反要受灾,凡胜气微者,复气亦微,胜气甚者,复气亦甚,就是胜气变化的规律之一。

《五常政大论》在论及五运太过之年时指出,太过之气超过一定限度,就会形成胜气。所以木气太过之年,"不务其德,则收气(金)复";火运太过之年,"暴烈其政,藏气(水)乃复",土运太过之年,其气过甚则"大风(木)迅至";金运太过之年,"政暴则……长气(火)斯救";水运太过之年,"政过则化气(土)大举"。所以论中指出:"不恒其德,则所胜来复,政恒其理,则所胜同化。"就是说五运太过之年,若不能行其正常的功德,恃强而侮其所不胜之气,则必有胜我之气来复,若能按正常限度行其功德,则胜我之气,也可以与之同化。

需要说明的是主气与客气之间,可以出现胜气,但不能构成胜复之气。有时主气胜过客气,有时客气胜过主气,但无所谓复气。《至真要大论》所谓"客主之气,胜而无复"、"主胜逆,客胜从"就是这个意思。

总之,胜气复气的形成,有这样几种情况:凡岁运及六气不及时,则克我之气可以乘虚而至,形成胜气;胜极必衰,我之子气,必能为母复仇,形成复气。岁运及六气太过,超过一定程度时,便是胜气。胜极必衰,被克之气的子,必能为母复仇,形成复气。客主之气,则虽有胜气,但不能出现复气。

在胜气与复气发作时,主要有以下几点,需要进一步明确:

(1)有胜则复,无胜则否。凡出现胜气之时,则胜极之气衰败之后,必然出现复气。如上举五运值年的情况,就是这样。

（2）胜甚者复亦甚，胜微者复亦微。凡胜气甚者，则由胜气激发起的复气亦必甚；凡胜气微者，其激发起的复气亦必微。

（3）复已而胜，胜至则复。《素问·至真要大论》曰："复已而胜何如？岐伯曰：胜至则复，无常数也，衰乃止耳。"张介宾解曰："复已而胜，谓既复之后而又胜也。胜至则复，言而胜则再复，本无常数也。胜复之变本由乎气，若气有余而胜复微，则气有未尽，故不多再胜再复，若胜复甚，则彼此气尽而已，故衰乃止耳。"这就是说胜复之气，有时可以反复发作，直到气衰为止。

（4）时有常位而气无必。《至真要大论》曰："时有常位，而气无必也。……初气终三气，天气主之，胜之常也；四气尽终气，地气主之，复之常也。"这里是说，每年上半年天气主令是出现胜气的常时，下半年，地气主令，是出现复气的常时。但这是就一般的情况而言，主要精神是说，胜气复气发作是没有固定时间的。

胜复之气的发作，这是一种正常的现象，运气篇中指出了一般的和较大范围的胜气与复气发作情况，其实在气候变化时，经常有小范围的短时间的胜复之气的发作，或反复发作。这里主要是讲了气候变化中矛盾双方的转化情况，不管气运太过或不及，都不是绝对的，都可以向它的对立面转化。不及时有胜气就是一种转化；胜气之后有复气，也是一种转化，所以掌握运气篇中胜气复气发作，也是一个重要内容。

5. 标本从化

标本问题是一个理论问题，在《内经》中曾有多处论及。总的来说，它的精神实质是反映不易用阴阳学说阐明的某些事物对立双方关系的某些方面，有着一定的抽象意义。

具体来说，标本从化指的是六气标本，《天元纪大论》曰："厥阴之上，风气主之；少阴之上，热气主之；太阴之上，湿气主之；少阳之上，相火主之；阳明之上，燥气主之；太阳之上，寒气主之。所谓本也，是谓六元。"《六微旨大论》曰："少阴之右，阳明治之；阳明之右，太阳治之；太阳之右，厥阴治之；厥阴之右，少阴治之；少阴之右，太阴治之；太阴之右，少阳治之，此所谓气之标，盖南面而待也。"这里是以三阴三阳六步为标，以寒热燥湿风火六气为本。由于六气本是一气所分，故六气为气候变化之本元，故亦谓之"六元"。

《六微旨大论》又曰："少阳之上，火气治之，中见厥阴；阳明之上，燥气治之，中见太阴；太阳之上，寒气治之，中见少阴；厥阴之上，风气治之，中见少阳；少阴之上，热气治之，中见太阳；太阴之上，湿气治之，中见阳明。所谓本也，本之下，中之见也，见之下，气之标，本标不同，气应异象。"这里是把六气分为三对而互为中气，即少阴相火与厥阴风木为一对，少阳中见厥阴，厥阴中见少阳；阳明燥金与太阴湿土为一对，阳明中见太阴，太阴中见阳明；太阳寒水与少阴君火为一对，太阳中见少阴，少阴中见太阳。凡主时之气居于上，故云"之上"，岁之六步，现于地，故为下，而与主时之气相对的，居于上下之中的一种气，便是中气。

《至真要大论》曰："气有从本者，有从标本者，有不从标本者也。……少阳太阴从本，少阴太阳从本从化，阳明厥阴不从标本，从乎中，故从本者化生于本，从标本者有标本之化，从中气者，以中气为化也。"张介宾对这个问题作过这样的解释，他说："少阳太阴从本化，以少阳本火而标阳，太阴本湿而标阴，标本同气，故当从本，然少阳太阴亦有中气，而不言从中者，以少阳之中，厥阴之木也，木火同气，木从火化也，故不从中也；太阴之中，阳明金也，土金相生，燥从湿化矣，故不从中也。少阴太阳从本从标者，以少阴本热而标阴，太阳本寒而标阳,标本异气,故或从本或从标,而治之有先后也。然少阴太阳亦有中气,以少阴之中,太阳水也,太阳之中,少阴火也。同于本则异于标,同于标则异于本,故皆不从中气也。至若阳明厥阴,不从标本,从乎中者,以阳明之中,太阳湿土也,亦以燥从湿化矣,厥阴之中,少阳火也,亦以木从火化矣。故阳明厥阴不从标本,而从中气也。要之,五行之气,以木遇火则从火化,以金遇土,则从湿化,总不离于水流湿火就燥,同气相求之义耳。"张氏此说,较为合理,说明六气标本从化的关键,在于其阴阳属性不同之相互转化的道理。

明确六气标本的从化问题,主要在于弄清气候变化中与出现的从化和异化现象,但是更重要的一点则在于掌握其对于人体的影响,也就是人体生理病理变化,也会出现从标从本的问题,只有弄清楚这一点,才能采取正确的防治措施。正如《至真要大论》所云:"是故百病之起,有生于本者,有生于标者,有生于中气者,有取本而得者,有取标而得者,有取中气而得者,有取标本而得者,有逆取而得者,有从取而得者。……曰:知标与本,用之不殆,明知逆顺,正行无问,此之谓也。"

6. 失时反候

所谓失时反候,就是气候不是应时而至的反常现象。前面主要谈到运气篇中有关气候变化的规律性情况,如果不去注意另一种情况,容易被误以为运气变化都是很有规律性,其实不然。气候变化这一野马是最难驾驭的。它虽然有一些规律,但是变化也很大,古人早已经充分认识到了这一点,这就是所谓"失时反候"的问题。

《素问·六节脏象论》曰:"求其至也,皆归始春,未至而至,此谓太过……至而不至,此谓不及"。"所谓求其至者,气至之时也。谨候其时,气可与期,失时反候,五治不分,邪辟内生,不能禁也"。这时所说新旧年交接之时,应当在立春前后仔细地观察。时间已至气候是否已至,若应时而至,是正常现象,若时至而气不至,或时未至而气已至,都是反常现象,这就叫失时反候。五运不治就要出现混乱不分,发生灾变,这当然也是客观的变化,是不以人们的意志为转移的。

《六微旨大论》又说:"至而至者和,至而不至,来气不及也;未至而至,来气有余也。……应则顺,否则逆,逆则变生,变则病。"这里进一步指出,时至气至则气候平和;若至而不至,或未至而至,也有常变的不同。若太过之年,为有余,太过者其至先,所以气候常先时而至;若不及之年,为不足,不及者其至后,所以气候常后时而至。

在《六元正纪大论》和《至真要大论》中进一步指出,胜气和复气的发作,虽然有个时间的限度,但也不是确定不移的;五郁之气的发作,也可以不当其位,也就是说可以发非其应发之时,并且指出象这种时差,都可以有"三十度而有奇",亦即三十日有余。

在《内经》运气诸篇中谈到气候反常之处很多,就是揭示人们要更加注意。正是由于气候变化的反常,所以在《六元正纪大论》中以特别提到候气的问题。其谓:"夫六气者,行有次,止有位,故常以正月朔日平旦视之,睹其位而知其所在,运有余,其至先,运不及,其至后,此天之道,气之常也。运非有余非不足,是谓正岁,其至当其时也。"这里指在正月初一早晨,以候岁首之气,仔细观察其是否应时。这与前面所说运气历以大寒为岁首有无矛盾呢?我认为这里用的是偏后的时间。正因为大寒换气,故至正月朔旦,已过半月左右,气之应时或先至后至者,皆已了然,所以不是什么矛盾问题。该论又指出怎样候六气之胜气,应当"乘其至也",也就是说要趁其气至之时以候之。并具体指出清气大来是燥气胜;热气大来是火气胜;寒气大来是水气胜;湿气大来是土气胜;风气大来是木气胜,根据其来气以察知其胜气。

总之,这个问题的重要意义就在于揭示人们,绝不要把运气篇中的某些带有规律性的东西,看成是一种固定不变的程式,按着这种程式去推断现实的气候变化,而必须慎密地观察具体的气候情况,根据运气学说的一般原理和精神实质加以灵活地运用。

(五) 运气学说的应用

运气学说的确有一定的实用价值和研究价值。我们究竟应当怎样对待这份文化遗产呢? 我认为主要有以下几点:

1. 全面地研究和分析运气学说的理论和基本内容

虽然对那些程式性的内容尚不能作出满意的答案,但也不要轻易否定,要积累大量资料去验证它。从过去的一些对运气学说持否定态度的观点来看,主要是抓着那些程式的东西,机械地和当时当地的气候变化相套,把其中不相适应的方面绝对化,因而提出了"运气不足凭"的结论。这是我们应当特别注意的。所以,我们在学习探讨这一学说时必须全面地加以分析和研究。

2. 对《素问》运气诸篇所论述的内容,要进一步历史地分析

在前面关于运气学说的形成一部分中已经谈到了它的形成时限,其上限有可能是在后汉时期,下限可能是南北朝时期,因而其中涉及到的某些问题应历史的看。如前面谈到的四分历法等皆是,同时现代一些气象学说证实,气象变化的历史状况和现代也有差异。所以必须把它放在一个历史的地位上进行研究。另外,当时中国文化的地域范围,主要是以中原地区沿黄河流域为中心。因此,必须注意这个地域特点。比如说运气学说中的六步历,若在热带就没有意义了。

3. 要时刻注意常气和变气的关系

前面谈到运气学说的基本内容中,关于司天在泉主气客气主运客运等部分,它的主要的组合形式都带有程式化,但这只是运气学说的一个方面。而更为重要的另一方面就是失时反候的问题,应当特别注意,我们在观察气候变化时,一是注意其一般规律,一是注意其反常变化,这是最现实的气象和气候资料,可以为防治疾病提供可靠的依据。

4. 要协同多学科进行研究

上面已经讲过,运气学说是一门包括多学科的科学。因此,必须通过多种学科共同协作,才能达到研究的目的。从其理论方面来看,涉及天文学、历法学、物候学,必须同这些学科共同研究,才能把问题探讨清楚。而在应用方面,必须协同气象学及流行病学的有关部门,获得大量的现实资料,逐步加以验证,才能对运气学说加以客观的评价,并在此基础上,发展新医学气象学。

5. 灵活地掌握和运用运气学说

前面已经讲过运气学说的许多内容,是我们在医疗实践中经常运用的。如《至真要大论》所谓"诸寒之而热者取之阴,热之而寒者取之阳,所谓求其属也。"王冰注:"言益火之源以消阴翳,壮水之主以制阳光。"已经成为治疗学的一句名言,或者叫格言。《六元正纪大论》所谓:"木郁达之,火郁发之,土郁夺之,金郁泄之,水郁折之,然调其气"。历来医家发挥甚多,可以说是治疗郁证的一个很重要的指导原则。又如《六元正纪大论》中司天在泉之气致病的治疗原则中的所谓"适气同异,多少制之","用寒远寒,用凉远凉,用温远温,用热远温,食宜同法,有假者反之"等,都是很有价值的治疗原则。诸如此类内容,在运气诸篇中所具颇多,应当灵活地加以运用。

对运气学说的基本内容和主要方面应该说是祖国医学宝贵遗产中的一部分,这不仅是由于它有实践价值的内容,而且还有在于它有一定的合乎科学的理论。比如前面已经说过的它的朴素的唯心主义观点和辩证法思想,使它具有了比较科学的理论基础。又如其"人与天地相应"的整体观,把人体与自然界联成一个整体,强调气候变化对人体的影响,这对我们确立防治措施,无疑是十分重要的。再如它的运动观、变化观,认为客观事物大者如天地日月,小者如草木鱼虫等,都有自身的运动和变化规律,在当时的历史条件下,就有这样的鲜明观点。因此运气学说值得我们进行深入地挖掘和研究,并在医学实践中不断地发扬光大。虽然,由于历史条件的限制,其中也难免掺杂某些不科学或不完全科学的成分,在历代某些学者认识上,也具有一定的片面性,但它毕竟是一份宝贵的遗产。

四、阴阳学说源流析义

"阴阳"学说是《内经》理论方面一重要学说。它虽不是起始于《内经》,或者说医学领域,但是它在华夏医学方面及《内经》中,应用非常广泛,而且在实践与运用中,不断获得了新的发展与提高。因此,解读《内经》,必须对"阴阳"学说的含义,有一深刻的理解。

(一)阴阳说溯源

阴阳二字在我国文字史籍中早已出现,今仅举其要者。

1. 专书

指古代训释字、辞之专书,举例说明。

(1)《说文解字·阜部》:"陰,闇也。水之南,山之北也。从阜,侌声"段玉裁注:"闇,闭门也。闭门则为幽暗,故以为高、明之反。《穀梁传》曰:水北为陽,山南为陽。注曰:日之所照为陽,然则水之南、山之北为阴可知矣。《水经注》引服虔曰:水南曰陰。《公羊》桓十六年传曰:山北曰陰。按山北为陰,故陰字从阜。自汉以后通用此为霒字。霒,古文作侌。夫造化侌昜之气,本不可象,故霒舆陰,昜舆陽,皆段雲日山阜以见其意而已。"又"陽,高、明也。从阜,昜声。"段玉裁注:"不言山南曰昜者,陰之解可错见也。山南曰陽,故从阜。毛传曰:山东曰朝陽,山西曰夕陽。"

《说文解字·勿部》:"昜,开也。从日一勿,一曰飛揚,一曰长也。一曰彊者众皃。"段玉裁注:"此阴阳正字也。陰陽行而侌昜廢矣。闢户谓之乾。故曰开也。"

(2)《释名·释天》:"陰,蔭也。气在内奥蔭也。陽,揚也。其在外发揚也。"

从上引二书尽可看出,阴阳二字,皆以单词本义为释。阴有阴暗、背日、内守之势;阳有光明、向日、外散之势。所举诸事物,既相需而又相反者也。

2. 儒家典籍

在儒家典籍,论及"阴阳"者,除《周易》外,言者甚少。今略举数例。

(1)《尚书·夏书·禹贡》:今举以阴阳为地名者,如"岳阳"、"峰阳"、"衡阳"、"华阳"、"岷山之阳"、"华阴"等,皆用本义,所谓"山之南,水之北"是也。别无他义。

(2)《周书·说命上》:"王宅忧,亮阴三祀。"伪孔传:"阴,默也。居忧信默,三年不言。"谓王者居丧,居忧不语。阴犹本意也。

(3)《周易》:《易》分"经文"与"传文"两部,"经文",乃解卦与爻之词,"传文"乃后世发挥经文大义之作,即后人所谓"十翼"内容。

经文中虽不言"阴阳",但已具"阴阳"之义。而注家每以"阴阳"说解之。

传文中则有较多言"阴阳"处。今举数例:

乾:象曰:"潜龙勿用,阳在下也。"

坤:象曰:"履霜坚冰,阴始凝也。"

彖:象曰:"小往大来吉亨,则是天地交而万物通也。上下交而其志同也。内阳而外阴,内健而外顺,内君子而外小人,君子道长小人道消也。"

彖:象曰:"否之匪人,不利君子贞,大往小来,则是天地不交,而万物不通也。上下不交,而天下无邦也。内阴而外阳,内柔而外刚,内小人而外君子,小人道长,君子道消也。"

从泰、否二卦之象词来看,是以说明,对"阴""阳"二字之含义,已不限于本意,且与天地万物相联,是则大大地拓宽了其本义,且明确提出诸相反之事,复可"相交"之说,把"阴阳"学说逐渐向概念化推进。

又系辞上传第四章云:"一阴一阳之谓道,继之者善也,成之者性也……显诸仁,藏诸用,鼓万物而不与圣人同忧,盛德大业至矣哉。富有之谓大业,日新之为盛德,生生之谓易,成象之谓乾,效法之谓坤,极数知来之谓占,通变之谓事,阴阳不测之为神。"又第五章云:"夫易广矣、大矣,以言乎远则不禦,以言乎迩则静而正,以言乎天地之间则备矣……广大配天地,变通配四时,阴阳之义配日月,易简之善配至德。"

《易传》的释文中,以"乾"、"坤"二卦衍化出来的"陰"、"陽"二字,已广及天地万物,其变幻莫测,其品物无穷。皆具二气之对待而已,若天地、日月、刚柔、动静、奇偶、寒暑、男女、祸福、吉凶、贵贱等,上及天文,下及地理,中及人事,无不由阴阳二气之变化莫测。这阴阳二气之和同为一,变化万千的思想,颇具古代之辩证思维。然而"易"之主题,或释卦或释经,其基本的意义,在于"极数知来之谓占,通变之谓事"。二是"故君子居则观其象而玩其辞,动则观其变而玩其占,是以自天祐之,吉无不利。"则使这种辩证思维,具有一定的局限性及神秘色彩。

(4)《春秋·左传》:"昭公元年":"晋侯求医于秦,秦伯使医和视之曰:疾不可为也。是谓近女室,疾如蛊,非鬼非食,惑以丧志,良臣将死,天命不祐。……天有六气,降生五味,发为五色,徵为五声,淫生六疾。六气曰阴阳风雨晦明,分为四时,序为五节,过则为灾。阴淫寒疾,阳淫热疾,风淫末疾,雨淫腹疾,晦淫惑知,明淫心疾,女阳物而晦时,淫则生内热,惑蛊之疾,今君不节不时,能无及此乎?……"

从这一记载当时秦国的名医医和为晋侯诊病的论述中,已可明确看出,"阴阳"二字的概念化,而且和医理方面,有了紧密的结合,从而说明"阴阳"学说与医学的结合,早在春秋时期已有了文献的记载。

(5)《大戴礼记·曾子天圆》:"参尝闻之夫子曰:天道曰圆,地道曰方。方曰幽而圆曰明。明者吐气者也,是谓外景。幽者含气者也,是谓内景。……吐气者施,而含气者化,是以阳施而阴化也。阳之精气曰神,阴之精气曰灵。神灵者,品物之本,而礼乐仁义之祖也,而善否治乱之所兴作也。阴阳之气各静其所,则静矣。偏则风,俱则雷,交则电,乱则雾,和则雨。阳气胜则散为雨露,阴气胜则凝为霜雪。阳之专气为雹,阴之专气为霰。霰雹者,一气之化也。……"

根据上文所论,不管这话是否曾子得于孔子的传授,至少可以说在《大戴礼记》之前的若干年,对"阴阳"之含义,已经从仅为说明某一事物的性状,而扩大至天地间的社会和自然方面的诸多事物的性状及变化的原因与阴阳二气之间的关系,具有了一定的抽象化的含义。如对"天圆地方"说,已明确指出是言"道",非言"形"。阴阳二气,含明与幽、吐与含、施与化、治与乱、善与否、静与偏、交与和、胜与专等不同含义,是事物变化的原因所在。所以,它已不是具指某一事物,而是泛指众多事物自身相反相成作用一个初期的抽象概念,是已经发展了的阴阳学说。

3. 子书

据汉代及先秦诸子之著作,略举要者。

(1)《管子》:管仲,春秋时为齐国相,与孔子为同时代人。该书亦曾论及阴阳之事。如卷一乘马第五"阴阳"云:"春秋冬夏,阴阳之推移也;时之短长,阴阳之利用也;日夜之易,阴阳之化也;然则阴阳正矣。虽不正,有余不可损,不足不可益也。天地莫之能损益也。"此言阴阳与天地、四时有自身运动规律,非人力所为。

又卷四"宙合篇"曾云:"是唯时德之节,春采生,秋采蓏,夏处阴,冬处阳。"此言圣人之动静、开阖、诎信、涅濡(犹盈缩之义)、取予之必因于时也。"此上所引,言虽简,对待文义俱同。皆广义之阴阳也。

又卷十四"四时篇"云:"是故阴阳者,天地之大理也;四时者,阴阳之大经也;刑德者四时之合也。刑德合于时则生福,诡则生祸。然则春夏秋冬将何行?……"此下复述东方春、南方夏、中央曰土(辅四时入出)、西方秋、北方冬等之阴阳、五行、气象、物候、农事、人事等宜忌。似可认为阴阳学说已经有较大发展,其内涵已从具体事物推衍至天地、四时、万物;其含义已从对具体事物性状的描述,提升至天地之大理、四时之大经般的抽象概念。而同时,它又混进某些有关人事吉凶、贵贱、祸福等内容,又有了一定局限性,影响了它的合理性。

(2)《荀子》:荀子,战国时,赵国人,名荀况。年五十始游学于齐,曾三为稷下祭酒,后去楚,封为兰陵令,即宗于此。尝取众说,驳其缪误,义正名物,著《荀子》三十二篇传世。

"天论"第十七有云:"天行有常,不为尧存,不为桀亡。应之以治则吉,应之以乱则凶……天有其时,地有其财,人有其治,夫是之谓能参。舍其所以参,而愿其所参,则惑矣。列宿随旋,日月递炤,四时代御,阴阳大化,风雨博施,万物各得其和以生,各得其养以成。不见其事而见其功,夫是之谓神。皆知其所以成,莫知其无形,夫是之谓天。"

又云:"星坠木鸣,国人皆恐。曰:是何也?曰:无何也,是天地之变,阴阳之化,物之罕至者也。怪之可也,畏之非也。"

详荀子此论,虽以"天"命题,而其论则是以天地为主体,万物为形见,四时为序,阴阳主化,不见其事而见其功。这在君权神授,神(精神的天)为主宰的大背景下,而能旗帜鲜明地提出唯物理念的自然观,实在是难能可贵。特又举"星坠木鸣"这一怪现象加以论证,进一步论其是非,以阴阳之化,万物之备,以见其神(变化莫测)。可见在先秦时期,"阴阳学说"在理论上已发展至相当的高度,它不仅具有辩证的论念思维,而且具有唯物的思想基础。

(3)《文子》:关于文子其人,一般认为系春秋时辛妍,妍字文子,号计然,葵丘(即今山东省东明)人,老子弟子。《文子》一书,自汉刘向校书以来,多以为依托之作或伪书,今存《汉书·艺文志》,归于"道家"。

《文子》一书,自唐人徐灵府注本以下,注本数家,争议颇多。1973 年,河北省定县 40 号汉墓出土的竹简中,有《文子》的残简。经今人李定生、徐慧君先生研究发现,"其中与今本《文子》相同的文字有六章,不见今本《文子》的文字还有一些,或系《文子》轶文。""从简文《文子》与今本相同的章节来看,凡简文中的文子,今本都改成了老子,并从答问的先生,变成了提问的学生,平王被取消了,新添了一个老子。"

根据李、徐二君的研究,《文子》确系先秦遗籍,虽系解《老》类著作,但对老子之"道"说及先秦思想学界发挥之"阴阳学说",颇有新义。今举例说明。

"道原"云:"老子曰:'有物混成,先天地生,惟象无形,窈窈冥冥,寂寥淡漠,不闻其声,吾强为之名,字之曰道。'夫道者,高不可极,深不可测,苞裹天地,禀受无形,原流浊浊,冲而不盈,浊以静之徐清,施之无穷,无所朝夕,表之不盈一握,约而能张,幽而能明,柔而能刚,含阴吐阳,而彰三光;山以之高,渊以之深,兽以之走,鸟以之飞,麟以之游,凤以之翔,星历以之行……"

又云:"以天为盖则无所不覆也,以地为车则无所不载也,四时为马则无所不使也,阴阳御之则无所不备也。是故疾而不摇,远而不劳,四支不动,聪明不损,而照明天下者,执道之要,观无穷之地也。"

李、徐二君从《文子》多篇有关"道"和"阴阳学说"的论述中,得出这样论点。"文子的道是天地万物之始,这不只是从实体上说的,道还包含有规律的意思。文子说'道者,物之所道也。'(《微阳》)道是阴阳陶冶而变化万物的必由之路。因为道生万物,'理于阴阳,化为四时,……与时往来,法度有常。'(《自然》)道是气,而气的运动变化有一定的次序,这就是阴阳对立的两个方面,既是互涵的,又是互相转化的。他说:'阴中有阳,阳中有阴,'(《微阳》)'阳气盛则变为阴,阴气盛则变为阳。'(《上德》)阴阳各自向相反的方面变化,构成道自身的恒常的运动,所谓'反者,道之常也。'(《道原》)从道的实体气来说,'阴阳和,万物生矣。'(《精成》)从道是规律性来说,'刚柔相成,万物乃生。'(《九守》)。"

《文子》中有关"道"和"阴阳"方面的论述,在战国末期以至秦、汉时期的诸多著作中,均有进一步的论述或发挥,足证"阴阳学说",从商、周、先秦至秦汉的漫长岁月里,经过诸家学者的研讨、发挥,已完全从描述具体物象的意义中,概括为广大无垠的自然界自身的、有序的、运动的抽象概念。

其他在秦汉时期如《吕氏春秋》、《淮南子》等类书中,以阴阳及五行等学说论述天文、地理及人事者,尤多不胜举,足证明阴阳、五行学说,此时已有更新的发展,兹不烦引。

(二)阴阳学说在《黄帝内经》中的运用

关于阴阳学说在医学中的运用,从现存古医籍中,以《黄帝内经》为最,而且成为中医学术方面一个重要的理论基础。但是,并非起始如此,其在医学发展史中,也是经历了一个相当的过程。现根据近代出土之医学文献简帛及古代史籍中之医学文献,简述如下。

1. 出土医学文献

(1)《流沙坠简》。此乃清末英人斯坦因在新疆和阗楼兰古城等,发现的一批简书,后经罗振玉、王国维等编辑出版。其中涉及医学之内容甚少,亦无"阴阳"二字,说明不了任何问题。

(2)《五十二病方》。1973年,长沙马王堆汉墓,挖掘出大批简书和帛书,其中包括较多医学内容,经考古学家研究,墓主人死于汉吕后二年。至于诸简、帛书的成书年代,论述意见不尽一致,但从文字方面可见,已用较多"阴阳"二字,运用面较广。现从整理出版之《五十二病方》一书中举例说明:

1)《足臂十一脉灸经》:已有足太阳、足少阳、足阳明、足少阴、足太阴、足希阴、臂太阴、臂少阴、臂太阳、臂少阳、臂阳明等11脉名称,分为阴阳两类。

2)《阴阳十一脉灸经》:则作钜阳脉、少阳脉、阳明脉、肩脉、耳脉、齿脉、太阴脉、厥阴脉、臂钜阴脉、臂少阴脉等名称。与《足臂十一脉灸经》不仅名称不尽同,且文字方面,也有较大差异。但均将经脉分为阴阳两大类则同。

3)《脉法》:亦见有足之少阴、臂之太阴、少阴等经脉名称。

4)《阳明脉死候》:此文中亦有"三阴"、"三阳"之称谓。

5)《五十二病方》:此部中,仅有简单的寻常用语,如"阳燥"、"阴干"等用语。另有一处提及"太阴"、"太阳"之经脉名称。且篇文很少病机、症候等内容,均系简单医方及少量巫术,如方术家作法之"禹步"等,即属于此。

从上文足可说明,长沙马王堆出土之古医籍,不仅学术水平尚较简朴,对阴阳二字的运用,也未及应有的广度和高度。

(3)《张家山汉墓竹简》。据该书"前言"介绍,张家山汉墓,位处湖北省江陵县,1983年12月由荆州博物馆配合挖掘。出土的竹简中有医书一种,题名《脉书》题于简背。其内容与长沙马王堆汉墓出土之《五十二病方》书收载之《阴阳十一脉灸经》、《脉法》、《阳明脉死候》(因出土物皆无名,乃编者赐名)三书,为同一版本,惟缺文情况与个别文字,有不同处。应系同一部书之不同传本。

另有《引书》一种,其内容中,虽有引阳、引阴、阴筋、阳筋、阴气、阳气等普通用语,与医理关系无重要意义。

其他出土文物中,有关医学方面之资料,更为少见,足证此等出土简帛,皆医学早期著作之遗物,还未曾广泛、理性的使用"阴阳"这一概念。

2. 史籍医学文献

史籍医学文献,早期存世者亦较少,今仅举《史记·扁鹊仓公列传》为例。

(1)"扁鹊传"。在该传中,使用"阴阳"这一概念处,已涉及多方面。如言病机者之"阳缓而阴急。""闻病之阳,论得其阴;闻病之阴,论得其阳。""阴阳并"等。

言经脉者之"是以阳脉下遂,阴脉上争,会气闭而不通。阴上而阳内行,下内鼓而不起,上外绝而不为使,上有绝阳之络,下有破阴之纽,破阴绝阳之色已废。……以阳入阴,支兰藏

（正义:《素问》云:"支者顺节,兰者横节,阴支兰,胆藏也"）者生;以阴入阳,支兰藏着死。"

言腧穴者如"三阳五会"。

另有几处,义亦相近。

（2）"仓公传"。此传中言阴阳处亦较多,今举数例。

言书名者如《揆度阴阳》（此名与《黄帝内经素问》同）、《接阴阳》、《化阴阳》、《四时应阴阳》等。

言经脉者如太阳、少阳、阳明、少阴、厥阴等。

言脉气者如"切其脉气阴阳气者"、"左阳明脉"等。

言病机者如"病法过入其阳,阳气尽而阴气入,阴气入张则寒气上而热气下……。"阴病、阳病,重阳、重阴等。

言生理如一阳、二阴,阳气、阴气等。

言药剂如"水火阴阳之齐"。

言治则如"调阴阳"。

言药物如阴石、阳石。

以上二传,均出于《史记》。扁鹊,战国时人,仓公,汉朝人。据二传所见"阴阳"二字之用意,似扁鹊传中更具理性之含义,而仓公传中用之尤广,疑扁鹊传之取材,或经后世润色过。

综观《史记》此二大传中,似对"阴阳学说"在医学方面的运用,尚属早期阶段。

（三）《黄帝内经》阴阳学说概述

1.《素问》、《灵枢》二书中"阴阳"二字运用概况

《黄帝内经》一书,最早见于汉人刘向校书之《七略·方技》类,后被班固将其简化,收入《汉书·艺文志》中,《七略》原书渐佚。

此书内容,虽设为黄帝与岐伯、伯高、少师、少俞、雷公、鬼臾区等君臣七人论医之书,实则乃依托之作。该书刘向整理本,在东汉及晋时已残缺,现存本实则唐以后传本,即今《黄帝内经素问》（以下简称《素问》）与《黄帝内经灵枢经》（以下简称《灵枢》）二书,合称《黄帝内经》。

今本《素问》八十一篇,除"刺法论"与"本病论"二亡篇外,尚有七十九篇,其中除"灵兰秘典论"、"气厥论"、"刺要论"、"刺齐论"、"刺志论"等篇无"阴阳"二字外,余皆有数量与含义不同的运用。

今本《灵枢》八十一篇,除"骨度"、"五十营"、"病本"、"决气"、"肠胃"、"平人绝谷"、"背腧"、"论勇"、"论痛"、"天年"、"五味"、"动腧"、"上膈"、"寒热"、"岁露论"等篇外,余篇皆有所运用,不过有的只具一字,无甚意义。

以上可见"阴阳"二字,在《素问》、《灵枢》二书中的运用率是比较高的。

2."阴阳"表示之义境

从以上所引汉以前诸家文献中,说明"阴阳"二字,已由单义具指发展为多义浑指之抽象概念,已由单义发展为对待词,这在理论上是一个很大的进展。它象征着人们的理念,已

从简单的思维上升为辩证的思想。故"阴阳"二字,在《内经》中的运用,是比较广泛和复杂的,今从多方面举例说明。

(1)论道。《素问·四气调神大论》:"故阴阳四时者,万物之终始也;死生之本也;逆之则灾祸生,从之则苛疾不起,是谓得道。"

《素问·上古天真论》:"上古之人,其知道者,法于阴阳,……。"

《素问·阴阳应象大论》:"阴阳者,天地之道也,万物之纲纪,变化之父母,生杀之本始,神明之府也。"又曰:"天地者,万物之上下也;阴阳者,血气之男女也;左右者,阴阳之道路也;水火者,阴阳之兆徵(原作"徵兆",据 江有诰《音学十书》改)也;阴阳者,万物之能(读态)始也。"

《素问·宝命全形论》:"人能应四时者,天地为之父母;知万物者,谓之天子。天有阴阳,人有十二节;天有寒暑,人有虚实。能经天地阴阳之化者,不失四时,知十二节之理者,圣智不能欺也……道无鬼神,独来独往。"

《素问·天元纪大论》:"夫五运阴阳者,天地之道也,万物之纲纪,变化之父母,生杀之本始,神明之府也,可不通乎。故物生为之化,物极谓之变,阴阳不测谓之神,神用无方,谓之圣。"

《灵枢·逆顺肥瘦》:"圣人之为道者,上合于天,下合于地,中合于人事,必有明法,以起度数。"

从上引诸文可见,"道"和"阴阳",从理论上讲,已具有以下几种含义:

"道"的概念,已与《老子·道德经》第二十五章所谓"有物混成,先天地生。寂兮寥兮,独立不改,周行而不殆,可以为天下母。吾不知其名,字之曰道,强为之名曰大"的文义,颇有些不同。在《内经》中所言之"道",已经明确的说明"道"的物化之义,亦已指为可知之物,可见之形。与先秦诸子提出的"气一元论"的观点,应是一致的。

"阴阳",已成为对待之词,如上文提及"天地"、"生杀"、"上下"、"血气"、"男女"、"左右"、"水火"、"终始"、"寒暑"、"虚实"等,皆对待之词,虽皆具指,正是以实证虚之笔法,说明天下之每一实体,皆具阴阳之属性,故阴阳既属于万物,而万物亦归于阴阳也。

是天地之广,万物之众,皆自然之本性,宇宙之常道,皆可知见,非关鬼神也。

(2)自然,此指自然界之各种物象

1)天地,日月。《素问·阴阳离合论》:"天为阳,地为阴。日为阳,月为阴。大小月三百六十日成一岁,人亦应之。"

《素问·六节脏象论》:"天度者,所以制日月之行也;气数者,所以纪化生之用也。天为阳,地为阴。日为阳,月为阴。行有分纪,周有道理。"

《素问·天元纪大论》:"在天为气,在地成形,形气相感而化生万物矣。然天地者,万物之上下也;左右者,阴阳之道路也;水火者,阴阳之徵兆也;金木者,生成之终始也。气有多少,形有盛衰,上下相召而损益彰矣。"又云:"太虚寥廓,肇基化元,万物资始,五运中天,布气真灵,総统坤元,九星悬朗,七曜周旋。曰阴曰阳,曰柔曰刚,幽显既位,寒暑弛张,生生化化,品物咸彰。"

《素问·六微旨大论》:"天气下降,气流于地;地气上升,气腾于天。故高下相召,升降相因,而变作矣。"

《素问·生气通天论》:"夫自古通天者,生之本,本于阴阳。天地之间,六合之内,其气九州、九窍、五脏、十二节,皆通乎天气。"

《素问·阴阳应象大论》:"天有精,地有形。天有八纪,地有五里。故能为万物之父母。清阳上天,浊阴归地。是故天地之动静,神明为之纲纪,是故以生长收藏,终而复始。"

以上诸文,尽皆申明天地、日月之运行,皆具阴阳变化之理。

2) 四时五行。《素问·金匮真言论》:东方青色,入通于肝,其类草木,其应四时,上为岁星;南方赤色,入通于心,其类火,其应四时,上为荧惑星;中央黄色,入通于脾,其类土,其应四时,上为镇星;西方白色,入通于肺,其类金,其应四时,上为太白星;北方黑色,入通于肾,其类水,其应四时,上应辰星。"故善为脉者,谨察五藏六府,一逆一从,阴阳表里,雌雄之纪,藏之心意……。"

《素问·四气调神大论》:春三月,此为发陈,天地俱生,万物以荣,应养生之道;夏三月,此为蕃秀,天地气交,万物华实,应养长之道;秋三月,此谓容平,天气以急,地气以明,应养收之道;冬三月,此为闭藏,水(应为"天"字之误)冰(古与"凝"字通)地坼,勿扰乎阳,应养藏之道。"夫四时阴阳者,万物之根本也。所以圣人春夏养阳,秋冬养阴,以从其根。故与万物沉浮于生长之门。逆其根则伐其本,坏其真矣。故阴阳四时者,万物之终始也,生死之本也。逆之则灾害生,从之则苛疾不起,是谓得道。"

《灵枢·顺气一日分四时》:"黄帝曰:夫百病之所始生者,必起于燥湿寒暑风雨,阴阳喜怒,饮食居处,气合而有形,得脏而有名,余知其然也,夫百病者,多以旦慧昼安,夕加夜甚,何也?岐伯曰:四时之气使然……春生夏长,秋收冬藏,是气之长也,人亦应之。以一日分为四时,朝则为春,日中为夏,日入为秋,夜半为冬……。"

上引各论,言四时(加中央长夏则为五季)与五行相合,与天地阴阳相应,四时五行之变迁,亦与阴阳之互为消长相应。

3) 五运六气。《素问·天元纪大论》:"何为气有多少,形有盛衰?鬼臾区曰:阴阳之气,各有多少,故曰三阴三阳也。形有盛衰,谓五行之治,各有太过不及也。故其始也,有余而往,不及随之,不足而往,有余从之。知迎知随,气可与期。……帝曰:上下相召奈何?鬼臾区曰:寒暑燥湿风火,天之阴阳也,三阴三阳上奉之;木火土金水火,地之阴阳也,生长化收藏下应之。天以阳生阴长,地以阳杀阴藏。天有阴阳,地亦有阴阳。木火土金水火,地之阴阳也,生长化收藏。故阳中有阴,阴中有阳。……"

《素问·六微旨大论》:"天气下降,气流于地;地气上升,气腾于天。故高下相召,升降相因,而变作矣。……夫物之生从于化,物之极,由乎变。变化之相薄,成败之所由也。……成败倚伏生乎动,动而不已,则变作矣。……出入废则神机化灭,升降息则气立孤危。故非出入则无以生长壮老已;非升降则无以生长化收藏。是以升降出入,无器不有。故器者,生化之宇。器散则收之,生化息矣。故无不出入,无不升降,化有大小,期有远近。四者之有,而贵常守,反常则灾害至矣。故曰无形无患,此之谓也。"(按此所谓天气,三阴三阳之气。地气,木火土金水五运之气也)

凡此二论,亦言运气往复之常变,亦天地升降之大道,阴阳气化之大理也。夫运气者,言五运六气与气象变化的关系及对物候之影响。详见《素问》运气七篇大论,此不详述。

从以上所引自然界诸多方面之经文可见,《内经》中所言自然界诸事物,乃是继承先秦时期,思想理论界之学者,通过长期的观察、思考,对自然界的发展变化,逐步得出了合理或比较合理的解释,主要有以下两点:

第一，对"道"学的解说，已从神化、玄化，转变而为物化，这是先民们对于大自然在观念方面一个划时代的转变。在远古时代，人们普遍认为人世间的一切，都是由一种超自然的神来主宰的。后来在《老子》一书中，对于"道"的问题，又说得比较恍惚。当然这个问题，在学术界是有争议的。而在《内经》中则继承了先秦之说，明确提出了道与阴阳、天地的一体，而天地万物，皆为可知之物象，这是对道和阴阳的物化，彻底摆脱了神学、玄学的陈腐观念。是人们对自然界在理念上的极大进步。

第二，阴阳学说，原系两个单音词，说明客观事物两种不同性状。后来发展为双音对待性语词，而成为一抽象概念，反映千差万别的客观事物，自身含有的离合关系，说明客观事物之整体中，既有互相联合的一面，又有不断分化的一面，并不是一成不变和静止不动的。对自然变化，运用较多的是常与五行说相结合，说明天地、日月、四时、八节的演变规律，加以定位、定性、言化、言变，并说明其对人体及各种生物的影响。

3. 阴阳学说在医学方面的运用

阴阳学说在《内经》之医学方面，运用的非常广泛，今择其要者为例。

（1）脏腑。《素问·金匮真言论》："夫言人之阴阳，则外为阳，内为阴。言人身之阴阳，则背为阳，腹为阴。言人身之脏腑中阴阳，则脏者为阴，腑者为阳，肝、心、脾、肺、肾，五脏皆为阴，胆、胃、大肠、小肠、膀胱、三焦，六腑皆为阳。所以欲知阴中之阴，阳中之阳者何也？为冬病在阴，夏病在阳，春病在阴（应为阳），秋病在阳（应为阴），皆视其所在而施针石也。故背为阳，阳中之阳心也；背为阳，阳中之阴肺也；腹为阴，阴中之阴肾也，腹为阴，阴中之阳肝也；腹为阴，阴中之至阴脾也。此皆阴阳、表里、内外、雌雄相输应也。故以应天之阴阳也。"

《素问·阴阳应象大论》："帝曰：余闻上古圣人，论理人形，列别脏腑，端络经脉，会通六合，各从其经。气穴所发，各有处名。谿谷属骨，皆有所起。分部逆从，各有条理。四时阴阳，尽有经纪。外内之应，皆有表里，其信然乎？……"此下即以五行为纲，言五脏与众物之旁通者。

按，脏腑学说，是中医生理功能的核心器官。在理论方面，《内经》中常以阴阳与五行学说相结合，对脏与脏、脏与腑、脏腑与其他器官、脏腑与日月四时之间相依相制的关系、生克制化的关系加以标明。后世根据阴阳学说的本义，对每一个脏器进一步提出脏阴、脏阳之说，如肝阴、肝阳，心阴、心阳，脾阴、脾阳，肺阴、肺气（阳），肾阴、肾阳等，是对脏腑阴阳的进一步发展。对人体内部每个脏器自身及脏器与脏器之间的关系；人体与自然界各种气象及物候之间关系，作出了概括的、理论上的说明。对我们了解人体的生理变化与病理变化，具有十分重要的意义。

（2）经脉。《灵枢·经脉》：肺手太阴之脉，心手少阴之脉，心主手厥阴心包络之脉，脾足太阴之脉，肝足厥阴之脉，肾足少阴之脉；大肠手阳明之脉，三焦手少阳之脉，小肠手太阳之脉，胃足阳明之脉，胆足少阳之脉，膀胱足太阳之脉。

又《灵枢》经别、经水、经筋三篇之阴阳属性名称，与经脉篇尽同。

《素问》与《灵枢》二书，言经脉之文甚多，其阴阳属性与经脉篇尽同。

详经脉之阴阳属性，在前引出土医学简书之"足臂十一脉灸经"与"阴阳十一脉灸经"之经脉数与阴阳属性，尚未完善，疑或《内经》成编以前之文献，而《内经》之手足阴阳十二经脉之阴阳属性，则与五脏（加"心包"一脏为六脏）六腑之阴阳属性完全相应，构成一完善之脏腑经脉阴阳体系。

按,经络学说,在《内经》提出了最完善的阴阳经各六脉的十二脉系。如经脉、经水、经别、经筋诸篇名称皆同。就经脉总体而论,仍为阴阳二类。这在《素问·阴阳离合论》中,已有详述,所谓,三阳之经,不得相失,"搏而勿浮,命曰一阳。"三阴之经,不得相失,"搏而勿沉,命曰一阴。"即是此意。经脉之为十二者,以经脉有手足阴阳之分,复根据每经所具阴阳气之多少,而将其三分之。即阴有太阴、少阴、厥阴之分;阳有太阳、少阳、阳明之分。三阳合则为一,分则为三。三阴亦合则为一,分则为三。在人体保持其平衡协调的作用,除其营卫气血的正常营运和脏腑与外周的联络作用外,还对外部的侵犯,有一定的防卫作用。故三阴三阳的关、阖、枢,唐杨上善《太素》注,比之人体内阴阳两道防卫之门,有一定屏障作用。故保持阴阳十二脉之平衡协调,对维护人体的健康,有十分重要的意义。

(3) 气化。《素问·阴阳应象大论》:"故积阳为天,积阴为地。阴静阳躁,阳生阴长,阳杀阴藏。阳化气,阴成形。寒极生热,热极生寒。寒气生浊,热气生清……此阴阳反作,病之逆从也。故清阳为天,浊阴为地,地气上为云,天气下为雨,雨出地气,云出天气,……水为阴,火为阳。阳为气,阴为味。味归形,形归气,气归精,精归化。精食气,形食味,化生精,气生形。味伤形,气伤精。精化为气,气伤于味。……壮火之气衰,少火之气壮。壮火食气,气食少火。壮火散气,少火生气。……"

《素问·五常正大论》:"根于中者,命曰神机,神去则机息。根于外者,命曰气立(疑为"化"之误),气止则化绝。故各有制,各有胜,各有生,各有成。故曰:不知年之所加,气之同异,不足以言生化。此之谓也。……气止而生化,气散而有形,气布而繁育,气终而象变,其致一也。"

《素问·至真要大论》:"帝曰:六气标本,所从不同奈何?岐伯曰:气有从本者,有从标本者,有不从标本者。……少阳、太阴从本,少阴、太阳从本从标,阳明、厥阴不从标本,从乎中也。故从本者,化生于本,从标本者,有标本之化,从中见者,以中气为化也。"

按,上文义在说明,天地万物,"大则无外,小则无内",均具有阴阳二气。而阴阳二气,并不是固定不变的,乃是互为消长、互为盛衰的变化过程。这种变化过程,在正常的情况下,乃是物体自身的运动规律。"所谓物生谓之化,物极谓之变,阴阳不测谓之神,神用无方谓之圣。"(《素问·天元纪大论》)就是在这"阴阳不测"的生化过程中,促进了物体的新陈代谢,保持了物体的运动规律。但是这种运动规律,应该是有序的、有度的进行,才能保持阴阳双方的稳定状态。否则,容易造成生化过程的失序、失度,或偏倾,或偏并,就是病态。上述诸文,要在于此。此对医学分析人体之生理与病机,具有重要的理论价值。

(4) 病因病机。《素问·生气通天论》:"凡阴阳之要,阳密乃固,两者不和,若春无秋,若冬无夏,因而和之,是谓圣度。故阳强不能密,阴气乃绝。阴平阳密,精神乃治;阴阳离决,精气乃绝。"

《素问·阴阳应象大论》:"阴胜则阳病,阳胜则阴病。阳胜则热,阴胜则寒。寒伤形,热伤气。气伤痛,形伤肿。故先痛而后肿者,气伤形也;先肿而后痛者,形伤气也。"又云:"阳胜则身热,腠理闭,喘粗为之俯仰,汗不出而热,齿干以烦冤,腹满死。能冬不能夏。阴胜则身寒,汗出,身常清,数慄而寒,寒则厥,厥则腹满死。能夏不能冬。此阴阳更胜之变,病之形能也。"

《素问·太阴阳明论》:"阳者,天气也,主外;阴者,地气也,主内。故阳道实,阴道虚。故犯贼风虚邪者,阳受之;食饮不节,起居不时者,阴受之。阳受之则入六腑;阴受之则入五藏。……"

《素问·调经论》："气血以并，阴阳相倾，气乱于卫，血逆于经，血气离居，一实一虚。血并于阴，气并于阳，故为惊狂。血并于上，气并于下，心烦悗善怒。血并于下，气并于上，乱而喜忘。……夫阴与阳皆有俞会。阳注于阴，阴满之外，阴阳均平，以充其形，九候若一，命曰平人。夫邪之生也，或生于阴，或生于阳。其生于阳者，得之风雨寒暑；其生于阴者，得之饮食居处，阴阳喜怒。……"

《素问·至真要大论》："帝曰：愿闻病机何如？岐伯曰：诸风掉眩，皆属于肝；诸寒收引，皆属于肾；诸气膹郁，皆属于肺；诸湿肿满，皆属于脾；……诸痛痒疮，皆属于心。"（此下继论六淫致病之病机）"故《大要》曰：谨守病机，各司其属。有者求之，无者求之。盛者责之，虚者责之。必先五胜，疏其血气，令其调达，而致和平。此之谓也。"

《灵枢·阴阳清浊》："受谷者浊，受气者清。清者注阴，浊者注阳，浊而清者，上出于咽，清而浊者，则下行。清浊相干，命曰乱气。"

按，病因与病机，是《内经》中论述较多的内容，也是中医在诊治疾病过程中需要探求的一个重要问题。所以在经文中，有较多的论述。

根据上文摘引的几段经文，可以从两方面，加以论证。然而病因病机，有时可互为因果，或相互联系，为叙述方便，先为分述。

1）病因。此指直接或间接导致发病的原因，大致说来有以下几个方面。

情志因素，此指五脏五志的喜怒悲忧恐，或通常所谓七情的喜怒忧思悲恐惊。若五脏之阴阳失调，常可引发情志失控，如过怒伤肝，过喜伤心，过思伤脾，过悲伤肺，过恐伤肾。后世"内因"之说，多源于此。

气候因素，此指气候反常所引发之疾病。气候这个概念，一般是指一年四季的温度、湿度等因素导致的气候变化。但《内经》中有多种提法，如春温、夏热、秋燥、冬寒四气说，再加长夏湿为五气说。而运气大论中又有六步六气，即风、热、火、湿、燥、寒之说。总之，皆分为阴阳两类。每年随天地运行的推移，气候亦在有序有度的变化，人亦应之。若过与不及，或时序错乱，皆可致人以病。后世"外因"病说，即源于此。

温厉之气，此种致病因素，虽与六气有关，但它是六气之外的另一种致病体。如《素问·六元正元正纪大论》所云：太阳司天之政，"民乃厉，温病乃作。"阳明司天之政，"厉大至""其病温"。少阳司天之政，"温病乃起"。太阴司天之政，"其病温厉"。少阴司天之政，"其病温"。厥阴司天之政，"其病温厉"。由于运气诸篇，系后人补入《素问》之篇，本文所言"温"、"厉"，与"瘟"、"疠"义同。"瘟"、"疠"皆与《伤寒论·伤寒例》所言"疫气"、"毒气"义通。《说文·疒部》："疫，民皆病也。"宋本《玉篇·疒部》："疠，力誓切，疫气也。"详凡此诸说，皆指流行性传染性疫病而言。乃六淫之邪外，天地间别有一种致病毒烈之气存焉。此疾亦有寒、热之分，广义言之，亦可谓阴、阳两类。

凡此违背天地之化、气候之变、人事之理者，皆未能"法于阴阳"之道也，皆可致人以病。

2）病机。病变之关要也。机，机要、关要、机理，泛指疾病变化之缘由，变化、关键、机理也。《素问·至真要大论》："审察病机，无失气宜。"王冰注："得其机要，则动小而功大，用浅而功深也。"又《大要》曰："谨守病机，各司其属。"张景岳注："机者，要也、变也。病变之所由也。"

疾病之起因与演变，化机无穷。《素问·至真要大论》所论"病机十九条"，是对运气、政令失序所致疾病之机要的概括性解说。运气政令失序。亦因气候阴阳失调所致。

病机在《内经》所论及者甚多,或外因、或内因、或杂因。若概言之,皆由人体内气或外气之气化改易、阴阳失调所致。具言之,如脏气之不和,情志之被扰,气血之乱经,经脉之乱行等,皆可导致阴阳之偏倾而发病。《素问·调经论》论病机文,特提出"并"证,如"气血以并,阴阳相倾。"张景岳《类经》十四卷十九注:"并,偏胜也。倾,倾陷也。"详"并",偏斜相就也。《周礼·冬官考工记·舆人》:"凡居材,大与小无并。"郑玄注:"并,偏邪相就也。"(邪与斜古通)是则可知,"并"是一病机术语。故《素问》本篇论及诸多"并"证,皆属此义。说明人体阴阳之气,保持相对平衡稳定性,对人体健康是十分重要的。

另外,《内经》中,尚论及多种病机方面有关问题,兹不烦述。

(5)诊法。《素问·阴阳应象大论》:"善诊者,察色按脉,先别阴阳,审清浊而知部分;视喘息,听音声,而知所苦;观权衡规矩,而知病所主;按尺寸,观浮沉滑涩,而知病所生。以治无过,以诊则不失矣。"

《素问·脉要精微论》:"诊法常以平旦,阴气未动,阳气未散,饮食未进,经脉未盛,络脉调匀,气血未乱,故乃可诊有过之脉。"又云:"万物之外,六合之内,天地之变,阴阳之应,彼春之暖,为夏之暑,彼秋之忿,为冬之怒,四变之动,脉与之上下……微妙在脉,不可不察,察之有纪,从阴阳始,始之有经,从五行生……。"

《素问·方盛衰论》:"诊有十度,度人(疑为倒文)、脉度、脏度、肉度、筋度、俞度(王冰注:度各有其二,故二五为十度也)。阴阳气尽,人病自具。脉动无常,散阴颇阳,脉脱不具,诊无常行,诊必上下,度民君卿……。"

《灵枢·外揣》:"昭昭之明不可蔽,其不可蔽,不失阴阳也……故远者,司外揣内,近者,司内揣外,是谓阴阳之极,天地之盖……"

《灵枢·五色》述观明堂五色之变,察明堂色部之应,决治阴治阳之先后。

按,后世言中医"望、闻、问、切"之诊,论"辨证施治"之法,为中医特色者,实则皆源于《内经》,望色气之明暗,闻气味之香臭,问病情之始末,切脉象之静躁。总之,实乃察病之所生,审气之盛衰,辨神之存亡,度阴阳之偏正,决治之先后。所以中医以四诊为基础,进行辨证施治,是祖国传统文化长期哺育而成的,具有自身特色的诊疗方法。并非单纯依靠某些直观的方法和机械的数据,而又凭藉"司外揣内,司内揣外"的理论思维,对患者进行诊疗。

(6)治法。《素问·四气调神大论》:"从阴阳则生,逆之则死;从之则治,逆之则乱。反顺为逆,是谓内格。是故圣人不治已病,治未病;不治已乱,治未乱,此之谓也。夫病已成而后药之,乱已成而后治之,譬犹渴而穿井,斗而铸锥,不亦晚乎。"

《素问·阴阳应象大论》:"故善用针者,从阴引阳,从阳引阴,以右治左,以左治右,以我知彼,以表治里,以观过与不及之理,见微得过,用之不殆。"(详《内经素问》篇中诸逆从之"从"字,皆"顺"之讳字)。

又云:"因其轻而扬之,因其重而减之,因其衰而彰之。形不足者,温之以气;精不足者,补之以味。其高者,因而越之;其下者,引而竭之;中满者,泻之于内。其有邪者,渍形以为汗;其在皮者,汗而发之;其慓悍者,按而收之,其实者,散而泻之。审其阴阳,以别柔刚。阳病治阴,阴病治阳。定其血气,各守其乡。血实宜决之,气虚宜掣引之。"

《素问·至真要大论》:"高者抑之,下者举之,有余折之,不足补之,佐以所利,和以所宜,必安其主客,适其寒温,同者异之,异者从之。"又云:"治诸胜复,寒者热之,热者寒之,温者清之,清者温之,散者收之,抑者散之,燥者润之,急者缓之,坚者耎之,脆者坚之,衰者补之,强者泻之,各安其气,必清必静,则病气衰去,归其所宗,此治之大体也。"

按,《内经》在大量论述病因、病机的基础上,对疾病的治疗,也作出广泛的讨论,凡此等等,均与"阴阳学说"有密切的关系。仅从摘引上文而论,约可以广狭二义而论。

治疗原则:

1）治病求本。《素问·阴阳应象大论》:"阴阳者,天地之道也,……治病必求于本。"王冰注:"阴阳与万类生杀变化犹然在于人身,同相参合,故治病之道必先求之。"张景岳《类经》二卷第二注:"本,致病之原也。人之疾病,皆不外阴阳二气,必有所本。故或本于阴,或本于阳,病变虽多,其本则一。知病所从生,知乱所由起,而直取之,是为得一之道。"熟于此,则治病之要道得之矣。

2）异法方宜。《素问·异法方宜论》篇,论及五方之地,因地势、气候、体质之不同,故"一病而治各不同"、此所谓"审其阴阳,以别柔刚","故圣人杂合以治,备得其所宜。"故同一疾病,其治因时、因地、因人制宜,所谓"同病异治,异病同治"者,义犹此也。

3）求其所属。祥《素问·至真要大论》曰:"诸寒之而热者取之阴,热之而寒者取之阳,所谓求其属也。"王冰注:"言益火之源,以消阴翳,壮水之主,以制阳光。所谓求其属也。……"病之所发及侯之外现,繁杂多变,王氏此解,求诸"源"与"主",甚为精当,对辨病候之真伪、标本,可谓一语中的。

大论多有,举此三端。

治疗方法:

具体治疗方法,上引《素问》"阴阳应象大论"及"至真要大论"所举诸法,已够详尽。后世诸法,皆本于此。

总之,《内经》所论治法,概言之,即所谓"审其阴阳,以别刚柔。阳病治阴,阴病治阳。"此治法之大要也。

（7）药食性味。《素问·阴阳应象大论》:"阳为气,阴为味。味归形,形归气,气归精,精归化,精食气,形食味,化生精,气生形。味伤形,气伤精;精化为气,气伤于味。阴味出下窍;阳气出上窍。味厚者为阴,薄为阴之阳。气厚者为阳,薄为阳之阴。味厚则泄,薄则通。气薄则发泄,厚则发热。……气味,辛甘发散为阳,酸苦涌泄为阴。"

《素问·脏气法时论》首论四时五脏阴阳经脉主治,次说明五脏"苦欲补泻",末论五脏宜食之"五谷""五果""五畜""五菜"及五味之"性"与"用"。

《素问·宣明五气篇》又对"五味所入"、"五味所禁"作了说明。

《素问·至真要大论》:"辛甘发散为阳,酸苦涌泄为阴,咸味涌泄为阴,淡味渗泄为阳。六者或收或散,或缓或急,或燥或润或奥或坚,以所利而行之,调其气使其平也。"

《灵枢·五味论》又论五味入口,"各有所走,各有所病"。

按,以上诸文,虽言饮食五味,然广而论之,实含药食而言,对后世本草学的发展,在理论上有一定的指导意义。如后来成书之《神农本草经》,除对三百六十种药物之性味主治等作了说明,在其"序录"遗文中所云"君臣佐使"、"阴阳配合"、"四气五味"、"三品七情"等说,均受到"阴阳"、"五行"学说之影响。

（8）刺灸。刺灸这种医疗技术,在《内经》中所论篇幅甚多,无论在理论方面及刺灸技术与治疗范围等方面,论述均较详细,且较多的运用"阴阳"、"五行"学说,说明与刺灸有关的问题。另需说明,后在东汉末期及西晋初期问世的《灵枢》一书,实即为《针经》或《九卷》

之别本。现将今存《素问》及《灵枢》中以刺灸为主篇目加以简介。

《素问》有宝命全形论、八正神明论、离合真邪论、刺热论、刺疟论、刺腰痛论、刺要论、刺齐论、刺禁论、刺志论、针解、长刺节论、气穴论、气府论、骨空论、水热穴论、缪刺论、四时刺逆从论(遗篇:刺法论)等篇。

《灵枢》有九针十二原、本输、小针解、根结、官针、终始、经脉、经别、经水、经筋、血络论、禁脉、背腧、逆顺、玉版、五禁、动输、行针、官能、刺节真邪、九针论等篇。

在上述诸篇中,可见刺灸之术,在《内经》一书中之重要地位,"阴阳"学说在针灸方面的学术价值。在上述诸篇中,不言"阴阳"者仅有数篇,另外散见于上述诸篇以外之刺灸方面的内容,尚有多起。

综观上述诸篇的内容,是以中医学术为基础,以"阴阳"、"五行"学说为理论,以经脉、腧穴为本体,以针石灸火以施术,以治神得气为准则,以达到治病健身之目的。

针灸为中医学治法之一,若舍中医学术则无以谈针灸。然就治术而言,针灸亦自成体系。约而言之,包括针道、经脉、腧穴、针具、审时、施术、刺法、导气、刺齐、刺禁等一套完整的针灸学术体系。

有关刺灸之道,亦可谓博奥之甚,经文中论之甚详,今举例以明之。

《素问·宝命全形论》曰:"帝曰:人生有形,不离阴阳。天地合气,别为九野,分为四时,月有大小,日有短长。万物并至,不可胜量。虚实呿吟,敢问其方。岐伯曰:木得金而伐,火得水而灭,土得木而达,金得火而缺,水得土而绝,万物尽然,不可胜竭。故针有悬布天下者五……一曰治神,二曰知养身,三曰知毒药为真,四曰制砭石大小,五曰知腑脏血气之诊。五法俱立,各有所先……"

《素问·八正神明论》曰:"黄帝问曰:用针之服,必有法则焉,今何法何则? 岐伯对曰:法天则地,合以天光。……凡刺之法,必候日月星辰,四时八正之气,气定乃刺之。……八正者,所以候八风之虚邪以时至者也。四时者,所以分春秋冬夏之气所在,以时调之也。"

《灵枢·官能》论曰:"黄帝曰:用针之理,必知形气之所在,左右上下,阴阳表里,血气多少,行之逆顺,出入之合,谋伐有过。知解结,知补虚泻实,上下气门,明通于四海。审其所在……明于逆顺,乃知可治,阴阳不奇,故知起时。审于本末,察其寒热,得邪所在,万刺不殆。知官九针,刺道毕矣。"

观上述所举诸篇,《内经》于刺灸之道,有关天地阴阳、四时五行,理法俱详,用度严明。若不明于此,而仅以技法论之,则于道远矣。故清·徐灵胎在其《医学源流论》卷下"针灸失传论"一问曾谓:"今之医者,随手下针,漫不经意,即使针法如古,志不凝而机不达,犹恐无效,况乎全与古法有背乎?……"灵胎先生,所言极是,为针术者,不可不察。

(9) 摄生。《素问·上古天真论》:"上古之人,其知道者,法于阴阳,和于术数,食饮有节,起居有常,不枉作劳,故能形与神俱,而尽终其天年,度百岁乃去。"又云:"中古之时,有至人者,淳德全道,和于阴阳,调于四时……。其次有贤人者,法则天地,象似日月,辨列星辰,逆从阴阳,分别四时,将从上古合同于道,亦可使益寿而有极时。"

《素问·四气调神大论》,本篇所以名"四气调神",顾名思义,示人以顺应四时阴阳之气,以法生、长、收、藏之道,乃养生大要也。

《素问·宝命全形论》:"岐伯曰:夫人生于地,悬命于天;天地合气,命之曰人。人能应四时者,天地为之父母;知万物者,谓之天子。天有阴阳,人有十二节。天有寒暑,人有虚实。

能经天地阴阳之化者,不失四时。知十二节之理者,圣智不能欺也。"

按,《内经》中专论"摄生"之道者,篇章不多,而散处于众篇之中者,亦非鲜见。然在上述三篇内容中,已可看出摄生之大要,约有以下数则。

1)参天地,法阴阳。经云:"人生于地,悬命于天,天地合气,命之曰人。"故人生必参天地之气,顺阴阳之变,此养生之大纲也。

2)顺四时,适寒暑。春暖夏暑,秋忿冬怒,四时之常序,生长收藏之道,不可违逆,逆之则伤生。

3)节饮食,安起居。饮食起居是人们的正常活动,然必须有度、有量。若失其度、量,以妄为常也。"以酒为浆"、"以醉入房",非正道也。

4)养形神,乐恬愉。形神兼备,则体健心安。勿以欲竭精、勿以好散真。自可以形神俱安,安享天寿。

5)治未病,防疴疾。气之生化,必有常变。人之躯体,亦有盛衰。邪之为患,无有定时,天灾人祸,在所难免。谨守其气,防患于未然。

此《内经》摄生只要焉。

4."阴阳学说"的哲理性和理论性

"哲"的本字,具明智、智慧之义。如《说文·口部》:"哲,知也。"段注:"《释言》曰:哲,智也。《方言》曰:哲,知也。古知智通用。"哲理者,有关客观事物的理性认识。如清人陈衍《沈乙含诗序》:"且时时发明哲理。"

《内经》中的"阴阳学说",本于先秦诸子之学,用之于医家,其所论种种,颇富哲理性及理论性,主要有以下几个方面。

(1)对"道"的物象化。"道"这个概念,源出于《老子》,义以浑指,难以物命,后世注家,则各执其词。在《内经》中,则将"道"与"阴阳"物象化,尤便于理解。如《素问·阴阳应象大论》云:"阴阳者,天地之道也,万物之纲纪……"明确指出"道"及"阴阳"并非是"恍惚"之谈,而是有物象可指,为"道"和"阴阳"奠定了基础。张景岳注:"道者,阴阳之理也。阴阳者,一分为二也。太极动而生阳,静而生阴,天生于动,地生于静,故阴阳为天地之道。"张注亦合此义。

(2)"阴阳"又是寓于万物中一个抽象概念,含有对待之义。其大则无外,其小则无内,其隐则内藏,其显则外现,皆具阴阳二气。大者如天地,小者如毫发,隐者如五脏,显者如日月,万物皆具此性。朱丹溪《局方发挥》云"阴阳二字,固以对待而言,所指无定在,或言寒热,或言血气,或言脏腑,或言表里,或言虚实,或言清浊,或言奇偶,或言上下,或言邪正,或言生杀,或言左右……"

(3)阴阳具有无限离合性。离者,分也。合则为一,分则为二。物之离分,不可胜量。故《素问·宝命全形论》曰"人生有形,不离阴阳……万物并至,不可胜量。"杨上善注:"从道生一,谓之朴也;一分为二,谓天地也;从二生三,谓阴阳和气也,从三以生万物……皆为阴阳气之所至。故所至处,不可胜量。"又《素问·阴阳离合论》亦曰:"阴阳者,数之可十,推之可百,数之可千,推之可万,万之大,不可胜数,然其要一也。"

(4)阴阳二气,具有相对的稳定性和相对的平衡性。任何事物及人体自身的阴阳之气,不是一成不变的,虽具有相对的稳定性,又具有一定的可变性。如《素问·生气通天论》云:

"凡阴阳之要,阳密乃固,两者不和,若春无秋,若冬无夏。因而和之,是谓圣度。故阳强不能密,阴气乃绝。阴平阳秘,精神乃治;阴阳离决,精气乃绝。"《素问·阴阳应象大论》曰:"阴在内,阳之守也,阳在外,阴之使也"此皆言阴阳之相互为用,故需保持相对的稳定性与平衡状态。

(5)阴阳二气的相生与相胜、相倚与相薄。阴阳二气,本互根也。故寓相生、相倚;阴阳二气,性相异也,故寓相胜、相薄。《素问·四气调神大论》云:"夫四时阴阳者,万物之根本也。所以圣人春夏养阳,秋冬养阴,以从其根……逆其根则伐其本,坏其真矣。"王冰注:"时序运行,阴阳变化,天地合气,生育万物,故万物之根,悉归于此。阳气根于阴,阴气根于阳。无阴则阳无以生,无阳则阴无以化。全阴则阳气不极,全阳则阴气不穷。……从顺其根,二气常存。"若失于此,"是则失四时阴阳也。"王氏此解,以四时阴阳为例,实则富阴阳变化之常道。

然则阴阳二气,虽系同根,然其气各异,亦互有盛衰。《素问·阴阳应象大论》曰:"阴静阳燥,阳生阴长,阳杀阴藏。"张景岳注:"盖阳不独立,必得阴而后成,如发生赖于阳和,而长养由乎雨露,是阳生阴长也;阴不自专,必因阳而后行,如闭藏因于寒冽,而肃杀出乎风霜,是阳杀阴藏也。此于对待之中,而复有互藏也。"又如该篇所云"寒极生热,热极生寒"、"重寒则热,重热则寒",皆具此义。

(6)阴阳的转化。转化,有转变、变易之义。《国语·越语下》:"得时无怠,时不再来,天予不取,反为之灾。赢缩转化,后将悔之。"韦昭注:"转化,变易也。"汉桓宽《盐铁论·除狭》:"一人之身,治乱在己,千里与之转化,不可不熟择也。"此所谓"赢缩"、"治乱",亦指对待双方而言。"阴阳",亦对待双方也。故亦可互为转化。《素问·天元纪大论》论及运气阴阳文中亦云:"故物生谓之化,物极为之变。"张景岳注:"万物之生,皆阴阳之气也。盛极必衰,衰极复盛,故物极者必变。"又《素问·六微旨大论》亦云:"夫物之生从于化,物之极由乎变,变化之相薄,成败之所由也。"与上文义同。阴阳的这种转化机理,也是物体自身运动的必然规律。如在一定限度内,亦属正理,若超过一定限度,即可导致物体的变异或毁灭。故曰"阴阳"亦"变化之父母,生杀之本始"也。

上述诸端及所引诸例,即阴阳理论性之所在。故在《内经》论及天地与自然界,人与天地关系,人体自身生理与病机,防治与养生等方面,所在多多,义犹此也。

5. 阴阳学家与术数学家"阴阳"、"五行"的多面影响

今存《灵枢》有几篇亦涉及"阴阳家"及"术数家"之某些不合理的内容,举例如下。

《灵枢·阴阳二十五人》:"木形之人……小头长面,大肩背,直身,小手足好。有才,好劳心,少力,多忧,劳于事。""火形之人,……赤色、广䏖,锐面,小头,好肩背髀腹,小手足,行安地,疾行摇肩,背肉满。有气轻财,少信多虑,见事明,好颜,急心,不寿暴死。"以下土、金、水三形略。

《灵枢·五音五味》,以宫、商、角、徵、羽五音,与五色、五味及手足阴阳经脉相结合,述调治之法与饮食宜忌。举例如"右徵与少徵,调手太阳上。""上徵与右徵同,谷麦、畜羊、果杏。""大宫与上角,同右足阳明上"等。

《灵枢·通天》:"盖有太阴之人,少阴之人,太阳之人,少阳之人,阴阳和平之人。……少阴之人,小贪而贼心,见人有亡,常若有得,好伤好害,见人有荣,乃反愠怒,心疾而无恩,此少阴之人也。……少阳之人,諟谛好自责,有小小官,则高自宣,好为外交,而不内附,此少阳之人也……"又云:"少阴之人,其状清然窃然,固以阴贼,立而躁崄,行而似伏,此少阴之人也。……少阳之人,其状立则好仰,行则好摇,其两臂两肘,则常出于背,此少阳之人也。……"

《灵枢·九宫八风》:"……太一在冬至之日有变,占在君;太一在春分之日有变,占在相;太一在中宫之日有变,占在吏;太一在秋分之日有变,占在将;太一在夏至之日有变,占在百姓。所谓有变者,太一居五宫之日,病风折树木,扬沙石,各以其所主,占贵贱。因视风所从来而占之。"

《灵枢·岁露论》:"正月朔日,太一居天留之宫,其日西北风不雨,人多死矣;正月朔日,平旦北风,春,民多死;正月朔日,平旦,北风行,民病多者十有三;正月朔日日中,北风,夏,民多死;正月朔日夕时,北风,秋民多病死;终日北风,大病,死者十有六……二月丑不风,民多心腹病;三月戌不温,民多寒热;四月巳不暑,民多瘅病;十月申不寒,民多暴死。诸所谓风者,皆发屋,折树木,扬沙石,起毫毛,发腠理者也。"

按"阴阳"二字,本系单音具指,至先秦时期,发展成双音节语词,且具有抽象概念后,至该时期,曾被多家学派及诸子百家所采用,虽其对待浑指之义尚在,然藉此以论及之学术,其实质常大相径庭。今举《汉书·艺文志》所存刘向校书诸略为例。如"诸子略"中之"阴阳家"一类。

"阴阳家"类有刘向"小叙"曰:"阴阳家者流,盖出于羲和之官,敬顺昊天,历象日月星辰,敬授民时,此其所长也。及拘者为之,则牵于禁忌,泥于小数,舍人事而任鬼神。"今则所载二十一家之书,大都难详。唯有《邹子终始》五十六篇、《文选·魏都赋》注引《七略》云:"邹子有《终始五德》,从所不胜,土德后,木德继之,金德次之,火德次之,水德次之。"此以五德终始,即五行生克,言帝王嬗代之应。谬之甚也。此可证刘向"小叙"之可信。今人张舜徽先生对"阴阳家"按云:"百家之说,各有短长,故自来辨章学术者,必校论其是非得失。司马谈《论六家要旨》曰:'窃观阴阳之术,大详而众忌讳,使人拘而多所畏。然其序四时之大顺,不可失也。'……至于人之行事,有禁有宜,必择时日而可动,此乃后世阴阳家傅会五行生克之理,私定吉凶,以欺世惑民者,所宜杜绝而尽废之。"此说甚是。

又《汉书·艺文志·数术略》类,包括天文、历谱、五行、蓍龟、杂占、形法等门,今存于《艺文志》中每门之小叙,皆当年刘向所加。观其门类题名固有天文、历法及山川形势之说词,对我国古代自然科学知识之高度发展,亦有史可鉴,然此门所列诸书,即天文、历法类,亦程度不同的含有占法内容,涉及人事吉凶祸福之预卜,至于其他门类,则尽为占术与相术。故刘向在该类小叙中云:"术数者,皆明堂羲和史卜之职也。史官之废久矣,其书既不能具,虽有其书,而无其人。……"近人顾实先生《汉书·艺文志讲疏》云:"此明术数之学,出于古史,则今之江湖医卜星相之流,皆出其苗裔也。然其授受,比诸古史世传,则又迥异也。"观乎此类诸书,是非自明矣。

关于此道诸说,在先秦两汉时期,已有多家予以评述,今举例说明。

《荀子·非相》云:"相人,古之人无有也,学者不道也。古者有姑布子卿,今之世,梁有唐举,相人之形状颜色而知其吉凶妖祥,世俗称之。古之人无有也,学者不道也。故相形不如论心,论心不如择术。形不胜心,心不胜术。术正而心顺之,则形相虽恶而心术善,无害为君子也;形相虽善而心术恶,无害为小人也。君子之谓吉,小人之谓凶。故长短、小大、善恶形相,非吉凶也。"此下复举诸人例,以证其说。

又《荀子·天论》云："天行有常,不为尧存,不为桀亡。应之以治则吉,应之以乱则凶。强本而节用,则天不能贫;养备而动时,则天不能病;修道而不贰,则天不能祸。……受时与治世同,而殃祸与治世异,不可以怨天,其道然也。故明于天人之分,则可谓至人矣。不为而盛,不求而得,夫是之谓天职。"又云:"星队(后作坠)木鸣,国人皆恐。曰:是何也?曰:无何也。是天地之变,阴阳之化,物之罕至者也,怪之可也,而畏之非也。夫日月之有蚀,风雨之不时,怪星之党见,是无世而不常有之。……"

东汉人王充,对"卜筮"之说亦予以否定。如《论衡·卜筮篇》云:"俗信卜筮,谓卜者问天,筮者问地,兆数报应,故舍人议而就卜筮,违可否而信吉凶。其意谓天地审告报,蓍龟真神灵也。如实论之,卜筮不问天地,蓍龟未必神灵。有神灵,问天地,俗儒所言也。"此下复举诸例进一步论证之。

以上引先秦及汉人对卜筮、天命、相术之批评,以论古说之是否,天意与自然之真伪,形象与善恶之关系等,均作出了正确的解说。

详前文举《内经》诸文,如《灵枢·阴阳二十五人》此"阴阳家"言以阴阳五行说傅会人之形象、容颜等,以决定人的性情之善恶、贵贱等,又以诸多模糊难解之形况词,以状其人,此相术也。

《灵枢·五音五味》,以宫、商、角、徵、羽五音,傅会十二经脉调治之术,此术数家纳音法也。

《灵枢·通天》,以五行之类,言人之善恶爱恶,此亦阴阳家之术。

《灵枢·岁露论》,以八风之变,所伤贵贱,应于君、相、吏、将、百姓。是亦术数家"风占"之术。

是则可见,虽以阴阳、五行学说,论及天文、气象、人事、运学等有关之命题,但亦夹杂有阴阳家及术数家之某些天命观,命定论及预卜先知等神学观念,不可不辨也。

(四) 继承发扬"阴阳学说"的理论基础

"阴阳学说"是我国传统文化中一枝灿烂的奇葩,它不是古代任何思想领域中的一家之言,是广大理论界人士,长期对自然界及人事方面客观存在各种物象的观察研究,冲破神学观念的束缚,发现客观事物自身,均具有互相对恃的两个方面,并通过这两个方面的运动,进一步促进了客观事物的不断演变。逐步使"阴""阳"二字,形成一抽象化用语,并发展为一理论性概念,被运用于客观事物的诸多方面,使客观事物在理论方面,完全冲破了"天命"的牢笼。

阴阳学说被运用于医学之后,它对人体自身及人与自然的关系等方面,均作出了理论的解说,为医学在理论方面奠定了良好的基础,加之其他学术思想,使中医学术,形成了自身理论体系,通过医学界的世代努力和医疗技术的不断创新,构成了中国医学的伟大宝库。

另一方面,它也是中医思想、中医文化的具体体现。也可以认为它是中医学术的灵魂,如中医学缺少了思想,缺少了理论,没有了灵魂,岂不是只知其然不知其所以然的原始状态下的简单技法,它还有可能形成自己的医学体系而独立于世界之林吗?因此,我们在继承发扬祖国医学宝贵遗产这一上对祖宗、下对儿孙后代这伟大而艰巨任务时,决不可忽视对中医思想、理论与文化方面的继承发展。

但是"阴阳学说"在形成之后,也曾被"阴阳家"与"术数家"广泛运用。他们利用"阴阳学说"与"五行学说"结合"纳甲"、"纳音"、"卜筮'、""相术"等,利用诸多自然物象或人体形象,进行人事方面的预卜,重新进入了"天命"与"命定"的神学领域,是对"阴阳学说"的歪曲,故屡遭学界之贬评。故中医之"阴阳"、"五行"与"阴阳家"、"术数家"之"阴阳"、"五行",有真伪之别,神人之异,决不可混为一谈。更不可以此为据,以瑕掩瑜,否定"阴阳学说"对中医理论方面所发挥的作用,甚至于否定《黄帝内经》的学术价值。

近人刘延勃、张弓长等主编的,《哲学辞典》云:"阴阳:中国古代朴素唯物主义哲学的哲学范畴。古代的人们在生产劳动和社会实践的过程中,观察到自然界天地、日月、昼夜、寒暑、明暗、死生、牝牡、雌雄以及人体自身有男女等现象,逐步形成了阴阳这样两个哲学范畴。……阴阳是一种朴素的唯物主义思想和朴素的辩证法思想。它对与我国古代的天文、历数、医学的发展起过很大的作用,到了战国时期,随着五行思想(珅按,应该说被扭曲了的五行思想)的盛行,它被一些唯心主义哲学家所利用,赋予了浓厚的神秘主义色彩。……"此说比较的切合历史实际。

遗憾的是,自西学东渐之后,由于洋人对中国文化之无知,及华人中某些受洋学之影响,对民族文化,受"民族虚无主义"的影响,极力主张消灭中医,并对"阴阳"、"五行"学说,斥之为"封建迷信"而加以批判之,致令中医学术的继承发展,近数十年间,多次处于危局与困境中,使我中华原创医学体系,在"封建医"、"不科学"之高压政策下,勉强图存,这种历史的教训,切不可置诸脑后。继承发扬中医学术,一定要根据中医学自身的发展规律办事,方为正道。

五、五行学说解析

五行学说,在我国思想史中,具有一定学术地位。在现存先秦及两汉文献中,有较多学者,对五行学说有所论述,特别是在此一时期之医学文献中的论述,具有重要学术价值。如《黄帝内经》一书,不仅有众多篇文论及五行学说,而且形成一理论框架,体现于生理、病理、病因、病机、诊法、治则等各个方面,使五行学说成为中医学理论体系中之重要学说。然自清代末期,西学东渐之后,对五行学说之存废问题,一直存有争议,且由此而及于中医学术的诸多方面。本文特就今存《素问》及《灵枢经》中,有关"五行"方面的内容,试为解析,聊陈管见。

(一)五行说溯源

"五行"之说,由来甚久,近代学者,曾作过较多考证。如《文史哲》1955年11月号载杨向奎先生《五行说的起源及其演变》一文云:"五行说本来起源有两种因素:一种是五方说,一种是五材说。无论哪一种说法,最初全是和农业生产相结合的带有朴素唯物主义色彩的早期科学。"该文在引用诸多甲骨卜辞后又云:"五方观念和一年的春夏秋冬加上中节互相配合,循环不已,年复一年,是和农业生产有密切关联的,中国历法就是在这种关系下产生。这是对于自然观察的结果,是中国古代自然科学的起源,也是人类和自然斗争的智慧表现。"杨先生的这一推导和评述,在后来周秦及两汉期间诸多关于四时五方与五行相结合的文献中,完全可以得到证实。

在现存古文献中,早先提出五行说者,今举其例。

《尚书·洪范》："箕子乃言曰：我闻在昔鲧陻洪水，汩陈五行，帝乃震怒……禹乃嗣兴，天乃锡禹，洪范九畴，彝伦攸叙……初一曰五行……一、五行：一曰水，二曰火，三曰木，四曰金，五曰土。水曰润下，火曰炎上，木曰曲直，金曰从革，土爰稼穑。润下作咸，炎上作苦，曲直作酸，从革作辛，稼穑作甘。"

《国语·郑语》："夫和实生物，同则不继。以它平它谓之和，故能丰长而物生之。若以同稗同，尽乃弃矣，故先王以土与金木水火杂，以成百物。"

《左传·文七年》"六府三事，谓之九功。水火金木土谷，谓之六府。正德、利用、厚生，谓之三事。"又《左传·襄二十七年》："子罕曰：……天生五材（晋·杜预注：金木水火土也），民并用之，废一不可。"

从以上诸文中，即后世所谓之"五材"说。其基本精神，在于体现金木水火土等，是构成物质世界之最基本的要素，故后人亦名之为"原素"说。对此，近代学者普遍认为，它所体现的是一种朴素的唯物主义思想无疑。

继此之后，先秦及两汉时期文献中，反映五行说内容较多的则是五行与四时结合及五祀配五脏的问题。今举其例。

《管子·四时篇》则云："东方曰星，其时曰春，其气曰风，木与骨……春三月以甲乙之日发……南方曰日，其时曰夏，其气曰阳，阳生火与气……夏三月以丙丁之日发。中央曰土，土德实辅四时入土，以风雨节土益力，土生皮肌肤。……西方曰辰，其时曰秋，其气曰阴，阴生金与甲……秋三月以庚辛之日发……北方曰月，其时曰冬，其气曰寒，寒生水与血……冬三月以壬癸之日发。"详本文已明确提出五方（东、南、中央、西、北）与五行、四时（外加中央居六月）及十天干（唯不言戊己，当属于土行）相结合。又在"四时篇"亦将五行与甲子、丙子、戊子、庚子、壬子相结合，与上篇不同者，为每行治七十二日也。按《管子》一书之篇文，近代学者，早已指出，并非尽出管子本人之手，似本篇五行与四时结合之日数不同者，或系文出别家。尽管如此，关于五行与四时及天干的结合，当在先秦时无疑。

又详秦人吕不韦之《吕氏春秋》一书，虽出于其众门客之手，收杂家之说，然书中所言，其下限亦定在战国末期。其"十二纪"中，已将五时（包括季夏即六月为一时）与五行之结合，形成了一个系统的完整的学说。今举"孟春"为例："一曰孟春之月，日在营室，昏参中，旦尾中。其日甲乙，其帝太皞，其神句芒，其虫鳞，其音角，其味酸，其臭膻，其祀户，祭先脾……盛德在木。"另有物候、礼仪、政令及气候失常所致之灾害等方面的内容。凡此等等，在汉代有礼学家戴圣编纂的《礼记·月令》中所载内容，与《吕氏春秋》尽同，足可知二书内容，应是同源，均当为先秦产物无疑。又汉代淮南王刘安《淮南子·时则训》中，亦有此内容，与上述二家基本相同。惟在"地形训"篇，言五方五色应五脏为：东方苍色主肝，南方赤色主心，中央黄色主胃，西方白色主肺，北方黑色主肾。与上文五时祭所用之五脏不同。对于这种差异，在东汉许慎《说文》五行诸字之释文中，亦有所反映。如心，土脏也。博士说以为火脏。肾，水脏也。肺，金脏也。脾，土脏也。肝，木脏也。此中除心为土脏，又别引博士说为火脏，余者，皆从博士说。其所谓博士说者，今文尚书派也。另一说者，古文尚书派也。此事特在东汉末，有经学大家郑玄。对《月令》所谓春祭脾、夏祭肺、季夏祭心、秋祭肝、冬祭肾说，特驳之曰："《月令》祭四时之位，及其五脏上下次耳。冬位在后而肾在下，夏位在前而肺在上，春位小前故祭先脾，秋位小却故祭先肝。肾也、脾也，俱在鬲下，肺也、心也、肝也，俱在鬲上，祭者必三，故有先后焉，不得同五行之气。今医疾之法，以肝为木，心为火，脾为土，肺为金、肾为水,则有瘳也。若反其术,不死为剧。"今且莫问今文尚书与古文尚书两家是非之争,郑氏对医家五行与五脏结合说之论甚是。这说明,医家言五行与五脏之应,乃以气而论,方合于医理,故与别说不同。

在汉代别有一家论五行说较多者为董仲舒,在今存《春秋繁露》一书中,仅以五行命名之篇题,就有九篇之多,如五行之义、五行相生、五行相胜、五行逆顺等诸多命题,对五行之论,涉及天道、人事、尊卑、贵贱、吉凶、祸福者颇多。其中虽亦论及五行学说的基本内容,但其核心思想则归结于天道。董氏所谓之"天",人格神也。如"为人者天"云:"为生不能为人,为人者,天也……天亦人之曾祖父也。"又"郊义"云:"天者,百神之君也,王之所最遵也。"故其所谓"天道",亦即神道也。从而说明,董氏之学,已完全沦为"君权神授"、"天道神权"、"天不变道亦不变"的卫道士学,不足为法。

又《史记·仓公传》载其诊籍中亦有以五行说论病之案。如治齐丞相舍人奴案云:"所以知奴病者,脾气周乘五脏伤部而交,故伤脾之色也。望之杀然青,察之如死青之兹,众人不知,以为大虫,不知伤脾,所以至春死。病者胃气黄,黄者,土气也。土不胜木,故至春死。"

从以上所引先秦及两汉部分文献有关五行说的内容中,不难看出,其形成与发展,经历了一个由具体事物到概念意象,从直观直觉到抽象推论的相当长的历史进程。推其起源,一说源于五方与五时,最后则形成为一哲学范畴。这从后来发展与演变的情况看,甚为契合。一说源于"五材",是以客观物质世界及人们日常生活中最基本的要素为基础,即后人所谓"原素"说,在文献中,亦有文可证,也有一定道理。两说虽然不同,但在人们认识客观世界的起始时期,从不同角度和不同方法提出问题,也完全符合认识论的规律。

在五行学说概念化后,其内容含括了五时五方及天文、历法、地理、物候、生物及其与人体的关系等,基本反映了客观事物的演变情况;其在理论上给出的相胜、相生及周期性演变,也基本符合客观事物的基本规律;其与人体相关的某些内容,在"人与天地相参,与四时相应"的思想指导下,也基本符合人体生理、病理变化实际情况。因此,五行学说,从某种意义而论,它反映了客观世界在特定条件下的演变规律,具有一定的唯物观和辩证法思想。但是,在其发展过程中,掺入了某些天道神教、封建伦理、人事吉凶等内容,自是其不合事理处,然在当时的历史条件下,亦属难免。这种历史的诸多局限性,决定了五行学说的两重性。不过终当肯定其合理的一面,不应该以瑕掩瑜。

(二)《素问》、《灵枢》中五行说

在今存《素问》与《灵枢》两书中,有大量五行方面的内容,现分别加以介绍。

1.《素问》

《金匮真言论》:列五方五行类例,如东方青色,入通于肝,开窍于目,藏精于肝,其病发惊骇,其味酸,其类草(疑衍)木,其畜鸡,其谷麦,其应四时,上为岁星,是以春气在头也,其音角,其数八,是以知病之在肝也,其臭臊。以下言南方、中央、西方、北方类同。

《阴阳应象大论》:提出"天有四时五行,以生长收藏,以生寒暑燥湿风。人有五脏,化五气,以生喜怒悲忧恐。"此后有五方、五时、五行类例。

《六节脏象论》:讨论五行时之胜:"春胜长夏,长夏胜冬,冬胜夏,夏胜秋,秋胜春,所谓得五行时之胜,各以气命其脏。"

《脉要精微论》:议脉、色合五行。"微妙在脉,不可不察。察之有纪,从阴阳始。始之有经,从五行生。生之有度,四时为宜。"

《玉机真脏论》:提出春弦、夏钩、秋浮、冬营四脉与四时五行的关系。

《三部九候论》:"上应天光,星辰历纪,下副四时五行,贵贱更互,冬阴夏阳。"

《脏气法时论》:"五行者,金木水火土也,更贵更贱,以知死生,以决成败,而定五脏之气,间甚之时,死生之期也。"以下以五行结合五脏及十天干日,具体论述五脏病况。

《宝命全形论》:"能存八动之变,五胜更立。能达虚实之数者,独出独入,呿吟至微,秋毫在目。"又"木得金而伐,火得水而灭,土得木而达,金得火而缺,水得土而绝。万物虽然,不可胜竭。"

《离合真邪论》:"不知三部九候,故不能久长。因不知合之四时五行,因加相胜,释邪攻正,绝人长命。"

《太阴阳明论》:"脾者,土也,治中央,常以四时长四脏,各十八日寄治,不得独主于时也。"

《阳明脉解》:"阳明者,胃脉也。胃者,土也,故闻木音而惊者,土恶木也。"

《水热穴论》:讨论四时刺法,以四时五行合五脏气为解。

《天元纪大论》、《五运行大论》、《六微旨大论》、《气交变大论》、《五常政大论》、《六元正纪大论》、《至真要大论》七篇,专论运气学说,以五行应十天干,以化五运,与十二地支化六气,相合为五运六气。其中特别指出与五行学说相关的理论性问题,如《天元纪大论》云:"寒暑燥湿风火,天之阴阳也,三阴三阳上奉之;木火土金水,地之阴阳也,生长化收藏下应之。天有阴阳,地亦有阴阳。"《五运行大论》云:"气有余则制己所胜侮所不胜;其不及则己所不胜侮而乘之,己所胜轻而侮之。侮反受邪,侮而受邪,寡于畏也。"《六元正纪大论》云:"木郁达之,火郁发之,土郁夺之,金郁泄之,水郁折之。然调其气,过者折之,以其畏也,所谓泻之。"《著至教论》:"何以别阴阳,应四时,合之五行。"

除上述诸篇外,尚有数篇,暗含五行内容者,如《五脏生成》篇言五脏之所主,如心之所主肾也,肺之所主心也等,含五行相胜之义。《玉版论要》云:"行所不胜曰逆,逆则死。行所胜曰从,从则活。"含五行生克之义。《刺热》篇言五脏热病甚、大汗、死之天干日,合五行生克之义。《咳论》言咳病"五脏中以其时受病,非其时,各传以与之。"也含五行应五时五脏之义。《标本病传》篇言五脏病传及间传,亦含五行相胜与不胜之义。

2.《灵枢经》

《本输》言阴井金、阳井木,说明井、荥、腧、经、合五穴,应于五行。

《热病》言索脉、索肉、索筋、索血、索骨,言五行与五脏相应。

《五乱》:"黄帝曰:经脉十二者,别为五行,分为四时,何失而乱,何得而治?岐伯曰:五行有序,四时有分,相顺则治,相逆则乱。"

《阴阳系日月》:"黄帝曰:五行以东方为甲乙木、王春……今乃以甲为左手之少阳,不合于数何也?岐伯曰:此天地之阴阳也,非四时五行之以次行也。"

《逆顺》:"气之逆顺者,所以应天地四时五行也。脉之盛衰者,所以候血气之虚实有余不足。"

阴阳二十五人篇:言木火土金水五形之人,又析而为二十五形之人。

《官能》:"言阴与阳,合于五行。五脏六腑,亦有所藏。四时八风,尽有阴阳。各得其位,合于明堂。"

除上述诸篇外,尚有数篇中,暗含有五行之说,如《经别》篇云:"人之合于天道也,内有五脏,以应五音、五色、五时、五味、五位也。外有六腑,以应六律。"《病传》篇,言五脏病之传变,与《素问·标本病传》义同。《顺气一日分为四时》:"人有五脏,五脏有五变,五变有五输,故五五二十五输,以应五时。"文中色、时、音、味、日等,亦合于五行也。《本脏》:"五脏者,所以参天地,副阴阳而连四时,化五节者也。"下文言五脏应五色,均合于五行说。《五色》篇言五脏合五色,义同五行。《五味》篇言五谷、五果、五畜、五菜、五色,义合五行。《五禁》篇言刺有五禁之十天干日,含五行义。五音五味篇言五音、五谷、五畜、五果、五色、五脏,义同五行。

从以上引诸《素问》与《灵枢经》中有关五行说内容中,可以明显看出以下几个问题:

第一,从篇数方面看,《素问》较《灵枢经》为多。《素问》明言五行文有约13篇,加之运气七篇大论,共20篇左右,暗用处有五篇左右。而《灵枢经》中明言五行文有7篇,暗用处有8篇左右。若细分之,明引处,《素问》不计运气七篇,亦较《灵枢》为多,而暗用处,则《灵枢经》较《素问》为多。

第二,从涉及的范围看,主要有五时、五方、天干、五脏等,与先秦、两汉其他文献亦大致相同。当然,在《素问》与《灵枢经》中,涉及范围更广一些,但大都在类例之内。说明五行学说之所以被医家所采用,是有其历史和文化背景的。

第三,就其在医学方面的引用时限而言,至晚已及两汉之初。这从《素问》与《灵枢经》引用五行说,用"行"(读"杭"),即可以证之。如《素问·三部九候论》:"下副四时五行,贵贱更互,冬阴夏阳。"又《灵枢·官能篇》:"言阴与阳,合于五行。五脏六腑,亦有所藏。四时八风,尽有阴阳。各得其位,合于明堂。"据音韵学家所考及现存古文献所证,行字古韵归阳部,此汉初以前归音。若为耕部读形,则汉以后事。此在《史记·仓公传》中已有案例。说明五行说进入医学领域,至晚在汉初,或在先秦。

第四,五行学说是一个哲学范畴。五行学说作为一个哲学范畴,基本内容是以五时、五方为基础,其有序性周期演变,及由此而导引出之相胜与不胜理论,反映了客观物质世界自身具有的规律性,有其一定的科学性与应用性。这是五行学说的基本点之所在,此亦与先秦两汉文基本相同。当然,其中亦难免有些臆测或纯推论方面的内容,自当别论。

(三)《素问》、《灵枢经》五行说解析

在《素问》与《灵枢经》中,关于五行学说,并无专篇论述,其内容分见于两书之有关篇文,现就其涉及之主要问题,分别加以解析。

1. 五行名次

经文中提出五行名次者有三处,一为《素问·脏气法时论》云:"黄帝问曰:合人形以法四时五行而治,何如而从?……岐伯曰:五行者,金木水火土也。"此一名位,在别篇不见。然与《白虎通义·五行》同。该文曰:"五行者,何谓也? 谓金木水火土也。言行者,欲言为天行气之义也。"但对这一名次,历代解经诸家均看不出有何序次和联系,亦或系一习惯用语。二者,从五行类例中所言"其数",是有序次的,如《素问·金匮真言论》东方木,"其数

八"，王冰注："木生数三，成数八。"《尚书·洪范》曰："三曰木。"此下言南方火，"其数七"。中央土，"其数五"。西方金，"其数九"。北方水，"其数六"。此等数字，在《素问·五常政大论》中又出现过一次。详《尚书·洪范》孔颖达正义云："《易·系辞》曰：天一、地二、天三、地四、天五、地六、天七、地八、天九、地十。此即是五行生成之数也。天一生水，地二生火，天三生木，地四生金，天五生土，此其生数也。如此则阳无匹，阴无耦，故地六成水，天七成火，地八成木，天九成金，地十成土。于是阴阳各有匹偶。"上述经文中的这些数字，正源于此。原来此乃儒家传说《河图洛书》所载五行生成之数，其五行序次为水火木金土。其内容所及，涉及术数之学。故经文中仅保留此数，别无他用，足见其与医学实践无关。三者，以木火土金水为序。此在经文中凡涉及五行与四时(加长夏或季夏为五时)关系时，均为此序。如《素问》中之《金匮真言论》及《阴阳应象大论》等言五方与五时、五行之类例，均以此为序。从而说明《内经》中五行学说，主要是以木火土金水为序。

详五行之义，王冰注云："行者，欲言为天行气之义也。"明·张介宾《类经图翼·五行统论》云："五行即阴阳之质，阴阳即五行之气。气非质不立，质非气不行。行也者，所以行阴阳之气也。"王注从字义而言，张说从五行与阴阳的关系方面立论，义并通。总之，五行，是反映客观物质世界，在特定条件下一种有序性、周期性运动变化的学说，故谓之五行。而所谓"原素"说者，当名"五材"，其所指虽同，义则有别。

2. 五行与四时

经文有多次提及四时五行处，文皆并列。如《素问》之《阴阳应象大论》云："天有四时五行，以生长收藏，以生寒暑燥湿风。"《三部九候论》云："上应天光，星辰历纪，下副四时五行。"《三部九候论》："合人形，以法四时五行而治。"《离合真邪论》云："因不知合之四时五行，因加相胜，释邪攻正。"《著至教论》云："何以别阴阳，应四时，合之五行。"详此诸文，足可证明，五行与四时的关系十分密切。《内经》中，对一年春、夏、秋、冬四季，虽按常规仍称四时，但从一年之气象与物候变化的实际情况，把一年为分五个气候节段，即在春夏与秋冬之间，加一长夏(亦名季夏，即阴历六月)，这五个季节的气候特点是，春为风，夏为热，长夏为湿，秋为燥，冬为寒。基本能反映我国所处地理位置的气候特点。这五个气候节段，又与五行之木、火、土、金、水相应，故形成了一个四时(含长夏)五行的气象有序性与周期性变化的理论，并以此为基础，进而论述人体在这自然大环境中所引起的相应变化规律。当然土之寄位，另有一说，即每季之末18日，全年共72日，与其他四行之日数相等。此在经文中保留有此说，但在具体应用中较少。

3. 六合会通

详《素问》之《金匮真言论》文，在论及"天之八风"、"经之五风"为病和人体阴阳后云："此皆阴阳、表里、内外、雌雄相输应也"。此下则详言五方、五时及五脏等类例内容。又《阴阳应象大论》亦云："帝曰：余闻上古圣人，论理人形，列别脏腑，端络经脉，会通六合，各从其经……四时阴阳，尽有经纪，外内之应，皆有表里，其信然乎？"其下岐伯对文，即详言五方、五时及五脏等之相应。又《五运行大论》云："帝曰：寒暑燥湿风火，在人合之奈何？其于万物，何以生化？"此下岐伯亦对以五方、五时、五行、五脏等之相应，其类例中主要内容，与上述内容，亦大致相同。

详"六合"者,东西南北与上下也。如《庄子·齐物论》:"六合之外,圣人存而不论;六合之内,圣人论而不议。"成玄英疏:"六合者,谓天地四方也。""会通"者,会合变通也。《易·系辞》:"圣人有以见天下之动,而观其会通,以行其典礼。"孔颖达疏:"观其为物会合变通。"详上述三篇内容,均以五方为纲,以五时、五行为目,类例人体五脏及自然界各种物象之相关、相应者,如五畜、五谷、五星、五色、五音、五味等,并以此为主要内容构建了六合会通体系。该体系的创立使天地间相关之事,有类例可循,有纲目可举,即《阴阳应象大论》所谓"四时阴阳,尽有纲纪,外内之应,皆有表里"之义。当然,其类例中之某些内容,亦难免有强合者,但从总体方面看,所列诸端,足可以反映客观事物之间相互关联的实际情况。

4. 五行时之相生相胜

经文虽无专言五行相生、相胜之文,但确有论五时演变之间的关系。如:《素问》之《四气调神大论》言春三月应养生之道,"逆之则伤肝……奉长者少。"夏三月应养长之道,"逆之则伤心……奉收者少。"秋三月应养收之道,"逆之则伤肺……奉藏者少。"冬三月应养藏之道,"逆之则伤肾,奉生者少。"按本文所谓生、长、收、藏者,春、夏、秋、冬之政令也;奉,供应或供养也。春之生气,可以奉夏之长气,若违逆春之生气,则奉夏之长气也少。以下夏、秋、冬同。此正说明四时之气递相而奉,正合五行相生之义。又《脉要精微论》云:"万物之外,六合之内,天地之变,阴阳之变。彼春之暖,为夏之暑;彼秋之忿,为冬之怒。"亦在说明,夏之气,由春而变生;冬之气,由秋而变生,均含相生之义。以上两例,均可视为五时应五行相生理论的客观物质基础。

又《素问·六节脏象论》云:"春胜长夏,长夏胜冬,冬胜夏,夏胜秋,秋胜春。所谓得五行时之胜,各以气命其脏。"王冰注:"春应木,木胜土。长夏应土,土胜水。冬应水,水胜火。夏应火,火胜金。秋应金,金胜木。常如是矣……以气命脏者,春之木内合肝,长夏土内合脾,冬之水内合肾,夏之火内合心,秋之金内合肺。故曰各以气命其脏。命,名也。"王氏此注,为本文作了全面解释,义颇详。《五运行大论》又从五运之气主岁的太过、不及方面,提出"气有余则制己所胜而侮所不胜,其不及则己所不胜侮而乘之,己所胜轻而侮之"的问题,进一步说明五行相胜的道理。胜,克制也。后世言五行相克,义犹此也。

从上文已可看出,五行时之相生相胜,其每一时行,与其他时行,均有生我、我生与胜我、我胜的关系。说明五行时在其运动过程中,既有正常的、有序的规律性,又有反常的、变化的复杂性,颇富辩证的思想。

5. 五行与阴阳

经文直指五行之阴阳属性者,惟《素问》运气诸篇之《天元纪大论》云:"天有阴阳,地亦有阴阳,木火土金水火。地之阴阳也,生长化收藏。"此文本指五运所主,亦主五时,应生长化收藏,故按五时之阴阳属性,亦即五行之阴阳属性。

又按五行学说,既与五时、五脏相应,经文中言五时、五脏阴阳属性处颇多。如《素问·厥论》云:"春夏则阳气多而阴气少,秋冬则阴气盛而阳气衰。"言五脏阴阳者如《灵枢》之《阴阳系日月》篇云:"心为阳中之太阳,肺为阴中之少阴,肝为阴中之少阳,脾为阴中之至阴,肾为阴中之太阴。"又《经脉》篇,言脏腑、经脉之阴阳属性,最为具体。从而说明,五行阴阳属性均与其所应之物象同,兹不烦举。

6. 五行与干支

干支者,天干十数与地支十二数也。据陈遵妫先生《中国天文学史》第六编第一章云:"干支是周期的循环,同时又用来作代号。十干古称十日,十二支古称十二辰,……十干和十二支各取一字相配,遂得六十甲子,干支这个名称,在东汉以前是没有的。"

详日、辰名称,在经文中曾出现过。如《素问·脏气法时论》所云,"肝主春,其日甲乙……心主夏,其日丙丁,……脾主长夏,其日戊己……肺主秋,其日庚辛,……肾主冬,其日壬癸。"《灵枢经·顺气一日分为四时》亦有与本文相同之内容。又《灵枢·邪客篇》云:"人有手十指,辰有十二。"又《阴阳系日月》篇亦有经脉应十二辰之内容。至于干支结合称名者,除《素问》七篇大论外,尚见《灵枢经·九针论》之身形应九野文中,有戊寅、己丑、乙卯、戊辰、己巳、丙午、戊申、己未、辛酉、戊戌、己亥、壬子等十二对日称谓。

今存《素问》、《灵枢经》两书中,除《素问》运气七篇外,具有天干、地支内容者,约10篇左右,其中大多用于纪日或纪时。特别在十干与五时相应方面,尤为明显。因而,就自然形成了一个会通模式,即东方春甲乙木,南方夏丙丁火,中央长夏戊己土,西方秋庚辛金,北方冬壬癸水。就其基本思想而论,主要反映一年四季由于阴阳消长而引致的气象与物候及人体的周期性变化。进而如《灵枢经·顺气一日分为四时》云:"春生夏长,秋收冬藏,是气之常也,人亦应之。以一日分为四时,朝则为春,日中为夏,日入为秋,夜半为冬。"此乃谓一日间昼夜阴阳消长情况,亦像一年四时也。似此等内容,有时亦或以干支为代称,均在说明阴阳消长的周期性变化。有关干支其他方面的问题,在此不作讨论。至于运气学说中诸文,原是以干支纪年为依据,而形成的天干化运与地支化气理论体系,本非《素问》中原有内容,亦不详析。

7. 五行学说之运用

从上述诸文,足可看出,五行学说,在《素问》与《灵枢经》中,已涉及诸多方面,在自然界中,以五方、五时为基础之五色、五味、五畜、五谷、五菜等一系列数字类例;在人体方面,以"人与天地相参"说为指导,故于脏腑、经脉、病因、病机、运气、诊法、治则、养生等诸多方面,但是在人事礼仪方面,则不曾涉及,后世文献有唐孙思邈《千金要方》卷二十九及王焘《外台秘要》卷三十九引《明堂》五脏傍通诸事中,列仁、义、礼、智、信五常等方面内容,似有悖经旨,恐非原《内经》中义,故不从。

据上述五行说有关问题,足可认定,五行说之起源,由来尚矣,虽有"五方"说与"五材"说之不同,亦可认为,都是有徵可信。但据秦汉以后的大量文献中对五行说的论述,应尤为支持"五方"说。

从五行学说的发展来看,在先秦及两汉时期,已分为两端,一者,以五方五时为核心,反映客观世界如气象、物候、天文、地理等,根据阴阳消长而引致之周期性、有序性运动变化;一者,虽亦言及这方面的内容,但最后归之于"天道神权"说,完全背离了客观物质世界自身的规律这一基本原则,沦为客观唯心主义。

《素问》及《灵枢经》中所言"五行说",从总体方面看,其主要的和基本的内容是继承了先秦以来,以五方五时为基础的五行说为本,并在"人与天地相参,与四时相副"的思想指导下,论述五方、五时阴阳消长的周期性常与反常的演变规律及其对人体的影响。因而,书中言五行所及,基本符合客观实际。对这一点必须予以充分的肯定。当然,也并不排除,其中有些内容,还很难做出合理的解释,但它并不至于影响对五行学说的继承与发扬。不过在唐以后,特别是宋、明时期,诸家论述五行学说,有不少内容,涉于术数学及理学的某些范畴或观念,多趣于空论而不切实际,亦不见于今存《素问》及《灵枢经》中,恐亦非尽合经义。因此,对五行学说,还需在实践中不断加以验证,以便进一步加深理解和运用。

总之,对《素问》与《灵枢经》中之五行学说,就目前而论,应在继承的基础上,扬弃其不合理的部分,而不是全面否定,才有利于中医学术的发展。

六、《黄帝内经》辨证的一般原则

《黄帝内经》是我国现存最早的较为系统的中医经典著作,是集汉以前医学之大成。它不仅系统地论述了中医理论,而且总结了丰富的实践经验,奠定了辨证施治的基础,为后世辨证纲领和治疗原则的发展,开创了广阔的道路,现将其有关辨证的一般原则,作一分述。这里所说的一般原则,是辨证中的普遍规律,并非具体纲领,试举五点:

(一) 辨标本

《素问·标本病传》曰:"凡刺之方,必别阴阳,前后相应,逆从得施,标本相移。故曰:有其在标而求之于标,有其在本而求之于本,有其在本而求之于标,有其在标而求之于本。故治有取标而得者,有取本而得者,有逆取而得者,有从取而得者。故知逆与从,正行无问,知标本者,万举万当,不知标本,是谓妄行。"这里不仅指出了病在标本的一般情况,而且指出了辨标本的重要意义。所谓标本,主要指病体而言。包括了辨别病变的本质与症候,内病与外证,主要方面与次要方面,先发病与后发病,下位与上位等。这对于确定治疗措施有很重要的意义。如《水热穴论》指出水病"其本在肾,其末在肺"。肾不能主水落石出,而致水泛高原,是水病之本,而肺则处于次要地位,当然,这种病位,随着病情的变化也是可以转化的。这一原则,对指导临床辨证,颇有意义。张介宾云:"今见时医,非但不知标本,而且不知缓急。不知标本,则但见其形,不见其情,不知缓急,则所急在病,而不知所急在命,故每致认标作本,认缓作急,而颠倒错乱,全失四者之大义。"叶天士则以类中风之例,阐明后人所谓"急则涌甚,不能开口进药,自然先通其窍,或吐其痰,使得开口,然后究本寻源而用药,岂非急则治其标,缓则治其本乎?"足见历代医家重视辨标本之治一斑。所以临床必须注意标本,以确定正确的治疗原则。

(二) 辨逆从

逆从,就是逆顺。《内经》中所谓逆从,其义有二:一是经脉走向之逆从,这对针刺治疗,具有指导意义。前人根据经脉走向之逆从,总结出"迎而夺之"、"随而济之"的迎随补泻方法。一指病情之逆从,即《灵枢·师传篇》曰:"顺者,非独阴阳脉,论气之逆顺也。"《太阴阳明论》中,更以脾胃之变化。说明"阴阳异位,更虚更实,更逆更从,或从内,或从外,所从不同,故病异名也。"而病情"从则生,逆则死。"辨别其病之逆从,判断其预后,采取其应变措施,在临床上有重要意义。《灵枢·玉版篇》以痈疽五逆证,以示后学,痈疽五逆证为"以为伤者,其白眼青,黑眼小,是一逆也;药而呕者,是二逆也;腹痛渴甚,是三逆也;肩项中不便,是四逆也;音嘶色脱,是五逆也。除此五者,为顺矣。"杂病五逆证为"腹胀身热脉大,是一逆也;腹鸣而满,四肢清泄,其脉大,是二逆也;衄而不止,脉大是三逆也,咳且溲血,脱形,其脉小劲,是四逆也;咳脱形、身热,脉小以疾,是谓五逆也,如是者,不过十五日而死矣。其腹大胀,四末清,脱形、泄甚,是一逆也;腹胀便血,其脉大,时绝,是二逆也;咳溲血,形肉脱,脉搏,是三逆也;呕血,胸满引背,脉小而疾,是四逆也;咳呕,飧泄,其脉绝,是五逆也。如是者,不过一时而死矣。"以上所论,在今天看来,虽不必都是死证,但足见当时对辨别病情逆从,是作为一个很重要的问题提出来的。从以上逆证看来,主要症与脉两方面谈的较多,对后世医家有很大启发,医者临床,必须注意脉证是否相应,以判断明了病情的逆顺,而采取相应的治疗措施。

(三) 辨神

神是人体生机外在表现。根据神的情况,可以判断生机的盛衰存亡。《移精变气论》中说:"得神者昌,失神者亡。"辨神主要有三个方面:

1. 目神

它反映精神。精神寄于内脏,养于水谷之精气,现于精明,形于语言。《灵枢·本神篇》云:"观察病人之态,以知精神魂魄之存亡得失之意",即以人体生机为本,又与五脏有关,故辨精神,可知五脏病变及生机盛衰。

2. 脉神

主要反映脉的生机。正常脉象,应为比较充盈、流畅、清晰,并能应时应变。也就是说脉搏应保持一定的充盈度、流速有序,并且能随着气候、情志、运动的变化而有所变化,随着病理变化而有所反映。《内经》特别强调脉搏的胃气存亡,云:"人以水谷为本,故人绝水谷则死,脉无胃气亦死。所谓无胃气者,但得真脏脉,不得胃气也"。脉亦随时而变。若变与时与病相应,脉来和缓从容,乃为有神,反之就是失神。

3. 色神

指五色的荣润程度。凡五色荣润而活者为有神,五色枯暗而无华者为无神。《内经》有关五色之辨,论之甚详,如《五脏生成篇》所论五色之见生见死,《脉要精微论》所论五色之夺与不夺,其他篇中所论五色与五脏之应与不应,与病情之应与不应等,都说明色之有神无神应与不应对辨证有很大意义。后世根据这些原则,发展为辨舌色,辨小儿指纹等。

(四) 辨形气

形在此指人的形肉之体,气在此指人的功能,形与气,相辅相成,又可相互转化。《素问·阴阳应象大论》所谓"味归形,形归气,气归精,精归化"即此意。形气关系与形气变化在辨证中至关重要。如《玉机真脏论》曰:"形气相得者生。"《刺志论》曰:"……形气相失,谓之难治,……"说明形与气必须相得,如《三部九候论》:"形气相得者生。"《刺志论》曰:"气实形实,气虚形虚,此其常也,反此者病。"这是一个很重要的论点,说明人的器官、形体与功能应当是辨证的统一,才是正常的现象,反之就是病态。比如形体完好而功能很差,或功能很强而形质很差,这就是反常、不平衡,失去了相对的统一性,就要生病。《灵枢·寿夭刚柔篇》曰:"风寒伤形,忧恐忿怒伤气,气伤脏,乃脏病,寒伤形,乃应形,风伤筋脉,筋脉乃应,此形气内外之相应也。"从病因的角度论述了外感内伤都可以造成形气的损伤。总之,《内经》辨形的观点,对临床确有指导意义。

(五)辨虚实

这里所言的虚实,分两种:一为正邪关系中的虚实,如《素问·通评虚实论》中所谓"邪气盛则实,精气夺则虚。"在正邪关系中,凡邪气盛者,皆属实证,正气虚者,皆属虚证。《素问·玉机真脏论》谓:"脉盛、皮热、腹胀、前后不通、闷瞀,此谓五实。脉细、皮寒、气少、泄利、前后饮食不入,此谓五虚"就是具体的说明。其他如《通评虚实论》从多方面论述了虚实证的症状、病机、预后、治法,对后世医疗实践有很大的启示。由于正邪双方的相互斗争,在发病过程中体现双方力量对比的虚证和实证,通常是错综复杂的,如正虚邪盛,正盛邪微,正邪俱盛,虚实夹杂等不同情况皆是。因此,在临床时,必须尽可能分清正邪双方所处的地位,确定完善的治疗原则,才能收到较好的效果。另一指机体自身中形或气的充盛或减弱。如《八正神明论》所论月郭满则血气实,肌肉坚;月郭空则肌肉减,经络虚等。人体在外邪干犯的情况下,形气虚实的出现,其机制很为复杂,既有病理性的,亦有生理性的,且能互相影响。其病理性虚实,又有两种情况,有由于形气的亢盛或衰减而造成;有由于一方不足导致另一方的偏亢而出现,如阴虚导致阳盛,或阳虚导致阴盛,治宜"求其属"。王冰所谓"益火之源,以消阴翳;壮水之主,以制阳光"至今仍为至理名言。生理性的如《八正神明论》月郭满与月郭空对气血的影响;《生气通天论》"平旦人气生,日中而阳气隆,日西而阳气虚,气门乃闭。"说明一日间人之气有虚有实。《内经》所谓"月生无泻,月满无补,月郭空无治"另如四时之刺,针刺补泻之时,亦属这类情况。近年研究在不同的时间给药,会有不同疗效,恐都与此有关。所以辨虚实,也是一个辨证的关键。

《内经》中有关辨证的原则,还有许多兹不多述。

七、标本学说的精神实质

《黄帝内经》对事物相互对立的两个方面,在理论上,主要是用阴阳学说加以阐述。由于阴阳学说具有一定的局限性,为了说明不易确立阴阳属性的事物对立双方的相互关系,在《内经》中,尚有十余篇用标本学说说明了这种关系。其中主要有《素问》的《汤液醪醴论》、《标本病传论》、《天元纪大论》、《六微旨大论》、《至真要大论》及《灵枢经》的《病本篇》、《卫气篇》、《师传篇》等。

关于标本的本义,本似指树木的根与主干,标指木的细枝与上梢。然而,对这一语词的实际运用,则发展了许多引伸义。特别是对于事物的本质与现象、根本与枝节等类问题,往往采用标本或比喻标本关系加以说明。

《内经》中对标本的运用,也同样是在本义的基础上进行了抽象,使其成为概念性的名词。现就标本学说的主要内容与精神实质简述如下:

（一）主要内容

1. 指医生与患者而言

如《汤液醪醴论》云："病为本，工为标。"即医生与患者这一对立双方，称之为标本。医生的诊治与患者的病情应合了，就叫"标本已得"，否则就叫"标本不得"。所以经文中说："标本已得，邪气乃服"，"标本不得，邪气不服。"

2. 指病变的本末而言

如《水热穴论》中谈到水肿病时说："故其本在肾，其末在肺，皆积水也。"又说："故水病下为胕肿大腹，上为喘呼不得卧者，标本俱病。"肾与肺都与水液的代谢有关，但肾乃水之下源为本，肺乃水之上源为标，故水病其本在肾，其末在肺，二脏俱病时，谓之"标本俱病"。

3. 指发病的先后及病势的强弱而言

《标本病传论》中有一段专论先病后病与治本治标等问题，就是指发病先后而言。同时又谈到病发有余、病发不足之治标治本问题，乃是指病势强弱而言。

4. 指风热火湿燥寒六气与一年中岁时六个阶段而言

《天元纪大论》云："厥阴之上，风气主之；少阴之上，热气主之；太阴之上，湿气主之；少阳之上，相火主之；少阴之右，太阴治之；太阴之右，少阳治之。此所谓气之标，盖南面而待也。"这里把六气称为本，把六气变化在一年时间内按三阴三阳划分的六步（六个阶段，每四气为一步）称为标。

5. 指十二经脉在四肢远端者与胸背头面部者而言

《卫气篇》云："能知六经（合手足二经为一，故十二经亦曰六经）标本者，可以无惑于天下。……足太阳之本，在跟以上五寸中，标在两络命门，命门者，目也。"（以下各经略）张志聪对此段经文注曰："此分别十二经脉之本，出于手足之腕踝，其标在胸腹头气之街。标者犹树之梢秒，秒绝而出于络外之径路也。本者犹木之根干，经脉之血气，从此而出也。"这里是把经脉在四肢远端者称为本，胸腹及上至头面者称为标。

6. 指内病为本，外病为标

《师传篇》云："春夏先治其标，后治其本；秋冬先治其本，后治其标。"这里所说的标本，后世注家马莳、张介宾等都认为本指病在内，标指病在外。

（二）精神实质

从以上内容分析，可以明确看出《内经》中所说的标本，并不是单纯指一个具体的事物，其共同的特点是指某些事物自身中相互对立的两方面，有一定抽象意义。如《标本病传论》云："夫阴阳逆从标本之为道也，小而大，言一而知百病之害；少而多，浅而博，可以言一而知百也。以浅而知深，察近而知远，言标与本，易而勿及。"《至真要大论》云："夫标本之道，要而博,小而大,可以言一而知百病之害;易而勿损,察本与标,气可令调,明知胜复,为万民式。天之道毕矣。"正是说明标本反映某些事物的客观规律性,所以称之为"道"。它可以从事物之小者而推及于大者,从少者而推及于多者,从浅者而推及于深者,从近者而推及于远者,从概括者而推及于具体者。因而它对于认识某些事物及疾病变化的客观规律性,具有一定的辩证法思想,在某些方面可以补阴阳学说之不足。

标本既代表着某些事物对立的双方,则必有一方所处的地位是主要的,因而在治疗方面,必须根据病变双方的地位确定治疗原则。但标本双方所处的地位,也不是固定不变的,而是有所变动,《内经》中所谓"标本相移",就具有这样的意义。

后世医家根据《内经》这一学术思想,对祖国医学中的许多问题,如正与邪、病因与症状、先病与后病、原发病与继发病、内脏病与体表病、久病与新病等矛盾双方,都以标本加以概括说明,并根据标本双方所处的地位,确立先标后本、先本后标或标本兼治等治疗原则,对临床有一定的指导意义。若标本不清,往往导致主次不明,缓急不分等治疗上的错误。从而看出《内经》中有关标本问题的精神实质,在于说明某些客观事物对立双方的相互关系和所处的地位,和阴阳学说一样,具有朴素的辩证法思想。

八、"人与天地相参"学说

中国医药学有悠久的历史,在长期与疾病斗争的实践中,不仅积累了丰富的临床经验,而且在此基础上,产生了比较系统的理论知识。《黄帝内经》就是我国现存中医古籍中,比较完整而系统的记载古代医疗经验与理论知识的早期医学著作。

(一) 对《内经》时期思想史的简单回顾

《黄帝内经》之名,最早见于《汉书·艺文志》,该志本源于《七略》,二者对《内经》具体内容,均不曾著录。因此,对该书的真实作者及成书年代,后世学者进行了许多考证。在宋代有司马光,首先打破了为黄帝所作之旧说,提出"此周秦之间,医者依托以取重耳。"从此,学界比较普遍地认为该书非一时一人之作。乃是汇集了一个较长时期的多人作品的一部巨著。从书中所含内容来看,似上可追溯到春秋战国,下可以到秦汉。因而有越来越多的学者认为,《黄帝内经》最初成编年代,当不能早于西汉时期。从今本《素问》、《灵枢》包括的内容分析,其下限至少应包括后汉。因此,在分析《黄帝内经》学术思想有关问题时,简单回顾一下这一时期的思想史,尽可说明《内经》中反映的学术观点,有其广泛的社会基础。

春秋末期及其后,随着奴隶制的崩溃和封建制度的建立,社会生产有了显著的发展,社会经济开始出现不同程度的繁荣景象,伴随着社会政治与经济的变动,反映在意识形态领域里,便出现了百家争鸣的局面,形成了一些不同的学派,如儒家、道家、法家、名家、阴阳家等,不仅在思想界显得空前活跃,而且在文化、艺术及自然科学等方面,在继承既往成就的基础上,又有了很大的发展。秦王朝覆灭,汉王朝的建立,出现了生产的恢复与稳定,使经济和文化得到了较大的提高,汉王朝的衰亡和后汉的复兴,生产继续有所发展,在自然科学方面,又有新的贡献。

总之,在先秦及两汉时期,在许多方面,都为《黄帝内经》一书的形成,补充和完善,奠定了坚实的社会实践和思想理论基础,提供了一定的客观条件。在哲学方面,如《易经·系辞传》云："一阴一阳谓之道。"《管子·四时》云："是固阴阳者,天地之大理也;四时者阴阳之大经也。"这里所指的"道"或"理",当是指事物变化的基本规律,这一规律就是事物相互对立的两个方面——阴阳。这反映了当时的思想界,已能排除神学观念,用阴阳学说解释自然事物变化的原因。如《国语·周语》中说:"阳伏而不能出,遇而不能蒸,于是有地震,今三川地震,是阳失其所而镇阴也。"地震在古代,大都是作为天降灾异来看待的,而周语能作出这样的解释,这无疑是对神权的有力冲击。又如《荀子·天论》中说:"星坠木鸣,国人皆恐。曰:是何也? 曰:无何也。是天地之变,阴阳之化,物之罕至者也。怪之可也,而畏之非也。"这时期的一些学者,不仅运用阴阳学说,对某些自然物象进行了探讨,揭示了自然事物自身的辩证法,同时,并以阴阳学说解释病因病机。如《左传》中以"阴阳风雨晦明"作为致病的六种因素。《吕氏春秋》提出"室大则多阴,台高则多阳,多阴则厥,多阳则痿,此阴阳不适之患也。"在天道观方面,已有不少具有唯物主义观点的学者,对"天"作出了比较正确的解释,并观察到天有其自身的规律,不以人的意志为转移。如《荀子·天论》云:"天行有常,不为尧存,不为桀亡。应之以治则吉,应之以乱则凶。"另有许多天文历法方面的观察和研究,已达到相当精确的程度。随着对气象物候等现象的观察,也充分认识到其对人体的影响。如《吕氏春秋·季春季·尽数》云:"天生阴阳,寒暑燥湿,四时之化,万物之变,莫不为利,莫不为害。圣人察阴阳之宜,辨万物之利以便生。故精神安乎形而年寿得长焉。长也者,非短而续之也,毕其数也。毕数之务,在于去害。"并进一步指出,所谓去害,乃指在饮食方面的大甘大酸大苦大辛大咸等;在情志方面的大喜大怒大忧大恐大哀等;在气候方面的大寒大热大燥大湿大雾大霖等,都对人体健康有害,故当去之。

在医学方面,这一时期,不仅从文史等著作中,可以看到许多有关病因病机和治疗方面的记载,而且在《内经》成编之前,已有许多有关医学的专著。这在《史记·扁鹊仓公列传》中记述的书名,《黄帝内经》引用的书名及近些年来出土的一批简书帛书医学资料中,都可以得到证实。这是《黄帝内经》成编的医学基础。

特别值得提出的是,在此时期,人们为了探讨人与天地的关系,提出了人与天地相参的问题。如《国语·越语》云:"夫人事必将与天地相参,然后乃可以成功。"吴·韦昭注:"参,三也。天、地、人事三合,乃可以成大功。"这里虽没有展开来谈,但所谓"人事",应是包括社会与自然两方面。《荀子·天论》云:"天有其时,地有其财,人有其治,夫是之谓能参。舍其所以参,而愿其所参,则惑矣,列星随旋,日月逆照,四时代御,阴阳大化,风雨博施,万物各得和以生,各得其养以成,不见其事而见其功,夫是之谓神。皆知其所以成,莫知其形,夫是之谓天。"唐杨倞注:"人能治天时地财而用之,则是参于天地。舍人事而欲知天意,斯惑矣。"本文明确指出其所谓"参",主要是天时、地财与人治的参合,当然具有充分的唯物论思想。

上述种种学说与观点,对《黄帝内经》的作者,无疑是理论与实践方面的社会基础。

(二)《内经》"人与天地相参"说的提出

人参天地这一命题,从现存《素问》、《灵枢》的篇序看,首见于《素问·咳论》。该论云:"皮毛者,肺之合也,皮毛先受邪,邪气以从其合也。其寒饮食入胃,从肺脉上至于肺则肺寒,肺寒则外内合,邪因客之,则为肺咳。五脏各以其时受病,非其时,各传以与之。人与天地相参,故五脏各以治时感于寒则受病,微则为咳,甚则为泄为痛。"从这一段经文前后叙述的内容分析。主要说明五脏受邪均可令人咳。五脏所致之咳,一则由肺传入,一则五脏当其治时受邪,亦可令人咳。从而证明,本文所说的"人与天地相参",并非单纯的指哲理性命题,而是从五脏与五时相应方面,说明天人关系,而且这里所说的"天",乃是指自然界的这一时空概念,绝不是精神的东西,因而它是一种朴实的唯物概念,当属无疑。

《灵枢·刺节真邪篇》云:"请言解论,与天地相应,与四时相副,人参天地,故可为解。下有渐洳,上生苇蒲。此所以知形气之多少也。阴阳者,寒暑也。热则滋雨而在上,根荄少汁,人气在外,皮肤缓,腠理开,血气减,汗大泄,皮淖泽。寒则地冻水冰,人气在中,皮肤致,腠理闭,汗不出,血气强,肉坚涩。"此下进一步说明治疗疾病,应根据天地四时寒热等不同情况而采取相应治疗方法。上文所言"应"与"副",有应合、符合之义。如《易·乾卦》云:"同声相应。"《广韵》云:"应,物相应也。"从而说明这里所谓"人参天地"与"人与天地相应"、"与四时相副",基本上是同义语。

从本文例列举的事实看,所言天地,乃是指天地间阴阳寒暑的四时变化。所谓相应与相副,实则指阴阳寒暑的变化,与人体息息相应,指明了人与自然的关系。《灵枢·岁露论》云:"人与天地相参也,与日月相应也。"此言"相参"与"相应"义亦相同。《灵枢·玉版篇》则曰:"黄帝曰:余以小针为细物也,夫子乃言上合于天,下合于地,中合于人。余以为过针之意矣。愿闻其故。岐伯曰:何物大于天乎!夫大于针者,惟五兵者焉。五兵者,死备也,非生之具,且夫人者,天地之镇也,其可不参乎!"本文所指与前例,虽似不同,而其主要精神仍在阐明针之为业,亦参天地人之理。针虽细物,道莫大焉。故"上合乎天,下合乎地,中合乎人"。其实质亦在说明针刺治病的法则,也与天地人自然规律相互应合,故亦谓之"参"。

《内经》言"人与天地相应"除前文所引《灵枢·刺节真邪篇》者外,又如《素问·离合真邪论》云:"夫圣人之起度数,必应于天地。故天有宿度,地有经水,人有经脉。天地安和则经水安静,天寒地冰则经水凝泣(涩),天暑地热则经水沸溢。卒风暴起则经水波涌而隆起。"本文所论,义本明确,就是讲的天寒地冰与天暑地热两种明显的天地之气的变化对人体经脉的影响。

另如《灵枢·逆顺篇》云:"气之逆顺者,所以应天地四时五行也。"《灵枢·阴阳二十五人·通天》云:"天地之间,六合之内,不离于五,人亦应之。"等等,皆属于此。至于其他篇,虽未直接使用"人与天地相参"或"相应"之语,但却存在大量内容,属于对这一命题的论述。

另有《灵枢·邪客篇》曾列举出近三十种天地物象,与人体一一对应。其中有好些颇为机械,并不存在什么内在联系,惟在取类比象而已,故与前例义不尽同。

总之,《内经》中有关"人与天地相参"或"人与天相应"之说,从总体上讲,是一个具有鲜明的唯物主义的命题。它基本上反映人体生理、病理的某些变化,与天地自然变化,有直接的联系,人体的某些运动规律,也受天地自然规律的直接影响。从而说明"人与天地相参"说,对指导人们的养生保健与防治疾病,有着重要的实践意义。

(三)"人与天地相参"的立论基础是气一元论

"气"在《内经》中是一个使用比较普遍的概念,它有时带有抽象的意义,有时则是指具体的物象。但不管有多少层次的义项,归纳起来,主要有两个方面,一则属物质的概念,一则属由物质派生出来的功能。至于其具体使用范围,则大者如天地,小者如人体之精微,所谓"其大无外,其小无内"。诚如是也。

就天地而言,如《素问·天元纪大论》曰:"夫变化之为用也,在天为玄,在人为道,在地为化。化生五味,道生智,玄生神。神在天为风,在地为木,在天为热,在地为火,在天为湿,在地为土,在天为燥,在地为金,在天为寒,在地为水,在天为气,在地成形,形气相感而化生万物。"这里提出了形成各种物体的一个带有本质性的问题,就是"在天为气,在地成形,形气相感而化生万物"。张介宾解曰:"形,阴也。气,阳也。形气相感,阴阳合也,合则化生万物矣。"因而不论天之风热火湿燥寒,地之木火土金水,皆以形气相感而始得化生。该篇后文又谈到"太虚廖廓,肇基化元,万物资始,五运终天,布气真灵,总统坤元,九星悬朗,七曜周旋。曰阴曰阳,曰柔曰刚,幽显既位,寒暑驰张,生生化化,品物咸章。"本文虽远涉太虚,广及万物,然而所以"生生化化"之本,其核心问题,在于"布气真灵,总统坤元。"故王冰注云:"太虚真气,无所不至也。气齐生有,故禀气含灵者,抱真气以生焉。总统坤元,言天元气常司地气化生之道也。《易》曰:至哉坤元,万物资生,乃顺承天也。"更进一步阐明了天元之气,布于太虚,以司地气化生之道。天地之气,本系统一之体,常相应焉,故为生化之肇基。从而在天地四时有春之生气,夏之长气,秋之收气,冬之藏气;在六气则有风气、寒气、暑气、湿气、燥气、火气等,皆为天气衍化而来。至于五方之地之所以异者,如东方为天地之所始生,西方为天地之所收引,北方为天地之所闭藏,南方为天地之所长养,中央为天地之所以生万物,亦皆天地之气在不同地域形成的地势差别。然其所本,亦皆源于气之所化。从而说明天地之有形,万物之有象,虽千差万别,实则以气为本。这里所指的气,当是客观存在的本质概念——物质。

在论及天地之气与人的关系时,《素问·宝命全形论》曾曰:"夫人生于地,悬命于天,天地合气,命之曰人。人能应四时者,天地为之父母,知万物者,谓之天子。"本文提出了人体生命学的一个根本问题是"人生于地,悬命于天,天地合气,命之曰人"。这就是说,生命的由来,乃是源于天地之气。也就是说天地之气赋予人以生命。这个问题在《灵枢·本神篇》又云:"天之在我者德也,地之在我者气也,德流气薄而生者也。故生之来谓之精,两精相搏谓之神,……故智者之养生也,必顺四时而适寒暑,和喜怒而安居处,节阴阳而调刚柔,如是则邪僻不生,长生久视。"这里不仅说明了人的生命源于天地之气,而且又指明了"智者之养生"也必须与天地四时之气相适应,才可能"邪僻不生,长生久视"。

以上仅仅举例说明《内经》有关天地之气与人体生命之气之间的关系,不可能展开论述其有关"气"的全部内容。仅就以上诸例可以看出《内经》有关"气"的概念,从哲学的角度讲,它与古代思想家所谓的"气"或"精气",义本相同,如《管子·内业》云:"精也者,气之精也。""人之生也,天出其精,地出其形,合此以为人。"这与上面列举《内经》所谓"人生于地,悬命于天,天地合气,命之曰人"及"在天为气,在地成形。"简直可以说是同出一辙。《管子》所指的"气",也是指一种细微的运动的物质,是构成天地万物的极微小的物质单位,当然也包括人体在内。故《管子·心术下》云:"气者,身之充也。"《管子·枢言》又云:"有气则生,无气则死,生者以其气。"又进一步说明了"气"不仅是构成万物的物质单位,而且也是生命的源泉。在《管子·内业》中又说:"气道乃生,生乃思,思乃去,去乃止矣"这又与上举《灵枢·本神》之例,皆同一说。就是说物质派生出来的精神思维活动,也是以气为基础,充分反映出作者朴素的唯物观和形神观。从而说明《内经》言气,也是继承了先秦最先进的气一元论的唯物哲学观。正由于此,气之为物,分言之可谓天地人,浑言之统名之气,而天地之气则无不充,人体之气则外内皆应,尽属宇宙系统之统一体。因而天地人三者之间,自能相互影响,相互应合。故可认为"人与天地相参"说的立论基础是气一元论。

（四）把握"人与天地相参"说的重要问题在于求"道"

"道"在《内经》中，也是运用非常广泛的重要概念之一。其大者有属哲学抽象，其小者有指某一具体物象的规律性，皆可名之为"道"。今略举其要者，加以简述。

《素问·阴阳应象大论》曰："阴阳者，天地之道也，万物之纲纪，变化之父母，生杀之本始，神明之府也。治病必求于本。"本文所谓"天地之道"，乃指阴阳二气。这是先秦气一元论说包含为两种互为对立互为依存的阴阳二气的最富有辩证思维的核心思想。因此，作为阴阳二气的"道"，则寓于至广至大的天地之中，所以为"万物之纲纪，变化之父母，神明之府"。故在该篇除论述了许多阴阳的一些基本法则，如阴阳相生，阴阳相杀，阴阳互化，极则生变等外，最后进一步提出"天地者，万物之上下也，阴阳者，血气之男女也，左右者，阴阳之道路也，水火者，阴阳之徵兆也。阴阳者，万物之能始也。"从而明确看出《内经》言"道"，是指事物自身中具有的法则或规律，并不是在客观之外而独立存在的"道"，更不是凌驾于客观事物之上而支配或主宰客观事物的至高无上的精神之"道"。

基于上述观点，"道"在自然界中是变化不尽的，又是可以离合的。如《素问·灵兰秘典论》曰："至道在微，变化无穷。……恍惚之数，生于毫厘，起于度量，千之万之，可以益大，推之大之，其形乃制。"《素问·阴阳离合论》又曰："阴阳者，数之可十，推之可百，数之可千，推之可万，万之大，不可胜数，然其要一也。"从而说明阴阳之道，既寓于天地之大数内，又寓于毫厘之小数内。"大则无外，小则无内。"无不具有阴阳之道。这充分体现了《内经》作者，视阴阳之道为哲学一最高范畴。基于这一认识，"道"并不是不可捉摸和不可认识的东西，它离不开天地人这一客体。故《素问·气交变大论》曰："夫道，上知天文，下知地理，中知人事，可以长久。……本气位也。位天者，天文也；位地者，地理也；通于人气之变化者，人事也。"这就明确指出了只有通过天文、地理、人事，才可能认识"道"，才可以体现"道"。所以"道"，既是抽象的，也是具体的。

基于"道"存在于天、地、人事之中，又是可以认识的这一基本观念，所以《内经》有多方面内容，论及于道，有天道，有地道，有四气之道，有养生之道，有诊道，有针道，有治道等，反映了该事物的客观规律性和人们对具体事物的认识。

《素问·六微旨大论》曰："天之道也，如迎浮云，若视深渊，……此因天之序，盛衰之时也。"《素问·气交变大论》又曰："五运更始，上应天期，阴阳往复，寒暑迎随，真邪相薄，内外分离，六经波荡，五气倾移，太过不及，专胜兼并，……是明道也。"这是言天道，是指天气阴阳往复、寒暑迎随所引起的气候变化，也就是所谓"天之序，盛衰之时"。

《素问·五常政大论》曰："帝曰：一州之内，生化寿夭不同，其故何也？岐伯曰：高下之理，地势使然也。崇高则阴气治之，污下则阳气治之，阳胜者先天，阴胜者后天。此地理之常，生化之道也。……故治病者，必明天道地理，阴阳更胜，气之先后，人之寿夭，生化之期，乃可以知人之形气也。"这是言地道。就是说地势有高下之殊，四方有寒暑之差，人气有寿夭之形。只有掌握了由于地域差异而导致此种差别的客观规律，才能够作出正确的治疗，故称之为地道。

《素问·四气调神大论》概言四时之气，以春三月为养生之道，夏三月为养长之道，秋三月为养收之道，冬三月为养藏之道。并总括之曰："夫四时阴阳者，万物之根本也。所以圣人春夏养阳，秋冬养阴，以从其根。故与万物浮沉于生长之门。逆其根则伐其本，坏其真矣。

故阴阳四时者,万物之终始也,死生之本,逆之则灾害生,从之则苛疾不起,是谓得道。"这是言四气之道,春生夏长秋收冬藏,是四时阴阳变化的客观规律,不可违背,故称之为"根本"。背离这一规律则灾害生,顺从这一规律则苛疾不起,因此名之曰"得道"。

《素问·上古天真论》曰:"上古之人,其知道者,法于阴阳,和于术数,食饮有节,起居有常,不妄劳作,故能形与神俱,而尽终其天年,度百岁乃去。……是以嗜欲不能劳其目,淫邪不能惑其心,愚智贤不肖,不惧于物,故合于道。"这是言养生之道。这里提出了"知道"与"合道"的问题,重在教导人们既应知晓天地四时的变化规律,给人们带来的影响,又要根据这一规律加以适应,自能达到形神俱备尽终天年的境界,不致被邪僻所伤而中年夭折。这就是所谓养生之道。

另外,《内经》言道,如针道言针术的一般规律,诊道言诊断的一般法则,治道言治疗的一般法则,医道言医学的基本范畴等,不胜枚举,本文不可能展开加以论述。总之,从上面举例的简述来看,《内经》言"道",主要在于探求宇宙间包括人体在内的各种规律的有序运动,以及这种规律的有序运动之间的相互关系。特别是自然界各种规律运动对人体的影响。因此,只有求得道之所在,才能更加深入地认识生命的规律,更好地把握"人与天地相参"说的精神实质,达到更高的认识境界。

(五)"人与天地相参"说着重阐明人与自然的有机联系

古代人们通过对自然界的长期观察与医疗实践活动,逐渐认识到人在自然界中的地位,人与自然界的关系等非常有意义的问题。这在《内经》中均有充分的体现。现举例简述。

1. 人天相应

这里所谓"天",主要是根据前文所引"位天者天文也"这一概念,说明人与日月星辰等的关系。本文仅以日月为例。

《素问·生气通天论》曰:"阳气者,若天与日,失其所则折寿而不彰,故天运当以日光明。是故阳因而上卫外者也。"《素问·八正神明论》则曰:"是故天温日明,则人血淖液而卫气浮,故血易泻,气易行;天寒日阴,则人血凝泣,而卫气沉。"这里明确指出了日明与日阴,直接影响到血气的运行。在《灵枢·卫气行篇》则提出卫气循行与每日日视运动是相互对应的。其他有关这方面的论述还有许多,不再列举。这就足以说明《内经》作者,早已发现太阳的各种运动,对人体生理病理变化有着直接影响。这一点已可从近代太阳生物学的研究中,逐渐得到证实。

《素问·八正神明论》又曰:"月始生则血气始精,卫气始行;月郭满则血气实,肌肉坚;月郭空则肌肉减,经络虚,卫气去,形独居。是以因天时而调血气也。……月生无泻,月满无补,月郭空无治,是谓得时而调之。"本文明确指出月之盈亏朔望,直接影响人体血气的运行,在《灵枢·岁露论》中,不仅指出卫气行风府日下二十一节之一,再注入伏冲行九日之月周期,并进一步提出人与"天地相参也,与日月相应也。故月满则海水西盛,人血气积,肌肉充,皮肤致,毛发坚,腠理郄,烟垢著。当是之时,虽遇贼风,其入浅不深。至其月郭空,则海水东盛,人气血虚,其卫气去,形独居,肌肉减,皮肤纵,腠理开,毛发残,膲理薄,烟垢落。当是之时,遇贼风,则其入深,其病也卒暴。"本文不仅论述了人体血气与月象的关系,而且指出了月象朔望不同时期感受外邪,也有轻重深浅的不同。因而在施治时,也必须注意这些情况。基于上述理论指导,《内经》中又有"以月死生为痏数"的针刺疗法,惜今已不知其详。

有关人月关系的问题,近年来国内外不少学者,运用现代科学方法进行研究分析,如婴儿出生时间、妇女月经来潮时间、心脑血管病人死亡时间等,从生物物理与生物化学的角度,对人月关系作出了初步解释,证明月球引力,也可能象潮汐变化一样作用于人体,使人体机能产生适应性变化,出现月节律特征。

2. 人时相应

由于人体气血运行和各种功能活动,经常处于动态中,而且其动态变化,又直接受客观因素的影响,故《内经》有许多篇都曾论及人时关系。如《素问·四气调神大论》对四时春生夏长秋收冬藏的不同气候特点,提出了一整套应四时的养生方法。《素问·玉机真脏论》则明确提出"合人形以法四时五行而治。……五行者,金木水火土也。更贵更贱,以知死生,以决成败,而定五脏之气,间甚之时,死生之期也。"并根据这一原理,推论出五脏发病之慧、安、加、甚、起、死时间。在《灵枢·病传》与《顺气一日分为四时》等篇中,也均有类同的论述。如此等等,旨在说明五脏功能活动及气血运行,并不是始终如一地维持在永恒的稳定状态中,而是根据内外环境的不断改变而产生适应性变化。基于上述情况,近年来有不少学者,从生物钟的角度,对正常人体不同时间生理活动进行探索,对病人进行最佳用药时间的选择,都取得了一定成绩,说明这一客观规律不可违背。《素问·五常政大论》所谓"化不可代,时不可违。"就是这个意思。

3. 人地相应

《内经》中言及人地关系,包括两个方面的内容,一则指地理位置及由此而带来的不同环境对人体的影响;一则泛指地气作用对人体的影响。前者如《素问·异法方宜论》对五方之地的天地之气差异、地势特点、饮食习俗、体质特点、易患疾病等,都作了具体的描述,充分体现了地理环境对人体的影响。当然文中所言内容,有些和现在并不完全吻合。但就大体而言,还是能够反映我国不同地域差别。尤其作为医学的一种指导思想,则基本上是正确的。说明由于地理位置和生活条件等不同,对人的体质和发病情况,确实存在着差异。后者则主要在运气七篇大论中有较为详细的论述。如《素问·天元纪大论》曰:"寒暑燥湿风火,天之阴阳也,三阴三阳上奉之;木火土金水,地之阴阳也,生长化收藏下应之。天以阳生阴长,地以阳杀阴藏。天有阴阳,地亦有阳阳。"上文概括地阐明了天气与地气的基本概念。这里所谓地气,主要指应地阴阳之木火土金水和体现地气作用的生长化收藏。在《素问·五运行大论》中又详细表述过天地人应于五行大类中的具体内容。《素问·六微旨大论》则曰:"言天者求之本,言地者求之位,言人者求之气交。""上下之位,气交之中,人之居也。故曰:天枢之上,天气主之,天枢之下,地气主之,气交之分,人气从之,万物由之,此之谓也。"《素问·至真要大论》又曰:"本乎天者,天之气也;本乎地者,地之气也。天地合气,六节分而万物化生矣。故曰:谨候气宜,无失病机,此之谓也。"上文明确指出了天地之气与人的关系。其具体内容,运气七篇中有大量的论述,今不多述。这里涉及运气学说,近年来国内学者结合天文学、气象学、物候学、流行病学等,进行过一些有益的探讨。并有少数学者,结合地区性气候与流行病学档案资料作过分析研究。当然,对运气学说的现代科学研究,还有待于今后的不断探索,但就其所论天气地气对人体的影响,当是无可非议的。

仅从以上所举数端,尽可说明天地气对人体的影响和人体适应天地气变化的自然规律,充分体现了人与自然的有机联系。

(六) 运用"人与天地相参"的观点指导防治疾病

由于"人与天地相参"的观点几乎贯串于《内经》全书之中,从这一基本点着眼,去探讨《内经》中有关病因、病机、摄生、诊法、治则等有关防治疾病的重要问题,不可能充分显示出这一观点对这些方面的指导意义。今就其要者,举例而言。

1. 病因病机

《内经》言及病因病机时,主要包括三个方面,如《灵枢·百病始生》曰:"夫病之始生也,皆生于风雨寒暑,清湿喜怒。喜怒不节则伤脏,风雨则伤上,清湿则伤下。"又《灵枢·顺气一日分为四》曰:"夫百病所始生者,必起于燥湿寒暑风雨,阴阳喜怒,饮食居处。气合而有形,得藏而有名。"上文已概括指出病因的三个方面,而其中燥湿风雨寒湿一类,主要是由于天地四时阴阳之气的反常变化所致,其对人体生命活动影响较大,正如《素问·生气通天论》所谓"夫自古通天者,生之本,本于阴阳,天地之间,六合之内,其气九州九窍、五脏十二节,皆通乎天气,……数犯此者,则邪气伤人。此寿命之本也。"故在《内经》中有不少篇章,专门论述天地四时阴阳之气偏颇失序淫泆为病的问题。如《灵枢·顺气一日分为四时》对疾病之"旦昼安、夕加、夜甚",结合一日四时之气的盛衰,作了具体解释。在运气七篇中,对天地之气致病的论述,尤为多见,特别是《至真要大论》的病机十九条,一直被后世医家尊为论述病因病机的归纳性经文。因而,把握天地之气反常致病,对防治疾病有着十分重要的意义。

2. 摄生

天地之气既可致人以病,则养生之道,就必须注意顺应天地之气的有序变化和谨防其发生的太过不及,这是贻养天年的很重要的方面。故《素问·上古天真论》强调指出:"夫上古圣人之教下也,皆谓之虚邪贼风,避之有时,恬惔虚无,真气从之,精神内守,病安从事。"并列举了所谓真人、至人、贤人等之善于养生者,必当做到"提挈天地,把握阴阳。""和于阴阳,调于四时"。"处天地之和,从八风之理。""法则天地,象似日月,……逆从阴阳,分别四时"。在《素问·四气调神大论》中又详细阐述了顺应天地之气春生夏长秋收冬藏的具体作法。并告诫人们曰:"夫四时阴阳者,万物之根本也。所以圣人春夏养阳,秋冬养阴,以从其根,故与万物浮沉于生长之门,逆其根则伐其本,坏其真矣。"这一顺养天地阴阳四时之气的养生方法,对今日健身之道,仍然有着十分重要的意义。

3. 诊法

《内经》在论述诊法时,强调与天地四时相关的观点非常明确,而且内容也相当丰富。今仅以《素问》之《移精变气》、《诊要经终》、《脉要精微》、《平人气象》、《玉机真脏》、《三部九候》六论为例。《移精变气论》:"上古使僦贷季理色脉而通神明,合之金木水火土,四时八风六合,不离其常。变化相移,以观其妙,以知其要。欲知其要,则色脉是矣。色以应日,脉以应月,常求其要,则其要也。"这里主要指出色脉之诊,必与四时五行六合八风合之,并作为一个很重要的原则来加以强调。《诊要经终论》中则指出了"诊要"的具体内容是五脏与一年十二月的对应关系。《脉要精微论》中表述四时脉动的具体形象。如所谓"万物之外，六合之内，天地之变，阴阳之应，彼春之暖，为夏之暑，彼秋之忿，为冬之怒。上变之动，脉与之上下。""春日浮，如鱼之游在波。夏日在肤，泛泛万物有余。秋日下肤，蛰虫将去。冬日在骨，蛰虫周密，君子居室。"即属乎此。《平人气象》则着重论述五脏五时不同脉象的机理。并进一步强调脉从四时及逆四时对诊病的重要。《三部九候论》则明确指出"天地之至数，始于一终于九焉，一者天，二者地，三者人。因而三之，三三者九，以应九野。故人有三部，部有三候，以决死生，以处百病，以调虚实，而除邪疾。"总之，《内经》在论述色脉诊时，必反复强调天地四时对人体的影响，因而在诊法中，是把色脉应天地四时之变，列为重要特点之一。

4. 治则

《内经》论述治则，从大的原则到具体治法，充分体现了其实践性、辩证性、科学性等重要意义。由于《内经》在论述人体生理、病机、诊法时，反复强调人与自然的关系，因而在治则中也充分体现了这一点。今举例说明。如《素问·宝命全形论》在论述"人以天地之气生，四时之法成"的理论基础上，提出了一个治疗学中的重要的原则是"法天则地，随应而动，和之者若响，随之者若影，道无鬼神，独来独往。"这个问题在《素问·八正神明论》中，结合针刺法，又作了充分的发挥和具体的论述。提出"凡刺之法，必候日月星辰四时八正之气，气定乃刺之"和"因天时而调血气"的论点。上文所说的"法天则地"，亦即"人与天地相参"说在诊法方面的一条原则。又如《素问·阴阳应象大论》在归纳指出"阴阳者，天地之道也，万物之纲纪，变化之父母，生杀之本始。"遂即提出"治病必求于本"。这里所说的本，实则"天地阴阳"。至于《素问·异法方宜论》中，根据五方地势不同而病皆得治愈的五方之治，则为后世同病异治法之滥觞，因而若谓《八正神明论》言"法天"，则"异法方宜论"当论"则地"。总之，从以上几个例证中，完全可以看出《内经》"人与天地相参"说在治则中的具体体现。

（七）《内经》"人与天地相参"说与汉儒"天人合一"说有本质区别

与《内经》"人与天地相参"说似是而实非者，有汉儒倡导的"天人合一"说，其中最有代表性的如董仲舒《春秋繁露·阴阳义》云："天亦有喜怒之气，哀乐之心，与人相副，以类合之，天人一也。春，喜气也，故生；秋，怒气也，故杀；夏，乐气也，故养；冬，哀气也，故藏。四者，天人有之，有其理而一用之。与天同者大治，与天异者大乱。故为人主之道，莫明于在身之与天同者而用之。"这一段文字从表面看，与《内经》所论颇有些相似，均是在论述人与天地四时的关系。然而其中核心问题是"天"这一概念的内涵，究系物质的还是精神的。我们从《繁露》其他篇中自能找到答案。《郊义》篇云："天者，百神之君也，王者之所最尊也。"《效祭》篇云："天者，百神之大君也。事天不备，虽百神犹无盖也。"天辨在人篇云："天之志，常置阴空处，稍取之以为助。"从以上三处引文中，可以明确看出，董仲舒所说的天，是百神之"大君"，是王者之"最尊"。此处所谓"神"，当然是指意念的统治者，而"天"作为百神之"大君"，自然是意识形态的唯一最高统治者。因此，神格化了的"天"，又与"王"合为一体，而且是王中之"最尊"，也就是至高无上的"王"。

"天"既是精神的概念，四时之气只不过是体现天的意志，故上文所谓春为天之喜气，秋为天之怒气,夏为天之乐气,冬为天之哀气。在《阳尊阴卑》篇中又进一步发挥道:"是故春气暖者,天之所以爱而生之;秋气清者,天之所以严而成之;夏气温者,天之所以乐而养之;冬气寒者,天之所以哀而藏之。"

董氏认为天不仅通过四时体现其喜怒哀乐,而且作为至高无上的意志的天统治下的人,也是受天的意志所左右,这就是董仲舒的所谓"以类合之"。在《天辨在人》篇又进一步解释道:"喜怒之祸,哀乐之义,不独在人,亦在于天。而春夏之阳,秋冬之阴,不独在天,亦在于人。人无春气,何以博爱而容众;人无秋气,何以立严而成功;人无夏气,何以盛养而乐生;人无冬气,何以哀死而血丧。天无喜气,亦何以暖而春生育;天无怒气,亦何以清而秋杀就;天无乐气,亦何以疏阳而夏养长;天无哀气,亦何以激阴而冬闭藏。故曰:天乃有喜怒哀乐之行,人亦有春夏秋冬之气者,合类之谓也。"这就是董仲舒所说的"天人相合"的最基本的内容。

然而,我们从《内经》的有关论述中,却可以明确地看出,其所谓"天",指的是客观存在的物质的"天"。天为气之清者,地为气之浊者,故"在天为气,在地成形"。而四时之气的春生夏长秋收冬藏,乃是气候变化的自然规律,绝不是受某种意志的支配,更不是天的意志的具体体现。在论及人与四时这一命题时,重在说明人与天地四时的关系,强调指出:"人能应四时者,天地为之父母。"就是说人能适应四时之气的变化,就可以达到养生的目的,否则,就要影响生命活动。从而说明汉儒倡导的"天人合一"的论点,与《内经》"人与天地相参"的学说有着本质的区别。

董氏除言"天人合一"外,也用过"天人相副"、"天人相参"等命题,如《为人者天》篇云:"人之为本,本乎天。天亦人之曾祖父也,此人之所以上类天也,人之形体,化天数而成;人之血气,化天志而仁;人之德行,化天理而义;人之好恶,化天之暖清;人之喜怒,化天之寒暑;人之受命,化天之四时。人生有喜怒哀乐之答,春夏秋冬之类也。喜,春之答也;怒,秋之答也;乐,夏之答也;哀,冬之答也。天之副在乎人,人之性情,有由天者矣。"《人副天数》篇又云:"天地之符,阴阳之副常设于身,身犹天也,数与之相参,故命与之相连也。天以终岁之数,成人之身,故小节三百六十五,副日数也;大节十二分,副月数也;内有五脏,副五行数也;外有四肢,副四时数也;乍视乍冥,副昼夜也;乍刚乍柔,副冬夏也;乍哀乍乐,副阴阳也;心有计虑,副度数也,行有伦理,副天地也。"

从上文中,完全可以看,尽管董氏在论述天人关系这一牵扯到认识论的根本问题时,不断改换着用语,但其基本观点是不曾改变的。董氏在这里所说的天,更加明确为意志的天,亦即精神的天,与上文所谓"百神之大君"的天及"王者之最尊"的天,义出一辙。因而其所谓"天人相副"或"天人相参",与"天人合一"之说是完全一致的。不管神格化了的天也好,人格化了的天也好,最终目的,仍在宣扬"君权神授""王命至尊"等为封建统治阶级服务的唯心主义观点。这在其他有关篇章中,可以得到进一步的证实。如尧舜汤武篇云:"王者,承天意以从事。""天以天下予尧舜,尧舜受命于天而王天下。"《深察名号》篇云:"受命之君,天意之所予也,故号为天子者,宜视天如父,事天以孝道也。……是故事各顺于名,名各顺于天,天人之际,合而为一,同而通理,动而相益,顺而相受,谓之德道。"从上文中,已可充分证明董氏之天人观之基本点的核心问题。因此尽管《繁露》中用了较多篇幅论述过天地、阴阳、四时、五行等与《内经》相同的命题,但由于其对"天"的实质这一认识论上的根本错误,所以和《黄帝内经》就有着本质上的区别。

在《汉书·董仲舒传》中引贤良对策文,除与上文有相同观点的内容外,有与汉武帝问对言天征人、言古验今一节,与《内经》文亦颇相似,然实有别。制曰:"盖闻善言天者,必有征于人。善言古者,必有验于今,故朕垂问。"仲舒对曰:"今臣闻:天者群物之祖也,故偏覆包函而无所殊,建日月风雨以和之,经阴阳寒暑以成之。故圣人法天而立道,亦博爱而无私,布德施仁以厚之,设谊立礼以导之。春者,天之所以生也,仁者,君之所以爱也;夏者,天之所以长也;德者,君之所以养也;霜者,天之所以杀也;刑者,君之所以罚也。由此言之,天人之征,古今之道也。……是故王者,上谨于承天意,以顺命也;下务明教化以成性也;正法度之宜,别上下之序,以防欲也。修此三者,而大本举矣。"从这一段对文看,仲舒对天人关系这一问题的基本观点,仍然是君权神授、君奉天命,天不变道亦不变等客观唯心主义。

在《内经》中亦有关于天人古今应验之事,但与董仲舒所言,绝不相同。今再举其命题相似者二,加以辨焉。《素问·举痛论》云:"善言天者,必有验于人;善言古者,必有合于今;善言人者,必有厌于己。如此则道不惑而要数极,所谓明矣。"此下则主要是论述五脏卒痛之病机,是知本文是对他文的概括,虽与本篇义不相涉,但绝不言天命。又《素问·气交变大论》云:"善言天者,必有验于人,善言古者,必有验于今,善言气者,必彰于物,善言应者,同地天之化,善言化言变者,通神明之理。"此所谓"神明",指阴阳不测之变化,非天帝之神。本篇起首曾有黄帝问及"五运终始,上应天期,阴阳往复,寒暑迎随,真邪相薄"等运气学有关问题,岐伯则以"夫道者,上知天文,下知地理,中知人事,可以长久"的道理作答。故全篇内容,均为论述"运"与"气"的具体变化情况及对人体影响而发病的情况,最后以言天验人,言古验今之语加以概括。这就充分说明了《内经》在这一命题中对天人、古今之涵义的唯物观点是何等鲜明,与董仲舒的唯心主义观点是何等的不同。因此我们说《内经》中的这一命题与董仲舒所论虽然在用语有些相似,但在实际内容中,却具有本质的差别。总之,尽管《繁露》中论述的某些问题,与《内经》有某些相似之处,但由于其认识论的前提是错误的,故绝不能与《内经》同日而语。这就是二者在此问题上的根本差别。

结语

"人与天地相参"说,是《内经》作者在其同时代思想界有关人与自然界的关系之认识的基础上,提出的一个重要命题。它不是一个单纯的哲学问题和医学概念,乃是哲学与医学相结合的理论问题。

"人与天地相参"说,虽然在《内经》中仅有少数篇章使用了这一用语,但却在较多篇章中体现了这一思想,论述了这方面的内容。因此,可以认为"人与天地相参"说,是《内经》理论体系中的一个重要组成部分。

"人与天地相参"说,既有其理论思维的抽象,又有其广泛的实践基础和有关认识论方面的物质基础。在《内经》作者看来,宇宙万物,"其大无外,其小无内",均是由比较高度抽象的物质概念——气构成。因而,万物虽是千差万别,但具有其最大的统一性——物质,在这个物质统一体中,又具有相互参应的联系性,这就是"人与天地相参"说的立论基础。

《内经》作者认为,宇宙间各种事物的运动,都有其自身的规律,对这些运动规律,概称之为"道"。认识客观事物的重要方面在于认识其运动规律,也就是"求道"。在这一基础上,进一步揭示人与自然界的各种有机联系。作为医学科学来说,不仅要认识与卫生健康有关的各种主客观环境,而更重要的是在此基础上,提出适应与改变客观事物的方法和措施。

诸如病因、病机、诊断、防治等问题,概属乎此。故《内经》"人与天地相参"说的重要意义,就在于其从理论上指导防治疾病。这种理论的指导作用,不仅直到今天仍有现实意义,而且对探讨建立一种科学的合理的医学模式,也具有非常重要的价值。

在我国古代,论述"人与天地相参"者,除《内经》之外,尚有先秦学者及汉儒学派。该派学者,由于未能从广泛的实践方面去认识客观事物,甚至在社会学方面,完全陷入唯心主义的泥坑,因而成为毫无科学价值的历史陈迹。因此,与《内经》"人与天地相参"这一具有丰富的朴素的唯物辩证思想之论说相比,就有着本质的区别,绝不可混为一谈。

总之,《内经》"人与天地相参"说的精神实质,是在承认客观物质第一性的基础上,阐述人与天地也就是人与自然自身具有的规律性和联系,把天地人看作一个相参相辅相互影响的统一体,进而指导防治疾病的理论学说,也是中医整体学说的重要组成部分。清人石寿棠先生曾曰:"人禀阴阳五行之气,以生于天地间,无处不与天地合。人之有病,犹天地阴阳之不得其宜,故欲知人,必先知天地。"诚如是也。

九、《黄帝内经》的唯物主义观点和辩证法思想

《黄帝内经》是我国最早一部医学总集,它总结了周秦以来至西汉年间我国劳动人民创造的医学科学成就,在理论上具有朴素的唯物主义观点和辩证法思想,这对当时医学领域中的天命观、鬼神论等封建迷信思想体系,是一个有力的打击。

(一) 以唯物主义的自然观,反对神学唯心主义的思想体系

《内经》继承了先秦时期一些唯物主义者"气一元论"的观点,认为万物起源于微小物质的"气"。"气"也叫"精气",它具有相互对立的两个方面,即阴阳二气,由阴阳二气变化发展产生万物。《素问·天元纪大论》说:"太虚廖廓,肇基化元,万物资始,五运终天,布气真灵,总统坤元,九星悬朗,七曜周旋,曰阴曰阳,曰柔曰刚,幽显既位,寒暑弛张,生生化化,品物咸章。"又曰:"形气相感而化生万物矣。……气有多少,形有盛衰,上下相召而损益彰矣。"从这里我们可以理解为,充斥于无限宇宙中的、作为万物本元和基础的东西,不是别的,正是物质的气。这种物质的气,有阴和阳的不同,刚和柔的差异,幽和显的区别。由于这种物质的气自身中存在着矛盾,而且处于生化不息的运动中,所以才使千差万别的事物都显现出来。《素问·五运行大论》说:"夫变化之用,天垂象,地成形,七曜纬虚,五行丽地,地者,所以载生成之形类也;虚者,所以列应天之精气也。形精之动,犹根本之与枝叶也,仰观其象,虽远可知也。"说明列于上天的东西,尽管摸不着,但仍然是精气,而不是别的。载于地上的,则是物质的形类。所以只要抓住了形精这个根本,有些物象虽远也是可知的。这不仅阐明了自然界的客观物质性,而且说明了物质的可知性。这对不可知论是一个有力的驳斥和批判。总之,天之精,地之形,是万物发生变化的根本。故《素问·阴阳应象大论》说:"天有精,地成形,……故能为万物之父母。"

从上述观点来看,《内经》在对于天地万物是如何产生的问题上,虽然在当时的历史条件下,没有真正科学的答案,但它关于"形气相感"的说法,乃是坚持从自然界本身去寻找,而没有求助于造世主。

在医学领域中,对于疾病的发生和对待疾病的态度,也存在着唯物主义的斗争。《内

经》同样是以唯物主义的观点进行阐述的。《素问·四气调神大论》说："故阴阳四时者,万物之终始也,死生之本也,逆之则灾害生,从之则苛疾不起,是谓得道。"《素问·生气通天论》说："苍天之气,清净则志意治,顺之则阳气固,虽有贼邪,弗能害也,此因时之序。"说明疾病的发生,与阴阳四时的气候变化有一定关系,并提示人们必须适应自然界的阴阳变化,由此,《内经》实际上提出了气候与精神等具体致病因素。如《灵枢·百病始生篇》说："夫百病之始生也,皆生于风雨寒暑,清湿喜怒。""风雨寒热,不得虚,邪不能独伤人,卒然逢疾风暴雨而不病者,盖无虚,故邪不能独伤人,此必因虚邪之风,与其身形,两虚相得,乃客其形。"这里不仅说明了风雨寒热(概指六淫之邪)与喜怒(概指七情为病)两大病因,同时指出外邪伤人在于"体虚",也就是所谓"邪之所凑,其气必虚"和"正气存内,邪不可干"的内因论观点。另外,《内经》还多处提及"房事过度"、"饮食不节"等方面的致病因素,为后世"三因论"学打下了基础。这种唯物主义的病因论,冲破了唯心主义鬼神论致病的说教,对疾病的发生作出正确的答案。基于这一认识,《内经》在有关养生和治疗方面,提出了许多切合实际的原则,彻底打破了人在疾病面前无所作为的天命论观点。如《素问·上古天真论》说："虚邪贼风,避之有时,恬淡虚无,真气从之,精神内守,病安从来。是以志闲而少欲,心安而不惧,形劳而不倦,气从以顺,各从其欲,皆得所愿。"《素问·四气调神大论》说："夫四时阴阳者,万物之根本也,所以圣人春夏养阳,秋冬养阴,以从其根,故与万物沉浮于生长之门。逆其根则伐其本,坏其真矣。"基于上述观点,《内经》对防治疾病的问题,提出了两条很重要的指导原则,一是"不治已病治未病,不治已乱治未乱……夫病已成而后药之,乱已成而后治之,譬犹渴而穿井,斗而铸锥,不亦晚乎!"(《素问·四时调神大论》)这就是所谓"治未病"的思想,但是人的预防能力总是有限度的,一旦发生了疾病应当怎样治疗?在《素问·阴阳应象大论》中又提出了"治病必求于本"的思想。所谓"本",就是病变的本质,实际指的阴阳偏倾这个根本原因。在这一思想指导下,《内经》中又提出了调阴阳的治疗原则,对指导临床实践起到了重要的作用。直到今天,这些原则还被广泛地运用着。

《内经》还提出了"道无鬼神"和"拘于鬼神者不可与言至德"等无神论的观点。这和当时思想领域中占主导地位的神学体系也是格格不入的。例如,关于"梦景"的问题,在科学不发达的古代,大多是从离开形体永远不灭的精神——"灵魂"去解释的,并附会以人事吉凶。所以长期以来,占梦不仅成为唯心主义的邦凶,而且成为封建统治者的工具。但是,《内经》对于"梦景"的解释,却没有求助于鬼神的观念,而是从人体对客观事物的反应这一唯物主义观点去加以说明的。如《灵枢·淫邪发梦篇》说："正邪从外袭内,而未有定舍,反淫于脏,人卧不得安而喜梦。气淫于腑则有余于外,不足于内;气淫于脏,则有余于内,不足于外。"经文中并提出许多形成梦景的具体原因,如"阴气盛则梦涉大水而恐惧,阳气盛则梦大火而燔,……上盛则梦飞,下盛则梦堕,甚饥则梦取,甚饱则梦予"等。这些描述基本上是符合实际情况的。虽然文中也提到魂魄的问题,但只是把它当作精神活动的一种形式,所谓"随神往来者,谓之魂,并精出入者,谓之魄"。它和那种虽然寓于人体,但可以离开人体而永远不灭的灵魂观念是不同的。

关于"神"的概念,《内经》中有许多论述,但大多指人的精神活动而言。如《素问·六节脏象论》说："味有所藏,以养五气,气和而生,津液相成,神乃自生"。《灵枢·平人绝谷篇》说："五脏安定,血脉和利,精神乃居。故神者,水谷之精气也。"说明人的精神是人体脏器的产物,由水谷精华进行营养,离开了精气的营养,神也就不能生存,即是说神决不是可以离开形体而永不灭亡的绝对精神。《内经》的这种观点，当然是唯物主义的。

（二）阴阳学说是祖国医学的理论基础

阴阳学说是我国古代自发的辩证法思想，在春秋战国时代，有些唯物主义思想家，开始将这种学说引进到医学领域，这是一个了不起的创举。事实证明："理论思维或哲学思想，是任何一个科学工作者不可离开的东西。"正如恩格斯所说："不管自然科学家采取什么样的态度，他们还是受哲学的支配。问题在于：他们是愿意受某种坏的时髦哲学的支配，还是愿意受一种建立在通晓思维的历史和成就基础上的理论思维的支配。"

《内经》中广泛地运用了阴阳学说来说明医学及与医学有关的各种问题，其基本观点主要有以下几个方面：

1. 一阴一阳之谓道

这句话出自《易经·系辞传》是对阴阳学说的概括。毛主席曾经指出："这是古代的两点论。"在《内经》中亦有这种观点。如《素问·阴阳应象大论》说："阴阳者，天地之道也，万物之纲纪，变化之父母，生杀之本始，神明之府也。"又说："天地者，万物之上下也；阴阳者，血气之男女也；左右者，阴阳之道路也；水火者，阴阳之征兆也；阴阳者，万物之能始也。"《素问·四气调神大论》说："夫四时阴阳者，万物之根本也。"又说："故阴阳四时者，万物之终始也，死生之本也。"这里所谓"天地"、"万物"，乃是泛指自然界。从当时的历史条件下，以为无形者莫大于天，有形者莫大于地，故以天地代表自然界。而自然界的万事万物，无不具有阴阳相互对立的两个方面。如从大小物体而言，大者如天地，小者如精气；从可见与不可见而论，可见者如形，不可见者如气；从气象而论，如春夏秋冬和昼夜；从人体而论如内而五脏六腑，外而四肢百骸，都具有相互对立的阴阳两个方面。这种相互对立的阴阳两个方面乃是客观事物最本质的东西，所以称之为"根本"；它是事物所以能发展变化的总纲，所以称之为"纲纪"；它是事物发生和消亡的根本原因，所以称之为"死生之本"；是事物的功能所在，所以称之为"能始"，是事物所以能有数量与质量的变化的基础；所以比之为"父母"；它贯穿于一切事物的开始和终结，所以称之为"终始"，概括起来，称之为"道"。"道"通常理解为规律或道理。

这种理论用在医学领域中，则是说明生理、病理、诊断、治疗等方面的问题。如生理方面的脏和腑、气和形、表和里；病理方面的寒和热、虚和实；诊断方面所谓"先别阴阳"；治疗方面所谓"调阴阳"等。

2. 阴阳中复有阴阳

《素问·金匮真言论》说："阴中有阴，阳中有阳。平旦至日中，天之阳，阳中之阳也；日中至黄昏，天之阳，阳中之阴也；合夜至鸡鸣，天之阴，阴中之阴也；鸡鸣至平旦，天之阴，阴中之阳也。"这就是说，昼夜这一过程中，就是阴阳中复有阴阳。《金匮真言论》又说："言人身之阴阳，则背为阳，腹为阴。言人身脏腑中阴阳，则脏者为阴，腑者为阳。肝心脾肺肾五脏皆为阴，胆胃大肠小肠膀胱三焦六腑皆为阳，故背为阳，阳中之阳心也；背为阳，阴中之阴肺也。腹为阴，阴中之阴肾也；腹为阴，阴中之阳肝也；腹为阴，阴中之至阴脾也。"这就是说，就人体而言也是阴阳中复有阴阳。

据此,我们可以体会到:阴阳是可分的,任何一个总过程中都存在着阴阳相互对立的两个方面,而总体过程中的任何阶段,也仍然存在着这两个方面。拿人体脏腑作为一个总体来看,五脏属阴,六腑属阳。而脏腑这一总体中,脏又分为五,根据五个脏器在功能上的差异,故其阴阳属性也有所不同。后世根据这一原理,指出每一个脏或腑的自身中,又有阴阳两个方面。如五脏中肾为阴,而肾中又有肾阴和肾阳;心为阳,而心中又有心阴和心阳。其他自然事物及人体生理病理等方面的问题也是如此。所以在《素问·天元纪大论》中又提出:"天有阴阳,地亦有阴阳。故阳中有阴,阴中有阳。"在阴阳具有可分性这种思想的指导下《素问·阴阳离合论》中又说:"阴阳者,数之可十,推之可百,数之可千,推之可万,万之大,不可胜数,然其要一也。"就是说,在较大的事物中,存在着阴阳两个方面,若将这些事物分成局部,则又存在着若干阴阳的两个方面,这样无限地分下去,则可由十及百,由百及千,由千及万,以至于无穷。其精神实质乃是说阴阳具有可分性。因此,在《内经》的有关篇章中所谈的阴阳,含义是有区别的,有的是泛指一切事物对立的双方,有的是指具体事物相互对立的两个方面。有的是在较大范围内讲的,有的是在较少小范围内讲的。故必须加以具体分析,明确各自的特殊意义,才能弄清问题的实质。

3. 阴阳的互为消长

自然事物中存在的阴阳两个方面,由于其相反的作用,双方并不是静止不变的,而是不稳定的,这种相反的作用,《内经》称之为"阴阳交争"、"阴阳相薄",并根据不同的情况,又称之为"阴阳更胜"、"阴阳相移"、"阴阳相倾"、"阴阳相错"、"阴阳卷舒"等。

《素问·天元纪大论》说:"动静相如,上下相临,阴阳相错,而变由生也。"阳主动,阴主静,动与静相互感召。上为阳,下为阴,上与下相互临接。由于阴阳之气相互交错,因而生出变化来。就是说事物的变化是由于阴阳的交错。所以王冰说:"天地之道,变化之微,其由是也。"就是这个意思。

从《内经》论述的病机中,则更可以看出由于阴阳两个方面互为胜负造成的不平衡问题,如《素问·阴阳应象大论》说:"阳胜则阴病,阴胜则阳病,阳胜则热,阴胜则寒,……此阴阳更胜之变,病之形能(音义同态)也。"这就是说,不管阴气偏胜造成的阳病,或阳气偏胜造成的阴病,都是阴阳互为胜负的结果。而阴阳两个方面所以有胜有负,乃是阴阳双方斗争的结果。《素问·疟论》在论述寒热交作的问题时,则指出是由于"阴阳上下交争,虚实更作,阴阳相移"造成的。说明阴和阳之间存在着相互斗争。《素问·脉解篇》在阐述狂病有的精神抑郁,有的精神狂躁时,同样是用了"阴阳相薄"和"阴阳复争"的道理去说明的。

从以上可以看出,《内经》已认识到阴阳两个方面由于其属性和作用的不同,存在着相互斗争。正是由于这种斗争推动着事物的变化,这是正常的状态。如果这种斗争超出了正常的范围,双方的不平衡现象超越了一定的限度,就会发生反常的状态,也就是病理现象。在自然物象方面也同样如此。如气候在正常情况下,是由于气温差异等各种因素引起的气象变化,若这种变化超过了一定的限度时,就会发生天灾,这充分证明了《内经》的论点是完全正确的。后世对阴阳互为胜负等不平衡的问题,称之为"阴阳消长",清代的舒驰远则用"阴阳代谢"进行说明,似乎更能反映出阴阳互为胜负的实质。

4. 阴平阳秘与阴阳离决

《内经》中除了看到阴阳双方互为消长所引起的各种变化以外,也看到了阴阳双方有相对平衡的一面。如果这种相对平衡的关系破坏到无法恢复原来状态时,就会造成"阴阳离决",也就意味着一个事物的最后灭亡。

《素问·生气通天论》说:"凡阴阳之要,阳密乃固,两者不和,若春无秋,若冬无夏,因而和之是谓圣度。故阳强不能密,阴气乃绝,阴平阳秘,精神乃治,阴阳离决,精气乃绝。"这就是说阴阳双方必须保持平衡固密的状态,双方若不协调,就像只有春天没有秋天,只有冬天没有夏天一样,所以必须注意和调阴阳。就人体来说同样如此,若能保持阴阳的平衡协调,就是正常状态,若这种协调平衡遭到破坏,出现"阴阳离决"时,人就要气绝而亡。《素问·至真要大论》说:"阴阳之气,清静则生化治,动则苛疾不起。"这里所说的"气相得"、"气清静",就是平衡协调的意思。阴阳平衡协调则气候平和,生化正常;反之,阴阳不和,躁运过甚,就会发生疾病。《素问·调经论》中又说:"夫阴与阳,皆有俞会,阳注于阴,阴满之外,阴阳匀平,以充其形,九候若一,命曰平人。"这就更明确地提出,人体阴阳必须保持匀平,才是正常无病的状态。否则,若是阴阳互为胜负的一面超出了一定的限度,阴阳的平衡协调无法恢复,就是一个事物的消亡或终结。

5. 阴阳的互根和转化

阴阳两个方面虽处于对立之中,但又是为其用的,唐人王冰曾说:"阳气根于阴,阴气根于阳,无阴则阳无以生,无阳则阴无以化。"就是说明阴阳双方相互为用的关系。由于其相互为用,所以称之为"互根"。明张介宾则谓"阳能生阴,阴亦能生阳",因此,也可以说是阴阳相生。

《素问·生气通天论》说:"阴者藏精而起亟也,阳者卫外而为固也。"《素问·阴阳应象大论》说:"阴在内,阳之守,阳在外,阴之使也。"这两条经文就说明阴阳双方互相为用。即阴气在内得以生化且不断供给阳气之所用,需赖阳气卫护于外;阳气之所以能卫护于外起到固密的作用,又需依赖阴气化生于内以供其用。所以《素问·病能论》说:"食入于阴,长气于阳。"张介宾谓:"盖阳不独立,必得阴而后成,如发生赖于阳和,而长养由乎雨露,是阳生阴长也。阴不自专,必因阳而后行,如闭藏因于寒冽,而肃杀出乎风霜,是阳杀阴藏也。此于对待之中,而复有互藏之道。所谓独阳不生,独阴不成也。"也就是说明阴阳双方各以其对立的一方为用。

阴阳双方不仅相互为用,而且也相互转化。关于对立物相互转化的问题,我国古代许多思想家都已经认识到。如《国语·越语》说:"阳至而阴,阴至而阳"。注曰"至,极也"说明阴和阳可以互相转化。西汉《淮南子》说:"行柔而刚,用弱而强,转化推移,得之一道。"也说明了柔和刚、弱和强之间可以转化。《内经》则继承了先秦以前的辩证法思想,从多方面阐述了阴阳相互转化的问题。如《素问·阴阳应象大论》说:"阳为气,阴为味,味归形,形归气,气归精,精归化……化生精,气生形。"就是指的阴阳双方正常状态的转化关系。饮食之味可以转化为人体的有形物质,有形的物质又可转化为生理功能,而饮食物的转化又依赖于人体的这种功能,它们之间互相为用,共同维持着人体的生命活动。《素问·阴阳应象大论》又说:"重阳必阴,重阴必阳,""寒极生热,热极生寒,""重寒则热,重热则寒"。此则是从阴阳寒热的病理表现论述阴阳的相互转化。自然界也是如此,如《灵枢·论疾诊尺篇》说:"四时之变,寒暑之胜,重阴必阳,重阳必阴。故阴主寒,阳主热。故寒甚则热,热甚则寒。故曰寒生热,热生寒,此阴阳之变也。"就是说的四时阴阳的转化关系。基于上述思想,《内经》在养生和治疗方面,特别强调适应自然界的气候变化,并注意利用和创造有利条件,促使阴阳双方向好的方面转化,避免向坏的方面转化,以期达到维持人体健康和治疗疾病的目的。

6. 事物的生化极变

从上述几个方面可以看出,《内经》中已经充分认识到自然事物不是静止的、不动的、停滞的。而是运动的、发展的、变化的。同时不仅看到了事物在数量方面的变化,而且看到了事物在质量方面的变化。

《素问·天元纪大论》说:"故物生谓之化,物极谓之变,阴阳不测谓之神,神用无方谓之圣。"其基本精神就是说,物质的发生是由于化,物质到了极点就要变,阴阳的变化不测叫做神,能掌握和运用这一规律的叫做圣。《素问·六微旨大论》又说:"夫物之生从于化,物之极由乎变,变化之相薄,成败之所由也。……成败倚伏由乎动,动而不已则变作矣。"这里所说的"化"与"变",包括了事物量变和质变,渐变和突变。同时从这一段文字中还可以看出以下的问题:即事物的成败,是由于变化的结果,变化的原因在于运动。至于运动的形式,经文中则指出:"出入废则神机化灭,升降息则气立孤危,故非出入则无以生长壮老已,非升降则无以生长化收藏。是以升降出入,无器不有。……故无不出入,无不升降。"指出"升降出入"是物质的运动形式,如果这种运动形式停止了,则事物也就不存在了。事物的这种变化具有普遍意义,所以说"无器不有。"

从上述阴阳学说的一些主要观点来看,无疑它是符合辩证法思想的,但由于历史条件的限制,毕竟只是一种相互的自发的辩证法,有其一定的局限性,特别是在涉及社会问题时,就常常暴露出一些不可克服的弱点来。因此,为使其更符合于科学的辩证法,还必须以马列主义的唯物辩证法为指导,去充实和改造阴阳学说,使其更加完整和全面。

十、《内经》之诊疗思想与治疗法则

《黄帝内经》一书,虽属于方技类之法,亦大道也。正如《汉书艺文志·方技略》刘向小序云:"方技者,皆生生之具,王官之一守也,……盖论病以及国,原诊以知政。"此诚可谓大道。宋林亿《重广补注黄帝内经素问·序》云:"在昔黄帝之御极也,以理身绪余治天下,坐于明堂之上,临观八极,考建五常。以谓人之生也,负阴而抱阳,食味而被色,外有寒暑之相盪,内有喜怒之交侵,夭昏札瘥,国家代有,将欲敛时五福,以敷锡厥庶民,乃与岐伯,上穷天纪,下极地理,远取诸物,近取诸身,更相问难,垂法以福万世,于是雷公之伦,授业传之,而《内经》作矣。……惜乎唐令列之执技之流,而荐绅先生罕言之……。"林亿等此论,是囿于遵经泥古之事,而论及于医事与人事之关系,则弥足称道。近人张舜徽先生《汉书艺文志通释》亦云:"医之用甚广,利泽生民为最大,故人重之。"是则医之关乎生民之生死安危者,岂可忽乎。

《素问》、《灵枢》中,有关生民之事,治道之术,随处可见。对后世之论养生者,论医患者,提出了许多思想和理论方面的重要原则和具体方法,值得深入研究和施用。现择其要者进行探讨。

（一）治疗大则

1. 法于阴阳,和于术数

《素问·上古天真论》:"上古之人,其知道者,法于阴阳,和于术数,食饮有节,起居有常,不妄作劳,故能形与神俱,而尽终其天年,度百岁乃云。今时之人不然也,以酒为浆,以妄为常,以醉入房,以欲竭其精,以耗散其真,不知持满,不时御神,务快其心,逆于生乐,起居无节,故半百而衰也。上古圣人之教下也,皆谓之虚邪贼风,避之有时,恬惔虚无,真气从之,精神内守,病安从来。是以志闲而少欲,心安而不惧,形劳而不倦,气从以顺,各从其欲,皆得所愿,故美其食,任其服,乐其俗,高下不相慕,其民故曰朴。是以嗜欲不能劳其目,淫邪不能惑其心,愚智贤不肖,不惧于物,故合于道,所以能年皆度百岁而动作不衰者,以其德全不危也。"

以上经文,反映了"上古天真论"篇,对人生方面最基本的生生之道的思想,也是养生学的基本观念,治疗学的重要法则。它指出了人们在饮食、起居、生活等方面的根本要点,人们在自治与医治方面的基本法则。

人生的基本要求是"尽终其天年"。欲尽终其天年,则需形、神兼备。而人生血肉之躯,受之于父母,寄身于六合,上承于天,下载于地,天之六气(风、热、暑、湿、燥、寒)须臾不可离,地之五味(酸、甘、苦、辛、咸)时刻不能失。存于外,入于内,以养其血肉之形。若或失其度,则损其形,病生矣。人为万物之灵,为万物之长。形存焉,神寓焉。色欲动之,喜怒发之,竭其精而劳其神,病生焉。人处天地之间,存大千之世,若风寒不知以时避之,色欲不知以度节之,则血肉之躯,何能无损,神灵之用,何能无休。故欲尽天年,必明生生之道,养浩然之气,避内外之损,治未病之病,方可防患于未然,此正所谓不治之治也。

经文欲人勿损于生生之道,曾谆谆有所教焉。唐人王冰注云:"今时之人不然也"。动之死地,离于道也。"以酒为浆。"溺于饮也。"以妄为常"。寡于信也。"以醉入房。"过于色也。"以欲竭其精,以耗散其精"。乐色曰欲,轻用曰耗,乐色不节则精竭,轻用不节则真散。是以圣人爱精重施,髓满骨坚。……"不知持满,不时御神"。言轻用而纵欲也。《老子》曰:持而盈之,不知其己。言爱精保神,如持盈满之器,不慎 而动,则倾竭天真。《真诰》曰:常不能慎事,自致百疴,岂可怨咎于神明乎? 此之谓也。"务快其心,逆于生乐"。快于心志之用,则逆养生之乐矣。《老子》曰:甚爱必大费,此之类欤。夫甚爱而不能救,议道而以为未然者,伐生之大患也。

《素问》本文,借黄帝与岐伯之论,有三义存焉,一者论天年之要义,出于自然,勿贪勿欲,生生之道,非人力之所为。二者,天真有道,人生可求,其知道者,自可为之。三者,天怒人怨,自成其患,避之有时,治之得法,方可以益其寿命而至于百数。故此论实养生之大关要,熄患于未患时,治疗于萌发日,诚所谓寓治于未治日,亦大匠之论道,上工之言法者。

2. 治法天之纪,用地之理。

《素问·阴阳应象大论》:"故天有精,地有形,天有八纪,地有五里,故能为万物之父母。清阳上天,浊阴归地,是故天地之动静,神明为之纲纪。……故治不法天之纪,不用地之里,则灾害至矣。"王冰注云:"阳为天,降精气以施化;阴为地,布和气以成形。五行为生育之井里,八风为变化之纲纪。八纪为八节之纪,五里谓五行化育之里。阳天化气,阴地成形。五里运行,八风鼓折,收藏生长,无替时宜。夫如是,故能为万物变化之父母也。"又云:"所以能为万物之父母者何?以有是之升降也。清阳上天,浊阴归地,然其动静,谁所主司,盖由神明之纲纪尔。……背天之纪,背地之理,则六经反作,五气更伤。真气既伤,则灾害之至可知矣。"

上文首言天地气化之大理,万物变化之根由,灾害生成之原委,而后可以言诊治方法之大则。此虽言乎病本,实则诊治思想之大关要也,故此后经文继云:"故邪风之至,疾如风雨。故善治者治皮毛,其次治肌肤,其次治筋脉,其次治六府,其次治五脏。治五脏者,半死半生也。"

本节经文,提出了一个重要的思想,就是"法天之纪,用地之理。"详《素问·宝命全形论》云:"人生于地,悬布于天,天地合气,命之曰人,人能应四时者,天地为之父母,知万物者,谓之天子。天有阴阳,人有十二节;天有寒暑,人有虚实,能经天地阴阳之化者,不失四时,知十二节之理者,圣智不能欺也。……帝曰:人生有形,不离阴阳,天地合气,别为九野,分为四时。月有大小,日有短长,万物并至,不可胜量,虚实呿吟,敢问其方?岐伯曰:木得金而伐,火得水而灭,土得木而达,金得火而缺,水得土而绝。万物尽焉,不可胜竭。"

夫天之纪,天之大道;地之理,地之大理也。大道,大理,是谓正道,反之,则为邪僻也。正道者,生生之道,邪僻者,异变之气。人生于地,悬命于天,天地合气,命之曰人,人以天地之气生,四时之法成,感天地之正气,则人身保健,感天地之邪气,则人身得病,治法之立,欲邪归于正,气归于正。故"法天则地",实为医家取治最基本的指导思想。

此上经文引五行之治云:"木得金而伐,火得水而灭,土得木而达,金得火而缺,水得土而绝。"王冰注:"达,通也。言万物虽不可竭尽而数,要之,皆知五行之气,而有五行之性分尔。"杨上善亦云:"言阴阳相分,五行相克,还复相资。"张介宾云:"天地阴阳之用,五行尽之。万物虽多,不能外此五者,知五行相制之道,则针法可约而知矣。"此文虽以五行相克之制而言其治,而实则论五行阴阳之道,对待之中,含有相克相生之理,亦天道,非人意,本文言伐、言灭、言达、言缺、言绝,也是一个形象之比喻。

《素问·六元正纪大论》复云:"天气不足,地气随之,地气不足,天气从之,运居其中而常先也。恶所不胜,归所同和,随运归从,而生其病也。"故"木郁达之,火郁发之,土郁夺之,金郁泄之,水郁折之。"此具指天地之变生,五郁之病发。以证"法天则地"之大法也。

上述经文提出了有关养生与治疗方面一个最基本的学术思想,这就是"人与天地相参"的思想,亦即所谓"人生于地,悬命于天"之意,然后在养生与治则方面,则以"法天之纪,地之理"为大则。

3. 治之要极曰治神

《素问·移精变气论》曰:"治之要极,无失色脉,用之不惑,治之大则,逆从倒行,标本不得,亡神失国。……得神者昌,失神者亡。"王冰注:"惑谓惑乱。则谓法则也。言色脉之应,昭然不欺,但顺用而不乱纪纲,则治病审当之大法也。逆从倒行,谓反顺为逆。标本不得,谓工病失宜。夫以反理倒行,所为非顺,岂唯治人而神气受害;若使之辅佐群生,亦令国祚不保康宁矣。"此言治当以色脉为本,而色脉尤以神为本,色脉之于神,亦标本之于病。工病之应,得神为顺,失神为逆,故"反顺为逆",必致"亡神失国"矣,此犹治之大忌也。

又《素问·宝命全形论》曰："针有悬布天下者五"，首曰："治神"。杨上善注云："魂、神、意、魄、志，以神为主，故皆名神，欲为针者，先须理神也，故人无悲哀动中则魂不伤，肝得无病，秋无难也；无忧惕思虑则神不伤，心得无病，冬无难也；无愁忧不解则意不伤，脾得无病，春无难也；无喜乐无极则魄不伤，肺得无病，夏无难也；无盛怒者则志不伤，肾得无病，季夏无难也。是以五过不起于心，则神清性明，五神各安其脏，则寿近遐算，此则针布理神之旨也。"

本文所谓"神"，杨上善从神志方面，释之颇详，此其一也。然从广义方面而论，神亦指阴阳双方之变化神机，即《素问·天元纪大论》所谓"阴阳不测之谓神"也。阴阳之化，有常有变，化机难测，其关乎病机者，甚为玄奥，关乎治道者，亦甚为重要，知乎此则对于"神治"之义，自不难明矣。

4. 治未病

《素问·四气调神大论》："道者，圣人行之，愚者佩之。从阴阳则生，逆之则死；从之则治，逆之则乱；反顺为逆，是谓内格。是故圣人不治已病治未病，不治已乱治未乱，夫病已成而后药之，乱已成而后治之，譬犹渴而穿井，斗而铸锥，不亦晚乎。"王冰注："圣人心合于道……《老子》曰：'道者同于道，德者同于德，失者同于失。同于道者道亦得之，同于德者德亦得之，同于失者失亦得之。'愚者未同于道德，则可谓失道者也。"杨上善注："身病国乱，未有豪微而行。道者，古之圣人也；病乱已微而散之者，贤人之道也；病乱已成而理之者，众人之失也。理之无尽，故以穿井铸兵无救之失以譬之也。"按此文以病未成而治之于前，乱未生而理之于先，以譬得道者；复以病已成而治之于后，乱已生而理之于后，以譬失道者，以警于后人，是谓得道，此上工之治，防未然也。

又《素问·刺热病篇》："肝热病左颊先赤，心热病者颜先赤，脾热病者鼻先赤，肺热病者右颊先赤，肾热病者颐先赤。病虽未发，见赤色者刺之，名曰治未病。"杨上善注："次言热病色候也。五脏部中，赤色部中赤色见者，即五脏热病之徵，热病已有，未成未发，斯乃名为未病之病，宜急取之。"上文治未病，乃无病之治未病，防患于未然，诚上上之术，即经文所谓"其知道者"。此文乃有病之治未病，预见其已成，先治于未发之时，亦可谓上工之治。

又《灵枢·逆顺》云："黄帝问于伯高曰：余闻气有逆顺，脉有盛衰，刺有大约，可得闻乎？伯高曰：……大约者，必明知病之可刺与其未可刺，与其已不可刺也。……《兵法》曰：无刺逢逢之气，无击堂堂之阵。《刺法》：无刺熇熇之热，无刺漉漉之汗，无刺浑浑之脉，无刺病与脉相逆者，……上工刺其未生者也，其次刺其未盛者也。其次刺其已衰者也。下工刺其方袭者也，与其形之盛者也，与其病之与脉相逆者也。故曰方其盛也，勿敢毁伤，刺其已衰，事必大昌。故曰上工治未病，不治已病。此之谓也。"详本文反复论证病脉之逆顺，病势之逆顺，勿犯逆刺之失，以求顺刺之机，并引《兵法》之禁与《刺法》之戒，亦治未病之术也。文中引《兵法》文，古存《孙子兵法》中无此文。1983 年湖北省江陵张家山汉墓出土之汉简中有《盖庐》一书，其内容为盖庐（即春秋时吴王阖庐）与申胥（即楚人伍子胥，后投吴，封于申）对问军事之文，中有"勿击堂堂之陈（阵之假），勿攻逢逢之气"语，与《灵枢》引《兵法》语同，皆引自此前人语也。

又汉人张仲景先生遗著《金匮要略方论·卷上第一篇》有云："问曰：上工治未病何也？师曰：夫治未病者，凡肝之病，知肝传脾，当先实脾。四季脾王（旺）不受邪，即勿补之。中工不晓相传,见肝之病,不解实脾,惟治肝也。"

《金匮》本篇所言五脏病传说,亦源于《灵枢·病传》所言五脏病之传变规律,进行先期而治的方法,亦名之为"治未病"。

详以上诸论所言"治未病",含有以下几个方面:

一者无病之人,为求诸道,以尽天年,可于先期据天地之气的化与变,进行养护,此无病之"治未病"法。

一者有病之人,可根据病发之先徵,或脏气之外应,先为治之。此病虽未发而先有徵者,早为治之,乃有病而先见徵者之"治未病"。

一者病气与正气互有盛衰,无迎邪之盛时而治,当避其锐气,乘衰而治,此有病之人,应发之时,当乘衰而治之"治未病"。

一者病发于脏,传变有自身规律,可根据传变之走向先法而治,此按病传之去向而为之"治未病"也。

5. 异法方宜之治

《素问·异法方宜论》云:"黄帝问曰:医之治病也,一病而治各不同,皆愈何也？岐伯对曰:地势使然也。故东方之域,天地之所始生也,鱼盐之地,海滨傍水。其民食鱼而嗜咸,皆安其处,美其食。鱼者使人热中,盐者胜血,故其民皆黑色疏理,其病皆为痈疡,其治宜砭石。……西方者,金石之域,沙石之处,天地之所收引也。其民陵居而多风,水土刚强,其民不衣而褐薦,其民华食而脂肥,故邪不能伤其形体。其病生于阳,其治宜毒药。……北方者,天地所闭藏之域也,其地高陵居,风寒冰冽。其民乐野处而乳食,脏寒生满病,其治宜灸焫。……南方者,天地所长养,阳之所盛处也,其地下,水土弱,雾露之所聚,其民嗜酸而食胕,故其民皆緻理而赤色,其病挛痺,其治宜微针。……中央者,其地平以湿,所以生万物也众。其民食杂而不劳。故其病多痿厥寒热,其治宜导引按蹻。……故圣人杂合以治,各得其所宜,故治所以异而病皆愈者,得病之情,知治之大体也。"

按本文以黄帝发"医之治病也,一病而治各不同,皆愈何也"之问,岐伯以"地势使然也"为答,提出了治疗学术方面的一个重要的问题。因地而异。地异为何？下文遂加以具体回答。

东方之域,天地之所始生,鱼盐之地,其民食鱼而嗜咸;西方之域,沙石之处,天地之所收引,其民陵高,水土刚强,其民华食而脂肥;北方之域,其地高陵居,风寒冰冽,天地所闭藏之处,其民野处而乳食;南方之域,天地所长养,阳之所盛处,其地下,水土弱,其民嗜酸而食腐;中央之域,其地平以温,所以生万物也众。这是一个五方五行模式,也是一个气象、生态的自然地域,物各取其所需,亦各取其所化,地各备其所偏,各具其所病,病则各显其所邪,治则各嗜其法,是有五方之异法也。此地之所以有所偏病,医之所以有所偏治也。

又《素问·五常政大论》又云:"东南方阳也,阳者其精降于下,故右热而左温,西北方阴也,阴者其精奉于上,故左寒而右凉,是以地有高下,气有温凉,高者气寒,下者气热。故适寒凉者胀之,温热者疮。下之则胀已,汗之则疮已。此腠理开闭之常,太少之异耳。……西北之气散而寒之,东南之气收而温之。所谓同病而异治也。故曰气寒气凉,治以寒凉,行水渍之;气温气热,治以温热,强其内守,必同其气,可使平也。假者反之,帝曰:善,一州之气,生化寿夭不同,其故何也？岐伯曰:高下之理,地势使然也。崇高则阴气治之,污下则阳气治之,阳胜者先天,阴胜者后天。此地理之常,生化之道也。"

此篇所论,与"异法方宜篇"之论,有异曲同工之妙,皆指病虽同而天气地域不同,治则有别,故概为"同病异治"。医家据于此理,后世复出"异病同治"之说,与"同病异治"说,相辅相成,亦为中医治疗学之亮点之一也。

6. 五脏苦欲补泻要法

《素问·脏气法时论》:肝苦急,急食甘以缓之;肝欲散,急食辛以散之,用辛补之,酸泻之。心苦缓,急食酸以收之,心欲软,急食咸以软之。脾苦湿,急食苦以燥之,脾欲缓,急食甘以缓之。肺苦气上逆,急食苦以泄之。肺欲收,急食酸以收之,用酸补之,辛泻之。肾苦燥,急食辛以润之,肾欲坚,急食苦以坚之,用苦补之,咸泻之。

《类经》卷十四"疾病"二十四注:肝为将军之官,其志怒,其气急,急则自伤,反为所苦,故宜食甘以缓之,则急者可平,柔能制刚也。木不宜郁,故欲以辛散之,顺其性者为补,逆其性者为泻。肝喜散而恶收,故辛为补酸为泻。心藏神,其志喜,喜则气缓而心虚神散,故宜食酸以收之。心火太过则为躁越,故宜食咸以软之。盖咸从水化,故能相济也。心欲软,故以咸软为补,心苦缓,故以甘缓为泻。脾以运化水谷制水为事,湿盛则反伤脾土,故宜食苦温以燥。脾贵充和温厚,其性欲缓,故宜食甘以缓之。脾喜甘而恶苦,故苦为泻,甘为补也,肺主气,行治节之令,气病则上逆于肺,故宜急食苦以泻之。肺应秋,气主收敛,故宜食酸以收之,肺气宜聚不宜散,故酸收为补,辛散为泻。肾为水脏,藏精者也,阴病者苦燥,故宜食辛以润之。肾主闭藏,气贵周密,故肾欲坚,宜食苦以坚之也。苦能坚故为补,咸能软坚,故为泻。

上文系以脏气情性之喜欲,以行补泻之法,以此为大则也,盖人之情性有常变,喜欲有逆顺,善用者,当能通常应变,非胶柱之可行也。

7. 善诊者察色按脉,以治无过

《素问·阴阳应象大论》:"善诊者察色按脉,先别阴阳审清浊而知部分,视喘息听声音而知病所主,按尺寸观浮沉滑涩而知病所生,以治无过,以诊则不失矣。故……因其轻而扬之,因其重而减之,因其衰而彰之。形不足者,温之以气,精不足者,补之以味,其高者因而越之,其下者引而竭之,中满者泻之于内,其有邪者渍形以为汗,其在皮者汗而发之,其慓悍者按而收之,其实者散而泻之。审其阴阳,以别柔刚,阳病治阴,阴病治阳,定其血气,各守其乡,血实以决之,气虚宜掣引之。"

本文首先提出一个重要的问题,"善诊者",因先有善诊,才可以"善治"。其所谓善诊者,具有以下三点,一者通过察色按脉等方法而知部分,亦可谓病位;二者通过视听等方法而知其所苦,亦可谓病候或病态;三者通过权衡规矩等病因、病机的理论分析,而知其所主,亦可谓病机所在,然后结合具体的脉象变化而知其所治,是则所谓"善诊"与"善治",乃是一个完整的诊疗过程,才可谓"以治无过,以诊则不失矣。"此后又提示以诸多治疗之常规方法,供以选用。

古人有云:大匠能与人规矩,不能使人巧,本文在诊疗方面既提示以规矩,又提示以巧,尽在医者之善用耳。

8. 标本逆从之治

《素问·标本病传论》:"凡刺之方,必别阴阳,前后相应,逆从得施,标本相移,故曰有其在标而求之于标,有其在本而求之于本。有其在本而求之于标,有在标而求之于本。故治有取标而得者,有取本而得者,有逆取而得者,有从取而得者。故知逆与从,正行无问,知标本者,万举万当,不知标本,是谓妄行。夫阴阳、逆从、标本之为道也,小而大,言一而知百病之害;少而多,浅而博,可以言一而知百也。以浅而知深,察近而知远,言标与本,易而勿及。治反为逆,治得为从,先病而后逆者治其本,先逆而后病者治其本,先寒而生病者治其本,先病而后生寒者治其本。先热而生病者治其本,先热而后生中满者治其标,先病而后泄者治其本,先泄而后生他病者治其本。必且调之乃治其他病。先病而后生中满者治其标,先中满而后烦心者治其本。人有客气有同气,小大不利治其标,小大利治其本。病发而有余,本而标之,先治其本,后治其标。病发而不足,标而本之,先治其标,后治其本,谨察间甚,以意调之。"

又《灵枢·病本》:"先病而后逆者治其本,先逆而后病者治其本。先寒而后生病者治其本,先病而生寒者治其本。先热而后生病者治其本。先病而后生热者治其本。先病而后生中满者治其标。先病而后泄者治其本,先泄而后他病者治其本。必且调之乃治其他病。先病而后中满者治其标,先中满而后烦心者治其本。有客气有固气。小大便不利治其标,大小便利治其本。病发而有余,本而标之,先治其标,后治其本,病发而不足,标而本之,先治其标,后治其本。谨察间甚以意调之,间者并行,甚者独行。先小大便不利而后生他病者治其本。"

标本问题,在《素问》与《灵枢》中有多处论及,它显示的是多层面矛盾双方的一个理论性概念,在本书第七章"标本学说的精神实质"一文中,已有所论述。本文复选《素问》与《灵枢》论述标本与治法之文各一段,意在说明标本与治法的关系。

详两文在文字方面虽有些差异,但其文义则基本相同,历代注家之注文,虽不尽一致,乃对经文的理解及临床应用之不尽相同而已,亦不足为怪。

本处所言之标本,具指疾病与治法方面的一些问题,文中将病候与先后、缓急、逆顺、治法等联为一体,论述治之大法,很有临床意义。

疾病方面,仅举出中满、泄泻、烦心、大小便及寒热等少部分几个病状外,余则不举。盖病之有候者,何止百计,此正作者之寓意于模糊中也。亦正说明病之可示以标本者多多矣。

病之发时,不仅有多种病候同时发作或先后发作,亦或有多种疾病之混同发作或先后发作的不同,加以病变有里症与外证等诸多情况,使病情变得十分复杂。故治疗之际,必需在多种疾病中分辨主次,在一种疾病的病候中分清主次,也就是说,在多种矛盾中分清主要矛盾与次要矛盾。对一种矛盾分清矛盾的主要方面与次要方面,是十分必要的,这正是作者未曾过多地举出具体病候的原因,而仅示以理法,意在活用也。若辨证得当,常可事半功倍,否则事倍功半,甚则致误,故辨病情之标本、轻重、治之先后、缓急,对治法学来说,是十分必要的。

9. 病随五味所宜

《素问·阴阳应象大论》云:东方生风,风生木,木生酸,酸生肝,在脏为肝,在味为酸。南方生热,热生火,火生苦,苦生心,在脏为心,在味为苦。中央生湿,湿生土,土生甘,在脏为脾,在味为甘。西方生燥,燥生金,金生辛,辛生肺,在脏为肺,在味为辛。北方生寒,寒生水,水生咸,咸生肾,在脏为肾,在味为咸。

《素问·脏气法时论》云:"肝色青,宜食甘,粳米、牛肉、枣、葵皆甘;心色赤,宜食酸,小豆、犬肉、李、韭皆酸;肺色白,宜食苦,麦、羊肉、杏、薤皆苦;脾色黄,宜食咸,大豆、豕肉、栗、藿皆咸;肾色黑,宜食辛,黄黍、鸡肉、桃、葱皆辛。辛散、酸收、甘缓、苦坚、咸耎。毒药攻邪,五谷为养,五果为助,五畜为益,五菜为充。气味合而服之,以补益精气。此五者,有辛酸甘苦咸,各有所利,或散或收,或缓或急,或坚或耎,四时五脏,病随五味所宜也。"

按药食之气味均与其体之性能及生长环境有关,故《阴阳应象大论》特就五方与五味之关系加以说明,而五味之所入,又与人体五脏相关。故《素问·宣明五气篇》复云:"酸入肝、辛入肺、苦入心、咸入肾、甘入脾。是谓五入。"以此类推,五谷、五畜、五菓、五菜,各具五味之偏,则必与五脏气味之所偏,同类相亲,同类相聚,故人体正常之食养,必以五谷、五畜、五菓、五菜,并合而用,则脏气不致偏极,若用有偏嗜,每致脏气偏积而致以病,若病时之调养,则必以"五谷为养,五果为助,五畜为益,五菜为充。气味合而服之,以补精益气。"此正食养之道也。当然,若脏气因虚而偏损者,亦可以偏取而增之,或按时而调之,亦属食养之正道。

10. 治法勿犯

《素问·五常政大论》:"病有久新,方有大小,有毒无毒,固宜常制矣。大毒治病,十去其六;常毒治病,十去其七;小毒治病,十去其八;无毒治病,十去其九;谷肉果菜,食养尽之,无使过之,伤其正也。不尽行,复如法。必先岁气,无伐天和;无盛盛,无虚虚,而遗人夭殃;无致邪,无失正,绝人长命。……化不可代,时不可违。夫经络以通,血气以从,复其不足,与众齐同,养之和之,静以待时,谨守其气,无使倾移,其形乃彰,生气以长,命曰圣王。故《大要》曰:无代化,无违时,必养必和,待其来复,此之谓也。"

按,医执方技之术,犹治人之术,诚大道也。治人有法,执技有法,法亦准绳。若用之得当,病去身安,若用之失当,损人害命。故《内经》曾多有苦戒之内容,今择上文为例。

今详上文,示人以戒者有五。

一者无伐天和。天之六气,随应而动,各主其时,至则适气相应,天地各随而变,此天地之和也,人亦得其气宜,若随意攻伐,必失气宜,病遂生焉,此一戒也。

二者无盛盛。病气之盛者,邪气之实也,人气之盛者,气偏亢也,盛者当损,以求其平,若反增之,实而又实也,焉得无害。此医之二戒也。

三者无虚虚。虚者,人气之损也。人气,亦真气也,正气也。人身本元之气,乃人体生命之根本。活力之生机,抗力之所在,不得或许有损,一或伤之,治再损之,生气安在,此治之三戒也。

四者无致邪。邪则非正,若广而言之,凡非人体所需之物,不管自外而入,或自内而生,乃异气或异物,皆"邪"也。若医法不当,每致邪生,故医者执法,自当审慎,切无孟浪。此医者之四戒也。

五者无失正。正者,人身之真气也,前已言之,故医者执法,务需时时顾护之,若伤寒之顾护阳气,温热之顾护津液,劫夺之时时顾护正气者,皆属于是。此医者之五戒也。

上述五戒,仅举例言,经文尚多,不再烦述,故执技之术,决非草莽者之所可事也。

(二) 气运交变之治

此指六气五运在运动过程中,由于交互变化导致的气象物候变化及病态变异等的治疗原则。六气与五运的运动规律,主要是体现天气与地气运转过程的多种关系,导致气象变化的多样化。如天气(司天)与地气(在泉)的关系,主气与客气及主运与客运的关系,胜气与复气的关系,太过与不及的关系等,都可使气候的运动异常,对万物的生化及疾病的演变,产生很大的影响。因此,对疾病诊治时,必需注意此一因素。《素问》在运气学说的七大论中具有诸多这方面内容,现举例说明。

1.《素问·六元正纪大论》

太阳司天之政,气化运行先天,天气肃,地气静,寒临太虚,阳气不令……民病寒湿,发肌肉痿,头痛呕吐,肌腠疮疡。故岁宜苦以燥之温之。必折其郁气,先资其化源。

按,凡此三阳、三阴纪年之际,司天、在泉互为轮替,气之盛衰时有所见,其民所发病,与司气之盛衰有关。凡盛者当损之,衰者当益之。故其治法,特提出"必折其郁气,资其化源"之总则。"折其郁气"者,损有余也。"资其化源"者,益不足也。

六气值年之纪,无论司天、在泉,其对天气与地气的影响,是必然无疑的,尽管这种变化,可能是复杂多变的,但作为一个治则,提示人们注意天气、地气的变化,无疑是正确的。

2.《素问·六元正纪大论》论木、火、土、金、水五郁发病云

土郁之发,岩谷震惊,雷殷气交,埃昏黄黑,化为白气,飘骤高深,故民病心腹胀肠鸣而为数后,甚则心痛胁膜,呕吐霍乱,饮发注下,胕肿身重。

金郁之发,天洁地明,风清气切,大凉乃举,草树浮烟。燥气以行,霜雾数起,杀气来至,草木苍干,金乃有声。故民病欬逆,心胁满,引少腹善暴痛,不可反侧,嗌干,面尘,色恶。

水郁之发,阳气乃辟,阴气暴举,大寒乃至,川泽严凝。寒雾结为霜雪,甚则黄黑昏翳,流行气交,乃为霜杀,水乃见祥。故民病寒客心痛,腰脽痛,大关节不利,屈伸不便,善厥逆,痞坚腹满。

木郁之发,太虚埃昏,云物以扰,大风乃至,屋发折木,木有变。故民病胃脘当心而痛,上支两胁,鬲咽不通,食饮不下,甚则耳鸣眩转,目不识人,善暴僵仆。

火郁之发,太虚肿翳,大明不彰,炎火行,大暑至,山泽燔燎,材木流津,广厦腾烟,土浮霜卤,止水乃减,蔓草焦黄,风行惑言,湿化乃后。故民病少气,疮疡痈肿,胁腹胷背,面首四肢,䐜愤胪胀,疡痱呕逆,瘈瘲骨痛,节乃有动,注下温疟,腹中暴痛,血溢流注,精液乃少,目赤心热,甚则瞀闷懊憹,善暴死。

按,上文详述了五运若运行失序或失度时导致郁发之变,从气候、物候、病候三个方面加以详述。特在病候方面,更能反映与五运相关之脏气发病情况,足以说明,有些流行性疾病的发作,与气候因素关系很大。针对上述情况,后文相继提出治此五郁致病之治疗大法云:"木郁达之,火郁发之,土郁夺之,金郁泄之,水郁折之。"

凡此五郁之治,注经诸家,自唐人王冰之后,代有发挥,进一步阐发治郁之法,均可参考。今引明人吴昆注为例。吴氏云:"木、火、土、金、水,即肝、心、脾、肺、肾。郁,怫也,怫其常性,则气失其和,治之者,宜顺其性而利导之。木性喜条达,则升之令其条达;火性喜发越,则散之令其发越,土性喜疏通,则夺之令其疏通;金性喜清利,则泄之令其清利;水性喜就下,则折之令其就下,而无冲逆也。"五郁治则,不仅可用于外因所致五郁之病,亦可广施于内伤所致五脏郁证。

3.《素问·至真要大论》六气在泉气淫所胜致病之治

岁厥阴在泉，风淫所胜，则地气不明，平野昧，草乃早秀，民病洒洒振寒，善伸数欠，心痛支满，两胁里急，饮食不下，鬲咽不通，食则呕，腹胀善噫，得后与气，则快然如衰，身体皆重。风淫于内，治以辛凉，佐以苦甘，以甘缓之，以辛散之。

岁少阴在泉，热淫所胜，则焰浮川泽，阴处反明。民病腹中常鸣，气上冲胸，喘不能久立，寒热皮肤痛，目瞑齿痛，颐肿，恶寒发热如疟，少腹中痛，腹大。热淫于内，治以咸寒，佐以甘苦，以酸收之，以苦发之。

岁太阴在泉，草乃早荣，湿淫所胜，皆埃昏岩谷，黄反见黑，至阴之交。民病饮积心痛耳聋，浑浑焞焞，嗌肿喉痹，阴病见血，少腹痛肿，不得小便，病冲头痛，目似脱，项似拔，腰似折，髀不可以回，腘如结，腨如别。湿淫于内，治以苦热，佐以酸淡，以苦燥之，以淡泄之。

岁少阳在泉，火淫所胜，则焰明郊野，寒热更至。民病注泄赤白，少腹痛，溺赤，甚则血便，少阴同候。火淫于内，治以咸冷，佐以苦辛，以酸收之，以苦发之。

岁阳明在泉，燥淫所胜，则霿雾清瞑。民病喜呕，呕有苦，善太息，心胁痛，不能反侧，甚则嗌干面尘，身无膏泽，足外反热。燥淫于内，治以苦温，佐以甘辛，以苦下之。

岁太阳在泉，寒淫所胜，则凝肃惨慄。民病少腹控睾，引腰脊，上冲心痛，血见，嗌痛，颔肿。寒淫于内，治以甘热，佐以苦辛，以咸泻之，以辛润之，以苦坚之。

4.《素问·至真要大论》六气司天气淫所胜致病之治

厥阴司天，风淫所胜，则太虚埃昏，云物以扰，寒生春气，流水不冰。民病胃脘当心而痛，上支两胁，鬲咽不通，饮食不下，舌本强，食则呕，冷泄，腹胀溏泄，瘕水闭，蛰虫不去。病本于脾。风淫所胜，平以辛凉，佐以苦甘，以甘缓之，以酸泻之。

少阴司天，热淫所胜，怫热至火行其政。民病胷中烦热，咽干，右胠满，皮肤痛，寒热欬喘，大雨且至，唾血血泄，鼽衄嚏呕，溺色变，甚则疮疡胕肿，肩背臂臑及缺盆中痛，心痛肺膜，腹大满，膨膨而喘欬。病本于肺。热淫所胜，平以咸寒，佐以苦甘，以酸收之。

太阴司天，湿淫所胜，则沉阴且布，雨变枯槁。胕肿骨痛阴痹，阴痹者，按之不得，腰脊头项痛，时眩，大便难，阴气不用，饥不欲食，欬，唾则有血，心如悬。病本于肾。湿淫所胜，平以苦热，佐以酸辛，以苦燥之，以淡泄之。

少阳司天，火淫所胜，则温气流行，金政不平。民病头痛发热恶寒而疟，热上皮肤痛，色变黄赤，传而为水，身面胕肿，腹满仰息，泄注赤白，疮疡，欬吐血，烦心，胷中热，甚则鼽衄。病本于肺。火淫所胜，平以酸冷，佐以苦甘，以酸收之，以苦发之，以酸复之。

阳明司天，燥淫所胜，则木乃晚荣，草乃晚生。筋骨内变，民病左胠胁痛，寒清于中，感而疟，大凉革候，欬，腹中鸣，注泄鹜溏，名木敛生菀于下，草焦上首，心胁暴痛，不可反侧，嗌干面尘，腰痛，丈夫㿉疝，妇人少腹痛，目昧眦，疡疮痤痈，蛰虫来见。病本于肝。燥淫所胜，平以苦温，佐以咸辛，以苦下之。

太阳司天，寒淫所胜，则寒气反至，水且冰。血变于中，发为痈疡，民病厥心痛，呕血，血泄鼽衄，善悲，时眩仆，运火炎烈，雨暴乃雹，胷腹满，手热肘挛，腋肿心澹澹大动，胷胁胃脘不安，面赤目黄，善噫嗌干，甚则色炲，渴而欲饮。病本于心。寒淫所胜，平以辛热，佐以甘苦，以咸泻之。

5.《素问·至真要大论》六气相胜致病之治

厥阴之胜,耳鸣头眩,愦愦欲吐,胃鬲如寒,大风数举,倮虫不滋。胠胁气并,化而为热,小便黄赤,胃脘当心而痛,上支两胁,肠鸣飧泄,少腹痛,注下赤白,甚则呕吐,鬲咽不通。厥阴之胜,治以甘清,佐以苦辛,以酸泻之。

少阴之胜,心下热,善饥,齐下反动,气游三焦,炎暑至,木乃津,草乃萎。呕逆躁烦,腹满痛,溏泄,传为赤沃。少阴之胜,治以辛寒,佐以苦咸,以甘泻之。

太阴之胜,火气内郁,疮疡于中,流散于外,病在胠胁,甚则心痛热格,头痛喉痹项强,独胜则湿气内郁,寒迫下焦,痛留顶,互引眉间,胃满,雨数至,燥化乃见,少腹满,腰脽重强,内不便,善注泄,足下温,头重,足胫胕肿,饮发于中,胕肿于上。太阴之胜,治以咸热,佐以辛甘,以苦泻之。

少阳之胜,热客于胃,烦心心痛,目赤欲呕,呕酸,善饥,耳痛,溺赤,善惊谵妄,暴热消烁。草萎水涸,介虫乃屈。少腹痛,下沃赤白。少阳之胜,治以辛寒,佐以甘咸,以甘泻之。

阳明之胜,清发于中,左胠胁痛,溏泄,内为嗌塞,外为癫疝,大凉肃杀,华英改容,毛虫乃殃,胸中不便,嗌塞而欬。阳明之胜,治以酸温,佐以辛甘,以苦泻之。

太阳之胜,凝溧且至,非时水冰,羽乃后化,痔疟发,寒厥入胃,则内生心痛,阴中乃疡,隐曲不利,互引阴股,筋肉拘苛,血脉凝泣,络满色变,或为血泄,皮肤否肿,腹满食减,热反上行,头项囟顶脑户中痛,目如脱,寒入下焦,传为濡泻。太阳之胜,治以甘热,佐以辛酸,以咸泻之。

6.《素问·至真要大论》六气之复致病之治

厥阴之复,少腹坚满,里急暴痛,偃木飞沙,倮虫不荣。厥心痛,汗发呕吐,饮食不入,入而复出,筋骨掉眩清厥,甚则入脾,食痹而吐。冲阳绝死不治。厥阴之复,治以酸寒,佐以甘辛,以酸泻之,以甘缓之。

少阴之复,燠热内作,烦躁鼽嚏,少腹绞痛,火见燔炳,嗌燥,分注时止,气动于左,上行于右,欬,皮肤痛,暴瘖,心痛,郁冒不知人,乃洒洒恶寒,振慄谵妄,寒已而热,渴而欲饮,少气骨痿,隔肠不便,外为浮肿,哕噫。赤气后化,流水不冰,热气大行,介虫不复,病痱胗疮疡痈疽痤痔,甚则入肺,欬而鼻渊。天府绝死不治。少阴之复,治以咸寒,佐以苦辛,以甘泻之,以酸收之,辛苦发之,以咸耎之。

太阴之复,湿变乃举,体重中满,食饮不化,阴气上厥,胸中不便,饮发于中,欬喘有声。大雨时行,鳞见于陆,头顶痛重而掉瘛尤甚,呕而密默,唾吐清液,甚则入肾,窍泻无度。太溪绝死不治。太阴之复,治以苦热,佐以酸辛,以苦泻之,燥之泄之。

少阳之复,大热将至,枯燥燔爇,介虫乃耗,惊瘛欬衄,心热烦躁,便数憎风,厥气上行,面如浮埃,目乃瞤瘛,火气内发,上为口糜,呕逆血溢血泄,发而为疟,恶寒鼓慄,寒极反热,溢络焦槁,渴引水浆,色变黄赤,少气脉萎,化而为水,传为胕肿,甚则入肺,欬而血泄。尺泽绝死不治。少阳之复,治以咸冷,佐以苦辛,以咸耎之,以酸收之,辛苦发之,发不远热,无犯温凉,少阴同法。

阳明之复,清气大举,森木苍干,毛虫乃厉,病生胠胁,气归于左,善太息,甚则心痛,否满腹胀而泄,呕苦欬哕,烦心,病在鬲中,头痛,甚则入肝,惊骇筋挛。太冲绝死不治。阳明之复,治以辛温,佐以苦甘,以苦泄之,以苦下之,以酸补之。

太阳之复,厥气上行,水凝雨冰,羽虫乃死,心胃生寒,胷鬲不利,心痛否满,头痛善悲。时眩仆,食减,腰脽反痛,屈伸不便,地裂冰坚,阳光不治,少腹控睾,引腰脊,上冲心,唾出清水及为哕噫,甚则入心,善忘善悲。神门绝死不治。太阳之复,治以咸热,佐以甘辛,以苦坚之。

7.《素问·至真要大论》六气胜复致病治法之大体

"治诸胜复:寒者热之,热者寒之,温者清之,清者温之,散者收之,抑者散之,燥者润之,急者缓之,坚者耎之,脆者坚之,衰者补之,强者泻之。各安其气,必清必静,则病气衰去,归其所宗,此治之大体也。"王冰注云:"太阳气寒,少阴、少阳气热,厥阴气温,阳明气清,太阴气湿,有胜复则各倍其气以调之,故可使平也。宗,属也。调不失理,则余之气自归其所属,少之气自安其所居。胜复衰已则各补养而平定之。必清必静,无妄挠之,则六气循环,五神交泰。若运气之寒热;治之平之,亦各归司天地气也。"

按上文曾分言六气胜复致病之治法,就各气致病之候而论之,本文则根据六气胜复之理,概言其治法之大体也,尤便理解与应用。且对非时非节,寒热互变导致之病的治疗大法,亦皆切合于应用,医人自当灵活处治,不可拘泥于定制也。

8.《素问·至真要大论》客主之气,逆从之治

客主之气,胜而无复,主胜逆,客胜从,乃是天之六气变化的规律。其致病情况则是:"厥阴司天,客胜则耳鸣掉眩,甚则咳;主胜则胷胁痛,舌难以言。少阴司天,客胜则鼽嚏,颈项强,肩背瞀热,头痛少气,发热,耳聋目瞑,甚则胕肿血溢,疮疡咳喘;主胜则心热烦躁,甚则胁痛支满。太阴司天,客胜则首面胕肿,呼吸气喘;主胜则胷腹满,食已而瞀。少阳司天,客胜则丹胗外发,及为丹熛疮疡,呕逆喉痹,头痛嗌肿,耳聋血溢,内为瘛瘲;主胜则胷满咳仰息,甚而有血手热。阳明司天,清复内余,则咳衄嗌塞,心鬲中热,咳不止,而白血出者死。太阳司天,客胜则胷中不利,出清涕,感寒则咳;主胜则喉嗌中鸣。"

"厥阴在泉,客胜则大关节不利,内为痉强拘瘛,外为不便;主胜则筋骨繇并,腰腹时痛。少阴在泉,客胜则腰痛,尻股膝髀腨骭足病,瞀热以酸,胕肿不能久立,溲便变;主胜则厥气上行,心痛发热,鬲中众痹皆作,发于胠胁,魄汗不藏,四逆而起。太阴在泉,客胜则足痿下重,便溲不时,湿客下焦,发而濡泻及为肿,隐曲之疾;主胜则寒气逆满,食饮不下,甚则为疝。少阳在泉,客胜则腰腹痛而反恶寒,甚则下白溺白;主胜则热反上行而客于心,心痛发热,格中而呕,少阴同候。阳明在泉,客胜则清气动下,少腹坚满,而数便泻;主胜则腰重腹痛,少腹生寒,下为鹜溏,则寒厥于肠,上冲胷中,甚则喘不能久立。太阳在泉,寒复内余,则腰尻痛,屈伸不利,股胫足膝中痛。"

客主逆从之治为:"高者抑之,下者举之,有余折之,不足补之。佐以所利,和以所宜,必安其主客,适其寒温。同者逆之,异者从之。"王冰注:"高者抑之,制其胜也。下者举之,济其弱也。有余折之,屈其锐也。不足补之,全其气也。虽制胜扶弱,而客主需安。一气失所,则矛楯更作。榛棘互兴,各伺其便,不相得志,内淫外并,而危败之由作矣。同谓寒热温清,气相比和者。异谓水火木金土,不比和者。气相得者,则逆所胜之气以治之;不相得者,则顺所胜气以治之。治火胜负,欲益者以其味,欲泻者亦以其味,胜与不胜,皆折其气也。何者?

以其性躁动也。治热亦然。"

本节主要说明客主之气的异同关系而形成的逆顺关系,导致之诸多疾病,在治疗时应当遵循的治法大则,对调理人体气机的协调运行,有着重要的意义,王冰此注,说理充分,故引以为参。

9.《素问·至真要大论》谨守病机,各司其属

审察病机,无失气宜。"诸风掉眩,皆属于肝;诸寒收引,皆属于肾;诸气膹郁,皆属于肺;诸湿肿满,皆属于脾;诸热瞀瘛,皆属于火;诸痛痒疮,皆属于心。诸厥固泄,皆属于下;诸痿喘呕,皆属于上。诸禁鼓栗,如丧神守,皆属于火;诸痉项强,皆属于湿;诸逆冲上,皆属于火;诸胀腹大,皆属于热;诸躁狂越,皆属于火;诸暴强直,皆属于风;诸病有声,鼓之如鼓,皆属于热;诸病胕肿,疼酸惊骇,皆属于火;诸转反戾,水液浑浊,皆属于寒;诸病水液。澄澈清冷,皆属于寒;诸呕吐酸,暴注下迫,皆属于热。故《大要》曰,谨守病机,各司其属,有者求之,无者求之,盛者责之,虚者责之,必先五胜,疏其血气,令其调达,而致和平,此之谓也。"王冰注:"深乎圣人之言,理宜然也。有无求之,虚盛责之,言悉由也。夫如大寒而甚,热之不热,是无火也;热来复去昼见夜伏,夜发昼止,时节而动,是无火也,当助其心。又如大热而甚,寒之不寒,是无水也,热动复止,倏忽往来,时动时止,是无水也,当助其肾。内格呕逆,食不得入,是有火也;病呕而吐,食久反出,是无火也;暴速注下,食不及化,是无水也;溏泄而久,止发无恒,是无水也。故心盛则生热,肾盛则生寒,肾虚则寒动于中,心虚则热收于内。又热不得寒,是无火也,寒不得热,是无水也。夫寒之不寒,责其无水,热之不热,责其无火。热之不久,责心之虚;寒之不久,责肾之少。有者泻之,无者补之,虚者补之,盛者泻之。居其中间,陈者壅塞,令上下无碍,气血通调,则寒热自和,阴阳调达矣。"

经文又云:"诸寒之而热者,取之阴,热之而寒者,取之阳,所谓求其属也。"王冰注:"言益火之源,以消阴翳;壮水之主,以制阳光。故曰求其属也。夫粗工褊浅,学术精深,以热次寒,以寒疗热。治热未已,而冷疾已生,攻寒日深,而热病更起,热起而中寒尚在,寒生而外热不除。欲攻寒则惧热不前,欲疗热则思寒又止。进退交战,危亟已臻,岂知脏腑之源,有寒热温凉之主哉。取心者,不必齐以热,取肾者,不必齐以寒,但益心之阳,寒亦通行,强肾之阴,热亦犹可。观斯之故,或热以热,治寒以寒,万举万全,孰知其意。思方智极,理尽辞穷,呜呼!人之死者,异谓命,不谓方士愚昧而杀之耶。"

上引经文,两言求其属,病机十九条,以诸病候与风、热、火、湿、燥、寒相系,求其属也;诸病候与肝、心、脾、肺、肾相系,亦求其属也。候者,病之外象也。属者,病之本源也。外象既现,本源亦明,则法明矣。然别出以寒治热,以热治寒而后反甚者,则当取之本体之阴阳属性,则寒热自除,王冰对此论言文甚详,特明理也。

10.《素问·至真要大论》正反之治

"坚者削之,客者除之,劳者温之,结者散之,留者攻之,燥者濡之,急者缓之,散者收之,损者温之,逸者行之,惊者平之。上之下之,摩之浴之,薄之劫之,开之发之,适事为故。帝曰:何谓逆从? 岐伯曰:逆者正治。从者反治。从少从多,观其事也。帝曰:反治何谓? 岐伯曰:热因寒用,寒因热用,塞因塞用,通因通用。必伏其所主,而先其所因,其始则同,其终则异。可使破积,可使溃坚,可使气和,可使必已。"详本文言逆从正反之治,逆治易明,从治难

解,王冰根据往时名医张公之验,进行解析,可详见该文王冰注,兹不烦引。

又《素问·五常政大论》云:"补上下者从之,治上下者逆之,以所在寒热盛衰而调之。故曰,上取下取,内取外取,以求其过。能(耐)毒者以厚药,不胜毒者以薄药,此之谓也。气反者,病在上,取之下;病在下,取之上;病在中,旁取之。治热以寒,温而行之;治寒以热,凉而行之;治温以清,冷而行之;治清以温,热而行之。故消之削之,吐之下之,补之泻之,久新同法。"此指司天在泉上下逆从之治,亦正反之治也。

盖气之盛衰,体之逆顺,相互同异,交错互化,是造成疾病复杂多变的根本原因,故医者不仅需明于正治,亦当善于反治,此论是也。

11.《素问·至真要大论》适其至所而治

"帝曰:气有多少,病有盛衰,治有缓急,方有大小,愿闻其约奈何?岐伯曰:气有高下,病有远近,证有中外,治有轻重,适其至所为故也。《大要》曰,君一臣二,奇之制也。君二臣四,偶之制也。君二臣三,奇之制也。君二臣六,偶之制也。故曰,近者奇之,远者偶之。汗者不以偶,下者不以奇(奇、偶二字原文互移,与王冰注义难合,若此,则王冰岂能悖经而注,若王氏以为经文有误,必为之注明,今本无者,应系经、注同,故据王注改。且吴昆注本及张介宾注本亦皆改),补上治上,制以缓;补下治下,制以急。急则气味厚,缓则气味薄,适其至所,此之谓也。病所远而中道气味之者食而过之,无越其制度也。是故平气之道,近而奇偶,制小其服也;远而奇偶,制大其服也。大则数少,小则数多。多则九之,少则二之。奇之不去则偶之,是谓重方。偶之不去则反佐以取之,所谓寒热温凉,反从其病也。"

详本文根据病变之或高或下,或远或近,或内或外,或轻或重,两次论及"适其至所"的思想,提出了许多治疗要则,以药达病所为目的,颇耐人寻味。王冰首阐其奥义,今择其要者供参,王冰曰:"脏位有高下,腑气有远近,病证有表里,药用有轻重。调其多少,和其紧慢,令药气至病所为故,勿太过与不及。"又云:"奇谓古之单方,偶谓之古之复方也。单、复一制,皆有大小。故奇方云君一臣二,君二臣三,偶方云君二臣四、君二臣六也。病有小大,气有远近,治有轻重所宜。故云之制也。"又云:"汗药不以偶方,气不足以外发泄,下药不以奇制,药毒攻而致过。治上补上方,迅急则止不住而迫下。治下补下方,缓优则滋道路而力又微。制急方而气味薄,则力与缓等,制缓方而气味厚,则势与急同。如是为缓不能缓,急不能急,厚而不厚,薄而不薄,则大小非制,轻重无度,则虚实寒热,脏腑纷挠,无由致理,岂神灵而可望安哉。"

以上经文所论,王注所释,对立法与制方等问题,作出了详细的论述,特别在偶方与复方方面提到的"君二臣四"与"君二臣六"之说,为医界明示,凡病情沉重而复杂的患者,有时需从单向或多向着眼,方可达到"至其所"的目的,无奈后世者,对诸多复方杂方之释,每拘于一君之说,实悖于经旨,一君之说,政治礼制也。而药非政体,经文明云"主病之为君"也,故复方常具二君多臣之义,执乎此,方可谓明方制也。

12.《素问·五常政大论》同病异治

"东南方阳也,阳者其精降于下,故右热而左温,西北方阴也,阴者其精奉于上,故左寒而右凉。是以地有高下,气有温凉,高者气寒,下者气热。故适寒凉者胀之,温热者疮。下之则胀已,汗之则疮已。此腠理开闭之常,太少之异异耳。……阴精所奉其人寿,阳精所降其人夭。……西北之气,散而寒之;东南之气,收而温之。所谓同病异治也。故曰,气寒气凉,治以寒凉,行水渍之。气温气热,治以温热,强其内守。必同其气,可使平也,假者反之。"

详王冰注云:"高下谓地形。太少谓阴阳之气,盛衰之异。今中原地形,西北方高,东南方下。西方凉,北方寒,东方温,南方热。气化犹然矣。阳精下降,故地以温而知之于下矣;阳气生于东而盛于南,故东方温而南方热。气之多少明矣。阴精奉上,故地以寒而知之于上矣。阴气生于西而盛于北,故西方凉北方寒。……西北东南,言其大也。夫以气候验之,中原地形所居者,悉以居高则寒,处下则热。常试观之,高山多雪,平川多雨,高山多寒,平川多热,则高下寒热可微见矣。……西方北方,人皮肤腠理密,人皆食热,故宜散宜寒。东方南方,人皮肤疏腠理开,人皆食冷,故宜收宜温。散谓温浴,使中外条达,收谓温中,不解表也。今士俗皆反之,依而疗之,则反甚矣。……寒方以寒,热方以热,温方以温,凉方以凉,是正法也,是同气也。行水渍之,是汤浸渍也。平谓平调也。若西方北方有冷病,假热方温方以除之;东方南方有热疾,须凉方寒方以疗者,则反上正法以取之。"

按王冰对经文作了理论上的阐述,甚有见地。他对华夏故地(即所谓"中原")之气候与地势,结合现实的基本情况和生活习性及发病规律进行了解析,对治疗方法的正反异同,作出了说明,使医者进一步掌握由于地域异同差异形成的"同病异治"加深了理解,进而后世又提出了"异病同治"之法,极大的丰富了中医治疗学的学术理论和学术思想,对后世研究中医治疗学颇有裨益。

以上对《素问》运气七大论中关于治法学中的内容,进行了大致的归纳,意在说明这些方法主要是根据气候变化导致诸病而设计之治疗方法。它是在《内经》原有治法基础上的进一步发展,此中治法内容,虽亦有少数刺法,但大都适用于汤液疗法,两相结合,则更为全面。

本篇内容,主要是对《黄帝内经》(包括《素问》、《灵枢》)在治法学方面的医疗思想、治疗原则和治疗方法等内容的大致的归纳和解析。对于刺灸等其他方面的内容,则不在此例。

治法学诸说,从应用的角度而论,最能体现中医学的辨证思维。加之与辨症相结合而构成的"辨证论治"学说,也是中医学特色重要内容之一,值得对其进行深入研究。本篇所论,意在对《内经》学术领域的初探,欲得求全,尽在后学。

第八章 《黄帝内经》文化余韵琐谈

《黄帝内经》一书,作为中医学的经典著作之一,历来备受学界的重视与关注,它对中医学的形成与发展,起到了难以替代的作用,后世研读者,代不乏人,关于研究之内容,医学、史学方面自不待言。关于文学、文化方面,由于中医学的形成与发展,自来就不是孤立的,它是在传统文化的土壤或者说摇篮中诞生成长和发展起来的。所以它必然地会与这些方面有着密切的关系。因此,历来也有不少学者,在《内经》的文字、语音、语法、音韵、语词等方面,作过卓有成效的研讨,对《内经》的深入学习和研究,有着十分重要的意义。吾不善此道,然在学习《内经》时,涉及这方面的问题颇多,特将此道,综汇如下,以便与学界共研。

一、《黄帝内经》的题名与组成部分

关于《黄帝内经》一书的成编年代,在本书的第二章中已作过探讨,今再将《黄帝内经》作为书的形式出现后,它应有的几个特点加以简述。

《黄帝内经》作为一书的形式问世后,我们今天所能看到的,连宋本也不曾有,今所存世之本,《素问》唯有唐人王冰次注、宋人林亿等重广补注本,《灵枢》则仅有宋人史崧之进献本,尚存。今存金、元、明重刊《黄帝内经》版本中,《素问》以明嘉靖庚戌(嘉靖二十九年,公元 1550 年)、《灵枢》以明赵府居敬堂刊本为通行善本之例,略为解析。

(一) 总题名:《黄帝内经》(单项题名)

(二) 分题名:《素问》《针经》(两项题名)

以上两题名,可参见本书前三章有关内容。

我国古代,特别是先秦两汉时期,这种依托之作,在当时由于各种原因形成的著作是相当多的,今以现存《汉书·艺文志》为例,略举数端,如"道家"有《黄帝四经》、《黄帝铭》、《黄帝君臣》、《杂黄帝》。"阴阳家"有《黄帝泰素》。"小说家"有《黄帝说》。"兵阴阳"有《神农兵法》、《黄帝》、《鬼容区》(即《素问·天元纪大论之鬼臾区》)。"数术略"之《黄帝杂子》。"历谱"之《黄帝五家历》。"五行"之《黄帝阴阳》、《黄帝诸子论阴阳》、《神农大幽五行》。"杂占"之《黄帝长柳占梦》、《神农教田相土耕种》。"方技"之《黄帝内经》与《外经》、《扁鹊内经》与《外经》、《白氏内经》与《外经》、《泰始黄帝扁鹊俞拊方》、《黄帝三王养阳方》、《黄帝岐伯按摩》、《黄帝杂子芝菌》、《黄帝杂子》、《神农杂子》等。

上引诸书,自汉代刘向校书之后,有多人指出,此类书皆"依托"之作,也就是非彼时彼人的亲自著作。从上引诸书的科别与数量来看,绝不是一种偶然现象,就以医学而论,为数亦多。又如近代长沙马王堆出土之医书而论,中有《十问》一书,含黄帝问天师、黄帝问大成、黄帝问曹敖、黄帝问容成、尧问舜、王子巧父问彭祖、帝盘庚问耆老、禹问师癸、文执问齐威王、秦昭王问王朝。其中设问人物,远为黄帝,近为秦昭王(公元前306年～前251年)、齐威王(公元前356年～前320年),也就是在战国时期,或笼统的说是先秦时期。这种依托之风,一直延续至两汉以后。所以汉人刘安在《淮南子·修务训》云:"世俗之人,多遵古而贱今,故为道者,必托之于神农、黄帝而后能入说。乱世闇主,高远其所来,因而贵之,为学者蔽于论,而遵其所闻,相与危坐而称之,正领而颂之,见是见非之分不明。"

从《淮南子》所论,足证这种依托之风,在先秦两汉时期的文献中,并不少见,亦可说明这样一个道理,在那样的时代,欲立说立言者,非王侯圣贤不可为,故平民之欲为道者,非托之于王侯圣贤不可。或托诸古,或托诸近。黄帝、神农、伏羲、尧、舜、禹,古帝王也,岐伯、伯高、少师、少俞,古圣贤也。秦昭王、齐威王,近帝王也,扁鹊、文执,近代贤良也。足以说明,人欲立说、立言,人欲传道、传术,依托于帝王、圣贤,则道可立,术可传,是有其道理在焉。所以依托之风的形成,在古代只有帝王、圣贤才能具备和掌握知识的特殊历史时期,普通人士,欲建立和传承自己的学术,利用依托之法行之,乃是历史上文化发展过程的一个必然的现象。

就此而论,中医书之依托于神农、黄帝,一部中医要籍,称之谓"经",依托黄帝与岐伯、伯高等六臣之问对。正说明《内经》医著,有着十分重要的学术价值。故汉人刘向校书,对"医经类"书之小叙曰:"医经者,原人血脉、经络、骨髓、阴阳、表里,以起百病之本,死生之分。而用度箴石汤火所施,调方药齐和之所宜。至齐之德,犹磁石吸铁,以物相使,拙者失理,以瘉为剧,以生为死。"对"方技"一大类之"叙文"复云:"方技者,皆生生之具,王官之一守也。太古有岐伯、俞拊,中世有扁鹊、秦和,盖论病以及国,原诊以知政。汉兴有仓公,今其术晻昧,故论其书,以序方技为四种。"刘向如此看重方技书对人类之生存及国事安危之学术价值,良有以也。

分题名(二级题名),《素问》、《针经》(《九卷》、《灵枢》)。

关于《黄帝内经》之析卷分题,也就是今日所见之《素问》、《灵枢经》与《黄帝内经》的关系,及产生二级题名的历史沿革,详见本书"第一章"第四题:"《素问》、《九卷》与《黄帝内经》的关系"及第三章"《素问》、《九卷》名称及源流考"有关内容。兹不烦述。

(三) 篇名

古代的文章,早期有无题名者,近代诸多出土之医学文献,即有此类文献。如1973年湖南长沙马王堆出土之医学文献《足臂十一脉灸经》、《阴阳十一脉灸经》帛书及《十问》帛书等,出土时均无书名或篇名,今所题名,乃整理小组所加。原件或无题名,亦合古制。

1. 篇名之改动

《黄帝内经》一书,在古传本中之篇名,亦有不尽同者,今举《素问》新校正所见梁人全元起本为例。如"灵兰祕典论",全元起本名"十二脉相使";"三部九候论",全元起本名"决死生";"宝命全形论",全元起本名"刺禁";"离合真邪论",全元起本在第一卷,名"经合",第二卷重出,名"真邪论";"举痛论",全元起本名"五脏举痛";"示从容论",全元起本名"从容别黑白";"疏五过论",全元起本名"论过失";"徵四失论"、"解精微论",全元起本名"方论解"。

又据林亿等新校正所存梁全元起本之篇序,与今存唐王冰次注本,亦有较大差别(详见《素问》新校正文)。

从而可见,先秦及两汉期间留存之古籍,在流传过程中,其篇名、篇序之异同,甚至内容之分合,均为正常之事,也可以说书籍发展史的正常现象。在古医籍中,尚可举《伤寒论》一书为证,该书在今存有多种不同的流传本,如宋林亿校定本,明赵开美所刊之《仲景全书》本,林亿校定之《金匮玉函经》本,唐孙思邈之《千金翼方》本,日本存康平本《伤寒论》等,在这方面,均有明显的差别。

鉴于上述情况,在研究古籍篇文时,当然是力求复原存真,但是要真正做到这一点,难度很大。今存诸多古籍的篇目,大多是唐宋期间,经官方或私家认真校定后,才逐步固定下来。

2. 篇名之含义

篇名的含义,按现代人的理解,一般应是对篇文全部内容的概括提示,也大多是单义项的。但是在古代医学文献中,却不尽是如此。大致有以下几种情况。

无篇题,也就是只有文章,没有题名。

后人加冠题名,就是后人对无篇题的文章酌加题名。

1973 年湖南长沙马王堆汉墓出土的医学文献中,大都没有题名,当然也不排除这些文献是因为长期在土中被损坏而失去题名,但大多数是抄录时即无题名,今日所见,皆整理人所加,如《合阴阳》、《十问》等。

《黄帝内经》一书,经后世学界多年研讨,基本上确认,系西汉前期经学者将此长时期多家之医学文献,所集成编,定名《黄帝内经》,故其篇名,亦非一体,呈现了多样化的题名。

从今存《素问》与《灵枢》(即古《针经》之衍化本)两书中之篇名所见,大致有以下几种情况。

(1)取篇文几字为名

《素问·玉版论要》云:"神转不回,回则不转,乃失其机。至数之要,迫近以微,著之玉版,命曰合玉机。"故取"玉版"二字为题名。

《素问·诊要经终论》,本篇内容,具黄帝之两问,一作"黄帝问曰:诊要何如?"一作"帝曰:愿闻十二经脉之终奈何?",故合"经脉"与"经终"四字为题名。

(2)概括篇文要义为题名

《素问·上古天真论》,本篇内容特强调上古之人,其知道者,能恬守天真之气,以尽其天年,故名"上古天真论"。

《灵枢·邪气脏腑病形篇》,本篇内容,重在论述邪气中于脏及中于腑所致之病形,故名"邪气脏腑病形篇"。

(3)单义项题名

单义项,即单独一种事物的篇文。

《素问》论病诸篇,如"风论"、"痹论"、"痿论"、"厥论"、"咳论"、"热论"、"疟论"等,皆属论病之类。

《素问》论针术诸篇,如"刺要篇"、"刺齐论"、"刺禁论"、"刺志论"等,皆属于针术类篇文。

《素问》论气穴篇文如"气穴论"、"气府论"、"骨空论"、"水热穴论"等,皆论述"气穴"

类篇文。

《灵枢》论"经脉"诸篇,如"本输"、"经脉"、"经别"、"经水"、"经筋"、"根结"、"五十营"、"营卫生会"、"卫气"、"卫气行"等,皆论述"经络"方面的篇文。

(4) 多义项题名

此类题名,在题名中即可显示其内容非止一个方面。

《素问·六节脏象论》,本篇黄帝有两问,内容不相同,亦不相关。一曰"黄帝问曰:余闻天以六六之节,以成一岁……不知其所谓也?"一曰:"帝曰:脏象何如?"前问一年有六六之节计三百六十日以成一岁之事,后问"脉象"之有关问答,两者并无直接联系,故乃多义项命题。

《灵枢·九针十二原》,本篇内容,黄帝亦有两问,一曰:"黄帝问于岐伯曰:余子万民,养百姓,而收其租税。余哀其不给,而属有疾病,余欲勿使被毒药,无用砭石,欲以微针通其经脉……令各有形,先立针经。愿闻其情。岐伯答曰:臣请推而次之,令有纲纪,始于一,终于九焉。"这部分是论述"九针"的内容。一曰"黄帝曰:愿闻五脏六腑所出之处,岐伯曰:五脏六腑,五五二十五腧,六腑六腧,六六三十六腧。……五脏有六腑,六腑有十二原,十二原出于四关。"故本篇内容,虽皆属针刺范围,但"九针"和"十二原"是两个不同的概念。

(5) 珍秘性题名

此类题名,义在显示本篇内容的珍贵性与秘密性。如:

《素问》一书中有"金匮真言论"、"灵兰秘典论"、"玉版论要"、"玉机真脏论"等,均属此类。

《灵枢》一书中有"玉版"一篇,亦属此类。

此类题名,若单独从文义上解析,只能说明篇文具有十分珍贵和重要意义,无法确定其具体内容。

(6) 含混性题名

此类题名,取义含混,难以界定具体内容,或内容比较杂乱者。如:

《素问·宣明五气篇》其篇文包括:"五味所入"、"五气所病"、"五精所并"、"五脏所恶"、"五脏化液"、"五味所禁"、"五病所发"、"五邪所乱"、"五邪所见"、"五脏所藏"、"五脏所主"、"五劳所伤"、"五脏应象"等十三项内容,其内容既不曾详述,内容间亦无相互关联,仅陈列诸多概念而已,并无实际意义,疑为编纂时杂合而成。

《灵枢·师传篇》,此篇题名,亦甚模糊,不知所传何事,详其内容有:黄帝问岐伯便病人事,脏腑身形之所候,面部之所阅等内容,皆与题名难应。

(7) 单题名多内容

此类题名,义本单项,而其内容则含有多项。如:

《素问·阴阳应象大论》,本篇内容包括:阴阳应象、五方五行应象、七损八益、地理应象、善治之大法等项。

《灵枢·邪客》,含黄帝问伯高"邪气客人",黄帝问伯高"人之肢节以应天地",黄帝问岐伯"持针之数",黄帝问岐伯"手少阴之脉独无腧"等。此篇含黄帝问伯高、岐伯二人,人各二题,内容非一。

《灵枢·九针论》,本篇内容含黄帝问岐伯"九针形制"、"九针应九野(天忌日)"、"五气"(含五形志、五脏气、五味、五并、五恶、五液、五劳、五类、五裁、五发、五邪、五藏、五主等十四项内容,此中内容除"五邪"一项,与《素问·宣明五气》不同外,余者大都与《素问》基本相同)、"三阴、三阳血气之多少"等。

凡此类内容,尤可见后世编纂整理时之遗痕。

(8)解文题名

此论题名,显系对某家重要典籍篇文之文句提解类内容。

《素问·阳明脉解》,是对足阳明脉所发病候的解析。

《素问·脉解》,是对足三阳与三阴脉所发部分重要病候之病机解析。

《素问·针解》,是对针术之虚实补泻法及九针与天四时阴阳相应的解析。

《灵枢·小针解》,是对经前文献有名"小针"部分文句所作的解析。此中所出文句,大都见于今存《灵枢·九针十二原》篇。

似此等篇文,均应在《黄帝内经》原有之篇文形成后,方得有此解,故亦可证明,《黄帝内经》一书之形成,非一时一人之作。

(9)疑似晚出之篇文

《黄帝内经》诸篇题名之尾,除后增之运气篇七大论以外,均缀以"论"与"篇"二字,或"论篇"二字并缀,然另有《素问》"阴阳应象大论"与"四气调神大论"二篇,则缀以"大论"二字与别篇异。

详"阴阳应象大论"与"四气调神大论"二篇,则缀以"大论"二字,与别篇异。

详"阴阳应象大论"篇,就文气而言,较别篇义顺,且内容亦杂,疑出后人之手,或拾取前人遗文联缀而成。

"四气调神大论"一篇,除文气较顺外,其韵句中有以明字与平、兴、宁、清等耕、蒸韵相押者。详"明"字在《内经》韵句中,多与上古韵"阳部"字相押,拟音读"芒",与"耕部"相押,乃汉以后音也。

据此,则上述二篇疑为后出之文,句尾均缀"大论"字。

又仲景遗著《伤寒论·伤寒例》篇,有引《阴阳大论》名,亦同此名篇,可证该时亦有此文例。

二、《黄帝内经》的依托撰人

关于《黄帝内经》的成编年代及历史背景,在本书"第二章"已有详述,兹不烦引,本节所谓"撰人",乃指该书依托人也,特将诸依托撰人之有关史料,加以简介,亦或有助于对本书的研究。

《黄帝内经》之依托撰人,计有黄帝与岐伯等六臣之名。现分述于下。

1. 黄帝

黄帝为华夏民族传说之远祖。

《史记·五帝本纪》:"黄帝者,姓公孙,名曰轩辕,生而神灵,弱而能言,幼而徇齐,长而敦敏,成而聪明。轩辕之时,神农氏世衰,诸侯相侵伐,暴虐百姓,而神农氏弗能征。于是轩辕氏乃习用干戈,以征不享,诸侯咸来宾从。而蚩尤最为暴,莫能伐。炎帝欲侵陵诸侯,诸侯咸归轩辕,轩辕乃修德振兵。治五气,艺五种,抚万民,度四方,教熊罴。貔貅驱虎,以与炎帝战于阪泉之野,三战于是得其志。蚩尤作乱,不用帝命,于是黄帝乃征师诸侯,与蚩尤战于涿鹿之野。而诸侯咸尊轩辕为天子,代神农氏,是为黄帝。天下有不顺者,黄帝从而征之,平者去之。披山通道,未常宁居。东至于海登丸山及岱宗;西至于空桐,登鸡头;南至于江,登熊湘;北逐荤粥,合符釜山,而邑于涿鹿之阿。迁徙往来,无常处,以师兵为营卫,官名皆以云命为云师。置左右大监,监于万国。万国和而鬼神山川封禅与为多焉。获宝鼎,迎日推筴。举风后,力牧,常先大鸿(张守节"正义"云:"封禅书云,鬼臾区号大鸿,黄帝大臣也),以治民,顺天地之纪,幽明之占,死生之说,存亡之难,时播百谷草木,淳化鸟兽虫蛾,旁罗日月星辰水波,土石金玉,劳勤心力耳目,节用水火,有土德之瑞,故号黄帝……黄帝崩,葬桥山。"又唐人张守节《史记正义》云:"《舆地志》云:涿鹿,水名。彭城,黄帝初都,迁有熊也。案,黄帝,有熊国君,乃少典国君之次子,号曰有熊氏,又曰缙云氏,又曰帝鸿氏,亦曰帝轩氏,母曰附宝之祈野,见大电绕北斗枢星,感而怀妊,二十四月而生黄帝于寿丘。寿丘在鲁东门之北,今在兖州曲阜县东北六里。"

《史记·封禅书》:"上(汉武)幸雍且郊,或曰:五帝,太乙之佐也。宜立太乙而上亲郊之。上疑未定,齐人公孙卿曰:今年得宝鼎,其冬辛巳朔旦冬至,与黄帝时等,卿有《札书》曰:黄帝得宝鼎宛朐,问于鬼臾区。鬼臾区对曰:黄帝得宝鼎神策,是岁己酉朔旦冬至,得天之纪,终而复始,于是黄帝迎日推策,后率二十岁朔旦冬至,凡二十八推三百八十年。黄帝仙登于天。……黄帝时万诸侯,而神灵之封居七千,天下名山八,而三在蛮夷,五在中国,中国华山、首山、太室、太山、东莱,此五山黄帝之所游,与神会。黄帝且战且学仙,患百姓非其道者,乃断斩非鬼神者,百余岁然与神通。黄帝郊雍上帝宿三月。鬼臾区,号大鸿,死葬雍,故鸿冢是也。其后黄帝接万灵明廷,明廷者,甘泉也。所谓寒(徐广曰:一作塞)门谷口也。黄帝采首山铜,铸鼎于荆山下,鼎既成,有龙垂胡髯下迎黄帝,黄帝上骑,群臣后宫从上者七十余人,龙乃上去,余小臣不得上,乃悉持龙髯,拔堕,堕黄帝之弓,百姓仰望。黄帝既上天,乃抱其弓与胡髯号。故后世因名其处曰鼎湖,其弓曰乌号。于是子曰:嗟乎!吾诚得如黄帝……。"按此文乃司马公,借"封禅书"尽记汉武帝好神仙之事,所述齐方士公孙师言黄帝乘龙登天之事,荒诞不经,与"五帝本纪"言"黄帝崩,葬桥山"事大相径庭,然亦足证在先秦、两汉时期,流传黄帝之事甚多,古籍载录其说,亦颇有不经者,今并录其文,以辨是非。

《帝王世纪》,该书为晋初皇甫谧所辑,原书十卷,宋以后亡逸,今存皆宋以后辑,皇甫氏有鉴于古代帝王事残缺不全,乃著此编。多据《古文尚书》、《六经图籤》及经史杂书辑成,今选用清嘉庆十七年宋翔凤辑本选录。

该辑本中有关黄帝之生平、里籍、功业、封禅等事,《史记》及别书皆有之,兹不再录,仅将有关医药方面之事摘录之。

"黄帝……又使岐伯尝百草、典医疗疾,今'经方'、'本草'之书咸出焉。"

"黄帝有熊氏命雷公、岐伯论经脉旁通,问难八十一,为《难经》,教制九针,著《内外术经》十八卷(《御览》七百二十一)。"按,此当指汉人刘向校书之《七略》著录之《黄帝内经》十八卷也。

"岐伯,黄帝臣也。帝使岐伯尝味本草,典主疾病,'经方'、'本草',《素问》之书咸出焉"。按本文亦出《太平御览》,与上文有重合处。

按司马迁《史记》中述黄帝,不曾及于医药事。至后汉成帝时,刘向父子校书,形成《七略》,著录经、史、百家及医药等文献。故皇甫谧编辑《帝王世纪》时,必知此书,故该书言黄帝,必及于医药,或司马迁(汉武帝时人)作《史记》时,医经等书尚未成编问世。

又详先秦时诸子之书,如《庄子》、《列子》等书,亦多有言黄帝之事,多出于作者杜撰,或转别家之说,神化者居多,不足以言,兹不烦引。

2. 岐伯

古传说为黄帝臣也。

《史记·封禅》,汉武帝季"夏,汉改历,以正月为岁首,而色上黄,官名更印章,以五字,为太初元年,是岁西伐大宛……其明年,有司上言雍五畤,无牢熟具,芬芳不备,乃令祠官进犊牢具……其明年,东巡海上,考神仙之属,未有验者。方士有言,黄帝时为五城十二楼,以候神入于执期,命曰迎年。上许作之如方命曰,明年。上亲礼祠上帝焉,公玉带曰:黄帝时,虽封太山,然风后封巨,岐伯令黄帝,封东太山,禅凡(徐广曰:一作丸)山,合符然后不死焉。天子既合设祠具,至东太山。太山卑小,不称其声。乃令祠官礼之,而不封禅焉。其后令带奉祠候神物。夏,遂还太山,修五年之礼如前,而加以禅祠石闾。石闾者,在太山下阯南方。方士多言此仙人之闾也。故上亲禅焉。"按,此言岐伯事,亦出方士之口,故《本纪》不书。然亦可证,关于岐伯之事,彼时亦多有言者,姑且存焉。

3. 伯高

古传说亦黄帝臣也。

《管子·地数》:"桓公曰:地数可得闻乎?管子对曰:地之东西二万八千里,南北二万六千里……得失之数,尽在此内,是谓国用,桓公曰:何谓得失之数皆在此?管子对曰:昔在桀霸有天下而用不足,汤有七十里之薄而用有余。天非独为汤而雨菽粟,而地非独为汤出财物也。伊尹善通移轻重,开阖决塞,通于高下,徐疾之筴,坐起之费时也。黄帝问于伯高曰:吾欲陶天下而为一家。为之有道乎?伯高对曰:请刈其莞而树之,吾仅逃其蚤牙,则天下可陶为一家。黄帝曰:此若言可得闻乎?伯高对曰:上有丹砂者,下有黄金,上有慈石者,下有铜金;上有陵石者,下有铅锡赤铜;上有赭者,下有铁。此山之见荣者。苟山之见其荣,君仅封而祭之,距封十里而为一坛,是则使乘者下行,行者趋。若犯令者,罪死不赦,然则与折取之远矣。修教十年,而葛卢之山发而出水,金从之,蚩尤受而制之,以为剑铠矛戟。是岁相兼者诸侯九;雍狐之山发为出水,金从之,蚩尤受而制之,以为雍狐之戟芮戈。是岁相兼者诸侯十二,故天下之君,顿戟一怒,伏尸满野,此见戈之本也。"据此可知,古代传说伯高不仅知医,尚晓地理,通治国之方略,故佐黄帝以制蚩尤而兼诸侯,故管仲举此以说桓公,此亦小说家言,不足为徵。

4. 鬼臾区

传说亦黄帝臣也。

仅在《素问》天元纪大论与五运行大论中两见其名,天元纪大论,乃黄帝问天元事,鬼臾区作答云:"臣积考《太始天元册》文曰……臣斯十世,此之谓也。"唐王冰注:《天元册》,所以记天真元气运行之纪也。自神农之世,鬼臾区十世祖始诵而行之,此太古占候灵文,洎乎伏羲之时,已镌诸玉版,命曰《册文》。太古灵文,故命之曰《太始天元玉册》也。(新校正曰:详今世有《天元玉册》,或者以为即此《太始天元玉册》文,非是)详"五运行大论"黄帝问五气经天事,岐伯亦曰:"臣览《太始天元玉册》文"。按此书亦或古代依托天文类著作,故人间难得一阅也。又《汉书·郊祀志》汉武帝欲得宝鼎,"齐人公孙卿曰:今年得宝鼎,其冬辛已朔旦冬至,与黄帝时等,卿有《札书》曰:黄帝得宝鼎冕候,问于鬼臾区,鬼臾区对曰:黄帝得宝鼎神策,是岁已酉朔旦冬至,得天之纪,终而复始,于是黄帝迎日推策,后二十岁复朔旦冬至,凡二十推三百八十年,黄帝仙登于天……鬼臾区号大鸿,死葬雍,故鸿冢是也。"详此文所述,与前黄帝项引《史记·封禅书》文大致同,凡此,皆古数术家之妄言,不足致信。又《汉书·艺文志·兵技巧》有《鬼臾区》三篇,注:"《图》一卷。黄帝臣,依托。"又《史记·五帝本纪》云:"(黄帝)获宝鼎,迎日推策,举风后,力牧,常先大鸿以治民。"此亦可证鬼臾区传说为黄帝臣,识天文、兵事及医术也。

5. 少俞

传说少俞亦黄帝臣也。

《云笈七籖》卷一百"轩辕本纪",该书为宋张君房纂辑,张为宋真宗景德进士,大忠祥符五年奉命主持校理《道藏》,集秘阁与江南等道教藏书,与道士十人同校,至天禧三年告成《大宋天官宝藏》四千五百六十五卷,复撮其精要,辑成此书,故有"小道藏"之美誉。该书为道家之百科,包罗甚众,今录其"轩辕本纪"中所言上古医事。

"轩辕本纪"言黄帝诸事,已见于别籍,言医诸事,摘录如下:"帝又获鼎,乃迎日推策,于是顺天地之纪,旁罗日月星辰,作盖天仪,测玄象,推分星度,以二十八宿为二十次……又使羲和占日,常仪占月,鬼臾区占星,帝作占候之法,占日之书,以明休咎焉。……时有仙伯,出于岐山下,号岐伯,善说草木之药性味为大医。帝请主方药。帝乃修神农所尝百草性味,以理疾者,作《内外经》。又有雷公,述炮炙方,定药性之善恶。扁鹊、俞拊二臣定《脉经》,疗百姓所疾。帝与扁鹊论脉法,撰《脉书》上、下经。帝问岐伯脉法,又制《素问》等书及《内经》,帝问少俞针注(疑为"法"之误),乃制《针经》、《明堂图》灸之法,此针药之始也。"

以上引文,有些已见于别书,其中是与《黄帝内经》有关的文献,应是在《内经》成编及刘向校书之后,惟黄帝问少俞针法之事,未见于别书。另者,《黄帝内经》成编之后,该书及其依托之撰人,也颇受道家及道教的关注,故《云笈七籖》"黄帝本纪"一篇,采撅黄帝之事甚众。

6. 雷公、少师二人

见于上述诸人项,别处载文未见,不再重述。

三、《黄帝内经》篇文撰著情况再议

关于《黄帝内经》的篇文组合,就今日所见《素问》、《灵枢》两书而论,并无严格的系统性,前在本书第六章中已有所述,关于篇文内容的撰人,在学术方面,黄帝君臣七人,亦难显示其专擅,也显得有些杂乱,不成体系,总起来看,《黄帝内经》一书,由于非出于一时一人之手,在学术方面,难免是众说杂合,多篇交错,九派一统,存异求同。

现仅就《素问》、《灵枢》两书篇文撰著情况,略作分析。

（一）《素问》撰著情况

1. 黄帝请问岐伯诸篇

黄帝请问岐伯诸篇,共有五十七篇,包括阴阳、五行、脏腑、经络、诊法、治则、病机、疾病、气穴,是内容最为广泛和最为重要的部分。

从行文方式可见,岐伯乃黄帝最为尊崇之臣,或称"天师",或称"夫子",如"上古天真论"云:"昔在黄帝,生而神灵,弱而能言,幼而徇齐,长而敦敏,成而登天,乃问于天师曰。"本篇据林亿等新校正所见梁人全元起本在第六卷,不当在此冠文。今见唐人王冰次注本有之,疑系整理时,将此篇移于篇首,故仿诸《史记》等书,补此史纪,用以开篇。下文所言"天师",即岐伯也。"天师,古代对有道术者的尊称。"如《庄子·徐无鬼》,小童曰:"夫为天下者,亦奚以异乎牧马者哉!亦去其害马者而已矣。黄帝再拜稽首,称天师而退。"又1973年湖南马王堆汉墓出土竹简医书《十问》云:"黄帝问于天师曰:万勿(物)何得而行?草木何得而侵?天师曰:玺(尔)察天之请(情),阴阳为正,万勿(物)失之而蛊(继),得之而赢。……"

六节脏象论:"帝曰:余已闻九九六六之会也,夫子言积气盈闰,愿闻何谓气?请夫子发蒙解惑焉。岐伯曰:此上帝所秘,先师传之也。……"按"夫子",古对太子、大夫、先生、长者之尊称。此文黄帝特尊岐伯,故称"夫子",亦如孔门子弟,特尊孔子为"夫子"。

大多数篇文,皆黄帝曰某事,岐伯对或答某事,每问结束后,常加"帝曰:善"三字为结语。

2. 黄帝与岐伯分述之篇

黄帝与岐伯分述之篇,显示黄帝与岐伯各有自述非属对问之文。

"生气通天论篇",此篇内容,前后两节,前节为"黄帝曰",乃黄帝陈述"天地之间,六合之内,其气九州、九窍、五脏、十二节,皆通乎天气"之理。篇名示意,正出于此语。后节为"岐伯曰",乃岐伯陈述,"阴者藏精而起亟,阳者卫外而为固"及"阴平阳秘,精神乃治,阴阳离决,精气乃绝"之义。

类同本篇非对问式篇文,或以为当系脱文所致,当然不能排除此一因素,然今见王冰次注本中,亦有此类篇文,则不合王本体例,详王冰本自序言其编次体例时,有"君臣请问,礼义乖失者,考校尊卑,增益以光其意"一条。若系脱文,王冰当正之,今留此文者,正可证明黄帝、岐伯皆有自曰之篇例。

3. 黄帝召问雷公篇

黄帝召问雷公篇,这部分内容,即《素问》之最后七篇,因雷公在黄帝六臣中,辈分与水平均低,故行文语气与另五臣自是不同,每有召问或责问之词。

《著至教论》:"黄帝坐明堂,召雷公而问之曰:子知医之道乎?雷公对曰:诵而未能解,解而未能别,别而未能明,明而未能彰,足以治群僚,不足以治侯王,愿得树天之度,四时阴阳合之,别星辰与日月光,以彰经术,后世益明,上通神农,著至教疑于二皇,帝曰:善。"

这一段对问语较长,与别篇,黄帝坐于明堂,召问于雷公亦同。明堂是古代皇家议政与宣教之处,说明黄帝非常重视此举。雷公的对词也显示了自己的愿望、期盼与追求。这与其他各篇的对问词有很大差别。

《示从容论》:"黄帝燕坐,召雷公而问之曰:汝受术诵书者,若能览观杂学,及于此类,通合道理,为余言子所长。五脏六腑,胆胃大小肠,脾胞膀胱。脑髓涕泣,哭泣悲哀,水所从行。此皆人之所生,治之过失,子务明之。可以十全,即不能知,为世所怨。雷公曰:臣请颂《脉经》上下篇甚众多矣……"

《疏五过论》:"黄帝曰:呜呼远哉!闵闵乎若视深渊,若迎浮云,视深渊尚可测,迎浮云莫知其际。圣人之术,为万民式,论裁志意,必有法则,循经守数,按循医事,为万民副,故事有五过四德,汝知之乎?雷公避席再拜曰:臣年幼小,蒙愚以惑,不闻五过与四德,比类形名,虚引其经,心无所对。"

《徵四失论》:"黄帝在明堂,雷公侍坐。黄帝曰:夫子所通书,受事众多矣,试言得失之意,所以得之,所以失之。雷公对曰:循经受业,皆言十全,其时有得失者,请闻其事解也。帝曰:子年少智未及邪?将言以杂合耶?……"

《阴阳类论》:"孟春始至,黄帝燕坐,临观八极,正八风之气,而问雷公曰:阴阳之类,经脉之道,五中所主,何脏最贵。雷公对曰:春甲乙青,中主肝,治七十二日,是脉之主时,臣以其脏最贵。帝曰:去念《上下经》《阴阳》《从容》,子所言贵,最其下也。雷公致祭七日,旦复侍坐。帝曰:三阳为经,二阳为维,一阳为游部。此言五脏终始。三阳为表,二阴为里,一阴至绝作朔晦,却具合以正其理……"

《方盛衰论》:"雷公请问:气之多少,何者为逆?何者为从?黄帝答曰:阳从左,阴从右,老从上,少从下。夏归阳为生,归秋冬为死。反之,则归秋冬为生。是以气多少逆(按此下疑有"从"字)皆为厥。……"

《解精微论》:"黄帝在明堂,雷公请曰:臣受业传之,行教以经论,从容诊法,阴阳刺灸,汤药所滋。行治有贤不肖,未必能十全。若言悲哀喜怒,燥湿寒暑,阴阳妇(疑为"男"之误)女,请问其所以然者,卑贱富贵,人之形体所以。群下通使,临事以适道术,谨闻矣。请问愚愚仆漏之问,不在经者,欲闻其状。帝曰:大矣。……"

以上七篇,皆黄帝召问雷公之文,很有特色,故不厌繁引起文一段,从行文方式及文字气象可见以下几个方面的特点:

第一,观文字气象,似出一时一人之手。

第二,其行文风格,颇富文学气味。

第三,雷公为下臣,故行文颇重于尊卑礼仪。

第四,黄帝自以为得其人,多召见于明堂,严予教诲。

第五,文多质朴,当系早期之文稿,被连篇编入。

4. 运气大论之撰人

此类共有七篇,其撰人有三部分。

(1) 第一部分,黄帝问鬼臾区,也是"运气"类之首篇。

《天元纪大论》:"黄帝问曰:天有五行御五位,以生寒暑燥湿风。人有五脏化五气,以生喜怒思忧恐。论言五运相袭而皆治之,终碁之日,周而复始,余已知之矣。愿闻其与三阴三阳之候,奈何合之?鬼臾区稽首再拜对曰:昭乎哉问也。夫五运阴阳之气,天地之道也,万物之纲纪,变化之父母,生杀之本始,神明之府也。……帝曰:愿闻五运之主时也何如?鬼臾区曰:五气运行,各终期日,非独主时也。帝曰:请闻其所谓。鬼臾区曰:臣积考《太始天元册》文曰:太虚寥廓,肇基化元,万物资始,五运终天,布气真灵,总统坤元,九星悬朗,七曜周旋,曰阴曰阳,曰柔曰刚,幽显既位,寒暑弛张,生生化化,品位咸章。臣斯十世,此之谓也。"

本篇始问,无谦词,而鬼臾区对词,则十分谦恭,至黄帝三问时,鬼臾区则表露其身世,积考《太始天元册》之学,其家对天文学之传承已十世矣,特于运气首篇,托鬼臾区以问,欲显运气大论,乃天道之学,高深难测也。

(2) 第二部分,黄帝请问岐伯。

《五运行大论》:"黄帝坐明堂,始正天纲,临观八极,考建五常,请天师而问之曰:论言天地之动静,神明为之纪,阴阳之升降,寒暑彰其兆。余闻五运之数于夫子,夫子之所言,正五气之各主岁尔,首甲定运,余因论之。鬼臾区曰:土主甲乙,金主乙庚……。已亥之上,厥阴主之,不合阴阳,其故何也?岐伯曰:是明道也,此天地之阴阳也。……"

本篇虽转而请问岐伯与前篇问鬼臾区事,紧密相关,且岐伯亦言及所习《太始天元册》事,足证该书为古代论"天道"之书,然今存《汉书·艺文志》"术数略"类如天文、历谱、五行等,不见著录此书,疑系本篇撰人,亦依托之作,本篇黄帝事岐伯,亦如师礼事之,与《素问》别篇之问岐伯事,颇有不同。

《六微旨大论》:"黄帝问曰:呜呼远哉!天之道也,如迎浮云,若视深渊,视深渊尚可测,迎浮云,莫知其极。夫子数言谨奉天道,余闻而藏之,心私异之,不知其所谓也。愿夫子溢志尽言其事,令终不灭,久而不绝,天之道可得闻乎?岐伯稽首再拜对曰:明乎哉问天之道也!此因天之序,盛衰之时也。帝曰:愿闻天道六六之节,盛衰何也?岐伯曰:上下有位,左右有纪。……故曰:因天之序,盛衰之时,移光定位,正立而待之。……"

本篇起首这一段对问之词,颇富文学色彩,既遵君臣之礼仪,又显出遵师重教的态度,问者谦恭,对者溢志,既可使学有所传,亦可谓传得其人,诚可为学术传承之式也。

《气交变大论》:"黄帝问曰:五运更治,上应天期,阴阳往复,寒暑迎随,真邪相薄,内外分离,六经波荡,五气倾移,太过不及,专胜兼并,愿言其始,而有常名。可得闻乎?岐伯稽首再拜对曰:昭乎哉问也!是明道也。此上帝所贵,先师传之,臣虽不敏,往闻其旨。帝曰:余闻得其人不教,是谓失道,传非其人,慢泄天宝。余诚菲德。未足以受至道,然而众子哀其不终,愿夫子保于无穷,流于无极,余司其事,则而行之奈何?岐伯曰:请遂言之也。《上经》曰:夫道者,上知天文,下知地理,中知人事,可以长久。此之谓也。……"

本篇起首君臣问对的几段,与前几篇保持着同样的风格,体现了君臣之问,既有尊卑之礼仪,又体现出对"天道"传承认真严肃的态度,初步展示出他们对"天道"这一关乎天文、地理、人事之学的关注,亦可展示出医学之关乎"治国"之道者大矣。

《五常政》、《天元正纪》、《至真要》三大论篇,亦黄帝与岐伯对问之文,均以黄帝直接提出相关的问题,岐伯予以回答,虽未有其他铺陈之词,但仍然保持那种互相尊让谦恭的风格。

以上运气七大论篇,具有以下特点:

第一、依托撰人惟首篇为黄帝问鬼臾区,余六篇为黄帝问岐伯,其内容则一脉相承,可互相衔接。

第二、观文字气象,七篇大论行文,其风格相同,篇名下均缀以"大论"二字,自有含义。

第三、其内容较《素问》与《灵枢》别篇,则自成体系,特对气象、物候、时行病及治则等方面的论述,尤为详尽。

第四、纵观全文,当出于一时一人之手,被后人纳入《素问》之中,以补其缺。

（3）第三部分,两亡篇。今存王冰次注本,"六元正纪大论"篇名下有刺法论篇第七十二亡、第七十三亡之遗文。

详宋代有见传之"刺法论"及"本病论"二篇遗文,被刘温舒收入《运气论奥》中,然其题名及内容、文字气象等,均与运气七篇不同,疑点较多,已于第七章第三题,"运气学说概论"一文中详述,兹不再论。

5. 无依托人篇文

《素问》全书,除上述诸篇具撰人名号者外,尚有:四气调神大论、五脏生成篇、宣明五气篇、血气形志篇、刺热篇、刺疟篇、刺腰痛篇、大奇论、脉解篇、长刺节论篇、气府论、四时刺逆从论等十二篇,未设撰人。若就文字气象及内容而论,应系《素问》篇文的早期之作。若从学术体系方面来看,则经脉、气穴、刺法方面即有七篇之多,更加大了《素问》在经脉、针刺方面的氛围,因而《素问》与《灵枢》二书,难以在学术人物方面,划分派别。

（二）《灵枢》撰著情况

《灵枢》诸篇之撰人及对问情况,较之《素问》复杂些,其行文方式,则稍简。就总体而论,则大致相同,其整理入编之时间,应大致相近。

1. 黄帝与岐伯对问

黄帝与岐伯对问,占《灵枢》主要部分,计有四十余篇。

包括针刺、俞穴、病形、体质、经脉、病证、病因、病机、诊法、人应天地等内容。

问对之行文方式有繁有简,今举例如下:

《九针十二原篇》:"黄帝问岐伯曰:余子万民养百姓,而收其租税。余哀其不给,而属有疾病。余欲勿使被毒药,无用砭石,欲以微针通其经脉,调其血气,营其逆顺出入之会,令可传于后世。必明为之法,令终而不灭,久而不绝,易用难忘,为之经纪;异其篇章,别其表里,为之终始;令各有形,先立《针经》,愿闻其情。岐伯答曰:臣请推而次之,令有经纪,始于一,终于九焉。请言其道。……"

本文与《素问》有关之对文行文方式相似,不仅是提出某一问题,而是提出了该问题的有关背景、重要意义、传承方法等一系列事项,备下文展开,其君臣礼仪方面与多篇相同。

《邪气脏腑病形篇》:"黄帝问于岐伯曰:邪气之中人也奈何?岐伯答曰:邪气之中人高也。黄帝曰高下有度乎?岐伯曰:身半已上者,邪中之也;身半已下者,湿中之也。故曰:邪之中人也,无有恒常,中于阴则溜于腑,中于阳则溜于脏。"

这是对问比较简单的处理方式,在这一小段就有两问两答。也无过多君臣礼仪。这种方式,在《素问》与《灵枢》诸篇中,是运用较多者。

2. 黄帝与伯高对问

黄帝与伯高对问,计有骨度、肠胃、平人绝谷、逆顺、五味、卫气失常、邪客等篇。

其对问方式与行文方式,举例如下:

《骨度篇》:"黄帝问于伯高曰:《脉度》言经脉之长短,何以立之。伯高曰:先度其骨节之大小,广狭、长短,而脉度定矣。"

本文黄帝先问脉度,伯高对云,欲知脉度,当先知骨度,故第二问作"黄帝曰:愿闻众人之度,人长七尺五寸者,其骨节之大小、长短各几何?"此下伯高之对文,方转为正题,故此篇文虽不长,义亦简单,但行文方式,稍有曲折。

《平人绝谷篇》:"黄帝曰:愿闻人之不食,七日而死何也? 伯高曰:臣请言其故……"

《逆顺篇》:"黄帝问于伯高曰:余闻气有逆顺,脉有盛衰,刺有大约可得闻乎? 伯高曰:气之逆顺者……"

从上例可见,黄帝与伯高对问之篇,皆无浮辞烦文,但仍遵君臣礼仪。

3. 黄帝与少俞对问

黄帝与少俞对问,共有四篇,行文方式有小异。

《五变篇》:"黄帝问于少俞曰:余闻百疾之始期也,必生于风雨寒暑……愿闻其故。夫同时得病,或病此,或病彼……何其异也? 少俞曰:夫天之生风者,非以私为百姓也,其行公平正直,犯者得之,避者得无殆,非求人而人自犯之。"

本篇黄帝问文提出了多项问题,设为两问,伯高未从正面回答,而是回答了天人关系中的一个重要的原则问题,"风非私百姓,人自犯之。"很有意义,夫天无私覆,地无私载,风非私人,人自犯之,此大道也。

《论勇篇》:"黄帝问于少俞曰:有人于此,并行并立,其年之长少等也,衣之厚薄均也,卒然遇烈风暴雨,或病或不病……其故何也? 少俞曰:帝问何急? 黄帝曰:愿尽闻之,少俞曰:春温风,夏阳风,秋凉风,冬寒风,凡此四时之风者,其所病各不同形。"

此篇黄帝问后,少俞对文曰:"帝问何急"之词,似不合君臣礼仪,在别篇中未见。在别篇若有此类浮辞,行文亦多委婉。

《论痛》与《五味论》两篇,黄帝与少俞问对,为常规行文,别无另义。

4. 黄帝与少师对问

黄帝与少师对问,计有《忧恚无言》与《通天》两篇,前篇仅言"人卒然无音"之病机及刺法,后篇论阴阳圣人之义,其内容颇涉于术数。

在行文方面亦按常规君臣问答。

5. 黄帝与雷公对问

黄帝与雷公对问,计有《经脉》、《禁服》、《五色》三篇,其行文方式,不尽一致。

《经脉篇》:"雷公问于黄帝曰:《禁脉》之言,凡刺之理,经脉为始,营其所行,知其度量,内次五脏,外别六腑,愿尽闻其道。黄帝曰:人始生,先成精,精成而后脑髓生,骨为干,脉为营,筋为刚,肉为墙,皮肤坚而毛发长。谷入于胃,脉道以通,血气乃行。雷公曰:愿卒闻经脉之始生。黄帝曰:经脉者,所以能决死生,处百病,调虚实,不可不通。"

本篇首段对问之词,从行文层序及文字方面,似未尽善,若校之以《甲乙经》、《太素》,犹有疑焉。"《经脉》之言",《甲乙》、《太素》均作"《禁服》之言",此下"凡刺之理……外别六腑"24字,亦见于本书"禁服篇"。《甲乙》、《太素》皆无此文,当是。又此后"愿尽闻其道"直至"雷公曰:愿卒闻经脉之始生"一段,《甲乙》、《太素》均无。疑古《针经》本中无。故《灵枢》此一大段文字,疑系道家增文。

《禁服》:"雷公问于黄帝曰:细子得受业,通于《九针》六十首,旦暮勤服之,久则编绝,近则简垢,然尚讽诵弗置,未尽解于意矣。《外揣》言,浑束为一,未知所谓也。夫大则无外,小则无内,大小无极,高下无度,束之奈何?士之才力,或有厚薄,智虑褊浅,不能博大深奥,自强于学,未若细子。细子恐其散于后世,绝于子孙,敢问约之奈何?黄帝曰:善乎哉问也。此先师之所禁,坐私传之也。割臂歃血之盟也。子若欲得之,何不斋乎?"又:"雷公再拜而起曰:请闻命于是也。乃斋宿三日而请曰:敢问今日正阳,细子愿以受盟。黄帝乃与俱入斋室,割臂歃血。黄帝亲祝曰:今日正阳,歃血传方,有敢背此言者,必受其殃。雷公再拜曰:细子受之。黄帝乃左握其手,右授之书。曰:慎之慎之,吾为子言之。"

此下一段黄帝与雷公对问文中,虽有几句涉及医学之词语,但仍有诸多浮辞。此乃《素问》与《灵枢》诸篇,起始文最多的一篇,与《素问》最末七篇黄帝与雷公对问,亦颇有不同,与《灵枢》"经脉"与"五色"两篇亦有别,若就文字气象而论,《素问》与《灵枢》两书亦有差异。《素问》文尤为古朴,《灵枢》文顺畅,故足证《内经》中设定依托之对问人虽同,而文气不尽同者多有,是知非一时一人之手笔也。

"五色篇"雷公问黄帝文与一般对问体同。

详上述设定黄帝与雷公对问诸篇,与《素问》诸篇有同有异。关于雷公的级别,亦属最下,故时称"细子"或"小子"。《素问》言及之地点,曾言"明堂",《灵枢》则一言"斋室",行文方式,则《素问》诸篇大致相同,《灵枢》则差别较大。

6. 个人论述与君臣问答

个人论述与君臣问答,如《根结篇》。

第一部分,第一段、第二段为岐伯自述三阴三阳之关、阖、枢与根结的意义。第二段承接上段直接陈述三阴三阳经之根结。

从前后两段文之语气分析,不似问对体之有脱文者,结合别篇情况亦有和本篇类同者,属黄帝独述体。

第二部分为黄帝与岐伯对问体,前后两段内容不同。

第一段为黄帝根据《逆顺五体》问刺法之有无异同,岐伯即此作答。本文所言《逆顺五体》,或为第三十八篇"逆顺肥瘦篇"之古文献书名。

第二段,为黄帝与岐伯关于"形气逆顺"问题之问对。

根据本篇题名可见,其内容当系杂合而成。

7. 黄帝与二臣问对

黄帝与二臣问对。计有三篇。

(1)《寿夭刚柔第六》含:

黄帝与少师关于人体刚柔、强弱、长短、阴阳等刺法之君臣问对。

从本篇内容来看,当系相关内容之并合而成。

(2)《阴阳二十五人第六十四》含:

黄帝与伯高关于阴阳二十五人之君臣问对。

黄帝与岐伯关于阴阳二十五人之年忌、血气之候,阴阳之刺的君臣问对。

本篇亦系相关内容并合而成。

(3)《官能第七十三》含：

黄帝与岐伯关于"用针之理"，"用针之服"等君臣问对。文作："黄帝问于岐伯曰：余闻九针于夫子众多矣，不可胜数。余推而论之，以为一纪，余司通之，子听其理，非则语余，请正其道，令可久传，后世无患。得其其人乃传，非其人勿言，岐伯稽首再拜曰：请听圣王之道。"

此下无答文。复起文作"黄帝曰"此下皆黄帝论针事之文，与上文在结构上难以契合，疑有误。

雷公向黄帝请问关于"《针论》曰：得其人乃传，非其人勿言"之义。

此篇亦似相关内容并合而成。

(4)《岁露论第七十九》含：

黄帝与岐伯关于"《经》言夏日伤暑，秋必病疟"的君臣问对。

黄帝与少师关于"岁露"一事的君臣问对。

本篇以对问人而论，显为黄帝问及岐伯与少师二人。就内容而言，所问之事，显系将问岐伯"疟病"之内容并入"岁露"中。

8. 无依托撰人篇文

《灵枢》中除上述诸依托撰人之篇文外，尚有十一篇为无依托撰人之作，大致有以下几种情况。

(1)解古文献有关文句。

《小针解》，解古针灸文献《小针》文句。诸多文句，亦见于《灵枢·九针十二原》。

(2)杂言某事有关内容。

《官针第七》，论刺法"凡有九"、"凡有十二"、"凡有五"，皆言各种刺法。

《杂病第二十六》，论厥、嗌干、小腹满大、心痛引腰脊、颓病等病之刺法。

(3)专论某病。

《五邪第二十》，论邪在五脏之病候及刺法。

《寒热病第二十一》，论诸寒热病之病候及刺法。

《癫狂第二十二》，论癫狂病之病机、病候及刺法。

《热病第二十三》，论热病之病候与刺法。

《厥病第二十四》，论厥病之病候与刺法。

《病本第二十五》，论病之标本及治之先后。本篇疑为《素问》或《灵枢》论标本诸篇之文，错简之后，独立为一篇。

《杂病第二十六》，论厥、嗌干、膝中痛、喉痹不能言与能言、疟不渴与渴而间日作、齿痛不恶清饮与恶清饮、聋而不能者与痛者、衄而不止衄血流与衄血流、腰痛、中热而喘、喜怒而不欲食、颓痛、项痛、腹满、腹大、心痛、痿厥、不仁、哕等多种病候的针刺法。内容排列，毫无章法，疑系经前文献之针法杂记类文稿之遗篇。

上述诸篇中之寒热病、癫狂、热病、厥病等篇，从文字气象及文体结构方面看，颇似一时一人之作。

四、《黄帝内经》韵文研究简述

在今存《黄帝内经》所含《素问》、《灵枢》两书中,可以说,在近半数篇文中,含有不同数量的韵文,其中,纯韵文体者极少,大部或部分韵文体者有相当篇数,小部分或零散韵文体者居少数。从而,《黄帝内经》一书,其成编年代,虽然尚有争议,但从其文字气象及用韵情况而论,应系先秦、两汉时期之多时多人之作的编纂本而无疑。因此,欲知《内经》韵文,需对该时期韵文使用情况加以了解。

(一)先秦两汉时期韵文使用情况简述

先秦两汉时期流传至今的各类古籍,经、史、子、集,为数尚多,就以清·江有诰先生《音学十书》为例,《楚辞》、《诗经》二书,以其全系韵文体,自不待言。他如《群经韵读》中,亦有《易经》、《书经》、《仪礼》、《礼记》、《左传》、《论语》、《孟子》、《尔雅》等,均有数量不等的韵文。且就江氏当时归纳的"《群经韵读》古音总释"十八部而论,虽然后来诸音韵学家对其所作之音部归类,又有新的见解,但江氏对某些字所显示的读音或拟音,已与东汉以后,有了较大的改变。

同时江氏对《先秦韵读》的《老子》、《管子》、《晏子》、《孔子家语》、《庄子》、《吴子》、《列子》、《逸周书》、《六韬》、《三略》、《国策》、《墨子》、《文子》、《荀子》、《韩非子》、《吕氏春秋》、《鹖冠子》等书及经典类著作的《诗经》、《楚辞》等,也都做过全面的研究,其所含韵文情况,与《群经韵读》诸书亦同。

上述诸书反映的用韵情况,和江氏对两本诗学经典性著作《诗经韵读》、《楚辞韵读》的韵文情况基本上相同。特别是江氏在《先秦韵读》中,把《黄帝内经》所含的《素问》、《灵枢》二书,亦列入其中,这对《黄帝内经》的研究,也是个重要的信息,遗憾的是,在当时医界学人,并未加以重视。

从江氏《音学十书》及明、清时期研究古音韵的学者引用的先秦古文献来看,此一时期的著作,诗歌体自不待言,其他有经、史、子、集等大量以散文为主体的文献中,有相当数量的图书(包括医学),也程度不同的兼用韵文。对研究我国文字的音变和义变具有十分重要的学术价值。

(二)明、清时期对先秦古韵研究情况简述

由于先秦古音,至后汉之时,有的音在韵文中,已多不相协。今举前人研究所见之明显者,如明、行、风三字为例。在先秦古韵中,明、行二字,与阳部字相协,风字与侵部相协。

详《诗经·卷耳》:"采采卷耳,不盈顷筐,嗟我怀人,置彼周行。""行"与"筐"皆归"阳部"。又《诗经·北风》:"北风其凉,雨雪其雱。惠而好我,携手同行。……""凉"、"雱"、"行",皆归"阳部"。然后汉之时,行渐改读形,归之于"耕部"。

又《诗经·东方未明》:"东方未明,颠倒衣裳。……"

"明"与"裳"皆归"阳部"。后汉渐改读,归"耕部"。

又《诗经·绿衣》:"絺兮绤兮,凄其以风。我思古人,实获我心。""风"与"心",皆归"侵部",汉以后"风"归"东部"。

上古音后世变读者，又如下读户（拟音，后同）。母读米、女读奴、友读以、华读呼、家读姑、卿读乡、好读呼叟反（反切）等。

凡此等字，后汉以下变读者，不胜枚举。此在明、清以来研究音韵学者，将汉字之读音，别为上古音，中古音，现代音之原因所在。

正由于此，魏晋以来，诸注释家，在注释诗歌及韵文类文献，每读韵句当押韵处（即韵脚），多有不协者。为解决此一疑团，采用协韵的办法使之协调。

所谓协韵或协音，乃指因不知古今音异而随意把某字改读为某音以求和谐的做法。此法始于南北朝，盛于宋朝，宋人朱熹为此法之代表者，宋严羽《沧浪诗话·诗体》云："有协韵，《楚辞》及《选》诗多用协韵。"至明清时期，对协韵的做法提出了批评，如明末陈第《毛诗古音考序》云："时有古今，地有南北，字有更革，音有转移，亦势所必至。故以今之音读古之作，不免乖剌而不入。"陈氏此文反映了他的科学的变化的语音史观。也就是古代的语音，就是当时的本音，因此，它是和谐的，因而否定了宋人的"协韵"说。

明、清时期，研究上古音继而研究汉字音韵学者很多，今仅取三家为例，即顾炎武《音学五书》、朱骏声《说文通训定声》、江有诰《音学十书》，此三家书，均较多的引用了《素问》与《灵枢》内容，与本文具有直接的关系。

1. 顾炎武《音学五书》

顾氏对上古音研究方面取得的成就，周祖谟先生在《音学五书·前言》中曾云："关于音韵的研究，宋代已肇其端，如南宋时吴棫有《韵补》，郑庠有《古音辨》……。但是他们只看到古代韵宽，不同于唐、宋时期的韵书，而不知道古韵自有一定的部类和读法，因而就诗定音，随韵取叶（协），漫无准则。下至明代中叶，陈第作《毛诗古音考》才清楚地认识到'时有古今，地有南北，字有更革，音有转移'……因举出《诗经》四百四十余韵字，列本证，旁证，注出拟定的读音，为古韵的研究辟出一条途径。不过，他仅仅单独辨每字古读某，而不曾比类综合，探本寻源，归纳出古韵的部类分合，仍然是散漫而无系统的知识。直到明末，顾炎武一扫前人叶韵之说，继踵陈氏，审核《诗经》全书一千九百余韵字，与《广韵》韵部比勘，分别同异，综合贯串，定古韵为十部，开清人锐意研究《诗经》古韵之先河。"

顾炎武对古韵研究的开创性工作，复经清及近现代学界的继续研究，已完全打开了古音部系的谜团，使古典韵文，再度显现出灿烂的光彩。

顾炎武的另一贡献是他除把先秦诗、文等书做为古韵之载体外，也把《黄帝内经》做为比类文献加以研究。这是首次对医学古典文献在韵文方面进行研究的先例。

今从顾氏《音学五书·唐韵正》中引用《素问》、《灵枢》二书内容粗略统计，有诸多篇文之韵字，被列为韵证使用，计用：风（古方愔反）、移（古戈多反）、为（古音讹）、随（古齐禾反）、邪（古音徐）、明（古谟郎反）、行（古音杭）、能（古音奴来、奴代二反）、浮（缚谋反）、下（古音户）、写（古音澌）、右（古音以）、久（古音几）、母（古音满以反）、地（古音沱）、化（古音毁禾反）、病（古音平漾反）、伏（古音蒲北反）、服（古音蒲北反）、欲（古音余读逐反）、出（古音赤律反）、髀（古音敷勿反）、发（古音方伐切）、泄（去声则以制、私制二反）、百（古音博白切）、逆（古音宜略反）、极（渠力切）、得（古音多则切）。

以上诸字，顾氏均引用诸多先秦及两汉文献为证，以确认古音之读音，这仅是曾引用过《素问》及《灵枢》韵文的一部分，对研读《黄帝内经》的经文，及训校留存至今的古传本，都有着十分重要的意义。遗憾的是,此一问题,对医界业内人研习或注疏经书者,不曾引起高度的重视。

顾氏"明"字韵之另一值得注意的是"明"字上古读音的变读问题。

文云:"按'明'字自《素问·四气调神大论》'秋三月,此谓容平,天气以急,地气以明,早卧早起,与鸡俱兴,使志安宁,以缓秋刑,收敛神气,使秋气平,无外其志,使肺气清。'始杂入平、清等字为韵。然古文中亦有一、二不拘者。此篇明、兴二字,亦可不入韵。《六韬·奇兵篇》将不智则三军大疑,将不明则三军大倾。乃音之始变也。汉世之文,自王褒《四子讲德论》,天符既章,人瑞又明(按此下复引后汉数家韵文中,明字与精、灵、庭、成、平、清、宁等耕部字相押之后,复云)自此以后,庚、耕、清、青四韵中字,杂然同用矣。"此文顾氏并没有做出肯定的结论,但他发现古音在此一时之不一致处,从而,经后人研究,此正为古音的变音时期,如明音由阳部转耕部,这对古文撰著年代的考证,有一定参考价值。

2. 江有诰《音学十书》

江有诰,字晋三,号古愚,安徽歙县人,生卒年不详,约当清代中期,其在音学研究方面,继顾炎武、江水、段玉裁、孔广森之后,卓有成就,所著《音学十书》今存仅有八种,即《诗经韵读》、《群经韵读》、《楚辞韵读》、《先秦韵读》、《谐声表》、《入声表》、《唐韵四声正》、《等韵丛说》。诸书经近现代学界评述,不作详介,今惟就《先秦韵读》一书,所收诸先秦古籍,特别医学之《黄帝内经》所含《素问》、《灵枢》之韵读,略作介绍。

《先秦韵读》收先秦有《国语》、《老子》、《管子》、《孙武子》、《晏子春秋》、《家语》、《庄子》、《列子》、《吴子》、《山海经》、《穆天子传》、《逸周书》、《六韬》、《三略》、《战国策》、《墨子》、《文子》、《荀子》、《韩非子》、《吕氏春秋》、《鹖冠子》、《素问》、《灵枢》等二十三种。

从此书所收书目可见,先秦诸子之具有韵文者,可以说大都收入。尤为可贵处,是江氏继顾炎武、朱骏声之后,再一次注意到《素问》、《灵枢》(即古《针经》)对古音研究方面的价值。就此一问题,可见其中有三点尤当注意。①就其将此书收入,即足以证明此书内容撰著的时代性。②从其排列顺序而言,居诸子书之最后,应是成编年代较后者。③按原文成段标韵,可以显示多韵部的关系,对研究原书的文学意义尤为明显,为系统研究《内经》全书韵文,开此先河。

该书所收《黄帝内经》含韵之篇目为:

《素问》:《上古天真论》、《四气调神大论》、《生气通天论》、《阴阳应象大论》、《脉要精微论》、《三部九候论》、《宝命全形论》、《八正神明论》、《离合真邪论》、《刺要论》、《刺禁论》、《调经论》、《天元纪大论》、《著至教论》(篇名脱)、《示从容论》、《疏五过论》、《徵四失论》(篇名脱)、《阴阳类论》、《方盛衰论》等二十三篇。

《灵枢》:《九针十二原》、《邪气脏腑病形》、《根结》、《官针》、《终始》、《经脉》、《营气》、《营卫生会》、《师传》、《决气》、《胀论》、《病传》、《外揣》、《五变》、《禁服》、《五色》、《论勇》、《官能》、《刺节真邪》、《卫气行》(篇名脱)等二十篇。

以上所引用之篇中,均将每一韵字,加圆圈标出,再将某几字属何韵部及某几韵属通押者,用小字标注。

今举二例(原小字注文,改用括号):

《素问·阴阳应象大论》:天地者,万物之上 ⓓ 也,阴阳者,血气之男 ⓕ 也,左右者,阴阳之道(路)(上声)也(鱼部),水火者,阴阳之兆(徵)(音止)也,阴阳者,万物之能(始)也(之部)。故曰阴在内,阳之(守)也,阳在外,阴之(使)也(协音溲)也。(之,函通韵)

《灵枢·终始》:凡刺之道,毕于(始),明知终始,五脏为(纪),阴阳定(矣)(之部),阳者主腑,阴者主(脏)(二句韵互易),阳受气于四末,阴受气五(脏)(阳部)。故泻者迎之,补者(随)之,知迎知(随),气可令(和)(歌部)。和气之(方),必通阴(阳),五脏为阴,六腑为(阳),传之后世,以血为(盟),敬之者(昌),慢之者(亡),无道行私,必得天(殃)(阳部)。

从而可见,江氏在音韵学的研究方面,特别在该书最末所作"先秦韵读古韵总释"及"廿一部谐声表",在前人研究的基础上,又取得很大进展,但,如此重大工程,要一人一蹴而就,也是不可能的,故清以后之研究上古音者,继有来者。

3. 朱骏声《说文通训定声》

朱骏声,字丰芑,号允倩。清江苏吴县人,少从钱大昕为学,嘉庆年进士,长于经学,精数历,尤长于《说文》,对文字的训诂、通假、定声,作了大量的考证,论述极为赅洽,向为国内外学者,研究中国文字所推崇。

《说文通训定声》为清代对《说文》一书研究之卓有成效者。此书变更《说文》收字原序列,以形声字声符(共1137个)为序,声符依古韵分为十八部,部名以易卦名称(即朱氏所言"定声")。对文字象形、指事、会意、形声进行诠释(即朱氏所言"说文")。对文字转注、假借进行说解(即朱氏所言"通训")。是研究《说文》,研究古汉语文字、词义和音韵的重要参考书。

本书在十八部的一千多字目下,收集诸多先秦及两汉时期的有关文献,从书中取证,对每一字的形、音、义及古韵、转音、转注、假借、声训等有关问题举例说明,在使用之诸多古籍中,特有《素问》、《灵枢》二书,值得从事《黄帝内经》研习者的注意,今举例如下:

洞,疾流也。从水,同声……[假借]为迵,《素问·四气调神大论》:心气内洞,注:谓中空也。

中,和也,从口,丨,上下通。……[转注]……《素问·阴阳类论》五中所主,注:谓五藏。

心,人心也,在身之中,象形。古《尚书》说,土藏。博士说,以为火藏是也。……《难经》曰:心有七孔三毛。……《素问·灵兰秘典论》:心者君主之官,神明出焉。

止,下基也,象草木出有止,古以止为是……[转音]……《灵枢·胀论》协写、下、道、止、始、殆、补。《素问·阴阳类论》协在、止、胕。

始,女之初也,从女,台声……[古韵]《灵枢·营气篇》协府、纪、始、理。《素问·刺节真邪论》协理、纪、始。"疏五过论"协理、始、矣、实、殆、府。

平(皮并切),语平舒也,从亏,从八。八,分也,按据字当作从兮从一,[指事]一者,其气平也……《素问·调经论》:神气乃平。注谓平调也。平人气象论:平人者,不病也。……[转音]《素问·四气调神大论》,协平、明、宁、刑、清。

似此等例文,在该书中所收较多,从大量例证中可见,朱氏对每一汉语文字,均以全方位的方法进行研究,这是很有道理的,就是因为文字的形、音、义,从来就不是固定不变的,就是形成之始,有些也有地域性的差异,随着时间的推移,又有时间性的差异。因此,文字在形成、运用的过程中,总是按其自身的规律有发展,有变化。故而,对文字学的研究,采用全方位的方法进行研究,是完全符合客观事物自身的变化规律,否则达不到完善的程度。

上举朱书中"平"之例,朱氏将其置于[转音]项下,举《素问·四气调神大论》为例。此文原作"秋三月,此为容平。天气以急,地气以明。早卧早起,与鸡俱兴。使志安宁,以缓秋刑。收敛神气,使秋气平。无外其志,使肺气清。此秋气之应养收之道也。"这一小段是典型的韵文体。全文十五句,除末句一句无韵外,余十四句皆有韵,每两句一韵,共七韵为:平、明、兴、宁、刑、平、清。此七韵中,平、定、刑、清皆"庚部",兴为"蒸部",皆可通押,而"明"之古韵为"阳部",详见该书"明"字项下,本条所指"转音",系指"明"字。而"明"字之变音归"耕"韵,学界大都认为始于汉之后。而朱本之所以将"明"归"耕"者,以"明"之古体为"朙",朱氏认为"囧"取声,"囧"归"耕"也。故而对古音之归韵问题,学界亦常有争议,亦属常情。

以上关于顾、江、朱三家之著,在明、清时代,对文字学之研究,属于颇有代表性的著作,特别是他们都把《黄帝内经》分化成的《素问》、《灵枢》中的韵文,作为先秦著作加以取证,这是很有价值的。但他们的研究成就,绝不是到此为止,而是在此基础上,经近现代诸学人的研究,在音韵学的研究方面,继续取得了重大贡献。

《黄帝内经》一书,作为一部中医的经典著作,在成编年代方面,虽然自古以来,就有不少争议,但其包含有先秦及两汉时期的内容,是毫无疑问的。因此,遵照前人的研究方法,对《内经》中所含韵文,加以全方位的研究,这对《内经》一书全面地、深入地研究,是十分必要的。

(三)《黄帝内经》韵文研究

关于《黄帝内经》一书的韵文研究,涉及的首要问题是其成编年代,此事亦十分复杂,详说已见本书第二章《黄帝内经》的成书年代及历史背景,兹不再述。

1.《黄帝内经》所含韵文

有关《黄帝内经》韵文的提出,据吾所见古文献,最早为冯舒《诗纪匡缪》云:"《素问》一书通篇有韵。"冯舒(1593~1645),明末清初江南常熟人,字己苍,号默庵,又号癸巳老人。诸生,早年即弃学子业。攻诗,以《玉台新咏》、《才调集》教人。精校勘,富藏书。入清已老。因议赋役触知县瞿四达怒,下狱死。

《黄帝内经》所含《素问》、《灵枢》二书之篇文,确实含有大量韵文,但全篇均为韵者极少,大都为散文与韵文两用,其韵文在篇文中所含比例差异亦大,多者有以韵文为主者,少者有仅具少量韵文或韵句者。据粗略统计,大致为:

《素问》含:上古天真论、四气调神大论、生气通天论、阴阳应象大论、阴阳离合论、灵兰秘典论、六节脏象论、五脏生成篇、移精变气论、汤液醪醴论、玉版论要、诊要经终论、脉要精微论、平人气象论、玉机真脏论、三部九候论、经脉别论、脏气法时论、宝命全形论、八正神明论、离合真邪论、举痛论、经络论、调经论、标本病传论、天元纪大论、气交变大论、五常政大论、六元正纪大论、至真要大论、著至教论、示从容论、疏五过论、徵四失论、阴阳类论、方盛衰论等。

《灵枢》含：九针十二原、本输、根结、寿夭刚柔、官针、终始、经脉、经水、营气、脉度、营卫生会、四时气、师传、决气、平人绝谷、五乱、胀论、五阅五使、病传、淫邪发梦、顺气一日分为四时、外揣、五变、禁服、五色、论勇、卫气、论痛、天年、卫气失常、玉版、阴阳二十五人、行针、上膈、忧恚无言、寒热、邪客、官能、刺节真邪、卫气行、岁露论、痈疽等。

以上篇目《素问》36 篇，《灵枢》41 篇，两书相合共有 77 篇，几近两书两个 81 篇总合的一半。

这个数字，仅是个约略的数字，因为就《素问》《灵枢》本身而言，既不是文学作品，又不是一时一人之言。就其韵文而言，也不是严格意义上的"韵文"作品，因为它属于"方技"类著作，这种"方技类"作品，若严格按文学诗歌韵文体去创作，那会带来许多困难，然而《黄帝内经》的原作者，对某些内容采用了韵文，主要是为了朗朗上口，便于吟咏和背诵。所以在选定篇目时，就不是严格意义上的审定和规范要求下的评定，只是按我个人初步做出的粗略统计。

2. 韵文内容的不同体式和构架

《素问》《灵枢》诸篇之韵文，不仅所含数量之多少不一，在体式结构方面，亦不尽同。今举例说明。

（1）全篇基本上为韵文体。

《素问·疏五过论》，本篇从黄帝问起始有几句散文后即入韵，一直到最后，中间用多韵部字交替使用，亦或夹杂几句无韵之散文句。故本篇基本可以认定为全篇性韵文体。

《灵枢·官能》，本篇为黄帝与岐伯、雷公前后对话之体，全文虽夹杂一些不规则韵句或文句，最后又有几句散文句作结束语，但基本上亦可认定为全篇性韵文体。

《素问·宝命全形论》，本篇为对问体，起文为黄帝问文，即入韵，下接岐伯对文，亦入韵，全篇仅有少数几处夹带散文句，故本篇亦基本上为韵文体。

似此等篇文，《素问》《灵枢》尚有，兹不烦举。下同此例。

（2）韵文与散文兼行。

《素问·四气调神大论》，前半部分是以韵文为主，兼有少量散文句；后半部分则以散文为主，兼有少量韵文，即"夫四时阴阳者，万物之根本也，所以圣人春夏养阳，秋冬养阴，以从其根，故与万物沉浮于生长之门。逆其根则伐其本，坏其真矣。"详此文中本、根、门三字古文属"文部"，阴属"侵部"，真属"真部"，三部通押。

又《素问》著至教论、示从容论、徵四失论、阴阳类论、方盛衰论等，皆韵文与散文兼行者。

《灵枢》胀论、外揣、论勇、忧恚无言等篇，亦皆韵文与散文兼行者。

（3）以散文为主，兼带少量韵文体。

此种文体亦见多样化，或置韵文于篇首，或置于篇中，或置篇末，无定式。如：

《素问·三部九候论》起始黄帝问曰："余闻九针于夫子，众多博大，不可胜数，余闻要道，以属子孙，传之后世，著之骨髓，藏之肝肺。歃血而受，不敢妄泄。令合天道，必有终始，上应天光，星辰历纪，下副四时五行，贵贱更立。冬阴夏阳，以人应之奈何？愿问其方。"这一段问语，使用了上古音的入声"月部"的世、肺、泄等字及平声"之部"的始、立，及"阳部"的阳、方等字相押，形成一个短文多韵脚的韵文。此后自岐伯对曰以下，直至最终，皆为散文。

《灵枢·官针》:第一段:"凡刺之要,官针最妙。九针之宜,各有所为,长短大小,各有所施(也),不得其用,病弗能移。病浅针深,内伤良肉,皮肤为痈;病深针浅,病气不泄,反为大脓。病小针大,气泻太甚,疾必为害;病大针小,气不泄泻,亦复为败。夫针之宜,大者大泻,小者不移。已言其过,请言(其)所施。"

这一段,应属于典型的四字句韵文。惟此古传本中有两个五字句,前句之"也"字,末句之"其"字,当属衍文。文中上古韵以平声"歌部"之宜、为、施、过等字,"东部"痈与"冬部"脓,"宵部"之要、妙,"月部"之大、害等部之字,混合为韵,组合为此段韵文。

《素问·八正神明论》:"岐伯曰:请言形,形乎形,目冥冥,问其所病,索之于经,慧言在前,按之不得,不知其情,故曰形。……请言神。神乎神,耳不闻,目明心开而志先,慧言独悟,口弗能言,俱视 独见,适若昏,昭然独明,若风吹云。故曰神。三部九候为之原,九针之论不必存也。"此文"言形"一段,以古韵"耕部"之冥、经、情三字为韵相押;言神一段,以古韵"真部"之神,"文部"之闻、先、昏、云、存,"元部"之言、见、原等相押,构成比较规范的古音韵文体。

《灵枢·经脉》起首雷公问于黄帝曰一段:"《禁服》之言,凡刺之理,经脉为始,营其所行,知其度量,外别六腑,次别五脏(此上四句《甲乙经》、《太素》均无,《灵枢》此文后二句韵不协,故乙正),愿尽(此字疑衍)闻其道。黄帝曰:人始生,先成精,精成而后脑髓生,骨为干,脉为营,筋为刚,肉为墙,皮肤坚而毛发长,谷入于胃,脉道以通,血气乃行(自此上"黄帝曰"至此,《甲乙经》、《太素》均无,疑古《针经》或《九卷》无此文)。"

此段雷公问文,先以古韵"之部"之理、始相押,复以"阳部"之行、量、脏相押。此后黄帝曰文,先以古韵"耕部"之生、精、生、营等字相押,复以"阳部"之纲、墙、长、行等字相押。问答相合,皆为韵文,构成本篇起文一段完整的韵文体。此后则尽为散文。

(4) 散文体中,间有多处韵文。

此类体式,在《素问》与《灵枢》中,每多见之。今举下例。

《素问·调经论》(括号内字为韵部):"帝曰:善。余已闻虚实之形(耕),不知其所以生(耕)。岐伯曰:气血以并(耕),阴阳相倾(耕),气乱于卫,血逆于经(耕)。血气离居(鱼),一实一虚(鱼)。血并于阴(侵),乃为炅中(冬)。(此二字下,疑有脱文)血并于上,气并于下(鱼),烦惋善怒(鱼)。血并于下,气并于上(阳),乱而善忘(阳)。"

(5) 韵文体中,间有几处散文。

《灵枢·九针十二原》全篇自始至终,主要为四字句韵文体,仅间有三段散文。

第一段,"九针之名,各不同形……九针毕矣。"言九针之形及功用。

第二段,"黄帝曰:愿闻五脏六腑所出之处……非皮肉筋骨也。"乃概言脏、腑经脉之井、荥、腧、经、合穴者。

第三段:言五脏、六腑之十二原穴者。

综观本篇全文,虽系黄帝与岐伯设问之词,亦难免有拼并之处。但确系一篇较为典型的四字句韵文体,疑系古传之针刺歌诀。

(6) 七字句韵文体。

《灵枢·刺节真邪》,本篇以散文体为主,特有刺五邪之方五章,为七言诗,每章四句。然因有个别夺文,又兼有夹注混为一体。遂导致文混句破。历代传本(包括《甲乙经》、《太素》)及近现代的翻刻本及重印本,简体横排本等。唯当年刘衡如先生整理本中,发现此七字句韵文,余皆误,今仅选其一为例,余者见后文。

"凡刺寒邪曰以温(文),徐往疾出致其神(真),门户已闭气不分(文),虚实得调真气存(文)。"

(7) 字数无定数韵文。

在《内经》之韵文体中,以四字句为多数,七字句者仅有前例一处,另有字数不定之韵文式。如:

《素问·上古天真论》:"上古之人,其知道者,法于阴阳,和于术数(屋),食饮有常节,起居有常度(铎),不妄劳作(铎),(以上三句,据全元起本校定)故能形与神俱(侯),而尽终其天年,度百岁乃去(鱼)。"

又:"虚邪贼风,避之有时(之),恬惔虚无,真气从之(之),精神内守,病安从来。是以志闲而少欲(屋),心安而不惧(鱼),形劳而不倦(元)。气从以顺,各从其欲,皆得所愿(元)。故美其食,任其服,乐其俗(屋),高下不相慕,其民故曰朴(屋)。是以嗜欲不能劳其目,淫邪不能惑其心,愚智贤不肖不惧于物(物)。故合于道。"

从以上诸例可见,《素问》与《灵枢》中诸韵文之运用,虽无定式,然概而言之,有以下几点。

第一,对韵文的运用,无特定要求,随意性较大。

第二,有些较规范的、成段的韵文,有可能是对此前流传短文的引用。

第三,韵文体式以四言为多,七言仅一,五言、六言及杂言者多不规范。

第四,凡内容义境较宽广者,用者较多,义境局限者,用之较少,便于吟咏背诵者,用之尤多。

第五,凡论病、论穴等内容,语言谨严,变化亦少,不适于用韵文。

3.《素问》运气七篇的韵文

《素问》运气七篇大论文,据近代学界研究,已基本确认非《素问》原有之篇目,当系后世因《素问》在流传过程中佚失一卷,遂由后人将此七篇补入,前已详明,此不烦述。正由此,今存《素问》运气七篇,其内容当分为三个部分。一者有少量篇系引自《内经》者;一者系引自前朝古文献者;一者也是大部分内容,系作者自撰,故其文字气象亦与旧文有较大差异。然从总体看,以散文为多,韵文较少。这一点与《内经》旧文有所不同,以下将七篇大论仅有之韵文举例以示。

(1)《天元纪大论》

"夫五运阴阳者,天地之道也,万物之纲纪,变化之父母,生杀之本始,神明之府也。"详本文引自《素问·阴阳应象大论》,惟起句加"五运"二字。此系韵文,乃上古音。

"然天地者,万物之上下也;左右者,阴阳之道路也;水火者,阴阳之兆徵也;金木者,生成之终始也。"详此文引自《素问·阴阳应象大论》,唯该原作"天地者,万物之上下也;阴阳者,血气之男女也;左右者阴阳之道路也;水火者,阴阳之兆徵也;阴阳者,万物之能始也。"此文亦属上古音。

"鬼臾区曰:臣积考《太始天元册》文曰:太虚寥廓,肇基化元,万物资始,五运终天,布气真灵,总统坤元,九星悬朗,七曜周旋,曰阴曰阳,曰柔曰刚;幽显既位,寒暑弛张;生生化化,品物咸章。臣斯十世,此之谓也。"详本文前段元、天、元、旋四字相押,元、旋二字,皆归"元部",天,上古音归"真部",此文亦归"元部"。后段阳、刚、张、章四字,上古韵归"阳部",后亦未变。

(2)《气交变大论》

"黄帝问曰:五运更治,上应天暮;阴阳往复,寒暑迎随;真邪相薄,内外分离;六经波荡,五气相移;太过不及,专胜相并;愿闻其始,而有常名,可得闻乎? 岐伯稽首再拜对曰:昭乎哉问也! 是明道也。此上帝所贵,先师传之,臣虽不敏,往闻其旨。"此文前段以治、基"之部"韵相押,中段以随、离、移"歌部"韵相押,末以并、名"耕部"韵相押。从全文综观,应属上古音也。又从语气看,此文当系"上帝所贵,先师所传"。乃古文献旧文也。

后文言五运之太过与不及诸文中,多有散文中夹带韵句者,无关大义,兹不录。

(3)《五常政大论》

"太虚寥郭,五运回薄。衰盛不同,损益相从。"此文郭与薄相押。同与从相押。

正文言五运之平气、太过、不及,亦常夹有短文韵句,兹不录。

末文有云:"夫经络以通,血气以从,复其不足,与从齐同,养之和之,静以待时,谨守其气,无使气移。其气乃彰,生气以长,命曰圣王。"本文通与从、同相押,时与移相押,彰与长、王相押。足证亦非上古音矣。

(4)《六元正纪大论》、《至真要大论》

此两论中,仅有少量韵文短句,不录。

从以上诸例可见,运气七篇大论文,若非引用《素问》原文或古传文献者,其用韵文之处,已非上古音矣。

（四）韵文研究的重要意义

关于《黄帝内经》的成编年代,自古以来,争议较多,而能详细地、客观地依据《内经》诸多韵文的读音,当有助于对《内经》成编年代的分析与判断,举例如下。

1. 上古音例

《素问·生气通天论》:"故圣人传精神,服天气,而通神明。失之则内闭九窍,外壅肌肉,卫气散解,此谓自伤。气之削也。阳气者,若天与日,失其所则折寿而不彰。故天运者以日光明。"此段两明字,与伤、彰相协,归"阳部",上古音也。

又:"故病久则传化,良医弗为。"化、为两字,上古音归"歌部"。

又:"冬伤于寒,春必温病,四时之气,更伤五藏。"病与藏相押,归上古音"阳部"。

《素问·阴阳应象大论》:"天地者,万物之上下也;阴阳者,血气之男女也。"下、女相押,上古音归"鱼部"。

《素问·方盛衰论》:"脉动无常,散阴颇阳,脉脱不具,诊无常行,诊必上下,度民君卿,受师不足,使术不明,不察逆从,是谓安行,持雌失雄,弃阴附阳,不知并合,诊故不明。"详上文,常、阳、行、卿、明诸字,皆属上古音"阳部",故相押音协。

《灵枢·官针》:"夫针之宜,大者大泻,小者不移,已言其过,请言其施。"详宜、移、过、施四字,皆上古音"歌部",故相押。

《灵枢·师传》:"余闻先师,有所心藏,弗著于方,余愿闻而藏之,则而行之……"详藏、方、行三字,皆上古音"阳部"。

在《灵枢》中用上古音韵文尚多，与《素问》亦同，兹不烦引。

2. 音变文例

在上古音中有行、明等字，皆归"阳部"，最为典型，然今存《素问》《灵枢》中，行、明二字变归"耕部"者，亦有其例。

《素问·四气调神大论》："秋三月，此谓容平，天气以急，地气以明，早卧早起，与鸡俱兴，使志安宁，以缓秋刑，收敛神气，使秋气平，无外其志，使肺气清。此秋气之应养收之道也。"

详此文中平、宁、刑、清等字，上古音皆"耕部"，兴，"蒸部"，耕、蒸音近，可通，唯"明"字，若按"阳部"读芒，则难协，当是已变读归"耕部"矣。

《灵枢·行针》："余闻九针于夫子，而行之于百姓，百姓之血气各不同形，或神动而气先行，或气与针相逢，或针已出气独行……"

详本文之姓、形皆属古韵"耕部"，逢属"东部"，与"耕部"相押亦可，唯"行"字，若按"阳部"读"杭"，则难协。是知此文之行，亦归"耕部"音读。

按，关于上古音之音变问题，自明末以来，颇为学界注意，如明末有陈第先生于《毛诗古音考·读诗拙音附》云："说者谓自五胡乱华，驱中原之人入于江左，而河、淮南北间杂夷言，声音之变或自此始，然一郡之内，声有不同，系乎地者也；百年之中，语有递转，系乎时者也。……三百篇，诗之祖，亦韵之祖也。作韵书者，宜权舆于此，遡源沿流，部提其字曰：'古音某，今音某。'则今音行，而古音庶几不泯矣！自周至后汉，音已转移，其未变者实多。"据陈氏所论，音之变与不变，时也，地也。其变也，亦多由渐而突，非一日猝成。今观汉人之诗歌赋文，在两汉之交，亦可略见端倪，今举两汉诗赋为例。

司马相如，西汉前期蜀人，《上林赋》文，有音、纷、凤三字相押。音、凤二字上古音属"侵部"，纷上古音属"文部"。

杨雄，西汉初期成都人，《甘泉赋》有文行、兵、狂、装、梁、攘、昈、章诸字相协者，诸字上古音归"阳部"。又乘、风、澄三字相押，按，乘、澄二字上古音属"蒸部"，风字上古音属"侵部"，难协，疑变"东部"。

班固，东汉初扶风人，《西都赋》文，灵、成、明、京相协。

详灵、成二字上古音属"耕部"，明、京二字上古音属"阳部"与"耕部"难协。又本篇后文复有生、嵘、茎、英、刑、庭、宁诸字相押者，其中除"英"字上古音归"阳部"外，余皆归"耕部"，似难合，是英亦归"耕部"。若以此为例，则上文"明"、"京"二字，亦当归"耕部"矣。

又《辟雍诗》云："乃流辟雍，辟雍汤汤。圣皇莅止，造舟为梁。皤皤国老，乃父乃兄，抑抑威仪，孝友光明。于赫太上，示我汉行。洪化惟神，永观厥成。"

详此文之汤、梁、兄三字皆上古音"阳部"，故明、行二字亦应按上古音读归"阳部"方协，且文中"造舟为梁"，"示我汉行"等句，亦仿于《诗经》，故"明"、"行"二字，仍当归上古音"阳部"无疑。

张衡，东汉中期，《东京赋》文云："其内则含德章台，天禄宣明，温饰迎春，寿安永宁，飞阁神行，莫我能形。"

详此文之明、宁、行、形四字为韵相协，已足证明、行二字已变读归"耕部"矣。

又《思玄赋》文中有嘉、歌、和、移、多诸字相协者，诸字上古音，皆归"歌部"。又有行、洋、梁、状、浆诸字相协者,诸字上古音皆归"阳部"。

从以上诸例可见,上古音中诸字,在两汉时期,特别在西汉时期,有些字如明、行、风等具有一定代表性,已始有变读者,至东汉时期,这种现象更为明显。从上例可见,有时在一个人的同一作品或不同作品中,亦可出现。是则说明上古音在先秦时期,尚未有变,至两汉时期,则有些字开始有变,特别行、明、风、下、移、兵、下等字的变化,尤为明显。当然有很多字,是不曾有大的变化,这说明音变现象,也是文字学发展史中,一个必然的规律,然而每一次的变化,也是一个渐进的过程,决非猝然而变,文字读音这种变化,也留下了一个历史的烙印,这种烙印,对一些不明作者或难以确认作者的作品的确认,有一定参考价值。

根据此一规律,亦有助于《黄帝内经》这部不明真实作者的医学经典的撰著年代的判断。

若从上述今存《素问》、《灵枢》中诸多韵文的有关情况进行分析,足以进一步证明,本书前文所论,该书所含之基本篇章,应跨越了一个较长时期,亦即前人所谓"非一时一人之作"。具体的说,也就是上及于先秦,下及于西汉时期。

3. 疑误之例

(1)《素问·脉要精微论》:"是故持脉有道,虚静为保,春日浮,如鱼之游(在波);夏日在肤,泛泛乎万物有余;秋日下肤,蛰虫将去;冬日在骨,蛰虫周密,君子居室。"

此文为多韵部用韵,道、保二字为"幽部"相押;浮、游二字亦为"幽部"相押;肤、余、去三字乃"鱼部"相押;密、室二字乃"质部"相押。"在波"二字,于韵文不合,疑衍。

(2)《素问·平人气象论》:"臂多青脉,曰脱血;尺脉缓涩,谓之解㑊;安卧脉盛,谓之脱血;尺涩脉滑,谓之多汗;尺寒脉细,谓之后泄;脉尺粗常热者,谓之热中。"

详此文有韵。血"质部",㑊"铎部";汗,疑为"汁"之误,汁,"缉部";泄,"月部";热中二字,疑为"中热"之倒,热,"月部"。凡此,亦上古音也。

(3)《灵枢·天年》:"其五脏皆不坚,使道不长,空外以张。喘息暴疾,又卑基墙。薄脉少血,其肉不实。数中风寒,血气虚,脉不通,真邪相攻。乱而相引,故中寿而尽也。"

详此文亦韵文也,长、张、墙三字,"阳部"也,血、实二字,"质部"也。通、攻二字,"东部"也。而尽之"尽",疑"终"之误。又据本段起始黄帝问文,亦作"其不能寿终而死者何如?"若作"终","冬部"也,东、冬合押,于韵亦协。

(4)《灵枢·刺节真邪》:本篇言"刺五邪"一节,自"凡刺痈邪无迎陇"至"虚实得调真气存也",细审之,乃七言韵文,最初由人民卫生出版社之刘衡如先生整理本始发现此误,然此后重印本仍未校正。据《甲乙》、《太素》所收本文,亦皆有误,足证误已久矣。今依七字句韵文,试为整理。文中原夹带之注文,置之于括号内,脱文处补之,衍文处删之,并在括号内注明,整理文如下:

凡刺痈邪无迎陇,易俗移性不得脓。诡道更行去其乡,不安处所乃散亡。(诸阴阳过痈者,取之其腧泻之。)

凡刺小邪曰以大,补其不足乃无害。视其所在迎之界,远近尽至不得外。(侵而行之乃自费。刺分肉间。)

凡刺热邪越而沧,出游不归乃无病。为开道乎辟门户,使邪得出病乃已。

凡刺寒邪曰以温,徐往徐出致其神,门户已闭气不分,虚实得调真气存也。(按也字为

文末助词,无义)

详观此文,现整理后,乃是明显的五首七言诗文。

(5)《灵枢·上膈》,本篇全文为两段,第一段黄帝问岐伯为散文,第二段亦黄帝问岐伯为韵文。然历代诸传本及近代重印本,均因未能辨明韵句,故句读均有误。今为校正句读之。

微按其痈,视气所行,先浅刺其傍;稍内益深,还而刺之,毋过三行(行、傍、行"阳部")。察其沉浮,以为深浅,已刺必熨;令热入中,且使热内;邪气益衰,大痈乃溃,伍以参禁,以除其内;恬惔无为,乃能行气(熨、内、溃、内、气"物部")。后以咸苦,化谷乃下矣(苦、下"鱼部")。

古文用韵,凡韵脚处,多为分句或结句,若为点破,于义难合,应予注意。

4. 疑倒之例

(1)《素问·阴阳应象大论》:"天地者,万物之上下也;阴阳者,血气之男女也;左右者,阴阳之道路也;水火者,阴阳之兆徵也;阴阳者,万物之能始也。故曰:阴在内,阳之守也;阳在外,阴之使也。"

详本文"兆徵"二字,原作"徵兆",于韵难协,由江有诰先生乙正,始合韵。上文下、女、路三字,上古音"鱼部",徵(音止)、始、使三字,上古音"之部"。如此则尽合韵文矣。

(2)《灵枢·经脉》:"《禁服》之言,凡刺之理,经脉为始。营其所行,知其度量。内次五脏,外别六腑。"此文亦见于《灵枢·禁服》,与本文同,然本文若以韵文律之,则可证后两句文倒,若将其乙正,则为"外别六腑,内次五脏"。亦无损于文义。如此,则本文前二句皆有韵,理、始二字为"之部"相押,后四句,三句有韵,行、量、脏三字为上古音"阳部"相押。

(3)《灵枢·禁服》:"凡刺之理,经脉为始。营其所行,知其度量。内次五脏,外别六腑。审察其气,为百病母。调其虚实,虚实乃止。泻其血络,血尽不殆矣。"

详本文若将"内次五脏,外别六腑"二句乙正,则全文即为一完整的韵文,理、始二字为上古音"之部"相押。行、量、脏三字为"阳部"相押,母、止、始三字为"之部"相押。

(4)《灵枢·官能》本文全篇俱有韵,但因或取之于经前古文献,加之今存本传抄已久,故众本均有失韵之处,使文句不顺,今取其中一段,试为校正其倒、误错简之文,冀复原貌。

原文(用元古林书堂刊本):"明于五腧。徐疾所在。屈伸出入。皆有条理。言阴与五。合于五行。五藏六府。亦有所藏。四时八风。尽有阴阳。各得其位。合于明堂。各处色部。五藏六府。察其所痛。左右上下。知其寒温。何经所在。审皮肤之寒温滑涩。知其所苦。膈有上下。知其气所在。先得其道。稀而疏之。稍深以留。故能徐入之。大热在上。推而下之。从下上者。引而去之。视前痛者。常先取之。大寒在外。留而补之。入于中者。从合泻之。针所不为。灸之所宜。上气不足。推而扬之。下气不足。积而从之。阴阳皆虚。火自当之。厥而寒甚。骨廉陷下。寒过于膝。下陵三里。阴络所过。得之留止。寒入于中。推而行之。经陷下者。火则当之。结络坚紧。火所治之。不知所苦。两蹻之下。男阴女阳。良工所禁。针论毕矣。"

校改后文:明于五腧,徐疾所在;屈伸出入,皆有条理(在、理,上古音"之部"),言阴与阳,合于五行;五脏六腑,亦有所藏;四时八风,尽有阴阳;各得其位,合于明堂(阳、行、藏、阳、堂,归"阳部")。各有色部,五脏六腑;察其所痛,左右上下;知其寒温,何经所在,审之皮肤;寒温滑涩,知其所苦;知气所在,膈有上下(上文腑、下、肤、苦、下等,为"侯部"与"鱼部"合押)。先得其道,稀而疏之;深以留之,入而徐之;火热在上,推而下之;从下上者,引而去之;视前痛者,常先取之;大寒在外,留而补之;入于中者,从合泻之(上文疏、徐、下、去、补、泻等,皆"鱼部"。取,"侯部",鱼、侯通押)。针所不为,灸之所宜(为、宜"歌部")。上气不足,推而扬之;下气不足,积而行之:阴阳皆虚,火自当之(扬、行、当,"阳部")。厥而寒甚,寒过于膝,骨廉陷下,下陵三里;阴络所过,得之留止(膝、里、止,"之部")。寒入于中,推而行之;经陷下者,火则当之;经络坚紧,火所当之(行、当、当,"阳部")。不知所苦,两蹻之下(苦、下,"鱼部")。女阳男阴,良工所禁(阴、禁,"侵部")。针论毕矣。

以上仅举数例,细审经文,误处尚多,兹不烦举。

五、《黄帝内经》对华夏传统文化的传承与体现

《黄帝内经》的成编年代,本书第二章已有详析,兹不烦述。若就其文化方面而论,前虽有简论,通过以上再论,复有拙见如下。

1. 医事关乎治道也

医事对一个国家或一个民族来说,均系于兴衰安危之大事,正如刘向所云:"方技者,生生之具,王官之一守也。"故在历代职官志中,均具此职,如《周礼·天官冢宰》有医师、食医、疾医、疡医、兽医等,各司其职。又如《灵枢·九针十二原》黄帝云:"余子万民,养百姓,而收其租税,余哀其不给,而属有疾病。余欲勿使披毒药,无用砭石,欲以微针通其经脉,调其血气,营其逆顺,出入之会,令可传于后世。……"又《素问·疏五过论》黄帝云:"圣人之术,为万民式,论裁志意,必有法则,循经守数,按循医事,为万民副。"观乎此,则可知作者之所以依托黄帝、岐伯等君臣七人,论诸医事,其良苦用心,亦在于说明"生生之道"关乎民之生死,关乎国家安危,岂可忽乎。

2. 就此而言,医学之事,乃仁道也

得其人不传则失道,传非其人则误道,故《内经》数言,非其人不传,非祕其术,慎其道也,故黄帝数招雷公于明堂以授其术,或歃血为盟,以传其要,足证其传道之慎也。医学之道,关乎人之性命者大焉。故黄帝曾云:"圣人之治病也,必知天地阴阳,四时经纪,五脏六腑,雌雄表里,刺灸砭石,毒药所主,从容人事,以明经道,贵贱贫富,各异品理,问年少长,勇怯之理,审于分部,知病本始,八正九候,诊必副矣。"观乎此,则知为医之事,何其重大也,若仲景先生所言:"观今之医,不念思求经旨,以演其所知,各承家技,始终顺旧,省疾问病,务在口给,相对斯须,便处汤药……夫欲视死别生,实为难矣。"似此等人,矜技恃术,何可为医哉,其离乎医道者远矣。

3. 医者,大道也,非如执技之术

详《素问·上古天真论》云:"上古之人,其知道者,法于阴阳,和于术数,食饮有节,起居有常,不妄作劳,故能形与神俱而尽终其天年,度百岁乃去。"《素问·阴阳应象大论》云:"上古之人,论理人形,列别脏腑,端络经脉,会通六合,各从其经,气穴所发,各有处名……四时

阴阳,尽有经纪,外内之应,皆有表理,其信然乎?"又云:"故天有精,地有形,天有八纪,地有五里。故能为万物之父母。清阳上天,浊阴归地,是故天地之动静,神明为之纲纪,故能以生长收藏,终而复始。"《素问·著至教论》云:"黄帝坐明堂,召雷公而问之曰:子知医之道乎?雷公对曰:诵而未能解,解而未能别,别而未能明,明而未能彰。足以治群僚,不足以治侯王。愿得受树天之度,四时阴阳合之,别星辰与日月光,以彰经术,著至教拟于二皇。帝曰:善。无失之,此皆阴阳表里上下雌雄相输应也。而道上知天文,下知地理,中知人事,可以长久,亦教众庶,亦不疑殆。医学论篇,可传后世,可以为宝。"观乎此论,已可明《内经》论医之旨。徒言诊疗术者,小道也;言天地人者,大道也。

4. 大、小题名,体现了炎黄民族文化的精华

名者物之称谓也,凡物皆有名,天有名,地有名,人有名。

《文子·上仁》云:"循名责实。"就其名而求其实也。《荀子·正名》云:"异形离心交喻,异物名实互(原作"玄",据王念孙说改)纽,贵贱不明,同异不别,如是则志必有不喻之患,而事必有困废之祸。故知者为之分别,制名以指实,上以明贵贱,下以辨同异。贵贱明,同异别,如是则志无不喻之患,事无困废之祸,此所谓有名也。……"

医经之取名"黄帝"者,正名也,寄名于远祖之始,寄意于民族之最,数典忆祖,习典继业,免致"不喻之患","困废之祸"。亦如伏羲氏之制九针,神农氏之鞭百草,寓意于正民族医之名,此华夏民族之骄傲,大汉祖业之荣誉,若乎更名易姓,岂非数典忘祖之徒乎!? 此正医家典籍依托于农、黄之寓意所在。

至于篇题小名,由于非出于一时一人之手,加之后人之随意改动,难免于"杂",有言乎古者,"上古天真"是也;有言乎气者,"生气通天"是也;有言乎时者,"四气调神"是也;有言乎珍者,"金匮真言"、"灵兰秘典"是也;有言乎道者,"阴阳应象"、"阴阳离合"是也;有言乎地理者,"异法方宜"是也;有言乎脉者,"脉要精微"是也;有言乎病者,"风、痹、痿、厥"是也;有言乎针者,"九针十二原"是也;有言乎脏者,"六节脏象"、"本脏"是也;有言乎经脉者,"经脉"、"经筋"是也;有言乎腧者,"气穴"、"气府"是也;有言乎医者,"疏五过"、"徵四失"是也,诸如此类,尽于《素》《灵》之中。或言医,或言文,寓医于文,寓文于医,是可谓医文并茂,理用兼优。

5. 识韵、辨文,以吟以颂

《内经》一书,含有大量韵文,最早为明末冯舒先生《诗纪匡谬》提出,该书"凡例一,上古迄泰,以箴、铭、诵、谏备载"云:"《素问》一书,通篇有韵。"后至清代,复有江有诰先生《音学十书·先秦韵读》,将《素问》与《灵枢》中部分篇文选 出,标音注明,为研究《内经》韵文,起到了承前启后的作用,前已详介。

但《内经》一书,终非文、史类书,更非诗歌类著作,故其韵文,具有以下特点:

第一,以非诗赋类书,仅为传承时便于记忆背诵之用,属于歌诀性作品,故用韵不十分严格。

第二,篇文全篇用韵者极少,大多为散文中兼带韵文。

第三,受医学语辞所限,为避免因辞害意,常在韵文章节中,多次换韵,亦时有不协之处。

第四,由于《内经》一书,非一时一人之作,其引用资料及撰著年代跨度较长,故其用韵

虽大量为上古音,但亦见有从上古音向中古音过渡时之变读音。

第五,用韵句式,以四句居多,七字句极少,另有相当一部分为不规则之散文句。

第六,今存《素问》与《灵枢》本中,因传抄日久,衍、夺、误、倒处,时或有之,当予以考校;亦或有错简及文、注相混处,当为之辨正。

第七,《内经》韵文,亦反映该书文学韵味较浓。

第八,对《内经》韵文之校理,亦校释该书重要内容之一。

6. 藉浮、繁之名,行删削之实

对《黄帝内经》之篇文予以详述者,据今存文献,最早见于晋人皇甫谧之《针灸甲乙经》,该书皇甫谧自序云:"按《七略》、《艺文志》,《黄帝内经》十八卷,今有《针经》九卷,《素问》九卷,二九十八卷,即《内经》也。亦有所亡失,其论遐远,然称述多而切事少,有不编次。比按《仓公传》其学皆出于是,《素问》论病精微,《九卷》原本经脉,其义深奥,不易览也。又有《明堂孔穴针灸治要》,皆黄帝、岐伯遗事也,甘露中……乃撰集三部,使事类相从,删其浮辞,除其重复,论其精要,至为十二卷。……若必精要,后其闲暇,当撰核以为教经云尔。"

清代乾隆年间薛雪《医经原指》自序云:"黄帝作《内经》,史册载之,而其书不传,不知何代,明夫医理者,托为君臣问答之辞,撰《素问》、《灵枢》二经传于世。想亦闻陈言于古老,敷衍成之。虽文多败阙,实万古不磨之作。窥其立言之旨,无非窃拟壁经,故多繁辞。然不迨拜手赓载,都俞吁咈之风远矣。……余则一眼觑破,既非圣经贤传,何妨割裂,于是鸡窗灯火,数更寒暑,彻底掀翻,重为删述。望闻问切之功备然。不敢创新立异,名之曰《医经原旨》,为医家必本之经,推原其大旨如此。至于针灸一法,另有专书,故略收一二,余多节去。"

盖《内经》一书,既系依托黄帝君臣之作,其关乎天人大道,性命死生,国运安危之事大矣,且其书现已公认为先秦两汉时期成编,该时期,我华夏传统文化在各方面,无论是政治、思想、文化,无论是儒家、道家、杂家,无论是医、卜、星、相等,都有了长足的发展,也可以说达到了一个空前的高度,在这样一个百家争鸣,百花齐放的发展阶段,各学科之间,相互竞争,相互借鉴,相互影响,相互交错,自是难免,反映学术间的整体促进,共存共荣的复杂关系,这也是学术发展的自身规律和必然趋势。作为生生之道,王官一守的医学,它既是在传统文化这一大背景下的哺育和成长起来的,就难免打上这一时代的烙印。因此,它保留下来的一言一语,一文一字,都具有历史的佐证,都具有研究的价值。

对于《黄帝内经》一书的研讨,当然应该以医学这一原创的、独特的学术体系的理论、思想、文化、学说、运用等方面,去进行学习、研究、应用、继承、挖掘,还应注意从文学、史学、哲学、语言、文字、文化、文物等方面进行研究。

当然,我们在继承研究这样一本古典医籍时,必须遵循历史唯物主义的思想和方法,实事求是的态度,取其精华,去其糟粕。但是也绝不应该对某些不易辨析或不易理解具有华夏文化特色的内容,横加指责或易以代之。如此,则国医危矣,汉学危矣。

至于某些历史人物,虽有功于医,但随意加诸《内经》以浮辞,繁辞之名,任意删削,不足取也。

第九章 《黄帝内经》别传本的文献研究

《黄帝内经》别传本,此指《针灸甲乙经》、《黄帝内经太素》而言。《针灸甲乙经》乃晋代皇甫谧取《素问》、《九卷》、《明堂孔穴针灸治要》三书类编而成,《黄帝内经太素》系唐代杨上善取《素问》、《九卷》全文类编加注而成。两书作为《黄帝内经》的别传本,在保存《内经》原文方面具有很高的文献价值。

一、《针灸甲乙经》的文献研究

《针灸甲乙经》(以下简称《甲乙经》或《甲乙》)一书,仅在历史上对祖国医学的发展,起到了重要的作用,就其学术价值而论,今后仍有其对继承与发展祖国医学的重要意义。现将该书有关问题说明如下:

(一)《甲乙经》作者生平及成书年代

《甲乙经》为晋·皇甫谧据《素问》、《针经》及《明堂孔穴针灸治要》三书撰集而成。谧字士安,幼名静,自号玄晏先生,安定朝那(朝,音株。《集韵·虞韵》:追输切。朝那,县名)人。生于东汉建安二十年(公元215年),卒于晋太康三年(公元282年)。《晋书》有传。

安定朝那,今当何处,说法有三,一曰来凉,一曰灵台,一曰固原。详《晋书·地理志》:"安定郡,统县七。……临泾、朝那、乌氏、都卢、鹑觚、阴密、西川"《汉书·地理志》安定郡,汉武帝元鼎三年置,属县亦有朝那。颜师古注:"有端旬祠十五所,胡巫祝,又有湫渊祠。"又《史记·封禅书》:"湫渊祠朝那。"裴骃集解引苏林曰:"湫渊在安定朝那县,方四十里,停不流,冬夏不增减,不生草木。"又明代嘉靖、万历两次所修《固原州志·山川》均谓"东海,在州东南四十里,泉流有声,广五里,阔一里,东岸有庙,余波入清水河。即古朝那湫。"又嘉靖志并云:"西海,在州西南四十里,……即古朝那湫。"而万历志言西海,则无"即古朝那湫"之说。然两期州志言东海之意,则与古说合。是则晋时朝那,当在今宁夏固原县境内,或言灵台者,非是。以古在今灵台境内之朝那,乃西魏时所置。今平凉则当西晋时乌氏境内,故亦非。又《晋书·张轨传》云:"张轨字士彦,安定乌氏人,汉常山景王耳十七代孙也。……与同郡皇甫谧善。"亦可证上说为是。

皇甫氏系晋以前朝那望族,谧之高、曾祖及祖父均曾居官,如谧曾祖皇甫嵩曾为太尉,从高祖皇甫规曾为度辽将军,《后汉书》均有传。至其父辈,已没落,史书不载。据《晋书·皇甫谧传》云:"(谧)出后叔父,徙居新安。年二十,不好学,游荡无度,或以为痴。"由于得到后叔母任氏的规劝,"谧乃感激,就乡人席坦受书,勤力不怠。居贫,躬自稼穑,带经而农,遂博综典籍百家之言,沈静寡欲,始有高尚之志,以著述为务。或劝谧修名广交,谧以为非圣人孰能兼存出处,居田里之中,亦可以乐尧舜之道,何必崇接世利,事官鞅掌,然后为名乎。作玄守论以答之。……遂不仕,耽玩典籍,忘寝与食,时人谓之书淫。"后其叔父有子成年,谧年四十时生母亦故,遂还本宗。魏高贵乡公甘露年间患风痹疾又耳聋,身半不仁,右脚偏小,然犹手不辍卷。其后魏郡召上计掾,举孝廉,魏元帝景元初,相国招用,皆不从。乡亲劝其应命,谧作《释劝论》以明其志。入晋之后,因服寒食散,违错节度,而性与违逆,辛苦荼毒,难以言状,精神委顿,常悲恚而欲自杀,得其叔母劝解乃止。时晋武帝频下诏敦逼不已,谧遂上疏,极陈其情,辞切言至,遂见听许。至咸宁初,又举贤良方正,并不就。自为表文向皇帝借书,帝送一车书与之。谧虽羸疾,而披阅不怠。后又诏为太子中庶子,固辞笃疾,后又发诏徵为议郎,又召补著作郎,司隶校尉刘毅请为功曹,皆不应,遂终身不仕,于太康三年卒。

谧一生著述颇多,据考诸书散载,计有《针灸甲乙经》、《依诸方撰》、《脉诀》、《论寒食散方》、《高士传》、《帝王世纪》、《年历》、《玄晏春秋》、《逸士传》、《烈女传》、《庞娥亲传》、《皇甫谧集》、《韦氏家传》、《帝王经界记》、《地书》、《朔气长历》、《鬼谷子注》等。其所著医书存世者,仅《甲乙经》而已。另有《诸病源候论·寒食散发候》及《医心方》卷十九第二、第四、第五、第六载皇甫谧论服寒食散诸变证及解法等有关资料,对寒食散的研究,有重要学术价值。另有苏州医学院图书馆藏《黄帝神圣工巧甲乙经》,署"晋玄晏先生皇甫谧撰"。经考察,有上下二卷,卷前有序言,卷末有潘道根跋文云:"是书于咸丰丁巳二月访友人姜秋农,问岐(字书无此字,疑误)于嘥城寓中,因得览观,中颇有可采处,因借归录之。然题目《黄帝神圣工巧甲乙经》及皇甫士安撰者,未可信也。"详其内容,皆论望闻问切四诊之法,多系后世之语,并观其序言,作伪之技,显而易见。盖由清人集后世四诊诸法而假以士安之作,与《甲乙经》绝无关系,今特加辨。

至于《甲乙经》的成书年代,由于今存本序言署名为"晋玄晏先生皇甫谧",故或以为当在入晋之后,甚至定为晋武帝太康三年,即其终年,似欠妥。详《甲乙经》自序云:"甘露中,吾病风加苦聋,百日方治,要皆浅近,乃撰集三部,……至为十二卷。"是谧撰《甲乙经》,当始于魏甘露年。然自甘露元年至晋太康三年,历时二十七年;若就入晋而计,亦有十年之久。皇甫谧一生著述如此之多,而仅撰集一部《甲乙经》,需时如此之长,难能置信。又据序言末云:"若必精要,俟其闲暇,当撰核以为教经云尔。"似亦可说明其在短时撰集之意。故窃以为当在甘露年间完成为是,此与序言语气亦相合。至其署名言"晋"者,或后人以惯称皇甫谧为晋人,遂加冠"晋"字。

(二)《甲乙经》的名称及卷数

从历代史志及书目著录、别录引称与各种版本书名看,《甲乙经》的名称及卷数,颇不一致。《隋书·经籍志》载《黄帝甲乙经》十卷,注:音一卷,梁十二卷。《旧唐书·经籍志》载《黄帝三部针经》十三卷,注:皇甫士安撰。按,据别书著录,"针"下疑脱"灸"字,十三卷者,当包括音一卷。《新唐书·艺文志》载《黄帝三部针灸经》十二卷。《宋史·艺文志》载皇甫谧《黄帝三部针灸经》十二卷,注:即《甲乙经》;又林亿《黄帝三部针灸经》十二卷。按,此即林亿等新校正本。《遂初堂》载《甲乙经》,未记卷数。《通志·艺文略》载皇甫谧《黄帝三部针灸经》十二卷。又《魏书·崔彧传》、《五行大义》、《千金》、《外台》、《素问》王冰注、《圣惠方》、《铜人》、《圣济总录》、《资生经》、《医心方》等引称均作《甲乙》或《甲乙经》。今存各种版本中,前后称谓,亦不一致。如明五车楼本,内封作《甲乙经》,林亿等新校正序页题作《黄帝针灸甲乙经》,序文则称《针灸经》,皇甫谧序页作《黄帝三部针灸甲乙经》,目录及正文页均作《针灸甲乙经》,前后共有五名。是则说明,诸书著录或徵引本书时,名虽不一,实则一书也。综观上文,本经之繁名有三,一曰《黄帝针灸甲乙经》,可能在南北朝时已有之;二曰《黄帝三部针灸经》,唐、宋史志均以此名;三曰《黄帝三部针灸甲乙经》,乃上二名之合义,今《甲乙》医统本与明蓝格抄本中有此称谓。余言《甲乙》、《甲乙经》或《针灸经》者,皆简名也。由于皇甫谧原序,不曾交待书名,存世之书,又无早期传本,故其原著,究取何名,现已难考。上述三名,冠以"黄帝"者,以是书原取《素问》、《针经》及《明堂》三部撰集而成,而三书皆依托黄帝之作也;"三部"者,《素问》、《针经》、《明堂》,明其所本也,"针灸"者,书中论治,以针灸为主,突出针道也;"甲乙"者,解说之义有二,一者如丹波元胤云:"按弟坚曰:此书命以《甲乙》,未有详解。按杨玄操《难经》序,昔皇甫玄晏总三部为甲乙之科。《外台秘要》引此书,其虐病中云,出庚卷第七;水肿中云,出第八辛卷。又明堂及脚气中并引丙卷,然则玄晏原书,以十干列,故以甲乙命名。《隋志》:《黄帝甲乙经》十卷,可以证焉。今传本并玄晏自序作十二卷,盖非其真也。《魏都赋》:次舍甲乙,西南其户。李善注:甲乙,次舍之处,以甲乙纪之也。《景福殿赋》:辛壬癸甲,为之名秩。吕延济注:言以甲乙为名次也。此其义之一尔。"又详唐以前另有十二卷本,其前十卷,当以十天干命名,后两卷,别以地支子丑命名。如《新修本草》卷四铁精下附铁落云:"《甲乙》子卷 阳厥条言之。"今在卷十一,生铁落饮,可证。又按以甲乙命名之书,并非皆以十干命卷,亦不尽为十卷,详甲乙又有次第之义,如《后汉书·马融传》:"甲乙相伍,戊己为坚。"李贤注:"甲乙谓相次也。"结合本书为撰次《素问》、《针经》、《明堂》三书之义,甲乙作编次解,亦通。由于本经在流传中有些疑问,尚未尽释,故书名之义,暂难定论。

本书卷数,隋以前原有十卷与十二卷两种传本,已如前述。唐以后皆十二卷本,与今本皇甫谧自序言卷数合。又明徐春甫《古今医统大全》卷一采摭诸书中云"《甲乙经》十卷,皇甫谧撰,祖述《内经》,多推明运气之说。"详此说疑义有二:一者,据今存《甲乙经》诸版本内容及古来诸论《甲乙》者,皆不言其有运气之文;二者,徐氏生于明后期,去古已远,且唐以后诸书不载有十卷之目。故疑其有误。又《四库全书总目·子部·医家类》载《甲乙经》八卷,两淮盐政采进本。经考,亦为十二卷。所谓八卷者,失于检点。或系十二卷分装八册,遂误为八卷。

(三)《甲乙经》版本源流及现存本一般情况

据现有文献记载,《甲乙经》的最早刊本,当始于北宋时。今存明蓝格抄本末附"熙宁二年四月二十二日进呈奉行圣旨镂版施行"及高保衡、孙奇、林亿等衔名文。又有"熙宁二年五月二日"及王安石、曾公亮、赵抃、富弼等衔名文。这大概是林亿等请示镂版印行及富弼等准奏的时间。是亦可证《证类本草》载嘉祐二年八月三日"补注本草奏勅"中所谓校定"《神农本草》、《灵枢》、《太素》、《甲乙经》、《素问》之类及《广济》、《千金》、《外台秘要》等方"之事,大致如是。但本次刊本,似已久不存世。明末清初藏书家毛扆,在《汲古阁珍藏秘本书目》中,曾有宋版影抄本的记载,但今亦佚,故宋刊本原貌,现已难考。

南宋有无刊本,未见记载。今存南宋中期成书之王执中《针灸资生经》中,有较多引《甲乙经》文,与今存林亿等校定本,颇多出入,现以卷一之二十四穴引文为例,完全相同者有上星、脑户、胃仓、胞肓、天鼎、玉堂、中封、解溪、巨虚下廉九穴;基本相同者有云门、少海二穴,如云门引文云:"灸五壮,针七分,若深令人气逆。"今《甲乙》作"刺入七分,灸五壮,刺太深令人逆息"。不同者有玉枕、脑空、风池、大椎、长强、大杼、肺俞、白环俞、天突、石门、侠白、环跳、合阳等十三穴。其中有的为刺灸分寸与壮数之差别,如玉枕引文云"二分",今《甲乙》作"刺入三分"。天突引文云"在结喉下五寸",今《甲乙》作"二寸"。环跳引文"五壮",今《甲乙》作"五十壮"。似此等文,或系传抄中误书所致。然而有的异文则不同,如大椎引文云"大椎下至尾骶骨二十一椎,长三尺,折量取俞穴"。今《甲乙》在卷三第七有文曰:"脊骨以下至尾骶二十一节,长三尺,⋯⋯"穴名下无此文;长强引文云"在脊骶端计三分",又云"针二寸,留七呼"。今《甲乙》作"在脊骶端⋯⋯刺入三分,留七呼,灸三壮"。侠白引文云"《甲乙》、《铜人》皆云禁灸",今《甲乙》、《铜人》皆作"灸五壮"。似此等文,则难以一般传抄致误所能解释。因而似可设想,在南宋时,或另有与林亿等校定本不同之传本存世,故得为《资生经》引用,至其详情,现亦难考证。

金元时期有无刊本,不得而知。现存刊本皆明以后者。如吴勉学校刊顾从德辑《医学六经》中含《甲乙经》,有嘉靖二十九年(公元1550年)刊本。较为通行者为《医统正脉全书》本(以下简称《医统》本),全书十二卷,一百二十八篇,无总目,各卷有卷目,有林亿等新校正序、皇甫谧序、序例,序例后有"晋玄晏先生皇甫谧士安集"文及高保衡、孙奇、林亿三人衔名,后书"明新安吴勉学校"。书中正文大都不冠原书名,然有少量加冠《素问》、《九卷》等书名之经文若干条。另有类似按语、解语及引"杨上善云"诸文若干条,皆作大字正文;但也有部分类似按语性之文若干条,亦作小字注文。凡音释及新校正语,皆小字。全书正文计十一万零一百六十二字。此后国内外诸刊本,大都本于此。有明刊医林本、清初蕴古堂复印《医统》本、《四库全书》所收两淮盐政采进本、道光五年(公元1825年)刊本、光绪十三年(公元1887年)朱记荣刊《槐芦丛书》本(内署光绪丁亥行素草堂藏版。按,槐芦、行素草堂,均朱记荣室名)、光绪三十三年(公元1907年)京师医局重刊《医统》本。民国间有1912年江左书林石印本、1923北京中医学社补刊《医统》本、1931上海中原书局石印本、1936年上海大东书局铅印《中国医学大成》本、1941年中华书局铅印《中国医药汇海》本。中华人民共和国成立后有1955年商务印书馆铅印本、1956年人民卫生出版社影印本、1962年人民卫生了出版社铅印刘衡如校本、1979年人民卫生出版社铅印山东中医学院校释本。又1972年台湾台联国风出版社石印本、1975年台湾新文丰出版公司影印《医统》本、1976年台湾宏业书局石印本、1978年台湾新文丰出版公司影印《中国医药汇海》等,都属于这一版本系统。在日本有江户时期的八尾勘兵卫本、植村藤右卫门本、1971年盛文堂影印八尾勘兵卫本、1975年盛文堂影印人民卫生出版社1962年铅印本、1978年《针灸医学典籍大系》据植村本之影印本等,也都属于这一系统。另外有杭州丁丙《八千卷楼书目》著录"《甲乙经》八卷,晋皇甫谧编,日本刊本",内容不详。

1. 明嘉靖刊本

萧延平氏《太素·例言》中有云其校《太素》时,"《甲乙经》用正统本、吴勉学嘉靖刊本"。此所谓"嘉靖刊本",具体情况不详,在校记中亦未见其与《医统》本有何特殊异文。然据马继兴研究员云,中国中医研究院医史文献研究所有同志在五十年代曾亲见嘉靖刊本,为白绵纸本。今亦下落不明。现惟中国中医研究院图书馆藏清末京师医局重刊《医统》本,有余岩嘉靖本校文若干条。该本在林亿等新校正序后有余氏记云:"凡对于本书原文用墨笔添注涂改而不言及依据何书者,皆据明嘉靖重刊宋本《甲乙经》。"依此记所云,该本中共出嘉靖本校记近百条,从这些校记中可见,嘉靖本主要有以下几个特点:从总体看,与《医统正脉》本为同一系统,但也存有某些差别,如林亿等衔名后无"明新安吴勉学校"字样,目录页首行,《医统》本作"针灸甲乙经目录卷之一",嘉靖本作"针灸甲乙经卷之一目录"。从文字方面看,嘉靖本误字较少,并有少量异文。今以卷一为例:共出校文二十条,其中显系嘉靖本误者有二,如第七"手阳明……内属于大肠",嘉靖本"大肠"作"太阳"。有属于通文者六,如第十二"太渊"作"大渊",第七"乌可以"作"恶可以",第九"周"作"週"等。有属于《医统》本脱文者三,如"五藏大小六府应候"一篇,《医统》本脱篇序"第五"二字,第十"三焦注胆"之"焦"字,《医统》本原空,嘉靖本均具。有显系《医统》本误文者六,如第五"肺下则逼贲昢肺","肺"误作"肝";第七"足阳明……内属于胃","胃"误作"肾";又"不深弗散","散"误作"敢"。嘉靖本均不误。有属于一般性异文三条。其他各卷情况亦大致如此。从而说明,嘉靖本与《医统》本虽属同一系统,但文字方面优于《医统》本。至于此本是否为吴勉学校刊《医学六经》本,则不得而知,故对此本真情,尚待后考。

2. 明英宗二年正统丁巳(公元 1437 年)重刊本

此本未见书目著录,现皆据残存卷一至卷三之抄本及重抄本得知其梗概。正统抄本最早为日本涩江全善等人《经籍访古志》著录,即"寄所寄楼"珍藏的三卷零本。"寄所寄楼",据日本篠原孝市先生考证,认为是山崎次善的室名。其后于清末杨守敬氏《日本访书志》也记有些书的抄本。萧延平氏校《太素》时所用正统本,亦云"惜不全",大概亦系此类抄本,现亦下落不明。日本存本,现藏国立公文书馆内阁文库。于 1981 年收入《东洋医学善本丛书》,缩版影印发行。卷前皇甫谧序及序例,似非手写体。序例后有长方形牌记,为"正统丁巳重刻"六字,双行排列,边框三线重栏。无林亿等宋臣衔名,目录页书"针灸甲乙经目录卷之一",后列十六篇篇名,与《医统》本同。正文中无小字注文、音释及杨上善云等显系后人增补之内容。另与《医统》本不同处,则为文字方面之差别。三卷中,据初步统计,约有五百余处。其中除一般异文以外,大致有以下几种情况:一者卷三目录鼋乱较甚,多与正文不符;一者经穴诸文无刺灸后易发病证,如脑户"不可灸,令人痫",无"令人痫"三字,下关无"耳中有干摘抵不可灸"九字,颅息无"出血多则杀人"六字。一者无缺文说,如卷三第二十四言太阴脉"会于鱼际,数脉并注"下注云:"疑此处缺文。"而正统抄本"注"下有"此"字,义可安。详本文原出《灵枢·邪客》,《太素》在卷九脉行同异,然今《灵枢》、《太素》本文均无"此"字,故正统抄本此文,颇当注意。一者保留古字多于《医统》本,如"連"字,《医统》本惟下关穴有"耳前連脉",而正统抄本尚有天窗、人迎、曲垣等穴,亦作"連脉"。凡此等等,皆可以明显看出其与《医统》本之差别较大。前言正统重抄本,系依日本小岛尚真据以校《医统》本所出校记得知,原在《医统》本林亿等序页末,有小岛氏记曰:"明正统本以赭笔校雠。皇甫谧序半面七行十四字,本文每半面九行行廿四字。原本未见,今据医学所储重抄本校。现存一、二、三卷。"又于卷三末记曰:"以医学所藏重抄明正统本对勘卒业。正统本四卷以下缺逸不传,殊可惜耳。"现据小岛氏所出校记与正统抄本对照分析,可证正统重抄本与正统抄本为同一系统,其卷三末脱申脉至崑崙一页,与正统抄本亦同。惟正统抄本与《医统》本不同处有五百余处,而小岛所出重抄本校记不足四百条,两者相差一百余条。从校记看,两者大都相同,但亦有少数不同处。如皇甫谧序"仲宣犹不言"之"言"字,正统抄本同,而小岛校记云,正统重抄本作"信",与嘉靖本亦同。出现这种情况,可能重抄本与原抄本间又出现了些异文,亦或所据抄本不同。至于小岛出校少的原因，一者可能有些意义不大者未尽出；一者或有疏漏之处。总之，此可证正统抄本，又派生出一些重抄本存世，但现亦难得。关于对正统抄本的评价，历来学者看法不一。《经籍访古志》与《日本访书志》著录时，均予一定评价，而小岛尚真则云：“按正统本文字同异，间与此本（按，指《医统》本）注中所称一本相合，盖后人据宋臣注文校改者，非别有所原本也。”今察《医统》本林亿等新校正文所谓“一作”或“一本”等反映别本校文，与正统抄本相同者，实属少数。如卷一中三十余条，与正统抄本相同者，仅有数条。其余二卷，亦大致如此。故小岛氏此说，似难成立。或以为卷三中经穴多与《外台》同，或据《外台》等校改。今详正统抄本诸穴与《医统》本所存异文，与《外台》不同者，仍居多数。且有些差别较大者，《医统》本反同《外台》。如足阳明脉所发之巨虚上下廉，不言脉气所发，而云大、小肠合穴；丝竹空、人迎、乳中、渊腋、天府、地五会等穴灸之易发病，《医统》本与《外台》亦相同或基本相同。故此说似亦难为准。又正统抄本所据祖本，究在宋臣校定之前，拟可在后，看法不一。由于此本中无林亿等序及校文，故杨守敬氏认为是宋臣校定以前的本子；或以卷一第九中自“一日一夜五十营”至“五藏皆受气也”一段，《医统》本原有小字夹注云“此段旧在经脉根结之末，今移在此”为据，认为此系宋臣移改，故此本仍为宋臣校定之后。然而《医统》本中之注文，并非尽出新校正之手。有关这方面的问题，在后文第五“对林亿等新校正基本情况的解析”中，再作论述。故此条注文，究竟出自何时何人之手，现亦难论定。从上述情况看，有关正统抄本的许多问题，现在还难以作出结论。因而，在这些问题不弄清之前，我们仍然把它作为一种传本对待。总之，正统抄本中，确有许多可据校处，且有少量值得注意的异文，已如前述。当然，正统抄本中也有诸多讹文脱字窜乱之处及尚难解释的问题，若据此则加以完全否定，似论据尚未为足。

3. 明抄本

关于《甲乙经》之明代抄本，中国中医研究院马继兴研究员及日本篠原孝市先生都做过具体的考察。据现有文献记载所知，存有两种抄本。一者为清人张金吾氏定为明初抄本，全书十二卷，有熙宁二年字样及富弼等宋臣衔名。末题“正统六年琴川永惠堂俞氏家藏”。首由张金吾收藏，莫友芝在《邵亭知见传本书目》中亦曾引用，后陆续转入陆心源、汪士钟、缪荃孙诸藏书家之手，现已下落不详。一者为蓝格抄本，十二卷，书末有“熙宁二年四月二十三日进呈奉圣旨镂版施行”及林亿等衔名与五月二日富弼等衔名文。末记清人戴霖及朱筠二氏跋文。此本后归陆心源氏，现藏日本静嘉堂文库。篠原孝市氏认为“这样的抄本，一般认为多见于明末清初。因此，可以推定，本书最后写成在这一时期。”现收于《东洋医学善本丛书》中。

4. 明蓝格抄本

此本除上述几项与《医统》本不同外，从内容方面看，主要有以下诸多特点：①在《医统》本中按凡例所示删除的黄帝问、岐伯答等字样，均已保留。②某些虚词，如之、也等，较《医统》本为多。③音释内容尤多，据初步统计，约有二百五十余字，而《医统》本中仅有三十字左右。其中前后篇及同篇重复出现者较多。如卷二第一上音释，踝字有三处，顑字有二处。④大小字互混的情况较为严重。原在《医统》本中，只有少量似应作小字者作大字，如引杨上善注及部分按语性条文，误作大字。而明抄本则除了少部分作小字外，大多作大字。甚至有诸多显系宋臣林亿等之校文,也作大字。也有在一句校语中,将首字与末字作大字,余者作小字的情况,故此造成正文与注文的混乱现象较为严重。⑤段落的划分,也较《医统》本更为零乱,甚至有非首句而回行顶格者。⑥个别篇目与《医统》本不同。如卷十一末篇,《医统》本作"寒气客于经络之中发癰疽风成发厉浸淫"上下两篇。而明抄本则作"痀疥上第九""与寒气客于经络之中发癰疽风成发厉浸淫第十"两篇。然而,"痀疥上"这个题目,还很值得研究。从该篇内容看,全属癰疽,不曾涉及痀疥,仅在下篇有一条云:"痀疥,阳溪主之。"且"上"字在此亦无着落。从而说明这个题目可能有误。⑦可证《医统》本有注文误作正文者。如卷七第一中"热病头痛身重,悬颅主之"一条,明抄本作"《千金》有热病头痛身重,悬颅主之"。又卷十一第七"凡唾血,写鱼际补尺泽"一条,明抄本作"《千金》云:凡唾血,写鱼际补尺泽"。证之《千金》,是知《医统》本原脱《千金》,遂将注文误作大字。⑧卷三诸篇引《素问》王冰注诸校,《医统》本仅有少数加冠书名作《素问》或《素问》者,大多数只言某篇注,而明抄本则一律称《素问》某某篇注,且除少数作小字夹注处,大多作大字另行。⑨较《医统》本少文、多文及讹字尤多。据篠原孝市统计,全书脱落或减少三字以上者有五十二处,增加三字以上者有四十四处。如卷十一第九上脱"有所结,气归之……以手按之坚"一段三十二字。卷一第一"五藏之所藏也"下增"至其淫泆离藏则精失,魂魄飞扬,志意恍乱,智虑去身者,何因而然乎?天之罪与,人之过乎"一段三十五字。至其明显讹文别字则随处可见,兹不烦举。⑩在卷一有八篇于首行正文之前加冠经文出典之字样,如《精神五藏论第一》,首行作"此出《灵枢经》第二卷本神篇内"。又"《素问》曰:恕则气逆"一段前,另行作"此出《素问》第六卷举痛论篇内后一段"。同篇中亦有未加者,如所具《素问》之《五藏生成》及《宣明五气》之文等。⑪正文多有与《医统》本校文所谓"一本"或"一作"等文同者。如卷一五藏变腧第二"经满而血"之"经"字,原校云:"一作络。"明抄本正作"络"。"病在胃"之"胃",原校云:"一作胸"明抄本正作"胸"。然亦有与《医统本》尽同者,如卷一五藏大小六府应候第五中原校"一作"或"一云"、"一本"明抄本均同。⑫从另一方面看,明抄本可以校正《医统》本之衍误讹脱处,亦复不少。详见正文,兹不例举。故朱筠跋文云"此本讹字虽多,然其不讹处,视今本大胜,真古抄本也。"综观上述情况,明蓝格抄本较《医统》本确有较大差别,并可反映出《甲乙经》早期传本面貌值得注意和研究探讨的一些问题。至于此本所据祖本为何,其与《医统》本何以有如此大差别,增加之内容究系何时等,目前因限于资料,尚难作出具体的有说服力的判断。从总体分析,明抄本中虽有些无疑是后人在传抄时复加的内容和讹误较多,但就其可参考处,定有所本,非该本抄写人所能杜撰。故明蓝格抄本,实为研究整理《甲乙经》之重要参考本。

　　截至目前,所见文献记载及存世各种版本,有关《甲乙经》的传本,主要是三个系统。一者为《医统》本,流传最广,刊印次数最多,影响最大;一者正统抄本,现尚未发现其刊本的有关资料,存世少量残本,皆抄本;一者明蓝格抄本,目前仅知存此孤本。三种传本,差别较大。从而说明《甲乙经》在流传过程中,由于传抄日久,屡经后人笔削,故而出现了各种不同的传本。

(四)《甲乙经》主要内容及体例结构

　　《甲乙经》主要内容,即皇甫谧自序云:"《素问》论病精微,《九卷》原本经脉,……又有《明堂孔穴针灸治要》,皆黄帝岐伯遗事也。三部同归,文多重复,错互非一。""乃撰集三部,

使事类相从,删其浮辞,除其重复,论其精要,至为十二卷。"本文明确指出《甲乙经》之取材,
乃源于《素问》、《九卷》及《明堂》三书。详今本《甲乙》内容,大致如此。惟有少量《难经》及
"张仲景曰"等文。

《甲乙经》全书十二卷,一百二十八篇。其内容大致可分为三大类。一卷、二卷、四卷、
五卷、六卷为基础理论;三卷为腧穴;七卷至十二卷为各种病证的病因、病机、证候与腧穴主
治。详言之,卷一主要论述生理功能,如五藏六腑、营卫气血、精神魂魄、精气津液等的功能
与作用,藏腑形态与五色之相应,阴阳二十五人等。卷二主要论述十二经脉,奇经八脉、十二经
标本、经脉根结、经筋等的循行与分布情况,以及骨度、肠度与肠胃所受等。卷三为腧穴,详
述腧穴之正名、别名、部位、归经、刺灸度数与禁忌等。共有腧穴三百四十八个(其中单穴四
十九,双穴二百九十九)。卷四主要论述诊法,包括望、闻、问、切四诊的具体内容,重点论述
了四时平脉与脏腑病脉、死脉,以及三部九候的诊断方法。卷五论针道,详述了九针的形状、
长度和作用;针刺手法与补泻方法,刺灸的禁穴和禁忌等。卷六主要论述病因病机,如虚实、
逆顺、方宜、清浊、形诊、阴阳、味宜、病传、寿夭、形气等有关问题。卷七至卷十二论病,包括
内、外、妇、儿等科各种病证,尤以内科为重点,共有四十三篇,包括外感、内伤及五官病等近
百种病证;外科共有三篇,近三十种病证,特以痈疽(含内痈)之论,尤为详尽;妇科一篇,近
二十种病证,主要论述妇人重身九月而喑的病因、妊娠脉象、产后热病的诊断与预后,以及妇
科其他杂病;儿科一篇,主要论述小儿惊痫、瘛疭、飧泄、食晦、脐风、腹满等病证。在治疗方
面,共收载针灸治疗各种病证之腧穴主治八百余条。蕴藏着我国古代医家针灸治疗的宝贵
经验,为后世针灸学术的发展奠定了基础。

在编纂体例上,理论部分的内容,主要取材于《内经》,打乱原《素问》与《九卷》及篇次的
界限,使"事类相从"。今将《甲乙》与今本《素问》、《灵枢》内容核对,概言之,《素问》全收者
约二十九篇,大部或部分收者约二十五篇,个别收者约四篇,未收者二十篇(含运气七篇大
论)。《灵枢》全收者约五十七篇,大部或部分收者约十九篇,个别收者约三篇,未收者一篇。
在编排结构方面,大致有以下几种情况:①全书连分篇篇目共有一百三十八篇,除去卷三有
三十二篇不含理论性经文外,尚有一百零六篇,其中有八十二篇是以《灵枢》经文起首,有二
十四篇是以《素问》经文起首。②有的内容是由《灵枢》与《素问》经文混合或间隔编排;有的
内容是由《灵枢》或《素问》两篇以上经文混合或间隔编排;有的内容则是《灵枢》或《素问》
独篇单列。③有的内容为取《灵枢》或《素问》相关经文结合而成,故与今本有别。如卷六第
十篇末论病传一段,乃是以《灵枢·病传》文为主,结合《素问·标本病传》之证候而成,故原
注云:"乃皇甫士安合二书为此篇文也。"又如卷七第二自起首至"闷则恶人"一段后,接"阴
阳相薄,阳尽阴盛,故欲独闭户牖而处"十六字,原注云:"按阴阳相薄至此,本《素问·脉解
篇》,士安移续于此。"又下文"或喘而生者……病反能者何也? 曰"下"阴阳争而外并于阳"
八字,原校云:"此八字,亦《素问·脉结篇》文。"是此文亦以阳明脉解为主,而结合脉解篇文
也。似此等文,不得以异文处之。④有个别内容在今《灵枢》、《素问》中无完全对应之经文,
如卷一第三中"肝胆为合,故足厥阴与少阳为表里,……肺大肠为合,故手太阴与阳明为表
里"一段,今仅《素问·血气形志》有手足阴阳经脉相为表里之文,《灵枢》本输及本藏有脏腑
相合文。所以与《甲乙》不同者,一则今《素问》、《灵枢》均有脱文,一则或皇甫谧取二篇内容
合并改写而成。特以后者之可能性尤大。⑤个别篇中有附加内容,如卷九"大寒内薄骨髓
发头痛第一"下云:"颔项痛附。"⑥卷与卷之间篇数有差,除卷三专论腧穴外,卷一有十六

篇,而卷三仅有四篇;篇与篇字数悬殊,繁简不一。有的一篇中含十几个病证,有的则只含一病或一证;有的大篇如卷七第一析为上中下三篇,计六千余字,而卷十二第九连同篇名篇序仅有二十三字。⑦卷六诸篇,题名均有"大论"二字,与余卷不同。凡此等等,或有后人窜改之处,未必尽属谧书旧貌。

《甲乙》篇题命名义例,亦与《内经》不尽相同。《内经》有些篇名尚存古风,取篇中某几字或某语为名。如《素问·诊要经终论》,以论中首言"诊要",后言"经脉之终",故以"诊要"与"经终"相合为名。又《灵枢·口问》,以篇文起首"愿得口问"之语,故取"口问"为名。又《素问·玉版论要》(按文例"要"字疑衍),乃取篇文所谓"著之玉版"之"玉版"二字命名,《灵枢·玉版》义同。又《灵枢·根结》,篇文除论经脉根结外,又论及"逆顺五体"。似此等篇名,则不能完全或完全不能反映该篇实质内容。而《甲乙》之篇名,则基本上是概括全篇主题以立名,有的表明一个主题,如卷一诸篇大都如此;有的表明几个主题,如卷六"逆顺病本末方宜形志大论",含"逆顺"、"本末"、"方宜"、"形志"四个主题。卷七以下诸篇,皆论病及腧穴主治,其命名主要有以下几种情况:①以病因病机与病证名结合,如"阳受病发风"、"阴受病发痹"、"阴衰发热厥阳衰发寒厥"、"太阳中风感于寒湿发痉"等;②几种病证名的结合,如"水肤胀鼓肠覃石瘕"、"欠哕唏振寒噫嚏泣出太息羡下耳鸣啮舌善忘饥"等;③以科别为名,如"妇人杂病"、"小儿杂病"等。而卷三之命名,自与别卷不同,皆以部区及经脉命名。据此可见,《甲乙》有些篇题,过于具体,未能概括为简名,显得冗长。有的虽云"以类相从",但未能打破原篇章内容结构,在维持旧文的基础上,而另有所增附,又不便再用旧名,故而形成现名,如上述"欠哕振寒……"一题,即取《灵枢·口问》为主,增附《素问》之《解精微论》及《灵枢》之《大惑论》与《杂病》三篇有关内容而成。有的篇题内容,虽大类相近,然无明显内在联系,如"内外形诊老壮肥瘦且慧夜甚"在今《灵枢·顺气一日分为四时》。又如卷四"经脉"篇之命名,与卷二"十二经脉络脉支别"篇之"经脉"名同义异。彼言脉之循行,此言脉之诊法。详古医籍言诊法者,不曾用此名,如《素问》曰"诊法"、"诊要",《伤寒论》曰"辨脉"、"平脉",《史记·扁鹊仓公列传》曰"切脉"、"脉法",《马王堆汉墓帛书》有"脉法",张家山汉简《脉书》曰"相脉",《难经》曰"脉法"、"切脉",而此独言"经脉",易与经脉循行之义混,似犹未切。从而说明,《甲乙》之篇名,虽较《内经》有所改进,然尚未尽善。

从全书情况可以看出以下几个问题:①如前所述,书中大部分篇文是以《灵枢》(亦即当时所见《针经》或《九卷》)文起首,固可反映皇甫谧在内容安排上突出《针经》,重在针灸的指道思想。如《灵枢·五邪》之"邪在肺"、"邪在肝"、"邪在脾胃"、"邪在肾",分别为卷九第二、第三、第七、第八之起首文,后续他篇内容。然惟"邪在心"一条则置于卷九"邪在心胆及诸藏腑发悲恐太息口苦不乐及惊第五"近后,而将《素问·奇病论》"胆瘅"病置于篇首,这与前四条之体例及篇题病证排例显然不同。故律诸余篇,疑此有误。②全书内容,收《灵枢》较《素问》为多。《灵枢》未收者仅"小针解"一篇,而《素问》未收者,除《运气七篇大论》外,尚有《四气调神大论》、《金匮真言论》、《阴阳离合论》、《阴阳别论》、《灵兰秘典论》、《六节藏象论》、《移精变气论》、《汤液醪醴论》、《玉版论要》、《经脉解》、《气府论》、《示从容论》、《疏五过论》、《徵四失论》等十五篇。有几篇虽已收,但内容很少。如《生气通天论》、《脉解》篇只有一、二句话;又如《举痛论》,仅在卷一第一中有加冠书名的形式,收论九气一段,其余论痛的大量内容,均不见收。从学术体系方面看,有关五行比类如《金匮真言论》与《阴阳应象大论》中此类内容均无;有关藏象理论方面,今存本诸篇目,似无此专题,故如《灵兰秘典论》

与《经脉别论》中藏象重要内容,均不见载,特别是《六节藏象论》中论藏象一段,林亿等新校正有三处提到《甲乙经》《太素》作某,然今本《甲乙》并无此文,林亿等《甲乙》新校正也不曾作过交待,这就更增加了《甲乙经》存世版本的一些疑点。③《甲乙经》未见载《素问运气七篇大论》及《六节藏象论》前半部分内容,恰好说明皇甫谧所见《素问》本中,亦无运气学说之内容。④在正文中有一值得注意的现象是,《甲乙》中大部分经文,皆不标出原书名,而另有若干篇中尚有一部分加冠书名之条文,其中《素问》四十四条,《九卷》二十七条,除去"《素问》曰"、"《九卷》曰"及"又曰"等字样,实有一千六百六十余字;又"《难经》曰"十一条,实有四百七十余字;"张仲景曰"(在今《金匮要略》第二篇)九条,实有一百三十余字;合计二千二百七十余字。这与本书的整体文例及序言中所谓"乃撰集三部,使事类相从"之义,似不尽合。故学术界对此颇有异义。另者,有少数篇中,即卷一第一及第四、第五,卷第二十四,卷五第一上,卷六第九,卷七第四,卷十一第二等,兼有一些不同的解文或按语性条文,均为大字正文,计有四十三条,六百七十余字。其中属解文性质的有二十四条,文字最多者有数十字,少者仅五字。如卷一第一"解曰:肝虚则恐,实则怒,……经言若错,其归一也"一段有九十五字,且标明为"解曰";又该篇又有"杨上善云:心之忧在心变动,变而生忧也,……毛悴色夭,死于春"一段六十二字。考杨上善,唐人也,自非士安所引。此文今本《太素》不具,疑是杨氏对《素问·阴阳应象大论》"南方生热,……在变动为忧"及"西方生燥,……在志为忧"等经文的注文,今存《太素》诸本皆缺。新校正亦引此文,或林亿等所见时尚存。

对以上两种情况,学术界主要有两种不同意见:一者认为,凡加冠书名之条文及大字解文等,皆非原著旧文,当是后人增补。如日本小岛尚真所校《医统》本,凡遇此等文字,均以赭笔加杠,又如卷一第一"《素问》曰:怒则气逆"一段,日本奈须恒德氏校本眉批云:"《素问》即举痛论文。窃疑是以下,并是解者之辞,或之士安自引《素问》解上文,然下文有引杨上善者,以知非士安之笔,然亦在林亿之前。"日本篠原孝市在《甲乙经》总论中云:"如前人所述,可以认为,这部分大概是后人添写和注文混入的内容。但不能肯定为在宋校以后,因为这次流传下来的《甲乙经》,最后完成添加文辞在杨上善所处时代以后。"中国中医研究院马继兴研究员《中医文献学》亦云:"约唐代中期以后有佚名氏在抄录本书时误将校勘本书时所引的古医书文字(包括《素问》、《九卷》、《灵枢》、《难经》、张仲景及杨上善等文)写成大字而与《甲乙经》原文相掺混。……可以确认其均非《甲乙经》的旧文,而是在林亿之前,杨上善以后人所掺入的。"另一种意见则认为除引"杨上善云"外,加冠书名之条文及《难经》、张仲景曰并诸多解文,皆《甲乙》原文。理由是,加《素问》与《九卷》之内容,是为了使不同观点的内容有所区别和交待;有的内容杨上善引用时已明确指出为"皇甫谧所录";有的内容如果认为后人所加,则某些篇各便难以成立,如卷八第二等;既然大字注文出于原编者之笔,则其中"解曰"释文自然不会是后人所加。从而说明,不少研究《甲乙经》的学者,都非常注意《甲乙经》的原貌。但由于历时既久,对这一问题的确证和信史较少,故而从不同角度进行分析判断,也是很自然的。

针对上述情况,今详皇甫谧自序,证之今本《甲乙》内容,确有许多疑处。如既云:"三部同归",何以又出《难经》及张仲景文;既言"撰集三部"者,述而不作,何以又有诸多解论之文;若士安本自有集有论,何者独取此数篇而论,余皆无可论乎;既是后增"杨上善云"能误作大字,其余大字能绝无再误者乎;既言"不甚删也",何以今缺《素问》文如此之多;既言"若必精要,俟其闲遐,当撰核以为教经云尔",其重为"撰核"之事,究竟作也未作;既将"三部"

经文,以"事类相从",不冠原书名,何以又有诸多加冠书名之条文等等。根据现有文献及历代反映《甲乙经》的有关情况,结合皇甫谧自序分析,不妨提出这样的设想,或士安在原作的基础上,曾经重为"撰核",复成教经之本,即今传本之原型,故删文较多。由于后本流传于世,原本渐佚。后人传抄,将原序保留,故文、序不符。后世在传抄教习过程中,又多次经人笔削,增加注文,厘定篇目,故新增内容,与原例不一,这在古书中是不乏其例的。这种重为整理编次的工作,似非出于一时一人之手,大致应在南北朝至唐代末期,已形成今本之基本面貌。若此,则诸多疑问,似可作出较为符合实情的解释。当然,这种假设之能否成立,尚有待于今后的进一步探索和证实。

卷三腧穴及卷七至卷十二各篇腧穴主治部分,当是《明堂孔穴针灸治要》内容。《明堂》一书,据皇甫谧序云,其与《素问》、《九卷》皆"黄帝岐伯遗事也"。又《千金翼》卷二十六第一云:"扁鹊针灸,一准黄帝雷公。"《外台》卷三十九明堂序云:"夫明堂者,黄帝之正经,圣人之遗教。"《铜人腧穴图经·夏竦序》亦谓系黄帝岐伯问答,又以授雷公者。是则《明堂》亦托名黄帝与岐伯、雷公等互为问答之作也。然《汉志》无著录,亦或其成书在刘向等校书之后。后世医家并据此衍化有多种《明堂》传本。如《隋书·经籍志》有《明堂孔穴》五卷、《明堂孔穴图》三卷、又《明堂孔穴图》三卷、《黄帝明堂偃人图》十二卷、《明堂虾蟆图》一卷、《黄帝十二经脉明堂五藏人图》一卷等,然亦不见有《明堂孔穴针灸治要》之名,详此名或古《明堂》之全称,抑或古《明堂》之衍化本,现亦难考。据现有文献记载,隋、唐时期存世古今《明堂》传本甚多,然古《明堂》已有所错讹。如《千金》卷二十九第一云:"旧《明堂图》,年代久远,传写错误,不足指南。"杨上善《黄帝内经明堂·序》云:"旧制此经,分为三卷,诊候交杂,窥察难明。"但就其基本内容来说,似皆予以保留。由于古《明堂》与《内经》早佚,故《甲乙经》中保存之古《明堂》文,对研究该书,则具有重大价值。唯有些内容,《明堂》与《内经》文重,故《甲乙经》所载,当是源于《内经》。

自《明堂》面世,"明堂"二字几为针灸之雅号。如新旧《唐志》皆以医经与针灸类书为"明堂经脉类",《通志·艺文略》将明堂与针灸类书为"明堂针灸"类。然"明堂"二字,义何属焉?《敦煌古医籍考释·明堂五脏论》云:"夫万形之内,以人为贵,立身之道,以孝为先,纳阴阳而所生,成乾坤而所长,所以四大候合,五谷咨身,立形躯于世间,看明堂而医疗。只如明堂二字,其义不轻。明者,命也。堂者,躯也。此是轩辕之所造岐伯之论。"据文中有"四大"说及避唐高宗李治讳改用"疗"字之例,此当系唐人所作说解。又《铜人腧穴针灸图经·夏竦序》云:"昔我圣祖之问岐伯也,以为善言天者,必有验于人,天之数十有二,人经络以应之。周天之度,三百六十有五,人气穴以应之。……始命尽书其言,藏于金兰之室,泊雷公请问其道,乃坐明堂以授之。后世言明堂者以此。"根据《素问》中数言"黄帝坐(或言在)明堂"之例,古《明堂》起首文,亦或托用此语。证之古书多以起首语中某一语或某几字使名之例,《明堂》取名之义,当本于此。而《明堂五藏论》说,未必属乎古义。详明堂本天子议政之处。如《孟子·梁惠王下》:"孟子对曰:夫明堂者,王者之堂也。"《周礼·考工记·匠人》"周人明堂"郑玄注:"明堂者,明政教之堂。"《淮南子·本经训》"古者明堂之制"高诱注:"明堂,王者布政之堂。"以此黄帝坐明堂中论医事,遂以为名。后用此义者,名指针灸之术。

《甲乙经》卷三腧穴排列,可归纳为两种类型。头面躯干部是按部区穴,分头、背、面、耳、颈、肩、胸、腋胁、腹等九部二十三篇,在部分区中又多按经脉走向排列。四肢部是按经脉归穴,共分手足阴阳十二经脉部,亦即十二篇。其排列皆始于四肢末端,呈内向性顺序。此与杨上善《黄帝内经明堂》及《外台·明堂》均不同。然《黄帝内经明堂·序》云:"旧制此经,分为三卷。……是以十二经脉各为一卷,奇经八脉复为一卷,合为十三卷。"《外台·明堂序》云:"诸家并以三人为图今因十二经而画图人十二身也。"是则说明二书列穴,皆非古貌。从而可以推知,《甲乙》保留之穴位排列顺序,或古《明堂》原貌也。其卷七至卷十二中腧穴主治之排列顺序,犹如黄龙祥先生所云:"这些篇章中腧穴主症的排列并非杂乱无章,如果将卷七至十二任何一篇(无《明堂》之文者除外)中所有病证条文之后的所主之穴,依次排列,其顺序恰好与卷三的腧穴排列顺序同。"另有几经之穴连排一起而云主某病或某症者,以其所主类同,原列于各经之下,今连排一起者,亦以类相从也,非处方之反属,若以方目之者,误也。如卷七第一下所列诸穴主治,尺泽,手太阴;中冲、劳宫、太陵、间使、内关、曲泽、手厥阴;二间、阳溪、温留、曲池,手阳明;清冷渊、消泺,手少阳;少泽、后溪、阳谷、支正、小海(原作少海,少海乃手少阴穴,故据《外台》及《千金》改),手太阳;隐白、大都、太白,足太阴;涌泉、然谷、太溪、照海,足少阴;冲阳、解溪、丰隆、三里,足阳明;窍阴、侠溪、临泣、丘墟(按此下原有"身懈寒,少气,热甚恶人,心惕惕然,取飞扬及绝骨跗下临泣立已"一条,据《外台》及《医心方》当在后文足太阳穴飞扬前,此当另据补光明主治),足少阳;至阴、通谷、束骨、京骨、飞扬、承山、委中,足太阳。掌握这一情况,不仅可以了解作者的思路和原则,而且有助于发现今本中的某些讹误和脱失。

《甲乙》今存三种传本系统,所有传本卷前均有"序例"一章,然其所云诸例,与今存正文,颇多不符。如"诸问,黄帝与雷公皆曰问。其对也,黄帝曰答,岐伯之徒皆曰对。"此例基本如此,然有个别不合处,如卷六第十一有一条,只有"岐伯曰",前无"黄帝问",与《素问·脉要精微论》亦同。卷八第一上有一条,只有"黄帝问曰",而无"岐伯答",与《素问·玉机真藏论》亦同。此亦可证士安所见《素问》本,已多有脱误。又卷十一第九上,前言"黄帝问曰",而后只言"曰",无"岐伯对"三字,与《灵枢·痈疽》不同。是知乃传抄时脱失也。又"上章问及对已有名字者,则下章但言问言对,亦不更说名字也。"今本则一律作"曰",与此例不合。又"若人异则重复更名字。"有卷六第七,起首一段无问答之文;第二段(系《素问·阴阳应象大论》黄帝与岐伯问答之文)只言"曰";皆不言问答或问对,与此例亦不合;又"诸言主之者,可灸可刺,其言刺之者不可灸,言灸之者不可刺。"今详卷七至卷十二诸篇腧穴主治条文,多有与此例不合者。如丝竹空,卷五第一下列禁灸穴,而卷七第四、卷十第十下、卷十二第十一均作"刺丝竹空主之";风府,卷五第一下亦列禁灸,而卷十第二下均作"刺风府主之"。此当是衍"主之"。另如神庭,卷五第一下列禁刺,而卷七第一中、卷八第一上、卷十第二下、卷十一第七均作"主之"。承筋亦禁刺穴,而卷八第一下、卷九第七及第十二均作"主之"。上述诸例,提出这样一个值得注意的问题,序例一章,究竟出自何人之手,暂难论定。但它确能进一步证实《甲乙经》一书,在传抄过程中,曾有多次删补修改的工作,为今日探索其原貌,增加了许多困难。

又士安自序中有"删其浮辞"说,浮辞者,修饰铺陈之语,非关实义也。如《史通·内篇·浮词》云:"夫人枢机之发,霱霱不穷,必有余音足句,为其始末。是以伊、惟、夫、盖,发语之端也;焉、哉、矣、兮,断句之助也。去之则言语不足,加之则音句获全。而史之叙事,亦有时类此。故将述晋灵公厚敛雕墙,则且以不君为称;欲云司马安四至九卿,而先以巧宦标目。所谓说事之端也。"此固论史者也。然《内经》中亦多有叙说之文,如《素问·阴阳类论》,欲明"阴阳之类",先说之云:"孟春始至,黄帝燕坐,临观八极,正八风之气,而问雷公曰:阴阳之类,经脉之道,五中所主,何藏最贵? 雷公对曰:春,甲乙,青,中主肝,治七十二日,是脉之主时,臣以其藏最贵。帝曰:却念《上下经》、《阴阳》、《从容》,子所言贵,最其下也。雷公致斋七日,旦复待坐。"又如《灵枢·阴阳清浊》,欲明"五乱",先说之云:"黄帝曰:余闻十二经脉,以应十二经水者,其五色各异,清浊不同。人之血气若一,应之奈何? 岐伯曰:人之血气,苟能若一,则天下为一矣,恶有乱者乎! 黄帝曰:余问一人,非问天下之众。岐伯曰:夫一人者,亦有乱气,天下之众,亦有乱人,其合为一耳。"诸如此类,《甲乙》不载者,此所谓浮辞,士安固删之,非缺文之例。

(五) 对林亿等新校正基本情况的解析

现存《甲乙经》之医统本及明蓝格抄本,均保留有宋臣林亿等之序文及校文,唯正统抄本残存三卷本无之。而正统抄本中虽无宋臣之校,然如前述,对其究竟是否宋臣校定以前之传本,尚难断定。正由于宋臣校定前传本均佚,故对林亿等新校正的基本情况进行解析,不仅可系统总结其校书经验,而且对探索《甲乙经》旧貌,也有十分重要的意义。

林亿等新校正序云:"大哉《黄帝内经》十八卷,《针经》三卷,最出远古,皇甫士安能撰而集之。惜简编脱落者已多,是使文字错乱,义理颠倒,世失其传,学之者鲜……国家诏儒臣校正医书,令取《素问》、《太素经》、《千金方》及《翼》、《外台秘要》诸家善书校对,玉成缮写,将备亲览。"此文主要说明以下几个问题:①存世版本,已多简编脱落,文字错乱,义理颠倒。②流传不广,习用者较少。③将《甲乙经》之校正,纳入国家校书计划。④林亿等参照多种医书善本,校对玉成,由国家颁行,再为流传。首先应当肯定林亿等的这一贡献。

据医统本粗略统计,书中小字校注约有五百余条。由于有些小字注文,不一定是出于新校正,故难以提出林亿等此次校注的确切数字。所出校记,大致可分为以下几种情况:

1. 旁据他书互校

旁据他书互校者计有《太素》、《素问》、《九墟》、《九卷》、《灵枢》、《针经》、《黄帝古针经》、《难经》、《脉经》《千金》、《千金翼》、《外台》、《吕广募俞经》、《铜人》等共二百六十余条。其中据《素问》校者二百余条。据《灵枢》校者仅二十四条,存于今本中有十八篇,即《邪气藏府病形第四》、《终始第九》、《经筋第十三》、《四时第十九》、《寒热病第二十一》、《热病第二十二》、《厥病第二十四》、《杂病第二十六》、《五乱第三十四》、《胀论第三十五》、《病传第四十二》、《卫气失常第五十九》、《百病始生第六十六》、《寒热第七十一》、《论疾诊尺第七十四》、《刺节真邪第七十五》、《大惑论第八十》、《痈疽第八十一》。结合《素问》新校正引用《灵枢》较少,且特出《灵枢》"惜不全"之说,可进一步证实,时林亿等所见《灵枢》传本残缺较甚。这对探讨《灵枢》流传情况有重要意义。又引用《九墟》、《九卷》等文,在今存《灵枢》中,均能找到对应之文,并可证实《九卷》、《九墟》,皆该书别传本或衍化本也。新校正出他书诸校文,对今存传本亦有重要校勘价值。如卷一第五"小腕约不利"下校云:"《太素》作下脘未约。"然今《太素·藏腑应候》作"下脘约不利",与《灵枢·本藏》同。又如卷七第一中"汗不出,大颧发赤者死"下校云:"《太素》云:大颧发赤者,必不反而死"今《太素·热病说》作"汗不出,大颧发赤,哕者死",与《灵枢·热病》亦同。从而说明林亿等所见《太素》与今存本颇有不同处。故新校正引文,对古医籍的整理研究,确有重要意义。

2. 别本对校

别本对校者,约有二百余条,其行文用语则称一本、有本、古本、一云、一作、又作、一曰等。如卷一第五用对校者计十条,称一作者五条,一云者二条,一本者三条。卷一第十六对校者计十四条,称一作者二条,一本者三条。卷一第十六对校者计十四条,称一作者二条,一本者三条,一曰者八条,一云者一条。详此类用语,与《素问》新校正亦同,这些用语称谓,似非尽为林亿等书写校记的随意性,疑为对据校众本的区别用语。故这部分资料,价值较大,是校勘的重要依据之一,应予足够重视。如卷一第一"肝气悲哀动中则伤魂,魂伤则狂妄,其精不守"下校云:"一本作不精,不精则不正当。"不仅与今存本均不同,且与《灵枢·本神》亦小有别。又卷一第五"肾高则善病背膂痛,不可以俯仰"下校云:"一本云耳聋或鸣,汗(原作"汁",据明抄本改)出"这两条与今《灵枢·本藏》、《太素·藏府气液》亦均不同。而与《千金》卷十九第一文同。似此等文,尚有多例。或以为《千金》引文,当出于《甲乙》,然《千金》中引经文,亦多有与《甲乙》不同处,故此说尚难为定。但至少可以说明,唐以前文献所载经文,已存有较多异文。又卷一第十五"面王以上者"下校云:"王,古本作壬字。"今明抄本正作"壬"字。作"壬"字虽不可从,但亦可证明明抄本实有所本。有些别本异文属通文之类。如卷四第一中"绰绰"下校云:"一本作绵绵。"绰与绵义通。属此类情况,亦不少见。有的校文可以进一步提供据改的证据。如卷四第一下"二阴二阳,病在肺,少阳"下校云:"一作阴。"与《素问·阴阳类论》、《太素·脉论》并同。是则据改的理由更为充分。有的校文,虽与今本均通,然于义犹切。如卷四第一下"腹胀便血"之"便"下校云:"一作后。"便血之义虽通,然下文有"溲血"者,则此作"后血"义更切。后血,大便血也。如《灵枢·百病始生》"血内溢则后血",《素问·腹中论》"时时前后血"等皆是。有的则是由于避讳改字,如卷十二第四"辛頞鼻渊"下校云:"一作洞。"此显系避唐高祖李渊讳改字。总之,新校正保留了这部分别本异文,无论对现存《甲乙》,还是对所引别书现存本的整理研究,都是很可贵的文献资料。

3. 引注旁校

引注旁校者,约有一百三十余条,大都集中在第三卷,其中主要是援引《素问》王冰注。而王冰注则主要是根据《甲乙》及《经脉流注孔穴图经》、《中诰孔穴图经》,尤以后二者为多。如《素问·气穴论》"所治天突与十椎及上纪"注:"天突在颈结喉下,……按今《甲乙经》、《经脉流注孔穴图经》,当脊十椎下并无穴目。"王冰注文虽未直接引用《甲乙》,然今详其引用二《图经》文,从总体方面看,与《甲乙》基本为同一系统。从而说明新校正引王冰注文,对《甲乙经》之校勘,确有较高学术价值。如卷三第三五处"不可灸"下校云:"《素问·水热穴》注:灸三壮。"又详《素问·刺热》王冰注亦云五处"若灸者,可灸三壮"。《外台》卷三十九亦云"灸三壮"。又本经卷五第一下所列禁灸诸穴亦无五处,是则可证本言"不可灸"者,当是涉下承先穴而误。又如卷三第三十四环跳穴"足太阳脉气所发,……灸五十壮"下校云:"气穴论注云髀枢后,足少阳太阳二脉之会,灸三壮。"又详《素问·缪刺论》王冰注云:"五锐者,足少阳脉气所发,……若灸者,可灸三壮。"《外台》卷三十九亦归于"胆人","灸五十壮"。是则说明有些腧穴,唐以前文献已存有明显异文。而林亿等校文有未尽出者,或系疏漏。从上述情况说明,不管《甲乙》或王冰注所据之二《图经》,皆当本于古《明堂》。今校勘《甲乙》恰可以互参,以正其讹误。

4. 林亿自按

属于林亿等自按者,多为对经文或校文的说明及个别语句的释文。如卷一第十五"病生于外者,先治其阳,后治其阴"下云:"《太素》云:病生于阳者,先治其外,后治其内。与此文异义同。"卷五第三"邪客于足阳明之络"下云:"《素问》作经。王冰注云:以其脉左右交于面部,故举经脉之病,以明缪刺之类。"此乃对异文的说明。又卷三第二十四"专金二七"之"专"下云:"此处缺文。"卷六第六"粗理者寒"下云:"少肉者,寒温之症未详。"此乃对经文某些情况的说明。又卷七第一中"天柱二"下云:"《甲乙经》原缺此穴,今按《灵枢经》文补之。"此是对补文的说明。又卷三第十九鸠尾穴条云:"鸠尾盖心上,人无蔽骨者,当从上岐骨度下行一寸半。"卷五第三"缪刺"下云:"巨刺者,刺其经;缪刺者,刺其络。"此是对语词的说解。

根据上述情况,尽可看出,林亿等《甲乙经》新校正,在校勘方法上,与《素问》新校正一样,使用了多种校法,概而言之约有四:①以众本相校法。②引别书相校法,例见前。③以本书内容自校法,如卷一第九"与十分藏之四"下云:"一作二。上文十分藏之八,此言十分藏之四,疑有误。"④以理相校法,卷三第二十六论手少阴独无腧"皆如手少阴"下云:"少阴少字,宜作太字。"结合《素问》新校正所备大量校勘资料分析,足证林亿等对古医籍的整理,无论在方法上,还是对校勘记的书写,都具有丰富的实践经验。在方法上,虽尚未加以概括提到理论的高度,但与近人陈垣先生提出的对校、本校、他校、理校之四校法,义当尽合,然林亿等继承与发展前人经验,运用此等校书方法,从嘉祐中至今已近千年矣。其校勘记的书写,亦使用了一系列比较规范和简明扼要的行文用语,颇堪后人效仿。因此,认真研究和总结林亿等校书经验,对进一步发展校勘学理论和古医籍的整理,都具有十分重要的意义。

总结林亿等《甲乙经》新校正,首先应该肯定其功绩,留存之校记资料亦极其宝贵。然较之《素问》新校正,则有所逊也。从出校的情况看,当然林亿等所见《灵枢》不全,然而《素问》乃林亿等校定之本,所出校记,与两书实存异文相较,亦相差较多。而且《甲乙》与《素问》间异文,有的在《素问》出《甲乙》校,而在《甲乙》中并未出《素问》之校。如《素问·五藏别论》"五藏者,藏精气而不写也"下校云:"按全元起本及《甲乙经》、《太素》精气作精神。"今《甲乙》卷一第三本文并无《素问》之校。另外,校记中也颇有些失误之处。在腧穴主治部分,多取《千金》相较而不取《外台》。详《千金·明堂三人图》曾明确交待云:"旧《明堂图》年代久远,传写错误,不足指南,今一依甄权等新撰为定云耳。"而《外台·明堂序》则云:"皇甫士安,晋朝高秀,洞明医术,撰次《甲乙》,并取三部为定。如此则《明堂》、《甲乙》,是医人之秘宝,后之学者,宜遵用之。……今依准《甲乙》正经。"其后正文"十二身流注五藏六府明堂"之十二人,均标有《甲乙经》字样。故林亿等对腧穴及主治之校,不取《外台》者,实失之矣。如卷七第一中"背痛恶寒脊强,俛仰难,食不下,呕吐多涎,鬲俞主之"下校云:"《千金》作阳关。"按本经无阳关穴,且《千金》卷三十第三腰脊病中亦无此穴主治,唯云:"膈关、秩边、京骨主背恶寒痛,脊强,难以俛仰。"是阳关当为隔关之误;又详《外台》卷三十九"膈关"主治,与本经亦同,是引《千金》不如《外台》为是。又有引文不慎而出校不当者,如卷七第一下"热病烦心,心闷而汗不出,……中冲主之"下校云:"《千金》作天窌。"经查《千金》卷三十热病第五并无此条,惟云:"中冲、劳宫、大陵、间使、关冲、少冲、阳溪、天窌主热病烦心,心闷而汗不出，……。"详《千金》所云，诸主治之病症，皆首列穴之主治，其余如劳宫以下诸穴，均可治热病或烦心等病，故并列于此，非诸穴主治与中冲尽同，故新校正此校不当。凡此等等，亦林亿千虑之失。

又今存《甲乙》诸本，与《素问》新校正所引《甲乙》文，尚有明显不同处。详《素问·六节藏象论》论藏象诸文，新校正有三处引《甲乙》与《太素》为校。即肺者"为阳中之太阴"，新校正按："太阴，《甲乙经》并《太素》作少阴。"又肾者"为阴中之少阴"，新校正按："全元起本并《甲乙经》、《太素》少阴作太阴。"又肝者"为阳中之少阳"，新校正按："全元起并《甲乙经》、《太素》作阴中之少阳。"从而说明林亿等据校《素问》所用之，《甲乙》传本有些内容，然今存三种系统之传本，均无此内容。这个问题，若简单地认为是在林亿等校定之后再度脱落，何以三种不同传本均失。若以宋代存此别传本，何以林亿等在校《甲乙》时未出此校，并选此做工作本。这部分内容应在何篇之中，今存本卷一有关"藏象"诸篇题，似乎均不十分贴切。因此，对于诸多疑问，尚难作出准确的答案。但无论怎样，《素问》此校说明《甲乙》古传本中有些内容是无疑的。同时也进一步反映出《甲乙》一书，从篇目到内容，今存本与古传本均有不同程度的差异，有待今后进一步挖掘和探索。

在今存《医统》本中，凡林亿等新校正文皆作小字双行夹注。然细审诸小字病例注，似不尽为新校正语。如卷二第二"《难经》曰：督脉者……阳脉之海也"一段下注云："《九卷》言营气之行于督脉，故从上下，《难经》言其脉之所起，故从下上。所以互相发也。《素问》言督脉，似谓在冲。多闻阙疑，故并载，以贻后之长者云。"详此云"《九卷》言营气之行于督脉"，乃指卷一营气第十。详上引卷二第二此文前原有小字注文云："督脉者，经缺不具，见于营气曰：上额循巅，下项中，循脊入骶，是督脉也。"此既云"经缺不具，见于营气"，自非谵语无疑。又所谓"《素问》言督脉，似谓在冲"乃指此前一段加冠《素问》书名论督脉之文。是此注所云"多闻阙疑，故并载"，似是指《难经》及《素问》文与本经旧文并载，"以贻后之长者"。故此文似既非士安旧文，又非亿等校语。又卷一第一有所谓"经言若错，其归一也"、"此经互言其义，非有错也"等文；卷五第一上有"二者正同，于义为是"、"二者义亦略同"、"于义不同"、"五藏则同，经俞有疑"等文，均作大字。又详卷二第二有所谓"此谓冲脉与《九卷》异"、"亦与《九卷》互相发也"等文；卷二第一下有所谓"《九卷》言其动，《素问》论其气，此言其为五藏之主，相发明也"等文；卷六第九有所谓"与《九卷》义错"等文；皆作小字双行夹注。凡此类文字，究竟是不是《甲乙》旧文，虽然学术界有不同看法，但结合士安自序及全书体例等现有文献资料分析，我们仍然认为此非士安旧文。又细审上述诸文之气象与语义，似同出一人之手笔，不应有大小字之别，而今本有别者，当系传抄致误。那么，这部分文字，是否林亿等校语，似亦非是。日本篠原孝市先生《甲乙经》总论亦云："宋代校正时添加的双行夹注，例如《素问》任何地方都写作新校正云、臣亿等按，添加注文和原书部分的区别很明显。其他校正医书，偶尔看到臣亿等云云这样的词语，大部分仅以注文结束。因此，后代写书或印行时，有时这些与原文发生混乱。例如《外台秘要》宋版和明版进行比较，出现小字夹注变为大字正文，或与之相反的例子。况且只保留了明版或明代以后的抄本，而且其间存在着相当多的矛盾，不能很快做出判断。如前所述，正统本双行夹注之类一概看不到。医统本加的病例注，在明抄本中没有了，与此相反，医统本没有的夹注却出现了很多，其中，有关音释占多数。而医统本中没有的夹注，如《太素》，只能认为是宋代或以后不太久的时代加的。将医统本的病例注，作为宋臣注，问题很多。总之，医统本《甲乙经》的夹注，与宋代的夹注面貌差异相当大。"篠原氏所言甚是,结合林亿等校书诸例及文字气象用语等综合分析,则此类文字,似非宋臣校语。然究系何时何人所为,在今《难经集注》保留的注中,有一非常值得注意的注文。《难经·四十二难》:"故肠胃凡长五丈八尺四寸,……此肠胃长短受谷之数也。"杨注曰:"据《甲乙经》言,肠胃凡长六丈四寸四分,所以与此不同者,《甲乙经》从口至膇肠而数之,故长。此经从胃至肠而数之,故短。亦所以互相发明,非有缪也。"详该书所存旧注的一般情况分析,本段仅存此杨注,应系杨玄操注,《难经》,此注与前引本经卷二第四注文所谓"《九卷》言营气之行于督脉,故从上下;《难经》言督脉所起,故从下上,所以互相发(此下疑脱'明'字)也"一段,从文气到行文用语,何其相似之甚。再结合杨氏曾整理过诸多古医籍如《八十一难音义》、《黄帝明堂经》、《针经音》、《本草注音》、《素问释音》及《医心方》卷二第二引杨玄操语对《甲乙》的推崇(详见后文六)等历史情况分析,凡此类文字,很有可能是出于杨玄操之手。若此,则《甲乙经》的最早整理者,或是杨玄操氏。且诸如经中现存《难经》等文,据注文所谓"多闻阙疑,故并载"等语,亦或杨氏所加。总之,认真研究和分析《甲乙经》小字注文,对探索该书旧貌,具有十分重要意义。

(六)《甲乙经》的主要贡献及对后世的影响

《甲乙经》一书,是由皇甫谧撰集三部而成,在理论上也可以说是述而不作。故若将中医基础与针灸方面的基本理论及基本知识等对医学的贡献归之于是书,则失其实也。然就其宏扬《黄帝内经》学术,撰集是书的指导思想和编排特点及保存古医籍等方面的贡献而论,则是极其巨大的。概而言之,主要有以下几个方面:

1. 宏扬《内经》学术

《黄帝内经》始由《汉书·艺文志》著录为十八卷,其后在今存两汉三百年左右文献中,未见著录与引用。汉末张仲景《伤寒杂病论·序》曾提及《素问》与《九卷》,然不曾言为《黄帝内经》。迨至皇甫谧《甲乙经·序》始云:"按《七略》、《艺文志》:《黄帝内经》十八卷,今有《针经》九卷,《素问》九卷,二九十八卷,即《内经》也。"张仲景所言《九卷》与皇甫谧所言《针经》,经后人考证,皆今存《灵枢经》之古传本也。自士安提出此见,后来学界,言《黄帝内经》者,皆本此说。而近世学者,亦有提出《汉书·艺文志》著录之《黄帝内经》非此二书的见解,然就现有文献而论,尚难定论。又如仲景《伤寒论·序》所谓"勤求古训,博采众方,撰用《素问》、《九卷》"及"上古有神农、黄帝、岐伯、伯高、雷公、少俞、少师、仲文"等语,其中除神农、仲文二名外,余者均在今存《素问》、《灵枢》中出现,从而可以推想张仲景所见《素问》、《九卷》与皇甫谧所见《素问》、《针经》当是同书。又王叔和《脉经》,虽未言《黄帝内经》,然其序文则云:"今撰集岐伯以来,逮于华佗,经论要决,合为十卷。"而正文中引黄帝与岐伯论医文,有的则明言出于《素问》、《针经》(详见卷三诸篇),在今《素问》与《灵枢》中,亦均有对应之文,也与此叙义合,似较支持皇甫谧之说。又皇甫谧去汉不远,其所见闻,必有后来佚失致今人不得而知之文献,故其所云,当有所据恐非想当然语。当然,今存《素问》、《灵枢》,距晋初已一千七百余年,就从今存本在宋代林亿等校书已基本定型之时算起,也近乎千年,这其间屡经传抄翻刻,定与旧传本有较多变化,但这不应否定其基本内容的存在。即使由于战乱散失,复经后人搜集整理,或有所笔削,亦如仲景《伤寒杂病论》散失后经王叔和整理又有所散失,但我们总需承认今存《伤寒论》与《金匮要略》为仲景《伤寒杂病论》内容。是今存《素问》(除运气七篇大论)及《灵枢》中基本内容,当系源于古《黄帝内经》。

据《甲乙经·序》云,时皇甫谧所见《黄帝内经》传本,已"有所忘失","有不编次","文多重复,错互非一"。这从今本《素问·针解篇》内容,犹可见类似情况。该篇后半部分烂不成文,王冰注云:"此一百二十四字,蠹简烂文,义理残缺,莫可寻究。"新校正又云:"详王氏一百二十四字,今有一百二十三字,又亡一字。"证之《太素·知针石》虽亦为一百二十三字,然两书间文字,互有增减,不尽相同。故杨上善亦云:"章句难分,但指句而已也。"尽管有这种情况,但不可因此而影响对其总体学术地位的评价。故皇甫谧仍然认为"《素问》论病精微,《九卷》原本经脉,其义深奥,不易觉也","其本论,其文有理"。"比按仓公传,其学皆出于是"。于是乃"删其浮辞,除其重复,论其精要",使学者得"精通于医道",以尽"忠孝之心,仁慈之性",济君父之危困,救赤子于涂地。其宏扬《内经》学术,有功于《内经》之推广,实莫待言。后世如孙思邈等,言大医习业必读《甲乙》等,盖由乎此。

2. 合三书内容,打破原经文篇序,使事类相从,易于寻览

皇甫谧《甲乙·序》谓,《素问》、《针经》虽原本经脉,论病精微,其文有理,"然称述多而切事少,有不编次",故不易寻览。所谓"称述多而切事少"者,以经文所论,理论述说为多,临病实用者少也。故打乱三书界限及篇章次序,按事类编次,使之相从。如卷五"九针九变十二节五刺五邪第二"论九针文,将《针经》之《九针论》与《官针》两篇中有关内容合论,甚得其宜;又"针道第四",将《针经》之《九针十二原》、《官能》、《寒热病》、《本输》及《素问》之《宝命全形论》、《刺禁论》、《八正神明论》等有关刺法内容合论,有利于读者分析比较;又如卷七以下各篇,将《针经》、《素问》论病证诸文与《明堂》腧穴主治相并,体现了理论与应用结合,是可切于近事。当然,对有些具体内容的编排,并非十分完善。但这在当时,皇甫谧对经典医籍进行分类编排的尝试方式,无疑是一种发明创造,后来对医经进行类编者,实受其启示焉。如清人黄以周于《旧钞太素经校本叙》中云:"《太素》改编经文,各归其类,取法于皇甫谧之《甲乙经》,而无其破碎大义之失。"诚如是也。

3. 保留《明堂》基本内容

《四库存全书总目提要》卷一百三云:"考《隋志》有《明堂孔穴》五卷、《明堂孔穴图》三卷,又《明堂孔穴图》三卷。《唐志》有《黄帝内经明堂》十三卷,……杨玄孙《黄帝明堂》三卷,今并亡佚,惟赖是书存其精要。"又《黄帝内经明堂》黄以周叙云:"顾《黄帝明堂》之文,多经后人窜改,而不见其旧。自皇甫谧刺取《甲乙》,而后秦承祖增其穴(杨注引其说,《千金方》亦引之),甄权修其图,孙思邈之《千金》,王焘之《秘要》,又各据后代之言,损益其间,今之所行《铜人经》,非王惟德所著三卷之言语,今之所传《黄帝明堂经》,尤非杨上善所见三卷之旧。古之《明堂》,其文具存于《甲乙》,惜《甲乙》删其文之繩见《素问》及《九卷》,而其余以类分编,不仍元文之次。"古《明堂》三卷本,其佚已久,但据现有文献分析,虽其原貌,特别是体例方面难以断定,但其基本内容,犹可认定。特以杨上善《黄帝内经明堂》残本提示的肺藏一卷为例,参照《千金》及《外台》明堂所列"傍通"诸事,亦可为证。详其内容,约含以下几方面:①经脉(含奇经八脉)及其发病,此与《针经》重,见《甲乙》卷二诸篇。②五脏重量及形象(如肺重三斤三两,六叶两叶),这部分内容,不见于今《内经》诸篇,《甲乙》亦不具,或被删除。又有五脏藏神及脏之小大高下坚脆端正偏倾等,皆分别见于《内经》及《甲乙》有关篇

中。③六腑重量、长度、及容量，据《千金》、《外台》提供的数据，与今《灵枢》中所具部分内容不尽相同，《甲乙》则与《灵枢》同。这两部分内容中提供的脏腑形态方面的数据，对古代人体解剖的研究，仍有重要意义。④五脏六腑傍通诸项内容如其行、其色、其时、其味、其日、其志、其气、其音、其声、其荣、其主、其液、其窍、其畜、其谷、其星、其数、其变动、其恶、其尅、其生、其臭、其果、其菜、其脉等，与《黄帝内经》基本相同，大都见于《甲乙》有关篇中。如卷一第二论肝脏云："其色青，其时春，其日甲乙，其音角，其味咸。"卷六第九言五谷、五果、五畜、五菜等，均与《明堂》文基本相同。另《外台》尚有"年神傍通法"、"孔穴主对法"、"人神所在法"等内容，《甲乙》及《黄帝内经明堂》残卷中均不具。详《外台·明堂序》原云："《黄帝素问》摘孔穴原经脉，穷万病之所始。《九卷》、《甲乙》及《千金方》、甄权、杨玄操等诸家灸法，虽未能远穷其理，且列流注及傍通，终疾病之状尔。"故此类内容，当出于后世，非原于《甲乙》，自非古《明堂》旧文。⑤脏腑经脉流注出入。这部分内容《甲乙经》与《黄帝内经明堂》均在腧穴项内，如《甲乙》卷三第二十四："肺出少商，少商者木也。……手太阴脉之所出也，为井。"《千金》、《外台》虽单列，然义均同。又详《灵枢·本输》言经脉流注问题，古《明堂》已进一步完善。⑥腧穴，见于《甲乙》卷三。又《外台》卷三十九胆入居窌之后，有后腋、转谷、饮郄、应突、胁堂、旁庭、始素等七穴，又从诸穴部位叙文中，知尚脱食门、腋阴、腋胁三穴。由于其承接穴位交待不清，分寸不明，已难断定其准确部位。又《圣济总录》卷一百九十四"治鬼魅诸邪病灸刺法"亦有"旁庭二穴"，云出《甲乙经》，其引文与《外台》基本相同。然今《甲乙》中不具上述诸穴。又详《千金翼》卷二十六第一云："夫欲行针者，必准轩辕正经。用药者，须依《神农本草》，自余《名医别录》，益多误耳。余退以《甲乙》校秦承祖图，有旁庭、藏会等一十九穴，按六百四十九穴，有目无名。……仍有四十九穴，上下倒错，前后易处，不合本经。"又细审《外台·明堂序》文之义，知《外台》所载，并有后世医家之说。《圣济总录》引文，或原于《外台》，是则旁庭等诸穴，疑出别家，非《明堂》旧文，故《甲乙》不具。⑦刺灸禁忌。这部分内容，《甲乙》与《千金》载文基本相同。《外台》以不言刺，故仅载禁灸诸穴。从此类内容并可看出，具体腧穴的刺灸禁忌，《明堂》较《内经》增加了许多穴位。根据上述情况，似可说明，《甲乙经》基本保存了古《明堂》主要内容。

4. 形成了针灸学术的经典性专著

据皇甫谧序言所云，在晋以前，《黄帝内经》十八卷，除《素问》外之九卷，已有《针经》之名，亦即今存《灵枢经》，古亦称《针经》。然《针经》之名，古已有之。如《灵枢·九针十二原》云："欲以微针通其经脉，调其血气，……令可传于后世，必明为之法，令终而不灭，久而不绝，易用难忘，为之经纪，异其章，别其表里，为之终始，令各有形，先立《针经》。"又《素问·八正神明论》云："帝曰……愿闻法往古者。岐伯曰：法往古者，先知《针经》也。"是《灵枢》假黄帝之言曰"先立《针经》"，《素问》则借岐伯之语曰"先知《针经》"。言"立"言"知"，义固有别，无非假托，且不必究，然于"《针经》"之义，则已明矣。而谧则以为《素问》、《九卷》虽"论病精微"，"原本经脉"，但"其论遐远，然称述多而切事少"。故特将《内经》与《明堂》，选其精要，合为一书，以成完璧。使针灸之道，既有理论可遵，大法可循，又有穴位可察，主治可用。成为一部针灸学术理论与应用相结合的重要医学文献。故是书问世之后，即受到医学界的高度重视，一直奉为针灸的经典性著作。后世言针灸者，必称《甲乙》，良有以也。清代《四库全书提要》所谓"至今与《内经》并行，不可偏废，盖有由矣。"此言亦非过誉。

由于《甲乙经》的学术价值较高,故对后世影响也较大。不仅被医学界赞赏和习用,亦曾得到官方的重视。如《魏书·崔彧传》:"或少尝诣青州,逢隐逸沙门,教以《素问》、《九卷》及《甲乙》,遂善医。"又如《北齐书·马嗣明传》:"马嗣明,河内人,少明医术,博综经方,《甲乙》、《素问》、《明堂》、《本草》,莫不成诵,为人诊候,一年前知其生死。"可见在南北朝时期,《甲乙经》已受到医人的高度重视。隋人萧吉撰著之《五行大义》,曾较多地引用了《甲乙》与《素问》内容,是以二书并重也。又《医心方》卷二第二引唐人杨玄操云:"皇甫士安,晋朝高诱(按《外台·明堂序》作秀),洞明医术,撰次《甲乙》,并取三部为定。如此则《明堂》、《甲乙》,是圣从之秘宝,后世学者,宜遵用之,不可苟从异说,致乖正理。"孙思邈《千金方·大医习业》亦云:"凡欲为大业,必须谙《素问》、《甲乙》、《黄帝针经》、《明堂流注》……诸部经方。"由于医家之倡导,后得官方立法,曾列《甲乙》为医家必读书之一。如《新唐书·百官志》云:"医博士一人,正八品上,助教一人,从九品上,掌教授诸生医疗之法。其属有四,皆有博士以教之,其考试登用,如国子监之法。……诸生读《素问》、《黄帝针经》、《甲乙》、《脉经》,皆使精熟。博士一试,医令、承并季试也。"可见唐代不仅选《甲乙》为教授诸生之教材,而且列为考试课程。又唐代医著中如孙思邈《千金方》及《千金翼方》,王焘《外台秘要》、杨玄操《难经》注,杨上善《太素》注,王冰《素问》注等,都曾不同程度地引用过《甲乙经》,足见其影响之大。

宋代医学,无论在医学著作或医学教育方面,对《甲乙经》一书均较重视。如《太平圣惠方》卷一"叙为医"云:"夫为医者,先须谙《甲乙》、《素问》、《明堂》、《针经》……并须精熟,然后涉猎诗书。"王惟一《铜人腧穴针灸经》亦云:"凡针灸避忌法度,谨按《灵枢》、《甲乙经》。"并多处引用《甲乙经》文。宋政府在古医籍整理方面,校正医书局曾将《甲乙经》列为重点校正书目之一。在医学教育方面,并列《甲乙》为必修考试科目。如《宋史·选举志》云:"神宗时始置提举判局官及教授一人,学生三百人。设三科以教之。曰方脉科、针科、疡科。凡方脉以《素问》、《难经》、《脉经》为大经,以《巢氏病源》、《龙树论》、《千金翼方》为小经,针、疡科则去《脉经》,而增《三部针灸经》,常以春方式。"陈言《三因极一病方论·太医习业》亦云:"医者之经,《素问》、《灵枢》是也;史书,即诸家本草是也;诸子,《难经》、《甲乙》、《太素》、《中藏》是也。……"亦列《甲乙》为学医必读之书。在医学著作中,如《圣济总录》引文有二百余条。

宋以后,在医学理论方面,有《素问》、《灵枢》多次刊行,流传较广,在针灸方面,虽多遵《铜人》,但《甲乙经》对针灸学术的发展,仍有较大影响。如元人滑寿《十四经发挥》卷末云:"以上杂取《素问》、《难经》、《甲乙经》、《圣济总录》参合为篇。"明清时期的一些针灸专著或类书中针灸部分,如高武《针灸聚英》、杨继洲《针灸大成》、楼英《医学纲目》等,均是在继承《甲乙》、《铜人》的基础上发展而成。特如《医学纲目》,在刺灸通论及腧穴主治方面,较多地引用过《甲乙经》。其中腧穴主治据粗略统计有五百五十余条。有些内容与今存医统本不尽同,必系采用宋刊或明初善本,对校勘今本,有较大价值。明清两代,适应医家需要,对《甲乙经》曾进行过多次刊行。清代又将此书收入国家编修的《四库存全书》内,并在"提要"中给予较高评价。民国期间及中华人民共和国成立后,均曾多次印行,有些大型类书如《中国医学大成》及《中国医药汇海》等,均收有此书。至今,《甲乙经》一书,仍不失为学习与研究《内经》及针灸的重要参考文献。

《甲乙经》对国外医学亦有较深远的影响,特别是对日本与朝鲜影响较大。自南北朝至隋唐,随着中外交流的日益频繁,不少医学文献传到了日本和朝鲜,《甲乙经》即是其中之一。公元七世纪初,日庭仿唐医事制度,制定医药职令,若《大宝律令·疾医令》规定医生通用教科书为《甲乙经》、《脉经》、《本草》、《小品方》、《集验方》等。至天平宝字元年(公元757年),天皇敕令重申,医生学习《太素》、《甲乙》、《脉经》、《本草》等。至平安朝时代,仍据《大宝律令》,以学习我国医学为主。其《大同类聚方》百卷,即以《素问》、《黄帝针经》、《甲乙经》、《脉经》、《本草》、《小品方》等为蓝本编纂而成。朝鲜的医事制度,历史上也曾仿效隋唐,设医学,置医博士,以《素问》、《难经》、《甲乙经》、《本草》等为教本,教授学生。其他如西欧一些国家的针灸,也多源于我国医学《甲乙》一书,亦属重要的学习与参考文献。近些年来,亦曾有人在对《甲乙经》进行翻译。足见其对是书的重视程度。

纵观上说,《甲乙经》不仅对我国医学的发展有着重要的贡献,而且在国际上对传播中医学术,也有深远的影响。当然,我们对《甲乙经》的历史地位和社会影响的肯定,决不意味着承认该书在学术上完整无缺,尽善尽美。但至于俞正燮《癸巳类稿·持素》篇所谓"谵颠倒是非,六艺所传,核之三古,得谵诈伪。又复窜改医经,绝人性理,《甲乙》所列,杂以《难经》,文复义悖,乃引《易》曰:观其所聚,而天地之情可见矣。岂非寒食散发,逆理背常之书乎。"全面否定之语,甚不切近于事,不足为辨。

(七)历代整理研究《甲乙经》概况

历代对《甲乙经》的整理研究,据现有文献记载,最早为《隋书·经籍志》有"音一卷",未著撰人。详隋唐时期有杨玄操氏,曾为《素问》、《针经》、《难经》等作过音释,因而很有可能出于杨氏之手,且对《甲乙经》进行过首次整理,已如前述。当然这个问题尚需进一步探讨研究,取得确证。在唐代尚有《外台秘要》,"依准《甲乙》正经",参照《千金方》、甄权、杨操等诸家灸法",对《明堂》部分进行了整理,又有日本平安时代平宽平年间(相当于唐昭宗年间)成书之《日本国现在书目录》著录有《甲乙经私记》二卷、《甲乙注》四卷、《甲乙义宗》十卷,均佚,内容不详。宋代对该书的整理,主要是校正医书局林亿等进行的校勘工作。这应是历史上规模最大、规格最高、效益最好的一次,详细情况,已见前。金元时期对该书的流传和整理情况,无文献可考,故不详。明代对是书的刊行流传,做过一些工作,如吴勉学校刊之《甲乙经》本,惜未有具体说明,校订情况不详。

清代之后及近些年来,对《甲乙经》及与《甲乙经》相关之文献的研究整理工作,比较广泛而深入。主要有以下几个方面:

1. 关于皇甫谧的生平及其学术成就的研究

如1983年甘肃省召开的皇甫谧学术讨论会及有些期刊,都对皇甫谧的里籍、生平、学术成就等,进行过讨论,发表过许多有益的见解。

2. 文献整理与研究

在这方面,研究范围亦较广泛,诸如版本、校勘、注释、语译等。在版本方面,有马继兴研究员之《经典医籍版本考》及《中医文献学》二书,日本篠原孝市先生《甲乙经·总论》一文,均对《甲乙经》成书年代、版本源流、内容梗概等,作过较为详尽的考证,有较高学术价值。在校勘方面,有明蓝格抄本天头眉批,乃据《素问》、《灵枢》及他本与文交,对其中衍脱误倒处予以通校。卷末有朱筠跋云:"辛卯亥月六日休宁戴渔卿为详校一过。"详戴渔卿,戴霖也,乾隆时人,辛卯,乾隆三十六年。其所据他本,经核对,乃《医统》本也。日本宽政五年(当清代乾隆五十八年)有小岛尚真氏以正统重抄本对《医统》本前三卷进行通校。其后于天保五年(当道光十四年),又由其子小岛尚质以此本照《素问》、《灵枢》及《太素》标记篇名,并对部分经文进行了校勘。又日本文化四年(当清嘉庆十二年),月奈须恒德氏标记《素问》、《灵枢》篇名,并参照他书对部分经文进行了校勘。二书校文均有一定参考价值。小岛氏父子校本,后由湖北柯逢时先生从日本访归,复请刘殿臣君将奈须恒德之批校过于其上。清末有元和陆润庠氏据吴勉学校刊《医统》本抄录本,于序例后记云:"凡用原笔者皆从《灵枢经》之校,用墨笔者,皆从《素问》经文校。"是仅以《灵枢》、《素问》相校。又清人平步青《霞外攟屑》卷四记有王南陔中丞撰注《甲乙经辑注》十二卷。他书未见著录,内容不详。又有《故宫博物院善本书目》著录有日本蓝川慎校订《读甲乙经丙卷要略》一卷,内容亦不详。民国间有余岩以嘉靖本及《太素》对《医统》本进行了校勘,并标记了《太素》篇名。中华人民共和国成立后,首有商务印书馆铅印《医统》本点校本,惜仅有说明,未出校记,盖仅将个别明显误字予以迳改。1956 年有人民卫生出版社据明刻《医统》本加句缩影发行,书末并附勘误表,以资校正。1964 年人民卫生出版社刘衡如先生点校《医统》本,该本据《素问》、《灵枢》、《太素》、《脉经》、《千金》、《外台》等多种古医籍进行校勘,共出校记一千三百十余条,纠正了若干以往未曾校正的衍脱误倒之处,校勘质量较高。1963 年卫生部所定国家医学科学研究十年规划第三十六项(三)题科研项目列《甲乙经》为七本中医古书中之一,山东中医学院负责整理研究。于 1979 年由人民卫生出版社出版《针灸甲乙经校释》本。该书按提要、校勘、注释、语译、按语等项整理,共出校记二千六百余条,注释二千八百余条。对校本中,使用了正统重抄本校文及嘉靖本校文的资料,在国内外有一定影响。如日本篠原孝市先生云:"迄今为止,这是有关《甲乙经》研究的最大业绩。"1990 年有中国科学技术出版社出版黄龙祥先生校注之《黄帝针灸甲乙经》(新校本)。此本以《医统》本为底本、据明蓝格抄本、正统抄本及《素问》、《灵枢》、《脉经》、《太素》、《千金》、《外台》等对原文进行校勘,对部分词字进行了注释,并对编者与成书年代、书名与卷数、刊本与抄本、构成与内容、体例、引录《甲乙经》诸书的考察等六个问题进行了研究,取得了新的进展。

3.《明堂》的研究

民国间有孙鼎宜氏,取"《甲乙经》所载,汇为二卷,列八图以明之,据《千金》、《外台》以校之",辑成《明堂孔穴针灸治要》一书,意欲复《明堂》之旧,然因不明体例,失于考证,终难奏效。近些年来,有马继兴研究员《中医文献学》及日本篠原孝市先生《黄帝内经·明堂总论》对《明堂》的研究,均认为《甲乙经》为现存最早保存《明堂》文献者。1982 年有山东科学技术出版社张善忱等编纂之《针灸甲乙经腧穴重辑》,乃取《甲乙经》有关内容,"以经为纲,以穴为目,首列经脉、病候;分列属腧穴"。并将腧穴主治归列穴下,"使其系统联贯,层次分明,便于披览检阅"。此书虽对腧穴及其主治的校释作了一定工作,但终因对《明堂》古籍,未能深入研究,故若谓"是对《明堂孔穴针灸治要》一书佚文的初步整理",恐未得体,去古《明堂》尚远。1988 年有中国医药科技出版社出版黄龙祥先生辑校《黄帝内经明堂辑校》。该书取《甲乙经》卷三腧穴三十五篇,将卷七至卷十二各篇腧穴主治内容,复归各腧穴条下,并参照有关文献进行了校勘、注释。同时对《黄帝明堂经》传本异同、《黄帝明堂经》与《黄帝内经》、《黄帝明堂经》的学术成就等七个方面进行了研究。对探讨古《明堂》的基本情况是十分有益的。

4. 穴名释义

对穴名的释义,早期有杨上善,惜仅残存《黄帝内经明堂》手太阴肺经及《太素》中少量穴名释文。后有清代岳含珍《经穴解》及程扶先《医经理解·穴名解》,对古今穴位正名进行了全释。近些年来有高石国氏《针灸穴名解》、周楣声氏《针灸穴名释义》、张晟星等《经穴释义荟解》、张大千氏《中国针灸大辞典》、王德深氏《针灸穴名国际标准化手册》、中国中医研究院针灸研究所之《标准针灸穴位图册》等,均对腧穴现通行正名进行了训释。其他如基础理论的研究、刺灸法的研究、针灸临床研究、针灸实验研究、医经的语言学研究等所取得的成就,均对《甲乙经》的研究整理有一定参考价值。

总之,对《甲乙经》的整理研究,确已取得了很大成绩,但这决不意味着整理研究工作的最后终结,随着中医学术研究的深入发展,《甲乙经》的研究整理,亦将进入更深层次和更高水平的学术领域。

二、《黄帝内经太素》的文献研究

《黄帝内经太素》(以下简称《太素》)一书,为唐代杨上善奉敕撰注。它是一部对《素问》(运气七篇及刺法、本病两篇除外)、《九卷》(《九卷》、《针经》、《灵枢》,乃是同一书的不同称谓或不同传本。《太素》杨注凡援引今本《灵枢》经文者皆称《九卷》,知其类编时所取乃为《九卷》,故本文仍以《九卷》称之)全文进行分类合编的著作,也是我国现存最早的《内经》全注本。该书撰成于唐代初期,唐代中期传入日本。自金元以后,此书在国内失传,在日本也曾一度湮没。19世纪初,在日本京都的仁和寺发现了《黄帝内经太素》的卷子抄本。光绪十年(1884),杨惺吾将此书的影抄本携带回国。《太素》的再现,引起了医学界的广泛关注,《太素》的价值也日益受到重视。

在经文方面,《太素》是取《素问》、《九卷》的全文进行分类合编而成。由于《太素》类编时所取《素问》、《九卷》之文,皆为唐以前的旧文,其成书后传抄的次数又较少。(现存于日本仁和寺的《太素》抄本,其抄写年代为公元1165~1168年,相当于我国的南宋孝宗年间)因此,在《太素》保存《素问》、《九卷》经文旧貌方面,具有很高的文献学价值,并成为后人校勘《素问》、《灵枢》、《甲乙经》、《千金》、《外台》、《脉经》等书的重要他校本,在校勘整理古医籍方面发挥着重要的作用。诚如杨惺吾所言,《太素》"上足以证皇甫谧,下足以订王冰,询医家鸿宝也。"在注文方面,杨上善是第一位全注《内经》的人。杨上善效仿儒家治经的方式,重于训诂。他以《说文》、《尔雅》等书为依据,对《内经》中的许多字词进行了诠释,并由此疏通文义、阐发医理,其注文中有许多注释精当之处,值得后人参读。杨上善还对《内经》中的生僻字进行了音释,为后人研究唐代早期音韵状况提供了依据。其中有关《九卷》内容的注文,成为《灵枢》现存最早的注文,尤为珍贵。陆心源先生曾这样评价杨上善的注文,"其语如汉人解经,疏通证明,训诂精确,为自来注医书者所未见。"近代医家如任应秋、李克光、钱超尘等先生,均对杨上善的注文给予了高度的评价。

自仁和寺《太素》卷子抄本再现以来,尤其是近几十年来,国内及日本的一些学者对《太素》进行了较多的研究。如我国的钱超尘先生、李克光等,日本的篠原孝市、矢数有道、石原明等人,分别就《太素》的撰注与流传情况、《太素》的缺佚篇概况、杨上善注文的主要成就等方面进行过探讨。但就目前的研究状况来看,多是就某一专题进行探讨,尚缺乏全面系统地综合研究,尤其是对《太素》的分类特点及杨上善注文的研究尚嫌不足。

(一)《太素》的成书年代、历史背景及杨上善生平概况

《太素》虽为杨上善奉敕撰注,但有关杨上善的生平及其奉敕撰注《太素》的情况,正史中没有记载,其他史料记载也很少。因而,对于杨上善为何时代人、《太素》一书撰成于何时,至今学术界尚有争议。

本文在吸取各家研究成果的基础上,进一步搜集史料,通过分析《太素》的注文内容,并结合其他文献资料的记载,进行综合考察,从而对《太素》的成书年代、历史背景及杨上善的生平、著述、奉敕等问题予以探讨。

1.《太素》的成书年代

对于《太素》的成书年代,历来学术界的看法不一,归纳起来主要有以下三种:

1) 认为杨上善为隋人,《太素》撰注于隋代。如宋代林亿的《重广补注黄帝内经素问序》,明代徐春甫的《古今医统》,清代陆心源(1834~1889年)的《仪顾堂题跋》、丁丙(1833~1899年)的《八千卷楼书目》等,均持此种观点。人民卫生出版社 1955 年出版的影印兰陵堂本《太素》之"内容简介"、中国中医研究院和北京图书馆 1961 年编成的《中医图书联合目录》中,也都题作"隋杨上善撰注"。其根据或许是源于宋臣林亿《重广补注黄帝内经素问序》"及隋,杨上善纂而为《太素》"一语。明代徐春甫亦将杨上善列入隋人之列,称其"大业中为太医侍御,……述《内经》为《太素》。"由此,主隋之说遂为后世许多学者所沿用。人民卫生出版社 1983 年排印本《太素》的出版说明中亦云:"关于本书撰注人杨上善是什么朝代的人,因为正史没有记载,近人有些不同的说法,有的说是隋人;有的说是唐人。我们姑从林亿、李濂、徐春甫等人的说法,称为隋人。"

2) 认为杨上善为唐人,《太素》撰注于唐代。持这种观点的有,日本涩江全善的《经籍访古志》、杨惺吾的《日本访书志》、张灿玾的"《黄帝内经太素》撰注年代考"等。杨惺吾在《日本访书志》中,从书目著录、官衔和避讳三个方面,提出了主唐说的三点论据。其后萧延平、刘震鋆、张灿玾等人又做了进一步的补充说明,都为主唐说提供了有力的证据。

3) 认为杨上善是周、隋间人,《太素》撰注于周(指北周)。如清人张钧衡在《适园藏书志》(1920 年刊)中说:"……杨惺吾遂以上善为唐人,不知周隋相接,上善撰此书,尚在周时,故置旧官,至隋大业中,为太医待御,两不相妨碍;丙讳为景,则唐人改唐讳,宋人改宋讳,尤旧书之通例。"认为《太素》一书撰注于北周。

对此三种不同的观点,今分析如下:

第一,避唐讳诸例。我国自周秦以后直至清末的各种文献中,出现了大量的避讳帝王或尊者名字的讳字。这些讳字虽给阅读古籍者带来了某些不便或误解,但它同时又为研究古籍者辨明古籍产生或抄写与刊刻的年代,提供了重要的线索。

从避讳的角度看,若《太素》的撰注时间是在北周或隋代,定当留下避讳的痕迹。北周宇文氏讳觉、衍,隋代杨氏讳坚、广、中等字,而《太素》经文注文中多不避讳,如:

卷十四《四时脉诊》"脱血……而脉不实坚,为难治,名曰逆四时。"注云:"脱血而脉不实不坚,难疗也。"

卷十三《肠度》"广肠傅脊以受回肠。"注云:"广肠,白膲也,附脊以受大肠糟粕。"

卷二《顺养》"胃中热则消谷,令人悬心善饥,齐以上皮热。"注云:"胃中热以消谷,……。"

然而,在仁和寺本《太素》中,我们见到的却是大量避唐讳的例子。其经文注文均有避唐高祖、太宗、高宗等帝王名讳的情况。如避唐高祖李渊之父李昞的嫌讳,以"景"字代"丙"字;避唐高祖李渊之讳,以"泉"字代"渊"字;避唐太宗李世民之讳,以"代"字代"世"字、以"人"字代"民"字;避唐高宗李治之讳,以"疗"或"理"字代"治"字。

1)经文遗存的避唐讳例

避唐高祖李渊之讳:"渊"字写作"渊、渊、渊、氼、渶"。在仁和寺本《太素》的经文中,今存的渊字共有12处,出自以下8篇,其写法如下:

卷九《经脉正别》"手少阴之别,入于渊掖两筋之间……。手心主之别,下渊掖三寸……。手太阴之别,入渊掖少阴之前"

卷九《脉行同异》"手太阴之脉……至本节之后大渊"

卷十一《本输》"注于太渊,太渊者鱼后下陷者之中也。"

卷十九《知针石》"形如临深渊,手如握虎""形如临深渊者,不敢堕也。"

卷二十一《诸原所生》"其原出于大渊,大渊"

卷二十五《热病说》"热病汗且出,及脉顺可汗者,取之鱼际、大氼"

卷二十六《厥心痛》"肺心痛也,取之鱼际、大渊。"

卷二十六《痛疽》"不急治,则热气下入渶掖"

历代避讳采用的方法中,最常见的是改字、空字与缺笔。渊字的这些写法是否也属于避讳呢?据敦煌出土的唐写本《论语郑氏注》图版,其渊字亦写作"渊、渊",如图版二八"如临深渊,如履薄冰",图版三五"颜渊喟然叹曰:仰之弥高,钻之弥坚",图版三八"子谓颜渊曰:惜乎,吾见其进也,不见其退也。"黄本骥的《避讳录》云:"高祖名渊……经黄缺笔作渊、渊、渊",陈垣先生的《史讳举例》亦云开成石经有"其心塞渊,渊作氼"者。以上数例,均说明唐时曾以缺笔改变字形及俗别字代正书的方法,以避李渊之讳。

避唐太宗李世民之讳:代字作"世","民"字作"臣、民","泄"字作"洩。如:

卷十四《人迎脉口诊》"传之后代,以血为盟。"《灵枢·终始》"代"作"世"。

卷二十八《八正风候》篇有民字17处,其中有6处写作"臣",有9处写作"民"。如:"万臣又皆中于虚风","民少病而少死"等。以"臣、民"避民字讳,此亦与唐写本《论语郑氏注》相同,如图版二七"三以天下让,民无得而称焉。"图版三〇"子曰臣可使由之,不可使知之。"

卷二《顺养》"肠中寒,则肠鸣飧洩。"《灵枢·师传》作"洩"作"泄"。

避唐高宗李治之讳:"治"字作"理"。如:

卷三《阴阳大论》"年老复壮,壮者益理。"《素问·阴阳应象大论》理作治。

卷六首篇"盛怒者,迷惑而不理。"《灵枢·本神》、《甲乙经》卷一第一理作治。

卷二十三《杂刺》"转筋于阳,理其阳,卒针之;转筋于阴,理其阴,皆卒针。"《灵枢·四时气》两"理"字均作治。

2）注文避唐讳例

避唐高祖李渊之父李昞的嫌讳：以"景"字代"丙"字。如：

卷五《阴阳合》"丙主左手之阳明。"注云："甲乙景丁戊己为手之阳也，庚辛壬癸为手之阴也。……景丁为阳明者，景为五月，丁为六月，皆是南方火也。"

避唐高祖李渊之讳：以"泉"字代"渊"字。如：

卷九《经脉正别》"手少阴之别，入于渊掖两筋之间……。手心主之别，下渊掖三寸……。手太阴之别，入渊掖少阴之前"。三处"渊掖"注文中均讳作"泉掖"。

卷十一《气府》"足少阳脉气所发……掖下三寸、胁下下至胠八间各一。"注云："掖下左右三寸间，泉掖、辄筋、天池三穴"。以上二例，均是注文讳"渊掖"作"泉掖"。

卷九《脉行同异》"手太阴之脉……至本节之后大渊"注云："手太阴脉……循大指白肉至本节后太泉穴处。"

卷二十五《热病说》"热病汗且出，及脉顺可汗者，取之鱼际、大渊。"注云："太泉在掌后陷者中。"

卷二十六《厥心痛》"肺心痛也，取之鱼际、大渊。"注云："大泉在掌后陷者中。"以上三例，均是注文讳"太渊"作"太泉"。

唯卷十九《知针石》"形如临深渊，手如握虎"，注云："一如临深渊，更营异物。"注文对"渊"字未作避讳处理，与杨注避讳"渊"字之体例不符。

避唐太宗李世民之讳：以"代"字代"世"字、以"人"字代"民"字。如：

卷十四《人迎脉口诊》"细子恐其散于后世"卷十六《脉论》"可传后世"，卷十九《知官能》"后世无患"，卷二十《九针要道》"令可传后世"等篇中的"后世"二字，注文中均作"后代"。

卷十九《知祝由》"今世治病。"注云："今代之人，苦于针药而疗病不愈者。"

卷二十八《八正风候》"其以夜至者，万民皆卧而弗犯也，故其岁民少病。"注云："其贼风夜至，人皆寝卧，不犯其风，人少其病也。"

避唐高宗李治之讳：以"疗"或"理"字代"治"字。凡属治国、治神及调理诸事务者，皆以"理"字代之；凡属治则、治法者，均以"疗"字代之。如：

卷十九《知要道》"夫治国者"注云："理国，安人也。"

卷十九《知针石》"一曰治神"注云："欲为针者，先须理神。"

卷十九《知针石》"肾治于里"注云："肾间动气，内理五脏，故曰里也。"

卷二《顺养》"乱成而后治之"注云："病乱已成而后理之者，众人之失也。"

以上四例经文的"治"字，有治国治神理及调理事务之义，注文中均以"理"字代"治"字。

此外，经文中的"治"字，而注文中作"疗"者，则不胜枚举。如"治病"注作"疗病"，"可治"注作"可疗"，"难治"注作"难疗"等等。

以上经文注文的避讳情况，一则说明仁和寺本《太素》中保存的经文讳字并不很多，此或为后人回改所致；二则说明《太素》避唐讳者，只避唐高祖之父李昞、唐高祖李渊、唐太宗李世民、唐高宗李治的名讳，对武后及中宗之名讳一律不避。因此，可推知《太素》当写成于弘道元年（683年）中宗即位、武则天临朝称制之前。

第二，唐高宗乾封元年始称老子为玄元皇帝。《太素》注文中引《老子》之言者，称作"玄元皇帝曰"。如卷二《顺养》注云："玄元皇帝曰：上德不德，是以有德"、"玄元皇帝曰：下德不失德，是以无德"，这两条引文都见于《老子》第三十八章。就《太素》现存篇卷统计而言，杨上善在卷二《顺养》、卷三《阴阳大论》、卷十九《知针石》三篇的注文中，曾五次引用了老子之言，均称作"玄元皇帝曰"。

　　唐天子遵奉老子之事，始于唐高祖李渊。武德三年，李渊利用晋州人吉善竹编造的谎言，确定了李氏与老子的祖孙关系。至武德八年，正式宣布三教地位为：道教第一，儒教第二，佛教第三。唐太宗为了政治需要，继续扶植道教。至唐高宗时，把老子的封号推上了极点。据《旧唐书·高宗本纪下》记载："乾封元年二月己未，次亳州，幸老君庙，追号曰太上玄元皇帝。"因此，萧延平在其校注《太素》的例言中说："余则更有一说，足证明其为唐人者，检本书杨注，凡引老子之言，均称玄元皇帝，考新、旧唐书《本纪》，追号老子为玄元皇帝，在高宗乾封元年二月，则杨为唐人，更无疑义。"据此分析，则《太素》之撰注年代应在唐高宗乾封元年(公元 666 年)之后。杨上善之所以在《太素》注文中称老子为玄元皇帝，一则是遵奉王命，一则是他本人对老子的遵崇。

　　第三，杨上善为唐高宗年间的太子文学。仁和寺本《太素》每卷卷端，均题曰"通直郎守太子文学臣杨上善奉敕撰注"。由于林亿等人均说杨上善是隋人，而隋又无太子文学之职衔，故有的学者便将杨上善上推至北周。此说显然忽略了唐代曾置太子文学这一事实。

　　杨惺吾云："据《唐六典》，魏置太子文学，晋之后不置。至后周建德三年(574 年)置太子文学十人，后废。皇朝显庆中始置。是隋代并无太子文学之官，则上善为唐显庆以后人。"

　　太子文学，为官职名。据《通典》记载，太子文学"汉时郡及王国并有文学，而东宫无闻。魏武置太子文学，自后并无。至后周建德三年，太子文学十人。后省龙朔三年置太子文学四员，属桂坊。桂坊废而属司经。开元中定制三员，掌侍奉，分掌四部书判书功事。"太子文学，三国魏始置，为太子属官，品秩、员数无考，司马懿、郭弈等均曾任此职，此后无闻。惟陈后主于至德三年(585 年)置太子文学十人，北周亦置之。《周书·武帝纪》："建德三年(公元 574 年)五月，初置太子文学十人。"唐龙朔年间置太子文学四人，先属桂坊，后属司经局，掌分知经籍，侍从文章。辽南面官中亦有太子文学，属司经局。元皇太子宫傅亦设太子文学。宋金明清不设。

　　据《旧唐书·职官志》卷四十三《职官一》记载，正第六品上阶有"太子司议郎"，正第六品下阶有"太子文学"，从第六品下阶有"通直郎"注云："文散官"。《旧唐书·职官志》卷四十四《东宫官属》太子左春坊"司议郎四人"，司经局"太子文学三人"注："正六品"。《新唐书·百官志》卷四十六《吏部》："凡文散阶二十九，……从六品下，曰通直郎。"《新唐书·百官志》卷四十九上《东宫官》詹事府左春坊设"司议郎"，云："司议郎二人，正六品上，掌侍从规谏，驳正启奏，凡皇太子出入朝谒从祀释奠讲学监国之命，可传于史册者，录为记注；宫坊祥眚，官长除拜、薨卒，岁终则录送史馆。"《新唐书·百官志》卷四十九上"东宫官"詹事府司经局设"文学三人，正六品下，分知经籍，侍奉文章。"

　　根据以上史料，充分证明唐高宗年间曾设"太子文学"之官，再结合《太素》注文对唐高祖、唐太宗、唐高宗的避讳情况，及唐初遵奉老子为玄元皇帝的时间，则杨上善当为唐高宗时之太子文学，而非北周。

　　第四，唐高宗年间曾改秘书省为兰台。《太素·五节刺》"请藏之灵兰之室，不敢妄出也。"注云："灵兰之室，黄帝藏书之府，今之兰台故名者也。"此处杨上善称兰台为"今之兰台"。

考兰台,为官署名,汉代设置。是宫内藏书之处,以御史中丞掌之。自东汉魏晋以来,由秘书省典掌国家的图书。至北朝北周太祖时,改官制,"革汉魏之法","依周礼建六官",其中将秘书省改称为"外史",属春官府,秘书省之秘书监改称为"外史下大夫",直至北周末。此说明北周之秘书省并不称作"兰台"。至隋代,隋文帝即位后,"改周之六官,其所制名,多依前代之法",复称为秘书省。至唐代,依隋旧制,仍称为秘书省。唐高宗龙朔二年(662年),"改百司及官名",其中将秘书省改称为"兰台"。至咸亨元年(670)12月,又下诏复旧,仍称为秘书省。此则说明北周、隋、唐三代中,只是在唐高宗龙朔二年至咸亨元年期间(662~670年),才称秘书省为"兰台"。杨上善注文中称作"今之兰台",亦说明《太素》的撰注时间在唐高宗年间。

第五,杜光庭称杨上善为唐高宗时人。杜光庭《道德真经广圣义》序云:"太子司议郎杨上善,高宗时人,作《道德集注真言》二十卷。"杜光庭为唐宣宗至后唐明宗(850~933年)时人,字圣宾,号东瀛子,处州缙云(今浙江丽水)人。唐懿宗时应九经举不第,遂入天台山学道。僖宗时如为麟德殿文章应制。中和元年(881年)随僖宗入蜀,遂留成都。后事前蜀王建如为皇子师,赐号广成先生。王衍立授道录于苑中,晚居青城山白云溪,年八十四卒。杜光庭为道教历史上的著名人物,著作极富。据《中国丛书综录》记载,经杜光庭编撰、删定的著作达三十五种之多,其中现存于《道藏》者有二十八种。杜光庭的《道德真经广圣义》序作于唐昭宗天复元年(901年),至唐高宗(650~683年)时,仅二百年多的时间,当时有关杨上善的史料必尚存世。因而,杜光庭的说法要比林亿、徐春甫等人的说法更为可信。

第六,《太素》最早见载于《旧唐书·经籍志》。史志中最早著录《太素》的是《旧唐书·经籍志》。《旧唐书》卷四十七《经籍志》云:"《黄帝内经太素》三十卷,杨上善注。"同时,杨上善的另一部医学著作《黄帝内经明堂类成》,及其有关道家方面的著作也都最早见载于《旧唐书·经籍志》,《隋书·经籍志》均不曾著录。

从目录学的角度分析,若《太素》撰注于北周或隋代,且是奉敕撰注,则此书在《隋书·经籍志》中当有所著录。《隋书·经籍志》由唐代魏征等编撰。魏征等编撰《隋志》时,依据隋观文殿书目(当即《隋书·经籍志·史部·簿录》所记《隋大业正御书目录》九卷,此乃隋收集南、北两朝所有书籍,统一编目),略有删补。其小序亦云"今考见存……其旧录所遗,辞义可采,有所弘益者,咸附入之。"《隋志》可谓是隋以前著述的总录,其中虽然难免有漏载书目的可能。但是,杨上善诸书著录于史志的时间和以上诸事是如此的相符,恐难以说是偶然的巧合。杨上善是一位几乎著述等身的学者,且官至太子文学,其见载于《旧唐书·经籍志》的著作有8部76卷之多,均不见载于《隋志》,亦难以支持《隋志》漏载《太素》的说法。

第七,反切中的"浊上归去"现象始自唐初。就《太素》现存篇卷统计,杨上善的反切注音达二百六十多个(初步统计为268个)。钱超尘先生、鲍晓东等人均对此作过较深入的研究。对于《太素》反切的音系,钱超尘先生认为:"经初步对比研究,《太素》反切的上下字与《广韵》(《切韵》已佚,今存之《广韵》将《切韵》包括在内,我们所依据的对比资料,取自《广韵》。以下迳称《广韵》)反切上下字颇多不同,但它的声纽和韵类系统,却是一致的,也就是说,《太素》反切,与《广韵》的音韵系统是相同的。"即《太素》的反切音系与《切韵》的音韵系统是相同的。又说:"从对比研究中,也能发现一些声纽或韵类不同的反切。……陆法言《切韵》,并非完全是当时实际读音的忠实纪录,而是兼顾了南北的方言之音,以及古今之音。……杨上善作反切的目的,在于给当时读《太素》的人以正确的读音,他没有必要通过反切来说明某个字的古音应该怎么读，或用反切来表示方言的读法是什么。他所作的反切，反映了唐代初期的实际语音。"鲍晓东也认为："《太素》的反切音系接近《广韵》，也就是接近《切韵》，其成书也要晚于《切韵》。究竟晚多少年，恐怕当在初唐，较有说服力的是《太素》中的'浊上归去'现象。所谓'浊上归去'，是指汉语语音中全浊声母的上声字，变读去声的一种现象。周祖谟先生认为'声调的变化是从唐代开始的。'这是因为唐朝的李涪曾批评当时已读去声的字，《切韵》中仍读全浊声母的上声。王力先生也曾例举《经典释文》中的反切共39个，来证明隋朝"浊上"尚未"归去"。然而《太素》注文中却出现了"浊上归去"的现象，如：《太素·三变刺》：'咀，才与反。'属从母御韵。但《广韵》：'咀，慈吕反。'属从母语韵。《太素·经脉之一》：'澹，徒滥反。'属定母阚韵。但《广韵》：'澹，徒敢切。'属定母敢韵。《太素·十五络脉》：'并，薄浪反。'属并母宕韵。但《广韵》：'并，蒲迥切。'属并母迥韵。在这里，咀、澹、并都属于全浊声母，《太素》中读去声，而《广韵》却保持了《切韵》的原样仍读上声。这给了我们两点启示：一是从'浊上归去'看，《太素》所反映的是唐朝的语音。二是实例不多，正好说明'浊上'还刚刚'归去'，还处于初唐。因此我们说杨上善是初唐人。"此二家之言，为考证《太素》的撰注年代，又增加了一条佐证。

综上所述，可以认为《太素》的成书时代是唐代而不是周、隋。其具体年代应在唐高宗年间，其大部分篇章当完成于唐高宗乾封元年（666年）至咸亨元年（670年）之间。

2.《太素》成书的历史背景

《太素》一书的问世，绝不是偶然的，与当时的历史背景有着一定的关系。

（1）社会安定繁荣。公元618年，李渊称帝，建立了李唐王朝。公元627年，由唐太宗李世民继承皇位。唐太宗执政后，以隋为鉴，纳谏如流，任人唯贤，励精图治，采取了一系列利国利民的政策，以求巩固其统治，出现了历史上有名的"贞观之治"。唐太宗在位23年，在此期间，社会安定，经济繁荣，《通典》《新唐书·食货志》等均有记载。公元649年，唐高宗李治继承皇位，在位34年。高宗继位后，继续执行唐太宗的路线，史称其有"贞观之遗风"。因而进一步推进了社会经济的发展，人口迅猛增长，保持了社会的安定和繁荣，为文化的昌盛与学术的发展奠定了良好的基础。

（2）文化昌盛发达。社会安定，经济繁荣，也带来了文化的昌盛与发达。这一时期，在中国文化史上也是一个辉煌的时代。单就训诂学方面而言，自魏晋至隋唐，训诂学在已有基础上得到了进一步的发展。在专著方面，开展了对旧有专著的广泛研究和增补，出现了一大批以正字为目的的专书，还出现了把若干部书的难字集中注音释义的专著，如玄应著《一切经音义》（约成书于唐太宗贞观末年，即公元627~649年）。在传注方面，出现了一批经子新注，训诂范围由经书扩大到子、史、集诸书，注疏类书籍大量涌现，诸如孔颖达（公元574~648年）等作《五经正义》、颜师古（公元581~645年）注《汉书》、李贤（公元654~684年）注《后汉书》、李善（公元630~689年）注《文选》等。此外，在音韵学方面，继李登《声类》、晋吕静《韵集》之后，六朝又有大量韵书问世，特别是隋代，陆法言在前人的基础上，以当时一些音韵学家的讨论的意见为依据，取材诸家音韵、古今字书，于公元601年编成了《切韵》。《切韵》成书后，"时俗共重，以为典规"，很快盛行于世，几乎"家置一部"，备受人们的推重。所有这一切，无疑会对医学书籍的注释产生巨大的影响。

在类书的编纂方面，自魏文帝命王象等人编撰我国第一部类书《皇览》以后，历代都有效仿者。南北朝时,梁有刘孝标撰《类苑》一百二十卷,刘杳撰《寿光书苑》二百卷,徐勉撰《华林遍略》六百卷,北齐有祖孝征等撰《修文殿御览》三六十卷。隋代有虞绰编的《长州玉镜》二百三十八卷,虞世南撰《北堂书钞》一百六十卷。在医方类书的编撰方面,《隋志》著录有《四海类聚方》两千六百卷、《四海类聚单要方》三百卷,皆未著撰人,然量此等类书,卷帖之浩大,远非个人所能为,应是隋文帝、炀帝时由官方组织编写而成。至唐代,类书的编纂则更为盛行,如《旧唐志》"类事"部收录图书七千零八十四卷,《新唐志》"类书"类收书七千二百八十八卷。其中在唐高宗以前编纂的类书有《艺文类聚》一百卷,此为唐高祖李渊命欧阳询、令狐德棻等人编修的一部综合性类书。《黄帝内经太素》亦属于类分研究《内经》之作,唐代以前及唐初的类书编纂盛况,必对《太素》的成书产生一定的影响。

(3)政府重视医学。唐代采取了一系列促进医学发展的政策和措施。首先是,发展医学教育,制定医事律令。唐代在继承隋制的基础上,于太宗武德七年(624年)设立了太医署,主管医学教育。太医署设医学、药学两部,有专职的行政、教学、医疗、药工人员。医学教育分为医科、针科、按摩科、咒禁科四科。课程规定必须先学《素问》、《神农本草经》、《脉经》、《甲乙经》等基础课程,然后再分科学习。根据各专业的教学内容分别规定了修业年限的长短,如医科体疗七年、少小五年、疮肿五年、耳目口齿四年、角法三年,月、季、年都有考试制度。医学教育已具备了较为完善的人员编制、医学分科、课程设置及考核制度等。其规律之大,组织形式之完备,在世界医学史上也是较早的。除太医署外,有的州还建立了地方性的医学校。第二是,政府组织编修医书。唐高宗显庆二年(公元657年),医官苏敬等上书建议重修本草后,政府乃令长孙无忌、李勣主持编修工作,由苏敬等二十余人集体编写。在编写过程中,政府曾通令全国,选送当地道地药材,作为实物标本进行描绘。该书于公元659年编成后,定名为《新修本草》,由政府颁布于天下,成为世界上第一部由国家颁布的药典,对国内外医学界影响尤为深广。不仅在国内广泛流传,而且很快传入日本,并成为日本医学生的必修课本。据日本律令《延喜式》记载:"凡医生皆读苏敬《新修本草》。"发展医学教育、制定医事律令、组织编修医书,均反映唐代政府对医学发展的重视。

此外,在隋唐时期,医学文献也取得了全面的发展。在病因症候学著作的编写方面,隋大业六年(公元610年)太医博士巢元方等编撰的《诸病源候论》五十卷,是我国现存最早的一部论述病因和症候学的专书,对后世病因证候学的发展产生了很大的影响,《千金》、《外台》等医著,均直接或间接地引用了它的内容。在综合性医学著作的编写方面,唐初有孙思邈撰写的《千金要方》三十卷(成书于652年)、《千金翼方》三十卷(成书于682年),系统地总结和反映了唐代初期以前的医学成就。

以上诸多方面的因素,均对《太素》的成书起到了积极的促进作用。

3. 杨上善的生平概况

新、旧《唐志》虽著录了杨上善诸多医学与道家方面的著作,但对其生平事迹没有记载,其他史料记载也很少,杨上善的里籍祖系,已无从考证。有关杨上善的生平概况,今只能从《太素》、新旧《唐志》、杜光庭《道德真经广圣义》及其他一些零散的资料中,予以分析。

(1)生活时代与任职情况。通过前文对《太素》撰注年代的分析可知,杨上善主要生活在唐代前期。另据林亿《素问》新校正序中称"及隋杨上善纂而为《太素》",明代徐春甫亦将杨上善列入隋人之列,称杨上善"不知何郡人,大业中为太医侍御,名著当代,称神。诊疗出奇,能起沉疴,不拘局方,述《内经》为《太素》,知休咎。"那么,杨上善是否可能跨及隋唐两代呢? 考大业,为隋炀帝杨广的年号,即公元605~618年。从隋大业中(约612年左右),至唐高宗即位(649年),只有37年的时间,至唐高宗咸亨元年(670),也不过58年的时间。且隋代旧臣,后仕于唐者甚多,入唐之后,亦皆被擢用,并授以一定衔位者,亦不在少数。如孔颖达(574~648年)曾任河内郡博士、太学助教,入唐授文学馆学士、迁国子博士、转给事中、除国子司业,加散骑常侍等职。陆德明(556~627年)曾仕陈,为始兴国左常侍;入隋,炀帝擢秘书学士,迁国子助教;唐高祖时,被秦王李世民征为太学馆学士,太宗贞观初,为迁国子博士。欧阳询(557~641年)隋时任太常博士,唐太宗时官太子率更令,弘文馆学士。许胤宗初事陈,为新蔡王外兵参军;陈亡入隋,历尚药奉御;武德初,累授散骑侍郎,年九十余卒。甄权隋开皇初,为秘书省正官;唐武德中,累迁太常丞、御史大夫,贞观十七年,权年一百三岁,太宗幸其家,视其饮食,访以药性,因授朝散大夫,其年卒。医者孙思邈生于公元581~682年,历经隋、唐两个朝代,享年一百零一岁。杨上善懂医而又崇尚道教,享有高寿,跨及两代,仕隋为太医侍御,至唐又先后被授以通直郎守、太子文学、太子司议郎等职,亦无不可。若此,则杨上善撰注《太素》的时间,当在晚年。

有关杨上善的职衔,仁和寺本《太素》卷端题作"通直郎守太子文学臣奉敕撰注",杜光庭《道德真经广圣义·序》云:"太子司议郎杨上善,高宗时人,作《道德集注真言》二十卷。"杨上善侍隋为太医侍御,至唐又先后被授以通直郎、太子文学、太子司议郎,据《旧唐书·职官志》、《新唐书·百官志》记载,其所任职衔的品阶如下:

通直郎,为从第六品下阶;

太子文学,为正第六品下阶;

太子司议郎,为正第六品上阶。

(2)著述概况。《旧唐书·经籍志》著录的杨上善著作,有八部七十六卷。其中医家类著录两部,共四十三卷:

《黄帝内经太素》三十卷(杨上善注)。

《黄帝内经明堂类成》十三卷(杨上善撰)。

道家类著录有六部,共三十三卷:

《老子》二卷(杨上善注)。

《老子道德指略论》二卷(杨上善撰)。

《略论》三卷(杨上善撰)。

《庄子》十卷(杨上善撰)。

《六趣论》六卷(杨上善撰)。

《三教诠衡》十卷(杨上善撰)。

《新唐书·艺文志》著录的杨上善著作,有六部六十卷。其中明堂经脉类著录两部,共四十三卷:

杨上善注《黄帝内经明堂类成》十三卷、又《黄帝内经太素》三十卷。

道家类著录有四部,共十七卷:

杨上善注《老子道德经》二卷、又注《庄子》十卷、《老子指略论》二卷(太子文学);

杨上善《道德经三略论》三卷。

另有杜光庭《道德真经广圣义·序》中记载杨上善作《道德集注真言》二十卷,为新、旧

《唐志》所未载。

《旧唐书·经籍志》"道家类"中尚有《太上玄元皇帝道德经》二卷,注云"杨上器撰"。此书亦或是杨上善的著作,钱超尘先生《内经语言研究》云:"考'器'与'善'形近,行书易混,疑'杨上器'乃'杨上善'之讹。"日本石原明先生亦同此说。《新唐书·艺文志》"道家类"则有"杨上器注太上玄元皇帝圣纪十卷",若将此二书计算在内,则杨上善一生的著作达十一部一百零八卷之多。

此外,《太素·经筋》"足太阳之筋,起于小指之上……"文下,杨上善注云:"凡十二筋起处、结处及循结之处,皆撰为图画示人,上表如别传。"据此推测,杨上善当还有其他的著作未见著录。

4. 杨上善奉敕撰注考

仁和寺本《太素》每卷卷端均题曰"通直郎守太子文学臣杨上善奉敕撰注"。杨上善究竟是奉哪一位帝王之敕令撰注《太素》的呢? 对此,正史无载,历代学者也极少论及。本文通过对上述《太素》成书年代的考察,认为当是奉唐高宗李治之敕令而撰注的。其理由如下:

(1) 玄元皇帝之称。玄元皇帝之称,在《太素》注文中出现的位置比较靠前。杨上善在《太素》卷二《顺养》篇注文中,曾三次引用老子之语,均称作"玄元皇帝曰"。玄元皇帝之称始自唐高宗乾封元年(666年)二月,此可说明卷二《顺养》篇的注文当作于唐高宗追封老子为玄元皇帝之后。

(2) 兰台之名。兰台之名,在唐初只设于唐高宗龙朔二年(662年)至咸亨元年(670年)十二月之间,而杨上善在《太素》卷二十二《五节刺》篇的注文中仍称"灵兰之室,黄帝藏书之府,今之兰台故名者也。"称兰台为今之兰台者,说明杨上善撰注此篇的时间,尚在咸亨元年十二月兰台更名之前。由此可进一步推测,杨上善撰注《太素》的大部分时间,应在咸亨元年之前。

(3) 唐初帝王敕令撰修古籍,多有先例。从奉敕编撰的情况来看,唐初天子曾多次敕令撰修古籍。在经书方面,唐太宗时,有魏征、颜师古、孔颖达等奉敕修撰《隋书》,孔颖达等奉敕作《五经正义》等。唐高宗太徽二年(651年)时,于志宁、张行成、高季辅等人奉敕考正增损《五经正义》等。在医书方面,唐高宗显庆二年曾诏令李勣、苏敬等人编修本草,对唐以前本草学方面成就的进行了一次大总结。

(4) 从《太素》撰注的年代分析。通过前文对《太素》成书年代的考察,我们认为《太素》的撰注年代当在高宗乾封元年(666年)之后,而此时距高宗继位的649年,已有近二十年的时间。若是奉唐太宗之敕令,则不当迟至近二十年之后,方才动手撰注。从杨上善撰注《太素》卷二至撰注《太素》卷二十二的时间来看,至多用了四、五年的时间。再从《旧唐书·经籍志》著录杨上善的著作有八部七十六卷之多的情况分析,杨上善似不可能拿出几十年的时间写一部书。

综合以上几点认为,杨上善应是奉唐高宗李治之敕令而撰注《太素》的。

(二)《太素》有关问题的考证

近年来,有些学者对《太素》一书是否为杨上善所编纂,提出了异议。有的认为《黄帝内经太素》，即是《汉志》"阴阳家"类所载之《黄帝泰素》；有的认为《黄帝内经太素》虽非《汉志》中的《黄帝泰素》，但也不是杨上善所类编，而是杨上善之前的某人所编纂，杨上善仅为《太素》作注。本文就此问题探讨如下，并对其书之名义进行分析。

1.《太素》名义考

杨上善将《素问》、《九卷》两书内容分类合编，取名《黄帝内经太素》，其义有二：一则明其《素问》、《九卷》两书的内容相合，即为《黄帝内经》。此说乃本于晋·皇甫谧的《针灸甲乙经·序》。皇甫谧云："按《七略》、《艺文志》，《黄帝内经》十八卷。今有《针经》九卷，《素问》九卷，二九十八卷，即《内经》也。"二则因其已对《素问》、《九卷》的内容进行了重新分类合编，有别于《素问》、《九卷》之原文编次，因而在"黄帝内经"之后缀以"太素"二字。

"太素"，本指天地自然的"质之始"。如《列子·天瑞》篇云："太素者，质之始也。"《易纬·乾凿度》云："夫有形者生于无形，故有太易、有太初、有太始、有太素。太易者，未见气也；太初者，气之始也；太始者，形之始也；太素者，质之始也。"《白虎通·天地》云："始起先有太初，后有太始，形兆既成，名曰太素。""太素"指天地自然的"质之始"，同时亦包括人之形质。林亿在解释《素问》命名之义时，依据《乾凿度》云："太素者，质之始也。气形质具而疴瘵由是萌生，故黄帝问此太素，质之始也。《素问》之名，义或由此。"

杨上善崇尚道家思想，并在《太素》的注文中多次运用了太极、太初、太素等来说解经文。如杨上善云："夫太极是生两仪，即有两阴阳二气。二气之起，必有两仪之形。"（卷三《阴阳大论》注）又云："太初之无，谓之道，太极无形，物得以生，谓之德也。未形德者，有分且然无间，谓之命也，此命流动生物，物成生理，谓之形也。"（卷六《五脏命分》注）《素问·上古天真论》新校正云："按全元起注本云：身肌宗一。《太素》同，杨上善云：真人身之肌体，与太极同质，故云宗一。"《弘决外典抄》卷三第五引"杨上善《大素经》注云：太素合为万物，以为造化，故在天为阳，在人为和，在地为阴。"先后出现了"太极"、"太初"、"太素"等词，可知杨上善受道家思想影响较深，其对"太素者，质之始也"亦有所悟。《黄帝内经》是研究人体形质的生理、病理变化等问题，原其质之始，杨上善为此书撰注，故以"太素"名之，此当是杨上善取名为"太素"之义。袁昶先生也认为：太素"二字本《易纬·乾凿度》云：太始者，气之始也。太素者，质之始也。"

2.《太素》与《黄帝泰素》的关系考

《太素》系由《素问》《九卷》分类合编而成，其内容即为《黄帝内经》之内容。《黄帝内经》与《黄帝泰素》均见载于《汉书·艺文志》，前者属于方技略医经类，后者则属于诸子略阴阳家类，二者之间归类不同，其内容自当有别。然最早将此二书混同者，当首推元明间人吕复。据《九灵山房集·沧州翁传》记载，吕复曾云："《内经素问》世称黄帝岐伯问答之书，乃观其旨意，殆非一时之言，其所撰述，亦非一人之手。刘向指为韩诸公子所著。"《汉志》著录的《黄帝内经》并未题撰著人，而《黄帝泰素》之下题作"六国时韩诸公子所作"，据此文则知吕复乃将二书混同。日本的石原明氏亦认为《素问》渊于阴阳家类的《黄帝泰素》，并云："今本《素问》，出于古之《内经》，虽系改编，错简甚多，文辞亦乱，然而从此可以窥其由来，'天人合一'本来多属阴阳家言，疑此亦必出阴阳家之手。原来阴阳家之书，论及人身者居多，后之医家改编为己书，然后列入医经。求其源流，即《汉书·艺文志》诸子略阴阳家著录之

《黄帝泰素》。记曰:'《黄帝泰素》二十篇.'"石原明将《素问》的渊源推至《汉志》诸子略阴阳家类著录之《黄帝泰素》,并根据杨注《黄帝内经太素》虽分三十卷,实计二十篇,从而推断杨注《太素》之正文,就是《黄帝泰素》之原文(据本文推考,《太素》三十卷应有二十一个类目,而不是二十类,详论见后文"《太素》二十类与二十一类的分析")。我国亦有学者持此观点,认为《黄帝内经太素》与《黄帝泰素》有着渊源关系。那么,这两部书之间是否会有渊源关系,或即是同一部书呢? 今作如下分析:

(1) 学术内容不同。《黄帝泰素》一书,我们今天虽然见不到,但从《汉志》的著录情况看,其内容是以论述阴阳五行为主的。《黄帝泰素》见载于《汉书·艺文志》诸子略阴阳家类,该类书籍所载内容,正如其小序所言"阴阳家者流,是以敬顺昊天,历象日月星辰。敬授民时,然牵于禁忌,泥于小数,舍人事而任鬼神。"主要内容是"言阴阳五行,以为黄帝之道也"。

《黄帝内经太素》则是由《素问》、《九卷》两书分类合编而成,其内容与今之《素问》(运气七篇及刺法、本病两篇除外)、《灵枢》基本相同,即皇甫谧所称之《黄帝内经》,属《汉书·艺文志》方技略"医经类"。该类小序云:"医经,原人血脉、经络、骨髓、阴阳、表里,以起百病之本,死生之分,而用度箴石汤火所施,调百药齐和之所宜,至齐之得,犹慈石取铁,以物相使,拙者失理,以愈为剧,以生为死。"说明《黄帝内经》所载内容,是以论述人体的生理病理及诊法治则等医学内容为主的。此与"阴阳家"的《黄帝泰素》所载内容,显然有别。

诚然,《黄帝内经》中也包含有阴阳五行的内容,其主要的内容还是属于医学方面的,因而不能将其归入"阴阳家"类。正如李鸿逵先生所言,战国以来的各家著作,受此哲学思想之影响者颇多,固不仅"医经"一类而已。如《兵书略》中的"兵权谋"、"阴阳",《数术略》中的"天文"、"历谱"、"五行"、"蓍龟"、"杂占",《方技略》中除"医经"而外的"经方"、"房中"、"神仙",以及《诸子略》中的"儒"、"道"、"法"、"农"等等,它们在不同程度上都吸取了阴阳五行学说来作为说理方法。而前汉刘向、刘歆编著《别录》、《七略》,以至后汉班固编著《汉书艺·文志》都在《诸子略》中于儒、墨、名、法诸家外,另立"阴阳家"一家,这确实是因为阴阳类内容之实质,有别于诸家。它与一般采用阴阳五行作为说理工具的,自当有别。况且《诸子略》是论十家的不同学派,与《方技略》的专事讨论"生生之具",其目的亦有所不同。

《汉书·艺文志》是班固依据刘向之子刘歆的《七略》而撰。西汉刘向父子奉命校书时,方技类书籍虽由侍医李柱国负责校勘,然"每一书已,向辄条其篇目,撮其指意,录而奏之。会向卒,哀帝复使向子侍中、奉车都尉歆卒父业,歆于是总群书而奏其《七略》,故有辑略、有六艺略、有诸子略、有诗赋略、有兵书略、有数术略、有方技略。"此则说明《黄帝内经》与《黄帝泰素》之叙录,均出自刘氏父子之手。若《黄帝泰素》果真与今之《黄帝内经太素》相同,其内容是以论述医学为主,则刘氏父子似不会将其归入诸子略"阴阳家"类。

(2) 成书年代不同。《汉书·艺文志》诸子略阴阳家类《黄帝泰素》之下,班固注云:"六国时韩诸公子所作。"颜师古注:"刘向《别录》云'或言韩诸公孙所作也,言阴阳五行以为黄帝之道也,故曰《泰素》'"。刘向、班固皆云此书为韩国人所编纂,则《黄帝泰素》成书于战国时期,当属无疑。

《黄帝内经太素》系为类编《素问》、《九卷》而成。从《内经》的内容来分析其成书年代可知,有些内容的形成不应早于西汉。其根据有以下几条:一是正月建寅问题。如《素问·脉解》篇有"正月太阳寅。寅,太阳也。"以十二地支与十二月相配合,正月为太阳寅;《灵枢

·阴阳系日月》篇用的也是正月建寅历。据有关历学记载,正月建寅,除上古夏历外,后则为汉历所采用,始自汉武帝太初元年(公元前104年),而秦代、汉初所用的颛顼历,是以亥月作为正月的。此可以说明这些篇章的形成不应早于汉武帝时,更不应成书于战国时期。二是《内经》的用韵问题。钱超尘先生在《内经语言研究》一书中,从音韵上考察了《内经》的成书时代。罗常培、周祖谟先生在《汉魏晋南北朝韵部演变研究》一书,对汉代音韵的特点作了如下概括:"根据我们整理两汉诗文韵字的结果,两汉音和周秦音颇有不同。主要的不同有两方面:①韵部的分合不同;②同部之内的字类有变动。韵部分合的不同,在西汉时期,最显著的特点是鱼侯合为一部;脂微合为一部;真文合为一部;质术(物)合为一部。"钱超尘先生通过对《内经》全书包括《素问》《灵枢》两部分的音韵进行分析观察,发现了《内经》中鱼侯两部合用在七十例以上,真文合用的数量超过真文分用的数量,质部与物部合用,鱼歌合韵等,均体现了汉代音韵的特点,这在先秦时代是绝对不能存在的现象。因而,从音韵上分析,《内经》的部分篇章当成书于汉代。

有学者认为《黄帝泰素》是《黄帝内经》十八卷本的另一种传本,也是最早将《黄帝内经》重新分类改编的一种传本。也就是认为《汉书·艺文志》诸子略阴阳家类所载《黄帝泰素》二十篇,乃是《黄帝内经》成书后不久,韩国诸公子将其改编整理而成的。若依此观点推测,则《内经》一书的成书年代,可能上推至战国乃至春秋时期。然从《内经》中所涉及内容的形成时代分析,显然难以支持此说。

(3)对《太素》与《素问》乱文相同的分析。《太素·知针石》篇有"九窍三百六十五,人一以观动静……四方各作解"共一百二十三字,杨注:"此之九数,一一各有九分,取之作解,多少不等,或取一,或取二三四等,章句难分,但指句而已也。"王冰在《素问·针解》篇此文下,亦注云:"此一百二十四字,蠹简烂文,义理残缺,莫可寻究,而上古书,故且载之,以佇后之具本也。"新校正云:"详王氏云一百二十四字,今有一百二十三字,又亡一字。"将《太素》此文与《素问》相校,"发毋泽"下,《太素》多一"也"字;"应之以候闭"下,《太素》少一"节"字;"三节变一分"下,《太素》少一"人"字;"九分四时"下,《太素》多一"节"字。《太素》此段文字,仍止一百二十三字。杨上善与王冰均言此段文字错乱,且《太素》与《素问》的错乱程度基本相同,恐怕不是偶然的巧合。若认为杨上善撰注的《黄帝内经太素》即是《汉志》阴阳家类的《黄帝泰素》,则其与《素问》分别自汉流传至于唐,历经数百年的时间,最后此两者的错乱程度竟能如此相同,似不太可能。较合理的解释是,《太素·知针石》篇的一段乱文内容,取自于《素问·针解篇》,《太素》是依据《素问》、《九卷》类编而成,故两者的乱文程度基本相同。

另外,通过对仁和寺本《太素》今存类目的标记情况及缺类类目的分析认为,《黄帝内经太素》三十卷共为二十一类,而不是二十类。(详见下文"《太素》二十类与二十一类的分析")

综合以上几点,说明杨上善撰注的《黄帝内经太素》,与《汉书·艺文志》诸子略阴阳家类所载之《黄帝泰素》不能等同看待,二者之间并无渊源关系。

3.《太素》之类编与杨上善的关系考

近年来,有学者对《黄帝内经太素》一书是否为杨上善所类分编撰,提出了异议。有学者认为"《黄帝内经太素》既非杨上善编纂而成,也不是阴阳家的《黄帝泰素》,《汉书艺文志》亦未见著录，……它的编者，很可能是魏晋间崇信道教而又知医，像葛洪一流的人物，取《黄帝内经》的实际内容，仿《黄帝泰素》的体裁篇数，编纂成书，题名为《黄帝内经太素》，两存原义。在道家之中流传，到唐代杨上善奉敕撰注时，已有几种本子，可见它已经流传了一段相当长的时期。"对此，学生通过对《黄帝内经太素》经文与注文的分析，仍认为《黄帝内经太素》一书的分类编纂，当出自杨上善之手。其理由如下：

（1）注文中的有本一本非指《太素》别本。有学者认为，"在杨上善为《太素》撰注时，《太素》已有不止一种本子，杨上善就曾用《太素》的不同本子进行校勘。"并将《太素》注文中出现的"有本"、"一本"、"别本"之称，作为《太素》有不同传本存世的根据。此观点不妥之处有二：一则失于目录学方面的考证。从目录学的角度分析，若杨上善撰注时《太素》已有多个传本存世，则《太素》的成书年代当上推至唐以前，乃至如有些学者所云为"魏晋间"成书。《太素》已有多个传本存世，则说明《太素》当时流传较广，隋以前的目录学著作当有所著录。然而南朝刘宋王俭的《七志》、梁代阮孝绪的《七录》、及《隋书·经籍志》等史志书目中均未著录《太素》。二则是对"有本"、"一本"的具体所指，理解有误。杨上善注文中的"有本"、"一本"之称，是指《素问》、《九卷》的别本，而不是指《太素》的别本。

《素问》、《九卷》作为《内经》的组成部分，流传至唐代，已有多种传本存世。其中《隋志》著录的《素问》就有两种传本：

黄帝素问九卷（梁八卷）。

黄帝素问八卷（全元越"疑为起字之误"注）。

《素问》内容的错乱程度，已如王冰《重广补注黄帝内经素问序》所言，是"篇目重迭，前后不伦，文义悬隔"，且有世本、张公秘本、别本等多种不同的传本。《九卷》一书，亦有《针经》、《九灵经》、《灵枢》等多种不同传本和不同名称。从杨上善注文中的校语来看，杨上善在撰注《太素》时，已注意《素问》、《九卷》各传本间的差异。如卷十《冲脉》注云："皇甫谧录《素问》云：冲脉起于气街，并阳明之经，侠齐上行，至胸中而散。此是《八十一难》说，检《素问》无文，或可出于别本。"从"或可出于别本"一语中，可以得知杨上善在撰注《太素》时，虽曾见到多种不同的《素问》传本，但也有难以见到的传本。杨上善注文所引皇甫谧录《素问》之文，今见于《素问·骨空论》中，唯"阳明"作"少阴"（新校正云：按《难经》、《甲乙经》作阳明）。

就《太素》今存的篇卷统计而言，杨上善注文中出现的"有本"、"一本"、"一曰"等校文共80余条，包括"有本"53条、"一本"1条、"别本"2条、"古本"2条、"一曰"14条、"或曰"1条、"有为"2条、"或为"3条、"有作"1条、"一作"1条、"或作"1条、"或以"1条。将此校文与今本《素问》《灵枢》《甲乙经》相对照可知，其中有20余条校文内容与今本相同（详见附录"《太素》校文与今本《素问》《灵枢》《甲乙经》对照表"）。例如：

有本 如卷三《阴阳大论》"天有四时五行，以生长收藏，以生寒暑燥湿。"杨注："有本有风，谓具五者也。"《素问·阴阳应象大论》、《甲乙经》卷六第七"寒暑燥湿"之下，均有"风"字。

再如卷三《阴阳杂说》"凡持真脏之脉者，肝至悬绝九日死。"注云："有本为十八日"。《素问·阴阳别论》正作"十八日死"。

卷十三《骨度》"细而沉者，少气也。"注云："或作多气也。"《灵枢·骨度》、《甲乙经》卷二第七正作"多气也。"如此者不胜枚举。

一曰 如卷十四《四时脉形》"其气去如毛者,此谓不及,病在中。"杨注:"一曰如数也。"《素问·玉机真脏论》、《甲乙经》卷四经脉第一上均作"如数"。

一本 如卷二十七《十二邪》"下气不足,则为痿厥足闷,补足外踝下留之。"注云:"一本刺足大指间上二寸留之。"今《甲乙经》卷十二第一同。

(2) 注文援引《素问》《九卷》并非用于校勘《太素》。有的学者认为,"杨上善曾拿当时见到的《素问》和《九卷》来校勘《太素》",并列举了萧延平本《太素》卷二调食篇"苦走血,咸走骨"一节的注文,杨注云"《九卷》此文及《素问》皆'苦走骨,咸走血',此文言'苦走血,咸走骨'。"认定"如果《太素》是杨上善将他当时见到的《素问》和《九卷》的内容分类重编的话,那么此处《太素》的原文就不会是'苦走血,咸走骨',而应当是'苦走骨,咸走血',同时,杨也根本不会拿《素问》和《九卷》来校注《太素》。"实际上,此处所依据的萧延平本资料有误。根据日本东洋医学研究会1981年影印的仁和寺本《太素》,杨上善此处的注文应为:

"《九卷》一文及《素问》皆苦走骨,咸走血。《九卷》此文言苦走血,咸走骨……"

《太素》卷二调食篇此处经文见于今之《灵枢·九针论》,其注文中的"《九卷》一文",是指《灵枢·五味论》的"苦走骨,多食之,食人变呕……咸走血,多食之,令人渴。"注文中的《素问》,是指《素问·宣明五气篇》的"咸走血,血病无多食咸;苦走骨,骨病无多食苦。"《灵枢·五味论》与《素问·宣明五气篇》均言"苦走骨,咸走血",与《灵枢·九针论》"苦走血,咸走骨"所论不同,杨上善在类编注释时,已注意到经文内容上的不统一,故下文注云:"皆左右异,具释于前也",在该篇前文"咸走血"之下,注云:"肾主于骨,咸味走骨,言走血者,以血为水也。"在"苦走血"之下,注云:苦是火味,计其走血,以取资骨令坚,故苦走骨也。对"咸走骨"与"咸走血","苦走血"与"苦走骨"之不同,进行了合理的解释,并不存在拿《素问》《九卷》经文来校勘《太素》经文的情况。

据前人考知,《黄帝内经》非一时一人之作,其中保存着不同的学术派别和不同的学术观点,理论上并不完全统一,甚则有相互矛盾之处。当遇到《内经》自身理论上的前后不一,或自相矛盾、或义理不明之处,杨上善常引用《素问》或《九卷》的不同内容,进行《素问》与《九卷》间的对比与前后互证,以达到说明异说、阐发医理、辨章学术的目的。此乃属于杨上善注释的一个体例,而不应将看作是以《素问》《九卷》来校勘《太素》。详其体例如下:

1) 当同一命题而《素问》、《九卷》两书之间有异说时,杨上善常援引《素问》以证《九卷》、引《九卷》以证《素问》。其注文的行文特点是:只标书名,不标篇名。如:

卷六《脏府气液》"心气通于舌,舌和则舌能知五味矣。"注云:"舌虽非窍,手少阴别脉循经入心中,上系舌本,故得心气通舌也。《素问》赤色入通于心,开窍于耳者。肾者水也,心者火也,水火相济,心气通耳,故以窍言之,即心以耳为窍。又手太阳心之表,脉入于耳中,故心开窍在于耳也。"此处经文见于《灵枢·脉度》,而杨注引文则见于《素问·金匮真言论》。通过《九卷》与《素问》的经文对比,对"心开窍于舌"与"心开窍于耳"两种不同的官窍对应,进行了辨析。

2) 当同一命题而《素问》或《九卷》同书之内有异说时,杨上善常援引其同书经文,进行前后互证。其注文的行文特点是:只标篇名,不标书名。如:

卷九《脉行同异》"冲脉者,十二经之海也,与少阴之大络起于肾下,出于气街,循阴股内廉,邪入腘中,循胫骨内廉,并少阴之经,下入内踝之后,入足下。其别者,邪入踝,出属跗上,入大指之间,注诸络以温足胫,此脉之常动者也。"注云:"少阴正经,从足心上内踝之后,上行循胫向肾。冲脉起于肾下,与少阴大络下行出气街,循胫入内踝,后下入足下。按《逆顺肥瘦》少阴独下中云:注少阴大络。若尔,则动脉共少阴常动也。若取与少阴大络俱下,则是冲脉常动,少阴不能动也。"此处《太素》经文见于今之《灵枢·动输》,而杨注引文则见于《灵枢·逆顺肥瘦》,同出一书。

3)当同一条注文中引用《素问》或《九卷》的次数在两次以上时,其注文的标记方式是:"《素问》……《素问》又云……"、"《九卷》……又《九卷》……"。如:

卷八《经脉连环》"心手少阴之脉,起于心中,出属心系,下膈络小肠。"注云:"问曰:《九卷》心有二经,谓手少阴、心主。手少阴经不得有输,手少阴外经受病,亦有疗处,其内心脏不得受邪,受邪即死。又《九卷·本输》之中,手少阴经及输并皆不言。……"此处《太素》经文见于今之《灵枢·经脉》,"《九卷》心有二经"及"手少阴经不得有输"的内容,则见于今之《灵枢·经脉》与《灵枢·邪客》篇,"手少阴经及输并皆不言",则指的是《灵枢·本输》的内容。

就《太素》现存篇卷统计,杨上善注文中标引《素问》的有19条,标引《九卷》的有18条。今将其逐一比较对照,发现杨上善在注文中援引的《素问》《九卷》,均属于对《内经》不同学术思想和观点的辨章与诠释,并无以《素问》、《九卷》来校勘《太素》之例。所以不能以注文中出现的《素问》、《九卷》引文,认定杨上善曾用《素问》、《九卷》来校勘《太素》。

(3)对杨上善撰与注的分析。有的学者根据新旧《唐志》的著录情况,认为"在北宋林亿之前,学者和史官一致认为杨上善仅仅是注《太素》,并无编纂之说。"还有的学者根据杨上善的《明堂》序,认为杨上善只为《明堂》作注,由则推测杨上善"将两书喻为'天一地二',同样只为'窥察易明'而撰注,并未做过'纂'的工作。卷数之所以增加,亦只因为加注后篇幅扩大而加的。"此观点亦有欠妥之处。

1)在新、旧《唐志》中,撰与注的使用,并不十分严格。《旧唐书·经籍志》中云:"黄帝内经太素三十卷杨上善注,黄帝内经明堂类成十三卷杨上善撰",而《新唐书·艺文志》则云:"杨上善注黄帝内经明堂类成十三卷,又黄帝内经太素三十卷"。《黄帝内经明堂类成》一书,在《旧唐志》中作"撰",在《新唐志》中作"注",撰、注不一。然从日本仁和寺今存《黄帝内经明堂》的残卷及序文来看,其卷端亦署云:"通直郎守太子文学臣杨上善奉敕撰注",又其自序云:"旧制此经,分为三卷,证候交杂,窥察难明,支体奇经,复兴八脉……是以十二经脉各为一卷,奇经八脉复为一卷,合为十三卷。"《明堂》旧经三卷,杨上善以经络为纲,腧穴为纬进行重新类分,改编为十三卷。则说明杨上善对《黄帝内经明堂类成》一书,实则既撰且注。

2)杨上善撰注《黄帝内经太素》,同撰注《黄帝内经明堂》一样,均作了编撰与注释两方面的工作。《黄帝内经太素》与《黄帝内经明堂》,均题为杨上善奉敕撰注,且杨上善在《黄帝内经明堂》序中说"《太素》陈其宗旨,《明堂》表其形见,是犹天一地二,亦渐通其妙物焉。"《太素》、《明堂》无疑是一对姐妹篇。《黄帝内经明堂》的奉敕撰注工作,包括对旧《明堂经》的重新编次和加注两方面。《黄帝内经太素》亦杨上善奉敕撰注,其标记方法相同,此亦可证杨上善奉敕撰注《黄帝内经太素》亦系作了撰与注两方面的工作。

从《黄帝内经明堂》仅存的卷一中,可见其注文也有"有本云"、"有本作"、"有本为"等校语存在。杨上善共出"有本"校语6条。如"尺泽……在肘中约上动脉"杨注:"有本云:在肘屈大横文中也。"那么,是否可以根据杨注中的"有本"之语,而认为杨上善仅是为《明堂》

作注,并未作分类编纂的工作,在杨上善之前已有一本《黄帝内经明堂类成》存世呢？这显然是不妥的。因为杨上善在《黄帝内经明堂序》中,已清楚地表明了他将《明堂》由三卷分类编纂为十三卷。同样,据《太素》杨注中的"有本"、"别本"之语,来推断杨上善只注《太素》而未作分类编纂工作,也是不妥的。

3）日本宽平年间(相当于唐昭宗年间,即公元 889～904 年),藤原佐节撰《日本国见在书目》,著录有"《内经太素》三十,杨上(按此下当脱"善"字)撰。"林亿《重广补注黄帝内经素问序》中亦云"杨上善纂而为《太素》",则杨上善类编之功不可灭。

综合以上几点可以认为,《黄帝内经太素》一书不仅为杨上善所注释,而且为杨上善所编撰。

(4) 对《太素·水论》注文"太素经论"的分析。有学者根据《太素》卷二十九《水论》篇注文中有"所受太素经论,摄生安形,详审之法"一文,推断在杨上善之前,已有古本《太素》存世。

《太素·水论》"黄帝坐明堂,雷公曰:臣受业,传之以教,皆以经论,从容形法,阴阳刺灸,汤液药滋,所行治有贤不肖,未必能十全,谨闻命矣。"杨上善注云:"天地之间,四方上下六合宇间,有神明居中,以明造化,故号明堂。法天地为室,圣明居中,以明道教,称为明堂。从容者,详审貌也。所受太素经论,摄生安形详审之法,是谓阴阳、刺灸、汤液、药滋四种之术,莫不要妙。然有不肖行之,不能十全,谨受诏命,雷公言已领解之。"从此段文意分析,若将其作为古本《太素》存在的依据,似有不妥。

1）从成书年代上分析。若此处理解为雷公"所受太素经论",即是指《黄帝内经太素》。那么《黄帝内经太素》的成书年代则在《黄帝内经》之前,然此观点不能成立,已在前文作过论述。

2）从内容上分析。此处雷公"所受太素经论,摄生安形详审之法",其内容包括"阴阳、刺灸、汤液、药滋四种之术",则雷公所受"太素经论"的内容不能与《黄帝内经太素》所包容的内容等量齐观,不能以此"太素经论"解为《黄帝内经太素》之书。

3）从杨上善注文的行文方式上分析。杨上善在概括《黄帝内经太素》的经文要旨时,皆称《内经》之大总,而不称《太素》之大总。如《太素·知官能》篇,杨上善注云:"帝诵岐伯所授针理章句,凡有四十七章。形之所在肥瘦,气之所在虚实,一也。……用针之道,下以疗病,上以养神。其养神者,长生久视,此大圣之大意,四十七也。以上四十七章,《内经》之大总,黄帝受之于岐伯,故诵之以阅所闻也。"《太素》卷六首篇杨上善注云:"问曰:谓之神者,未知于此精中始生？未知先有今来？答曰:案此《内经》但有神伤、神去与此神生之言,是知来者,非曰始生也。"若"太素经论"所论内容,是概指《黄帝内经太素》而言,则杨上善在此二处,亦当称为"《太素》之大总"、"案此《太素》",然在今存《太素》的注文中,无例可寻。此亦证明将《太素·水论》篇的"太素经论",解之为《黄帝内经太素》,其观点不妥。

再详此经文上下文义,为雷公自述其从黄帝受业,皆以经论。若黄帝授雷公者,皆《太素经》,与黄帝与岐伯等君臣问答而为《内经》之义,何以相符。故此"太素"二字,另当别考,从而说明《黄帝内经太素》一书,并非原有此书而杨上善仅为作注,而是杨氏将《黄帝内经》一书,重为类编加注。

4）从杨上善对"太素"一词的运用上分析。在注文中,杨上善对"太素"一词的运用,并不是只见于卷二十九《水论》篇,还见于其他的篇章。如日本《弘决外典抄》卷三第五引"杨上善《大素经》注云：<u>太素合为万物,以为造化</u>,故在天为阳,在人为和,在地为阴。"（此引文不见于《太素》今存的篇卷中,当为《太素》佚文）此处对"太素"二字运用,显然不是指《黄帝内经太素》。

通过以上分析,《太素》卷二十九水论篇注文中"太素经论",不能成为杨上善之前已有《黄帝内经太素》存世的直接依据。杨上善此处为何要称"太素经论",或许与其道家思想的影响有关。《黄帝内经太素》一书,仍当是杨上善依据《素问》、《九卷》分类编纂而成。

（三）《太素》传本情况

有关《太素》的传本情况,篠原孝市先生、马继兴先生均做过许多研究,依据这些资料及其他书目著录的情况,今将有关《太素》传本情况概述如下。

1. 古卷子传世本

《黄帝内经太素》撰成于唐高宗年间（约 666～670 年）,其成书后不久,即传入日本。日本篠原孝市先生云"《太素》成书后不久,即于奈良时代前期传到我国,并被列为当时医学教育的教科书目之首。"在日本的文献中,《太素》之名最早见于天平宝字一年十一月九日（公元 757 年,相当于唐肃宗元年。）孝谦天皇的敕令中。后见于藤原佐节于日本宽平年间（公元 889～897 年,相当于唐昭宗年间）编撰的《日本国见在书目》,比国内最早著录《太素》的《旧唐书·经籍志》的编撰时间,要早约半个世纪。

《太素》传入日本的具体年代,据石原明先生考证认为"《太素》的传入,大概应该在庆云（704 年）至天平（749 年）年间。……据历史上记载,在庆云元年（704 年）7 月,粟田真人从唐朝回国。又天平七年（735 年）三月,遣唐使平群广成、留学生吉备真备,僧玄昉等回国。《太素》的传入,必定是通过这两次中的某一次。"《太素》的手抄本约于奈良前期（735 年）传入日本,此后一直以抄本的形式流传,且"同时受到代表平安时代的宫廷医家丹波氏、和气氏两家的珍视,由两家分别对其进行注释训解。"目前在日本发现的《太素》古卷子抄本有两个,一是丹波赖基写本（即仁和寺本）,二是和气种成写本。

（1）丹波赖基写本残卷。此本现藏于日本京都的仁和寺灵宝馆内,存世的有二十五卷,缺卷一、四、七、十八、二十共五卷。据仁和寺本《太素》每卷卷末之识语可知,该本皆出自丹波赖基之手。丹波赖基写本的抄写年代为公元 1166～1168 年,历时三年。丹波赖基所依据的底本,是丹波宪基抄本,此本抄写于 1151～1158 年,历时八年。

据篠原孝市考证,丹波宪基和丹波赖基,同属于丹波氏家族,为丹波康赖的后人,其关系如下：

$$\text{丹波康赖—重雅—忠明—雅忠—重康}\begin{cases}\text{重赖—基康—赖基}\\\text{重基—宪基}\end{cases}$$

根据《太素》卷末的抄写识语可知,丹波宪基所依据的是底本亦是家本、祖传本。然第十七卷卷末识语云："本云:保元元年润九月廿六日以家本移点校合了,蜂田药师船人本云,宪基。"石原明先生认为"其他卷中都写着家本、祖传本、同本,现存残卷中,唯有一卷写着'蜂田药师船人本云云'九字,而且与家本并称,实际上无疑是属于蜂田药师船人手写本系统。"并推断蜂田药师船人抄写《太素》的时间,大约在宝龟一年（770 年）至延历二十四年（805 年）之间。马继兴先生认为"丹波赖基写本的祖本,是约 8 世纪时日本的蜂田药师船人本……这种蜂田药师本很可能是直接传抄自唐人写本"。有关蜂田药师船人及其抄本的情况,今已难考,不过丹波宪基当曾见过此本。

（2）和气种成写本残卷。此本现藏于日本东京尊经阁文库中,只有第 19 卷一卷存世。马继兴先生云:"和气种成氏的抄本《黄帝内经太素》30 卷,约写于 1286 年(弘安九年,即和气氏殁年)以前,其流传过程不详。"另据《皇国名医传前编》卷中"和气氏"项记载:"种成历任侍医、医博士、典药权助兵库头等。后嵯峨上皇使种成及惟宗时俊交宿直。种成尤被宠遇,每御其剂。上皇崩后,削发曰佛种。"在奈良、平安时代,和气氏是与丹波氏齐名的宫廷医家,世代为医。和气种成本流传过程不详,今尚有 19 卷一卷残本存世,但未见任何抄本与刊本。

2. 近代抄本与刊本

日本文政三年(1820 年),京都名医福井榕亭、棣亭父子影刊了家藏的古卷子本《太素》第二十七卷,由此引起了近代仁和寺本《太素》的发现及其传抄与刊刻。

（1）抄本情况。据篠原孝市等人考证,"仁和寺本《太素》的发现和抄写,是在文政十年(1827 年)冬天,直接指挥者是浅井正封。……文政十三年(1830 年)四月以前,就已完成了仁和本《太素》的抄写。"也就是说,"《太素》的最早传写年代,是在文政十年(1827 年)至天保一年(1830 年)之间"。文政十三年(1830 年)江户医家小岛学古派书手杉本望云影抄浅井氏所藏《太素》23 卷,约在天保五年(1834 年),通过小岛学古将其带到了江户,以后各家以此为基础进行传抄,至天保年间(1830~1843 年)中期流传开来。小岛学古为《太素》的传抄和普及,做出了很大的贡献。从现存抄本看,《太素》的传播是在天保十年(1839 年)以后。自天保十年至嘉永五年(1852 年)之间,又出现了许多《太素》抄本。马继兴先生将其进行了归纳,概要如下:

1834 年(天保五年)奈须恒德写本二十三卷,后为清藏书家潘祖荫(1830~1890 年)所藏(见《滂喜斋藏书志》卷二),继藏于范氏栖芬室,今藏于中医研究院图书馆。

1837~1839 年(天保八~十年),坂立节春璋抄本二十三卷,后藏于范氏栖芬室,今藏于中医研究院图书馆。(此本乃据小岛学古宝素堂抄本抄写)。

1838 年日本写本,后为清·陆心源所藏(见《皕宋楼藏书志》卷三),现藏于日本静嘉堂。

1849 年(嘉永二年),近藤显宝素堂抄本(附小岛尚真跋),现藏于北京图书馆(仅存对经续录一卷)。

1850 年(嘉永三年)抄本二十二卷,山崎次本校合,现藏日本杏雨书屋藏。

1850 年(嘉永三年),喜多村直宽抄补本,改名《黄帝内经太素九卷经纂录》二十四卷,现藏日本杏雨书屋。

1852 年(喜永五年),青山道西京据山本高明影抄本重抄二十三卷,现藏日本杏雨书屋。

1882 年(明治十二年),服部政世据浅日宗伯抄本重抄六卷,现藏日本杏雨书屋。

年代不详的抄本有:

日本灵溪静舍抄本二十二卷,现藏北京图书馆。

日本影抄本二十三卷,藏北京大学图书馆。

日本影抄本二十三卷,藏南京图书馆。

日抄三卷本及十卷本各一种,藏日本杏雨书屋。

19 世纪中期以后,在中国也出现了多种《太素》抄本,据刘震鋆《黄帝内经太素补注序》

云:"清季吾师柯巽庵中丞逢时,闻此书尚存,悬巨金购得唐人钞本、江建霞太史景酌源堂本、杨惺吾孝廉守敬有影钞本,海内所藏只此残编三部而已。"

柯逢时抄本,据萧延平《黄帝内经太素·例言》记载,此本乃为寻常钞本,字体较小,卷第与杨惺吾携归的影写仁和寺宫御藏本相同,惟无残卷。书中凡残缺处,无论字数多少,只空一格。此本今已下落不明。

江建霞抄本,今已下落不明。

杨惺吾携归的影抄本,今存于北京大学图书馆,书中记有"光绪癸未三月从日本杉本仲温得之,守敬记"等字样(光绪癸未,即 1883 年)。

另有黄以周《旧钞本太素经校本叙》云:"余闻日本有旧钞本,以重价值购之。"可知黄以周亦曾购得日本抄本,但今已下落不明。

(2)刊本情况:

第一,在日本方面,《太素》的刊印本主要有:1820 年(文政三年),福进榕亭父子影刊了家藏的古卷子本《太素》的第二十七卷。

1971 年,日本盛文堂医学颁布会影印的《太素》,前半部分为影印萧延平本《太素》全书,后半部分为用活字排印仁和寺残本中尚未刊印过的第十六卷、二十一卷、二十二卷共三卷,另题书名为《缺卷复刻黄帝内经太素》。

1981 年,据仁和寺本《太素》的影印本,收入日本东洋医学研究会发行由小曽户洋监修的《东洋医学善本丛书》内。

第二,在中国方面,自 19 世纪中期杨守敬赴日购归《太素》的日本影写仁和寺本二十三卷之后,也出现多种《太素》的刊本。主要有:

1897 年,袁昶的通隐堂刊本二十三卷,是我国现存的第一部刊印刊本《太素》。

民国初年,四川存古书局刊本,书名为:《隋·杨上善奉敕撰注太素足本》,共二十册,今存日本杏雨书屋。

民国初年,袁桐庐(袁忠节)刊活字本二十三卷,今下落不明。

1924 年,兰陵堂刊萧延平校勘本二十三卷,卷末附佚文,此本影响较大,流传较广。

1935 年,汉口余生印刷社铅印线装本二十三卷,刘震鋆校勘,杨明济补注。此本据柯息园抄本,并参考酌源堂本及杨守敬影抄本校勘,名为《黄帝内经太素补注》。卷首有刘震鋆的序,及汇考、凡例,卷中系刘、杨二人按《素问》、《灵枢》、《甲乙》校订补注,并逐一注明补文的出处。此本今存于中医研究院图书馆。

1935 年,商务印书馆据通隐堂本排印二十三卷,收入《丛书集成初编》。

1955 年,人民卫生出版社据萧延平本的影印二十三卷本。

1962 年,台北世界书局发行《增补珍本医书集成》本《太素》,为杨家骆辑。

1965 年,人民卫生出版社据通隐堂本排印二十三卷。

1979 年,中国中医研究院影印"缺卷覆刻《太素》"本。

1983 年,人民卫生出版社据通隐堂本校刊二十三卷本。

1989 年,《中国医学大成续编》据光绪二十三年秋九月通隐堂刊本影印本。

(四)《太素》的主要版本研究

目前尚存世的《太素》诸多抄本与刊本中,影响较大、流传较广的本子有三个:一是日本东洋医学研究会 1981 年影印的仁和寺所藏《太素》本（又称之为仁和寺本），此本是今存《太素》诸多抄本与刊本的唯一祖本，文献价值最高。二是 1897 年袁昶的通隐堂刊本（又称之为袁昶本），此本是仁和寺本之影抄本《太素》传入我国后，第一部刊印本《太素》。对《太素》一书的流传，起到了积极的作用。三是 1924 年兰陵堂刊的萧延平校勘本（又称之为萧延平本），此本由于校勘精良，后又经人民卫生出版社的多次影印重刊，其流传较广，影响较大，成为研读《太素》者的必备本。目前，此三本在社会上皆有流传，然尚缺乏版本间的系统比较和研究。本文在对仁本、袁本、萧本进行研究时，首先将此三本间进行了详细的对校，作出校记，然后进行比较研究，探讨各本间的优劣与特点，为研读《太素》者提供参考。

1. 仁和寺本

仁和寺本《太素》（以下简称仁本），是指现藏于日本京都仁和寺灵宝馆内的手抄卷子本《太素》，1981 年东洋医学研究会将其影印出版，收入《东洋医学善本丛书》内。据每卷卷末的识语可知，此本均出自丹波赖基之手，其抄写年代为仁安元年至仁安三年（即公元 1166～1168 年），前后用了三年的时间。丹波赖基写本，后收藏于日本的仁和寺内，其收入仁和寺的具体年代不详，据马继兴先生推测：此本收入仁和寺的时间，"估计约在 13 世纪左右（相当中国元代）。"仁本《太素》发现的起因是，京都名医福井榕亭父子于文政三年（1820 年）影刊的家藏古卷子本《太素》卷第二十七。仁本《太素》的发现是在文政末年，约为文政十年（1827 年）。仁本《太素》的发现，不仅引起了学术界的广泛关注，而且得到日本政府的重视。日本政府曾于明治四十三年四月二十日（1910 年）和昭和二十七年十一月二十二日（1952 年）两次将其指定为国宝，并由政府组织人员对其进行过表装（1942 年）、修缮（1958 年），补入简断。

仁本《太素》，为卷子本，每行字数为 16～23 字不等，经文为大字，杨上善的注文为双行小字夹注。其字体兼有行、草二书，抄本中保留了许多的古字、俗字和异体字等，重文采用了省略写法，如神去神去作"神々去々"。

仁本《太素》作为近代《太素》诸多抄本与刊本的祖本，从文献学的角度看，它的价值要比其他抄本与刊本更高一些。通过与袁本、萧本的比较，今将仁本的特点归纳如下：

（1）保存的篇卷内容最多。袁本、萧本及其他抄本与刊本，所存《太素》篇卷均为二十三卷。仁本《太素》现存二十五卷，较萧本与袁本等，多出卷十六、卷二十一和卷二十二的"九刺"、"十二刺"两篇等内容。

仁和寺所藏《太素》原为三十卷，后有部分卷子散失于民间。其散失的具体时间不详，据日本石原明推测，当在 1788 年（天明八年）京洛大火时失盗而流散民间。其中卷第二十一、二十七两轴及卷第三、十二、十四断简合装为一轴，先后为福井氏购得，藏于崇兰馆所藏。文政三年（1820）福井榕亭父子将其所藏的《太素》卷第二十七影刊，当时外界尚不知福井家还藏有其他残卷。

文政末年，仁和寺发现的《太素》仅有二十二卷，加上福井氏所藏的卷第二十七，共为二十三卷。因此，浅井正封、小岛学古等人所得抄本均为二十三卷，后世抄本多据于此，亦为二十三卷，包括：卷二、三、五、六、八～十五、十七、十九、二十二～三十，缺卷一、四、七、十六、十八、二十、二十一。所存篇卷亦有残缺，或缺篇首，或缺篇尾。

大正七年（1917 年），仁和寺曾派人去福井家进行了模写，并记云：

上三册,原本为北野之福井氏所藏也。但仁和寺所藏的国宝太素经缺之,盖是前年被某人盗去,后由福井氏购得也。京都文科大学副教授吉义则氏从中介绍,向福井氏请求,派人抄写。补仁和寺所藏原本之缺也。大正七年八月十三日记。

福井家所藏的卷二十一、二十七两轴《太素》,后于昭和二十五年十一月十七日(1951年),经神田喜一郎之手,进入杏雨书屋,现藏于该处。

明治(1868~1911 年)以后,又在仁和寺发现了《太素》卷第十六。后因仁和寺所藏《太素》先后两次被指定为国宝,由政府组织人员对其进行过表装(1942 年)、修缮(1958 年),将残卷内容补入相应的篇卷,使其成为现存《太素》篇卷最多的本子。

袁本与萧本则根据《素问》、《灵枢》及《甲乙经》,考补了《太素》二十三卷中的部分残缺卷首、卷尾经文。萧延平在校正《太素》时,曾将二十三卷之外的残卷十三纸,据《灵枢》、《素问》,分别补入卷五《阴阳合》、卷六首篇、卷十首篇、卷二十二《五邪刺》、卷三十之卷首目录等。萧本、袁本的缺补经文情况详见后表。

(2)保存了《太素》原抄本的字体旧貌。仁本《太素》抄成于仁安元年—仁安三年(1166~1168 年),相当我国的南宋孝宗年间,其中保存了许多的古字、俗字、异体字等,如瘫作疒、发作㪍、关作開、焦作瞧、焦作燋、腰作䯊、胸胁作智脅等。萧本、袁本则是在仁本的基础上,又经过了后世的再抄与刊刻,且在刊刻时,均对原抄中俗字作了更正,如:"瞧"改为"焦","㪍"改为"发"、"開"改为"关"等。萧本与袁本对原抄中的古字虽有所保存,但均不如仁本存真。

通过对仁本、萧本、袁本三本间的对校可知,萧本与袁本的字体多同,然与仁本则多有不同之处。今将仁本与萧本(袁本所用字与萧本同,不重出)间的字体差异作一对照,详见下文"仁本与萧本的字体比较表"。

(3)可订正后世诸多抄本与刊本之讹误。仁本《太素》作为后世诸多《太素》抄本与刊本的祖本,可以订正后世《太素》传本之误。如《太素·调食》篇杨上善注云:"《九卷》一文及《素问》皆苦走骨,咸走血。《九卷》此文言苦走血,咸走骨,皆左右异,具释于前也。"萧本与袁本均误作"《九卷》此文及《素问》皆苦走骨,咸走血。此文言苦走血,咸走骨,皆左右异,具释于前也。"仅几字之差,就使一些学者误以此为根据,来推断杨上善此处是以《素问》、《九卷》之文来校已存世之《太素》。真可谓差之毫厘,谬已千里。

然仁本《太素》亦有其不足之处,归纳起来有以下几点:

第一,仁本《太素》虫蚀残缺较甚,阅览不便。如卷二十二《刺法》、《九针所主》、《五节刺》,卷十三《脉度》等篇,残蚀得都比较严重。

第二,仁本《太素》有脱文之处,如:

卷十六《脉论》:"星与日月光"一句,此上《素问·著至教论》有"愿得受树天之度,四时阴阳合之,别"十四字经文,据杨上善注文中有"树,立也。"新校正引有:"按《太素》别作列字"。由此可知,此处仁本有脱文,当为传抄中的误脱。

再如卷十四《真脏脉形》"目眶陷,真"之下,杨上善有注文云:"真脏脉见,少阳脉绝,两目精坏,目不见人,原气皆尽,故即立死。真脉虽见,目犹见人,得至土时死也。"与其上之经文不符,再看《素问·玉机真脏论》此"目眶陷,真"之下,有"脏见,目不见人,立死。其见人者,至其所不胜之时则死。"二十一字经文,则知仁本误脱二十一字经文。

第三,仁本《太素》有衍文之处。如:

卷八《经脉连环》篇,杨上善注云:"……言手少阴是动所生致病及《明堂》有五输疗者,据受内资受外邪也。言手少阴是动所生致病及《明堂》有五输疗者,据受内资受外邪也。"此两句注文内容重出,当属于传抄之误。

2. 袁昶本

袁昶本《太素》(以下简称袁本),是指清光绪二十三年(1897年)秋九月通隐堂刊刻的袁昶氏渐西村舍汇刊丛书本。该本是根据柯逢时(巽庵)手校本,又经鲍锡章、汪宗沂校订而刊印的。后于1935年被收入《丛书集成初编》,由商务印书馆铅印出版。1992年,又被收入《中国医学大成续编》,由岳麓书社影印出版。

袁本《太素》,全书共二十三卷,卷前有袁昶的"校刻黄帝内经太素叙"、鲍锡章的"太素校正例言"。卷末附有(汪宗沂的)"《黄帝内经太素》遗文并杨氏元注"、汪宗沂的跋文。另外在卷末还收录了《黄帝内经明堂序》、《黄帝内经明堂》卷第一、黄以周的"旧钞太素经校本叙"和"黄帝内经明堂叙""黄帝内经九卷集注叙""黄帝内经素问重校正叙"。

袁本对原钞《太素》中的俗字,作了更正。正如鲍氏校正例言云:"此本多俗字,顺笔更正。(小注宜一律改正,如焦作瞧、发作菝之类。)"袁本还删去了原抄每卷末所附纪年(即删去仁本《太素》每卷卷末的抄写年代识语)。

袁本《太素》,虽不及萧本校正精良,然在据《素问》、《灵枢》考补《太素》缺文,存"黄帝内经太素遗文及杨氏元注"等方面,均有开创之功,对萧延平校正《太素》影响很大,且袁本作为《太素》传入我国后的第一个刊本,对《太素》一书在国内的流传,也起到了积极的作用。后经《丛书集成初编》、《中国医学大成续编》等书的影印、重刊,流传日广,至今仍为研读医经者所习用。袁本《太素》主要有以下几个特点:

(1)据《素问》、《灵枢》考补了《太素》的部分缺文。鲍锡章《太素校正例言》云:"太素非完帙,缺卷无从补,但有与素、灵合者,仍当录正文首尾,以便观览。惟佚注则末由考补耳。"袁本据《素问》、《灵枢》,对《太素》中的部分缺文作了考补。其考补的内容如表9-1所示:

表9-1 袁本考补《太素》缺文情况表

《太素》缺文篇卷	袁本考补缺文内容
卷二·寿限缺卷末	据《素问·上古天真论》补入"筋骨解堕……身年虽寿,能生子也"113字
卷三·阴阳大论缺卷首	据《素问·阴阳应象大论》补入"黄帝曰:阴阳者,天地之道也……气伤痛,形"332字
卷五缺卷首	据《灵枢·邪客》补入"黄帝问于伯高:愿闻人之肢节……以抱人形"132字
卷六缺卷首	据《灵枢·本神》补入"黄帝问于岐伯曰:凡刺之法……竭绝而失生"257字
卷八·经脉连环缺卷首	据《灵枢·经脉》补入"雷公问于黄帝:禁脉之言……气盛有"253字
卷十缺卷首	据《素问·骨空论》补入"黄帝问曰:余闻风者百病之始也……上系两目之下中"405字
卷十二·营卫气别 缺卷首	据《灵枢·营气》补入"黄帝曰:营气之道……乃传之肺流"20字
卷十四缺卷首	据《素问·三部九候论》补入"黄帝问曰:余闻九针于夫子……胸中多气者死"537字

续表

《太素》缺文篇卷	袁本考补缺文内容
卷十七只存卷尾	据《素问·五脏生成》补入"心之合脉也……白如枯骨者死"180 字
卷二十二·五邪刺缺卷尾	据《灵枢·刺节真邪》补入"当是之时善行水者……推而散之者也"422 字
卷二十九·三气缺卷首	据《灵枢·刺节真邪》补入"黄帝曰：有一脉生数十病者……以手按之"433 字。（其中"黄帝曰：有一脉生数十病者……岐伯曰：此邪气之所生也"45 字，与《太素》卷 22·五邪刺重出，与仁本篇首亦不合）
卷二十九·风水论	在该篇"口干苦渴"之下，据《素问·评热病论》补入"小便黄，目下肿，腹中鸣，身重难以行，月事不来，烦而不能食"23 字。仁本、萧本均无此 23 字

袁本考补的卷首或卷尾缺文，基本上是正确的。但也有不妥之处，如卷二十九《三气》篇（袁本缺卷首及篇名，此篇名据仁本而知），袁本据《灵枢·刺节真邪》补入"黄帝曰：有一脉生数十病者……以手按之"一节经文，共 433 字。其中"黄帝曰：有一脉生数十病者……岐伯曰：此邪气之所生也"45 字，与仁本、萧本《太素》卷二十二《五邪刺》篇篇尾重出，且仁本今存卷二十九《三气》篇的篇首不缺，亦无袁氏所补之 45 字，则知袁本此处考补不当。

再则卷二十九《风水论》"至必少气，时热，从胸背上至头汗，手热，口干，舌渴，不能正偃，正偃则咳，病名曰风水。"杨注云："肾风病气至者，凡有八候：一者少气，二时热，三从胸至头汗出，四手热，五口热，六苦渴，七不能正偃，谓不能仰卧，仰卧即咳（此上疑脱'八'字）。有此八候，候是肾风水病也。""口干舌（《素问》作苦）渴"之下，袁本据《素问·评热病论》补入"小便黄，目下肿，腹中鸣，身重难以行，月事不来，烦而不能食"23 字。此 23 字，仁本、萧本均无，结合杨上善的注文分析，《太素》本无袁本所补的内容，此处袁本补之亦有不妥。

（2）稽考《太素》总目。由于《太素》首卷缺佚，故其总目亦不得存。袁本根据《太素》各卷的子目内容，将其总编于前，为"黄帝内经太素目录"，置于卷首，并卷下标明其卷首或卷尾的存缺情况，使读者对《太素》每卷所含的篇目内容及存缺情况，能开卷了然。

（3）考存《素问》新校正中的《太素》遗文。林亿《素问》新校正中，引用了许多《太素》的内容。其中有些引文不见于《太素》今存的 23 卷中，当是《太素》所阙七卷中的内容，袁本将其总录于后，名为"黄帝内经太素遗文并杨氏元注"，共存《太素》遗文 54 条。袁本所存《太素》遗文，仅限于林亿《素问》新校正中所引，而未涉及其他，如对林亿校正《甲乙经》、《脉经》等书时所引《太素》之文，及《医心方》等书所存遗文，均未录及。所录遗文，亦未标明出自《素问》何卷何篇，查找不便。

袁本由于刊刻仓促，未及精校，其间难免有讹误、脱漏之处。其不足之处列举如下：

第一，脱漏注文。与仁本、萧本相校，袁本有脱漏注文之处，如卷十九《知针石》篇脱"五脏之灵皆名为神，神之所以任物，得名为心"18 字注文。

第二，残缺经文之处，误作缺注处理。如卷二十二《三刺》篇，平按："微而浮之下原钞缺半行，细玩残缺处，中间笔画甚重，应是大字经文，谨依《灵枢》、《甲乙》补入'以移其神，气至乃休'八字"。而此八字经文，袁本误作八字注文空格处理。

第三，经文字误。关字误作开字。袁本有多处"关"字误作"开"字者，如卷五《阴阳合》篇"太阳为关"、"太阴为关"的"关"字，袁本经文、注文均误作"开"。卷二十三《量缪刺》注云："手少阳外关之络，从外关上绕臂内廉……"，此二"关"字，袁本均误作"开"。

攻字误作政字。如卷二十四《真邪补写》篇"此攻邪也"，袁本误作"此政邪也。"

袁本作为《太素》传回我国后的第一个刊本,对《太素》一书的流传,起到了积极的促进作用。萧延平在校正《太素》时,也曾以袁本作为主要的对校本。然自萧延平本刊行之后,由于萧本校勘精良,并在内容上增补了袁本所没有的残卷十三纸内容,因而渐为萧本所取代。

3. 萧延平本

萧延平本《太素》(以下简称萧本),是萧延平以杨惺吾所获影写仁和寺宫御藏本为底本,与袁本、左筠卿年丈处所得钞本相校,并参校以《素问》、《灵枢》、《甲乙经》、《难经》、《脉经》、《千金方》等书,对《太素》详加校勘,并增补注按语的本子。该本共二十三卷,书末还附有《太素》佚文。所缺七卷为:卷一、四、七、十六、十八、二十、二十一。此外,卷三、五、六、八、十二、十四、十七、二十二、二十九共八卷缺卷首,卷二、卷二十二共两卷缺卷尾,全存的有卷九、十、十一、十三、十五、十九、二十三、二十四、二十五、二十六、二十七、二十八、三十,共十三卷。此本于1924年由兰陵堂仿宋嘉　本刊刻,世称兰陵堂本,又称萧延平本。

萧本《太素》,以其校勘之精细,阐述之得体而为世人所称道。在众多的《太素》刊本中,萧本一直被公认为是最好的精校本,特别是经人民卫生出版社1955年影印、1965年排印、1983年重印之后,使萧本《太素》得以广泛流传,影响也更大,迄今仍为研习《太素》的首选精校本。其姻弟周贞亮在跋文中,曾这样评价萧延平,"北承究心医书,涉览极博。《内经》不去手者,盖数十年。其校此书也,据《甲乙经》、《灵枢》、《素问》以订经文之异同;据《伤寒论》、《巢氏病源论》、《千金方》、《外台秘要》、日本《医心方》等,以证注义之得失,体例与《素问》王注新校正相近。其穿穴它论,微契圣心,虽未知于仲景诸家奚若,而用汉学治经义之法,于宋贤校医书之中,一义必析其微,一文必求其确,盖自林亿、高保衡以还,数百年无此诣精之作,可断言也。"与其他传本相比,萧延平本有以下几特点:

(1)体例详明。萧延平仿林亿等校正《千金方》例言,于卷端附有"例言"一篇,对《太素》的著录情况、著作年代、底本和校本的选择情况及各本中存在的主要问题、校勘的体例等均作了较详细的说明。例言之后,编有目录一篇,详述每卷所含篇目及存佚情况。

(2)标注经文出处及与《素问》、《灵枢》、《甲乙经》的文字异同。萧延平在校正《太素》时,取《灵枢》、《素问》、《甲乙经》详为对勘,仿《素问》新校正例,于每篇篇首,标名自某处至某处,见《灵枢》、《素问》、《甲乙经》卷几第几篇。复于书中凡与《灵枢》、《素问》、《甲乙》字异者,仍仿新校正例,于注中所见之位置,如《太素·顺养》篇"平按:此篇自篇首至不致邪僻,见《灵枢》卷六第二十九《师传》篇。自夫治民至不致邪僻,见《甲乙经》卷六第二。自久视伤血至久所病也,见《灵枢》卷十二第七十八《九针论》,又见《素问》卷七第二十三《宣明五气篇》。自春三月至末,见《素问》卷一第二《四时调神大论》,又见《甲乙经》卷一第二。"

萧延平于平按之下,标记《太素》经文与《素问》、《灵枢》、《甲乙经》的异同情况,如卷第十《带脉》篇"宗筋者,束肉骨而利机关"平按:"束肉骨,《素问》、《甲乙经》均作主束骨。"为读者进一步了解《素问》、《灵枢》、《甲乙经》与《太素》间的经文异同提供了方便。

(3)考辨异文,增补注文。萧延平对《太素》中不同于《素问》、《灵枢》、《甲乙经》的异文,除了逐一标明之外,还对有价值的异文进行了详尽的考证,辨其正误。如《太素》卷五《阴阳合》篇对"关"与"开"的辨析,平按:"太阳为关,关字《甲乙经》、《素问》、《灵枢》均作开。日本钞本均作门,乃关字省文。玩杨注门有三义,一者门关,主禁者也。主禁之义,关字为长,若开字则说不去矣。再考《灵枢·根结》篇及《甲乙经·经脉根结》篇于太阳为开之上,均有'不知根结,五脏六府折关败枢开阖而走'之文,本书卷十《经脉根结》与《灵枢》、《甲乙》同,则是前以关枢阖三者并举,后复以为关为阖为枢分析言之,足证明后之为关,关字即前之折关,关字无疑矣。下太阴为关与此同义,不再举。再按嘉祐本《素问》新校正云:'《九墟》太阳为关。'作关。"另外,对卷十《任脉》篇的篡与纂、卷十《督脉》篇的宫与宦等字的不同,均进行了辨析。

为杨上善的注文增补书证,是萧延平校正《太素》的又一特色。如:

《太素·调食》篇"酸走筋,多食之,令人癃"杨注:"力中反,淋也,篡字癃也。"平按:"癃,《汉书·高祖本纪》年老癃病勿遣。作癃,乃古文癃字也。"此处以《汉书·高祖本纪》之文,为杨上善的注文增加了书证。

再如《太素·督脉》杨注:"督脉与太阳两道上至目内眦,上额至颠相交已,入脑还出,别为两箱下项,复循左右肩髆之内,侠脊抵腰,循膂络于二肾方止,男女皆同也。旧来相传为督脉当脊中唯为一脉者,不可为正也。"平按:"《八脉考》:'督脉又别自脑下项,循肩胛,与手足太阳少阳会于大杼,第一椎下两旁去脊中一寸五分陷中,内侠脊抵腰中,入循膂络肾。'足证本注别两箱左右肩髆之是,旧传只一脉当脊中者非也。"此处以《八脉考》的记载进一步论证杨注之为是。

(4)辨析经文注文之衍脱误倒,比较杨、王二注之得失。萧延平博聚群书,殚精二十年,对《太素》进行了详细的校正,不仅指出了《太素》一书同《素问》、《灵枢》、《甲乙经》等书的经文异同情况,而且对《太素》中的衍脱误倒之处,进行了认真的研究。对其原文的衍脱误倒之处,其处理的方法多是,保留原貌,而于"平按"之下予以说明。如卷二十六《厥心痛》篇杨上善注云:"大冲,右足大指本节后二寸陷者。"平按:"注右足,右字当系在字传钞之讹,检《甲乙经》,太冲穴在足大指本节后二寸,或曰一寸五分,陷者中,《素问·刺腰痛论》注云在足大指本节后内间二寸陷者中,并无左右足之分,故知右为在之误也。"萧延平引证了《甲乙经》和《素问》王注,以说明"右"字当为"在"字之误,可见其校正此书用功之精勤,治学态度之严谨。

萧延平于平按之下,还对王注与杨注的得失进行初步的比较研究,指出了杨注长于王注之处。如卷二十三《量缪刺》"邪客足少阴之络,令人咽痛……气上走贲上"杨注:"贲,膈也。"平按:"贲,《素问》王注谓气奔,新校正引《难经》谓胃为贲门,杨玄操云:'贲,鬲也。'与此注同,《素问》王注非是。"

(5)考补《太素》部分缺文。萧延平考补《太素》缺文,包括三个方面:

第一,从杨惺吾携归的《太素》残卷十三纸中检出,证之以上下文义及《素问》、《灵枢》的相应篇卷,将其补入《太素》的卷五、卷六、卷十、卷二十二、卷三十等篇卷中,具体内容如下:

> 卷五《阴阳合》:补入:"在上者为阳……春者苍色,苍色"一节经文和注文。
> 卷六首篇:补入"在我者气也……竭绝而失生"一节经文和注文。
> 卷十《督脉》:补入"岐伯曰:督脉……上系两目之下"一节经文和注文。
> 卷廿二《五邪刺》:补入"当是之时,善行水者",至篇末一节经文和注文。
> 卷三十卷首:补入卷首目录。

萧延平据残卷十三纸所补内容,均于所补篇卷之下,加按说明。如《太素》卷五·阴阳合篇,平按:"篇中间自在上者为阳至苍色一段经文杨注,原钞残阙,平于日本仁和寺宫御藏本残卷十三纸中检出,证以《灵枢·阴阳系日月》篇经文,补入生于火故及有肝肝者之间,而此篇缺处复完,亦幸事也。"萧氏所补内容与仁本亦同。

第二,依据上下经文,证之《素问》、《灵枢》或《甲乙经》的相应篇卷,以补卷首、卷尾的部分缺文,并于平按下注明考补情况。其考补的具体内容如表9-2:

表 9-2　萧本考补《太素》缺文情况表

《太素》缺文篇卷	袁本考补缺文内容
卷二·寿限缺卷末	据《素问·上古天真论》及《甲乙经·形气盛衰大论》补入"筋骨解堕……而无子耳。"23 字
卷三·阴阳大论缺卷首	据《素问·阴阳应象大论》补入"黄帝曰:阴阳者,天地之道也……气伤痛,形"332 字
卷五缺卷首	据《灵枢·邪客》补入"黄帝问于伯高曰:愿闻人之肢节……以抱人形"132 字
卷六缺卷首	据《灵枢·本神》补入"黄帝问于岐伯曰:凡刺之法……天之在我者德也,地之"96 字
卷八·经脉连环缺卷首	据《灵枢·经脉》篇及《甲乙经·经脉第一上》篇补入"雷公问于黄帝曰:禁脉之言……气盛有"181 字(此文实据《甲乙》补,与《灵枢》及袁本稍异)
卷十二·营卫气别缺卷首	据《灵枢·营气》及《甲乙经·营气》篇补入"黄帝曰:营气之道……乃传之肺,流"20 字
卷十四缺卷首	据《素问·三部九候论》及《甲乙经·三部九候》篇补入"帝曰:决死生奈何……胸中多气者死"32 字
卷十七只存卷尾	据《素问·五脏生成》篇补入"心之合脉也……白如枯骨者死"180 字
卷二十九·三气缺卷首	据《灵枢·刺节真邪》补入"黄帝曰:余闻气者……以手按之"388 字

第三,依据《太素》注文,证之以《素问》、《灵枢》和《甲乙经》,以考补篇卷中的个别字句。如:

卷三《阴阳大论》杨注"西方是阴,阴气下沉,故下实上虚,则人右箱下胜上劣也。"之上,原缺"西方阴也,阴者其精并于下,并于下则下盛而上虚,故其耳目不聪明而手足便也。"32字经文,萧本据注文及《素问·阴阳应象大论》篇补之。

卷二《顺养》"黄帝曰:余闻先师有所心藏,弗著于方。余愿闻而藏之,则而行之。"平按:"有所心藏所字原缺,之则而行四字原缺,谨依《灵枢》补入。"

钞本中存有许多因虫蚀而不全的字,萧延平则根据其残存的字画,考补了许多经文或注文中的缺字。如卷二十二《三刺》"必一其神,令之在针,浅而留之,微而浮之,□……□"平按:"微而浮之下原钞缺半行,细玩残缺处,中间笔画甚重,应是大字经文,谨依《灵枢》、《甲乙》补入'以移其神,气至乃休'八字。"通过萧延平的考辨,补其残缺,使萧本较袁本、仁本更易于阅读。

(6)存《太素》别本异文。萧延平于"平按"之下,保存了《太素》其他抄本的部分异文。其中存袁本异文许干条,并注明某字袁刻作某。存左筿卿年丈处所得本异文10余条,注明别本某字作某。萧延平出校详尽,使我们能持萧本《太素》而得知它本《太素》之异同。

(7)别撰附篇,存《太素》遗文。萧本《太素》卷末之"附篇",在袁本"黄帝内经太素遗文并杨氏元注"的基础上,又据王注《素问》林亿等新校正及林亿等校正《甲乙经》、《脉经》与日本《医心方》所引考补,当在今本所缺七卷中者,别撰附篇,存于卷末。袁本仅从林亿新校正《素问》中所引考补,且未标明见于《素问》何篇,而萧本则逐条标记其所见于《素问》某卷某篇,且补袁刻本考补脱漏之佚文。如"寒伤骨"、"湿胜寒"两条,不见于袁本,平按:"此条见同上(此条见《素问》卷二第五《阴阳应象大论》)。又按:寒伤骨、湿伤寒两条,袁刻脱。"袁刻本中考补之佚文,见于后发现之残卷十三纸中者,萧本则删去并注明。如袁本有"为阳中之少阴"、"为阴中之太阴"、"此为阴中之少阳"三条,萧本平按:"《素问·六节藏象论》为阳中之太阴,新校正引《太素》太阴作少阴;为阴中之少阴,新校正引《太素》少阴作太阴;此为阳中之少阳,新校正引《太素》作阴中之少阳,三条。平从杨惺吾氏所获日本仁和寺宫御藏本残卷十三纸中检出,补入本书卷三第二《阴阳合》篇,故此三条不复列入。"萧本附篇的"黄帝内经太素遗文并杨氏原注",其收录的内容包括:

> 林亿《素问》新校正中的《太素》遗文 54 条。
> 林亿《甲乙经》校正中的《太素》遗文 10 条。
> 林亿《脉经》校正中的《太素》遗文 3 条。《医心方》中的《太素》遗文 3 条。

当然,萧本也其许多不足之处。如标记《太素》经文出处有误。卷二十七《邪传》篇:自五邪入至末一段经文,取自《灵枢·九针论》,又见于《素问·宣明五气篇》。当云:见《灵枢》卷十二第七十八《九针论》篇,又见《素问》卷七第二十三《宣明五气篇》。而萧延平则云:"见《素问》卷七第二十三《宣明五气篇》"。

4. 三本间的比较

通过对仁本与萧本、袁本的比较分析,可以看出三本间存在着一定的差异。主要有以下几方面:

(1) 避讳的不同。在避讳字上,三本间不尽相同。其中对"丙"、"渊"、"治"等字的避讳,萧本出现了诸多经文避讳改字的情况,袁本则出现了诸多注文不避讳的情况,均与仁本不同。

1) 对萧本经文讳"丙"字作"景"的分析:在"丙"与"景"字的运用上,仁本、袁本经文均作"丙"字,注文作"景"字,萧本多与之相同,唯萧本《太素》卷五《阴阳合》篇经文避讳情况与仁本不同。

萧延平本作:"景主左手之阳明。"注云:"甲乙景丁戊己为手之阳也……景丁为阳明者,景为五月,丁为六月。"

仁和寺本作:"丙主左手之阳明。"注云:"甲乙景丁戊己为手之阳也……景丁为阳明者,景为五月,丁为六月。"

仁本经文作"丙",而萧本经文作"景"(袁本此节经文注文缺,萧本乃为据残卷十三纸所补)。此其传本不同所致?还是萧本之误呢?

据萧延平本"例言"云:"此书乃假杨惺吾氏所获日本唐人卷子钞本影写卷……又残卷一册,共十三纸,尾间有以仁和寺宫御所藏本影写字样",可知萧延平本所依据的底本是杨惺吾携归的日本钞本。那么杨惺吾钞本此处经文是否原作"景"字呢?

杨惺吾《日本访书志》云:杨上善《黄帝内经太素》廿三卷,"盖唐代所传本。文政间医官小岛尚质闻尾张藩士浅井正翼就仁和寺书库,钞得二十余卷,亟使书手杉本望云就录之以归。自后乃有传钞本,此本每卷有小岛尚质印,眉上又据诸书校订,亦学古亲笔。盖初影本也。……又据此书残卷中丙主左手之阳明,注云:景丁属阳明者,景为五月云云。唐人避太祖讳,丙为景。则上善为唐人审矣。"据此可知,杨惺吾钞本来源于仁和寺本,其残卷中的此处经文仍作"丙主左手之阳明",与仁和寺本相同,则此处萧本经文亦不当讳作"景"字。今萧本经文"丙"字作"景",则显然与杨惺吾所言不附。另据萧延平按语云:"景《灵枢》作丙,唐人避太祖讳丙为景,犹讳渊为泉也。"则此处经文的"景"字,似非为萧延平所改。

2) 对萧本经文讳"渊"字作"泉"的分析:在"渊"与"泉"字的运用上,萧本与仁本、袁本亦有不同。对"渊掖"、"太渊"的"渊"字,仁本经文均不避讳,只在注文中讳作"泉"字,今存于中国中医研究院的《太素》早期抄本奈须恒德写本(抄于 1834 年)、坂立节春璋写本(此本据小岛学古宝素堂抄本,抄写于 1837~1839 年),以及存于北京大学有杨守敬印的日本影抄本,北京图书馆的灵溪精舍本、有森立之跋文的日本影抄古抄本,其避讳情况均与仁本相同,经文中的"渊掖"、"太渊"的"渊"字,皆不作"泉"字。

《医心方》卷十五说痈疽所由第一曾引:"《太素经》云:发于颈名曰夭疽,其痈大以赤黑,不急治则热气下入渊掖。"此书为丹波康赖撰成于 982 年,在仁和寺本抄成之前,说明日本早期的《太素》抄本,其经文亦作"渊掖",不作"泉掖"。

但在萧本中却出现了经文"渊掖"作"泉掖"、"太渊"作"太泉"的情况,不与诸本相同。如:

卷九《经脉正别》篇有三处、卷二十六《痈疽》篇有一处,经文中的"渊掖",萧本作"泉掖"。

卷九《脉行同异》篇有一处、卷十一《本输》篇有一处、卷二十五《热病说》篇有一处、卷二十六《厥心痛》篇有一处,经文中的"太渊",萧本作"太泉"。

此经文讳"渊"改作"泉"字,是否为萧延平所为呢?据《太素·经脉正别》篇"手少阴之别,入于泉掖两筋之间"下,萧延平按云:"《灵枢》、《甲乙经》泉掖均作渊腋。袁刻改泉作渊,查唐人讳渊为泉,宜仍依原钞作泉,以存真相。"可知萧本经文作"泉掖"、"太泉"者,似非萧延平氏所改。那么何以出现萧本经文"丙"与"渊"字的避讳呢?

据萧延平本《太素》"例言"记载,萧延平所依据的底本是杨惺吾携归的日本钞本。萧耀南的《校正黄帝内经太素序》云:"吾宗北承孝廉曩时监学存古,与杨惺吾广文共事一堂,得借钞其所获日本唐人卷子本杨上善所注《黄帝内经太素》,手校者十数载,辨证凡数万言,去岁由京师遄归武昌。"周树模的《校正黄帝内经太素序》云:"黄陂萧北承孝廉,好学深思士也。……去年归武昌,今年校刻隋杨氏《内经太素》成函,来问序。……《太素》书久佚,杨惺吾孝廉得自日本归武昌,柯中丞家、袁忠节曾传抄刊行,北承复取他本,精心钩鈲,辨析异同,考定伪误,其未瘝者间以己意申之,殚十数年之力而后成。"周贞亮《校正内经太素杨注后序》亦云:"光绪中叶,吾乡杨惺吾先生始从日本获唐写卷子本影钞以归,存二十三卷。桐庐袁忠节公得其书,未加详校,即以付刊,讹谬滋多,未为善本。吾姻友萧北承孝廉,精于医,始聚群籍校正其书,殚精廿年,以成此本。"以上诸序均说明萧延平本所依据的底本,是杨惺吾携归的日本钞本。但是萧延平本经文中出现的"景"与"泉"字,却与现存于北京大学图书馆有杨守敬印的日本影抄本不同。

据此,萧延平本所据底本是否另有祖本,与仁和寺本不同,若从萧延平对其底本残缺经文、注文的描述情况来看,多与仁和寺本相同。如:

卷二《顺养》"余闻先师有所心藏,弗著于方。余愿闻而藏之,则而行之。"平按:"有所心藏,所字原缺,之则而行四字原缺,谨依《灵枢》补入。"与仁本的残缺情况相同。

卷三《阴阳杂说》"少腹腫"平按:"腹腫二字,原钞缺左方,只余右方复重二字,谨依《素问》作腹腫。"与仁本的残缺情况相同。

卷二十三《三刺》"……浅而留之,浮而微之"(仁本卷二十九第二十九页),平按"微而浮之下,原钞缺半行,细玩残缺处,中间笔画甚重量,应是大字经文。"与仁本的残缺情况相同。

萧延平本之底本的残缺情况与仁和寺本如此的相同,似可说明萧延平依据的底本,其祖本仍当是仁和寺本。然而,萧延平本经文中出现的"丙"字讳作"景"、"渊"字讳作"泉"的情况,则不与仁和寺本及见存诸多抄本相同,限于目前所见文献,现已难考。

3)对袁本注文不避讳"渊"字的分析:袁本只有卷九《脉行同异》、卷十一《本输》两处注文中,"太渊"讳作"太泉"。而卷九《经脉正别》的注文作"渊掖"、卷二十五《热病说》、卷二十六《厥心痛》的注文均作"太渊",不避"渊"讳字。其避讳情况与仁本不同,疑其为后人传抄中的回改所致。

此外,仁本对"治"字的避讳,多见于注文中,萧本、袁本亦多同仁本。唯卷二十四《天忌》篇"月郭空无治"的"治"字,仁本及其后世的传抄本中虽有虫蚀,但从其残缺的笔画"ㄅ"中,尚可辨认出此字当为"治"字,萧本、袁本此处均误作"疗"字。另外仁本注文"无疗者,疗之乱经,故无疗也"的三个"疗"字,其中第二"疗",萧本误作"治"。

4)对萧本、袁本新避讳字的分析:与仁本相比,萧本、袁本又出现了新的避讳字,即"玄"、"丘"字的避讳。

讳"玄"字,如卷五《四海合》注:"眩,玄遍反。"萧本作"眩,元遍反",袁本作"眩,髹反"。此当是避清圣祖玄烨之讳,属于清人避清讳之列。

讳"丘"字,如卷十一《本输》"行于商丘"、"过于丘虚"等"丘"字,萧本作"邱",袁本作"𠀌"。此则是避孔丘的"丘"字之讳,亦属清人讳改所致。

(2)萧本、袁本较仁本多出的经文、注文。在经文、注文的内容与位置上,仁本与萧本、袁本亦有出入。其中个别经文与注文位置上的差异,如卷二《顺养》篇。

仁本作:久行伤筋,此久所病也。人之久行,则肝胆劳损,肝伤则筋伤也。(袁本、灵溪精舍本、奈须恒德本、坂立节春璋本均同)

萧本作:久行伤筋,人之久行,则肝胆劳损,肝伤则筋伤也。此久所病也。此或是后人根据经文、注文内容,进行的部分前后调整。

但是,在卷十四《人迎脉口诊》篇与卷二十九《津液》篇,萧本、袁本等较仁本多出部分注文与经文,值得进一步分析。详见如下:

1)卷十四《人迎脉口诊》

仁本作:"形肉血气必相称也,是谓。"

萧本、袁本作:"**形肉血气必相称也,是谓平人。**形,谓骨肉色状者也。肉,谓肌肤及血气口者也。袁劳减等口口好即为相称也。如前五种,皆为善者,为平人。"较仁本多出2字经文、41字注文。

2)卷二十九《津液》

仁本作:"**夫心系举,肺不能常。**泣,哕者,泣出之时,引气张口也。"

萧本、袁本作:"夫心系,肺不能常举,乍上乍下,故哕而泣出矣。哕音去。身中五官所管津液并渗于目,为泣,哕者,泣出之时,引气张口也。"较仁本多出11字经文、28字注文。

从仁本卷十四、卷二十九的这两节经文、注文情况来看,显然是有脱文。那么萧本与袁本的这两节多出的经文与注文,是否为袁本或萧延平所增呢?考之今存于中国中医研究院的《太素》早期抄本奈须恒德写本、坂立节春璋写本,以及存于北京大学有杨守敬印的日本影抄本,北京图书馆的灵溪精舍本、有森立之跋文的日本影抄古抄本,均与萧本、袁本相同,皆有此二节经文与注文,可知非萧、袁所补。

据篠原孝市考证,"《太素》的最早传写年代,是在文政十年(1827年)至天保一年(1830年)之间"。文政十三年(1830年)江户医家小岛学古派书手杉本望云影抄浅井氏所藏《太素》23卷,约在天保五年(1834年),通过小岛学古将其带到了江户,以后各家以此为基础进行传抄,至天保年间(1830~1843年)中期流传开来。坂立节春璋本,抄成于日本天保八~十年(1837~1839年),其卷九末云:"天保八年丁酉十月四日以宝素堂钞本手书写了,坂璋六拾三岁录,同日校一过。"卷五又云:"文政庚寅八月廿九日得之于尾张浅井正翼,校读一过,谨藏于宝素堂。小岛质誌。"此说明坂立节春璋抄本所依据的底本是小岛学古的宝素堂钞本,而小岛学古又得之于浅井正翼。因而,卷十四、卷二十九多出的两节经文和注文,疑当出自浅井正翼或小岛学古传抄之时。小岛学古得《太素》写本,不仅抄而藏之,而且对《太素》进行了一番研究,并著有"对经篇",并于栏之上下留有小记。所以,此两处较仁和寺本多出的经文注文,若非仁和寺本之外另有其他的《太素》传本,则疑当出自于小岛学古之手。

3)用字与行文方式上的不同。在用字与行文方式上,仁本与萧本、袁本存有不同之处。萧本、袁本对原钞本中的俗字均作了更正,对原钞本中的古字虽有所保存,然亦不如仁本更能真实地反映《太素》古抄本的原貌。现将仁本与萧本(袁本用字多与萧本相同)所用字之不同列示如表9-3。

表9-3 仁本与萧本的字体比较表

仁本——萧本	仁本——萧本	仁本——萧本	仁本——萧本
燋——焦	膲——焦	畱——留	裛——裏
膽——胆	槩——概	胷——胸	脅——脇
臂——腰	蠏——蟹	群——羣	崐——崑
隣——鄰	怱——偬	鬏——髻	鬏——鬓
髢——髮	鬏——鬚	鬟——鬓	髷——髯
埶——热	埶——熟	煎——煎	煑——煮
掖——腋	捥——腕	挌——格	摳——枢
胅——胅	詠——诊	軫——轸	疢——疹
顛——颠	癲——癫	𮒼——色	絶——绝
曰——因	呬——咽	面——面	血——血
示——亦	赤——赤	包——包	胕——胕
攴——攴	岐——岐	伏——休	牡——牡
圡——土	吐——吐	几——凡	臭——臭
胳——络	腤——猪	鬲——膈	或——惑
勾——钩	仓——苍	大——太	耶——邪
销——消	匡——眶	絃——弦	弦——絃
万——萬	庄——荘	粮——糧	灾——災
却——卻	几——幾	无——無	沉——沈
与——舆	余、尔——爾	弃——棄	乱——亂

续表

仁本——萧本	仁本——萧本	仁本——萧本	仁本——萧本

恐——恐	惣——總	冣——最	容——害
窓——窗	皷——鼓	㷇——強	凰——皇
垂——垂	狭、欮——缺	咲、笑——笑	冄、冄——再
飡——飱	冷——冷	准——准	毋——無
閇——閉	開——關	弛——施	施——馳
敊、㪰——菽	踈——疏	㣲——微	衒——微
㧊、菽——發	癈——廢	刔、剄——剛	綖——綱
剌——刺	竪——醫	脳——腦	奐——魚
甲——卑	刃——牙	瘻——瘻	沖——衝
荔——弱	㴑——溺	伍——低	乚——乙
陥——陷	唑——坐	哭——哭	怾——怪
㢟——庭	丘——邱	扄——窈	徃——往
叅——參	虍——虎	喬——喬	貞——貞
聡——聰	摽——標	筋、筯——筋	放——倣

在行文上,仁本注文之句末多有"……之也"、"……也之"之语,此在萧本、袁本多已不存。"……之也"、"……也之"之行文方式,非常独特。"……之也"的行文,虽也见于其他的古籍中,然"……也之"的行文方式,则是极为罕见,此或为抄书人所误倒。

总之,在《太素》今存的诸多抄本与刊本中,以仁本、萧本与袁本三本的影响最大。其中仁本今存的篇卷内容最多,且为后世诸多抄本与刊本的祖本,文献价值最高,惜其虫蚀残缺较甚,阅览不便。袁本作为《太素》传回我国后的第一个刊本,对《太素》的广泛流传起到了积极的作用,但其校勘不如萧本精良,且保存的篇卷内容最少。萧本是一个刊本,其内容较不及仁本多,但它较袁本补入了残卷十三纸的内容,且经萧延平殚精二十年的精勤校注,使其成为深得世人称道,并广为流传的《太素》刊本。此外,三本之间尚有避讳用字,及经文注文内容、位置及用字等方面的不同,故研读者当择善而从之。

(五)《太素》的分类特点

《内经》作为中医的经典著作,自晋以来,对其进行研究者代不乏人,研究的方式也是多种多样。作分类编纂者,则始于晋皇甫谧的《针灸甲乙经》。杨上善则是继《甲乙经》之后,对《内经》进行分类研究。与《甲乙经》相比,杨上善在类分《素问》、《九卷》时,运用的是兼收并蓄的全文类编方法。通过类分合编,不仅系统了《内经》的理论体系,同时也初步勾画出了中医理论体系的基本框架。其分类的特点如下:

1. 全文类编

将《太素》与现行本《素问》、《灵枢》相关部分逐一对比之后,可以看出《太素》对《素问》、《九卷》的分类,采用的是全文类编方法。与皇甫谧《甲乙经》的有所删节、改编合编原文的方法相比,《太素》对《素问》(除运气七篇及刺法、本病两篇外)、《九卷》之文,几乎是一句不漏,一字不改的予以收录。其编辑原文的方式有以下几个特点:

(1)整篇或大段入编。从《太素》对《素问》、《九卷》原文的类编情况来看,除归入《太素》卷三十·杂病类的《素问》通评虚实论、逆调论、病能论、奇病论和《灵枢》癫狂、热病、厥病、杂病等篇,拆分较零散外,余者多是大段入编,或整篇入编。

就《太素》现存二十五卷182篇(其中卷17末篇仅存篇尾,不在统计之列)内容统计而言,《素问》未经拆分即整篇入编《太素》的有30篇,若加上热论、骨空论两篇,则当为32篇(《素问·热论》整篇见于《太素》卷二十五《热病决》,唯篇末一句见于《太素》卷三十《温暑病》。此篇末一句,据新校正云:凡病伤寒已下,全元起本在《奇病论》中,王氏移于此。《素问·骨空论》篇,据新校正云:按全元起本在第二卷,自灸寒热之法已下,在第六卷《刺齐篇》末。今骨空论篇自"灸寒热之法"以下,见于《太素》卷二十六《灸寒热法》),其中有15篇分别构成《太素》中的15个完整单篇。《灵枢》整篇入编《太素》的有44篇,其中26篇分别构成了《太素》中的26个完整单篇。即在《太素》今存的182篇中,有41篇是由《素问》、《灵枢》中的41个完整单篇组成的。详见下表"《素问》《灵枢》整篇入编的篇目"。

另外,《太素》中有6篇是由《素问》、《灵枢》中的两个完整单篇组成的。即:

卷三《阴阳杂说》=素·金匮真言论(全)+素·阴阳别论、痹论("凡痹之客五脏者……痹聚在脾",《素问·痹论》篇的此段经文,据新校正云:全元起本在《阴阳别论》中)、阴阳别论(全)

卷五《阴阳合》=灵·阴阳系日月(全)+素·阴阳离合论(全)

卷九《经脉皮部》=素·皮部论(全)+素·经络论(全)

卷十二《营卫气别》=灵·营气(全)+灵·营卫生会(全)

卷十三《肠度》=灵·肠胃(全)+灵·平人绝谷(全)

卷二十三《杂刺》=灵·四时气(全)+素·长刺节论(全)

《灵枢》81篇,除12整篇不见于今存《太素》外,其余69篇中,有44篇是未经拆分而整篇编入《太素》某一篇内的,占63.7%。《素问》72篇(不含七篇大论及刺法、本病篇),除9整篇不见于今存《太素》外,其余63篇中,有32篇是未经拆分而整篇编入《太素》某一篇内的,占50.8%。

表9-4 《素问》、《灵枢》整篇编入《太素》的篇目

整篇编入《太素》的《素问》篇目		整篇编入《太素》的《灵枢》篇目	
《素问》篇目	《太素》篇目	《灵枢》篇目	《太素》篇目
卷一·四气调神大论	卷二·顺养	卷一·本输	卷十一·本输(全)
生气通天论	卷三·调阴阳(全)	小针解	卷二十一·九针要解(全)
金匮真言论	卷三·阴阳杂说	卷二·本神	卷六·首篇(全)
卷二·阴阳离合论	卷五·阴阳合	卷三·经别	卷九·经脉正别(全)
阴阳别论	卷三·阴阳杂说	经水	卷五十二·水(全)
卷四·异法方宜论	卷十九·知方地(全)	卷四·经筋	卷十三·经筋(全)
玉版论要	卷十五·色脉诊	骨度	卷十四·骨度(全)

整篇编入《太素》的《素问》篇目		整篇编入《太素》的《灵枢》篇目	
《素问》篇目	《太素》篇目	《灵枢》篇目	《太素》篇目
卷六·三部九候论	卷十四·首篇(全)	五十营	卷十二·营五十周(全)
卷七·经脉别论	卷十六·脉论	营气	卷十二·营卫气别
卷八·宝命全形论	卷十九知针石	营卫生会	卷十二营卫气别
离合真邪论补写(全)	卷二十四·真邪	四时气	卷二十三·杂刺
太阴阳明论	卷六·脏府气液	卷五·五邪	卷二十二·五脏刺(全)
阳明脉解	卷八·阳明脉病(全)	寒热病(全)	卷二十六·寒热杂说
卷九·热论(篇末一句除外)	卷二十五·热病决(全)	周痹	卷二十八·痹论
刺热篇	卷二十五·五脏热病(全)	口问	卷二十七·十二邪(全)
卷十·气厥论(全)	卷二十六·寒热相移	卷六·决气	卷二·六气(全)
咳论	卷二十九·咳论(全)	肠胃	卷十三·肠度
卷十一·刺腰痛篇	卷三十·腰痛(全)	平人绝谷	卷十三·肠度
卷十二·痿论	卷二十五·五脏痿	海论	卷五·四海合(全)
卷十三·脉解篇	卷八·经脉病解(全)	五乱	卷十二·营卫气行
卷十四·刺志论	卷十六·虚实脉诊	胀论	卷二十九·胀论
针解篇	卷十九知针石	五癃津液别	卷二十九津液(全)
长刺节论	卷二十三·杂刺	血络论	卷二十三·量络刺(全)
卷十五·皮部论	卷九·经脉皮部	阴阳清浊	卷十二·营卫气行
经络论	卷九·经脉皮部	卷七·阴阳系日月	卷五·阴阳合
气穴论	卷十一·气穴	外揣	卷十九·知要道(全)
气府论	卷十一·气府(全)	卷八·禁服	卷十四·人迎脉口诊
卷十六·骨空论(除"灸寒热之法"以下)	卷十一·骨空(全)	背腧	卷十一气穴
卷十八·缪刺论	卷二十三·量缪刺(全)	卫气	卷十·经脉标本(全)
卷二十三·示从容论	卷十六·脉论	逆顺	卷二十三·量顺刺(全)
卷二十四·阴阳类论	卷十六·脉论	五味	卷二·调食
解精微论	卷二十九水论(全)	卷九·水胀	卷二十九·胀论
		贼风(全)	卷二十八·诸风杂论
		动输	卷九·脉行同异
		五味论	卷二·调食
		卷十·百病始生	卷二十七·邪传
		行针	卷二十三·量气刺(全)
		上膈	卷二十六·虫痈(全)
		寒热(全)	卷二十六·寒热瘰疬
		卷十一·官能	卷十九·知官能(全)
		卫气行	卷十二·卫五十周(全)
		九宫八风(全)	卷二十·八九宫八风
		卷十二·大惑论	卷二十七·七邪(全)
		痈疽	卷二十六·痈疽

杨上善在合编《素问》、《九卷》的经文时,大都是各载其文,使《素问》、《九卷》经文内容

互不糅杂,不似《甲乙经》一书对经文进行合并或改编。

其对经文的拆分,除个别篇文外,大都本着不过多拆散原文的原则,或整篇入编,或大段入编。如《素问·脉要精微论篇》,《太素》将其归入卷十四《四时脉诊》、卷十五《五脏脉诊》、卷十六《杂诊》、卷二十六《痈疽》等四篇内,而《甲乙经》则将其分入卷一、卷四、卷六、卷十一等九篇内,《类经》分入卷五、卷六、卷十七、卷十八等十四篇内。

不过多地拆散原文,不使原文糅杂,此对保存经文旧貌,据校今本《素问》、《灵枢》、《甲乙》等经文,颇有价值。因而,黄以周先生在《旧钞太素经校本叙》称赞云"《太素》改编经文,各归其类,……无其破大义之失"。

(2)《九卷》经文多排在《素问》之前。从《太素》篇内对《素问》、《九卷》经文的前后编排次序上来看,《太素》今存的 182 篇中,有 27 篇是由《素问》、《九卷》两书的经文组成。其中有 18 篇,是将《九卷》的经文排在《素问》之前。见表 9-5。

表 9-5　《太素》中的《素问》、《九卷》经文编排次序

将《九卷》经文排在前的有如下 18 篇	将《素问》经文排在前的有如下 9 篇
卷五·阴阳合	卷十一·气穴卷
卷二·顺养、调食、寿限	卷十五·五脏脉诊
卷六·脏府气液	卷十六·杂诊
卷十·督脉、带脉、阴阳乔脉、冲脉	卷二十五·热病说
卷十一·变输	卷二十八·痹论
卷十四·人迎脉口诊	卷三十·头齿痛、腰痛、癫疾、刺疟节度
卷十九·知形志所宜	
卷二十三·杂刺	
卷二十六·痈疽	
卷二十七·邪传	
卷二十九·胀论	
卷三十·四时之变、刺腹满数	

《甲乙经》的 138 篇中,有 48 篇是由《素问》、《九卷》两书的经文组成。其中 32 篇是将《九卷》的经文放在前,有 16 篇是将《素问》经文编在前。见表 9-6。

表 9-6　《甲乙经》中的《素问》、《九卷》经文编排次序

将《九卷》经文排在前的有如下 32 篇	将《素问》经文排在前的有如下 16 篇
卷一·第一、第二、第三、第四、第十五	卷四·第一下
卷二·第一下	卷五·第一下
卷四·第一上、第二上	卷六·第十
卷五·第一上、第四	卷七·第一上、第一中、第二、第三
卷六·第二、第九、第十一、第十二	卷九·第一、第五
卷八·第一上、第二、第四	卷十·第一下、第二上、第四
卷九·第三、第七、第八、第九、第十一	卷十一·卷二、第四、第七
卷十·第一上、第二下	卷十一·第五
卷十一·第五、第六、第八、第九下	
卷十二·第一、第三、第四、第十一	

从《太素》与《甲乙经》对《素问》、《九卷》经文的编排次序上看,它们都比较重视《九卷》,亦或说明杨上善类编的指导思想与皇甫谧有些类似之处。

3. 删削重复

《素问》与《灵枢》之间,有许多经文彼此重复的地方,或是两处经文完全相同,或是仅在行文方式上略有出入,其论述的内容则基本相同。如:

《素问·脏气法时论》"肝色青……桃葱皆辛",与《灵枢·五味》所论内容基本相同。

《素问·宣明五气篇》的五劳所伤、五味所入、五气所病、五精所并、五脏所恶、五脏化液、五脏所藏、五脏所主等,与《灵枢·九针论》所论内容基本相同。

《素问·血气形志篇》"夫人之常数……此天之常数",与《灵枢·五音五味》"夫人之常数……此天之常数也。"所论内容基本相同。

《素问·血气形志篇》"形乐志苦"至篇末,与《灵枢·九针论》所论内容基本相同。

《素问·诊要经终论》末段,与《灵枢·终始》末段,所论经终内容基本相同。

《素问·刺禁论》与《灵枢·终始》"凡刺之禁"一段,所论刺禁内容基本相同。

《素问·标本病传论》与《灵枢·病本》全篇加《灵枢·病传》"病先发于心"至篇末,所论标本、病传内容基本相同。

《素问·疟论》"帝曰:善。其作日晏……故卫气应乃作",与《灵枢·岁露论》首段,所论内容基本相同。

通过《太素》经文与现行本《素问》、《灵枢》的比较可知,杨上善在类编经文时,虽属全文类编,没有像皇甫谧编《甲乙经》那样"删其浮辞……,论其精要",但对于《素问》、《灵枢》间的重文部分,杨上善也作了"除其重复"的工作。

就《太素》今存的篇卷内容统计而言,杨上善对《素问》、《九卷》之间的重文,其取舍原则是,多取《九卷》而舍《素问》。如:

"五味:酸入肝,辛入肺,苦入心,咸入肾,甘入脾,淡入胃,是谓五味。"(《太素·调食》)

"五味所入:酸入肝,辛入肺,苦入心,咸入肾,甘入脾,是谓五入。"(《素问·宣明五气篇》)

"五味:酸入肝,辛入肺,苦入心,咸入肾,甘入脾,淡入胃,是谓五味。"(《灵枢·九针论》)

三者相比,可知《太素》经文乃取自《九卷》(即今之《灵枢》)。依此分析《太素》对《素问》、《九卷》重文的取舍情况,具体如表9-7。

表9-7 《太素》删削重复的情况

《太素》篇卷	经文出处	删削的经文
卷二《顺养》"久视伤血……此久所病也。"	取《灵枢·九针论》	舍《素问·宣明五气篇》
卷二《调食》"肝色青,宜食甘……黄黍鸡肉桃葱皆辛。"	取《灵枢·五味》	舍《素问·脏气法时论》
卷二《调食》"五味:酸入肝……是谓五味。"	取《灵枢·九针论》	舍《素问·宣明五气篇》
卷六《脏府气液》"五脏气……。六府气……。五并……。五恶……。五液……。五藏……。五主……。"	取《灵枢·九针论》	舍《素问·宣明五气篇》
卷十《任脉》"夫人之常数……此天之常数也。"	取《灵枢·五音五味》	舍《素问·血气形志篇》

续表

《太素》篇卷	经文出处	删削的经文
卷十九《知形志所宜》"形乐志苦,病生于脉……是谓手之阴阳也。"	取《灵枢·九针论》	舍《素问·宣明五气篇》
卷二十七《邪传》"五邪入……。五发……。"	取《灵枢·九针论》	舍《素问·宣明五气篇》
卷二十五《疟解》"黄帝曰:善。其作日晏……故卫留乃作。"	取《素问·疟论》	舍《灵枢·岁露论》

从上表可知,对于《素问》、《九卷》间重复的经文,《太素》有七处是取《九卷》舍《素问》,唯有一处是取《素问》舍《九卷》,此亦可说明杨上善对《九卷》的内容较为重视。再结合杨上善奉敕撰注《黄帝内经明堂》,及其经络输穴注释详尽这一事实,似不难理解杨上善何以做出如此的取舍和编排。

4. 重出奇经八脉部分经文

除删削重复外,《太素》还重出了《素问》、《九卷》中有关奇经八脉的经文。

由于《素问》、《九卷》中没有专题论述奇经八脉的篇章,有关论述奇经八脉方面的内容也比较零散。因而,杨上善在分类时,本着不过多拆散原经文编次的原则基础上,先将其大段或整篇内容作了相应的归类,然后又将其中有关奇经八脉部分的经文重出,再次归类。所以,在《太素》中,《素问》、《九卷》的经文出现了重出的情况。经文重出的目的,则在于突出奇经八脉的论述,同时也反映了杨上善对经络理论的重视。重出经文如表9-8。

表9-8 《太素》重出《素问》、《九卷》经文的情况

重出的经文内容	见于《太素》	又见于《太素》
《素问·举痛论》"帝曰:愿闻人之五脏卒痛,何气使然?……或喘动应手者……奈何?岐伯曰:寒气客于冲脉,冲脉起于关元,随腹直上,寒气客则脉不通,脉不通则气因之,故喘动应手矣。"	卷二十七·邪客(此节及其上下经文)	卷十·冲脉
《素问·刺腰痛》"阳维之脉,令人腰痛,痛上弗然肿,刺阳维之脉,脉与太阳合月腨下间,去地一尺所。……飞阳之脉,……在内踝上五寸,少阴之前,与阴维会。"	卷三十·腰痛(该篇全文)	卷十·阴阳维脉
《素问·痿论》"阳明者,五脏六府之海"至"带脉不引,故足痿不中也。"	卷二十五·五脏痿(该篇全文)	卷十·带脉
《素问·骨空论》"督脉者,起于少腹以下骨中央"至"督脉生病治督脉。"	卷十一·骨空(此节及其上经文)	卷十·督脉
《素问·缪刺论》"邪客于足阳乔,令人目痛从内眦始。"	卷二十三·量缪刺(该篇全文)	卷十·阴阳乔脉
《灵枢·经别》"足少阴之正,至腘中,别走太阳而膈,上至肾,当十四椎,出属带脉。"	卷九·经脉正别(该篇全文)	卷十·带脉
《灵枢·寒热病》"阴乔阳乔,阴阳相并,阳入阴,阴出阳,交于目兑眦,阳气盛则瞋目,阴气盛则瞑目。"	卷二十六·寒热杂说(该篇全文)	卷十·阴阳乔脉

通过对重出经文与今之《素问》《灵枢》的比较可知,凡《太素》经文与今之《素问》、《灵枢》不同者,《太素》的重出经文间多相同。如:

《素问·刺腰痛篇》"飞阳之脉,……在内踝上<u>五寸</u>,<u>少阴</u>之前,与阴维会。"

《太素·腰痛》作"飞阳之脉,……在内踝上<u>二寸</u>,<u>太阴</u>之前,与阴维会。"

《太素·阴阳维脉》作"飞阳之脉,在内踝上二寸,太阴之前,与阴维会。"

《素问·刺腰痛篇》的该节经文,在《太素·阴阳维脉篇》中重出,其经文内容与《太素·腰痛篇》的内容完全相同。由此可知,《太素》重出的经文内容,是源自于同一祖本的。

5. 设类分篇,系统《内经》理论

《内经》是集不同时期众多作者医学论文之大成,所以在篇目卷次、内容结构方面存在着不够系统,不够紧凑等诸多问题。或是在一篇之内论及多个方面的内容,或是同一内容又散在不同的篇章内论述,从而给读者系统掌握《内经》的理论体系,带来了诸多不便。只有按其不同内容加以分类,才能使《内经》理论体系更加系统。

杨上善类编《素问》、《九卷》,先按其经文内容的不同,设立大类,每类之下又细分篇目。前者重在立纲,后者重在析目,两者结合,则纲举目张,使《内经》的原文编排与学术内容趋于条理化、系统化。

从大的类目上看,《太素》三十卷,共分为二十一大类(亦有学者认为是二十类,有关二十一类与二十类的问题,详见后文"《太素》二十类与二十一类的分析"),即:摄生类、阴阳类、(此处缺一类名)、人合类、脏府类、经脉类、输穴类、营卫气类、身度类、诊候类、证候类、设方类、(此处缺一类名)、九针类、补写类、伤寒类、寒热类、邪论类、风类、气论类、杂病类(其中缺类的类名及内容,将在"《太素》缺佚篇卷的探讨"内论述。)。类目的编排是按养生、阴阳、脏腑、经络、诊候、证候等顺序,先论养生、阴阳、人合等内容,后论人体的生理、病理、设方、病证等内容。后世类分《内经》的诸家,如明张介宾的《类经》,分为:摄生、阴阳、脏象、脉色、经络、标本、气味、论治、疾病、针刺、运气、会通十二大类。今人李今庸等《新编黄帝内经纲目》,分为:人与自然、养生、阴阳五行、脏象、经络、病机、病证、诊法、论治、针灸、运气、医学教育十二大类其类目的先后次第,基本上都按照从生理至病理,从诊断至治疗的顺序编排。此可说明《太素》类目的选取与排列较为合理。

从小的篇目上看,每类又包含着若干篇,少者三篇,多则八篇、十篇不等,甚则有五十一篇之多。篇目的编排上也有一定的次序,如《太素》卷二十五"伤寒"类下,先立"热病决",总论伤寒病的总纲;后接"热病说",论述典型热证;再列"五脏热病"、"五脏痿",最后是"疟解"、"三疟"、"十二疟",论及疟病。这种由纲到目,由大到小的排列方式,说明《太素》对篇目的先后排列顺序,是经过精心安排的。

通过杨上善的重新类编,不仅系统地反映了《内经》的学术思想和医学成就,同时也初步勾画出了中医学术体系的框架。如在系统针灸学理论方面,杨上善将《素问》、《九卷》中的针灸学内容进行了较系统的分类。首先将针灸学方面的内容分为经脉、输穴、九针三个大类,然后于每类之下,又细分出为若干篇。

经脉 ⎰卷八·经脉之一:经脉连环、经脉病解、阳明脉病
　　　⎨卷十·经脉之二:经脉正别、脉行同异、经络别异、十五络脉、经脉皮部
　　　⎩卷十·经脉之三:督脉、带脉、阴阳蹻脉、任脉、冲脉、阴阳维脉、经脉标本、经脉根结

输穴 　卷十一·输穴:本输、变输、府病合输、气穴、气府、骨穴

九针 ⎰卷二十一·九针之一:九针要道、九针要解、诸原所生、九针所象
　　　⎨卷二十二·九针之二:刺法、九针所主、三刺、三变刺、五刺、五脏刺、五节刺、五邪刺、九刺、十二刺
　　　⎩卷二十三·九针之三:量缪刺、量气刺、量顺刺、疽痈逆顺针、量络刺、杂刺

卷八、卷九、卷十三卷为"经脉"类,汇集了《素问》的脉解、阳明脉解、皮部、经络、骨空、痿论、缪刺、举痛、刺腰痛,《灵枢》的经脉、经别、邪客、动输、脉度、寒热病、五音五味、逆顺肥瘦、卫气、根结等十九篇的相关内容,集中体现了《内经》有关十二经脉循行、十五络脉、奇经八脉、经脉皮部、经脉标本、经脉本根结等方面的理论与成就。

卷十一为"输穴"类,汇集了《灵枢》的本输、顺气一日分为四时、邪气脏腑病形、背腧篇和《素问》的水热穴论、气穴论、气府论、骨空论、血气形志篇等九篇的相关内容,集中体现了《内经》的输穴学理论及古代输穴学的成就。

卷二十一、卷二十二、卷二十三为"九针"类,汇集了《素问》的缪刺论、长刺节论,《灵枢》的九针十二原、小针解、九针论、邪客、逆顺肥瘦、根结、官针、终始、寿夭刚柔、五邪、刺节真邪、行针、逆顺、玉版、血络论、四时气等十八篇的相关内容,集中体现了《内经》有关针刺方面的理论与成就。经此类编之后,使《内经》有关针灸学的理论,得以系统化和条理化。

杨上善的分类,虽嫌其类目琐碎。然它在分类研究《内经》,使中医的理论体系出现了一个纲目清晰的雏形方面,其价值不应低估。故丹波元胤云:"今睹其体例,取《素问》、《灵枢》之文,错综以致注解者,后世有二经分类之书,上善实为唱首。"

(六)《太素》与《素问》、《灵枢》的比较

《太素》系取《素问》、《九卷》之文,分类合编而成。由于《太素》类编时所取《素问》、《九卷》经文,皆为唐以前之旧文,且《太素》对《素问》、《九卷》经文的类编,除某些杂病或可以独立成章的小段内容分别归类外,大多未打乱原文篇章结构,甚至将完整的单篇进行归类。因此,《太素》经文仍可反映出《素问》、《九卷》古传本的一些情况。这对探求《素问》、《九卷》的古传本概貌,校正今之《素问》、《灵枢》的讹误,有着重要的学术价值。

1.《太素》使用的《素问》、《九卷》祖本探讨

将《太素》与现行本《素问》、《灵枢》的相关部分逐一对比之后,可以发现二者的内容基本相同,但在文字文序、避讳等方面,尚存在着一定的差异,异文也较多。其中有些异文,或个别衍文、夺文、讹文等,可能是由于多次传抄所致,亦可能是由于不同时代之用字习惯而改动所致。但也有些文句差异较大,则难以传抄致误等原因去解释。尤其是经文"顺"与"从"、"喜"与"善"的用字不同,似可说明《太素》中使用的《素问》、《九卷》祖本与现行之《素问》、《灵枢》传本,其传本体系不同。

(1)《太素》使用的《素问》祖本分析。现行本《素问》,乃是经唐代王冰次注、宋代林亿等新校正之后,流传至今。在这期间,先后经过了王冰的编纂、林亿等的校正,及后世的多次传抄和翻刻,则难免有豕亥鱼鲁之讹。王冰虽将所加之字,皆朱书其文,使古今必分,字不杂糅,然今已朱墨不分,增文难辨。林亿《素问》新校正,虽对全元起本《素问》的篇卷编次有所著录,但也难以反映出全元起本的全貌及王冰编次之前的《素问》古传本情况。通过《太素》与《素问》的对比,可以了解一些唐以前《素问》古传本的情况,及《太素》使用的《素问》祖本来源。

《太素》今缺卷一,按《玉海》卷六十三记《黄帝灵枢经》云:"《书目》:《黄帝灵枢经》九卷,黄帝、岐伯、雷公、少俞、伯高答问之语。隋杨上善序:凡八十一篇……"据上下文义分析,此杨上善序,当为杨上善的《太素》序文。又据今存杨上善奉敕撰注《黄帝内经明堂》卷

一，卷前亦有序文，述其编撰该书的原委及体例的情况看，《太素》一书似应有序文已缺。由于《太素》卷前之序文已缺，加之其他文献资料记载甚少，因此，欲知其《素问》祖本的源流，甚为不易。对于《太素》使用的《素问》祖本情况，今据《太素》与现行之《素问》的讳字比较，进行初步的分析。

1）"顺"与"从"的比较：《素问》正文中凡当用"顺"字者，除运气七篇及少数几处用了该字外，余皆作"从"字。然《太素》、《甲乙经》则多作"顺"字。如《素问·玉版论要篇》"上为逆，下为从。……左为逆，右为从。……孤为逆，虚为从。……行所胜曰从，从则活。"全篇出现五个"从"字，在《太素·色脉诊》篇中均作"顺"字。《素问·离合真邪论》"以从为逆"，《太素·真邪补写》、《甲乙经》卷十第二上均作"以顺为逆"等等。

有关《素问》对"顺"字的避讳问题，张灿玾教授曾撰有"《素问》'从''顺'二字考"一文，对其进行过专门的研究。认为王冰注本《素问》"顺"字作"从"，乃是避南朝梁武帝萧衍之父讳所致。陈垣先生《史讳举例》云："武帝父顺之，《梁书》称顺阳郡为南乡，《南齐书》顺字多易为从。"故可说明王冰次注《素问》时所用的底本，是南朝梁代传本。然今本《素问》中，除运气七篇外，尚有作"顺"字者数处，如《上古天真论》"气从以顺"《四气调神大论》"反顺为逆，是谓内格。"《生气通天论》"苍天之气清净则志意治，顺之则阳气固。"《平人气象论》"脉得四时之顺，曰病无他。"《痿论》"调其虚实，和其逆顺。"此大都因古书多次传抄翻刻时由后人回改所致。

《太素》中不避"顺"字讳，可说明《太素》使用的《素问》祖本不避梁讳，与唐代王冰注本所据祖本有所不同，或系另据古传本，故诸"顺"字均不曾改动。

2）"喜"与"善"的比较：《太素》中"善"、"喜"二字的用法，与王冰注本《素问》及《甲乙经》等有明显的不同之处。今详《素问》、《甲乙经》用"善"字之处颇多，诸如"黄帝曰：善"、"善恶"、"善病"、"善悲"、"善惊"、"善怒"、"善呕"、"善噫"、"善饥"、"善渴"、"善胀"等等。《太素》凡"黄帝曰：善"及"善恶"等之"善"字，皆如其本字，而"善病"、"善渴"、"善胀"等"善"字，则多有以"喜"字代之者。

据初步统计，《素问》中"帝曰：善"者约有 41 处，其中有 1 处为《太素》佚篇的内容，另有 7 处为《太素》所无，余下 33 处"帝曰：善"者，《太素》多作"黄帝曰：善"，其"善"字皆与《素问》相同。《素问》有"善恶"者 2 处，《太素》亦同。"善忘"、"善呕"、"善惊"、"善悲"、"善怒"、"善恐"、"善饥"等，在《太素》中作"喜"字者，约近 20 处，而在《甲乙经》中仍作"善"字。

再从杨上善的注文用字情况来看，凡经文作"善"字者，杨上善注文则亦多作"善"字；经文作"喜"字者，杨上善注文则多从"喜"字。如：

《素问·举痛论》"余闻善言天者，必有验于人；善言古者，必有合于今；善言人者，必有厌于己"。三处"善"字，《太素·邪论》仍作"善"，杨上善的注文中亦作"善"。《素问·风论》"肝风之状，多汗恶风，善悲，色微苍，嗌干善怒，……"（《甲乙经》卷十第二上同），二处"善"字，《太素·诸风状论》篇均作"喜"字，杨上善的注文亦作"喜"字。由此看来，《太素》经文中的"喜"字，似非杨上善所妄改。

从上述情况来看，"善之与恶，不是一般的文字互训之例，而应是一个讳字。又详隋代与唐代高宗以前，帝室之名均无'善'字，考之北朝东魏孝静帝名元善见，故此疑系避'善见'讳改字之遗文。然当时北朝统治者，是否亦避此兼名，史有其例。如北齐神武帝高欢，父名

"树生"，《北史·隋本纪上》言隋文帝杨坚，"家于树颓"，《魏书·地形志》作"殊颓"可证。从而可以设想为，《太素》所用《素问》之祖本，当源于北朝东魏时传抄本，故避'善'字讳。"此外，陈垣先生的《史讳举例》中还列举了许多北朝避讳之例，如"《魏书·崔玄伯传》名犯高祖庙讳，高祖孝文帝宏也。《北史》作崔宏，字玄伯。""《魏书·李先传》字容仁，本字犯高祖庙讳，盖本字宏仁也。"此为避北魏孝文帝拓跋宏之讳。再如北魏孝明帝拓跋诩，故"《魏书》尉诩改名羽"。《魏书·孝静纪》、《北史·魏本纪》亦云东魏孝静皇帝讳善见。以上数例，均说明北朝亦有避讳之风尚。

（2）《太素》使用的《九卷》祖本分析。《灵枢》与《素问》是《黄帝内经》的两个组成部分，其中《灵枢》部分的经文，在东汉时，张仲景《伤寒杂病论序》称其为《九卷》。在西晋时，或称《针经》，或称《九卷》，在皇甫谧《针灸甲乙经》中，则《针经》、《九卷》并称。其后又有《九灵》、《九墟》、《灵枢》等称号，在唐王冰的《素问》注中，则或曰《针经》、或曰《灵枢》。皆为同一书的不同称谓，故丹波元简《灵枢识》云："要之曰《灵枢》、曰《九灵》、曰《九墟》，并是黄冠所称，而《九卷》、《针经》，其为旧名也。"

从杨上善注文的称引情况来看，除有《九卷》之名外，没有提到《针经》、《灵枢》、《九灵》、《九墟》等其他名称。如卷二《调食》篇注云："《九卷》一文……《九卷》此文……"、卷八《经脉连环》注云："又《九卷·本输》之中，手少阴经及输并皆不言。"此外卷三《阴阳杂说》，卷十《督脉》、《阴阳乔脉》、《任脉》、《冲脉》，卷十四《人迎脉口诊》，卷十五《五脏脉诊》，卷十九《知官能》，卷二十五《热病说》、《五脏热病》等篇的注文中，均称作《九卷》。可知《太素》类编时所使用者，乃是《九卷》。

通过《太素》与现行本《灵枢》的经文对比，可知《太素》使用的《九卷》，其内容与《灵枢》基本相同，但传本亦有不同。

1）"顺"与"从"的比较：《太素》与《灵枢》的经文中，对"顺"字的用法，与《甲乙经》相同，均未作过讳改。此可知《太素》使用的《九卷》祖本及现行本《灵枢》皆不避南朝梁讳。

2）"喜"与"善"的比较：《太素》与《灵枢》之间，虽没有"顺"与"从"的不同，但在"喜"与"善"的用字上，也同样存在着差异。

就《太素》今存经文与《灵枢》比较而言，《灵枢》用"善"字者约为86处，其中"黄帝曰：善"者28处，"岐伯答曰：善乎哉问"者2处，《太素》皆与《灵枢》相同，亦作"善"字。但是，在《灵枢》中有"善呕"、"善饥"、"善笑"、"善胀"、"善忘"等用"善"字者有57处。《灵枢》中的此57处作"善"字的经文，在《太素》中，则有"喜呕"、"喜病"、"喜盗"、"喜胀"等27处经文"善"字作"喜"字，《甲乙经》则与《灵枢》相同，仍作"善"字。

那么"善"作"喜"者，是否可能为杨上善所为呢？据《灵枢·本脏》："五脏皆偏倾者，邪心而善盗"，《甲乙经》卷一第五亦作"善盗"，但《太素·五脏命分》篇则作"喜盗"。且杨上善注云："喜，虚意反，好也。"说明杨上善所据经文本作"喜盗"，改字"善"为"喜"者，非杨上善所为，此乃避讳"善"字所致。因而可以认为，《太素》使用的《九卷》祖本，亦当源于北朝东魏时的传抄本。

盖中国魏晋南北朝时期，南北对峙之局面持续近三百年，南北方文化交流较少，医学文献亦南北分流。《素问》不仅在南朝有传本存世（如梁代全元起本），在北朝亦有传本存世。如《魏书·崔彧传》云："彧少尝诣青州，逢隐逸沙门，教以《素问》、《九卷》及《甲乙》，遂善医。"《北齐书·马嗣明传》云："马嗣明，河内人，少明医术，博综经方，《甲乙》、《素问》、《明堂》、《本草》,莫不成诵,为人诊候,一年前知其生死。"说明虽在晋永嘉之乱后,大量文化南迁,但有些重要的医学典籍如《素问》、《九卷》、《本草经》等乃在北朝流传,且成为大医必读之书。故《素问》在南方的传抄本中留下南朝的痕迹,如王注本《素问》中避"顺"字讳;在北方的传抄本中留下北朝的痕迹,如《太素》使用的《素问》、《九卷》祖本避"善"字讳。

至于《太素》中的"善"与"喜"字混用现象,或因后人在传抄时随笔回改所致。正如《素问》虽避"顺"字讳,但今本《素问》(除运气七篇及刺法、本病两篇外)中,尚有数处作"顺"字一样,大都因古书多次传抄时由后人回改或笔误所致,这在古医籍及古文史诸书中是屡见不鲜的。

2. 篇章结构及文序的异同

《太素》虽系《素问》、《九卷》类编而成,但通过《太素》与现行本《素问》、《灵枢》、《甲乙经》的比较可以看出,《太素》类编时使用的《素问》、《九卷》祖本,它们在篇章结构及文序方面,与今《素问》、《灵枢》尚有不同之处,《太素》则较多地保存了《素问》、《九卷》古传本的旧貌。

(1)在篇章结构方面:

其一,《太素》使用的《素问》,其篇章结构与《素问》新校正所引全元起本基本相同。今本《素问》的篇章结构,为王冰次注《素问》本之编次。林亿《素问》新校正,欲存全元起本《素问》之旧第,于《素问》篇目之下,标明全元起本的卷第或篇名;于王冰注文之后,标明王冰对章节结构的调整情况及全元起本的情况。这为后人了解全元起本《素问》的旧貌,提供了线索。通过比较可以看出,《太素》中的《素问》经文前后相接次序,多与全元起本相同。如:

《素问·脉要精微论》"帝曰:诊得心脉而急……以其胜治之愈也。"新校正云:"详帝曰至以其胜治之愈,全元起本在《汤液篇》。"则除此段之外的经文,全元起本前后直接相连,《太素·五脏脉诊》与全元起本相同。

《素问·玉机真脏论》"黄帝曰:见真脏曰死……帝曰:善。"新校正云:"详自黄帝问至此一段,全元起本在第四卷《太阴阳明表里篇》中,王冰移于此。"此段经文见于《太素·脏府气液》,与其前后相连的上下经文,均为《素问·太阴阳明论》的内容。

《素问·热论》"凡病伤寒……勿止。"新校正云:"按凡病伤寒已下,全元起本《奇病论》中,王氏移于此。"该篇之全文见于《太素·热病决》,唯此一句见于《太素·温暑病》中。

《素问·刺疟篇》"疟脉满大……过之则失时也。"新校正云:"详从前疟脉满大至此,全元起本在第四卷中,王氏移续于此。"则除此段之外的经文,全元起本前后直接相连,《太素·十二疟》与全元起本相同,《甲乙》卷七第五篇的文序亦同。

《素问·痹论》"凡痹之客五脏者……痹聚在脾。"新校正云:"详从上凡痹之客五脏者至此,全元起本在《阴阳别论》中,此王氏之所移也。"《太素·阴阳杂说》内,此段经文正夹在《素问·阴阳别论》两段经文之间,说明《太素》之文序,当为《素问》古本之旧序。

《素问·大奇论》"肾肝并沉……并小弦欲惊。"新校正云:"全元起本在《厥论》中,王氏移于此。"此段经文见于《太素·经脉厥》,与《素问·厥论》的内容直接相连。

《素问·大奇论》"三阳急为瘕……二阳急为惊。"新校正云:"全元起本在《厥论》中,王氏移于此。"此段经文见于《太素·寒热相移》,与《素问·气厥论》(新校正云:按全元起本在

第九卷,与《厥论》相并。)的经文相接。

以上诸例说明,《太素》使用的《素问》,其篇章结构多与全元起本相同,故可知《太素》较多地保存了《素问》古传本的旧貌。

其二,《太素》使用的《九卷》,其篇章结构多与今本《灵枢》相同。据统计,今本《灵枢》81篇,除 12 整篇不见于今存《太素》篇卷外,其余 69 篇中,有 44 篇是以未经拆分的完整单篇入编《太素》的,其整篇入编率为 63.7%(具体篇目见前文"《素问》《灵枢》整篇入编《太素》的篇目表")。《太素》收录的《九卷》经文与今之《灵枢》相比,其篇章结构与内容基本相同。

《太素》注文出现的《九卷》篇名,与今《灵枢》的篇名相同。如:

《太素·经脉连环》注云:"又《九卷·本输》之中,手少阴经及输并皆不言。"所言《九卷》篇名及内容,与今之《灵枢·本输》篇相同。

《太素·脉行同异》注云:"按《逆顺肥瘦》少阴独下云:注少阴大络。"所言《九卷》篇名及内容,与今之《灵枢·逆顺肥瘦》篇相同。

由此可以推知,《太素》使用的《九卷》,其篇章结构多与今本《灵枢》相同。此可说明以下两方面的问题:

一方面,可解《灵枢》晚出之惑。如杭世骏《道古堂集·灵枢跋》曰:"《灵枢》之名,不知其何所本,即用之以法《素问》。余观其文义浅短,与《素问》岐伯之言不类,又似窃取《素问》之言而铺张之,其为王冰所伪托可知。"日本丹波元胤先生曾据《甲乙经》之文,对杭氏的观点予以批驳。今则据《太素》之文,可进一步证明杭氏《灵枢》晚出说之误。

另一方面,可以说明史崧在校正《灵枢》时,对其篇章结构未作大的修改。史崧于《灵枢》叙云:"辄不自揣,参对诸书,再行校正家藏旧本《灵枢》九卷,共八十一篇,增修音释,附于卷末,勒为二十四卷。"那么,史崧对《灵枢》每篇的章节结构,是否也作过调整呢? 其叙文中未作说明。今通过对《灵枢》与《太素》的经文比较,可以看出,史崧仅是对《灵枢》的卷数作了调整,对原经文的章节结构,未作大的调整。

(2)在文序方面:《太素》与《素问》、《灵枢》,在文序方面存有一定的差异。如表 9-9,表 9-10。

表 9-9　《素问》与《太素》文序比较

《素问》的文序	《太素》的文序
《阴阳别论》:静者为阴,动者为阳;迟者为阴,数者为阳。	《阴阳杂说》:动者为阳,静者为阴;数者为阳,迟者为阴。
《阴阳别论》:死阴之属,不过三日而死;生阳之属,不过四日而死。所谓生阳死阴……阴阳虚肠辟死	《阴阳杂说》:所谓生阳死阴……阴阳虚肠辟死。死阴之属,不过三日而死;生阳之属,不过四日而死。
《五脏生成》篇:青脉之至也……足清头痛。黄脉之至也……汗出当风。	《色脉诊》:黄脉之至也……汗出当风。青脉之至也……足清头痛。(《甲乙》同)
《平人气象论》:乳之下其动应衣,宗气泄也。欲知寸口……曰头痛。	《尺寸诊》:欲知寸口……曰头痛。乳之下其动应衣,宗气泄也(《甲乙》、全元起本均无"乳之下其动应衣,宗气泄也。")
《刺腰痛》篇:解脉令人腰痛如引带……见赤血而已。同阴之脉……为三痏	《腰痛》:同阴之脉……三痏。解脉令人腰痛如引带……见赤血而已。(《甲乙》同)
《缪刺论》:嗌中肿……右刺左。(王冰注:此二十九字,本错简在邪客手足少阴太阴足阳明之络前,今迁于此)。邪客于足太阴之络……左取右右取左。邪客于手足少阴太阴足阳明之络	《量缪刺》:邪客于足太阴之络……左取右右取左。嗌中肿……右刺左。邪客于手足少阴太阴足阳明之络(《甲乙》同)

表 9-10　《灵枢》与《太素》文序比较

《灵枢》的文序	《太素》的文序
《本神》：心怵惕……。脾愁忧……。肝悲哀……。肺喜乐……。肾盛怒……。	卷六首篇：心、肝、肺、脾、肾盛怒。（《甲乙》为：肝、心、脾、肺、肾，与《灵枢》、《太素》均不同）《杂刺》：风动肤胀……热行乃止。温疟汗不出，为五十九痏。
《四时气》：温疟汗不出，为五十九痏，动肤胀……热行乃止。	《热病说》：热病先身涩……金者肺也。热病先肤痛……火者心也。
《热病》：热病先肤痛……火者心也。热病先身涩……金者肺也。（《甲乙》同）	《厥头痛》：厥头痛……后取足少阳。厥头痛……后取足太阳。
《厥病》：厥头痛……后取足太阳。厥头痛……后取足少阳。（《甲乙》同）	

　　通过《太素》与《素问》、《甲乙经》的比较可知，《太素》类编时，对《素问》、《九卷》原文的文句先后次序，多不做调整。如：

　　《素问·三部九候论》"上部天，两额之动脉……下部人，足太阴也"一段经文，新校正云："详自上部天至此一段，旧在当篇之末，义不相接，此正论三部九候，宜处于斯，今依皇甫谧《甲乙经》编次例，自篇末移置此也。"然在《太素》卷十四首篇中，此一段经文仍置于篇末，没有对文序进行调整。

　　《素问·缪刺论》"嗌中肿……右刺左"一节经文，王冰注云："此二十九字，本错简在邪客手足少阴太阴足阳明之络前，今迁于此。"然在《太素·量缪刺》篇中，此二十九字经文仍在"邪客手足少阴太阴足阳明之络"前，《甲乙经》卷五第三同《太素》。

　　今《太素》与《素问》、《灵枢》在文句先后次序方面的不同，疑系传本不同所致。

3. 经文内容的不同

　　《太素》与《素问》、《灵枢》相比，在经文内容的方面有以下三个不同。

　　（1）经文内容多少的不同。《太素》属全文类编《内经》，除有意舍弃了部分重复的经文外，余则是全文收录。但通过《太素》与今本《素问》《灵枢》的经文对照可以看出，它们之间尚存在着部分经文多少的不同。有的文句见于《太素》，而不见于今本《素问》《灵枢》；有的文句则见于今本《素问》《灵枢》，而不见于《太素》。

　　1）见于《素问》《灵枢》而不见于《太素》的经文：如《素问·骨空论》"任脉者，起于中极之下，以上毛际，循腹里上关元，至咽喉，上颐循面入目。冲脉者，起于气街，并少阴（新校正云：《难经》、《甲乙经》作阳明）之经，侠脐上行，至胸中而散。任脉为病，男子内结七疝，女子带下瘕聚。冲脉为病，逆气里急。督脉为病，脊强反折。"此文又见于《甲乙经》卷二第二，但不见于《太素》。据杨上善注文《太素·任脉》注云："皇甫谧录《素问经》任脉起于中极之下，以上毛际，循腹里，上关元，至咽喉。吕广所注《八十一难》本，言任脉与皇甫谧所录文同。检《素问》无此文。"（卷十《任脉》注）又云："皇甫谧录《素问》云：冲脉起于气街，并阳明之经，侠齐上行，至胸中而散。此是《八十一难》说，检《素问》无文。或可出于别本。"（卷十《冲脉》注）。由此可知，《太素》无此文，乃是因杨上善所用《素问》本中原无。

　　《灵枢·痈疽》"发于膺，名曰甘疽，色青，其状如谷实瓜蒌，常苦寒热，急治之，去其寒热，十岁死，死后出脓。"。《灵枢》此篇全文见于《太素·痈疽》，唯此一句经文不见于《太素》，而《甲乙经》卷十一第九下亦有此句经文。详见表 9-11。

表 9-11 见于《素问》、《灵枢》而不见于《太素》的经文

《太素》对照	《素问》、《灵枢》经文内容
无《太素·调阴阳》	劳汗当风,寒薄为皶,郁乃痤 阴平阳秘,精神乃治(《素问·生气通天论》)
无《太素·阴阳大论》	风胜则动,热胜则肿 暴怒伤阴,暴喜伤阳。厥气上行,满脉去形(《素问·阴阳应象大论》)
无《太素·脏府气液》	故曰实而不满,满而不实也(《素问·五脏别论》)
无《太素·杂诊》	黄帝问曰:诊法何如? 岐伯对曰(《素问·脉要精微论》)
无《太素·五脏脉诊》	故中恶风者,阳气受也……滑者阴气有余也……阴阳有余则无汗而寒(《素问·脉要精微论》)
无《太素·尺寸诊》	呼吸定息脉五动,闰以太息……常以不病调病人……脉得四时之顺,曰病无他(《素问·平人气象论》)
无《太素·知针石》	金得火而缺,水得土而绝(《素问·宝命全形论》)
无《太素·疟解》(全元起本、《甲乙》同)	"此邪气客于头项……则病作故"共八十八字(《素问·疟论》)
无《太素·寒热相移》	黄帝问曰:五脏六府寒热相移者何? 岐伯曰(《素问·气厥论》)
黄帝问于岐伯曰 《太素·诸风状论》	帝曰:五脏风之形状不同者何? 愿闻其诊及其病能(《素问·风论》)
无《太素·经解》	言切求其脉理也(《素问·病能论》)
无《太素·重身病》。	无损不足益有余,以成其疹,然后调之(《素问·奇病论》)
无《太素·寒热相移》	三阴急为疝(《素问·大奇论》)
无《太素·五脏脉诊》	其脉小沉涩为肠澼(《素问·大奇论》)
无《太素·知针石》	气实乃热也……气虚乃寒也……欲端以正也,必正其神者(《素问·针解》)
无《太素·经脉皮部》	传入于经,留而不去(《素问·皮部论》)
无《太素·气府》	五脏之俞各五,六府之俞各六……直目上发际内各五……耳前角下各一,锐发下各一……耳后陷中各一……人迎各一……目外各一,颧骨下各一,耳郭上各一,耳中各一……发际后中八,面中三……膺中骨陷中各一……下阴别一,目下各一,下唇一,龈交一。冲脉气所九者二十二穴:侠鸠尾外各半寸至脐寸一,侠脐下傍各五分至横骨寸一,腹脉法也(《素问·气府》)
无《太素·骨空》	任脉者,起于中极之下,以上毛际,循腹里上关元,至咽喉,上颐循面入目。冲脉者,起于气街,并少阴之经,侠脐上行,至胸中而散。任脉为病,男子内结七疝,女子带下瘕聚。冲脉为病,逆气里急。督脉为病,脊强反折。(《素问·骨空论》)
无《太素·量缪刺》	十五日十五痏(《素问·缪刺论》)
无《太素·脉论》	年壮则求之于脏(《素问·示从容论》)
无《太素·九针所象》	一曰镵针,长一寸六分;二曰员针,长一寸六分;三曰锓针,长三寸半;四曰锋针,长一寸六分;五曰铍针,长四寸,广二分半;六曰员得针,长一寸六分;七曰毫针,长三寸六分;八曰长针,长七寸;九曰大针,长四寸(《灵枢·九针十二原》)
无《太素·经脉根结》	命门者目也……其气涩而出迟,气悍则针小而入浅 (《灵枢·根结》)
无 无(《甲乙》同)《太素·热病说》	肤胀口干寒汗出,索脉于心,不得索之水,水者肾也(《素问·热论》)(《甲乙》同)巅上一,囟会一,发际一,廉泉一,风池二,天柱二(《灵枢·热病》)

续表

《太素》对照	《素问》、《灵枢》经文内容
无(《甲乙》同)《太素·人迎脉口诊》	一倍而躁,在手少阳……一倍而躁,在手少阳……二倍而躁,病在手太阳……三倍而躁,病在手阳明……一倍而躁,在手心主……二倍而躁,在手少阴……三倍而躁,在手太阴(《灵枢·禁服》)
无《太素·痈疽》	发于膺,名曰甘疽,色青,其状如谷实,常苦寒热,急治之,去其寒热,十岁死,死后出脓(《甲乙》同)(《灵枢·痈疽》)

(注:表中加着重点的《素问》、《灵枢》经文,为《太素》所无者)

2) 见于《太素》而不见于《素问》、《灵枢》的经文:《太素》卷三十·禁极虚篇有"问曰:秋冬无极阴,春夏无极阳者,何谓也? 答曰:无极阳者,春夏无数虚阳,虚阳则狂。无极阴者,秋冬无数虚阴,阴虚则死。"一段经文不见于今本《素问》、《灵枢》。《甲乙经》卷七第一中有此文,观《甲乙经》此节文字的前后文,均见于《素问·通评虚实论》中,则此文应是《素问·通评虚实论》篇的脱文。

另有《太素》较《素问》、《灵枢》多出的个别文句,如:《素问·平人气象论》"寸口之脉中手长者,足胫痛"文下,《太素·尺寸诊》有"喘数绝不至,曰死"一句。《灵枢·海论》"黄帝曰:以人应之奈何?"文下,《太素·四海合》有"岐伯曰:人亦有四海。黄帝曰:请闻人之四海。"则多属于传本体系不同所致。详见表9-12。

表9-12 见于《太素》而不见于《素问》、《灵枢》的经文

《太素》经文内容	《素问》、《灵枢》对照
秋不病风疟,秋不病肩背胸胁(《太素·阴阳杂说》)	无(《素问·金匮真言论》)
阳明根起于厉兑,结于颡大	无
少阳根起于窍阴,结于窗笼	无
太阴根起于隐白,结于太仓	无
少阴根起于涌泉,结于廉泉	无
厥阴根起于大敦,结于玉英(《太素·阴阳合》)	无(《素问·阴阳离合论》)
或以脑髓为脏,或以为府《太素·脏府气液》	无(《素问·五脏别论》)
阴阳反他,揆度事也《太素·色脉诊》	无(《素问·玉版论要篇》)
白欲如白璧之泽,不欲如垩,一曰白欲如鹅羽黑欲如重漆色,不欲如炭也,一曰地(《太素·杂诊》)	无　无(《素问·脉要精微论》)
寸口之脉中手长者足胫痛。喘数绝不至,曰死脉小实而坚者,病曰甚在内。有胃气而和者,病曰无他(《甲乙》同)	无　无
阳明脉至,浮大而短。是谓三阳脉也(《太素·尺寸诊》)	无(《素问·平人气象论》)
卫气淫邪,与卫气相干(《太素·诸风数类》)	无(《素问·风论》)
淫气饥绝,痹聚在胃。淫气雍塞,痹聚在脾(《太素·阴阳杂说》)(《素问·痹论》)	无(《素问·风论》)
足阳明脉厥逆,喘咳身热,善惊衄呕血,不可治,惊者死(《太素·经脉厥》)	无(《素问·厥论》)
五脏之输各五,凡五十六。足少阴舌下(《太素·气府》)	无(《素问·气府》)
邪客于足大阳之络……引胁而痛内引心而痛(全本,《甲乙》同)(《太素·量缪刺》)	无(《素问·缪刺论》)
故曰邪气在上,浊气在中,清气在下(《太素·九针要解》)	无(《灵枢·小针解》)

续表

《太素》经文内容	《素问》、《灵枢》对照
余不知其所以,愿闻何谓精(《太素·六气》)	无(《灵枢·决气》)
黄帝曰:以人应之奈何? 岐伯曰:人亦有四海。黄帝曰:请闻人之四海(《太素·四海合)》	无(《灵枢·海论》)

（注：表中加着重点的《太素》经文，为《素问》、《灵枢》所无者）

（2）文句的不同。《太素》与《素问》、《灵枢》相比，其文句亦有不同。如表 9-13。

表 9-13　《太素》与《素问》、《灵枢》文句的不同

《太素》经文内容	《素问》、《灵枢》经文内容
凡阴阳之要,阴密阳固阴病则热,阳病则寒(《甲乙》同)(《太素·调阴阳》)	凡阴阳之要,阳密乃固阳胜则热,阴胜则寒(《素问·生气通天论》)
跗上以候胸中。前候前,后候后。跗上,鬲上也。鬲下者,腹中事也。(《太素·五脏脉诊》)	跗上,左外以候肝,内以候鬲;右外以候胃,内以候脾。上候上,右外以候肺,内以候胸中;左外以候心,内以候膻中。前以候前,后以候后。上竟上者,胸喉中事也;下竟下者,少腹腰股膝胫足中事也。(《甲乙》同)(《素问·脉要精微论》)
一阴独啸,独啸少阴之厥也(全元起本亦作少阴)(《太素·脉论》)	一阳独啸,少阳厥也(《素问·经脉别论》)
木陈者,其叶落发(《太素·知针石》)	木敷者,其叶发(《素问·宝命全形论》)
阳盛则使人不欲食,故妄言(《太素·阳明脉解》)	阳盛则使人妄言骂詈不避亲疏而而不欲食,不欲食故妄走也(《素问·阳明脉解》)
先寒后热渴,渴止汗出心疟……欲得清水及寒多,寒不甚热甚(《太素·十二疟》)	先寒后热,熇熇暍暍然,热止汗出,难已心疟……欲得清水反寒多,不甚热(《素问·刺疟》)
肩喝二穴,齐一穴,肓输二穴《太素·气穴》	痞一穴,脐一穴,胸俞十二穴《素问·气穴论》
病在血,调之脉(《太素·虚实所生》)	病在脉,调之血,病在血,调之络。(《素问·调经论》)
风寒汗出中风不淢数欠(杨注:有本作汗出中风小便数而欠)(《太素·经脉连环》)	风寒汗出中风小便数而欠(《甲乙》同)(《灵枢·经脉》)
则卫气独卫其外,卫其外则阳气瞋瞋则阴气益少,阳乔满,是以阳盛故目不得瞑。(《太素·营卫气行》)	则卫气独卫其外,行于阳不得入于阴。行于阳则阳气盛,阳气盛则阳陷,不得入于阴,阴虚故目不瞑(《甲乙》基本相同)(《灵枢·邪客》)

此外《素问》之"黄帝曰"，《太素》多作"黄帝问于岐伯曰"。

（3）大量的异文出现。《太素》与《素问》、《灵枢》间，存有大量的异文。其中有些异文，对于校正《素问》、《灵枢》很有价值。如：

《素问·阴阳离合论》"太阳为开""太阴为开"的"开"字，《太素·阴阳合》篇均作"关"。

《素问·长刺节论》"阴刺，入一傍四处。""阴刺"，《太素·杂刺》作"阳刺"。新校正云："按《甲乙经》'阳刺者，正内一，傍内四。阴刺者，左右卒刺之。'此阴刺疑是阳刺也。"

《灵枢·经筋》"足太阴之筋……名曰孟秋痹也。足少阴之筋……名曰仲秋痹也。"，《太素·经筋》作"足太阴之筋……名曰仲秋痹。足少阴之筋……名曰孟秋痹"。杨注："有本以足大阴为孟秋，足少阴为仲秋，误耳。"

4. 文字间的差异

通过对《太素》与《素问》、《灵枢》文字间的比较可以看出,《太素》的文字比较古朴。《太素》中除保留大量的异体字、俗写字外,还保留着许多通假字、古字等,如:

"消肌肉",《太素》作"销肌肉";"瘜肉",《太素》作"息肉";"夜卧早起",《太素》作"夜卧蚤起";"肩胛",《太素》作"肩甲";"病气不泻",《太素》作"病气不写"等,皆反映出《太素》文字的古朴。今将《太素》与《素问》、《灵枢》在用字上的差异概要列举如表9-14。

表9-14 《太素》与《素问》、《灵枢》用字的比较

太素——素、灵	太素——素、灵	太素——素、灵	太素——素、灵
掖——腋	支——肢	鬲——膈	甲——胛
婴——瘿	息——瘜	委——痿	颓——癫
膲——焦	燋——焦	胳——络	捥——腕
颠——癫	颠——巅	辟——澼	辟——躄
输——腧	输——俞	卷——倦	卷——绻
禺——髃	禺——髃	齐——脐	齐——剂
营——荣	毋——无	濡——蠕	胕——胻
任——妊	鸿——洪	薄——搏	眇——妙
希——稀	能——态	章——彰	耶——邪
距——拒	勾——钩	销——消	母——拇
仓——苍	侠——挟	牙——芽	或——惑
蚤——早	瘱——瘛	瘫——痈	唇——脣
徧——遍	煖——暖	洩——泄	靓——睹
写——泻			

综上所述,《太素》与今本《素问》、《灵枢》在传本源流、篇章结构与文序、经文内容及文字等诸多方面,均有不同之处,现归纳如下。

第一,传本源流方面。《太素》所使用的《素问》、《九卷》祖本,避"善"字讳而不避"顺"字讳,乃为北朝东魏时的传抄本。其与今本《素问》、《九卷》的传本体系不同,说明在南北朝对峙期间,《素问》、《九卷》传本亦呈现出南北分流的情况。

第二,篇章结构与文序方面。凡《太素》与王注本《素问》不同之处,则多与《素问》新校正所引全元起本相同,说明《太素》较多地保存了《素问》古传本的旧貌。《太素》使用的《九卷》本与今本《灵枢》相比,虽个别经文文序不同之处,在篇章结构方面则基本相同,说明今本《灵枢》的篇章结构未经后人作过大的修改。

第三,经文内容方面。《太素》与《素问》、《灵枢》间异文较多,且有部分《太素》经文不见于今本《素问》、《灵枢》,说明其传本体系不同,或《素问》、《灵枢》有脱文之处。

第四,文字方面。与《素问》、《灵枢》相比,《太素》保留了更多的古字、通假字、俗写字、异体字等,说明《太素》文字更接近古貌。

（七）对《太素》注文的研究

医籍的注释，由来已久。早在两汉及此前的文献中，如《五十二病方》、《素问》、《灵枢》中，正文内即夹带着一些释文。至魏晋南北朝时期，除了正文夹带之释文外，已有一些对重要典籍进行注释的专著，如三国时吴人吕广为《难经》作注（其部分释文，今存《难经集注》中），梁代全元起为《素问》作训解（其部分注文，今存林亿《素问》新校正中）。至隋唐时期，由于去古渐远，文字的音义已有所变迁，时人阅读汉以前之医籍已有困难，于是对古医籍之音注和义释随之兴起。杨上善撰注的《黄帝内经太素》，即成书于此时。

在医学典籍的注释中，杨上善的《太素》注文，尤当引起后人重视。一方面是因为杨上善之前的医籍注释著作，如全元起《素问训解》等多已亡佚，《太素》成为现存最早的一部全注《内经》之作；另一方面则因为杨上善效仿儒家治经，学风质朴，精于训诂，其注文对校诂经文、阐释医理，颇多发挥。故清代学者陆心源先生曾这样评价杨上善的注文，"其语如汉人解经，疏通证明，训诂精确，为自来注医书者所未见。"钱超尘先生也对杨上善的注文，作出了高度的评价，"杨上善可以称得上是汉魏六朝隋经学注释传统在医学注释中的首次继承、运用和发展"，并将杨上善之注《太素》，比之于注释"三礼"的汉代郑玄，注释《文选》的唐代李善。下面分校勘的内容与方法、注释的内容与方式、注释的主要成就、杨上善的学术思想等四个方面，对《太素》注文进行初步的研究。

1. 校勘的内容与方法

《太素》系取《素问》、《九卷》类编而成，然《素问》传至唐代，已是"世本纰缪，篇目重迭，前后不伦，文义悬隔"，且有多种传本存世。《九卷》亦有《九卷》、《针经》等不同名称和不同传本存世。从《太素》注文中的校语情况来看，杨上善在撰注《太素》时，已注意到《素问》、《九卷》不同传本间的差异，并广备众本，多方征引，做了一些校勘工作。

（1）校勘内容。就《太素》今存篇卷统计而言，杨上善共出校文 124 条（校文详见附录），其校勘的内容，涉及误文、脱文、异文、存疑等多个方面。

1）误文。误文是指古籍在流传过程中出现的错字。对于误文，杨上善多用"字误"、"字错"、"错为字"等来表示。如：

卷二十三《杂刺》"阳刺，入一傍四。"注云："本作阴刺者，字误耳也。"今《素问·长刺节论》仍作"阴刺"。

卷二《顺养》"云露不精，则上应甘露不下。"注云："言白露者，恐后代字误也。"今《素问·四气调神大论》作"白露"。

卷十一《气穴》"手太阳脉气所发者二十六穴。"注云："三十错为二十字也。"今《素问·气府论》作"三十六穴。"

卷二十《三刺》"刺节言去爪"。注云："或水字错为爪字耳。"

卷二十三《量络刺》"血气俱盛而阴气多者，其血滑，刺之则射之。"注云："阳气多者其血滑，刺之血射。此为阴气多者，阴多为涩，故阴字错也。"今《灵枢·量络刺》、《甲乙经》卷一第十四仍为"阴"字。

2）脱文。脱文是指古籍在流传过程中比原文脱落遗漏的文字。对于脱文，杨上善用"当是脱"、"脱××"等来表示。如：

卷九《十五络脉》"手心主之别……出于两筋间。"注云："检《明堂经》两筋间下,有别走少阳之言,此经无者,当是脱也。"

卷十四《四时脉诊》"请问此六者,可得闻乎?"注云："六,谓六问。此中唯有五问,当是脱一问也。"

卷二十二《三刺》"补须一方实。"注云："量此补下脱一写字。"《甲乙经》明抄本作"补写须一方实。"

卷二十六《厥头痛》"厥头痛,面若肿起而烦心,取足阳明、太阳。"注云："应有问答,传之日久,脱略故也。"

3) 异文。异文是指古籍在流传过程中出现的各传本间的文字差异。对于异文,杨上善多用"有本为"、"有本作"、"一曰"、"一本"等来表示。如:

卷三《阴阳杂说》"肝至悬绝九日死。"注云："有本为十八日。"

卷八《经脉连环》"风寒汗出,中风不浃,数欠。"注云："有本作汗出中风,小便数而欠也。"

卷六《脏府气液》"脾与胃也,以募相逆耳。"注云："一曰相连。"

卷二十七《十二邪》"下气不足,则为痿厥足闷,补足外踝下留之。"注云："一本刺足大指间上二寸留之。"今《甲乙经》卷十二第一作"刺足大指上二寸留之。"

4) 存疑。对于经文有疑问之处,杨上善常用"未详"来表示。如:

卷十一《气府》"督脉气所发者二十六穴,项中央三,大椎以下至尻二十节间各一,骶下凡二十一节,脊椎法。"注云："《明堂》从兑端上项,下至瘖门,有十三穴,大椎以下,至骶骨长强,二十一节,有十一穴,凡二十四穴,督脉气所发。与此不同,未详也。"

(2) 校勘方法。对于校勘的方法,近代陈垣先生的《校法四例》将其归纳为:对校法、本校法、他校法和理校法四种。这四种方法,被后人公认为是正规的校勘方法。通过对杨上善校文的分析,不难看出,杨上善在校勘过程中也曾运用了这些校勘方法。

1) 利用不同传本校讹存异。以异本相校,是校书最早使用的方法,也是最基本的方法。杨上善在校勘中,大量地运用了异本相校的方法。《太素》今存的124条校文中,以异本相校者有80余条,其中"有本"53条、"一本"1条、"别本"2条、"古本"2条、"一曰"14条、"或曰"1条、"有为"2条、"或为"3条、"有作"1条、"一作"1条、"或作"1条、"或以"1条。

杨上善对其异文的处理,采取了两种方法:

其一是据理而断。对于不同传本间的异文,杨上善或据文理,或据医理,以断其是非,并于注文中说明,多不妄改经文。如:

卷八《经脉连环》"胆足少阳之脉……其支者,别目眦,下大迎,合手少阳于顿。"注云："有本云:别目兑眦,迎手少阳于顿,无大、合二字,以义置之,二脉双下,不得称迎也。"

卷八《经脉病解》"七月……秋气始至,微霜始下。"注云："有本作露,但白露即霜之微也。十月已降甚霜,即知有本作十月者,非也。"今本《素问·脉解篇》正作"十月……秋气始至,微霜始下。"

其二是并存异文。义可两通,或难以断其是非的异文,则采取了并存的方法。如:

卷三《阴阳大论》"九窍为水注。"注云："有本为外注,理亦相相似。"

卷十五《色脉尺诊》"色黑者其脉石。"注云："石一曰坚,坚亦石也。"

2) 利用本书内容前后互校。杨上善依据书之上下文意,来指明疑误之处或判断经文之正误。如：

卷十四《四时脉诊》"请问此六者，可得闻乎？"注："六，谓六问，此中唯有五问，当是脱一问也。"此据下文答词，推断其问句中有脱文。

卷十二《营五十周》"日行二十八分，人经脉上下左右前后二十八脉，周身十六丈二尺。"注云："日行二十分，人经脉一周，言八分者，误也，以上下文会之可知也。"此据上下文义，来判断经文之正误。

3）利用别本传文进行他校。《甲乙经》作为《素问》、《九卷》的别本传文，已成为校勘《素问》、《九卷》等经文，不可或缺的重要他校本。杨上善即曾利用过《甲乙经》的内容，进行校勘。如：

卷十《任脉》"任脉冲脉，皆起于胞中，上循脊里，为经络海。"注云："此经任脉起于胞中，纪络于唇口。皇甫谧录《素问经》任脉起于中极之下，以上毛际，循腹里，上关元，至咽喉。吕广所注《八十一难》本，言任脉与皇甫谧所录文同。检《素问》无此文，唯《八十一难》有前所说。"皇甫谧《甲乙经》卷二第二所引此文，今见于《素问·骨空论》中。

卷十《冲脉》篇注云："皇甫谧录《素问》云：冲脉起于气街，并阳明之经，侠齐上行，至胸中而散。此是《八十一难》说，检《素问》无文，或可出于别本。"皇甫谧《甲乙经》卷二第二所引此文，今见于《素问·骨空论》中。

另外，杨上善还引用了大量《明堂经》的内容，与《内经》的有关内容相校。据今存《太素》注文统计，杨上善引用《明堂》达73条（其详细引文见附录）。其中有与《素问》、《九卷》经文内容相校，以说明《内经》之误者；亦有用来补充说明《素问》、《九卷》经文者。如：

卷十一《本输》"阳辅者，外踝之上，辅骨之前及绝骨之端也。"注云："《明堂》无及，及即两处也。"说明"及"字当无。

卷十一《气府》"足太阳脉气所发者……傍五相去二寸"注云："《明堂》傍相去一寸半，有此不同也。"

卷十一《本输》"束骨者，本节之后。"注云："《明堂》在足小指外侧，本节后陷中也。"

4）依据文理或医理进行校勘。依据文理或医理推断经文正误的校勘方法，即今之所谓理校法也。陈垣先生《校法四例》云："遇无古本可据，或数本互异，而无所适从之时，则必用此法。"

杨上善在校勘中，虽以对校为主，但也运用了理校的方法。既有据文理校者，也有据医理校者。如：

卷三《阴阳杂说》"东方青色，入通于肝……其味辛。"注云："肝味正酸，而言辛者，于义不通。"今《素问·金匮真言论》作"其味酸"。

卷三《太素．阴阳》"寒胜则胕"注云："检义当腐。寒胜肉热，肉当腐。"

卷十一《气府》"手太阳脉气所发者，……上天容四寸各一。"注云："足太阳近天容，手太阳脉未至天容。谓天容，字错，未详所发。"

总之，从杨上善出校的情况来看，出校量虽然不大，但校勘的内容已涉及误文、脱文、异文、存疑等多个方面，校勘的方法也包含了今之四校法在内。在校勘过程中，杨上善一般不擅改经文，体现了他严谨的学风。校文中对某些异文的分析和并存，对今天来说，则是间接地为我们保存了一些《素问》、《九卷》古传本的资料。

2. 注释的内容与方式

（1）注释内容。注释就是用语言解释语言的工作,目的在于以今语通古语,以通语释方语。因而,注释所包括的内容十分广泛。杨上善的注释内容,主要包括了释词、注音、解句、分析篇章、训释名物、说明修辞表达方式、阐释医理、发凡起例等方面。

1）释词。词是构成句子的基本单位,如果不懂得各个词的意义,也就无法真正理解句子的含义。因此,释词就成为注释的主要内容。杨上善在注释经文时,也做了大量地词义训释工作。如:

"本,谓根与本也。""标,末也。谓枝与叶也。"(卷二《顺养》注)

"涩,不滑也。"(卷二《调食》注)

"目果,眼睑也。"(卷十五《尺诊》注)

由于古代汉语单音词占多数,在大多数情况下,一个字就是一个词。因此,杨上善释字数量较释词多。据《太素》现存内容的初步统计,杨上善释字者约为460多条,释词者约为200多条。

2）注音。字是音义的结合体,只有读其音,明其义,才能通其文,故古人云:"读书必先识字"。在杨上善的注文中,除单纯注音者,多数情况下是注音与释义在同一条内出现。据初步统计,《太素》注音的条数约为360条,其中注音释义同条者为205条。如:

"瘅,热也,音丹。"(卷二《顺养》注)

"洞,大贡反,疾流也。"(卷三《调阴阳》注)

"渗,山荫反,下入也。"(卷九《经脉皮部》注)

3）明通文。通文,泛指诸多古今字、异体字、通假字、俗写字等,字形虽不同,而义则通者。

此类文字若不加以注释,亦会给读者带来不便。杨上善注释时注意到了这一现象,并于注文中予以说明。如:

明异体字瘊"力中反,淋也,篆字癃也。"(卷二《调食》注)

明通假字"跗当为肤,古通用字,故为跗耳。"(卷十五《五脏脉诊》注)"悲亦恹"(卷二十六《厥心痛》注)

4）解句。杨上善对句意的解释,运用了整句串讲、逐字解释、点明含义、说明原因等多种不同的形式,如:

形式一:整句串讲。卷十九《知祝由》"黄帝问于岐伯曰:余闻古之治病者,唯其移精变气,可祝由而已也;今世治病,毒药治其内,针石治其外,或愈或不愈何也?"注云:"上古之时有疾,但以祝为去病所由,其病即已。今代之人,苦于针药而疗病不愈者,为是病有轻重? 为是方术不如之?"

形式二:逐字解释。卷二十三《疽痈逆顺刺》"黄帝曰:其以有形不子遭,脓以成不子见,为之奈何?"注云:"遭,逢也。子,百姓,帝以百姓如子者也。言不逢者,痈之有形,百姓不能逢知也。痈之有脓,百姓亦不见,为之奈何也。"

形式三:点明含义。卷二《顺养》"使百姓无病,上下和亲,德泽下流。"注云:"理国之意。"

形式四:说明原因。卷二十三《疽痈逆顺刺》"岐伯曰:脓以成,十死一生。"注云:"痈生于节背及腹内,脓成不可疗,故十死一生之。"

杨上善解句还有一个突出的特点,就是善于运用细分条目的方法,将经文所言内容分为若干条,并以一、二、三等数字标明之,从而使注文简洁明了,也使读者对经文所言内容更加明晰。如:

卷二十八《三虚三实》"至其月郭空,则海水东盛,人血气虚,其卫气去,形独居,肌肉减,皮肤缓,腠理开,毛发浅,焦理薄,烟垢落,当是之时,遇贼风,则其入也深,其病人也卒暴。"注云:"人身衰时,法月及与西海皆悉衰也。月空东海盛者,阴衰阳盛也。凡有八衰:一曰血气虚浊,谓当脉血气虚也;二曰卫气减少,谓脉外卫气去而少也;三曰肌肉疏减;四曰皮肤虚缓;五曰腠理空开;六曰毛发虚浅;七曰焦理疏薄;八曰理无烟垢。有此虚,所以贼邪深入,令人卒病也。"

5) 分析篇章。分析篇章,也是注释的内容之一。杨上善对段落篇章的分析,常在段文之前,概述后文要义;或于段文之后,总结前文经旨。如:

卷二《顺养》"胃中热则消谷,令人悬心善饥,齐以上皮寒。"注云:"自此以下广言热中寒中之状。"是对下文内容进行总的概括。

卷十九《知官能》"用针之理,必知形气之所在。……用针之要,无忘养神。"注云:"帝诵岐伯所授针理章句,凡有四十七章。形之所在肥瘦,气之所在虚实,一也。……用针之道,下以疗病,上以养神。其养神者,长生久视,此大圣之大意。四十七也。以上四十七章,《内经》之大总,黄帝受之于岐伯,故诵之以阅所闻也。"是对上文内容进行总的概括。

卷九《经脉皮部》"余闻皮有分部。"注云:"前说十五大络,循其行处以求其病。次说皮部十二络之以十二经上之以皮分十二部,以取其病。"此处既总结了上篇《十五络脉》的内容,又概括了此篇《经脉皮部》的内容。

6) 训释名物。训释名物,是指解释事物名称的特点、命名的原因等内容,又称为名物训诂。由于时代的变迁,后人对于古代文献中所反映的前代典章制度、名物习俗等越来越感到生疏,甚至影响到对古籍文义的正确理解。因而,名物训诂也就成为注释的内容之一。名物训诂虽非始于杨上善,但他在这方面所做的工作却是令人瞩目的,尤其对腧穴名义的训释,具有开创性的意义。

训释名物的方法有声训与义训的不同,东汉刘熙《释名》是一部用声训方法解释事物名称的专书,用同声字去训释名物,最易流于穿凿附会。杨上善对名物的训释,则主要是通过分析词义、探究事物特征的方法,对经络名、腧穴名、病证名、形体部位等名称进行较多令人满意的解释。

其一:释经脉名

杨上善训释的经脉名称约有5处,即:带脉、阴阳脉乔脉、任脉、冲脉、阴阳维脉。

带脉:"带脉当十四椎,束带腰腹,故曰带脉也。"(卷十《带脉》注)

乔脉:"乔一作蹻,禁娇反,皆疾健貌。人行健疾,此脉所能,故因名也。乔,高也。此脉从足而出,从上于头,故曰乔脉。"(卷十《阴阳乔脉》注)

任脉:"此脉上行,为经络海,任维诸脉,故曰任脉。"(卷十《任脉》注)

冲脉:"冲,壮盛貌。其脉起于脐下,一道下行入足指间,一道上行络于唇口,其气壮盛,故曰冲脉也。"(卷十《冲脉》注)

其二:释腧穴名

　　杨上善对穴名的训释,详见于《黄帝内经明堂》的注文中。但在《太素》的注文中也有部分训释腧穴名义的条文,如:

　　蠡沟:"蠡,力洒反,瓢勺也。腨骨之内,上下虚处,有似瓢勺渠沟,此因名蠡沟。"(卷九《十五络脉》注)

　　井:"井者,古者以泉源出水之处为井也,掘地得水之后,仍以本为名,故曰井也。人之血气出于四支,故脉出处以为井也。"(卷十一《本输》注)

　　《太素》今存训释穴名者约有21条,多见于卷九《十五络脉》篇。具体有:

　　卷九《十五络脉》:列缺、通里、内关、支正、偏历、外关、飞阳、光明、丰隆、公孙、大钟、蠡沟、长强、尾翳、大包。

　　卷十一《本输》:井、输、经渠、经、合、原

　　其三:释病证名

　　是解释病证名称的由来。如:

　　伤寒:"夫阳极则降,阴极则升,是以寒极生热,热极生寒,斯乃物理之常也。故热病号曰伤寒,就本为名耳。"(卷十一《气穴》注)

　　狐疝:"狐夜不得尿,至明始得,人病与狐相似,因曰狐疝。"(卷八《经脉连环》注)

　　其四:释组织部位名

　　是解释人体组织部位名称的由来。如:

　　手鱼:"腕前大节之后,状若鱼形,故曰手鱼也。"(卷十一《本输》注)

　　髀枢:"髋骨如臼,髀骨如枢,髀转于中,故曰髀枢也。"(卷十三《经筋》注)

　　膜筋:"膜筋,十二经筋及十二筋之外裹膜分肉者,名膜筋也。"(卷五首篇注)

　　7)说明修辞手段和表达方式。现代汉语的各类修辞格,在古汉语中大都出现过,而且古汉语中还有许多现代汉语所没有的修辞表达方式,如互文、变文、连文、省文、重文、倒文等等。若不明了这些特殊的修辞表达方式,将会影响对古文的正确理解。古医籍中所用的修辞手段和表达方式,也是多种多样的,故注释者需对此作出必要的说明。杨上善在注释过程中,对经文的修词手段和表达方式进行过一些分析和说明。

　　其一:说明比拟的修辞手段

　　如卷十四《四时脉形》"春脉者肝脉也,东方木也,万物所以始生也,故其气濡弱软虚而滑,端直以长,故曰弦。"注云:"凡人之身,与天地阴阳四时之气皆同,故内身外物虽殊,春气俱发。肝气春王,故春脉来,比草木初出,其若琴弦之调品者,不大缓,不大急,不大虚,不大实,不涩不曲。肝气亦然,濡润、柔弱、软小、轻滑、端直、而尺部之上,长至一寸,故比之弦。"

　　其二:说明省文的表达方式

　　如卷九《脉行异同》篇论述经脉之出入屈折之处,只言手太阴经与手心主经,而未言其余十经的出入屈折。杨上善注云:"举手太阴、心主二经,余之十经顺行逆数例皆同也。"

　　其三:说明《内经》经文的行文方式

　　如卷八《经脉连环》注云:"十二经脉生处皆称为起,所经之处名出,亦称至称经,此为例也。"指出了经文中对十二经脉循行的行文方式。

　　其四:说明经文中保存异文方式

　　如卷八《经脉正别》注云:"十二大经复有正别。正,谓六阳大经别行,还合府经。别,谓六阴大经别行,合于府经,不还本经,故名为别。足少阴、足厥阴虽称为正,生别经不还本经

也。唯此二阴为正,余阴皆别。或以诸阴为正者,黄帝以后撰集之人,以二本莫定,故前后时有称或,有言一曰,皆是不定之说。"说明经文中凡言"或"、"一曰"者,皆是保存异文的方式。

其五:说明避讳

如十四《真脏脉形》"真脏见,乃予之期日。"注云:"古本有作正脏,当是秦皇名正,故改为真耳。真、正义同也。"指出"真脏"作"正脏"者,乃是避秦讳所致。《内经》中的行文表达方式还有许多,如文倒义同者、对文互称者、倒文押韵者等,杨上善并未一一明释。

8)阐发医理。阐发医理,是医籍注释的重要内容。杨上善在训释词义、疏通文理的基础上,对其经文所含医理进行了较多地阐发。其内容包括推求病因、阐述病机、辨析证候、解释病证等诸多方面。

第一,推求病因。即分析发病的原因。如对痈的发病原因,杨上善云:"痈生所由,凡有四种。喜怒无度,争(此前疑脱热字)气聚,生痈一也。饮食不依节度,纵情不择寒温,为痈二也。脏阴气虚,府阳气实,阳气实盛,生痈三也。邪客于血,聚而不行,生痈四也。"(卷二十三《疽痈逆顺刺》注)

"挛者有筋寒急,有热膜筋干为挛。如筋得火卷缩为挛。"(卷二十五《五脏痿》注)说明挛者有因寒、有因热的不同。

第二,阐述病机。即分析说明发病的机理。如对痈的发病机理,杨上善注云:"邪客于皮肤之中,寒温二气不和,内外两热相击,腐肉故生于脓。"(卷二十三《疽痈逆顺刺》注)

第三,辨析证候。即辨别解析疾病的证候也。凡病有病同而证异者,有病异而证同者,同异之差,必当辨析,以免混同。如对于溏、瘕、泄三者的区别,杨上善云:"溏,食消,利也。瘕,食不消,瘕而为积病。泄,食不消,飧泄也。"(卷八《经脉连环》注)又如对于痤、疽与痈三者的关系,杨上善注云:"痈疽一也,痈之久者败骨,名曰疽也。"(卷二十三《疽痈逆顺刺》注)又云:"痤,痈之类,然小也,俗谓之疔子。久壅陷骨者,为痤疽也。"(卷三《调阴阳》注)"腐肉为痈,烂筋坏骨为疽。轻者疗之可生,重者伤脏致死。"(卷二十六《痈疽》注)言痈疽混称则一,别称则腐肉者为痈,而烂筋坏骨者则为疽。痤者亦属痈之类,但其病浅证轻,而疽则是痈之久者败骨而成,病深证重。

第四,解释病证。即说明其病证的具体症状及其含义。如不孕症,杨上善云:"不孕,母子不产病也。"(卷十《督脉》注)又如狐疝病,杨上善云:"疝,小腹痛,大小便难,曰疝。疝有多种,此为狐疝,谓狐夜时不得小便,少腹处痛,日出方得,人亦如此,因名狐疝也。"(卷六《五脏命分》注)

9)发凡起例。发凡起例,是叙述全书编写目的和体例的,也是帮助读者读懂或熟练使用该书的向导。医籍中的发凡起例,形式不一,有特设凡例专文者,有夹带于序、跋或正文中者,有夹带于注文中者。张舜徽先生《广校雠略》自序说:"古人著述不言例,而例自散见于全书之中。"杨上善撰注《太素》的凡例,亦散于注文中。今归纳其凡例,主要有二条:

一是对经文内容相同者,多采取了承前省略的方法,注于前而略于后。以"余皆仿此"、"余皆准此"、"以为例准"、"准此可知"、"以此为准,不烦注解"等表示。如:

卷九《经脉皮部》"阳明之阳,名曰害蜚,上下同法","少阳之阳,名曰枢特,上下同法","太阳之阳,名曰关枢,上下同法","少阴之阴,名曰枢儒,上下同法","心主之阴,名曰害肩,上下同法","太阴之阴,名曰关枢,上下同法。"六处"上下同法",经文相同,杨上善于第一处"阳明之阳,……上下同法"下,注云:"阳明之脉有手有足,手则为上,足则为下。又手阳明在手为下,在头为上;足阳明在头为上,在足为下。诊色行针,皆同法也,余皆仿此。"

再如卷十四《人迎脉口诊》"寸口大于人迎一倍……不盛不虚,以经取之。"注云"准人迎可知也。"言此"不盛不虚,以经取之",其说解同前,承前省略。

二是对十二经脉行处及穴名的注释,详于《明堂经》,略于《太素》。如卷八《经脉连环》注云:"十二经脉行处及穴名,备在《明堂经》具释之也。"卷十一《本输》注云:"诸输穴名义,已《明堂》具释也。"

(2)注释方式。

1)注音的方式。古代注疏家为汉字注音的方法有四种,即譬况法、读若法、直音法、反切法。在这四种注音方法中,杨上善选择了注音准确、方法较为先进的"直音法"和"反切法"注音。据统计,《太素》注文中今存的注音有360条,其中反切注音者269条,直音者91条,除去重复释音者外,实则释字283个。其注音方法是以反切注音为主。注音的对象有三种:

方式一:为《内经》中的难字释音。如:

卷二《顺养》"夫人中热消瘅则便寒"注:"瘅,热也,音丹。"

卷九《十五络脉》"实则鼻窒头背痛"注:"窒,塞也,知栗反。"

方式二:为别本异文中的难字释音。共有2条,即:

卷十一《气穴》"寒输在两骸厌中二穴"注:"骸,核皆反,骨也。别本为骹,于縻反,骨端曲貌也。"

卷二十四《真邪补写》"搔而下之"注:"一曰掐,徒劳反,弹已掐令下之。"

方式三:为其注文中的难字释音。共有3条,即:

卷三《阴阳杂说》"胞痹者,少腹膀胱按之两髀若沃以汤,涩于小便,上为清涕。"注:"膀胱盛尿,故谓之胞,即尿脬。脬,匹苞反。"

卷九《十五络脉》"虚则生肬"注:"肬音尤,疣也。又赘也,皮外小结也。疣音目。"

卷二十六《痈疽》:"发于尻,名曰兑疽。"注:"尻,脽也。脽音谁。"

钱超尘先生曾对《太素》的释音进行过深入的研究,并在"《太素》、《明堂》释音的研究与校勘"[87]一文中,对杨上善的释音条例做过分析。杨上善的释音条例如下:

方式四:注音兼释义。即注音与释义在同一条里出现,这是杨上善释音的基本特点。如:

卷五《四海合》"眩,玄遍反,瞑目乱也。"卷八《经脉连环》"洒,恶寒貌,音洗。"

方式五:注音兼明通假。只注音不释义的释音方式,除了为难字释音之外,还有的释音,起到了因音训义,说明假借的作用。如:

卷六《脏府应候》"肉䐃无小果累者胃急。"注:"果音颗,谓肉䐃无小颗段连累。"杨上善用"颗"字,不仅为"果"字注音,同时表明"果"是"颗"的假借字。卷十四《四时脉形》注:"解,音懈",亦是以本字释假字。

方式六:辨正音读,以明字义。汉字有一字两读者,其读音不同,则字义亦别。对此,杨上善在注音时,本着以切于实用为目的,将其适宜于经文的正确读音注于前,或兼明其他读法,以备参考,广其所闻。如:

"藏"字有两读:一音 cáng、一音 zàng。卷三《阴阳杂说》注"藏"为"贼郎反";卷六《脏府气液》注"藏"为"财浪反"。

"强"字有两读:一音 qiǎng、一音 jiàng。卷十四《四时脉形》"其不及则令人九窍不通,名曰重强。"注:"巨两反"。

另有一字注两音者,如:

"咳,恺代反,又邱吏反"(卷三《阴阳大论》注)

"髃,音隅也,角也,两肩端高骨即肩角也,又五口反。"(卷八《经脉连环》注)

"髋,孔昆反,又音完。"(卷十一《骨空》注)

"肩髃,肩角也,音隅,又音偶也。"(卷十三《经筋》注)

"谵,诸闫反,多言也;相传乃衔反,独语也。"(卷二十六《经脉厥》)

皆是将适于经文的读音注于前,其他读音附于后。杨上善《太素》注音,对于研究这个时期的音韵,是一份很值得重视的宝贵资料。

2) 释词的方式。杨上善释词的方式主要有以下几个特点。

方式一:依据《说文》等释义。杨上善对词义的训释,多与《说文》、《字林》、《玉篇》、《尔雅》等训诂专著所释词义相同,其中与《说文》释义相同者最多。如:

沧　寒也(卷二《调食》注)。《说文》同

涩　不滑也(卷二《调食》注)。《说文》同

揭　高举也(卷六《五脏命分》注)。《说文》同

措　置也(卷六《五脏命分》注)。《说文》同

胞　生儿裹也(卷六《脏府气液》注)。《说文》同

胂　侠脊肉也(卷八《经脉连环》注)。《说文》同

頞　鼻茎也(卷八《经脉连环》注)。《说文》同

瘖　不能言也(卷八《经脉病解》注)。《说文》同

脽　尻也(卷八《经脉病解》注)。《说文》同

窒　塞也(卷九《十五络脉》注)。《说文》同

颠　顶也(卷十《经脉连环》注)。《说文》同

绍　继也(卷十《经脉标本》注)。《说文》同

揄　引也(卷十一《骨空》注)。《说文》同

沤　久渍也(卷十二《营卫气别》注)。《说文》同

眴　目摇也(卷十五《五脏脉诊》注)。《说文》同

积　聚也(卷十九《知官能》注)。《说文》同

腊　干肉也(卷二十二《五节刺》注)。《说文》同

谵　多言也(卷二十五《热病决》注)。《说文》同

哑　畏哑也(卷二十五《三疟》注)。《说文》同

曤　目眹也(卷二十六《寒热相移》注)。《说文》同

嗌　咽也(卷二十六《痈疽》注)。《说文》同

仁　亲也(卷二十八《痹论》注)。《说文》同

飧　谓食不消,下泄如水和饭也。(卷二《顺养》注)。《玉篇》同(《玉篇》水和饭也)

淖　濡甚也(卷九《经脉皮部》注)。《字林》同(《字林》:濡甚曰淖)

眦　目崖,一曰目匡。(卷十二《卫五十周》注)。《说文》、《字林》同(《说文》目匡也,《字林》目崖也。)

服 　事也(卷二十四《天忌》注)。《尔雅·释诂》同

杨上善所释词义与《说文》等相同者,还有许多,兹不烦举。从中可以看出,杨上善对词义的训释是有根据的,多数词义取诸《说文》,少数取及《字林》、《玉篇》等书,而不妄逞胸臆。

方式二:随文释义

随文释义就是根据词语所处的语言环境,以推求词语的准确解释。汉字往往一字有多义,同一字词在不同的语言环境中,可有不同的含义。因此,注释时必须结合具体的语言环境,依据上下文义,在充分考虑词的本义、引申义的基础上,才能对词义作出最恰当的解释。杨上善在训释词义时,既重视对字词本义的探索,同时又注意结合具体的语言环境,阐释其引申义。并根据不同的语言环境,对同一字词作出不同的解释。如:

对"结"字的训释。分别有:"结,聚也"(卷五《阴阳合》注)、"结,纡屈多"(卷六《脏府应候》注)、"结,谓束缚也"(卷八《经脉连环》注)、"结,曲也"(卷十三《经筋》注)等不同含义。

依据《说文》释义与据境索义两方面相互结合,充分体现杨上善训诂的严谨性与灵活性的统一。所以,钱超尘先生说"只有既知本义,又明引申义,方为大家,杨上善堪称注释大家。"

方式三:以本字释借字

杨上善对经文中的通假字现象已有所认识,并在注文中以本字释借字。如:

卷十《经脉根结》"奇邪离经,不可胜数。"注:"离,历也。"即以本字释借字卷二《顺养》"甘露不下则菀藁不荣。"注:"菀藁当为宛槁。宛,痿死。槁,枯也。"先指明其通假关系,然后以本字之义释之。

方式四:寓训词于串讲之中

寓训词于串讲之中,这是毛亨、郑玄等汉代训诂学家常用的训诂方式。在杨上善的注文中,也采用了这种训诂方式。如:

卷三《调阴阳》"魄汗不尽,形弱而气烁,穴输已闭,发为风疟,故风者百病之始也。"注:"魄,肺之神也。肺主皮毛腠理,人之汗者,皆是肺之魄神所营,因名魄汗。夏伤于暑,汗出不止,形之虚弱,气之衰损,淫邪藏于腠理,腠理已闭……"在对经文的串讲之中,杨上善分别以"止"、"衰损"、"腠理",解释了"尽"、"烁"、"穴输"等词的词义。

方式五:两词对释

杨上善训释词义还有一个特点,就是将两个词义相关的词对举,通过比较,以阐释词义。如:

卷八《经脉连环》"小肠手太阳之脉……循手外侧上腕,出踝中。"注:"人之垂手,大指著身之侧,名手内侧;小指之后,名手外侧。足胫骨与足腕骨相属之处,著胫骨端内外高骨,名曰内外踝;手之臂骨之端,内外高骨,亦名为踝也。手太阳脉贯踝也。"此处并不直接释手外侧与踝之义,而是将手内侧与手外侧,足踝与手踝对举并释之。

再如卷八《色脉诊》"赤脉之至也,喘而坚,诊之有积气在中,时害于食,名曰心痹。"注:"积者阴气,聚者阳气;积者五脏所生,聚者六府所成;积者其始有常处,聚者发无根本、无所留止也。"此处并不单释"积",而是将积与聚对举并释之。

3) 阐发医理的方式

医籍注释并非易事,只有既精于医而又通晓文字训诂的人,才能作好医籍的注释。而阐

发医理,则尤须精通医学者方能为之。杨上善可谓是一位文医兼通的人,他不仅对字词进行了大量地训释,而且对医理也进行了较多地阐发。其阐发医理的方式,主要有以下几种:

方式一:引《内经》自身经文解经

杨上善在阐发医理时,以《素问》《九卷》彼处的经文,解释此处的经文,通过前后互证,补充说明,进行医理的阐发。杨上善采用这种方式阐发医理,其特点有二:一是引经多不标引出处;二是引经多不照录原文,而以义引为主。此与王冰的《素问》次注的引经解经方式不同。如:

卷十三《肠度》"故平人不饮食,七日而死者,水谷精气津液皆尽矣,故七日而死矣。"注云:"命门所藏,谓之精也。上焦宣五谷味,薰肤充身泽毛,如雾露之溉,遂谓之气。腠理发洩出汗,谓之津。谷气淖泽注于骨,骨属屈伸,淖泽补益髓脑,皮肤润泽,谓之为液。水谷既尽,精气津液四物皆尽,故七日死。"此处经文见于今之《灵枢·平人绝谷》,注文则见于今之《灵枢·决气》。

方式二:引他书他人的观点解经

对《素问》《九卷》进行全文类注者,虽始于杨上善,但对《素问》《九卷》经文进行分别注释阐发者,则在杨上善之前已有之。如梁代有全元起为《素问》作训解,其书至宋代林亿校书时尚存世,《旧唐书·经籍志》著录有的灵宝注《黄帝九灵经》十二卷(此书撰注年代不详,或可在杨上善之前)。此外,尚有《难经》对许多经文进行过医理阐发。

杨上善在辨析人迎与脉口的诊脉部位时,曾云:"此经所言人迎、寸口之处数十有余,竟无左手寸口以为人迎,右手关上以为寸口,而旧来相承,与人诊脉,纵有小知,得之别注。"(卷十四《人迎脉口诊》注)从"得之别注"一语分析,亦说明在杨上善之前,《素问》《九卷》已有注本传世。从杨上善的注文中可以看出,他曾参考或直接引过他书或前人注文中的观点,辨证歧义,以助解经。

一是,征引《难经》的观点作注。杨上善在注文中直接称引《八十一难》者,共有18条(其中称"吕广所注《八十一难》本"者4条),分别见于:卷三《阴阳大论》,卷八《经脉连环》,卷十《督脉》《带脉》《阴阳乔脉》《任脉》《冲脉》《阴阳维脉》,卷十一《本输》,卷十四首篇、卷二十一《九针要解》《诸原所生》,卷二十四《虚实补写》等篇。如:

卷八《经脉连环》"不盛不虚,以经取之"注云:"《八十一难》云:不盛不虚,以经取之,是谓正经自病,不中他邪,当自取其经。……若尔,当经盛虚,即补写自经,故曰以经取之。"此处杨上善直接引用《八十一难》(今《难经·六十九难》)的观点来注解经文。

二是,征引前人注文的观点作注。杨上善对前人或同时代人的观点征引虽然不多,但可以肯定的是,杨上善在作注时,曾参考或者直接引用过前人的注文。如:

卷三《阴阳杂说》"肝……其味辛。"注云:"肝味正酸而言辛者,于义不通。有云:金克木为妻,故肝有辛气。"

卷五《十二水》"足太阴,外合于湖水,内属于脾。"注:湖当为滹,滹陀水出代郡卤城县,东流过郡九,行三百四十里,为并州川。一解云:湖当为沽,沽水出渔阳郡,东南入海,行七百五十里。此二水亦得为合也。

卷五《十二水》"手心主,外合于漳水,内属于心包。"注:"漳水,清漳水也,出上党沽县西北少山,东流合浊漳入于海。一解是浊漳,浊漳出于上党长子县西发鸠山,东流入海也。"

卷八《经脉连环》"鼽衄喉痹。"注:"鼻孔引气,故为鼽也,鼻形为鼽也。有说鼽是鼻病者,非也。"

卷八《经脉连环》"绕肩甲,交肩上,入缺盆。"注:两箱之脉,各于两箱绕肩甲已,会于大椎,还入缺盆,此为正也。有说两箱脉来交大椎上,会大椎穴以为交者,经不言交,不可用也。"

卷十一《气府》"面骱骨空各一。"注:"骱,渠留反,鼻表也。有云鼻塞病,非也。"

另外,林亿《素问》新校正曾指出王冰注文中有引用全元起注的地方,如《素问·阴阳类论》"期在石水",王冰注:"石水者,谓冬月水冰如石之时,故云石水也。"新校正云:"详石水之解,本全元起之说,王氏取之。"恰巧杨上善《太素·脉论》亦注云:"寒甚水冰如石,故曰石水也。"其注义与全本、王本均同。那么,杨上善的注文是否也受到了全元起注文的影响呢?

就《素问》新校正保存的全本注文情况来看,新校正共引全元起的注文37条,其中8条所注的经文为《太素》缺卷内容,4条为杨上善无注文之处,余下的25条注文中,仅有4条注文与杨上善注文相同,1条略同,余者皆不同。其相同的4条注文分别为:

第一条　全元起本云:膜者,人皮下肉上筋膜也。(《素问·痿论》)

杨上善注云:膜者,人皮下肉上膜,肉之筋也。(《太素·五脏痿》)

第二条　全元起本云:谵言者,气虚独言也。(《素问·厥论》)

杨上善注云:谵,诸阎反,多言也;相传乃衔反,独语也。(《太素·经脉厥》)

第三条　全元起本云:溓水者,七月也,建申,水生于申,阴阳逆也。(《素问·阴阳类论》)

杨上善注云:溓,廉检反,水静也。七月,水生时也。(《太素·脉论》)

第四条　王注:石水者,谓冬月水冰如石之时,故云石水也。新校正云:详石水之解,本全元起之说,王氏取之。(《素问·阴阳类论》)

杨上善注云:寒甚水冰如石,故曰石水也。(《太素·脉论》)

通过比较,似可认为杨上善的部分注文,有可能本于全元起本。但由于全元起注本早佚,《素问》新校正中所存全元起注文又不多,所以,无法对全元起注文与杨上善注文进行全面的对照,尚难作出肯定地结论。但有一点可以肯定的是,杨上善的注文确实参引过前人的一些注文。

方式三:以对比与设问自答的方式说明异说

《素问》、《九卷》所论内容,在理论上并不完全统一,甚则有相互矛盾之处。凡遇此经文相互矛盾,或文义不畅,医理不明之处,杨上善多通过《素问》与《九卷》的经文对比、及设问自答的方式,予以辨析。如:

对于心的开窍问题,《素问》与《九卷》所论不同。《素问·金匮真言论》云:"南方赤色,入通于心,开窍于耳。"《灵枢·脉度》则云:"心气通于舌,心和则舌能知五味矣。"对此,杨上善于《太素·脏府气液》篇予以对比的方式予以说明,注云:"舌虽非窍,手少阴别脉循经入心中,上系舌本,故得心气通舌也。《素问》赤色入通于心,开窍于耳者。肾者水也,心者火也,水火相济,心气通耳,故以窍言之,即心以耳为窍。又手太阳心之表,脉入于耳中,故心开窍在于耳也。"

对于忧为何脏所主,《内经》论述不一,杨上善注云:"问曰:脾主愁忧,又云精气并于肝则忧,即肝为忧也。《素问》云心在变动为忧,即心为忧也。肺在志为忧也,即肺为忧。其义何也?答曰:脾为四脏之本,意主愁忧。故心在变动为忧,即意之忧也;或在肺志为忧,亦意之忧也;若在肾志为忧,亦是意之忧也。故愁忧所在,皆属脾也。"(《太素》卷六首篇注)对忧归何脏所主进行辨析。

就《太素》今存注文统计而言,杨上善分别在30多篇近40处的注文中,通过设问自答的方式,探讨了《内经》中若干理论上的疑难问题。探讨的内容,涉及脏象、经络、诊法、针刺补写等多个方面。杨上善的这种阐释经文的方式,亦系古文体方式之一。

方式四:结合例证阐释医理

杨上善为使注释明了易懂,在训释医理时,运用了举例说明的方式,进行医理阐发。如:

卷三《阴阳大论》"其盛,可待而衰也。"注云:"病盛不可疗者,如堂堂之阵,不可即击,待其衰时然后疗者,易得去之,如疟病等也。"

卷三《阴阳大论》"因其衰而彰之。"注云:"谓癫狂等,取其衰时,彰写去之也。"

卷三《阴阳大论》"故用针者,从阴引阳,从阳引阴。"注:"肝藏足厥阴脉实,肝府胆足少阳脉虚,须写厥阴以补少阳,即从阴引阳也。若少阳实厥阴虚,须写少阳以补厥阴,即从阳引阴也。余例准此。"

卷二《调食》"故苦入而走骨。"注云:"齿为骨余,以杨枝苦物资齿,则齿鲜好,故知苦走骨。"

3. 注释的主要成就

杨上善除对经文进行注音释词、阐释句意、分析篇章、考证名物之外,还对《内经》的学术思想进行较多地阐发,其突出的贡献有下几点:

(1) 摄生方面。杨上善将《素问》、《九卷》中有关养生方面的内容,类编于卷一、卷二"摄生"类下,注释时以《老》、《庄》学说为本,以顺养、调食等为篇题,强调了顺应四时、避寒暑、和喜怒、调和食物五味等在养生中的重要性。并云"善摄生者,内除喜怒,外避寒暑,故无道夭,遂得长生久视者也。"(卷二《九气》注)"五谷、五畜、五果、五菜,……乃是五行五性之味,脏府血气之本也,充虚接气,莫大于兹,奉性养生,不可斯须离也。""以理食之,有益于身;从心多食,致招诸病,故须裁之。"(卷二《调食》注)。"饮食男女,节之以限,风寒暑湿,摄之以时……内外之养周备,则不求生而久生,无期寿而寿长也。"(卷十九《知针石》注)。

杨上善还发皇《内经》"恬惔虚无"、"精神内守"的养生观,十分重视养心调神在摄生中的重要作用。如杨上善云:"恬然自得,内无眷慕之情;惔然至乐,外无申宦之役。申宦不役于躯,故外物不形;眷慕不劳于志,故内欲不累。内外恬然泰伦,纵外邪轻入,何所深哉?"(卷十九《知祝由》注)"故人无悲哀动中,则魂不伤,肝得无病,秋无难也。无忧惕思虑,则神不伤,心得无病,冬无难也。无愁忧不解,则意不伤,脾得无病,春无难也。无喜乐不极,则魄不伤,肺得无病,夏无难也。无盛怒者,则志不伤,肾得无病,季夏无难也。是以五过不起于心,则神清性明,五神各安其脏,则寿近遐算。"又云"此经宗旨养神养性,唯去忧惕之虑、嗜欲之劳,其生自寿,不必假于针药者也。"故"玄元皇帝曰:太上养神,其次养形。"(卷十九《知针石》注)从而强调了养心调神在养生中的重要性。

(2) 脏象学说方面。杨上善对《内经》中某些脏象理论训释,对于加深理解经文原旨颇有益处。如《素问·刺禁论》有"肝生于左,肺藏于右"一文,近代有人引此与现代解剖学相对照,认为不符合实际,甚者以此诋谤中医理论。杨上善注云:"肝者为木在春,故气生左。肺者为金在秋,故气藏右也。肝为少阳,阳长之始,故曰生也。肺为少阴,阴藏之初,故曰藏也。"(卷十九《知针石》注)杨上善根据肝肺的生理功能及阴阳升降的理论来训释经文,是完全正确的。

再如《素问·玉机真脏论》"问曰:见真藏曰死,何也?"杨上善注云:"无余物和杂,故名真也。五藏之气皆胃气和之,不得独用。如至刚不得独用,独用即折,和柔用之即固也。五藏之气,和于胃气,即得长生;若真独见,无和胃气,必死期也。欲知五藏真见为死、和胃为生者,于寸口诊手太阴,即可知之也。见其如弦是肝脉也,微弦为平和也。微弦,谓弦之少也,三分之一分为微,二分胃气与一分弦气俱动,为微弦也。三分并是弦气,竟无胃气,为见真藏也。"(卷六《脏府气液》注)杨上善首先准确地训释了真藏之"真"字,并运用了形象的比喻,生动地描述了何为真藏之脉,使经文之义愈加畅明,一字确诂,全文皆释。因而,林亿在《素问·玉机真脏论》新校正中,大段引用了杨上善的这一节注文,以补王注之不备。

杨上善还对《内经》经文不同之处、各家说法不一的理论问题,进行了辨析。如:

对"苦走骨,咸走血"(见于《灵枢·五味论》、《素问·宣明五气论》)与"苦走血,咸走骨"(见于《灵枢·九针论》)经文内容的不同,杨上善注云"肾主于骨,咸味走骨,言走血者,以血为水也。""苦是火味,计其走血,以取资骨令坚,故苦走骨也。"(卷二《调食》注)"苦走血,咸走骨"者,乃是从五行的归属而言;"苦走骨,咸走血"者,乃是从以血为水、以苦走血资骨令坚而言。

对于人迎、寸口的部位问题,杨上善云:"近相传者,直以两手左右为人迎、寸口,是则两手相望以为上下,竟无正经可凭,恐误物深也。"(卷九《脉行同异》注)因此,杨上善在卷十四《人迎脉口诊》、卷十六《脉论》、卷二十三《杂刺》、卷二十四《热病说》等篇的注文中,多次强调了人迎与寸口非属同一经脉。注云:"脉口、寸口,亦曰气口""此云人迎与太阴脉口,即知手大阴无人迎也。"(卷十四《人迎脉口诊》注)"气口则手太阴寸口脉,人迎则足阳明人迎脉也。"(卷二十三《杂刺》注)"阴谓寸口,手太阴也;阳谓人迎,足阳明也。……所论人迎寸口,唯出黄帝正经,计此之外,不可更有异端。"言人迎属足阳明脉,寸口属手太阴脉,不可以两手左右分人迎与寸口也,从而起到了辨章学术的作用。

(3)针灸学方面。杨上善以"经脉"、"输穴"、"九针"三大类目为题,将《内经》有关经络、输穴、针刺方面的理论进行了系统化与条理化的类编。不仅系统了针灸学的理论,而且在注释中,对某些经络理论作了进一步的阐发,并诠释了腧穴的部位,保存了部分腧穴的异名。

1)对经络理论的归纳与补充。

第一,奇经八脉循行路线的补充与考证。《内经》中没有专题论述奇经八脉的篇章,杨上善将其有关内容,类聚于卷十"经脉之三"下,分设督脉、带脉、阴阳乔脉、任脉、冲脉、阴阳维脉六个专篇进行论述,并参照《难经》、《甲乙经》、《明堂》等书,对《内经》中的奇经八脉循行情况进行了补充与考证,从而进一步完善了《内经》的经络理论。如:

对于督脉的循行,《素问·骨穴论》有督脉"别绕臀,至少阴与巨阳中络者,合少阴上股内后廉,贯脊属肾"及"与太阳起于目内眦,上额并巅入络脑,还出别下项,循肩髆内,侠脊抵腰中"及"其少腹直上者,贯齐中央"三条循行路线,说明督脉与膀胱经、肾经、任脉有广泛的联系,其循行路线亦非单行线。杨上善依据于此,注云:"旧来相传为督脉当脊中唯为一脉者,不可为正也。"又云:"任脉、冲脉行处相似,故须细别。督脉生病,疗之督脉,勿疗任脉也。"认为督脉亦有循腹直上者,不可误认为是任脉。故卷十一《骨空》又云:"有人见此少腹直上者,不细思审,谓此督脉以为任脉,殊为未当也。"

对于任脉,杨上善依据《甲乙经》、《八十一难》、《明堂》等书所论,对任脉的起处、行处做了详细的考证,并云:"又《明堂》言目下巨窌、承泣左右四穴,有阳乔脉任脉之会,则知任脉亦有分歧上行者也。又任冲二脉上行虽别,行处终始其经是同也。旧来为图,任脉唯为一道,冲脉分派两箱,此亦不可依也。"(卷十《任脉》注)

对于冲脉的循行,杨上善首先分析了《素问》、《九卷》、《甲乙经》、《难经》等书所载内容的异同,并认为"夫冲脉亦起于胞中,上行循腹而络唇口,故经曰:任脉、冲脉皆起胞中,上络唇口。是为冲脉上行与任脉同。""其脉起于齐下,一道下行入足指间,一道上行络于唇口。"

对于带脉、阴阳维脉的循行,《内经》没有详细的论述,杨上善乃取《八十一难》之文进行补充。卷十《阴阳乔脉》篇中,杨上善对于阴阳乔脉的起止、循行、交会情况,也有详尽的注释。

第二,对经络理论的归纳与总结。从《太素》的类编情况来看,卷八"经脉之一"集中论述了十二正经的循行及经脉病证等内容,卷九"经脉之二"集中论述了十二经别、十五络脉、经脉皮部,经络别异等内容,卷十"经脉之三"集中论述了奇经八脉、经脉标本、经脉根结等内容。如此类编之后,使《内经》有关经络理论方面的内容得以系统与条理。在注文中,杨上善又对经络理论作了进一步的归纳与总结。如:

对经脉与络脉、孙络的概述。杨上善云:"十二正经,有八奇经,合二十脉,名为之经。二十脉中,十二经脉、督脉及任脉冲脉,有十四经,各别出一脉,有十四脉,脾脏复出一脉,合有十五脉,名为大络。任冲及脾所出,散络而已;余十三络,从经而出,行散络已,别走余经,以为交通。从十五络,别出小络,名为孙络。任冲二脉虽别,同称一络,名曰尾翳,似不别也。"(卷九《十五络脉》注)

对经脉与经筋异同的概述。杨上善云:"十二经筋与十二经脉,俱禀三阴三阳行于手足,故分为十二。但十二经脉主于血气,内营五脏六府,外营头身四支。十二经筋内行胸腹郭中,不入五脏六府。脉有经脉、络脉,筋有大筋、小筋、膜筋。十二经筋起处与十二经脉流注并起于四末,然所起处有同有别。"(卷十三《经筋》注)

2)对腧穴部位的训释与腧穴异名的保存。在腧穴的注释方面,杨上善参照《黄帝内经明堂》、《扁鹊灸经》、《秦承祖明堂》、《曹子氏灸经》(子,疑衍。《隋书·经籍志》载有《曹氏灸经》)等书,分析它们之间在取穴部位上的差异,认为"黄帝取人身三百六十六,亦法三百六十五日。身体之上,移于分寸,左右差异,取病之输,实亦不少。至于《扁鹊灸经》取穴及名字,即大有不同。近代《秦承祖明堂》、《曹子氏灸经》等所承别本,处所及名,亦皆有异,而除疴遣疾,又复不少,正可以智量之,适病为用,不可全言非也。而并为非者,不知大方之论。"(卷十一《气穴》注)因而在注释腧穴时,杨上善依据《黄帝明堂经》对腧穴部位作了较多注释,仅卷十一《本输》一篇,称引《明堂》者就达46处之多。此外,对《内经》与《明堂》腧穴部位描述不同者,亦兼载《明堂》之文,以备广闻。如:

卷十一《本输》"天井者,在肘外大骨之上陷者中也,为合,屈肘而得之。"注云:"《明堂》在肘外大骨之后,肘后一寸两筋间陷中也。"

杨上善注文中保存的腧穴异名近20个,多见于卷十一《本输》篇中。其内容如下:

劳宫,《明堂》一名五星(《本输》注)

涌泉,《明堂》一名地冲(《本输》注)

然谷,《明堂》一名龙泉(《本输》注。《甲乙经》卷三第三十二作"一名龙渊"。唐高祖李渊讳"渊"字,此或为杨氏讳作"龙泉"。)

复溜,《明堂》一名昌阳,一名伏白(《本输》注)

冲阳,《明堂》一名会原(《本输》注)

阳池,《明堂》一名别阳(《本输》注)

少泽,《明堂》一名少吉(《本输》注)

商阳,《明堂》一名而明,一名绝阳(《本输》注)

三间,《明堂》一名少谷(《本输》注)

合谷,《明堂》一名虎口(《本输》注)

阳谿,《明堂》一名中槐(《本输》注)

客主人,一名上关(《气府》注)

大迎,一名髓空(《气府》注)

缺盆,一名天盖(《气穴》注)

风府,一名舌本(《经筋》注)

舌本,一名风府(《寒热杂说》注)

承筋,一名踹肠,一名直肠(《寒热杂说》注)

杨上善对腧穴的部位、取穴的方法及腧穴异名的详尽注释,从而丰富了《内经》的腧穴理论。

3) 阐发"关阖枢"理论。《内经》有关"关阖枢"的理论,分别见于《素问·阴阳离合论》、《灵枢·根结》等篇,然其中的"关"字,今本《素问》、《灵枢》多作"开"字,加之词义理解上的不同,因而"关阖枢"多被当作"开阖枢"注解,似非医经原旨。

对于"关"与"开"的问题,王冰次注本《素问》作"太阳为开"、"太阴为开",然《太素·阴阳合》均作"关"。"关"与"开"何者为是? 萧延平按云:"太阳为关,关字《甲乙经》、《素问》、《灵枢》均作开,日本钞本均作门,乃關字省文。玩杨注门有三义,一者门关,主禁者也。主禁之义,关字为长,若开字则说不去矣。再考《灵枢·根结》篇及《甲乙经·经脉根结》篇于'太阳为开'之上,均有'不知根结,五脏六府折关败枢开阖而走'之文,本书卷十《经脉根结》与《灵枢》、《甲乙》同,则是前以关阖枢三者并举,后复以为关为阖为枢分析言之,足证明后之'为关'关字,即前之'折关'关字无疑矣。下太阴为关,与此同义,不再举。再按嘉祐本《素问》新校正云:'《九墟》太阳为关'作关。"又《素问·皮部论》有"太阳之阳,名曰关枢"、"阳明之阳,名曰害蜚"、"少阳之阳,名曰枢持"、"太阴之阴,名曰关蛰"、"心主之阴,名曰害肩"、"少阴之阴,名曰枢儒",据丹波元简先生《素问识》考证,"害"与阖,"蜚"与扉,古通用。故以上诸例,均可说明"关"字为是,"开阖枢"应作"关阖枢"。

杨上善对《内经》"关阖枢"理论的诠释,首先是从正确训解"关、阖、枢"三字之本义入手的。《说文》云:"关,以木横持门户也。""阖,门扉也。""枢,户枢也。"杨上善本诸于此,注云:"门有三种,一者门关,比之太阳;二者门扉,比之阳明;三者门枢,比之少阳也。""内门关者,谓是太阴;内门阖者,谓是厥阴;内门枢者,谓是少阴也"(卷十《经脉根结》注)。点明《内经》之所谓关阖枢者,乃是以门之关、阖、枢三部来比喻说明人体的三阴和三阳。

杨上善于卷五《阴阳合》篇,重点论述了"关、阖、枢"的生理作用;在卷十《经脉根结》篇,则重点阐述了"关折、阖折、枢折"的病理机理。《内经》对关阖枢的生理作用,并未作详细的论述,只是在《灵枢·根结》篇中,对三阴三阳关折、阖折、枢折的病理变化作了概括性的说明。杨上善则本诸于此,由变知常,对关阖枢的生理作用进行了阐发。如卷五《阴阳合》篇注云:"三阳离合为关阖枢,以营于身也。夫为门者具有三义:一者门关,主禁者也。膀胱足太阳脉主禁津液及于毛孔,故为关也。二者门阖,谓是门扉,主关闭也。胃足阳明脉令真气止息,复无留滞,故名为阖也。三者门枢,主转动者也。胆足少阳脉主筋,纲维诸骨,令其转动,故为枢也。""三阳为外,三阴为内门。内门亦有三者:一者门关,主禁者也。脾脏足太阴脉主禁水谷之气,输纳于中不失,故为关也。二者门阖,主关闭者也。肝脏足厥阴脉主守神气出入通塞悲乐,故为阖也。三者门枢,主动转也。肾脏足少阴脉主行津,通诸经脉,故为枢者也。"

另外,杨上善还将三阴三阳之关阖枢,比喻为人身之内、外两门,注云:"门有二种,有内门有外门,三阴为内门,三阳为外门"(卷十《经脉根结》注),于卷十《阴阳合》篇亦注云:"三阳为外门,三阴为门。"此不仅形象地说明了三阴三阳各自的功能特点及其相互间的关系,阐发了《内经》的"关阖枢"理论,而且提出了内门、外门的人体屏障说。

(4)病候病机方面。杨上善通过推求病因、阐述病机、辨析证候等方式来训释经文,从而丰富了《内经》的病因病机及证候学方面的理论。如卷二十七《十二邪》篇注云:"风雨寒暑居处,外邪也。阴阳喜怒饮食惊恐,内邪也。此内外邪生病所由,凡有五别。一,令血之与气不相合也。二,令脏府阴阳分散也。三,令经脉及诸络脉不相通也。四,令阴阳之气乖和,卫气不行。五,令诸经诸络虚竭,营血卫气行无次第。"杨上善将病因归纳为内邪、外邪两种,并概述了疾病产生的总病机。

在具体病候的注释方面,杨上善多以经络学说为理论基础,从经脉循行的部位、经脉变动所涉及的脏腑来辨别病候,阐释其发病机理。如卷二十五《五脏热病》"肝热病者,小便先黄,腹痛多卧身热,热争则狂言及惊,胁痛,手足躁,不安卧。"注云:"肝脉足厥阴环阴器,故热小便黄也。上行侠胃,故身热多卧卧不安也。肝动,语言也,故热争狂言及惊也。其脉属肝络胆,故胁痛也。肝脉出足上,连手厥阴,今热,故手足躁也。"其余四脏热病,也都以经脉学说理论来说明其发病机理。

(5)治疗方面。杨上善保存了一些今已不传的古代疗法,颇有研究的价值。如:

疗肾腰法:"燃磁石疗肾气,重履引腰脚,故为履重者,可用磁石分著履中,上弛其带令重,履之而行,以为轻者,可渐加之令重,用助火气,若得病愈,宜渐去之。此为古之疗肾腰法。"(卷八《经脉连环》注)

疗脚风气及肾虚风冷法:"生肉令人热中,人多不欲食之,肾有虚风冷病,故强令人生食豕肉,温肾补虚,脚腰轻健。人有患脚风气,食生猪肉得愈者众,故灸肾病,须食助之。"(卷八《经脉连环》)

护齿法:"齿为骨余,以杨枝苦物资齿,则齿鲜好,故知苦走骨。"(卷二《调食》注)此法后被《医心方》卷二十七养形第三引用。

此外,杨上善对一些病证的具体取穴部位的注释,不仅丰富了《内经》的输穴理论,同时也为临床治疗提供了依据。如:

"耳聋无闻,取耳中。"注云:"耳中,听宫、角孙等穴也。"(卷三十《耳聋》注)

"耳鸣,取耳前动脉。"注云:"耳前动脉,和窌、听会等穴也。"(卷三十《耳聋》注)

（八）对《太素》缺佚篇卷的探讨

《太素》系取《素问》、《九卷》两书全文类编而成,杨上善所用《素问》、《九卷》与今之《素问》、《灵枢》相比,其传本虽然不同,但其内容则基本相同。因此可以根据今之《素问》、《灵枢》来探讨与考补《太素》缺佚篇卷的内容。

萧延平本和袁昶本均曾据《素问》、《灵枢》经文,对《太素》卷二卷尾缺文,及卷三、卷五、卷六、卷十二、卷十四、卷十七、卷二十九篇首缺文进行了部分考补。但是,它们未对《太素》缺佚篇卷的内容及所缺类目进行考补及分析。

在此通过对仁本《太素》经文与《素问》、《灵枢》经文的逐一对照,将《素问》、《灵枢》中未见诸《太素》的内容全部辑出,然后结合新校证及其他书籍所征引的《太素》内容进行分析,推测《太素》缺佚卷篇的内容概况,并依据杨上善的分类原则,进一步分析其缺佚篇卷的具体内容及缺类的类名。

1.《太素》缺佚之《素问》、《灵枢》内容

对《太素》缺佚篇卷的内容探讨,主要是以《素问》、《灵枢》为基础。其中《素问·六节脏象论》"岐伯对曰:昭乎哉问也……孰少孰多,可得闻乎?"一段经文,林亿新校正云:"全元起注本及《太素》并无,疑王氏之所补也。"可知《太素》原无此段经文。此外,《素问》运气七篇大论及《刺法》、《本病》两篇,经林亿《素问》新校正及后人考证,非《素问》原有的内容,《甲乙经》亦无。故《素问》的运气七篇、《刺法》《本病》两篇及《六节脏象论》的篇首一段经文,不当属于《太素》缺佚篇卷内容,不列入探讨之列。

（1）《太素》缺佚之《素问》内容。整篇未见的有9篇:《灵兰秘典论》(表示该篇内容被后世征引《太素》的书征引过)、《六节脏象论》、《诊要经终篇》、《刺要论》、《刺齐论》、《标本病传论》、《疏五过论》、《徵四失论》、《方盛衰论》。

大段未见的有7篇:《上古天真论》、《阴阳应象大论》、《五脏生成篇》、《玉机真脏论》、《脏气法时论》、《刺禁论》、《四时刺逆从论》。

少部分未见的有8篇(实则只有2篇):《腹中论》、《著至教论》、《三部九候论》、《宣明五气篇》、《血气形志篇》、《疟论》、《奇病论》、《骨空论》。实则未见者只有《腹中论》与《著至教论》两篇。

其中《宣明五气篇》的五味所入、五气所病、五精所并、五脏所恶、五脏化液、五味所禁、五病所发、五邪所乱、五脏所藏、五脏所主、五劳所伤之经文,与《灵枢·九针论》文同,《灵枢》经文已见于《太素》。

《血气形志篇》篇首"夫人常数……是为手之阴阳也"与篇末"形乐志苦……刺厥阴出血恶气也。"两节经文,与《灵枢·九针论》文同,《灵枢》经文已见于《太素》。

《奇病论》"帝曰:人有身体髀股胻皆肿……动之为水溺涩之病也"一节经文,与《素问·腹中论》文同,《素问·腹中论》经文已见于《太素·伏梁病》。

《疟论》"此邪气客于头项……病作故"八十八字经文,据新校正云:全元起本、《甲乙经》、《太素》均无。

《骨空论》"任脉者,起于中极之下……督脉为病,脊强反折"一节经文,据《太素·任脉》杨上善注云:"检《素问》无此文。"可知《太素》原无此经文。

因此，在少部分未见的八篇中，属于《太素》缺佚篇卷内容而应该考补的，只有《腹中论》与《著至教论》两篇。

（2）《太素》缺佚之《灵枢》内容。整篇未见的有12篇：《病本》、《五阅五使》、《病传》、《淫邪发梦》、《五变》、《论勇》、《论痛》、《卫气失常》、《五禁》、《阴阳二十五人》、《忧恚无言》、《通天》。

大段未见的有11篇（实则只有10篇）：《寿夭刚柔》、《终始》、《经脉》、《师传》、《顺气一日分四时》、《五色》、《玉版》、《五音五味》、《邪客》、《九针论》、《岁露论》。其中《岁露论》"黄帝问于岐伯曰：经言夏日伤暑……故卫气应乃作也。帝曰：善"一段经文，与《素问·疟论》文同，《素问·疟论》之文已见于《太素·疟解》篇，则《灵枢·岁露论》此段经文不宜重出，不列入《太素》缺佚篇卷内容。因此，属于缺佚篇卷内容而应该考补的，实则只有10篇。

少部分未见的有2篇：《本神》、《天年》。

那么，《素问》、《灵枢》中未见于《太素》的这些内容，是否应当属于《太素》缺佚篇卷的内容呢？根据林亿新校正《素问》、《甲乙经》、《脉经》、《千金》、《外台》时所引《太素》之文，及日本的《倭名类聚抄》、《医心方》、《弘决外典抄》、《医谈抄》、《卫生秘要抄》、《医家千字文注》、《遐年要抄》等书所引《太素》之文分析，《素问》未见于《太素》的篇章，合整篇未见者9、大段未见者7、少部分未见者2，共有18篇。其中只有《刺要论》、《刺齐论》、《玉机真脏论》、《刺禁论》、《腹中论》5篇未被征引，余下13篇皆被以上书籍征引过。《灵枢》未见于《太素》的篇章，合整篇未见者12、大段未见10、少部分未见者2，共有24篇。有《病传》、《五变》、《论勇》、《卫气失常》、《玉版》、《邪客》等7篇被上书征引过（其征引的内容详见附录）。因此可以推知，《素问》、《灵枢》中未见于《太素》的这些内容，应为《太素》缺佚篇卷的内容。

2.《太素》缺类的探讨

《太素》三十卷，根据各卷所论内容性质的不同，又分出若干大的类目，或一卷即为一类，或二至三卷作为一类。仁和寺本《太素》多于每卷之卷首、卷末的卷第之下，标明其类目。如卷十一卷首题作"黄帝内经太素卷第十一输穴"，卷末又题作"黄帝内经太素卷第十一输穴"。一类之中包括两卷以上者，则题作"××之一"、"××之二"、"××之三"。据此体例，则可以推测出《太素》缺卷的类目情况，并进一步分析《太素》的总类数。

（1）缺卷的类目。仁和寺本《太素》今缺卷一、卷四、卷七、卷十八、卷二十共五卷。根据仁和寺本对每卷类目的标记体例及标记内容可知，其缺卷的类目为：

卷一：因为卷二类目为"摄生之二"，则卷一的类目当为"摄生之一"。

卷四：因为卷三为"阴阳"，没有之一、之二之分；卷五为"人合"，亦没有之一、之二之分，则卷四当为独立的一类，其类目缺，待考。

卷七：因为卷六为"脏府之一"，卷八为"经脉之一"，则卷七的类目当为"脏府之二"。

卷十八：因为卷十七为"证候之一"，卷十九为"设方"，则卷十八的类目当为"证候之二"。卷二十：因为卷十九为"设方"，没有之一、之二之分，卷二十为"九针之一"，则卷二十当为独立的一类，其类目缺，待考。

具体类目如下：

摄生类：{ 摄生之一：卷一（缺卷）／摄生之二：卷二

阴阳类:卷三

缺类:卷四(缺卷)

人合类:卷五

脏府类:{脏府之一:卷六
　　　　 {脏府之二:卷七(缺卷)

经脉类:

输穴类:卷十一

营卫气类:卷十二

身度类:卷十三

诊候类:{诊候之一:卷十四
　　　　 {诊候之二:卷十五
　　　　 {诊候之三:卷十六

证候类:{证候之一:卷十七
　　　　 {证候之二:卷十八(缺卷)

设方类:卷十九

缺类:卷二十(缺卷)

九针类:{九针之一:卷二十一
　　　　 {九针之二:卷二十二
　　　　 {九针之三:卷二十三

补写类:卷二十四

伤寒类:卷二十五

寒热类:卷二十六

邪论类:卷二十七

风类:卷二十八

气论类:卷二十九

杂病类:卷三十

综上可知,《太素》三十卷当分为二十一大类。此与一般的说法不同,详见下文分析。

(2) 对《太素》二十类与二十一类的分析。对于《太素》的总类数,学术界看法不一。有学者认为是十九类,如任应秋先生说:"杨上善的《黄帝内经太素》,将《素问》、《灵枢》各篇,全部撤散,按其不同内容的性质,共分做十九大类。"也有学者认为是二十类者,其类目列为:①摄生;②阴阳;③人合;④藏府;⑤经脉;⑥输穴;⑦营卫气;⑧身度;⑨诊候;⑩证候;⑪设方;⑫(缺佚不详);⑬九针;⑭补泻;⑮伤寒;⑯寒热;⑰邪论;⑱风论;⑲气论;⑳杂病。

认为《太素》有十九类者,是仅据其现存的类目统计而言,显然没有将《太素》的缺类类目考虑在内,故不可取。

认为《太素》有二十类者,多是将卷二十为缺类,加上现存的十九个类目,合计而成二十类。卷四则不作缺类考虑,而是将其与卷三合为一类。问题在于卷四是否应该与卷三合为一类?今分析如下。

其一,根据仁和寺本《太素》每卷的卷端或卷尾对类目的标记内容与体例分析,卷四当为独立的一类。仁和寺本《太素》卷三之卷首题作"黄帝内经太素卷第三阴阳"。卷五之卷首缺，其卷末题作"黄帝内经太素卷第五人合"。可知卷三为"阴阳"类，卷五为"人合"类。由于卷三与卷五均无××之一、××之二的区分，所以卷四既不能与其上的卷三合为一类，也不能与其下的卷五合为一类，而应是独立的一类。

其二，今存《太素》的诸多抄本中，均载卷三的类目为"阴阳"、卷五的类目为"人合"。黄以周《旧钞太素经校本叙》亦云：卷三曰阴阳，卷四佚，卷五曰人合。今《东洋医学善本丛书》影印仁和寺本《太素》之前，编有总目，其中卷三题作"阴阳之一"（此总目原非仁和寺本《太素》所有，而是后人在整理影印仁和寺卷子抄本时所增入）。然仁本卷端大题下仅有"阴阳"，无"之一"二字，卷尾大题下又不具类目。袁本与萧本卷端与卷尾大题下虽有类目，但亦无"之一"二字。故卷四一卷，不应是"阴阳之二"，而当另有一类。

其三，从《太素》缺佚篇卷的内容分析。今《素问》、《灵枢》不见于《太素》的经文内容，除可归入卷一摄生类，卷七脏府类，卷十七、卷十八证候类的内容外，还有大量论述有关针刺宜忌、用药宜忌、诊治过程的注意事项及有关五行归类与五行生克方面的内容，似不能用一个类目归纳之，当还有两类。前者属于卷二十，后者当属于卷四。

卷四似应包括：《素问》的《阴阳应象大论》、《玉机真脏论》、《脏气法时论》、《标本病传论》，《灵枢》的《病传》、《阴阳二十五人》、《五音五味》、《通天》等篇，其主要内容是以五行归类的方法和五行生克的理论，对自然界的事物和人的生理、病理现象及其相互关系进行了论述，并论及五脏病的生克传变规律、治疗和预后等，集中体现《素问》、《灵枢》有关五行学说方面的内容。似不应归属于阴阳类下，而应独立为一类，似为"五行"类。

从《太素》的注文分析。杨上善对五行学说方面的内容比较重视，在注文中多有以五行学说的理论来注释经文者。如：

卷二《调食》注云："五味所喜，谓津液变为五味，则五性有殊，性有五行，故各喜走同性之脏。"又注云："此谷、畜、果、菜等二十物，乃是五行五性之味，脏府血气之本也，充虚接气，莫大于兹，奉性养生，不可斯须离也。黄帝并依五行相配、相克、相生，各入脏府，以为和性之道也。"

卷二《调食》"五禁：肝病禁辛……。"注云："五味所克之脏有病，宜禁其能克之味。"其下文"心色赤，宜食酸，犬肉李皆酸。"注云："心者火也，酸者木也。木生心也，以母资子也。"等等，皆是以五行归类及五行的生克规律来诠释经文。

综上所述，卷三"阴阳"类与卷五"人合"类之间，卷四应为独立的一类。该类所收经文是以《素问·阴阳应象大论》、《素问·脏气法时》等论述五行归类、五行生克、五行病传内容为主的。又根据仁和寺本卷端与卷尾大题下标引之类目及上述情况的分析认为，《太素》三十卷所分类目当为二十一类。由于该书现已残缺不全，现存类目者十九，尚缺类目两条。

3.《太素》缺佚篇卷内容的探讨

仁本《太素》在今存诸多《太素》传本中，其保存的内容最多。共存 25 卷，182 篇。其残缺情况如下：

（1）缺整卷的有：卷一、卷四、卷七、卷十八、卷二十，共缺五卷。

（2）缺卷首的有：卷五、卷六、卷八《经脉连环》（中间一纸缺）、卷十四、卷十七（仅存卷末 29 行）、卷二十九《三气》（中间缺十二行）

（3）缺卷尾的有：卷二《寿限》（缺末篇篇尾）。现根据《太素》各卷的残缺情况，通过对

《太素》类目、篇名及缺佚篇卷上下经文的分析,及《素问》、《灵枢》未见于《太素》的内容分析,以探讨《太素》缺佚篇卷内容的概况,及《太素》缺类之类目。考补时,依据杨上善的分类原则,不对《素问》、《灵枢》经文做过多的拆分,而是根据其经文主要内容的性质,作相应的归类。

凡属于摄生内容的,归于卷一"摄生之一"。属于脏府内容的,归于卷七"脏府之二"。属于证候内容的,归于卷十七"证候之一"、卷十八"证候之二",从卷十七残存的 29 行内容分析,其经文取自《素问·五脏生成》、《灵枢·论疾诊尺》,主要论述五色与五脏病间的关系,属于色诊方面内容。因而将证候中有关色诊等方面的内容归入卷十七,余者归入卷十八。此外,尚有大量有关针刺宜忌、用药宜忌及《素问》的《著至教》、《疏五过》、《征四失》等篇有关诊治过程中的注意事项等方面的论述,考其《太素》卷十九"设方"之后尚缺一类,此部分内容,当归入此类之下,似为"宜禁"类。另有《素问》的《阴阳应象大论》、《脏气法时论》、《玉机真脏论》、《标本病传论》,《灵枢》的《阴阳二十五人》、《病传》、《五音五味》、《通天》等篇,以五行归类的方法和五行生克的理论,对自然界的事物和人的生理、病理现象及其相互关系进行了论述,并论及五脏病的生克传变规律、治疗和预后等,集中体现《素问》、《灵枢》有关五行学说方面的内容。故当独立为一类,似为"五行"类。其中《素问》新校正及日本的《医心方》等书籍引用《太素》的经文及注文情况,详见附录。

今将《素问》、《灵枢》中未见于《太素》的内容,作一尝试性的归类如下:

卷一:摄生之一(缺卷)

《素问·上古天真论》自篇首至"以其德全不危也",自"黄帝曰:余闻上古有真人者"至篇末(主要论述养生宜保精全神,及真人、至人、圣人、贤人的养生方法)

《素问·阴阳应象大论》自"帝曰余闻上古圣人"至"其信然乎"(《素问》新校正云:"全元起本及《太素》在上古圣人之教也上。")

《灵枢·寿夭刚柔》自"黄帝问于伯高曰:余闻形有缓急"至篇末(论测知寿夭的方法)

《灵枢·天年》自篇首至"魂魄毕具乃成为人"(言失神者死,得神者生。此之下文归于摄生之二《寿限》)

卷二·摄生之二(末篇《寿限》缺篇尾)

《素问·上古天真论》自"筋骨解堕"至"身年虽寿能生子也"(其上文见于《寿限》篇,下则当为《寿限》篇之尾。袁本亦将其补入《寿限》篇末)

卷四·五行(缺卷)

《素问·阴阳应象大论》自"岐伯对曰东方生风"至"阳在外,阴之使也"(论述人体五脏六腑、五体五官及情志与自然界间的五方、五色、五音等的五行归属,及其生克关系。)

《素问·玉机真脏论》自"五脏受气于其所生"至"传乘之名也"(论述五脏病变的五行传变规律。)

《素问·脏气法时论》自篇首至"乃可言间甚之时死生之期也"(是以五行生克规律,论述五脏之气生克制化及其与四时的关系。)

《素问·标本病传论》自"夫病传者"至篇末(按五行生克规律论述脏腑病证的传变)

《灵枢·病传》全篇(按五行生克规律论述脏腑病证的传变。《甲乙经》卷六五脏病传大论第十之文,乃合编《素问·标本病传论》与《灵枢·病传论》之文。故林亿《素问》新校正云:"详《素问》言其病,《灵枢》言其脏,《甲乙经》乃并《素问》《灵枢》二经之文,而病与脏兼举之。")

《灵枢·阴阳二十五人》全篇(以木火土金水将人分为五大类,每类之下又用五音分为五种,五五二十五人,并论述了各类的不同特点。)

《灵枢·五音五味》自篇首至"上羽大羽少羽"(本篇承前篇"阴阳二十五人",着重讨论五音所属各种类型人的经脉调治情况,及五谷、五畜、五果、五味、五色、五时与五脏经脉的关系。)

《灵枢·通天》全篇(以"天地之间,六合之内,不离于五,人亦应之,非徒一阴一阳"立论,将人分为太阴、少阴、太阳、少阳、阴阳和平五类。继论各类人的特点,指出"善用针艾者,视人五态乃治之。"要求分别人的天然禀赋,掌握针刺的原则。)

卷五·人合(首篇篇首一纸缺)

《灵枢·邪客》"黄帝问于伯高曰愿闻人之肢节"至"以抱人形"(萧本、袁本均据《灵枢·邪客》篇补入此段经文)

卷六·脏腑之一(首篇篇首一纸缺)

《灵枢·本神》自篇首至"天之在我者德也地之"(萧本、袁本均据《灵枢·本神》篇补入此段经文)

卷七·脏腑之二(缺卷)

《素问·灵枢兰秘典论》全篇(论述五脏六腑的生理功能)

《素问·六节脏象论》自"岐伯曰悉哉问也"至"凡十一脏取决于胆也"(论述脏象内容。自"故人迎一盛病在少阳"至篇末,与《灵枢·终始》篇文义同,彼文见于《太素·人迎脉口诊》篇,则此文不宜重出。)

《灵枢·师传》自"黄帝曰本脏以身形支节"至篇末(论肢体五官与内脏的候应关系)

《灵枢·五阅五使》全篇(论五官与五脏的对应关系)

卷八·经脉之一(《经脉连环》篇中间缺一纸)

《灵枢·经脉》"从肺系横出腋下……掌中热,气盛有余"(萧本、袁本均据《灵枢·经脉》篇补入此段经文)

卷十四·诊候之一(首篇篇首缺)

《素问·三部九候论》自篇首至"以属子孙传"(袁本亦据《素问·三部九候论》篇补入此段经文)

卷十七·证候之一(仅存卷末29行)

《素问·五脏生成》自篇首至"白如枯骨者死"(主要论述五脏与五色、五味的关系,五脏生死之色等色诊方面的内容)

《灵枢·五变》全篇(以五种病变为例,说明发病与肌肉、皮肤、骨节的坚弱等体质因素有关)

《灵枢·五色》自篇首至"白为寒,是谓五官","雷公曰:以色言病之间甚奈何?"至篇末(论述五脏六腑各有色部,根据其部之色泽情况可推知脏腑的疾病)

《灵枢·论勇》全篇(论述皮肤五色厚薄与发病的关系,勇怯与心肝胆三脏的关系)

《灵枢·论痛》全篇(分析人之耐痛、耐毒的不同)

《灵枢·卫气失常》自篇首至"不可刺也黄帝曰善"(论卫气失常的病变及测知皮肉气血筋骨病候的方法,人之老壮少小四种及肥膏肉三类的区分方法)

卷十八·证候之二(缺卷)

《素问·诊要经终论》"帝曰:愿闻十二经脉之终奈何?"至篇末(论述太阳、少阳、阳明、少阴、太阴、厥阴经终的症状)。《灵枢·终始》"太阳之脉"至篇末。(论述太阳、少阳、阳明、少阴、厥阴、太阴经终的症状。此二篇所论内容相同,依杨上善类编的原则,当取其一。)

《素问·脏气法时论》"肝病者,两胁下痛引少腹……取其经,少阴太阳血者。"(论述五脏虚实的一般证候)

《素问·方盛衰论》自篇首至"调之阴阳以在经脉"。(分析五脏气虚之梦境内容)

《灵枢·经脉》"手太阴气绝……夕占旦死"(论述手太阴、手少阴、足太阴、少阴、足厥阴五经气绝的证候)

《灵枢·淫邪发梦》全篇(分析五脏气盛与邪客脏腑之梦境内容)

《灵枢·忧恚无言》全篇(讨论由于忧愁、忿怒和寒邪等因素引起失音的病机与治疗)

卷二十·宜禁(缺卷)

《素问·诊要经终论》自篇首至"经刺勿摇此刺之道也"(论诊病须注意四时气候变化对人体的影响,及四时刺法之宜忌)

《素问·腹中论》自"帝曰夫子数言热中消中"至"至甲乙日更论"(分析热中消中者禁用芳草石药的原因)

《素问·刺要论》全篇(论述针刺宜忌,强调"病有浮沉,刺有浅深,各至其要,无过其道。")

《素问·刺齐论》全篇(论述针刺皮肉筋脉骨各部的深浅分位)

《素问·刺禁论》自"刺中心"至篇末(论述人体禁刺的部位及误刺的后果。其中自"刺中心"至"其动为吞"一段经文,又与《素问·四时刺逆从论》文同。自"无刺大醉"至"无刺大惊人"一段经文,又与《灵枢·终始》文同。)

《素问·四时刺逆从论》"是故春气在经脉"至篇末(论述四时的宜刺部位及误刺的后果。其中自"刺五脏中心一日死"至篇末一段经文,又与《素问·刺禁》所论同。二者当取其一。)

《素问·标本病传论》自篇首至"先小大不利而后生病者治其本"(论述病有标本之别,刺有逆从之异),《灵枢·病本》全篇(其中自"先病而后逆者治其本"至"先小大不利而生病者治其本"一段经文,与《灵枢·病本》全篇文同,二者当取其一。)

《素问·著至教论》自"雷公曰阳言不别"至篇末(据《素问》新校正云:"全元起本别为一篇,名《方盛衰》也。"则此文与《方盛衰》合归一类之下)

《素问·疏五过论》全篇(从问诊、切诊等方面,指出医生临证治病容易发生的五种过失)

《素问·征四失论》全篇(分析诊治过程中的四种过失)

《素问·方盛衰论》"诊有十度"至篇末(论十度的诊断方法及临诊注意事项)

《灵枢·寿夭刚柔》自篇首至"此月内难易之应也"(言审知病之阴阳所在,以别针刺之部位)

《灵枢·终始》自"凡刺之禁"至"是谓失气也"(论针刺的十二种禁忌。此与《素问·刺禁论》有文同之处。)

《灵枢·顺气一日分为四时》自篇首至"顺者为工逆者为粗"(言人应四时之变,而病有

旦慧昼安夕加夜甚的变化,治宜顺天之时)

《灵枢·玉版》自"黄帝曰诸病皆有逆顺"至篇末(列举诸病逆象不宜刺,论述针刺运用得当可以活人,相反运用不当可以杀人,故"请著之玉版,以为重宝,传之后世,以为刺禁。")

《灵枢·五禁》全篇(论述针刺的"五禁"、"五夺"、"五逆"等禁忌)

《灵枢·九针论》自"黄帝曰愿闻身形应九野奈何"至"是谓天忌日也"(言身形与九野之相应,治疗时的天忌日)

(九)《太素》对后世的影响及对医经文献整理研究的意义

由于《太素》成书后不久,于唐代中期传入日本,并在日本产生了很大的影响。因此,《太素》对后世的影响可从中国和日本两方面进行分析。

1.《太素》在中国的影响

(1) 对宋臣校书的影响。《太素》成书后,一直以抄本的形式流传着。北宋仁宗"嘉二年,置校正医书局于编修院,以直集贤院掌禹锡、林亿校理,张洞校勘,苏颂等并为校正,后又命孙奇、高保衡、孙兆同校正。"曾将《太素》列入校定刊行的计划之中,据《嘉祐乙经》、《素问》之类,及《广济》、《千金》、《外台秘要》等方书",即所谓的嘉祐八书。《太素》亦在被校正之列,然今未见任何《太素》被校正刊行的迹象。但是,《太素》对宋臣校书则产生了较大的影响,主要表现在两个方面:

1) 以《太素》为他校本,校正诸书经文之误。林亿等校正《甲乙经》序云:"国家诏儒臣校正医书,今取《素问》、《九墟》、《灵枢》、《太素经》、《千金方》及《翼》、《外台秘要》诸家善书校对,玉成缮写,将备亲览。"又校正《脉经》序云:"今则考以《素问》、《九墟》、《灵枢》、《太素》、《难经》、《甲乙》、仲景之书,并《千金方》及《翼》说脉之篇以校之。"林亿等《新校备急千金要方序》云:"纲领虽有所立,文义犹或疑阻,是用端本以正末,如《素问》、《九墟》、《灵枢》、《甲乙》、《太素》、《巢源》、诸家本草……之类,事关所出,无不研核。"可见,林亿等在校定《素问》、《甲乙经》、《脉经》、《千金》等书时,曾以《太素》作为他校本,以《太素》之经文校正诸书经文之误。如:《素问·六节脏象论》"肾者……为阴中之少阴",新校正云:"按全元起本并《甲乙经》、《太素》少阴作太阴。当作太阴。肾在十二经虽为少阴,然在阴分之中当为太阴。"此引《太素》之经文,以正《素问》经文之误。《素问·奇病论》有"然后调之"四字,新校正云:"按《甲乙经》及《太素》无此四字。……则此四字本全元起注文,误书于此,当删去之。"此以《甲乙》、《太素》校正《素问》之衍文。

2) 引用杨上善的注文,补王注之不详,正王注之讹误。《素问》新校正引杨上善注文60条,其中认为杨上善注文优于王冰注文者有5条,分别见"宝命全形论"2条、"通评虚实论"1条、"刺热篇"2条。如《素问·刺热篇》"太阳之脉……与厥阴脉争见者,死期不过三日。其热病内连肾,少阳之脉色也。"王注云:"病或为气,恐字误也。若赤色气内连鼻两旁者,是少阳之脉色,非厥阴色。何者?肾部近于鼻也。"新校正云:"详或者欲改肾为鼻,按《甲乙经》、《太素》并作肾,杨上善云:太阳,水也。厥阴,木也。水以生木,木盛水衰,故太阳水色见时,有木争见者,水死。以其热病内连于肾,肾为热伤,故死。旧本无少阳之脉色也六字,乃王氏所添,王注非,当从上善之义。"《素问·宝命全形论》新校正云:"详王氏之注,专治神养身于用针之际,其说甚狭,不若上善之说为优。"余者多是新校正认为王冰注文不详或未注之处,引杨上善注文以补之。如《素问·玉机真脏论》新校正云："按杨上善云:无余物和杂,故名真也。五脏之气,皆胃气和之,不得独用。如至刚不得独用,独用则折,和柔用之即固也。五脏之气,和于胃气,即得长生,若真独见必死。欲知五脏真见为死,和胃为生者,于寸口诊即可知见者,如弦是肝脉也,微弦为平和。微弦,谓二分胃气一分弦气俱动为微弦。三分并是弦而无胃气,见真脏。余四脏准此。"此处王冰没有对"真脏脉"进行注释,新校正则大段引用了《太素·真脏脉形》篇杨上善的注文,以补王冰注文之不详。

从新校正对《太素》的引用情况可以看出,宋臣对《太素》经文注文的价值,给予了充分的肯定。此外,陈无择《三因极一病证方论·大医习业》云:"国家以文武医入官,盖为养民设,未有不自学古而得之者。学古之道,虽别而同。为儒必读五经三史、诸子百家,方称学者。医者之经,《素问》、《灵枢》是也;史书,即诸家本书是也;诸子,《难经》、《甲乙》、《太素》、《中脏》是也。百家,《鬼遗》、《龙树》、《金镞刺要》、《铜人》、《明堂》、《幼幼新书》、《产科保庆》等是也。……儒不读诸子,何以知崇正卫教,学识醇疵。医不读《难》、《素问》,何以知神圣工巧,妙理奥义。"亦言为医者应诵读该书(《三因方》撰于南宋孝宗淳熙元年,即1174年)。

（2）对明清诸家的影响。

自金元至清末的数百年间,《太素》虽在国内失传,公私书目对《太素》均无著录。《宋史·艺文志》载"黄帝太素经三卷杨上善注"。不过从宋臣校书对《太素》的引用情况来看,北宋时《太素》之存卷,远不至三卷。据初步统计,宋臣在校正《素问》、《脉经》、《甲乙经》、《千金》、《外台》等书时,曾引用了《太素》卷二、六、十四、十六、十七、十九、二十一、二十四、二十五、二十六、二十九、三十,及今本《太素》未见的卷一、四、七、十八、二十的内容,合计为十七卷,远远超过《宋志》所载的三卷。再则林亿《素问》新校正中,亦未言《太素》不全。由此推测,北宋时《太素》可能是完整的。然从《崇文总目》、《郡斋读书志》、《直斋书录解题》均未著录《太素》的情况来看,《太素》在当时的流传不广,似可说明《太素》未被刊行。究其原因,一则因《素问》、《甲乙经》等书,经宋臣校定之后,都先后刊行,流传较广,渐渐取代了《太素》;二则因在唐、宋的医事制度中,都规定以《素问》、《针经》作为医生必读而应试之书,使《太素》没能受到应有重视。

但是,由于《太素》的部分内容赖新校正得以保存,故《太素》的价值仍受到明清诸家的重视,不断有引用其文者。如明代王履《医经溯洄集》"呕吐干呕哕咳逆辨"云:"《太素》曰:木陈者其叶落,病深者其声哕。"与《素问·宝命全形论》新校正所引正同。查今本《太素·知针石》作"木陈者,其叶落发;病深者,其声哕。"与此稍异。

此外,清代冯承熙的《校余偶记》、张琦的《素问释义》、胡澍的《内经素问校义》、俞樾的《读素问余录》、于鬯《香草素问校书》等,均曾借助于《素问》新校正提供的资料,对《太素》内容进行过征引。如《校余偶记》中《太阴阳明论》:"脾与胃以膜相连耳。"注云"新校正云:按《太素》作以募相逆。杨上善云:脾阴胃阳,脾内胃外,其性各异,故相逆也。"《素问释义》中的《上古天真论》:"中古之时,有至人者。"注"林云:杨上善云:积精全神,能至于德,故称至人。"

2.《太素》在日本的影响

《太素》自唐代中期(704～735年)传入日本后,备受日本政府与学术界的高度重视。

《太素》在日本的影响较大,具体表现以下两个方面:

（1）对日本医学教育的影响《太素》传入日本后，《太素》受到日本政府的重视，被列为医生的必读之书。如在天平宝字敕令（757年）中，规定《太素》为医生必读之书，且列为当时医学教育教科书目之首。《续日本纪》（成书于797年）卷二十记载的"天平宝字敕命"为："十一月癸未。敕曰：如闻近年诸国博士医师多非其才，托请得选，非唯损政，亦无益民。自今已后，不得更然。其须讲经生者三经，传生者三史，医生者《大素》、《甲乙》、《脉经》、《本草》，针生者《素问》、《针经》、《明堂》、《脉诀》。"自此之后，直至镰仓时代末期，《太素》备受丹波氏、和气氏等宫廷医家和学者的推崇，对其进行传抄和研究，并被许多医书及佛典注释书、辞书所征引。在《延喜式》（成书于905年）第三十七卷"典药寮"说："凡应读医经者，《太素经》限四百六十日，《新修本草》三百十日，《小品》三百十日，《明堂》二百日，八十一难经六十日。其博士准大学博士给酒食并灯油赏钱。凡《太素经》准大经，《新修本草》准中经，《小品》、《明堂》、《八十一难》并准小经。"仍将《太素》作为医生必读的教科书，列于首位，给予《太素》以最高的位置和评价。可知《太素》在日本的医学教育中，曾起到了很重要的作用。

（2）对日本学者与医家的影响。《太素》传入日本后，不仅受到政府的重视，将其列为医生的必读书目，而且受到日本学者与医家的高度重视。此从日本学者对《太素》的研究与频繁征引《太素》内容的情况，可见其一斑。

据石原明氏考察，在平安时代有小野藏根撰《太素经集注》三十卷。其后，《倭名类聚抄》、《医心方》、《弘决外典抄》、《医谈抄》、《卫生秘要抄》、《医家千字文注》、《遐年要抄》、《覆载万安方》等书，都先后征引过《太素》的内容，可见其流传之广，影响之深。诸书征引《太素》的内容，及其引用内容在仁和寺本《太素》中的篇卷位置，详见于附录。其中部分引文内容属于仁和寺本《太素》缺佚篇卷的内容，成为辑佚《太素》缺佚篇卷的宝贵资料，十分珍贵。

《太素经集注》三十卷，小野藏根作于弘仁年间（810～823年），已亡佚。据篠原孝市考察，此书在十三世纪以前尚存于世，在永仁二年（1294年）成书的《本朝书籍目录》（或称《仁和寺书籍目录》）著录了"《集注太素》三十卷，小野藏根撰。"有关小野藏根的传记仅见载于《皇国名医传前编》卷上之"小野朝臣诸野"项，曰："小野朝臣诸野，弘仁中为典药头，寻补大膳亮，其孙藏根著太素经集注三十卷。"《倭名类聚抄》成书于931年，是日本诗人兼汉诗文学家源顺撰写的国语辞典，也是最早引用《太素》资料的书。该书引用《太素》2条。

《医心方》三十卷，丹波康赖撰成于982年。该书引用《太素》27条。

《弘决外典抄》，991年由村上天皇之皇子——具平亲王撰注。此书是从唐天台六祖妙药大师湛然的《止观辅行传弘决》之内、外典中，抽出难解的外典，运用日本流传的汉书进行对比，对语句加以注释而成。该书引用《太素》42条。

《医谈抄》二卷，惟宗具俊撰，成书年代不详。据《皇国名医传前编》卷中"惟宗氏"项记载："惟宗具俊，弘安七年（1284年），著本草色叶抄，又著医谈抄。"因此，推测其成书年代约为1284年前后。该书引《太素》6条。

《卫生秘要抄》一卷，丹波行长撰于1288年。该书引用《太素》2条。

《医家千字文注》一卷，1293年惟宗时俊撰，本书是为梁代周兴嗣的《千字文》作注，惟宗时俊引用历代医药书、史书中有关资料为《千字文》作注，其中引用《太素》70条。（在本书的引用书目中，尚有《素问》的宋臣注，说明《素问》新校正在1293年之前，已传入日本。）

《遐年要抄》2 卷,今存卷上一卷。由丹波嗣长(丹波行长之曾孙)撰,成书年代不详。该书引《太素》2 条。

此后《太素》的影响渐微,自室町时代中期至江户时代后期仁和寺本《太素》发现之前的数百年间,《太素》在社会上失传,一度被作为亡佚之书,如丹波元简在《素问识》"素问诸家注解书目"中云:"黄帝内经太素三十卷佚,杨上善撰旧唐经籍志。"但是,由于《素问》新校正的传入(据篠原孝市考察认为,《素问》新校正在日本的流传,最晚是从镰仓时代开始的,其广泛流传则始自江户时代),其中保存了部分《太素》的内容,而使《太素》的情况为后人所知,并有所引用。如竹中通庵 1699 年撰写的《黄帝内经素问要语》、门间嘉宽 1744 年撰写的《黄帝内经素问谚解》的引用书目中,均出现了《太素经》之名。尤其是丹波元简 1806 年撰写的《素问识》中,从《素问》新校正、《弘决外典抄》等书转引了大量《太素》的内容。如《生气通天论篇第三》"其气三",简按:"杨上善太素注云:太素分为万物,以为造化,故在天为阳,在人为和,在地为阴。出《弘决外典抄》。"此处引用杨上善的注文,以为注。《太阴阳明论》"不得至经"。简按:"至经,从《太素》作径至,为胜。"此则引用《太素》的经文以校改《素问》的经文。

丹波元简未见到仁和寺本《太素》。其后,丹波元简之子丹波元坚见到了仁和寺本《太素》,并因此而作《素问绍识》,吸收了该书约 708 条,以补其父作所缺。正如其弘化三年(1846 年,当清道光 26 年)序文所云:"素问绍识何为而作也。绍先君子素问之识而作也。先君子之于斯经,自壮乃为人讲授,称为绝学,考究之精,宜无复余蕴。绍识之作,当为赘旒,而敢秉笔为之者,抑亦有不得已也。杨上善太素经注,世久失传,顷年出自仁和寺文库,经文异同,与杨氏所解虽不逮启玄之覈,然其可据以补阙订误,出新校正所援之外者颇多,则不得不采择以赓续。"

近代仁和寺本《太素》的发现及其传抄,又引起人们对《太素》的重视。日本政府曾于 1910 年和 1952 年两次将《太素》指定为国宝,并对其进行修缮整理。日本学者如石原明、矢数有道、篠原孝市等人,均对《太素》进行过研究。在我国,《太素》的价值也日益受到学术界的重视,不仅校勘整理医经文献多取证于《太素》,而且注释医经文献亦引用《太素》之说。后世训诂学家,对《太素》之音释亦十分重视,言可以借其推求唐代的音韵状况。

结语

《太素》是一部对《素问》(运气七篇及刺法、本病二篇除外)、《九卷》全文进行分类合编的著作,也是我国现存最早的《内经》全注本。该书从分类、校勘、注释三个方面研究了《内经》。本文从文献学的角度,对其成书年代、经文的分类特点、注文的内容与成就、主要版本及缺佚篇卷的情况、《太素》与《素问》、《灵枢》的比较等方面进行了系统地探讨,归结如下。

1. 成书年代及杨上善的生平概况

《太素》为杨上善奉唐高宗李治之敕令而撰注,成书于唐高宗年间,其中大部分篇章撰注于唐高宗乾封元年(666 年)至咸亨元年(670 年)之间。杨上善主要生活于唐代初期,曾历任通直郎、太子文学、太子司议郎等职,一生著述宏富。仅据新旧《唐志》及杜光庭《道德经广圣义序》记载,其著述多达十一部一百零卷,是一位博学而多著的学者。

2. 有关《黄帝内经太素》一书的考证

通过分析认为，《黄帝内经太素》的经文，系取《素问》、《九卷》经文分类合编而成，属分类研究《内经》之作。它与《汉志》诸子略阴阳家类所载《黄帝泰素》之间，并无渊源关系。《太素》经文的类编与注文的撰写亦均出自杨上善之手。取名《黄帝内经太素》，则与杨上善崇尚道家思想有关，亦或取法于《易纬·乾凿度》"太素者，质之始也。"之义。

3.《太素》的传本情况及主要版本研究

《太素》成书后，不久传入日本。传入的时间约在日本庆云（704 年）至天平（749 年）年间。金元以后，《太素》在国内失传，在日本也曾一度湮没。19 世纪初，日本京都的仁和寺又发现了《太素》的卷子抄本，《太素》才得以再现于世。光绪十年（1884 年），杨惺吾将此书的影抄本携带回国。后在此本的基础上，又相继出现了诸多的抄本与刊本。在今存的诸多抄本与刊本中，以仁本、萧本与袁本三本的影响较大。其中仁本保存的《太素》内容最多，今存有二十五卷，且为诸多抄本与刊本的祖本，资料信实可靠，可借以订正诸本之讹误，但惜其虫蚀残损较甚，阅览不便。袁本为《太素》传回我国后的第一个刊本，对《太素》的流传起到了一定作用，但其校勘不如萧本精良，保存的内容也最少。萧本是一个刊本，它保存的内容虽不如仁本多，但较袁本补入了残卷十三纸的内容，且通过萧延平殚精二十年的精勤校注，使其成为流传最广、影响最大的《太素》刊本，深得世人称道。三本之间各有优劣、各有可取之处，研读者当择其善而从之。

4.《太素》的分类特点及与《素问》《灵枢》的比较

《太素》属于全文类分研究《内经》之作，其分类特点有：①全文类编，多是整篇或大段入编，不过多拆散原文，《九卷》经文多编排在《素问》之前。②删削重复，多取《九卷》文而舍《素问》文。③重出奇经八脉方面的经文。④设类分篇，系统《内经》理论。经此类分之后，不仅系统了《内经》的理论体系，同时也初步勾画出中医理论的基本框架。

《太素》与今本《素问》、《灵枢》相比，在避讳、篇章结构、文序、文字等方面均有所不同。可知《太素》所使用的《素问》、《九卷》祖本，为北朝东魏时的传抄本，与今本《素问》、《灵枢》的传本体系不同。《太素》使用的《素问》祖本，其篇章结构及文序，多有与《素问》新校正所引全元起本相同者，说明《太素》较多地保存了《素问》古传本旧貌。《太素》使用的《九卷》本与今本《灵枢》相比，除个别经文文序不同外，其篇章结构方面则基本相同，说明今本《灵枢》的篇章结构未经后人作过大的修改。在文字方面，《太素》保留了更多的古字、通假字、俗写字、异体字，说明《太素》更接近古貌。《太素》与《素问》、《灵枢》间的大量异文，对于整理研究《内经》具有很高的学术价值。

5. 对《太素》注文的研究

杨上善对《内经》全文进行了系统而全面地注释，其主要成就体现在对经文的校勘、注释与医理的阐发等方面。

在校勘方面，杨上善在训其文字疏其经义的同时，对经文进行了必要的校勘。他引用了《素问》、《九卷》的不同传本，《甲乙经》、《难经》、《明堂》等书，对经文进行过校勘，共出校文

124 余条。校勘内容涉及误文、脱文、异文、疑误等多个方面。校勘方法运用了"以不同版本相校"、"以本书内容互校"、"以别书传文相校"、"以文理与医理相校"四种校勘方法。这些校法,即陈垣先生提出的对校、本校、他校、理校的"四校法"。杨上善出校文的态度严谨,存疑存信,不妄改经文。他对某些异文的分析与保存,可使今人了解到一些《素问》、《灵枢》古传本的情况,对研讨《黄帝内经》隋唐以前传本的文字旧貌,有重要学术价值。

在注释方面。杨上善效仿儒家治经之法,重于训诂。字词训释,考诸《说文》、《尔雅》等书,信而有徵。对医理难明、义理隐晦者进行了注释,对《内经》中的不同学术观点予以辨析和说明,对难字、僻字和异读字加以音释。注释内容包括注音、释词、解句、分析篇章、训释名物、说明修辞表达方式、阐发医理、发凡起例等多个方面。注释详尽,注文深入浅出,明了易懂。注文中有许多注释精当之处,值得后人学习与研究。《太素》今存的注音有 360 条,其中反切注音 269 条,直音 91 条,为研究唐代初期的音韵状况提供了宝贵的资料。

在医理阐发方面。杨上善做了大量的工作,主要有:①摄生方面,多以道家思想为本,直接引《老》、《庄》之言为经文作注。②经络腧穴注释方面,引征了大量《明堂》的内容,对《明堂经》的辑校与研究,有重要的学术价值。其对经脉、腧穴部位训释颇详,其对腧穴名义的训诂,尤为学者所瞩目。③在病证注释方面,多以经络学说为理论基础,说明发病机理,并保存了部分古疗法。④在医理发挥方面,杨上善以《难经》之说,对"三焦无形"及"命门与肾间动气的作用"进行了较多地阐述。⑤在辨章学术方面,杨上善对《内经》中不同学术观点间的差异,进行了系统而全面的分析与辨章。

6. 对《太素》缺佚篇卷的探讨

根据林亿新校正《素问》等书对《太素》缺佚篇卷内容征引的情况分析可知,《素问》、《灵枢》中未见于《太素》的内容,除《素问》运气七篇、刺法、本病两篇及六节脏象论篇首"岐伯对曰昭乎哉问也……孰少孰多可得闻乎"一段经文外,皆当属于《太素》缺佚卷篇的内容。根据仁本《太素》卷端及卷尾类目标记体例,推出《太素》缺卷的类目,认为《太素》共有二十一类,而不是二十类。并依据杨上善的分类原则,进一步分析其缺佚篇卷的具体内容,对《素问》、《灵枢》中未见于《太素》的内容作了尝试性的归类。

7.《太素》对后世的影响及对医经文献整理研究的意义

《太素》成书后不久传入日本,并对中日两国医经文献研究及医学教育,起过重要的作用。如宋臣校书时曾大量征引过《太素》的内容、日本政府曾将《太素》作为医生必读的教科书等。目前《太素》仍是学习与研究《内经》的重要参考书,对于医经文献的整理研究亦具有十分重要的价值。

由于时代的局限,《太素》尚有一些不足之处。但是,杨上善撰注的《黄帝内经太素》无论是在类编经文方面,还是在训释经文方面,均取得了很大的成就,值得后人学习与研究。

第十章 《黄帝内经》论文杂集

一、王冰注《素问》之研究

（一）王冰所见几种《素问》古传本

据今存《素问》王冰自序所云，当时曾见到并收集了《素问》的多种传本。关于王序所言此事，历代学者或有疑之者。然从行文叙事内容分析，不似作伪者故作之离奇荒诞说，应信其为实。现对序中所言诸本，聊为分析。

1. 世本

即社会上通行之本。据王冰所言，此本问题较多，如序文云："而世本纰缪，篇目重叠，前后不伦，文义悬隔，施行不易，披会亦难，岁月既淹，袭以成弊。或一篇重出而别立二名；或两论并吞而都为一目；或问答未已，别树篇题；或脱简不书，而云世阙。重经合而冠针服，并方宜而为咳篇，隔虚实而为逆从，合经络而为论要，节皮部为经络，退至教以先针。诸如此流，不可胜数。"对此序文所言种种，近代注家，多有解说，今不讨论，但从中尽可看出，世本存在问题较多。一者，从总的方面看，纰缪重复处较多；二者，文字间多有"前后不伦，文义悬隔"处，并举出一般例证四条；三者，又举出具体篇目例证六条。堪称言必有据。

从诸多具体例证看，大都与后来林亿等所举全元起本相同，但亦有不相同处。如"重经合而冠针服"一句，按前后行文惯例，"针服"二字，应为篇。然王注本《离合真邪论》一篇新校正云："按全元起本在第一卷名'经合'，第二卷重出名'真邪论'"。据此，则王氏所见世本，虽与全元起注本相似，但亦不尽同。

2. 张公秘本

据序文云："时于先生郭子斋堂，受得先师张公秘本，文字昭晰，义理环周，一以参详，群疑冰释。"此所言郭子，身世里贯均不详。又先师张公，亦不详，或言为张文仲者；亦臆度之也。从而说明，此一传本，郭先生或得之于张公。又据序言所云，此本在文字与义理方面，均较明了完好。根据上述情况的分析，此一秘本，很有可能是在六朝传本的基础上，经后人或张公加以整理，只在少数人之间流传的一种秘而未宣的传本，后为王冰所得。虽然后人对此本或有微辞，但据王冰所述之来路，不似一般有意作伪之书。因此，在未有确证之前，不易断其为伪。

3. 王冰收藏之别本

在王冰注本之注文中，有据别本所出校文近 30 条，如《生气通天论》："烦则喘喝。"王

471

注："喝,一为鸣。"《诊要经终论》："中肾者七日死。"王注："一云十日死,字之误也。"《经脉别论》："一阴至,厥阴之治也。"王注："一或作二,误也。"《刺腰痛篇》："刺肉里之脉……在太阳之外,少阳绝骨之后。"王注："一经云:少阳绝骨之前,传写误也。"《厥论》："阴缩肿,内热。"王注："内热,一本云外热。"如此等等,凡言"一为"、"一云"、"或作"、"一经"、"一本"者,皆据别本相校。是知王冰除有前述之本外,另有诸多别本,并曾互为参校,故得出此校文。然此诸本之详情,均不得而知,若据新校正所出全元起本证之,仅知其与全注本在文字间亦互有差别。似此等本,亦当为唐以前之传本。

4. 第七卷单传本

《素问》第七卷亡已久矣。又据宋臣林亿等所见全元起注本,又有实物可证。而王冰序则云:"虽复年移代革,而授学犹存,惧非其人,而时有所隐,故第七一卷,师氏藏之。"详"师氏",学官或教师之称。如唐·陈子昂《为人陈情表》:"老母悯臣孤蒙,恐不负荷教诲,师氏训以义方。"授学者,传授学问之事。又序称"惧非其人,而时有所隐"。根据文义,此第七卷中运气七篇大论,亦非社会上通行之文,仅是在少数人手中师徒传授,故此言师氏,疑系王冰亲授之师。且据今存本运气七篇大论注释中诸多精辟之见,则王冰或兼受师氏有所讲授。

据上文可见,王冰所掌握之《素问》版本,不仅有一般之通行本,且有诸多古传别本,又得张公秘本及师氏所授第七卷运气七篇大论文本。为后来次注《素问》一书,奠定了良好的基础。

根据上文分析,《素问》一书唐以前及唐代存世之古传本情况,似可作出如下推断。

第一,魏晋以来之传本,已有所亡失。因此,在隋、唐史志中有记八卷者,以有缺卷也,记九卷者,按原篇序数著录也。

第二,六朝以来至唐代,有诸多不同版本存世及流通;也有个别或经后人整理之本,在少数人中传抄,而成为秘本。并有所谓缺失之七卷独本,亦在少数人中秘传。

第三,王冰个人曾具有多处传本及不同版本。故其所注《素问》,有一定版本基础。

(二) 王冰注《素问》简议

《素问》一书在王冰注释之前,除全元起训解本及《太素》中与《针经》类编本外,从杨、王注中间有"或曰"类字样,亦或别传本中,或有不同程度的注文。即全元起注本,从今存王冰注及新校正引文分析,或系不甚详备,故后皆佚。王冰注本,除对原书篇次文字的整理,使之更为系统、畅达之外,在注释方面,也取得了极大成就。概括地讲,经过他十二年的艰苦努力,除对全文进行系统地注释这一伟大创举外,其成就主要表现于以下几个方面。

1. 摄生方面,多以《老》、《庄》学说为本,发皇《素问》原文"恬虚无"及"精神内守"的养生观

此在《上古天真论》一篇中,体现得尤为明显。

2. 对阴阳学说方面,显示了辩证方法的某些最基本的观点

如《阴阳应象大论》"阴阳者天地之道也",注文引《易·系辞》"一阴一阳之谓道"文相印证。又有注云:"虽阴成形,阳化气,一过其节,形气被伤。"这时所谓"一过其节",与经文

中所谓"极"之含义亦同,反映了阴阳相为转化的主要条件。似此类注文,均体现王氏对先秦、两汉以来阴阳学说辩证法思想的继承。

3. 对天文历法方面之注释,尤为详尽

此在《六节藏象论》之前段及运气七篇大论有关此类经文的注释中,体现得尤为明确。如《六节藏象论》"日行一度,月行十三度……积气余而盈闰矣"一段,注文达530余字。体现其在该领域中学术造诣较深。

4. 在病候、病机注释方面,多以经络学说为理论基础

如《风论》、《痹论》、《痿论》、《刺疟》、《刺热》、《刺腰痛》等篇,均有较多篇文,引用经脉内容,说明其发病机理。

5. 对腧穴的注释,引证资料甚多

如《气府论》、《气穴论》、《骨孔论》、《水热穴论》等篇,最具有代表性。其注文,多引《甲乙》、《明堂》、《黄帝中诰孔穴图经》、《经脉流注孔穴图经》等书,尤以后二书引用为多,据初步统计,有近300个穴位。因二书皆古《明堂》之衍化本,今皆佚。故这些引文,对考证腧穴有重要学术价值。

6. 对运气篇的注释,尤为详尽,说明王冰对运气学说有较深入的研究

故王冰注与运气七篇大论,已成为研究运气学说重要文献依据。

7. 对某些医学理论的阐发,有重大突破性发展

如治则方面,在《至真要大论》有三条注文,具有重大学术价值。如①释"反佐以取之"云:"甚大寒热,则必能与违性者争雄,能与异气者相格,声不同不相应,气不同不相合,如是则且惮而不敢攻之……是以圣人反其佐以同其气。"为"反佐法"进行了理论上阐发。②释"谨守病机,各司其属"一段云:"夫寒之不寒,责其无水;热之不热,责其无火。热之不久,责心之虚;寒之不久,责肾之少。有者泻之,无者补之;虚者补之,盛者泻之。"为"各司其属",作出了具体及理论上的解释。③又后注对此文进一步注释云:"言益火之源,以消阴翳,壮水之主,以制阳光。故曰求其属也。"此文后成医家之重要名句,并作为一条重要治疗法则。

8. 医理阐发,仍为王冰注释中之重点,且对后世影响较大

后世注《素问》者,如马莳、吴昆、张介宾注本中,均不同程度地明引、暗引、节引王冰注,或师其意而不拘其文等方式,引用王冰注文。如《素问吴注·上古天真论》注,吴氏暗引及意用王冰注文达20处左右。李念莪《内经知要》中,亦多暗引王冰注文。

9. 另为《释文》一卷,或释字词音义者

据《新唐书·艺文志》著录王注《素问》之后又"《释文》一卷",注:"冰号启玄子。"此书内容不详,今存林亿校定本,每卷末有"释音"若干条不等,其内容除个别有不详者,皆为《素问》原文与王冰注文中字或词语。注释内容有单释者,有音、义并释者。释音为直音与反切

两法。反切法用字多与《广韵》同。详《广韵》一书,成于宋真宗年间,书中多保存宋以前旧文。释义内容,尽与王冰注释义同。唯卷九收《热论》之"谵"字,与王冰注异,而与新校正引杨上善注同。故此"释音"是否系王冰"释文"一书,为后人并入卷中,尚待再考。

10. 王冰注引书,保存了部分古医籍旧文及佚古医书遗文

王冰注中所引书,有儒家如《周易》、《礼记》等,诸子如《老子》、《庄子》等,历算如《律书》、《汉书·律历志》、《历忌》等,道教术数如《三备经》、《遁甲经》、《抱朴子》等。在医籍中引用较多者为《针经》、《甲乙经》、《黄帝中诰孔穴图经》及《经脉流注孔穴图经》。《针经》、《甲乙经》二书,今尚有传本,然其引文,皆源于唐本,故多可为校勘今本之依据。而二《图经》则久佚,故实可籍此以辑其部分遗文。

根据以上几点,王冰注所取得的成就,自不当置疑。然其不足之处,亦不少见。例言之如:

反映其神学观念处,如《上古天真论》释"黄帝成而登天"文,言黄帝白日升天事,当源于《史记·封禅书》所记。详此事原亦不经之谈,岂能成为史实。又该篇注"虚邪贼风,避之有时",引《灵枢·九宫八风》之"太一游"义,《气交变大论》注五星逆顺之"省下"文时,亦云省察万国人吏侯王之德与过。皆为受神学观念及占星术之影响,而陷入唯心。

误释之处,亦时有所见。如《生气通天论》释"足生大丁(按即"疔"之假借)"为"丁生于足",已为新校正订正。又如《阴阳应象大论》"观权衡规矩而知病所主,按尺寸观浮沉滑涩而知病所生,以治无过,以诊则不失矣。"王冰将"以治"二字连上句,"无过"二字连下句,如此误读,故释文亦误。凡此类误释,林亿等新校正多有所订正。明清注家,特别如清代胡澍之《素问校义》、俞樾之《读素问余录》、孙诒让之《札·素问王冰注》等,均有所考订。

另有缺释或略而未论者,亦间有之,后人或有谓"有注等于无注"者,则未免毁之甚矣。总之,王冰之注,虽有诸多不足之处,然终不可因此而掩没其成就。欲为此历时既久,篇幅且长,旨意深奥之医经作注,而不有一失者,亦难矣。

根据上述种种,《素问》一书,汉晋间传本,已有所亡失,且"文多重复,错互非一"。王冰次注,在祖本的基础上,进行了全面的整理,虽非《素问》旧貌,然较原本更为系统,文字方面,亦较通顺,便于习读。且保存了运气七篇内容,否则,亦有可能佚而失传。至于王冰次注之宗旨、使用的版本及整理的方法等,从以上所述,足见其皆有所据,故应充分肯定王冰的此一功绩及王注本的成就。当然,其失误之处,亦不鲜见。此种历史的及个人知识的局限性,亦在所难免。

二、王冰次注《素问》探讨

王冰次注后经宋臣林亿等校定之《黄帝内经素问》,为今存唯一《素问》传本。由于该本曾经王冰祖本的基础上,进行过齐整,补订及改移等,形成了一种新的版本系统,而且是宋以后存世的唯一版本系统,其他版本,在唐宋之时均相继佚亡。因此,对王冰次注本基本情况之分析探讨,具有重要文献研究的学术价值。

（一）对王注本使用底本与校本的探讨

关于王冰次注《素问》所用之底本与校本，从王冰自序中所言诸本，已可见其端倪。下文再分别简述。

1. 对底本之推断

历来整理古籍诸家，自汉代刘向校书为例，无不注意"备众本"。今据王冰自序，亦见其对版本的搜集，亦颇费苦心，他不仅搜集到多种不同版本，而且对诸多版本进行了分析考证，比较优劣。从中可见，在诸本中，存在问题较多的是"世本"，比较满意的是"张公秘本"。因此，可以认为，王冰之次注本，必当选"张公秘本"为底本，此为最一般之做法。

原自序云："张公秘本，文字昭晰，义理环周，一以参详，群疑冰释。恐散于末学，绝彼师资。因而撰注，用传不朽。"详"文字昭晰，义理环周"二句是互词，"昭晰"，清楚，明白也。"环周"，周密，严谨也。就是说此本在文字与义理方面均较清楚明白，周密严谨。是对"张公秘本"的肯定。"恐散于末学"一句，承上文而来，此义重在言"张公秘本"恐散于浅薄者之手，而"绝彼师资"，遂起下文曰："因而撰注，用传不朽。"根据这一段文字上下文之承接与因果关系，亦完全有理由认为，王冰次注是以"张公秘本"为底本的。

关于"张公秘本"的渊源问题，王冰并未作具体说明，我们只能从现存本中，寻求些线索。观今存王冰注本，亦不难发现底本中的某些情况。

第一，全元起本及《甲乙》、《太素》中所无之篇文，而王注本中有者，或"张公秘本"中已有之。如《六节藏象论》前一段论"六六之节"文七百余字，新校正云："全元起本及《太素》并无，疑王氏之所补也。"又如，《疟论》篇自"此邪气之客于头项，循膂下……卫气之所在，与邪气相合，则病作，故"一段八十八字，此前新校正云："按全元起本及《甲乙经》、《太素》自'此邪气客于头项'至下'则病作，故'八十八字并无。似此等王冰未言其补，又全注本、《甲乙经》、《太素》中均无，在别篇中亦不见之文，恐非王冰杜撰，疑底本中或有之。"

第二，详全元起本，已知无"运气七篇大论"内容，晋皇甫谧《针灸甲乙经》及唐杨上善《黄帝内经太素》二书，皆可谓《黄帝内经》之别传本。据今存本内容分析，其原用《素问》底本中，亦无运气方面内容。而今存王冰次注本中，所存运气七篇，前人多以为系王冰所加，然在运气七篇中，有王冰对校核记，可证王冰见运气内容，至少有两本，除其在序文中所云之单行本外，另一本则极有可能在"张公秘本"中已有此内容，以此推论，"运气七篇大论"认定为王冰所加，未必如是。

第三，底本虽经前人整理，较别本为佳，但仍有些篇文，义不相接。在《阴阳应象大论》、《平人气象论》、《血气形志论》、《刺热篇》、《评热病论》、《逆调论》、《厥论》、《腹中论》、《病太论》、《至真要大论》等篇注文中，王冰均以理校的方式，提出了篇文存在的问题。如《逆调论》"主卧与喘也"，王冰注："寻经所解之旨，不得卧而息无音，有得卧行而喘，有不得卧不能行而喘，此三义悉缺而未论，亦古之脱简也。"类似此等问题，诸本皆同，底本亦犹是，故无据可补，只得缺疑。盖恐脱失已久，难以复原。

第四，今本原文中有避南朝梁代之讳字。在今存王冰次注本中，有大量避宋讳处，皆当出于宋臣之手。在王冰注文中，亦发现避唐讳处。如《玉版论要》篇："治在权衡。"王冰注："当揆度其气，随宜而处疗之。"此避唐高宗李治讳，注文中以"疗"字代之，与杨上善《太素》

注之处理方法亦同。又如《异法方宜论》:"故其民皆致理而赤色"、"其民食杂而不劳"。此二"民"字王注皆作"人",此避唐太宗李世民讳。

另有一明显之讳字,为逆顺之"顺",《素问》一书中,除运气七篇大论外,余篇除少数几处有回改者外,均作"从"字。而《甲乙经》与《太素》中,则仍作"顺",《灵枢》中诸文之"逆顺"字,亦如是。故知"从"为避讳字。

详避帝讳"顺"字者,其为南朝之梁代,梁武帝父名"顺之",故改顺为从。如《梁书》称顺阳郡为南乡;《南齐书》顺字,多易为从。既然此讳字为避梁武帝父名,对"张公秘本"之渊源,似可作出以下设想。此本不管出于何人之手,其采用之祖本,亦必系梁代传本。也就是说,此一传本,绝不会早于梁代。更有可能在梁以后,为某一医家,在梁代传本的基础上,进一步整理而成。

2. 对校本的分析

在王冰注文中,有诸多据别本校文近三十条,凡此校勘之内容,大致有两种情况。

(1) 对异文之校勘。异文校勘,占校文条数之绝大多数。如:

1)《诊要经终论》:"中肾者七日死。"王注:"一云十日死。字之误也。"又"中肺者五日死。"王冰注:"一云三日死,亦字误也。"

2)《刺腰痛》:"衡络之脉。"王注:"一经作衡绝,传写鱼鲁之误也。"

3)《长刺节论》:"刺两髂髎。"王注"髎一为髀,字形相近之误也。"凡此等校例异文,王氏特提出"字形相近"说,以说明致误之原因。

4)《厥论》:"阴缩肿,胁内热。"王注:"胁内热,一本云胁外热,传写行书内外误也。"

5)《刺腰痛篇》:"刺厥阴之脉。"王注:"厥阴,一经作居阴,是传写草书厥字为居也。"

6)《针解篇》:"深浅在志者。"王注:"志,一为意,志意皆行针之用也。"

凡此等异文,则属文异义同者,故王注之义,亦得两通。

7)《藏气法时论》:"(脾病)下晡静。"王注:"一本或云日中持者,谬也。"

8)《宣明五气》篇:"并于脾则畏。"王注:"一经云机也。"

9)《骨空论》:"立而暑解。"王注:"一经云起而引解。言膝痛起立,痛引膝骨解之中也。暑、引二字其义则异,起、立二字其意颇同。"

按以上三条校例异文,其致异之因,则很难用近人传抄笔误所能解释,似此等例,应属不同传本系统中异文。说明在唐代诸传本中,由于其祖本渊源不同,已可体现版本之不同系统。

(2) 对篇次部居之校勘。篇次部居之校勘,即篇文所在不同篇次部属之校勘。如:

《通评虚实论》:"帝曰:形度、骨度、脉度、筋度,何以知其度也。"王注:"形度量《三备经》。筋度、脉度骨度,并具在《灵枢经》中,此问亦合在彼经篇首,错简也。一经以此问为'逆从论'首,非也。"

详本条校文,足以说明,这绝不是近人抄录随意移改,而是古传本中之不同系统版本。唯仅此一例,尚难看出其他篇文的情况。但结合以上异文校例,足可证明,王冰所见诸本,并非一种版本系统,当是无疑的。

仅从以上所举王冰注中之校文,结合其自序所举种种,对唐代存世之诸版本中,在篇次与篇文方面的差异,自可见其一斑。

（二）王冰次注本整理条例之解析

关于王冰次注本的整理条例,在其自序中作过明确的说明,此种体例,乃序文兼具凡例之本。今逐条为之举例解析。

1. "简脱文断,义不相接者,搜求经论所有,迁移以补其处。"

如:《腹中论》:"帝曰:人有身体髀股骭皆肿,环脐而痛,是为何病? 岐伯曰:病名伏梁此二十六字错简在《奇病论》中,若没有此二十六字,则下文无据也。新校正云:详此并无注解,尽在下卷《奇病论》中。(笔者按:按括号内为王冰注及新校正语,下同),此风根也(此四字此篇本有,《奇病论》中亦有之)。其气溢于大肠,而著于肓,肓之原在脐下,故环脐而痛也。不可动也,动之为水溺涩之病。"

详此段文字,在《奇病论》中除个别虚词不同外,余皆同。王冰注又云:"此一问答之义,与《腹中论》同。以为奇病,故重出于此。"今按本篇中文,若不有王冰据《奇病论》所补之二十六字,则前后文无法连接。此正合本条之义。

2. "篇目坠缺,指事不明者,量其意趣,加字以昭其义。"

按此言"篇目坠缺,指事不明者",针对篇混乱而言。目,标题、题目也。下文言"别目以冠篇首",与此义同。此指篇名有缺失而旨意不明者。如:

1)《离合真邪论》机关报校正云:"按全元起本在第一卷,名《经合》,第二卷重出,名《真邪论》"。又据序言中云:"重经合而冠针服。"即是说有的本中重复《合经》一篇的内容,而又另加篇名,谓之《针服》。然详今《离合真邪论》中并无"针服"之文,而《八正神明论》起首文有云:"黄帝问曰:用针之服,必有法则焉。"是知文题不相应,故王冰另为命名。

2) 序文中又云:"合经络而为论要。"近人刘衡如先生云:"络当作终,论当作诊,形近而误。"按刘先生此一分析亦不无道理,但新校正引文,不见全元起本有此篇名,故不一定为全本篇次,因此王冰序文,未必有误,疑在古传世本中,有此误名,后为王冰所改。

以上两例,均可说明在古传本中,由于传抄日久,篇目坠缺所造成的篇名混乱的现象,在王注本中,则为之订正。

3. "阙漏名目者,区分事类,别目以冠篇首。"

此指古传本有因传抄日久,篇名缺失,遂将篇文误合者。如《宝命全形论》,新校正云:"按全元起本在第六卷,名《刺禁》。"又《刺禁论篇》,新校正云:"按全元起本在第六卷。"此两篇新校正虽未明言全元起本相并,但从题名分析,两篇在同题下,然两篇内容,并不相同,或古传本中两篇相次为序,而脱一题名,遂并为一篇。故王氏别立《宝命全形论》一篇,以言语中"君王众庶,尽欲全形"、"人生于地,悬命于天"等语,故名。

4. "君臣请问,礼义乖失者,考校尊卑,增益以光其义。"

此指黄帝与岐伯等君臣问答,有不合礼义处,则通过考评与校订,增补文字,以显耀其义,光,显耀也。如:《上古天真论》"昔在黄帝,生而神灵,弱而能言,幼而徇齐,长而敦敏,成而登天"一段。

详丹波元坚先生《素问绍识》云:"以上六句,疑王氏所补,非古经之言语,何以言之? 此篇全氏训解在第九卷。倘使其本果有此六句,则是帝始末退在末卷,万无此理。盖王氏移天真论置之于八十八世之上,并添改其起语也。其文取之于《史记》《大戴礼》及《孔子家语》,改'聪明'作'登天',冠以'昔在'二字,盖摹信'尧典'序,而承以'乃问于天师曰'一句。组织之良,自不可掩矣。顾全氏之旧犹是,不过'黄帝问曰'四字而已。林亿等专奉王氏,如此七句,既信为古经之真,故置而不校也。小岛春沂曰:《千金方》作'黄帝问于岐伯曰'七字。《遐年要抄》引《太素经》亦同。"

按丹波先生的此一解析,亦可谓有持之有据,言之成理。结合本条立例之义,正可为说明王冰增补此文,找到理论上的依据。

5."错简碎文,前后重叠者,详其指趣,削去繁杂,以存其要。"

本条有二义,一者错简碎文,二者前后重叠,皆在削去之例。

1)错简碎文。此类情况在王注本中因无具体交待,已很难考证。但有些古籍中有少量引文,今王注本不具者,亦或为王冰删去。如:

隋·萧吉《五行大义》卷三第四论配脏腑:"《素问》云:皮应大肠,其荣毛,主心;脉应小肠,其究荣色,主肾;筋应胆,其荣爪,主肺;肉应胃,其究其荣唇,主肝;腠理毫毛应三焦、膀胱,其荣发,主脾。"又云:"春无食肝,夏无食心,季夏无食脾,秋无食肺,冬无食肾。"凡此诸文,今《素问》中均无,或古传本中有之。

又丹波康赖《医心方》卷三第一:"《素问经》云:千病万病,无病非风。"

类似此等遗文,在别书引之,古经亦或有之。但此类引文,亦有作义引或节引者,则难为考。故今亦难以确认。

2)前后重叠。在今见王冰注本中,除少量文句或个别病候有重出者外,如全元起本中那种大段甚至整篇重叠者,已不复见。至于王冰所用祖本中,即或有之,亦皆削去,无复繁杂之文矣。

6."辞理秘密,以粗论述者,别撰《玄珠》,以陈其道。"

新校正云:"详王氏《玄珠》,世无传本,今有《玄珠》十卷,《昭明隐旨》三卷,盖后人附托之文也,是非王氏之书,亦于《素问》第十九卷至二十二四卷,颇有发明。"

详今王注本卷十九至卷二十二四卷,为运气七大论文,而今存明《道藏》本《玄珠秘要》一书,亦言运气者,林亿等所云,当指此。又详观其序,甚为怪诞。附托之技颇显,亦合新校正说,兹不详论。详审王冰此条,只言"辞理秘密,难粗论述者",并未言专指运气诸文,又王冰自言"第七一卷,师氏藏之",既为《素问》遗卷之文,又何得"别撰《玄珠》"? 故细味此条文义,故名《玄珠秘语》。王氏《玄珠》,今已难考矣。亦或如自序所言,该书乃是对《素问》文简意博及理奥趣深处的发挥之作。

7."凡所加字,皆朱书其文,使今古必分,字不杂糅。"

此条尽可说明王冰对《素问》一书的整理,取十分审慎的态度,故仿南朝梁人陶弘景《神农本草经集注》之例,将今古文以朱墨分书之法,加以区别,可以使原本中的文字和王氏自加之文不至于混淆。

　　然而此种朱墨分书的方法,抄写不便,故后来诸传抄本,恐皆成墨书之体。即宋臣林亿等所见之传本,亦或尽为墨书。详今本《素问》中,唯《六节藏象论》一篇"不分邪僻内生,工不能禁"十字,王冰自言"今朱书之",余者属王冰自加之文,已难辨矣。

　　通过以上对王冰校本及整理条例的分析,不难看出,王冰对《素问》一书的整理,不仅有"广备众本"这一先决条件,而且其行事亦为审慎,方法亦较合理。凡所校定文字,皆有所本;改移之处,亦有依据;今古文字,朱墨分书;疑而无据者,缺以待考。因此,王冰次注本较之原用诸本,尤为完善。

三、《素问》"从""顺"二字考

　　尝读《黄帝内经·素问》,正文中凡当用"顺"字者,除运气七篇及少数几处用了该字外,余皆作"从"字。然考之于《针灸甲乙经》与《黄帝内经太素》,除《甲乙经》有个别地方作"从"字以外,余者皆作"顺"字。又,《灵枢经》中,凡需用"顺"字处,则均用本字。当然,如果仅从字义上看,"从""顺"二字是可以互训的,但在上述三书中如此大量地出现文同而字异,则非一般行文时个别字之互用。因此,用互训之说则难以解释这个问题。后读有关避讳学诸书,而恍然有悟,始知此乃因古之避讳所致。

　　《避讳录》记梁武帝云:"帝父名顺之。《易·革》象曰:顺乎天而应乎人。武帝诏作:应天从人。避讳改也。"《史讳举例》:"武帝父顺之,《梁书》称顺阳郡为南乡,《南齐书》顺字多易为从。"又,《辞通》亦云:"梁武帝父名顺之,故子显修史,凡顺字多改为从,如《天文志》太白人从行,荧惑从行,岁星、太白俱从行之类,多至不可枚举,今显达传作顺阳,乃校书人改正之。"《素问》一书,曾经梁人手笔,避讳改字,当属常例。

　　但今本《素问》中,除运气七篇外,尚有作"顺"字者数处,现逐一分析之,《上古天真论》"气从以顺"这个"顺"字若作"从"字,似于文韵难安,当是别作别字。若试为臆断,亦或作"循",循亦顺也,循顺谐专用又皆属文部。至于循顺二字互用之例,古书亦常见之,如"循环",且循顺从三字,并可互训,故或后人有所追改,复书为"顺"。《四气调神大论》"反顺为逆,是谓内格"。《生气通天论》"苍天之气清净则志意治,顺之则阳气固"。《平人气象论》"脉得四时之顺,曰病无他"。按上文"顺"亦当作"从"。《玉机真脏论》"是顺传所胜之次"。新校正云:"详上文是顺传所胜之次七字,乃是次前注,误在此经文之下,不惟无义,兼校之全元起本《素问》及《甲乙经》并无此七字。直去之,虑未达者致疑,今存于注。"当从新校正所云。《痿论》"调其虚实,和其逆顺"。凡经文中有关"逆其顺"二字连用者,余皆作"逆从",如《阴阳应象大论》之"病之逆从",《移精变气论》之:"不失逆从",《热论》之"调其逆从"等,大都因古书多次传抄翻刻时由后人回改或笔误所致。这在古医籍及古文史诸书中是屡见不鲜的。若《太素》中,因避唐太宗之祖讳,改"丙"为"景"而今本《太素》则"景""丙"两存。如卷五《阴阳合》云:"景主左手之阳明,丁主右手之阳明。"而卷十一《变输》则云:"心为牡脏,……其日丙丁。"足可为证。

　　关于运气七篇,并非《素问》本文,梁全元起本无此内容,系唐人王冰注时所掺入,不涉避"顺"讳,故当用"顺"字处,皆从本字,但个别作"从"者亦有之,当是由于两义通而有所互用或误书所致,这在古文献中亦不乏其例。如今本《甲乙经》卷一第二"以从其根",卷四第三"上下逆从循之"之"从"字,与《素问》同而与《太素》异足可为证。

从以所述似可认为:今日所见王冰注本《素问》,系沿用梁代全元起氏本,故"顺"字因避讳而改"从",但经后人多次传抄窜改,故有少数"从"字又回改为"顺"字;《甲乙经》与《灵枢经》(古亦名《九灵经》、《针经》)等,虽见载于梁代有关文献中,亦或仅存旧本,而不曾整理,故仍依其旧;《太素》不见载于梁代书目及《隋书·经籍志》,杨上善所用底本,或系别据古传本,故诸"顺"字,均不曾改动。

四、《素问》俞穴总数考析

今存《素问》王冰次注本中,有多篇论及腧穴有关问题,如气穴论、气府论、骨空论及水热穴论等。其中骨空论与水热穴论,仅论及部分腧穴,而气穴论及气府论两篇,从题名到篇文内容分析,均应是对腧穴的综合论述。然今存两论篇文,均未能系统、完整地体现此一命题的全部内容,历来注家,虽发现其中的诸多疑点,然仍据现有经文,曲就文义,别出歧解,致令千古疑团,一仍其旧,今仅就拙见所及,就有关问题,试为考证与分析。

(一) 气穴论与气府论析义

气穴论与气府论两篇(以下简称"两论")内容,均以总论腧穴为题,然两论具体内容方面,却有诸多异文歧义,概言之,有以下几点:

1. 名称析义

气穴之称,在《素问》中凡七见,即阴阳应象大论一见,刺热篇一见,气穴论五见。《灵枢》中凡五见,即邪气脏腑病形篇两见,四时气一见,胀论两见。气府之称,仅《素问·气府论》题名一见。

据上文可知,经言气穴者,多见称也。杨上善注云:"三百六十五穴,十二经脉之气发会之处,故曰气穴也。"言气府者,少见称也。马莳注云:"气府者,各经脉气交会之府也……前篇论穴,故名气穴,而此论脉气所发,故名曰气府也。"仅据此名称之不同,已初见两篇非出于一人手笔。又气穴论之文体,为黄帝与岐伯问答体,而气府论则为直接陈述之体,更可证明,两论虽均以总论365穴为题,然非出于一家之言。

2. 365穴之总数

365穴之总数,在气穴论中凡五见,文云:"余闻气穴三百六十五,以应一岁。"又:"孙络三百六十五穴会,亦以应一岁。"又:"溪谷三百六十五穴会,亦应一岁。"又:"孙络之脉别经者……亦三百六十五脉,并注于络。"以上可见,三百六十五穴之称述,虽不尽同,而实则均是以三百六十五穴为本,非在此外,而另有一三百六十五之说。

详《素问·针解篇》有"三百六十五节气"、"三百六十五络"等说。《素问·调经论》又云:"人有精气精液……三百六十五节,乃生百病。"又云:"夫十二经脉者,皆络三百六十五节,节有病,必被经脉。"《素问·徵四失》亦云:"夫经脉十二,络脉三百六十五,此皆人之所以病。"

又详《灵枢·九针十二原》云:"节之交,三百六十五会……所言节者,神气之所游行出入也。"又云:"十二原者,五脏之所以禀三百六十五气味也。"

从以上诸文可见,"三百六十五"这一数字概念,在《素问》与《灵枢》中,曾多次提及,而且均与腧穴有关。然其称谓则不尽同,有单称"穴"者,有单称"络"者,有单称"脉"者,有单称"节"者,有单称"会"者。其双称者,则有"气穴"、"气府"、"穴会"、"节气"等之不同。亦大都系由单称衍化而来。亦或系双称之缩化而成。所谓穴或气穴者,以此乃经络之气由外出入之孔隙也。穴与孔义通,孔,隙也。所谓会或穴会,以其为经气相会之处。所谓络或脉者,以此亦经脉或络脉之气的交会处,非指十二经脉及十五络脉之外,另有三百六十五脉或三百六十五络也。所谓节或节气者,谓经气之运行,亦犹天气运行之有节气也。从而可见,诸多称谓,虽出自多家手笔,然皆指腧穴而言,义本互通。

根据以上诸文,足可说明,《素问》与《灵枢》对腧穴总数的认定为三百六十五穴而无疑。凡论及腧穴之总数者,均当以此为是。过与不及,均未为准。

3. 三百六十五穴以应一岁

此一命题,原在《素问·气穴论》中三次提出。一云:"气穴三百六十五,以应一岁。"张介宾注:"人身孔穴,皆气所居,本篇言穴不言经,故曰气穴。周身三百六十五气穴,周岁三百六十五日,故曰应一岁。"二云:"孙络三百六十五穴会,以主一岁。"杨上善注:"十五络从经脉生,谓之子也。小络从十五络生,乃是经脉孙也。孙络与三百六十五穴气会,以法一岁之气也。"张介宾注:"孙络之云穴会,以络与穴为会也,穴深在内,络浅在外,内外为会,故曰穴会。非谓气穴之外,别有三百六十五络穴也。"三云:"溪谷三百六十五穴会,亦应一岁。"吴昆注:"此又言溪谷,亦三百六十五穴,盖在诸经孙络之内,非复有三百六十五穴。"张介宾注:"有骨节而后有溪谷,有溪谷而后有穴俞,人身骨节三百六十五,而溪谷穴俞应之,故曰穴会,亦应一岁之数。"以上诸家注文,语虽不一,理则尽同。均谓三处所云,皆指三百六十五穴,与一岁之三百六十五日相应。

以上乃以一岁为三百六十五日为度,腧穴总数以取象比类为法,故以三百六十五穴应之。然今存道教经典著作《太平经》(按此书据学者考证,当成于东汉末期)中,则别有一说。在《太平经》残本"灸刺诀第七十四"云:"灸刺者,所以调安三百六十脉,通阴阳之气,而除害者也。三百六十脉者,应一岁三百六十日。日一脉持事,应四时五行而动,出外周旋身上,总于头项,内系于脏。衰盛四时而动移,有疾则不移,度数往来失常,或结或伤,或顺或逆,故当治之。"此论虽见于道教遗著,然对于灸刺之具体内容,必本于医学文献而无疑,不可能为道教医学另有三百六十脉之法。此所谓三百六十脉,与《素问·气穴论》所谓"三百六十五脉"义亦同,均指腧穴而言。

从而可见,在汉代关于腧穴总数与一岁日数相应法,至少有三百六十五与三百六十两说。此两说数据虽少有别,然其义则同。详《素问·六节脏象论》有文云:"天为阳,地为阴,日为阳,月为阴。行有分纪,周有道理。日行一度,月行十三度而有奇焉。故大小月三百六十五日而成岁,积气余而盈闰矣。"又云:"天以六六为节,地以九九制会,天有十月,日六竟而周甲,甲六复而终岁,三百六十日法也。"此文义在说明古代历法中,计算一年之日数时,有三百六十五日数与三百六十日数两法,这段文字,王冰作了详细的注文,兹不烦引。根据此文,正好为三百六十五穴以应一岁与三百六十穴以应一岁两法,作了诠释。同时亦可说明,尽管两法中有五数之差,但其大数三百六十,则均在天地营运周之大数范围,非有误也。相反,却可说明,针灸腧穴总数,与岁气周日总数相应之说,是一个腧穴理论问题而无疑。

作为一种俞穴理论,它与中医学的诸多基础理论,必然是可以互相印证和说明的。因此,这种腧穴总数与岁周日数相应之说,应是本于《内经》中曾经多次提出的"人与天地相应"(一曰"人与天地相应")之说。

详腧穴的存在,是以经脉为其载体的物质基础,也就是说,离开了经脉,也就不可能有腧穴的存在。而经脉学说,在《内经》一书形成之时,根据现有《灵枢》之《经脉》、《经别》、《经水》、《经筋》等篇内容,可知十二经脉之体系已经确定,加之奇经中的任、督、冲等脉,已形成了一个完整的气血运行机制。此一运行机制,是由手足、阴阳十二经脉互相联接的循环体系,加之奇经脉的调节机制,共同完成的。因此,体现于经脉载体上的腧穴,自然应包括手足、阴阳十二经脉及奇经脉之全部腧穴。

经脉的这种运行机制,在《素问》与《灵枢》中,有多篇的文字描述,兹不烦述。凡此,亦均可体现"人与天地相应"的基本观点。从而,亦可证明三百六十五穴以应一岁,具有两个方面的意义。一者,反映了"人与天地相应"说在腧穴方面的体现。二者,"人与天地相应",包含了人与自然之阴阳相应。因此,三百六十五穴以应一岁,应指手足阴阳十二经脉等全部俞穴,而不可能仅为部分经脉之腧穴。

(二) 气穴论与气府论腧穴考

《素问》之气穴论与气府论两篇,从篇名立义到内容所言"三百六十五穴"之总数,为论述全部腧穴者,前已言及。然今存本中两篇所言腧穴,不仅难合此数,而归穴方法及腧穴定位,注家亦颇有歧义。现分述于下。

1. 气穴论

1) 行文体式。气穴论为问答体,其为文作:"黄帝问曰:余闻气穴三百六十五,以应一岁,未知其所,愿卒闻之。岐伯稽首再拜对曰……其非圣帝,孰能穷其道焉,因请溢意,尽言其处。"此下乃言诸穴。近文尾处作:"帝曰:余已知气穴之处,游针之居,愿闻孙络、溪谷亦有所应乎。"此下岐伯答文后又作:"帝乃辟左右而起,再拜曰:今日发蒙解惑,藏之金匮。署曰《气穴所在》。"文至此,按常例,似当结。然此下复有"岐伯曰:孙络之脉别经者……亦三百六十五脉,并注于络,传注于十二络脉,非十四络脉也,内泻于中者十脉"一段,此前既无黄帝问,文尾又无常例"黄帝曰:善"四字。详此文既与前岐伯答三百六十五络义重,又不合体例,必系别篇错简,或后人以其与前文义,遂措置于本篇文尾。

据此篇文体及书文旨义,必在说明三百六十五穴这具体内容而无疑,然今存书文则疑点颇多。

2) 腧穴考。本篇所列诸穴,除脏俞五十穴、府俞七十二穴、热俞五十九穴、水俞五十七穴、胸俞二十六、膺俞十二穴外,其余则杂乱无章,且有的穴,注者亦有所不同,有的穴王冰自注,亦与别篇不同。如背俞一穴,林亿等曾于水热穴论篇按云:"王氏刺热论云:背俞未详何处。注此指名风门热府。注气穴论以大杼为背俞。三经不同者,盖亦疑之者也。"

正由于此,故诸注计腧穴总数,颇有差异。杨上善与王冰或因内容不详,故均未计总数。林亿等新校正按:"自脏俞五十至此,并重复,共得三百六十六,通前天突、十椎、上纪、下纪,三百六十五穴,除重复,实有三百二十一穴。"吴昆注:"自脏俞至此,并重复共得四百零七穴。除重复,约得三百五十八穴。盖世远经残,不可考也。"马莳注:"通共计之有三百五十七穴,其天突、大椎、上脘、关元俱在内,天突、关元、环跳俱重复,想有脱简,故不全耳。"张志聪注谓三百六十四穴。而高士宗注则谓三百六十六穴。以上可见各家注文,皆曲就文义,各抒己见。特如高士宗注"大禁二十五",为"五脏之井、荥、俞、经、合。五五二十五俞之禁也"。与前文"脏俞"之解,又重二十五穴。所以三百六十五穴之数,绝难应合。而且其中双侧穴者,大都按两穴计数。但有一点则为大多注家所注意,即所云:"脱简"或"不全"。

从篇文可见,其归穴方式,有经脉类如脏俞、府俞(即五脏、六府经脉之本俞穴)等,有部区类如胸俞、背俞、膺俞等,有主病类如热俞、水俞等,余者则显得杂乱无章。从全部穴名计之,漏穴很多,故难能与三百六十五穴之总数合。

2. 气府论

1) 归穴方式。本篇为陈述体文,起首即言经穴所发,其归穴方式,是以经脉为主,现存本有手、足三阳经共六脉所发腧穴数与奇经脉中之任、督、冲三脉所发腧穴数。另有数穴,无系统。从上述内容,明显看出,本篇归穴方式,是以经脉为本,也就是说,已经形成了腧穴归经的完整体系。但本篇内容则仅有十二经脉中手足六阳经腧穴,而无手足六阴经腧穴。如从腧穴体系方面看,乃是一个不完整的体系,或者说是有阳无阴的体系。

2) 腧穴考。本篇内容,现存文献除《素问》王冰次注本外,尚有杨上善撰注《黄帝内经太素》本。两文相校,腧穴数颇有差异。如足太阳 78 穴,《太素》作 73 穴;足少阳 62 穴,《太素》作 52 穴;足阳明 68 穴,《太素》作 62 穴;手太阳 36 穴,《太素》作 26 穴,手阳明 22 穴,《太素》同;手少阳 32 穴,《太素》作 33 穴;督脉 28 穴,《太素》作 26 穴;任脉 28 穴,《太素》作 18 穴;冲脉 22 穴,《太素》无。另有五穴左右各为 10 穴,《太素》同。

据上文,则《素问》为 386 穴,《太素》为 322 穴。又因经文中所言之具体穴位,两书不尽同,而后世注家,又各抒己意,故注家亦各计一数。如杨上善云:"总二十六脉有三百八十四穴,此言三百六十五穴者,举大数为言,过与不及,不为非也。三百八十四穴,乃是诸脉发穴之义。若准《明堂》,取穴不尽,仍有重取以此。"林亿等新校正云:"经之所存者,多凡一十九穴。此乃所谓气府也。然散穴俞,诸经脉部分皆有之,故经或不言,而《甲乙经》经脉流注,多少不同者以此。"张介宾云:"今考之气穴之数则三百四十二,气府之数则三百八十六,共七百二十八穴。内除气府重复十二穴,又除气穴、气府相重者二百一十三穴,实存五百零三穴。是为二篇之数。及详考近代所传《十四经俞穴图经》,通共六百六十穴,则古今之数,已不能全合矣。此其中后世不无发明,而遗漏古法者,亦不能免也。"

从以上注家所云,不难看出,他们对气穴论与气府论两文,提出了很多疑点。主要有以下几个方面。

第一,两论中所言穴数,均与三百六十五穴以应一岁之数不合,若双侧穴按两穴计,则多余若干穴,若均以单穴计,则不足若干穴。

第二,据现有两论中列出之具体穴名类例看,尚有若干经脉类或经穴类未曾列出,故疑两论篇文有脱简或漏收者较多。

第三,杨上善注可见,"若准《明堂》,取穴不尽"。说明,若准以古经《明堂》,则缺漏尤多。而张介宾则考以"近代所传《十四经俞穴图经》",其思路与杨上善同,唯不若杨氏准以《明堂》为是。以古《明堂》去《黄帝内经》成编的时代为近。说明《明堂》列穴,与《内经》中俞穴总数,亦当相同或相近。故尤可证两论中穴数有脱漏。

（三）三百六十五穴以应一岁刍议

根据上文可见，三百六十五穴与一岁相应，是一个腧穴理论方面的问题，故在《内经》中曾多次提及。然而其具体穴数及计算方法，却难以完全契合。根据经文内容及各家注义，对有关问题，试陈管见。

1. 三百六十五穴之总数概念

三百六十五穴之总数概念，是与一岁之三百六十五日相应为理论基础。亦如八十一数乃应黄钟之数等义同。

2. 据气府论文义，腧穴乃是由经脉之气所发

据气府论文义，腧穴乃是由经脉之气所发，故十二经脉及奇经脉，均有其脉气所发之穴。惟各经所发之穴，自有多少之不同。然今存气府论中，仅有手足六阳脉及督、任、冲三脉脉气所发之穴。而别经，特别是手足六阴脉不具者，必系脱文。

3. 三百六十五穴既与一岁之日数相应，乃系全部腧穴的整体概念

三百六十五穴既与一岁之日数相应，乃系全部腧穴的整体概念，如果仅是部分或大部分腧穴相应，或者说部分经脉之腧穴相应，而余者可以不相应，这在理论上和逻辑上，无论如何是讲不通的。

4.《内经》中腧穴数之计算

《内经》中腧穴数之计算，凡双侧穴者，有以两穴计数的，如《灵枢·九针十二原》篇之十二原穴，其中五脏脉之原穴太渊、太陵、太冲、太白、太溪，均以双侧计，得十六，加鸠尾、脖胦两穴，合为十二原穴。又如《灵枢·本输》言五脏、六腑之俞，则云："五五二十五俞，六六三十六俞"，乃是以单穴计，而《素问·气穴论》云："脏俞五十穴，脏俞七十二穴"。则是以双穴计。详气府论中所言某脉气所发若干穴，凡是双穴者，乃是以两穴数计。故注家以此计手足六阳脉及督、任、冲三脉之腧穴总数，已超过三百六十五穴之总数若干。若以单数计，加诸脱漏之数，当与三百六十五之数合或近。证之《针灸甲乙经》卷三目录页所集古《明堂经》提供之数据，"单穴四十八，双穴三百零八"，总计三百四十八穴，与三百六十五穴之数甚近，所差数穴，或古经在传抄过程中，又有脱失。证之《外台》卷三十九卷《明堂》，尚有后掖、转谷等七穴，或古经遗穴也。

5. 据气府论所言，腧穴脉气所发，而腧穴又是脉气出入之门户，经脉乃是腧穴的载体

对腧穴之归经，已由散乱无序，或部区归属，而发展至把腧穴与经脉联为一体，形成以经脉为主体的腧穴体系，这是腧穴在理论上的一个飞跃。从气府论所提示的内容推断，当时的腧穴归经，似是以十二经脉加督、任、冲为主体的十五脉腧穴体系。

6. 气穴、气府两论中，虽以陈述腧穴为主，但仅言及数字，而不曾言及穴名

今存《素问》与《灵枢》篇文中言具体穴名者，唯《灵枢》之九针十二原、本输、根结、经脉

四篇为多,共计一百有余。其余诸篇仅零散穴名,全部穴名亦仅一百多名,而涉及之经脉,已及于十二经脉及部分奇经脉。据此,是否在《内经》成编时代,仅知有此,恐非如是。相反,在两论中,既能提出如此数据,则必有具体穴名文献为本。此一腧穴文献,很有可能便是后来成编之古《明堂》的前期文献,唯今日已难详考。

以上所述,仅据现存文献考析管见,因文献不足及水平所限,言有不当,尚望方家指正。

五、浅谈对《灵枢·九宫八风》篇的认识

《九宫八风》篇是《灵枢经》的第七十七篇,其中心思想,是论述人与自然界的关系,它的具体内容涉及到"太一"、"九宫"、"八卦"等有关天文、气象、历法方面的内容。因此,我们在探讨本篇所阐述的有关问题时,必须从分析这些具体概念入手。

(一) 对"太一"、"八风"、"九宫"等概念的分析

1. 太一也叫"太乙"

出自《老子》的"大"、"大即道"、"道生一"。如张岱年说:"太、一是两个概念,指太与一。太即道,一即道生之一。"《吕氏春秋》对太一之说,也是渊源于老子的,如《大乐》篇云:"万物所出,造于太一,化于阴阳。""道也者至精也,不可为形,不可为名,强为之,谓之太一。"所以郭沫若同志认为这里的"道"和"太一"似乎指精气而言。对老子这个道或太一有另外一种看法,认为它是精神的、观念的东西,如郑文光以为老子的"道"或"太一",正是先天地而存在的东西,它绝不是物质的,而是类似于黑格尔的"绝对精神"的概念。从而说明对"太一"的这一含义的解释,在哲学界尚未取得一致的认识。

"太一"的另一种含义,与古天文学有关,如《史记》云:"中宫、天极星,其一明者,太一常居也"。《索隐》:"宋均云:天一、太一、北极神之别名。"《汉书·天文志》所载与《史记·大官书》同。这里的记载,皆指天帝或北极神而言。又有星名为太一,在紫宫门外天一星南,见于石申《星经》,也就是说,"太乙"在天文学中,一则为星名,一则为天神名。由于所论不同。所以对太一的理解,必须结合不同的论述,才能弄清它的实质。

2. 九宫

九宫是对天空区域划分的名称,如《乾凿度》云:"太一取其数以行九宫,四正四维皆合于十五。"郑玄注:"太一者,北辰之神名也,居其所曰太一,常行于八卦日辰之间,曰天一,或曰太一……四正四维,以八卦神所居,故亦名之曰宫……,太一下行八卦之宫,每四乃还于中央,中央者,北辰之所居,故因谓之九宫。"从而说明,九宫可以北极为座标测定时位和四正四隅八方。如果以八卦命名,即西北当立冬之时为乾宫,北方当冬至之时为坎宫,东北当立春之时为艮宫,东方江春分之时为震宫,东南当立夏之时为巽宫,南方当夏至之时为离宫,西南当立秋之时为坤宫,西方当秋分之时为兑宫。所谓九宫,它包含着一个神话在内,即天神坐着北斗这架车子,巡视八方,每方有一处宫室,以为帝之行宫。恐怕这就是取名曰"宫"的本义。

3. 八风

八风之说最早见于《左传》,但没有具体名称。《吕氏春秋》称"东北曰炎风,东方曰滔风,东南曰熏风,南方曰巨风,西南曰凄风,西方曰风飂风,西北曰厉风,北方曰寒风。"乃指八个方向所生之风气。《史记》则不仅记载了八风的方向,而且说明了八风所至的时间和八风对万物的影响。与此稍晚的《淮南子》,亦有八风,其"天文训"中所列风名,与《史记》同,在时间上则更为合理,即不周风居西北,广莫风居北方,条风居东北,明庶风居东方,清明风居东北,景风居南方,凉风居西南,阊阖风居西方。每风当四十五日,合计共为三百六十日,正当一年之大数,并说明在每个阶段,人来之所宜。如"明庶风至,则正封疆,修田畴。"高诱注云:"春分播谷,故正疆界治田畴也。"从其内容来看这所述八风,基本上还是属于唯物主义思想,主要说不同季节,有不同性质的风(气候)。

又在《易纬·通卦验》中则有八卦气的论述,以八卦命名,论述全年八个阶段各种气候的性质及其正常与反常变化对万物的影响。八卦之气正常,则天地阴阳调合,风雨按时而至,五谷成熟,人民健康。反之,若八卦之气错乱,不按时而至,则天地阴阳失调,四时气候变易,就会发生灾害。这时的八卦气,乃是八风与八卦的结合,如"乾,西北也,主立冬,人定白气出,直乾,此正气也,气出右,万物半死,气出左,万物伤。乾气不至,则立夏有寒伤禾稼,万物多死,人民疾疫,应在其冲。乾气见于冬至之分则阳气火盛,当病振寒,当藏不藏,蛰虫冬行。""冬至广莫风至","其当至不至,则万物大旱,大豆不为,人足太阴脉虚,多病振寒;未当至而至,则人足太阴脉盛,多病暴逆胪胀心痛,大旱应在夏至。"由此可以明显看出,当时已认识到每一卦气或风气在正常下不正常时(即不当至而至,当至不至)对自然界的影响,特别是对人体的影响,有一定的实际意义。但由于本书论述人与自然界关系的同时,附会了人事问题,这就又难免陷于唯心。如所谓"冬三候卦气,此不至则赤气应之,期在百二十日内,有兵、日食之灾,期三百六旬也,三公有免者,期在其冲则已无兵。"就没有什么科学道理了。

4. 太乙游宫

太乙游宫之说,见于《易纬·乾凿度》。郑玄认为:太乙行九宫"犹天子出巡狩,省方岳之事,每率则复,太乙下行八卦之宫,每四乃还于中央。中央者,北辰之所居,故因谓之九宫"。可以看出,郑玄所谓太乙游九宫的意思,是指北极神出游四正四维八个方位而言,其中虽然和天文历学有一定关系,但可以明显看出是披上了玄学的外衣。

(二)对九宫八风篇的认识

1."太一"的实质

文中有关太一问题有三点:一是太乙所居之宫及日游路线;二是太一移日,天必应着以风雨;三是太一在五宫(冬至叶蛰,春分仓门,夏至上天,秋分仓果,四正宫加中宫招摇)之日有变,各以其所,占贵贱。

历来医家对太一的解释说法不一,杨上善曰:"太一者,玄皇之使,常居北极之傍。"这里所谓"玄皇"似指北方天神,"玄皇之使",即北方天神的使者。马莳曰:"太乙者,岁神也。"即太一为游宫之神。张介宾曰:"太一……即北极也,北极居中不动,而斗运于外。"后来卢良候亦同张氏释太一为北极。张介宾为了证实他的观点,又讲了下面一段话,即"古云:太一运璇玑以齐七政。"后世对它的含义是有争论的,有的指为北斗七星,如西汉伏胜,有的指为天文仪器,如东汉的马融、蔡邕、郑玄,有的指为北极,如刘昭注《后汉书·天文志》,张介宾所说的璇玑玉衡,当是指北斗而言。虽然北极与北斗在天文学上可用作坐标以计算天体的星距和计时,但是并无出游和应以风雨之事,所以张氏所指与下文太乙出游之说是不相吻合的。

综合上述,我们认为这里所说的太乙当是一个北极星与天帝神的结合物,也就是把北极星在天文历法学上的应用符会以人格神。这就超越了北极星的真实意义,附加了不切实际的游宫与天应、古事等唯心主义的色彩。

2. 太乙游宫的分析;所谓太乙游宫,实际就是一幅天神出巡图

从《九宫八风》篇的内容来看似应这样分析,其所谓叶蛰之宫四十六日(冬至至大寒末),天留四十六日(立春至惊蛰末),仓门四十六日(春分至谷雨末),阴洛四十六日(立夏至芒种末),天宫四十六日(夏至至大暑末),玄委四十六日(立秋至白露末),仓果四十六日(秋分至霜降末),新洛四十五日(立冬至大雪末),共三百六十六日,指的是一年二十四节气的一般日数,用八宫和八节相结合的方法来说明,这反映了我国历法的一般情况,土宫居中,不占日数,故虽有九宫而实则只有八宫占日数。也就是说八宫指一年的八个主要节气(四立、二分、二至)和八个主要方位(四正、四隅)而言。应加以肯定。但是文中附会以太一游天必应、占人事的内容却应批判。

(1)五宫占人事体现了尊卑贵贱,君权统治的思想体系。文中指出:"太一在冬至之日有变占在君;太一在春分之日有变占在相;太一在中宫之日有变占在吏;太一在秋分之日有变占在将;太一在夏至之日有变占在百姓;所谓有变者,太一居五宫之日,病风折树木,扬沙石,各以其所主,占贵贱,因视风所来而占之。"本处所指的五宫,在方位上是结合五行所居方位而言,即四正位加中位。北方为君位,是由于君坐北面南受臣下者之朝拜,故冬至日(北方)占在君;东方为相位,是由于文职官员居东,相为文职官员最高位,故春分日(东方)占在相;西方为将位,是由于武职官员居西,将为武职最高位,故秋分(西方)占在将;南方为百姓,是由于百姓居南而北,以朝拜君王,故夏至日(南方)占在百姓;中央为吏,是由于吏治于四方,四隅为中央土寄量之时位故中央占在吏。由此可见,在占事上,本处反映尊卑贵贱的君权思想体系。

(2)中宫之时位与太一游宫之时位无法统一。上文太一游八宫之时位,恰当一年之大数,三百六十六日。而下文中提出太一在中宫之日,在时间观念上,是一个矛盾的提法。因为在三百六十六日中并没有提出中宫的日数。因而后世注家,有的避而不谈。张介宾则作了一个比较勉强的解释,即"太一在中宫之日有变,占在吏"。注曰:"中宫属土,王在四维,吏有分任,其象应之。"其实,在天文学中,所谓中宫,是指北极星周围的一个分区,而八方则是以北极为中心点,向八方投射划分。所以卢良候根据原文"数所在日从一处至九日复返于一。"注曰:"数所在日者,以所在之宫数至九日而复返于本宫也。如居叶蛰之宫,则从叶蛰之一处,一日而至天留,二日而至仓门,三日而至阴洛,四日而至天宫,五日而至中宫,六日而至玄委,七日而至仓果,八日而至新洛,九日而复返于叶蛰之宫。"这是原文中没有指明的问题。按卢氏说法,在大游八宫之期(366 日),又有小游九宫期,即每九日游遍九宫一周,其中每周在第五日,为游中宫之日。这与《易纬》九宫游法,每四宫还于中央之说,仅游行之宫次有异。足见太一游中宫实为附合占卜之说。

3. 太一移日,天必应之以风雨,体现了人格神的意志

原文云:"太一移日,天必应之以风雨,以其日风雨则吉,岁美民安少病矣。先之则多雨,后之则多旱。"这与《内经》其他篇中所论六淫之邪颇不一致。如《六节脏象论》中谈到气候失常时曰:"未至而至,此谓太过,则薄所不胜;而乘所胜也,……至而不至,此谓不及,则所胜妄行,而所生受病,所不胜薄之也。"《阴阳应象大论》又曰:"清阳为天,浊阴为地,地气上为云,天气下为雨,雨出地气,云出天气。"《气交变大论》还指出:"阴阳胜衰,寒暑迎随。……阴阳之往复,寒暑彰其兆。"这都从自然界本身,找到了气候变化的内在原因。也就是由于阴阳的升降变化,四时气候的太过不及,及每年气候的有余不足,才导致年与年、季与季气候变化的差异。而本文却离开了存在于自然界自身造成气候变化的原因,而搬出了一个"太一移日""天必应之以风雨"的凌驾于自然界之上的最高主持者,作为应时风雨的原因。这种客观唯心主义的论调,与《内经》其他篇的精神相悖,实为白璧之瑕。

4. 八风致病,论述人与自然的关系,并讨论了实虚之风对人体的影响和避外邪的重要意义

实风指从所居之乡来,即应时之北风。主生,能长养万物。虚风指从冲后来,即从应时之位的对冲方向所来之风,如夏至时之北风,春分时之西风,主杀,主害,能伤人及万物。所以避虚风时,养生学有重要的意义。

文中列举的致病八风,均指虚风而言。计:南方:大弱风。内舍于心,外在于脉,气主热。西南方:谋风。内舍于脾,外在于肌,气主为弱。西方:刚风。内舍于肺,外在皮肤。气主为燥。西北方:折风。内舍于小肠,外在手太阳脉。……北方:大刚风。内舍于肾,外在于肩背之膂筋,气主为寒。东北方:凶风。内舍于大肠,外在于两胁腋骨及肢节。东方:婴儿风。内舍于肝,外在于筋纽,气主身湿。东南方:弱风。内舍于胃,外在肌肉,气主体重。

以上八节非应时之风,均可致人于病。如冬季南风则气暖,阳气外泄植物早华。夏季北风多则气寒,阳气闭滞,生长不盛。就是这个道理。但文中所指八风的名称,与《吕氏春秋》、《史记》、《淮南子》以及《内经》其他篇章均不一致。是否另有所传,待考。

总之《九宫八风》篇中的基本精神是论述人与自然关系。其对四时八节之虚邪贼风,可以伤人脏腑肢节发生疾病的观点是正确的。在四时八节与人体的应合方面,与《内经》其他篇中的说法不一致。反映了我国早期的气象医学面貌。

其中关于太一、占风等,由于历史条件限制,受数学的影响,而染上了唯心主义的色彩。

六、学习《内经》必须注意的几个问题

《黄帝内经》是中医现存最早的一部经典性著作,成编时间较早,同时由于历代多次传抄翻刻,加以语言文字的变化,给我们今天学习该书,带来了一定的困难。因此我们在研读时,必须注意以下问题:

(一) 校读

该书历史较长,书文多有衍、夺、错、讹、异体文等情况。必须结合校勘进行研读,才有可能看到其本来面貌。

衍文：指因抄刻时误增的字句，亦称剩文或多文。如《素问·阴阳应象大论》东方生风一节"其在天为玄，在人为道，在地为化，化生五味，道生智，玄生神，神"一段，《素问识》云："据下文例，在天以下二十三字，系于衍文，且与肝脏不相干，直删之。"

夺文：指因抄刊古书时误脱的文字，亦称脱文、脱漏或脱简。如《素问·逆调论》"主卧与喘也"句下，王冰云："寻经所解之旨，有（顾从德本脱）不得卧而息无音，有得卧行而喘，有不得卧不能行而喘。此三义悉阙而未论，应古之脱简也。"

错简：古代的书以竹简或木牍按序串联编成，前后次序错乱称为错简，后用为古书文字颠倒错乱之称。如《素问·六节脏象论》："不分邪辟内生，工不能禁。"王冰云："此上十字，文义不伦，应古人错简。次后五治下，乃其义也。"

讹文：指抄刊时致误的文字。如《素问·阴阳别论》："生阳之属，不过四日而死。"新校正云："按别本作四日而生，全元起注本作四日而已。俱通。详上下文义，作死者非。"

倒文：指文字颠倒。如王冰序："重合经而冠针服。""离合真邪论"新校正云："按全元起本在第一卷，名经合。"足证"合经"二字系例文，应乙正。

异体：指两本文不相同，难以论定是非者，如《素问·玉机真脏论》："取之以时。"王冰注："候可取之时而取之。则万举万全，当以四时血气所在而为疗尔。"新校正云："详取之以时，《甲乙经》作治之趣之，无后其时。与王氏之义两通。"

句读：句读直接关乎文义，一字之差，则南辕而北辙者有之，不可不知。如《素问·调经论》有"血之与气并走于上则为大厥"之文，往往读者多读成"血之与气。并走于上。则为大厥。"证之该篇全文，皆言血与气并，阴阳相并等病机，故知此文当读成"血之与气并，走于上则为大厥。"且证之前后文气，"之"字疑衍。

除以上例举数种情况，尚有许多应加考证之处，所以在学习和研讨《内经》时，首先应注意校勘，使其尽可能恢复或接近经文原貌。

（二）训读

由于该书去古已远，文义语言有不少变化，故必须结合训释，进行研读。《黄帝内经》历来注释本很多，前人在这方面作出了很大成绩，特别是通过训诂的方法，解决了不少疑难问题，如《素问·阴阳离合论》关于"开阖枢"问题，宋人林亿等已指出"开"，《九墟》《甲乙经》均作关。又如《素问·宝命全形论》，"弦绝者，其音嘶败。木敷者，其叶发。"王冰注："敷，布也。言木气散布。"而新校正引《太素》作"木陈者，其叶落"。今本《太素》作"其叶落发"。王注与上文不相应，义难通。而新校正引《太素》之文与《素问》不同，是何原因呢？于鬯用训诂的方法，把问题弄明白了，《香草续校书·内经素问二》说："敷与陈义本相通。《汉书·宣帝纪》颜注引应劭云：敷，陈也。《韦玄成传》注云：陈，敷也。敷为陈布之陈，亦为久旧之陈……然则'木敷者，其叶发'即林校引《太素》云：'木陈者，其叶落'也。木陈，谓木久旧也。《汉书·文帝纪》颜注云：'陈，久旧也'是也。则木敷亦若是义矣。发当读为废。《论语·微子篇》陆释引郑本，废作发。《庄子·列御寇篇》陆释引司马本，发作废。《文选》江文通杂体诗李注云：凡草木枝叶凋伤谓之废。此其义也。故其叶发者，其叶废也。其叶废，即其叶落矣。王注云敷，布也，言木气散布，外荣于所部者，其病当发于肺叶之中。此说甚庋。"从以上举例中可以看出，《内经》中有许多词、字，若按一般的理解去解释，往往不是本义，必须用训诂的方法,才可以释出经文的原义来。所以我们在学习和研讨《内经》时,一方面要参考前人的注释,择善而从,一方面要用训诂的方法,参考有关资料,帮助理解。

(三) 文字

在文字方面存在的问题主要有以下几种。

同义字:字虽异其义同,或义相通。如《素问·五常政大论》。"夫经络以通,气血以从。"以通已。《灵枢·经脉篇》、《素问·脉解篇》:"得后与气,则快然如衰。"如通而。《素问·玉机真脏论》:"愠愠然。"《太素》卷十四"四时脉形"作"温温然"。《礼记·内则》:"柔色以温之。"释义:"温,本又作蕴。"是温、愠、蕴义同。它如精通清,德通得,懦通濡(意义皆同)等。

古今字:在《内经》中保存了一些字的古写,如不注意,则易引起歧义。如逃避的避,古作辟。癫狂的癫,古作颠。现在的现,古作见。泻作写,瘫作瘅等皆是。

异体字:同一个字有两种写法,也保留了不少,特剐是骨与月两个偏旁的异体字较多。如骼与胳,等。

假借字:如《素问·脉解篇》:"内夺而厥,则为瘖俳。"王冰注:"俳,废也。"顾观光云:"此谓俳,为痱之假借也。"《说文》:"风病也。"《素问·气府论》:"骶骨下各一。"王冰注:"骶,頄也。"顾观光云:"六书假借之例。"《素问·著至教论》;"疑于二皇。"新校正云:"按全元起本及《太素》作拟。"顾观光云:"拟本字疑,假借字,王注竟作疑字解,失其义矣。"

繁体字:这是目前阅读新出版古籍时存在的问题,新版本多用简化字,有的简化字与原繁体全属二义,必须注意,以免混淆。如《素问·阴阳应象大论》;"谷气通于脾,"《千金》卷十一《筋极》作"穀气感于脾。"现穀已简化为谷,则二字不好区别,类似这种情况,要特别注意。

(四) 音韵

冯舒《诗纪匡谬》云:"《素问》一书,通篇有韵。"说明《素问》中韵文很多,《灵枢》亦如是。所以凡属韵文处,可以从音韵方面,看其有无讹误。如《素问·上古天真论》:"上古之人,其知道者,法于阴阳,和于术数,食饮有节,起居有常,不妄作劳,故能形与神俱,而尽终其天年,度百岁乃去。"新校正云:"按全元起注本云:饮食有常节,起居有常度,不妄不作。"全注本于韵为叶,于义为胜。"脉要精微论"。"微妙在脉,不可不察,察之有纪,从阴阳始,始之有经,从五行生,生之有度,四时为宜。"《太素》"宜"作"数"。度、数,音相叶。当是。"著至教论":"而道上知天文,下知地理,中知人事,可以长久(读几或以),以教庶众,亦不疑殆(读以),医道论篇,可传后世。可以为宝。"这一小段,也是韵文,独最后一句,于韵不叶,于句为单,似为剩文,或后人沾注,混入正文。《灵枢·官针篇》:"九针之宜,各有所为,长短大小,各有所施也,不得其用,病弗能移。"宜、为、施、移,皆歌韵,四字句,独多"也"字,疑衍。《内经》中类似这种情况,不晓上古音韵时,不易正误。

(五) 避讳

在封建社会中行文,有时对帝王的名讳,须当避而不用,所以叫避讳。要用时,应取换字或缺笔等办法,这在古籍中屡见不鲜。从今本《内经》来看,虽然不多,但也有这类情况,如

《素问》中除了运气七篇外的其他内容,凡逆顺之"顺"字,皆作"从",而《灵枢经》与《太素》中仍作"顺",考梁武帝父名"顺之",为避其讳,多将"顺"改为"从",从而可以推断王冰当时所用底本,当是梁代流传本,今本中个别作"顺"者,当系后人回改。运气七篇为王冰整理时补入,故不在此例。又如《灵枢经·本输篇》太渊,《太素》作"太泉",《千金》同《太素》。林亿注云:"即太渊,避唐祖名,当时改之。"又如"泄"字,《太素》作"写"字,避唐太宗李世民讳改,经文中之"治"字,杨上善注均称"疗",避唐高宗李治讳故。

其他如语法方面的问题,也是我们学习和研究时所应注意的。另外,学习和研究《黄帝内经》时,尚应注意以下几个方面

1. 要纵横相贯,不能断章取义

从《黄帝内经》的体裁来看,每一篇都极少是单一专题性的内容,往往是多内容性的,就是属于单题性的内容,由于各种原因,也很少把一个问题基本论述完毕。所以我们在学习时,除进行单篇研究外,还必须再从横的方面,把同一问题的有关内容联贯起来,进行综合分析,才能得到全面的认识。譬如有关卫气的问题。有的同志,只记得"卫气者,所以温分肉,充皮肤,肥腠理,司开阖者也"等类似卫气的作用方面的内容,其实这仅仅是卫气的部分内容,要了解其全部内容,必须将《灵枢》中"营卫生会","卫气"、"卫气失常"、"卫气行"等主要几篇及《素问》《灵枢》中与病机有关的内容综合分析,才可通晓卫气的全貌。

2. 要进行一些专题性的探讨

《内经》一书,内容繁多,学术思想也很丰富。如哲学思想、养生学说,脏象学说,经络学说,病因病机学说、诊断学说、治则学说、医学气象学说等。更具体些的,如阴阳、五行、五脏、气血、营卫、气化等都是。所以在学习和研究时,一定要进行专题研究。如研究《内经》的哲学思想,除对全书进行研究外,并应以马克思主义哲学为指导,结合先秦哲学思想进行分析,做到取其精华,弃其糟粕,使其更好地指导临床实践。又如"气"这个概念,在《内经》中运用得非常广泛,它既是一个物质概念的更高范畴,如所谓在天为气,在地成形的"气",就是一个高度概括了的物质概念,又是一些具体的物质概念,如营气、卫气、呼吸之气等,都是具指,必须通过专题研究,从宏观到微观,分辨其具体含义,才不至于发生概念的模糊,逻辑上的混乱。

3. 要从多学科入手

上面已经说过,《内经》一书,内容极其丰富,包括多种学科,所以在学习和研究时,必须从多学科入手。如"气"的问题,与认识论有关,"阴阳五行"问题,与辩证法有关。"运气学说"中,涉及天文、历法、气象、物候等有关问题。近代有许多其他学科的学者,都对《内经》发生过兴趣,如哲学家任继愈先生,就曾研究过《内经》的哲学思想,有的天文气象学家,研究过运气学说。当代物理学家钱学森同志,对中医理论方面,特别是中医的整体观念,给予了很高的评价。正因为其包括多学科的内容,所以要想发掘《黄帝内经》这份宝贵遗产,必须从多学科入手。作为我们中医工作者,要学习和研究《黄帝内经》,除具有一定中医理论和实践方面的基础知识外,也具有一些有关学科的知识,才能学习的更好些。

4. 要以发展的眼光看问题

上面已经说过,《黄帝内经》作为一部经典性的著作,对祖国医学的发展和对世界有些国家医学的影响是巨大的。就目前和今后来说,《黄帝内经》仍不失其为经典著作的地位,仍需认真研究,努力发掘,使其更好地为医疗,教学、科研服务。但《黄帝内经》毕竟是一个历史的产物,就其基本内容和主要方面来说是好的,但事物绝不应停留在原有水平上,所以必须以发展的眼光看问题。也就是说,有些问题要结合后世医家著作进行研究,不能认为《内经》的学说和理论已经完备无缺。

以上就《黄帝内经》的有关问题,作了简要的介绍,这仅仅是有关《黄帝内经》的几点主要情况或基本情况的概述,不能代表《内经》的全部,同时,由于个人水平有限,学习肤浅,缺点错误,在所难免,望读者批评指正。

七、《甲乙经》版本源流及现存本考析

《针灸甲乙经》为针灸学术一经典性著作,然现存重叠本较为混乱,颇多失真处。现仅就版本源流及现存本一般情况作些考证与分析。或有助于对该书原貌的探索。

据现有文献记载,《甲乙经》的最早刊本,当始于北宋时。今存明·蓝格抄本末附"熙宁二年四月二十二日进呈奉行圣旨镂版施行"及高保衡、孙奇、林亿等衔名文,又有"熙宁二年五月二日"及王安石、曾公亮、赵抃、富弼等衔名文,这大概是林亿等请示镂版印行及富弼等准奏的时间。但本次刊本,似已久不存世。明末清初藏书家毛扆,在《汲古阁珍藏秘本书目》中,曾有宋版影抄本的记载,但今亦佚,故宋刊本原貌,现已难考。

金元期有无刊本,不得而知,现存刊本皆明以后者。绝至目前为止,从所见文献及存世各种版本来看,《甲乙经》的传本,主要有以下三个系统。

(一) 医统本

即《医统正脉全书》本,全书十二卷,一百二十八篇,无总目,各卷有卷目,有林亿等新校正序、皇甫谧序、序例,序例后有"晋玄晏先生皇甫谧士安集"文及高保衡、孙奇、林亿三人衔名,后书"明新安吴勉学校"。书中正文大都不冠原书名,然有少量加冠《素问》、《九卷》等书名之经文若干条,亦作小字注文。凡音释及新校正语,皆作小字。全书正文计有 110162 字。此后国内外诸刊本,大都本于此,兹不烦述。

萧延平氏《太素·例言》中有云,其校《太素》时"《甲乙经》用正统本、吴勉学嘉靖刊本"。此所谓"嘉靖刊本",具体情况不详,在校记中亦未见其于《医统正脉》本有何特殊异文,今亦下落不明,现惟中国中医研究院图书馆藏清末京师医局重刊《医统正脉》本,有余岩嘉靖本校文若干条。据其校记中可见,嘉靖本主要有以下几个特点:从总体看,与医统本为同一系统,但也存有差别,如林亿等衔名后无"明新安吴勉学校"字样,目录首行,医统本作"针灸甲乙目录卷之一",嘉靖本作"针灸甲乙经卷之一目录"。从文字方面看,嘉靖本字较少,并有少量异文。今以卷一为例,共出校文二十条,其中显系嘉靖本误者二,如第七"手阳明……内属于大肠",嘉靖本"大肠"作"太阳"。有属于通文者六,如第七"乌可以"作"恶可以",第九"周"作"週"等。有属于医统本脱文者三,如"五藏大小六府应候"一篇,医统本脱篇序"第五"二字,第十"三焦注胆"之"焦"字,医统本原空,嘉靖本均具。有显系医统本误者六,如第五"肺下则逼贲近肺","肺"误作"肝";第七"中阳明……内属于胃","胃"误作"肾";又"不深弗散","散"误作"敢",嘉靖本均不误。有属于一般性异文三条,其他各卷情况亦大致如此。从而说明,嘉靖本与医统本虽属同一系统,但文字方面优于医统本。至于此本是否为吴勉学校刊《医学六经》本,不得而知,故对此本真情,尚待后考。

(二) 正统本

明·英宗二年正统丁巳(公元 1437 年)重刊本。此本未见书目著录。现皆据残存卷一至卷三之抄本及重抄本得知其梗概。正统抄本最早为日本涩江全善等人《经籍访古志》著录,即"寄所寄楼"珍藏的三卷零本。其后于清末杨守敬氏校《日本访书志》也记有此书的抄本。萧延平氏校《太素》时所用正统本,亦云"惜不全",大概亦系此类抄本,现亦下落不明。日本存本,现藏国立公文书馆内阁文库,于 1981 年收入《东洋善本医学丛书》,缩版影印发行。卷前皇甫谧序及序例,非手写体,似版刻体。序例后有长方形牌记,为"正统丁巳重刻"六字,双行排列,边框三线重栏,无林亿等宋臣衔名,目录页书"针灸甲乙经目录卷之一",后列十六篇名,与医统本同。正文中无小字注文、音释及杨上善云等显系后人增补之内容。另与医统本不同处,则为文字方面之差别。三卷中,据初步统计,约有 500 余处。其中除一般异文以外,大致有以下几种情况:一者卷三目录窜乱较甚,多与正文不符;二者经穴诸文无刺灸后易发病证,如脑户"不可灸,令人痖",无"令人痖"三字等;一者无缺文说,如卷三第二十四言太阴脉"会于鱼际,数脉并注"下注云:"疑此处有缺文。"而正统本"注"下有"此"字,义可安。详本文原出《灵枢·邪客》篇,《太素》在卷九脉行同异,然今《灵枢》、《太素》本文均无"此"字,故正统本此文,颇当注意;一者保留古字多于医统本,如"迊"字,医统本唯下关穴有"耳前迊脉",而正统本尚有天窗、人迎、曲垣等穴,亦作"迊脉"。凡此等,皆可以明显看出其与医统本之差别较大。前言正统抄本,系依日本小岛尚真据以校医统本所出校记得知,原在医统本林亿等序页末,有小岛氏记曰:"明正统本以赭笔校雠。皇甫谧序半面七行十四字,本文每半面九行行廿四字。原本未见,今据医学所储重抄本校。现存一、二、三卷。"又于卷三末记曰:"医学所藏重抄明正统本对勘卒业。正统本四卷以下缺逸不传,殊可惜耳。"现据小岛氏所出校记与正统抄本对照分析。可证正统本不同处有 500 余处,而小岛所出重抄本校记不足 400 余条,两者相差 100 余条。从校记看两者大都相同,但亦有少数不同处。如皇甫谧序"仲宣犹不言"之"言"字,正统抄本同,而小岛校记云,正统抄本作"信",与嘉靖本亦同。出现这种情况,可能重抄本与原抄本间又出现了些异文,亦或所据抄本不同。至于小岛出校少的原因,可能是有些意义不大者未尽出;也有可能是疏漏之处。总之,此可证正统抄本,又派生出一些重抄本存世,但现亦难得。关于对正统本的评价历来学者看法不同。《经籍访古志》与《日本访古书志》著录时均予一定评价,而小岛尚真则云:"按正统本文安同异,间与此本(按:指医统本)注中所称一本相合,盖后人据宋臣注文校改者,非别有所本也。"今察医统本林亿等新校正文所谓"一作"或"一本"等反映别本校文,与正统本相同者实属少数。或以为卷三中经穴多与《外台》同,或据《外台》等校改。今详正统抄本诸穴与医统本所存异文,与《外台》不同者,仍居多数,且有些差别较大者,医统本仅同《外台》。如足阳明脉所发之巨虚上下廉,不言脉气所发,而云大、小肠合穴;丝竹空、人迎、乳中、渊液、天府、地五会等穴,灸之易发病,医统本与《外台》亦相同或基本相同,故此说似亦难为准。又正统本所据祖本,究在宋臣校定之前,拟可在后,看法不一。由于此本中无林亿等序及校本,故杨守敬氏认为是宋臣校定以前的本子;或以卷一第九中自"一日一夜五十营"至"五藏皆受气也"一段,医统本原有小字夹注云"此段旧在经脉根结之末,今移在此"为据,认为此系宋臣移改,故此本仍为宋臣校定之后。然而医统本中之注文,并非尽出新校正之后。有关这方面的问题,需另作论述。故此条注文,究竟出自何时何人之手,现亦难论定。从上述情况看,有关正统本的许多问题,现在还难以作出结论。总之,正统抄本中,确有许多可据校征。且有少量值得注意的异文,已如前述。当然,正统抄本中也有诸多讹文脱字窜乱之处及尚难解释的问题。

(三) 蓝格抄本

共十二卷,书末有"熙宁二年四月二十三日进呈奉圣旨镂版施行"及林亿等衔名与五月二日富弼等衔名文。末记清人戴霖及朱筠二氏跋文,此本后归陆心源氏,现藏日本静嘉堂文库。篠原孝市氏认为"这样的抄本,一般认为多见于明末清初。因此,可以推定,本书最后写成在这一时期。"现收入《东洋善医学丛书》中,缩版影印。

从内容方面看,蓝格抄本主要有以下诸多特点:①在医统本中按凡例所示删除的黄帝问、岐伯答等字样,全都保留。②某些虚词如之、也等,较医统本为多。③音释内容尤多,据初步统计,约有250余字,而医统本中仅有30左右字。其中前后篇及同篇重复出现者特多。如卷二第一上音释,踝字有三处,顿字二处。④大小字互混的情况较为严重。原在医统本中,只有少量似应作小字者作大字,如引杨上善注及部分按语性条文,误作大书,而明抄本则除了少部分作小字外,也作大字。也有的一句校语,将首字与末字作大字,余者作小字等情况,造成正文与注文的混乱现象较为严重。⑤段落的划分,也较医统本更为零乱甚至有非首句而回行顶格者。⑥个别篇目与医统本不同。如卷十一末篇,医统本作"寒气客于经络之中发痈疽风成发厉浸淫"上下两篇,而蓝格抄本则作"痂疥上第九"与"寒气客于经络之中发痈疽风成发厉浸淫第十"两篇。然而,"痂疥上"这个题目,还很值得研究。从该篇内容看,全属痈疽,不曾涉及疥痂,仅在下篇有一条云:"痂疥,阳溪主之"。且"上"字在此亦无着落,从而说明这个题目可能有误。⑦可证医统本有注文误作正文者,如卷七第一中"热病头痛身重,悬颅主之"一条,明抄本《千金》有热病头痛身重,悬颅主之;又卷十一第七"凡唾血写鱼际补尺泽"一条,明抄本作"《千金》云:'凡唾血,写鱼际补尺泽'"。证之《千金》,可知医统本原脱《千金》,遂将注文误作大字。⑧卷三诸篇引《素问》王冰注诸校,医统本仅有少数加冠书名作《素问》或《素》者,大多数只言某某篇注,而明抄本则一律称《素问》某某篇注,且除少数作小字夹注外,大多作大字另行。⑨较医统本少文、多文及讹字尤多,据篠原孝市氏统计,全书脱落或减少三字以上者有52处,增加三字以上者有44处,如卷十一第九上说"有所结,气归之……以手按之坚"一段32字。卷一第一"五藏之所藏也"下增"至其淫泆离藏则精失,魂魄飞扬,志意恍乱,智虑去身者,何因而然乎?天之罪与,人之过乎"一段35字。至于明显讹文别字则随处可见,兹不烦举。⑩在卷一有八篇于首行正文之前加冠经文出典之字样,如精神五脏论第一,首行始作"此出《灵枢经》第二卷本神篇内"。又"《素问》曰:怒则气逆"一段前,另行作"此出《素》第六卷痛论篇内后一段"。同篇中亦有未加者,如所具《素问》五藏生成及宣明五之气文等。⑪正文多有与医统本校文所谓"一本"或"一作"等文同者。如卷一五脏腧第二"经满而血"之"经"字,原校云:"一作张",明抄本正作"络";"病在胃"之"胃"字,原校云:"一作胸",明抄本正作"胸"。然亦有与医统本尽同者,如卷一五脏大小六府应候第五中原校"一作"或"一云"、"一本"者,明抄本均同。⑫从另一方面看,明抄本可以校正医统本之衍误讹脱处,亦复不少。故朱筠跋文云:"此本讹字虽多,然其不讹处,视今本大胜,真古抄本也。"综观上述情况,明·蓝格抄本较医统本确有较大差别,并可反映出《甲乙经》早期传本面貌值得注意和研究探讨的一些问题。至于此本所据祖本为何,其与医统本何以有如此大的差别,增加之内容究系何时等,目前限于资料,尚难作出具体而有说服力的判断。从总体分析,明抄本中虽有些无疑是后人在传抄时复加的内容和讹误较多,但就其可参考处,定有所本,非传抄人所能杜撰。故明·蓝格抄本实为研究整理《甲乙经》之重要参考本也。

上述三种传本,医统本流传最广,刊印次数最多,影响最大;正统本,现尚未发现其刊本的有关资料,存世少量残本,皆抄本;蓝格抄本目前仅存孤本。三种传本,差别较大,说明《甲乙经》在流传中,传抄日久,屡经后人笔削,出现了各种不同的传本,研习者必众本互参,力求其真。

八、《针灸甲乙经》的主要贡献及对后世的影响

《针灸甲乙经》一书,是由皇甫谧撰集三部而成,在理论上也可以说是述而不作,故若将中医基础与针灸方面的基本理论及基本知识等对医学的贡献归之于是书,则失其实也。然就其宏扬《黄帝内经》学术,撰集是书的指导思想和编排特点及保存古医籍等方面的贡献而论,是极其伟大的。概而言之,主要有以下几个方面:

(一) 宏扬《内经》学术

《黄帝内经》始由《汉书·艺文志》著录为十八卷,其后在今存两汉三百年左右文献中,未见著录与引用。汉末张仲景《伤寒杂病论·序》曾提及《素问》与《九卷》,然不曾言为《黄帝内经》。迨至皇甫谧《甲乙经·序》始云:"按《七略》、《艺文志》,《黄帝内经》十八卷,今有《针经》九卷,《素问》九卷,二九十八卷,即《内经》也,"张仲景所言《九卷》与皇甫谧所言《针经》,经后人考证,皆今存《灵枢经》之古传本也。自士安提出此见,后来学者,言《黄帝内经》者,皆本此说。而近本世学者,亦有提出《汉书·艺文志》著录之《黄帝内经》非此二书的见解。然就现有文献而言,尚难定论。又如仲景《伤寒论·序》所谓"勤求古训,博采众方,撰用《素问》、《九卷》"及"上古有神农、黄帝、岐伯、伯高、雷公、少俞、少师、仲文"等语,其中除神农、仲文二名外,余者均在今存《素问》、《灵枢》中出现。从而可以推想张仲景所见《素问》、《九卷》与皇甫谧所见《素问》、《针经》当是同书。又王叔和《脉经·序》云:"今撰集岐伯以来,逮于华佗,经论要诀,合为十卷。"而正文中引黄帝与岐伯论医文,有的则明言出于《素问》、《针经》(详见卷三诸篇),在今《素问》与《灵枢》中,亦均有对应之文。详《汉书·艺文志》医经类小叙云:"医经者,原人血脉经络骨髓阴阳表里,以起百病之本,死生之分。而用度箴石汤火所施,调百药齐和之所宜。"今《素问》、《灵枢》、《甲乙》及《脉经》等引文,也与此叙义合,似较支持皇甫谧之说。又皇甫谧去汉不远,其所见闻,必有后来佚失致今人不得而知之文献,故其所云或有所据,恐非想当然语。当然,今存《素问》、《灵枢》,距晋初一千七百余年,就从今存本在宋代林亿等校书已基本定型之时算起,也近乎千年。这其间屡经传抄

翻刻,定与旧传本有较多变化,但这不应否定其基本内容的存在。即使由于战乱散失,复经后人搜集整理,或有所笔削,亦如仲景《伤寒杂病论》散失后,经王叔和整理,又有所散失,但我们总须承认今存《伤寒论》与《金匮要略》为仲景《伤寒杂病论》内容。今存《素问》(除王冰增补之运气七篇大论)及《灵枢》中基本内容,当系源于古《黄帝内经》。

(二)合三书,打破原经文篇序,使事类相从,易于寻览

皇甫谧《甲乙经·序》谓《素问》、《针经》,虽原本经脉,论病精微,其文有理。"然称述多而切事少,有不编次",故不易寻览。所谓"称述多而切事少"者,以经文所论,理论述说为多,临病实用者少也。故打乱三书界限及篇章次序,按事类编次,使之相从;如卷五"九针九变十二节五刺五邪第二"论九针之文,将《针经》少论与官针二篇中有关内容合论,甚得其宜;又"针道第四",将《针经》九针十二原、官能、寒热病、本输及《素问》宝命全形论、刺禁论、八正神明论等有关刺法内容合论,有利于读者分析比较;如卷七以下各篇,将《针经》、《素问》论病证诸文与《明堂》输穴主治相并,体现了理论与应用结合,是可切于近事。当然,对有些具体内容的编排,并非十分完善。但是,在那样的年代,皇甫谧对经典医籍进行分类编排的尝试,这无疑是一种发明创造,后来对医经进行类编者,实受其启示焉。如清人黄以周于《旧抄太素经校本叙》云:"《太素》改编经文,各归其类,取法于皇甫谧之《甲乙经》,而无其破碎大义之失。"诚如是也。

(三)保留《明堂》基本内容

《四库全书·总目提要》卷一百三云:"考《隋志》有《明堂孔穴》五卷、《明堂孔穴图》三卷,又《明堂孔穴图》三卷。《唐志》有《黄帝内经明堂》十三卷,……杨元孙《黄帝明堂》三卷,今并亡佚。惟赖是书孔其精要。"又《黄帝内经明堂》黄以周叙云:"顾《黄帝明堂》之文,多经后人窜改,而不见其旧。自皇甫谧刺取《甲乙》,而后秦承祖增其穴(杨注引其说,《千金方》亦引之)甄权修其图,孙思邈之《千金》,王焘之《秘要》,又各据后代之言,损益其问。今之所行《铜人经》,非王惟德所著三卷之文,今之所传《黄帝明堂经》,尤非杨上善所见三卷之旧。古之《明堂》,其文具及于《甲乙》,惜《甲乙》删其文之重,见《素问》存《九卷》,而其余以类分编,不仍元文之次。"古《明堂》三卷本,其佚已久,但据现有文献分析,虽其原貌,特别是体例方面难以断定,但其基本内容犹可认定。特以杨上善《黄帝内经明堂》残本提示的肺脏一卷为例,参照《千金》及《外台》明堂所列"傍通"诸事,亦可为证。详其内容,约含以下几个方面:①经脉(含奇经八脉)及其发病,此与《针经》重,见《甲乙》卷二诸篇。②五脏重量及形象(如肺重三斤二两,六叶两叶),这部分内容,不见于今《内经》诸篇,《甲乙》亦不具,或被删除。又有五脏藏神及脏之小大高下坚脆端正偏倾等,皆分别见于《内经》及《甲乙》有关篇中。③六腑重量、长度及容量,据《千金》、《外台》提供的数据,与今《灵枢》中所具部分内容不尽相同;《甲乙》则与《灵枢》同。这两部分内容中提供的脏腑形态方面的数据对古代人体解剖的研究,仍有重要意义。④五脏六腑傍通诸项内容如其行、其色、其时、其味、其日、其志、其气、其音、其声、其荣、其主、其液、其窍、其畜、其谷、其星、其数、其变动、其恶、其克、其生、其臭、其果、其菜、其脉等,与《黄帝内经》基本相同,大都见于《甲乙》有关篇中。如卷一第二论肝脏云:"其色青,其时春,其日甲乙,其音角,其味咸。"卷六第九言五谷、五果、五畜、五菜等,均与《明堂》文基本相同。另《外台》尚有"年神傍通法"、"孔穴主对法"、"人神所在

法"等内容,(《甲乙》及《黄帝内经明堂》残卷中均不具。详《外台8 明堂序》原云:"《黄帝素问》提孔穴原经脉,穷万病之所始。《九卷》、《甲乙》及《千金方》、甄权、杨操等诸家灸法,虽未能远穷其理,且列流注及傍通,终疾病之状尔。"故此类内容,当出于后世,非源于《甲乙》,自非古《明堂》旧文。⑤脏腑经脉流注出入。这部分内容,《甲乙》与《黄帝内经时堂》均在腧穴项内,如《甲乙》卷三第二十四:"肺出少商,少商者木一也。……手太阴脉之所出也,为井。"《千金》、《外台》虽单列,然义均同。又详《灵枢·本输》言经脉流注,仅十一脉,其所言心脉,实手心主脉,而《甲乙》及《外台》则十二脉俱全,是则说明,关于经脉流注问题,古《明堂》已进一步完善。⑥腧穴,见于《甲乙》卷三,这是现存中医古籍最完整系统地保存古《明堂》有关腧穴的名称、部位、刺灸方法及主治病症的唯一文献资料。⑦刺灸禁忌。这部分内容,《甲乙》与《千金》载文基本相同。《外台》因不言刺,故仅载禁灸诸穴。从此类内容并一可看出,具体腧穴的刺灸禁忌,《明堂》较《内经》增加了许多穴位。根据上述情况,似可说明,《甲乙经》基本保存了古《明堂》主要内容。

(四) 形成了针灸学术的经典性专著

据皇甫谧序言所云,鉴于《素问》、《九卷》虽"论病精微","原本经脉",但"其论遐远,然称述多而切事少",故特将《内经》与《明堂》,选其精要,合为一书以成完璧。使针灸之道,既有理论可遵,大法可循,又有穴位可察,主治可用。成为一部针灸学术理论与应用相结合的重要医学文献。故是书问世之后,即受到医学家的高度重视,一直奉为针灸的经典性著作。后世言针灸者,必称《甲乙》,良有以也。清代《四库全书提要》所谓"至今与《内经》并行,不可偏废,盖有由矣。"此言亦非过誉。

由于《甲乙经》的学术价值较高,故对后世影响也较大。不仅被医学界赞赏和习用,亦曾得到官方的重视。如《魏书·崔彧传》:"或少尝诣青州,逢隐逸沙门,教以《素问》、《九卷》及《甲乙》,遂善医。"又如《北齐书·马嗣明传》:"马嗣明,河内人,少明医术,博综经方,《甲乙》、《素问》、《明堂》、《本草》,莫不成诵,为人诊侯,一年前知其生死。"可见在南北朝时期,《甲乙经》已受到医人的高度重视。隋人萧吉撰著之《五行大义》,曾较多地引用了《甲乙》与《素问》内容,是以二书并重也。又《医心方》卷二第二引唐人杨玄操云:"皇甫士安,晋朝高诱(按《外台·明堂序》作者),洞明医术,撰次《甲乙》,并取三部为定,如此则《明堂》、《甲乙》,是圣人之秘宝,后世学者,宜遵用之,不可苟从异说,致乖正理。"孙思邈《千金方·大医习业》亦云:"凡欲为大业,必须谙《素问》、《甲乙》、《黄帝针经》、《明堂流注》……等诸部经方。"由于医家之倡导,后得官方立法,曾列《甲乙》为医家必读书之一。如《新唐书·百官志》云:"医博上一人,正八品上,助教一人,从九品上,掌教授诸生,以《本草》、《甲乙》、《脉经》,分而为业。"《医经正本书·有唐医政第一》云:"太医令掌诸生医疗方法。其属有四,皆有博士以教之,其考试登用,如国子监之法。诸生读《素问》、《黄帝针经》、《甲乙》、《脉经》,皆使精熟。博士一试,医令、承并季试也。"可见唐代不仅选《甲乙》为教授诸生之教材,而且列为考试课程。又唐代医著中如孙思邈《千金方》及《千金翼方》、王焘《外台秘要》、杨玄操《难经》注、杨上善《太素》注、王冰《素问》注等,都曾不同程度地引用过《甲乙经》,足见其影响之大。

宋代医学,无论在医学著作或医学教育方面,对《甲乙经》一书,均较重视。如《太平圣惠方》卷一"叙为医"云:"夫为医者,先须谙《甲乙》、《素问》、《明堂》、《针经》……并须精熟,然后涉猎诗书。"王惟一《铜人腧穴针灸图经》亦云:"凡针灸避忌法度,谨按《灵枢》、《甲乙经》。"并多处引用《甲乙经》文。宋政府在古医籍整理方面,校正医书局曾将《甲乙经》列为重点校正书目之一。在医学教育方面,并列《甲乙》为必修考试科目。如《宋史·选举志》云:"神宗时始置提举判局官及教授一人,学生三百人,设三科以教之,曰方脉科、针科、疡科。凡方脉以《素问》、《难经》、《脉经》为大经,以《巢氏病源》、《龙树论》、《千金翼方》为小经,针、疡科则去《脉经》,而增《三部针灸经》,常以春试。"陈言《三因极一病证方论·太医习业》亦云:"医者之经,《素问》、《灵枢经》是也;史书,即诸家本草是也;诸子,《难经》、《甲乙》、《太素》、《中脏》是也。……"亦列《甲乙》为学医必读之书。在医学著作中,如《圣济总录》、《幼幼新书》、《针灸资生经》等,都较多地引用《甲乙经》文。其中如官修《圣济总录》引文有二百余条。

宋以后,在医学理论方面,有《素问》、《灵枢》多次刊行,流传较广,在针灸方面虽多遵《铜人》,但《甲乙经》对针灸学术的发展,仍有较大影响。如元人滑寿《十四经发挥》卷末云:"以上杂取《素问》、《难经》、《甲乙经》、《圣济总录》参合为篇。"明、清时期的一些针灸专著或类书中针灸部分,如高武《针灸聚英》、杨继洲《针灸大成》、楼英《医学纲目》等,均是在继承《甲乙》、《铜人》的基础上发展而成。特如《医学纲目》,在刺灸通论及腧穴主治方面,较多地引用过《甲乙经》。其中腧穴主治,据粗略统计有五百五十余条。有些内容与今存医统本不尽同,必系采用宋刊或明初善本,对校勘今本,有较大价值。明、清两代,适应医家需要,对《甲乙经》曾进行过多次刊行。清代又将此书收入国家编修的《四库全书》内,并在《提要》中给予以较高评价。民国期间及中华人民共和国成立后,均曾多次印行,有些大型类书如《中国医学大成》及《中国医药汇海》等,均收有此书。至今,《甲乙经》一书,仍不失为学习与研究《内经》及针灸的重要参考文献。

《甲乙经》对国外医学亦有较深远的影响,特别是对日本与朝鲜影响较大。自南北朝至隋唐,随着中外交流的日益频繁,不少医学文献传到了日本和朝鲜,《甲乙经》即是其中之一。公元七世纪初,日朝廷仿唐医事制度,制定医药职令,若《大宝律令·疾医令》规定医生通用教科书为《甲乙经》、《脉经》、《本草》、《小品方》、《集验方》等。至天平宝字元年(公元七五七年),天皇敕令重申,医生学习《太素》、《甲乙》、《脉经》、《本草》等。至平安朝时代,仍据《大宝律令》,以学习我国医学为主。其《大同类聚方》百卷,即以《素问》、《黄帝针经》、《甲乙经》、《脉经》、《本草》、《小品方》等为蓝本编纂而成。朝鲜的医事制度,历史上也曾仿效隋唐,设医学,置医博士,以《素问》、《难经》、《甲乙经》、《本草》等为教本,教授学生。其他如西欧一些国家的针灸,也多源于我国医学。《甲乙》一书,亦属重要的学习与参考文献。近些年来,亦曾有人在对《甲乙经》进行翻译,足见其对是书的重视程度。

以上说明《甲乙经》不仅对我国医学的发展有卓越的贡献,而且在国际上对传播中医学术,也有深远的影响。当然,我们对《甲乙经》的历史地位和社会影响的肯定,决不意味着承认该书在学术上完整无缺,尽美尽善。至于俞正燮《癸巳类稿·持素篇》所谓"谵颠倒是非,六艺所传,核之三古,得谵诈伪。又复窜改医经,绝人性理,《甲乙》所列,杂以《难经》,文复义悖,乃引《易》曰:'观其所聚,而天地之情可见矣。'岂非寒食散发,逆理背常之书乎。"如此全面否定,甚不切近于事,不足为辩。

九、《甲乙经》对针灸学术的贡献

《针灸甲乙经》一书,作为一本中医基本理论与针灸应用相结合的经典性著作,自晋初问世以来,自今已一千七百余年。在针灸临床应用与研究方面,一直处于重要地位。犹可见其对针灸学术的价值与影响,更为突出。现将《针灸甲乙经》对针灸学术的贡献,聊为论述。

(一) 突出《内经》针灸学术

详《黄帝内经》一书,在今存古文献中,首有《针灸甲乙经》序明确标明,其内容含《素问》与《针经》(按即今存《灵枢经》)两大部分,由于当时存世之传本,"亦有所亡失,然称述多而切事少,有不编次",故将二书结合《明堂孔穴针灸治要》等三部"使事类相从,删其浮辞,除其重复,论其精要",纂集而成。经皇甫谧纂集之后,不仅在内容方面更为系统,而且突出了针灸学术。

1. 编纂宗旨

从《甲乙经》序文中不难看出,皇甫谧以为《素问》与《针经》二部内容,属理论性者居多,而应用性者为少。在腧穴方面,虽已有诸多穴名或部位,但有相当一部分腧穴,既无准确定位,亦无刺灸分壮,不便于应用。故与《明堂孔穴针灸治要》一书相合,分类编纂,其本身即为突出针灸学术,特别是为突出针灸技术的临床运用。

2. 撰集内容

《甲乙经》一书,皇甫谧固取《素问》、《针经》及《明堂孔穴针灸治要》三书类编而成。但三书间原有重复者,则仅取其一。对于不重复之内容,亦非尽收无遗,而是有所取舍。就今存《素问》、《灵枢》而言,虽非皇甫谧据本原貌,然与《甲乙经》相较,仍可显示皇甫谧对经文取舍的基本情况和指导思想。今将其收载情况,简述如下:

《素问》一书,除运气七篇大论文外,现存本及于五十九篇(包括《素问》新校据校之"六节脏象论"一篇),其中虽有所删除,然对针灸方面的内容,则基本上是全收。

《灵枢》一书,现存本除"小针解"一篇未收外,其余八十篇,均有所收。其中大部分篇文未收者,有六篇;部分或少部分篇文未收者,有二十八篇;其他四十六篇则全收或基本全收。足见其所收原《针经》内容,远比《素问》为多,此亦可证其意在突出《针经》也。

在编纂经文的文序方面,从全书来看,也有先后问题。全书除卷三计三十五篇为腧穴外,余者九十三篇,其中有少数篇文,仅有腧穴主治而无经文。其余篇文,有一篇中含今《灵枢》或《素问》某篇全文者;有一篇含《针经》或《素问》两篇或三篇之内容者;有一篇含《针经》与《素问》之多篇内容者。这种类编体例,若单收《素问》或《针经》内容者,固然看不出二书有什么先后主次。但在二书内容混编的数十篇中,其首列《素问》经文者,仅有十余篇,余者约五十余篇,均先例《针经》经文。此例决非偶然形成,足可证明皇甫谧对《素问》与《针经》二书的编排,亦在突出《针经》,而属意于针灸学术。

从重复内容的取舍方面,亦可看出,多取《针经》而舍《素问》。

上述诸端,足可说明,皇甫谧虽撰用《素问》、《针经》二书,但尤重在《针经》。

3. 条贯针灸基本理论与基本知识

在《素问》、《针经》及《明堂》中,虽有诸多关于针灸方面的基本理论与基本知识,但大部分为分散杂处,而缺乏系统化和条理化。皇甫谧在撰用三书时,乃取"以事类相从"的方法加以编纂,它不仅对三书有关内容进行了分类,而且对原有经文有所条贯,较之原书,尤便于研读和应用。据现存本《甲乙经》全书结构,大致有以下特点:

1)全书十二卷,前六卷为中医学特别是针灸学基本理论与基本知识方面内容。后六卷为临床各科病证及腧穴主治。前后六卷,显示出明显的分界。

2)从分卷情况看,特别在前六卷中,体现了学术内容一定的系统性,如卷一重在阐述生理方面有关问题,卷二为经脉专集,卷三为腧穴专集,卷四为诊法专集,卷五为针道专集,卷六为病因、病机专集。后六卷亦类乎此,如卷七为外感发热病、寒厥、痉、疟等病,卷八及卷九为脏腑杂病,卷十为痹、风、痿、拘挛、关节等病,卷十一及卷十二为内科杂病及痈疽、妇、儿科等病,诸篇均有腧穴主治若干条。

3)从篇文情况看,每篇内容,收《素问》及《灵枢》原篇内容者较少,大部分系根据题名收《素问》及《灵枢》之一书或二书中二篇内容,以反映学术的系统性。如卷五针灸禁忌第一上,计收《素问》及《灵枢》十二篇之有关内容;针灸禁忌第一下,收有《素问》之《刺要论》及《灵枢》三篇有关内容。包括四时刺禁、十二月刺禁、病候刺禁、起居饮食刺禁、浅深刺禁、五脏刺禁、部位刺禁、腧穴刺禁及灸禁、顺逆刺禁等,分类条贯,甚便于研用。又如卷五针道第四,收《灵枢》及《素问》九篇有关内容。包括迎随补泻、方圆补泻、寒热刺法等重要刺法,及守神养神,气至而效,法天则地,随应而动等针刺施术原则。汇集针道之要义,条分针法之大要,亦可谓纲举目张。

诸如此类,虽经文原均出于《素问》、《针经》,作为分类编排,也尚未达于完善,但为突出针灸学术,其条贯之功,则得益于后学匪浅。

(二) 保存《明堂》基本内容

《明堂》一书,《汉书·艺文志》节录刘向父子校书之《七略》,不曾著录,详今见《针灸甲乙经》一书称引之内容分析,其成书年代,当在《黄帝内经》成书之后,今不作详论。就其书名而言,隋唐史志著录,已有多种称谓,且卷数不一,其中不乏有后人之著作。详《旧唐书·经籍志》著录有"《黄帝明堂经》三卷",未著撰人。又唐杨上善《黄帝内经明堂》自序云:"旧制此经,分为三卷。"则此所谓"旧制此经",或即《黄帝明堂经》之古传三卷本。然皇甫谧所用《明堂孔穴针灸治要》一书,后则未见有此称引或著录,故此名亦或有两种可能,一则为古《明堂》原名或繁称,一则为《黄帝明堂经》之再传本名。

1.《明堂》基本内容

根据《甲乙经》、杨上善《黄帝内经明堂》及《外台·明堂》等收载唐以前古传本《明堂》内容的具体分析,其所含基本内容,似有以下几个方面:

1)经脉。详杨上善《黄帝内经明堂》残本手太阴一卷,有经脉流行文,又《甲乙经》亦载此文,若据此例,则古《明堂》中,当含十二经脉流行路线内容。

2)奇经脉。详《黄帝明堂经》残本序云:"是以十二经脉,各为一卷,奇经八脉,复为一卷,合为十三卷焉。"十二经之分卷,据第一卷手太阴文例,有经脉流行文例,因而第十三卷,亦当有奇经八脉之文,为旧《明堂》内容。

3)经脉病候。详杨上善《黄帝内经明堂经》序云:"(旧《明堂经》)诊候交错,窥察难明。"所谓"诊候"者,诊病之证候也。十二经脉及奇经亦各具病候,今《甲乙经》中皆备收其文。然《黄帝内经明堂》却无此文。又详卷一手太阴诸腧穴主治之病,大都与经脉病重出。因疑此部分内容正应于杨氏"诊候交错"之语。否则,此语无着落矣。或系杨氏撰注时,以多与后文重,故删除之。

4)脏腑形状。详《黄帝内经明堂》手太阴经文例,首曰:"肺脏:肺重三斤二两,六叶两耳,凡八叶,肺藏魄。"详此内容,今犹见于《难经·四十二难》,《外台·明堂》中亦备载之,当为《明堂》原有内容。然今《素问》、《灵枢》中均无此文,疑或出医经类别家书。又详《甲乙经》中亦无,或为皇甫士安删除。

5)脏腑二十五变。《黄帝内经明堂》脏腑形状文后,继为"肺有小大高下,坚脆端正,偏倾不同。肺小则少饮……胁偏疏者,肺倾也"一段。详此文今《灵枢·本脏》及《甲乙经》卷一五脏大小六腑应候第五并具之,盖均当源于《针经》文,论之曰"二十五变"。

6)五脏六腑变化傍通。继"脏腑二十五变"之后,为"其行金,其色白……以阴太,故曰太阴"一段,含其行、色、时、味、日、志、气、音、声、荣、主、液、窍、畜、谷、星、数、变动、恶、克、生、臭、果、菜、脉、经等方面内容。又详《外台·明堂》亦有此方面内容,名之为"五脏六腑变化流注出入傍通",惟列项尤多,或为后人续增。杨上善所据,当是旧文。此类内容,大部分见于今本《素问》及《灵枢》中,故《甲乙经》亦不重出,或意在当删。

7)腧穴。腧穴是《明堂》的核心内容,详《素问》、《灵枢》中仅有一百余名,且分见于多篇,而《明堂》载穴不仅数多,而且有一定归穴体例。据《甲乙经》卷三统计,共有腧穴348个,其中单穴49穴,双穴299个。腧穴各有正名、别名、部位或取穴法、脉气所发或脉交会、刺灸分壮或刺灸禁忌等。详《素问·气穴论》:"黄帝问曰:余闻气穴三百六十五,以应一岁,未知其所,愿卒闻之。"又岐伯曰:"凡三百六十五穴,针之所由行也。"此所言三百六十五穴,或浑比一岁三百六十五日之大数。而《明堂》腧穴不及此数,亦或该书传至晋代已有脱穴,今已难考。

8)腧穴主治。腧穴主治最为显示针灸学术的临床应用。在《甲乙经》中共收载针灸治疗内、外、妇、儿科各种病证八百余条,蕴藏着我国古代医家针灸治疗的宝贵经验,为后世针灸临床的发展,尊定了良好的基础。

以上八项,据有关文献引证,应是古《明堂》一书的基本内容。

2. 腧穴部居及归经方式

腧穴部居方式,亦可谓腧穴归经方式。据《黄帝内经明堂》序言可知,乃按十二经及奇经八脉归经,《外台·明堂》则是按十二脉归经,将任脉归属于足少阴脉,督脉归属于足太阳脉。二书归经方式,均非祖本原貌。而《甲乙经》归经方式,大致可分三类,一者四肢腧穴,均按经脉归穴;一者头面肩项等处,多按部区归穴,或结合经脉归穴;一者胸腹背部,多以部区为名,结合经脉归穴。根据书中有诸多腧穴,特别是头面部腧穴,有的未详何经脉气所发,有的仅言某脉与某脉之会。或因当时对有些腧穴的归经,尚不十分明确。故《甲乙经》的归穴方式,有可能为古《明堂》之腧穴部居。

3. 腧穴定位

在《甲乙经》所收之腧穴中，均详明其定位方法。

关于定位问题，可见原《明堂》已采用了比较科学而具体的方法。如骨度同身寸折算法，多用四肢长骨、腹部之长阔、发覆部之长阔等部位的腧穴。形体自然标志，多用于背部椎间下、胸胁部之肋间下、骨下、两骨间、两筋间及肌肉象形处（如伏兔、鱼际等），动脉应手处等。取穴方式，此处主要指采用何种体位或体式而更有利于腧穴的定位。如仰而取之、伏而取之等穴，又如肩髎之举臂取之，仆参之拱足得之，浮郄之举足得之等。又如上关之开口有孔，下关之合口有孔等。如此等等，均源于《内经》与《明堂》，至今仍沿用之，足见其方法之可行也。

（三）理论与应用的结合

《针灸甲乙经》一书，经皇甫谧在《素问》、《针经》及《明堂孔穴针灸治要》三书的基础上，进一步整理，不仅突出了针灸学术，而且增收了针灸疗法的临床应用，主要体现于以下几个方面。

1. 后六卷突出各科病证的治疗

《甲乙经》卷七至卷十二，包括内、外、妇、儿等科的各种病证，尤以内科为重点，共有四十三篇，含外感、内伤及五官病等近万种病证；外科共有三篇，近三十种病证，特以痈疽（含内痈）之论，尤为详明；妇科一篇，近二十种病证，主要论述重身九月而喑的病因、妊娠脉象、产后热病的诊断与预后，及妇科其他杂病；儿科一篇，主要论述小儿惊痫、瘛疭、飧泄、食晦、脐风、腹满等病证。从临床各科病证而论，固然不够完善。但皇甫谧此书对《内经》来说，虽可谓述而不作，然其条理之后，论病内容则相对集中，以病证为类，尤便于应用。

2. 病证治疗，取法于针灸

在后六卷中，体现证治内容的特点，主要有以下几个方面。

1）大部分篇章内容，均有论有治，先论后治；治疗均取法于针灸。此类篇目，不烦举例。

2）凡《内经》中有腧穴主治者，皆与《明堂》合置于论后。若无《内经》主治内容，均源于《明堂》。如卷七第二治法诸条，首为今《灵枢·刺节真邪》刺足阳明与大络，及推颈动脉法，以治大热遍身之狂言妄见病。次后即《明堂》诸腧穴主治五条。又如卷八第二治积聚诸病，则仅有《明堂》腧穴主治二十四条。

3）凡腧穴内容较多者，则分篇置之。如卷七六经受病发伤寒热病第一上、中、下篇，在中篇有部分主治条文，下篇则尽为主治条文。又如卷八五脏传病发寒热第一上、下篇，上篇有少量主治条文，下篇则尽为主治条文。此类内容，尚有多篇。说明刺灸对此类病，法治之多变，及前人经验之丰富；同时亦可说明刺灸用于热病或急证，早有前例可循。

书中以刺灸治疗各类病证，内容十分丰富，经验非常宝贵，兹不烦举。

3. 体现《内经》理论的指导意义

《黄帝内经》一书，为中医理论奠定了基础，特别为针灸学术，提出了诸多理论依据、治疗原则与治疗大法,在《甲乙经》中,均可体现其指导意义。现举例如下。

1) 四街为气之径路。详《灵枢·卫气》云:"胸气有街,腹气有街,头气有街,胫气有街,故气在头者,止之于脑;气在胸者,止之膺与背腧;气在腹者,止之背腧与冲脉于脐左右之动脉者;气在胫者,止之于气街与承山、踝上以下。"又动腧篇云:"四街者,气之径路也。"所谓"街",通道也。《说文·行部》:"街,四通道也。""径路"犹道路也。就是说四街是人体气血运行的主要通道。因此,该部气血运行失常时,应取该部腧穴进行调治。《甲乙经》收《明堂》腧穴主治,在四街部之腧穴,除治疗本经与本脏病外,大都可治局部因气血运行失常所致诸多病证。此固因凡此类腧穴,皆有畅通四街气血运行通道的作用,使阻绝之络脉,得从径路通行,使废弛之脉络,得与别路相合。

2) 四关主治五脏。详《灵枢·九针十二原》云:"五脏有六腑,六腑有十二原,十二原出于四关,四关主治五脏。五脏有疾,当取之十二原。十二原者,五脏之所以禀三百六十五节气味也。"本文主要强调了四关原穴对五脏病的治疗作用。今以五脏原穴为例,《甲乙经》所收《明堂》太渊、大陵(心之原)、太冲、太白、太溪诸穴,不仅治疗病候多,治疗范围广,而且尤在治本脏病。如肺之原穴太渊,可治胸痹逆气、胸满、咳逆、胸中满喘、肺胀满、胸满痛、喘不得息、肺心痛等与肺有关之病证。盖由此也。

3) 五腧为二十七脉气行所在。详《灵枢·九针十二原》云:"五脏五腧,五五二十五腧;六腑六腧,六六三十六腧。经脉十二,络脉十五……二十七气所行,皆在五腧也。"这就是说五腧穴对二十七脉之脉气流注,具有特殊的作用。因而,其在治疗方面,亦具有重要的意义。在《甲乙经》所收腧穴主治中,五腧穴所主治病证,一般均较四肢部位之间穴为多(另有络穴、下合穴除外),如手太阴肺经之荥穴鱼际,主治病证竟达四十余项。正体现了五腧穴在治疗方面的重要意义。

4) 五行与五腧穴的结合。《灵枢·本腧》文原已提出阴经之井穴为木,阳经之井穴为金,而五腧穴之其他穴与五行的关系,则不曾明言。迨至《难经·六十四难》引《十变》始云:"阴井木,阳井金;阴荥火,阳荥水;阴俞土,阳俞木;阴经金,阳经火;阴合水,阳合土。"将五腧穴的五行属性,尽为说明。《十变》一书,别书均无著录,然必在《难经》成书之前则无疑。《甲乙经》卷三收《明堂》五腧穴,则尽将手足阴阳十二经五腧穴与五行结合,最终完善。如手太阴肺经,少商者木也,鱼际者火也,太渊者土也,经渠者金也,尺泽者水也;手阳明大肠经,商阳者金也,二间者水也,三间者木也,阳溪者火也,曲池者土也。依照此例,后世又根据《难经·六十九难》"虚者补其母,实者泻其子"的原则,发展为以五腧穴为基础,以五行生克及子母关系为理论的补虚泻实方法,进一步丰富了针刺补泻的内容。

其他如"先取后取"之法,"左取右,右取左"之法,本在《内经》中已皆有之,如《灵枢·厥病》,曾有数处言及先取某穴或某经、某部,后取某穴或某经、某部皆是。《素问·缪刺论》"左取右,右取左"皆是。凡此,在《甲乙经》引《明堂》腧穴主治,均有所运用。如凡取上星,皆先取譩譆,后取天牖;又如照海治"卒疝少腹痛……病在左取右,右取左"等。诸如此类,乃属特殊的取穴方法,当有特殊的作用,均应在实践中,不断加以探讨和发扬之。余者不再烦举。

通过上述诸端,《针灸甲乙经》一书,虽系在《素问》、《针经》及《明堂》三书的基础上,经过删选,分类编纂而成,但由于其编纂体例及选取内容,均以针灸为重点,故不啻为针灸学术之经典著作。由于该书含有丰富的针灸基本理论、基本知识,及宝贵的腧穴主治经验,故研究针灸学术,当视此为必读之书,并应在继承的基础上,进一步发扬与发展针灸学术。

以上仅系个人浅见,如有不当,望方家指正。

十、《甲乙经》新校正基本情况解析

《针灸甲乙经》为针灸学术经典著作,自宋·林亿等校定之后,逐成传世定本。现存《医统正脉全书》本及明蓝格抄本,均保留有林亿等之序文与校文。然由于林亿等校定前之传本均佚,且其校记又不似校《素问》于正文前有"新校正"或"臣亿"等标记,故对其基本情况进行解析,不仅可总结其校书经验,而且对探索《甲乙经》旧貌,也有十分重要的意义。

(一) 林亿等新校正基本情况

从林亿等新校正序文看,说明以下几个问题:存世版本,已多简编脱落,文字错乱,义理颠倒;流传不广,习用者较少;林亿等参照多种善本医书,校对玉成,由国家颁行,广为流传。首先应肯定林亿等的这一贡献。

现据医统本粗略统计,《甲乙》中小字校注,约有 500 余条。由于有些小字注文,并非尽出于新校正,故难以提出林亿等校注的确切数字。所出校记,大致有以下几种情况:①旁据他书互校者,计有《太素》《素问》《九墟》《九卷》《灵枢》《针经》《黄帝古针经》《难经》《脉经》《千金》《千金翼》《外台》、吕广《募俞经》《铜人》等共 260 余条。其中据《素问》校者 200 余条,据《灵枢》校者仅 24 条。结合《素问》新校正引用《灵枢》亦较少,且特出"惜不全"之说,可进一步证实,时林亿等所见《灵枢》传本残缺较甚。这对探讨《灵枢》注传情况有重要意义。又引用《九墟》《九卷》等文,在今存《灵枢》中,均能找到对应之文,并可证实《九墟》《九卷》等文,皆该书古别传本或衍化本也。新校正出他书校文,对今存传本有重要校勘价值。故保留校正本引文,对古医籍的整理研究,确有重要意义。②别本对校者,约有 200 余条,其行文用语则称一本、有本、古七、一云、一作、又作、一曰等,如卷一第五用对校者 10 条,称"一作"者 5 条,"一云"者 2 条,"一本"者 3 条。详此类用语,与《素问》新校正亦同。这些用语称谓,似非尽为书写校记的随意性,当有对据校别本的区别用语。故这部分资料,价值较大,应予足够重视。如卷一第五"肾小则安,难伤,肾大则善病腰痛"下校:"一本云耳聋或鸣,汗(原用"汁",据明抄本改)出。"此与今《灵枢·本脏》《太素·脏腑气液》亦均不同。而与《千金》引文,亦多有与《甲乙》不同处,说明唐以前医籍所载经文,已存有较多异文。又卷一第十五"面王以上者"下校云:"王,古本作壬字"。今明抄本正作"壬",此虽不可从,但亦可证明明抄本实有所本。有些别本异文属通文之类。如卷四第一中"绰绰"下校云:"一本作绵绵"。绰与绵义通,柔弱也。此类情况,亦不少见。有的校文可进一步提供据改的依据。卷四第一下"二阴二阳,病在肺,少阳"下校云:"一作阴。"与《素问·阴阳类论》《太素·脉论》并同。是则据改的理由更为充分。有的校文,虽与今本均通,然于义犹切。如卷四第一下"腹胀便血"之"便"下校云:"一作后。"对照下文"溲血",则此作"后血"义更切。后血,大便血也。有的则是因避讳改字。如卷十二第四"辛頞鼻渊"下校云:"一作洞"。此显系避唐高祖李渊讳改字。总之,新校正保留这部分别本异文,无论对现存《甲乙》,还是对所引别书现存本的整理研究都是很可贵的文献资料。③引注旁校者,约有 130 余条,大都集中在第三卷,其中主要是援引《素问》王冰注,而王冰注则主要是根据《甲乙》及《经脉流注孔穴图经》、《黄帝中诰孔穴图经》，尤以后二者多。详其引用二《图经》文从总体方面看，与《甲乙》基本为同一系统，故对《甲乙》之校勘，有较高学术价值。如卷第三五处"不可灸"下校云："《素问·水热穴》注：灸三壮。"《外台》卷三十九亦云"灸三壮"。又《甲乙》卷五第一下所列禁灸诸穴亦无五处。是则可证此言"不可灸"者，当是灸三壮之误。又如卷三第三十四环跳穴"足太阳脉气所发，……灸五十壮"下校云："气穴论注云：'髀枢后，足少阳太阳二脉之会，灸三壮。'"又详《素问·缪刺论》王冰注云："环跳者，足少阳脉气所发，……可灸三壮。"《外台》卷三十九亦归于"胆人"，"灸五十壮"。是则说明有些腧穴，唐以前文献已存有明显的异文，而林亿等校注有未尽出者，或系疏漏。从上述情况说明，不管《甲乙》或王冰所据之二《图经》，皆当本于古《明堂》，校读诸书，必当互参，以正其讹。④属于林亿等自按者，多为对经文或校文的说明及少数语词的释文。如卷一第十五"病生于外者，先治其阳，后治其阴"下校云："《太素》云：'少肉者，寒温之症未详。'"是对经文某些情况的说明。又卷七第一中"天柱二"下云："《甲乙经》原缺此穴，今按《灵枢经》文补之。"此是对补文的说明，又卷三第十九鸠尾穴条云："鸠尾盖心上，人无蔽骨者，当从上歧骨度下行一寸半。"此是对腧穴部位的说明。

（二）新校正的校勘方法

根据上述情况，尽可看出，林亿等《甲乙经》新校正的校勘方法，与《素问》新校正一样，使用了多种校法。概而言，约有四焉。即以众本相校及引别书相校法，例见前；又以本书内容自校法，如卷一第九"与十分脏之四"下云："一作二。上文十分脏之八，此言十分脏之四，疑有误。"又以理相校正，备大量校勘资料分析，足证林亿等对古医籍的整理，无论在方法上，还是对校勘的书写，都具有丰富的实践经验。在方法上，虽尚未加以概括，提到理论的高度，但与近人陈垣先生提出的对校、本校、他校、理校之四校法，义亦尽合。然林亿等继承与发展前人经验，运用此等校书方法，自嘉祐中至今已近千年矣。其校勘记的书写，亦使用了一系列比较规范和简明扼要的行文用语，颇堪后人效仿。因此，认真研究和总结林亿等校书经验，对进一步发展校学理论和古医籍的整理，都具有十分重要的意义。

（三）新校正的不足之处

总结林亿等《甲乙经》新校正，首先应当肯定其功绩，然较之《素问》新校正，则有所逊色。从出校的情况看，其所见《灵枢》传本，固已不全，然而《素问》乃林亿等校定之本，所出校记，与两书实存异文相较，相差亦多。而且有的在《素问》中出《甲乙》校，而在《甲乙》中并未出《素问》校。另外，校记中也有失误之处。在俞穴主治部分，多取《千金》相校而不取《外台》。详《千金·明堂三人图》曾明确交待云："今依甄权等新撰为定云耳。"而《外台·明堂序》则云："今依准《甲乙》正经。"故林亿等对腧穴及主治之校，不取《外台》者，实失之矣。

（四）小字注文似非尽为新校正语

在今存《甲乙》医统本系统诸版本中，凡林亿等新校正文皆作小字双行夹注。然细审诸小字夹注，似不尽为新校正语。如卷二第二"《难经》曰：督脉者……阳脉之海也"一段下注云："《九卷》言营气之行督脉，故从上下，《难经》言其脉之所起，故从下上。所以互相发也。《素问》言督脉，似谓在冲。多闻阙疑，故并载，以贻后之长者云。"详此云："《九卷》言营气之行于督脉"乃指卷一营气第十。详上引卷二第二此文前原有小字注文云："督脉者,经缺不具,见于营气曰:上额循巅,下项中,循脊入骶,是督脉也。"此既云："经缺不具,见于营气"自非谧语无疑。又所谓《素问》言督脉,似谓在冲,乃指此前一段加冠《素问》书名论督脉之文。是此注所云"多闻阙疑,故并载。"似是指《难经》及《素问》文与本经旧文并载,"以贻后之长者"。故此文似既非士安旧文,又非亿等校语。又卷一第一有所谓"经言若错,其归一也"、"此经互言其义,非有错也"等文;卷五第一上有"二者正同,于义为是"、"二者义亦略同"、"义亦略同"、"于义不同"、"五脏则同,经俞有疑"等文,均作大字正文。又详卷二第二有所谓"此谓冲脉与《九卷》异"、"亦与《九卷》互相发也。"等文;卷第一下有所谓"《九卷》言其动,《素问》论其气,此言其为五脏之主,相发明也"等文;卷六第九有所谓"与《九卷》义错"等文;皆作小字双行夹注。凡此类文字,究竟是不是《甲乙》旧文,虽有不同看法,但结合士安自序及全书体例等现有文献资料分析,我们仍然认为此非士安旧文。又细审上述诸文之气象与语义,似出同一人之手笔,不应有大小字之别,而今本有别者,当系传抄致误。然究系何时何人所为,在今《难经集注》保留的杨玄操注中,有一非常值得注意的注文。详《难经·四十二难》"故肠胃凡长五丈八尺四寸,……此肠胃长短受谷之数也。"杨玄操注:"据《甲乙经》言,肠胃凡长六丈四寸四分,所以与此不同者,《甲乙经》从口至直肠而数之,故长。此经从胃至肠而数,故短。亦所以互相发明,非有谬也。"此与前引卷二经四一段文,从文气到行文用语,何其相似之甚。再结合杨氏部整理过诸多古医籍如《八十一难经音义》、《黄帝明堂经》、《针经音》、《素问释音》及《医心方》。卷二第二引杨氏对《甲乙经》推崇语等情况分析,凡此类文字,很有可能是出于杨玄操之手。

以上是对《甲乙经》新校正的初步解析,首先充分肯定了林亿等整理该书的文献价值,其失误之处,由于历史的局限性,亦在所难免。对某些疑问之处,为进行探讨,提出了肤浅的看法,当然不是结论,故凡不当之处,望方家指正。

十一、《黄帝内经太素》撰注年代考

有关《黄帝内经太素》的撰注年代,历来有不同的说法,如宋臣林亿、高保衡等《重广补注黄帝内经素问序》谓:《黄帝内经》"晋皇甫谧刺而为《甲乙》,及隋杨上善,纂而为《太素》。"是以为杨上善撰注《太素》在隋时。明李濂《医史》与徐春甫《古今医统大全》亦同此说。《日本访书志》云:"杨上善爵里时代,古书无徵据,其每卷首题,通直郎守太子文学臣杨上善奉敕撰注。按《唐六典》:魏置太子文学,自晋之后不置,至后周建德三年,置太子文学十人,后废,唐朝显庆中始置。是隋代并无太子文学之官,则上善为唐显庆以后人。又按此书残卷中,丙主左手之阳明注云,景丁属阳明者,景为五月云云。唐人避太祖讳丙为景,则上善为唐人审矣。《医史》、《医统》之说未足据也。"是以为杨上善撰注《太素》在唐高宗显庆以后。《适园藏书志》云:"《医史》、《医统》云:杨上善隋大业中为太医侍御。是卷题'通直郎守太子文学',与《医史》、《医统》所云不同,按《唐六典》,后周建德三年置太子文学十人,后废,隋代无此官,杨惺吾遂以上善为唐人。不知周隋相接,上善撰此书,尚在周时,故置旧官。至隋大业中为太医侍御,两不相妨碍。丙避为景,则唐人改唐讳,宋人改宋讳,尤旧书之通例。"是以为杨上善撰注《太素》在北周时,以上三说,似各有论据,其中主要涉及《太素》中的唐讳及杨上善职衔的设置年代等。因此要弄清杨上善撰注《太素》的年代,必须就这些问题及《太素》所涉及的其他问题加以探讨,方有可能推论出较为准确的年代。下面分别加以论述。

(一)《太素》中有关避讳的问题

1. 避唐高祖李渊父李昞讳

兼避嫌讳"丙"字,以"景"代之。如卷五《阴阳合》:"景主左手之阳明。"而他处作"丙"者,今本《太素》仍如本字。如卷十一《变输》"其日丙丁",卷二十五《五脏热病》及卷二十八《疟论》中之"丙丁"等,亦皆如本字。是乃后人有所追改所致。

2. 避唐高祖李渊讳

以"泉"字代之。改太渊穴为太泉穴,如卷十一《本输》:"肺出于少商,……注于太泉。"改渊掖为泉掖,如卷十一《气穴》:"足少阳脉气所发者五十二穴,……掖下三寸,胁下下至肤八间各一。"杨上善注:"掖下左右三寸间,泉掖、辄筋、天池三穴。"这与今本《千金方》《千金翼方》完全一致。但今本尚有个别未改动处,如卷十九《知针石》:"如临深渊。"注亦同。亦系后人追改。

3. 避唐太宗李世民讳

《避讳录》云:"太宗名世民,……高宗以后至五代唐,世以代、系字代。如治世曰治代,世宗曰代宗是也。民以人、甿字代,如蒸民曰蒸人,富民候曰富人候。"今本《太素》中之世、民二字虽不见改,但在杨上善注文中,则以代、人二字代之。如卷二《顺养》"夫治民与治自(自为身之残字)"句,注云"人之与己。"卷十九《知祝由》"今世治病"句注云:"今代之人,苦于针药,而疗病不愈者。"卷二十八《八正风候》"民少病"句注云:"人少其病也。"又如《太素》(仁和寺本)卷二十一《九针要道》"后世"句注云:"后代"等,都不是属于文字方面的互训,而是因避讳所作的处理。又据《避讳录》云,为避嫌名,"书愍作惥,或作愍,绁作绁、洩,……"今考《内经》中泄泻或补泄之"泄"字,《太素》中大都作"洩",正与《避讳录》中所言同,惟今本中尚有少数作"泄者",亦系后人抄录时有所回改所致。说明杨氏对世、民二字,虽在正文中未曾改动,但在注文中,确实是作过处理。当然,据前人考证,并非所有唐代文献,对李世民之讳,都作过改动,如传本《素问》就不曾发现有避该讳的痕迹,但《太素》注文,应当肯定地说,是避过世民讳的。

4. 避唐高宗李治讳

改治书侍御史为御史中丞。……陆贽引《尚书》曰:"与理同道罔不兴。又曰:胁从罔理。是避治字。"今查《太素》中诸多"治"字,正文亦未作改动,但在注文中,则均以"疗"字与"理"字代之。凡属治则与治法者,均以"疗"字代;治诸事务者,均以"理"字代。如卷三《阳阳大论》"故善治者"一段经文中,有六"治"字,注文中用了九个"疗"字。卷十九《知针石》"肾治于里"句,注作"内理五脏,故曰里也。"《知要道》"治国"注作"保国"、"理身理国"。卷十六《脉论》"不治"注作"不疗"。如此等等,不胜枚举。足证其为避高宗讳而改。

5. 从避讳的角度来看

如果《太素》的撰注时间是在隋代，定当留下避隋讳的痕迹，隋代成书之《诸病源候论》中，避隋文帝杨坚讳之"坚"字处甚多。如卷七、卷八《伤寒病诸候》，凡今传明赵开美本《伤寒论》中作"鞕"字者，《脉经》中均作"坚"字，而《病源》则作"牢"字。《避讳录》云："隋文帝名坚，以固字代，……父名忠，以诚字代，兼避中字，以内字代，凡郎中皆去中字，改待中为侍内，殿中侍御为殿内侍御。"然今《太素》中却不见有避"坚""中"者，如卷十四《四肢脉诊》："秋脉如浮，……其气来毛而中央坚，"卷十五《尺寸诊》："寸口之脉沉而横坚，曰胠下有积，腹中有横积痛。寸口脉盛滑坚者，病曰甚，在外。脉小实而坚者，病曰甚，在内。"注文亦如本字。用"中"字处，更是处处可见，如卷十四首篇九见，《四肢脉形》六见，《真脏脉形》五见，《四肢脉诊》四见，《人迎脉口诊》六见。从这一点来说，亦不支持林亿等所谓"及隋杨上善纂而为《太素》"的说法。

（二）《太素》杨上善注文中称老子为玄元皇帝

唐天子遵奉老子之事，在《中国通史简编》第三编第七章第四节中论之甚详。始于唐高祖李渊，武德三年，利用晋州人吉善竹编造的谎言，确定李渊与老子的祖孙关系，至武德八年，正式宣布三教地位，道第一，儒第二，佛最后。唐太宗李世民为了政治斗争的需要，利用道教徒，道教按照唐高祖兴道抑佛的既定方针继续得到发展。据《旧唐书·本纪》载，唐高宗乾封元年，"二月己未，次亳州，增老君庙，追号曰太上玄元皇帝。"把老子的封号推上了极点。在《太素》杨上善注之中称老子为玄元皇帝者，如《太素》卷二《顺养》"天气清静光明者，藏德不上故不下，上下则日月不明"三句经文的注文之中有三次引用"玄元皇帝曰"。而且杨上善本人对道家与佛家学说也有所研究。如《旧唐书·经籍志》道家有《老子》二卷、《老子道德指略论》二卷、《略论》三卷、《庄子》十卷、《三教诠衡》十卷、《六趣论》六卷等六种。在《新唐书·艺文志》中也有同类书的著录。在宋代郑樵著《通志略·艺文略第五·道家一》著录的书目中，尚有杨注《老子》二卷本与十卷本两种。说明《太素》注文中出现玄元皇帝的字样，一则是遵奉王命，一则是他本人对老子的遵崇。亦应在唐高宗乾封元年之后。

（三）关于杨上善通直郎守太子文学职衔的问题

由于林亿等人把杨上善说是隋人，因而后世根据隋无太子文学之职衔，便上推至北周时之说，似当进一步研究。考《旧唐书》卷四十三《职官一》正第六品上阶有"太子司议郎"。正第六品下阶有"太子文学"。从第六品下阶有"通直郎"。注："文散官"。《旧唐书》卷四十四《东宫官属》太子左春坊"司议郎四人"。司经局"太子文学三人"。注："正六品。"《新唐书》卷四十六《吏部》："凡文散阶二十九，……从六品下曰通直郎。"《新唐书》卷四十九《东宫官》詹事府设"司议郎"。左春坊设司议郎。注云："龙朔二年改门下读曰左春坊。"龙朔系唐高宗十二年年号。司经局设文学三人。注云："龙朔三年，改司经局曰桂坊，……置文学四人。"上述职衔的设置时间及遵奉老子为玄元皇帝的时间，与《太素》注文中避讳帝名的时间，如此相符，因而决不能只考虑隋无此官衔，便把撰注年代上推至北周。

（四）"近代"二字析义

《太素》卷十一《气穴》注文中有云："近代秦孙祖《明堂》、曹子《灸经》等"之语。或以为凡言近代者,均是指此前数十年方为近代。查近代一词,乃是个模糊概念,没有绝对的岁数标志,以现在来说,谓数十年前事,可称近代,然百余年前事亦可称近代。如中国鸦片战争以来为近代史,而世界近代史期,一般以 1640 年欧洲资产阶级革命为开端,距今已三百余年。就古代对"近代"一词的使用来看,也有长短不同。短者固屡见不鲜,而长者亦不无其例。如《三国志·吴志·孙登传》:"权欲登读《汉书》,习知近代之事。"是指孙权叫孙登读《汉书》,以熟悉近代的事务。《汉书》所记为前汉之事,而前汉之末,距三国时,亦有二百余年。足证"近代"一词,非仅指数十年而言。亦可指一二百年前而言。秦孙祖,据《太平御览》卷七二二《方术部三》医二引《宋书》云:"秦承祖,性耿介,专好艺术,于方药,不问贵贱,皆治疗之。多所全获,当时称之为工手,撰方二十八卷,大行于世。"是知秦承祖为南朝刘宋时人。而刘宋至唐高宗时,仅二百余年,若以孙权欲孙登读《汉书》用语为例,则唐高宗时代称刘宋为近代,亦无不可。

(五) 唐人杜光庭说

又杜光庭《道德经广圣义》云:"太子司议郎杨上善,高宗时人,作《道德经集注真言》二十卷"据有关文献记载,杜光庭,唐括苍人,字宾圣,道号东瀛子,初喜读经史,工词章翰墨之学,懿宗设万言科选士,不中,入天台山为道士。僖宗幸蜀,光庭始充麟德殿文章应制。说明杜光庭在唐僖宗时已有一定造诣,懿宗离高宗时,尚不足二百年,杜光庭的说法应是最有权威性的,结合《太素》注文中之避讳及称老子为玄元皇帝之事,亦完全符合高宗时代,唯所指职衔与《太素》不同,这可能是杨上善曾先后任过不同的职务,无损于对时代的考证。至于所云杨注《老子》卷数与《通志略》不同,这在古书中由于各种原因导致卷数的差别是屡见不鲜的,更无碍于杜说的真实性。

(六) 图书著录分析

从目录学业角度看,若《太素》撰注时代在北周或隋代,在《隋书·经籍志》中当有所著录。如《诸病源候论》载为五卷(据唐志当为五十之误)。但今本隋志中并无杨上善的著作,相反,在《旧唐书·经籍志》与《新唐书·艺文志》中却著录了杨上善注《黄帝内经明堂类成》十三卷与《黄帝内经太素》三十卷。在道家类中也著录了杨上善有关老、庄的著作。当然《新、旧唐书》中著录的书目,也有不少是撰注于隋以前而《隋书·经籍志》中没有收录的著作。就是其中某些无准确年代可考的著作,也不能认为隋志未著录者,都是出自隋以后,但杨上善诸书著录于史志的时间和以上诸事是如此的相符,恐怕难以说是偶然的巧合。

(七) 后人改字说分析

若谓《太素》中讳字,或系唐人抄录时所改,且不妨看看唐以前存留著作的现实面貌。《新唐书》卷四十八《百官三》太医署项:"医博士一人,正八品上;助教一人,从九品上。掌教授诸生以《本草》、《甲乙》、《脉经》,分而为业。"宋代程迥《医经正本书·有唐医政第一》云:"诸生读《脉诀》者,即令递相诊候,使其知四时浮沉滑涩之状;诸生读《本草》者,即令识药形状;读《明堂》者,即令验其图识孔穴;诸生读《素问》、《黄帝针经》、《甲乙》、《脉经》,皆使精熟。"上述诸书,当时在太医署中是做为教科书使用,抄录之本定当对讳字有所避。然今存《素问》、《灵枢》、《甲乙》、《脉经》中未发现有避唐讳之痕迹,相反《素问》中却保留了梁代避"顺"字而改为"从"字者多处。又如《诸病源候论》一书,虽经后人多次传抄翻刻,然其中避隋文帝杨坚之"坚"而改之字却依然存在。就《太素》来说,今日所见,亦系后人抄录本,并非原貌,虽有回改,但遗痕仍在。且抄录诸医书而改讳字如此之多者,尚未得见。故亦难支持《太素》读字为唐人抄录时所改之说。

（八）仕隋说分析

假如认定杨上善"通直郎守太子文学"之职衔为唐帝所授,与李濂《医史》及徐春甫《医统》所谓"杨上善,隋大业中为太医侍御",述《内经》为《太素》之说,有无矛盾。按杨上善,史无传,故对其生卒年代及生平活动,所知甚少,多系从其他文籍中之零星散记略知点滴。亦或明人所见古文献中有此记载。隋代旧臣,后仕于唐者甚多,如陆德明、颜师古、孙颖达、欧阳询、甄权等,皆仕于隋,且授予重要职衔,入唐之后,亦皆被擢用,且授以一定衔位。因而杨上善仕隋为太医侍御,至唐又先后授以司议郎、通直郎守太子文学也是正常之事。不过以往没有细考杨上善有关活动年代,遂以为仕隋为太医侍御,即将其断为《太素》撰注年代。

根据以上各种情况的综合分析,在没有最可靠资料能证实撰注《太素》的确切时间之前,以上几点,均支持杨上善撰注《太素》的年代,应属于唐,而不应属于北周与隋,其具体时间,当在唐高宗乾封元年(公元666年)之后。

十二、试述《黄帝内经太素》中避讳问题

避讳是我国古代文献中存在的一个普遍性的问题,医学文献亦不例外。有时由于避讳造成文字混乱,会给后世读者带来很大的困难。正如清人黄本骥先生所云:"避讳兴而经籍淆,汉唐以来,改复不一,至宋尤甚。淳熙文书式有一帝之名避而四五十字者,纷纷更易,传演易伪。"因此,对古代文献的整理研究,必须注目此事。现仅就《黄帝内经太素》中有关避讳问题,加以阐述。

1. 避讳李渊父昞讳

以兼避嫌讳"丙"字,以"景"字代之。如卷三《阴阳合》:"景主右手之阳明。"而他处作"丙"者,今本《太素》,仍如本字,如卷十一《变输》:"其日丙丁。"卷二十五《五脏热病》及卷三十八《痹论》中之"丙丁"等,亦皆如本字,是乃后人有所追改所致。

2. 避唐高祖李渊讳

以"泉"代之。改太渊为太泉穴。如卷十一《本输》:"肺出少商,……注于太泉。"改渊掖为泉掖。如卷十一《气府》:"足少阳脉气所发者五十二穴,……掖下三寸,胁下下至胠八间各一。"杨上善注:"掖下左右三寸间,泉掖、辄筋、天池三穴。"但今本中亦有个别未改动处,如卷十九《知针石》:"如临深渊。"注亦同。

3. 唐太宗李世民讳

《避讳录》云:"太宗世民,……高宗以后至五代唐,世以代、系字代。如治世曰治代,世宗曰代宗是也。民以人、甿字代,如燕民曰燕人,富民候曰富人候。"《太素》经文中之世、民

二字均不见改,惟在杨上善注文中,则以代、人二字代之。如卷二《顺养》"夫治民与治自"句,注云"人之与己。"卷十九《知祝由》"今世治病"句注云"今代之人,苦于针药,而疗病不愈者"。卷二十八《八正风候》"民少病"。句注云"人少其病也"。又如《太素》缺卷卷二十一《九针要道》"后世"句注云"后代"等等,都不是属于文字方面的互训,而是因避讳所作的处理。又据《避讳录》云,为避嫌名,"书憋作愍,绁泄作绁洩,……今考《内经》中泄泻或外泄之"泄"字,《太素》中大都作"洩"字此正与《避讳录》所言同,惟今本中尚有少数"泄"者,亦系后人抄录时有所回改所致。说明《太素》中对世民二字,虽正文不便改动,但《太素》注文,应当肯定的说是避过世民讳的。

4. 避唐高宗李治讳

《避讳录》曰:"高宗名治,以理字或制字代……。"今查《太素》中诸多"治"字,正文亦未作改动,但在注文中,则均以"疗"字与"理"字代之。凡属治则、治法等,均以"疗"字代,治诸事务者,均以"理"字代。如卷三首篇"故善治者"一段文字中有六个"治"字,注文中用了九个"疗"字,卷十九《知针石》"肾治于里"句,注作"内理五脏,故曰里也"。缺卷卷十六《脉论》"不治"注作"不疗"。如此等等。足证其为避高宗讳而改。

5. 杨上善注文中封老子为玄元皇帝

如卷二《顺养》:"天气清静光明者也。"杨上善注:"天道之气,清虚不可见,安静不可为,……玄元皇帝曰:虚静者天之明也。"《旧唐书·本纪》高宗乾封元年:"二月己未,次亳州,幸老君庙,追号曰玄元皇帝。"是时为高宗十七年,唐朝立国已四十九年。说明《太素》注文中封老子的这一称号,定是出于高宗十七年以后之事。

6. 关于"正"字之避秦皇名问题

卷十四《真脏脉形》:"真脏见。"杨上善注:"古本有作正脏,当是秦皇名正,故改为真耳。真正义同也。"考今本《太素》中用"正"字处,尚有许多,亦有"真""正"二字并用处。如卷五《阴阳合》"寅者正月生阳","正月二月三月,人气在左"。卷九《经脉正别》中十二经脉之正。卷十五《色脉尺诊》"正邪之中人也"。卷十九《知官能》"下司八正","必端以正"。卷二十四《天忌》"四时八正之气"《真邪补泻》中"真气"下"正气"并用,又云:"释邪攻正,绝人长命"。卷二十八《三虚三实》"八正虚邪"。《八正风候》"八正之候","正月朔日"。卷二十九《胀论》"致邪失正,真不可定"。如此等等,均不见有异文,亦不见杨氏再有注语。从以上所引经文来看,"真""正"二字,有的可以互为替代,有的无法替代,如"真气""正气",完全是不同的概念,二者不能混同。又详王冰《素问》注本中,对引别本中异文,亦不见此说。又考《吕氏春秋》,系秦瀛政氏八年之作,其中亦多有用"正"字处,书中亦不见避讳,且"正"字又属谦讳,或系"临文不讳"之例。故杨上善氏所谓"正"字为避秦皇名之说,尚难定论。其所云"古本有作正脏者",或系古流传别本中之误字。

7. "善"、"喜"二字考

详《内经》本文用"善"字处甚多。如"黄帝曰:善"之"善","善恶"之"善","善病××"之"善"等。而《太素》中,诸如"黄帝曰:善"及"善恶"之类的"善"字,不宜更代,故尽与《内经》同。而用"善病××"之"善"字,则多有以"喜"字代者。粗略计之,其用作"善渴""善病""善胀"等者,有30多处。其中尚有注文作"喜""好""多"者十余处。如卷三《阴阳杂说》"善胀",杨上善注作"喜胀",卷二十六《寒热相移》"善食",杨上善注作"喜饥多食"。别有作"喜病××"者50处左右。《素问》、《灵枢》中均作"善",杨上善注中亦未见有作"善"字解者。像这种两字互用者,若单从字义上理解,"善""喜"二字当然可以互训。而这里拿互训的道理去解释,似乎难以满意。因为对古经文的抄录是很严肃的事情,杨氏决不会随意妄改。从另外的角度考虑,那就有可能是由避讳所致。假设如此,其所避何讳,似有两种可能,一是避尊亲长辈中人之名讳,由于对杨氏的身世不详,也无法考证。一是避杨氏个人私讳。按照这个思路去推断,则今本中"善病××"等之"善"字,原亦应作"喜"字。由于后人在传抄时随笔有所追改,因而形成了今本"喜""善"二字混用的现象。

以上主要说明《黄帝内经太素》中,避了唐代皇家李昞、李渊、李世民、李治四代之名讳,并遵照唐高宗十七年对老子的封号,称之为玄元皇帝。从而说明在古代医籍中,由于受到封建旧礼制的影响,必然存有避讳事,但因古医籍经过历代传抄或翻刻之后,有些避讳字已被全部追改或部分追改,往往形成文字方面的紊乱,因此,在研读这些古代医籍时,必须注意到这一情况,免得在文字上发生误解。

十三、对《素问》运气七大论渊源探讨

关于运气七篇大论问题,宋臣林亿等曾云:"详《素问》第七卷,亡已久矣。按皇甫士安晋人也,序《甲乙经》云,亦有亡失。《隋书·经籍志》载梁《七录》,亦云止存八卷……而冰自谓得旧藏之卷,今窃疑之。"其后文又云:"窃疑此七篇乃《阴阳大论》之文,王氏取以补所亡之卷。"犹《周官》亡"冬官",以"考工记夕补之之类也。"后世学者,多从此说。然此中尚有些问题,值得进一步探讨。

(一) 运气七篇之纳入《素问》

据新校正文义,似运气七篇始由王冰据"旧藏之卷"补入,然据王冰自序及运气诸篇内容,尚有疑义。

(1)序明言"第七一卷,师氏藏之",后文所言"兼旧藏之卷",是否即第七卷,尚难认定。即使为第七卷,若该卷不标明为《素问》第七卷,恐王冰难以冒然确认。故此第七卷,恐原书为《素问》第七卷。

(2)在今《素问》运气篇中,有王冰对校处两起,一者《五运行大论》"思胜恐",王冰注:"思,一作忧,非也。"又《气交变大论》"上应太白岁星",王冰注:"一经少此六字,缺文。"此虽例数不多,然却充分表明了是取别本对校。而此别本,很难设想为师氏所藏有两种不同版本。又王冰所见世本中已明言"今之奉行唯八卷",因而此一对校别文,很有可能为张公秘本之内容。

(3)今本《素问·六元正纪大论》篇名后,别出两篇题名。即《刺法论篇》第七十二、《本病论篇》第七十三。均有小字注云:"亡"。详此一小字注文,亦或为王冰所加。又新校正亦云:"详此二篇亡在王注之前。"又详"刺法"之名,在今《素问》与《灵枢》中,各有四处提及,如《素问·评热病论》云:"名曰风水,论在刺法中。"又如《灵枢·官针》云:"故刺法曰:始刺浅之,以逐邪气,而来血气。"故此篇名,亦合古义。假设王冰若无文献依据,何以知有此二篇亡文,且得知其篇序在《六元正纪大论》之后。

根据以上理由,似可认为,此部分内容之纳入《素问》,并非出于王冰之后,而且王冰所以能取两本对校者,极有可能为张公秘本中亦有之。因此,将运气七大论纳入《素问》,当在王冰之前。

运气七大论与《阴阳大论》。

按运气七篇大论文,林亿等认为,其"所载之事与《素问》余篇,略不相通,窃疑此七篇,乃《阴阳大论》之文。"后人亦多宗其说。

详《阴阳大论》之名,首见张仲景《伤寒杂病论》序。又今存宋臣林亿等《伤寒论》校定本"伤寒例第三"起首即为"《阴阳大论》曰",林亿等之说,或本此。

按《阴阳大论》一书,历代《史志》及书目,未见著录。今存其他古籍中,亦未见有称引者。故其全书面貌,今已无从考证。然今观《伤寒论·伤寒例》中收载内容,虽亦论医学气象者,然其总体构架,似是以春、夏、长夏、秋、冬等五运与二十四气为主,论其气之至与未至及太过不及等对人体之影响,与七大论所云之五运六气,似非一种学术体系。故新校正之说,尚待进一步研究。

关于运气七篇是否《素问》原有内容,历代诸多学者,均曾进行过有益的探讨。虽有肯定为《素问》之说者,皆泥于古说。然非之者亦多,如明·王履《医经溯洄集·四气所伤论》云:"运气七篇,与《素问》诸篇,自是两书,作于二人之手,其立意各有所主,不可混言。王冰以为七篇参入《素问》之中,本非《素问》原文也。"丹波元简先生《医滕·运气》云:"运气之宗,昉于《素问》,见《褚澄遗书》。褚澄南齐人,然则运气之混入《素问》,在于六朝以前乎?褚书盖萧渊所依托,得于古冢中云者,乃欲托汲冢古书耳。萧吉作《五行大义》,上自经传,下至阴阳医卜之书,凡言涉五行者,莫不网罗蒐辑焉。特至五运六气胜复加临之义,则片言只字,无论及者,其起于隋以后,确乎可知矣。"

对此一问题,诸说不一,然其成书之确切年代,推求亦难。现只能根据内容断其大致年代。

(1) 干支纪年之始。干支纪年是运气学说的唯一前提,五运六气中天干化运与地支化气的程式,均以干支纪年为前提。详干支纪年之始,据近代中外天文学家及史学家考证,其说大致如下:据英人李约瑟《中国科学技术史·天学》引证恰特莱认为是公元4年(按即西汉平帝四年),德效赛提出证据,证明为公元21年(按即新莽四年),近人陈尊妫先生《中国天文学史》认为从东汉光武三十年(公元54年),才以六十干支纪年。又引证一般说法,认为在汉行"四分历",即东汉章帝元和二年(公元85年)才开始。由于该书之作,必在干支纪年之后,因此,其成书年代,绝不会在西汉时期。

(2) 汉末张仲景《伤寒杂病论》引用《阴阳大论》文,已见前说,在今存后世整理诸书如《脉经》、《伤寒》、《金匮》等书中,不见有五运六气之说;又晋初皇甫谧《甲乙经》中所收《素问》内容,亦不见有运气七篇大论内容。其他文献亦未见有称引者,似可认为在东汉时期尚未成书。

(3) 在运气七篇王冰注中,有校文十余条,分别见于《五运行大论》、《气交变行大论》、《五常政行大论》、《六元正纪行大论》、《至真行要大论》等五篇中。其中有别本对校者两条,已见前;校缺文两条,均在《五运行大论》中;余者皆为理校。在王冰所得有关运气之文本中,已有诸多讹脱之处,似不是出于近人之作,当是已经多人及多次传抄已久之本。据此,似可排除隋唐人之近作。

（4）《中藏经》卷上第十四云:"病有灾怪何谓也？病者应寒而反热,应热而反寒……此乃五脏之气不相随从而致之矣。四逆者不治。四逆者,谓主客运气俱不得时也。"按"主客运气"这一概念,为运气体系中基本概念,似当时已有运气学说。而《中藏经》一书,据近代研究,基本认定为南北朝时成书。

基于上述诸条,似可说明,运气诸篇内容之形成年代,大致应在魏晋南北朝时期,较合于历史文献之佐证。因此,运气七篇,并非《素问》原有内容,再结合如林亿等所云篇文繁多及文字气象等均与《素问》原有内容不同等特点,尤为支持此一推论。

（二）医学气象学说的流别

运气七篇大论,属于医学气象方面的内容,主要在说明医学与气象的关系,对于此一问题,今观《素问》与《灵枢》中,在"人与天地相参"这一总的学术思想的指导下,有较多的论述。但是作为一种学说的系统理论,则《内经》所具,只能是滥觞之作。迨至《内经》成书之后,这方面的著作,逐步问世,并形成了多种学术流别,或者说学术系统。现据今存古代文献,分述于下。

1. 九宫八风学说

九宫八风学说,《灵枢·九宫八风》为最早之专题论述,另有《灵枢·岁露论》黄帝与少师君臣问答"四时八风"之文,与《九宫八风》篇为同一学术体系之内容。

此一学说的理论构架,是以所谓"文王八卦方位"（或谓"后天八卦方位"）为式,以八节（即立冬、冬至、立春、春分、立夏、夏至、立秋、秋分）为序,以八风（即八节之风名）九宫（即八方应八方外加中央各为一宫,并各有宫名）为名,论述气候之常与变,及其对人体的影响。其变化规律是以"太一游"为依据,太乙自冬至始,出游于外八宫,每四十五、六日,为一小周期,以三百六十六日为一大周期。每以太乙游日,占风、占病、占人事吉凶等。

此一学说,另在《易纬通卦验》卷下,则有更为具体的论述,虽风名与《灵枢》有所不同,但以八卦、八节为序则尽同。其小周期为四十五日,大周期为三百六十日,据卦气之至与不至,以占气象、物候及病变。此一模式,与《灵枢·九宫八风》说基本相同。

关于"太一游"问题,本书虽未明言,然在《乾凿度》卷下则云:"太乙取其数以行九宫,四正、四维,皆合于十五。"郑康成注:"太乙者,北辰之神名也,居其所曰太乙,常行于八卦日辰之间,曰太一,或曰天一。出入所游息于紫宫之内外,其星因以为名……四正、四维,以八卦神所居,故亦名之曰宫。天一下行,犹天子出巡狩,省方岳之事,每率则复。太一下行八卦之宫,每四乃还于中央。中央者,北辰之所居,故因谓之九宫。"根据郑康成注,太乙游之说,实已笼上占星神学之阴影,不足为信。然其论卦气八风以占气象、物候、疾病之常与变,则义犹可取。

2.《阴阳大论》说

《阴阳大论》一书,今仅可据《伤寒论·伤寒例》收载内容,进行讨论。

详今《伤寒例》文,起首为"四时八节二十四气七十二候决病法",列二十四气所居月份及斗柄所指。次后自"《阴阳大论》曰"至"今搜集仲景旧论"前止。共近九百字,当为《阴阳大论》文。

该文起首言四时常气，次后以十二月二十四气为序，论四时之气致病。特如文中有云：“夫欲知四时正气为病，及时行疫气之法，皆当按斗历占之。”又云：“十五日得一气，于四时之中一时有六气，四六名为二十四气也。然气候亦有应至而不至，或有未应至而至者，或有至而太过者，皆成病气也。”

根据上文，不难看出，该书主要是以四时十二月及二十四气的框架模式，说明气候变化对人体影响及发病情况。与"九宫八风"系统，显非出于一家之学。

又《素问·六节藏象论》王冰增补论"六六之节"一段，其中虽亦言"五运相袭"，但此与下文言"五气更立，各有所胜"之文，亦为同义。又后文复言"所胜"，乃"春胜长夏，长夏胜冬，冬胜夏，夏胜秋，秋胜春。"又该文又云："五日谓之候，三候谓之气，六气谓之时，四时谓之岁。各从其主治焉。"又云"未至而至，此谓太过"，"至而不至，此谓不及"。与《金匮》卷上第一所谓"有未至而至，有至而不至，有至而不去，有至而太过者"，文义皆同。是则说明此文与运气七大论文，原非一体。虽不知此文据何书增补，然就学术体系而论，似与《阴阳大论》属于一体。

3. 五运六气学说

五运六气学说，即前言由后人纳入《素问》之运气七篇大论文。作为医学气象学一种学术流派，主要有以下几个明显的特点。

五运六气是以干支纪年为前提。由年之干支，推导出每年之运与气。即《天元纪大论》所谓有"甲己之岁土运统之，乙庚之岁金运统之，丙辛之岁水运统之，丁壬之岁木运统之，戊癸之岁火运统之"者，言岁运也；又所谓"子午之岁上见少阴，丑未之岁上见太阴，寅申之岁上见少阳，卯酉之岁上见阳明，辰戌之岁上见太阳，巳亥之岁上见厥阴"者，言岁气也。此一程式，为上述二种学说所不见。

根据此一程式，推导其周期，则运五而气六，以六十甲子年计之，则以十二年为一小周期，三十年为一纪，六十年为一周。其年历为"四分历法"。

在七篇中即以此程式展现与论述气象变化之有关内容，由于书文齐全，论述详备，为医学气象学说之最完整的一个系统。

另有《玄珠秘语》一书，从总的方面看，亦属于运气系统，不过取运气学说中某些内容衍释而已，唯其中更富有占星术及道教色彩，与《素问》运气诸篇不同。宋人始见之《刺法论》与《本病论》二篇，不过取《素问》二遗篇之名，借运气之说，衍释其文。其中亦兼具有道教色彩，二者亦或出于道家之流。

以上简称医学气象之三种不同的学术体系，就其形成之时序而言，当以"九宫八风"说为最早，其次为《阴阳大论》说，再次为"五运六气"说。三者虽学术体系不同，但均含有天文、历法、气象、物候及流行病等方面内容，尤以运气七篇大论，尤为丰富。其中虽难免有因历史的原因而导致的局限，但终不失为医学文献中一份宝贵财富。

十四、试述《黄帝内经》的辨证施治理论

《黄帝内经》是我国现存最早较为系统论述中医学的经典著作。它不仅具有系统的理

论知识和丰富的实践经验,而且从理论与实践的结合上,奠定了辨证施治的基础,为后世辨证纲领和治疗原则的发展,开创了广阔的道路。下面分别举例谈谈《内经》中有关辨证与治疗方面的一些重要原则。

(一) 辨证施治的着眼点在于一个"变"字

1. 病变过程

病变过程,由于病因性的、体质性的、时间性的、治疗性的、正邪斗争性的种种因素,常使病情变化多端和错综复杂,所以《内经》对疾病的论述,正是从多变中去认识它。这种变化,主要有以下几种情况,即性质性的变化、程度性的变化和转移性的变化。

2. 性质性的变化

性质性的变化,即寒变为热,热变为寒;虚变为实,实变为虚等。如《热论》所谓"人之伤于寒也,则为病热。"就是属于这类情况。亦或初为热证,由于阳气脱失,亦可变为虚寒之证,这都可导致性质性的变化。

3. 程度性的变化

程度性的变化,指病变过程中之由轻转重,或由重转轻等。如《五脏生成篇》论述五脉之病,初在阴阳表里二经经脉,甚则入脏,即属此类。

4. 转移性的变化

转移性的变化,指病变的传变,《内经》称之为"传"或"移"。如《气厥论》所谓肾移寒于肝,脾移寒于肝,心移寒于肺,肺移寒于肾,胞移热于膀胱等。《标本病传篇》所谓"夫病传者,必病先心痛,一日而咳,三日胁支痛,五日闭塞不通,身痛体重,三日不已死"等,都属此类。

总之,《内经》对疾病的认识,着眼点在于一个"变"字。

(二) 辨证的一般原则

这里指的是辨证中带有普遍性的规律,并不是指的辨证的具体纲领,今试举以下几个方面。

1. 辨标本

《素问·标本病传》曰:"凡刺之方,必别阴阳,前后相应,逆从得施,标本相移。故曰:有其在标而求之于标,有其在本而求之于本,有其在本而求之于标,有其在标而求之于本。故治有取标而得者,有取本而得者,有逆取而得者,有从取而得者。故知逆与从,正行无问,知标本者,万举万当,不知标本,是谓妄行。"这里不仅指出了病在标本的一般情况,而且指出了辨标本的重要意义。这里所谓标本,主要指病体而言。包括了辨别病变的本质与症候,内病与外症,主要方面与次要方面,先发病与后发病,下位与上位等。这对于确定治疗措施有很重要的意义。如《水热穴论》指出水病是"其本在肾,其末在肺"。就是指水病的主要病变在于肾不能主水,而导致水泛高源。所谓其末在肺,就是说,肺处于次要地位。当然,这种病症,随着病情的变化也是可以转化的。这一原则,对指导临床辨证,颇有意义,故张介宾曾云:"今见时医,非但不知标本,而且不知缓急。不知标本,则但见其形,不见其情。不知缓急,则所急在病,而不知所急在命。故每致以标作本,以缓作急,而颠倒错乱,全失四者之大义"。叶天士则以类中风之例,阐明后人所谓"急则治其标,缓则治其本"之义。他说:"即如类中风一症,因痰因火,俱因本元不足,而猝然倒仆,痰涎�甚,不能开口进药,自然先通其窍,或吐其痰,使得开口,然后究本寻源而用药,岂非急则治其标,缓则治其本乎?"足见历代医家重视辨标本之治的一斑。所以在临床时必须注意辨别病情之标本缓急,以确定正确的治疗原则。

2. 辨逆从

所谓逆从,也就是逆顺。《内经》中所谓逆从,包括二种意义:一指经脉走向之逆从。这对针刺治疗,有重要的意义,如《素问·标本病传篇》曰:"病有标本,刺有逆从。"根据经脉走向之逆从,总结出的"迎而夺之","随而济之"的针刺方法,即所谓迎随补泻法。一指病情之逆从,如《灵枢·师传篇》所谓"顺者,非独阴阳脉,论气之逆顺也。"并在《太阴阳明论》中,以脾胃之变化,说明"阴阳异位,更虚更实,更逆更从,或从内,或从外,所以不同,故病异名也。"凡病情"从则生,逆则死。"所以辨别病情之预后,及时采取应变的措施,很有重大意义。《灵枢·玉版篇》曾以痈疽五逆证及杂病五逆证,以示后学。痈疽五逆证为"以为伤者,其白眼青,黑眼小,是一逆也;内药而呕者,是二逆也;腹痛渴甚,是三逆也;肩项中不便,是四逆也;言嘶色脱,是五逆也。除此五者,为顺矣。"杂病五逆证为"腹胀身热脉大,是一逆也;腹鸣而满,四肢清,泄,其脉大,是二逆也;衄而不止,脉大,是三逆也;咳而溲血脱形,其脉小劲,是四逆也;咳,脱形,身热,脉小以疾,是谓五逆也。如是者,不过十五日而死矣。其腹大胀,四末清,脱形,泄甚,是一逆也;腹胀便血,其脉大,时绝,是二逆也;咳溲血,形肉脱,脉搏,是三逆也;呕血,胸满引背,脉小而疾,是四逆也;咳呕,腹胀且飧泄,其脉绝,是五逆也。如是者,不及一时而死矣。"以上所论,在今日看来,虽不必都是死证,但足见当时对辨别病情逆从,是作为一个很重要的问题提出来的。从以上逆证来看,主要症与脉两方面谈的较多,这对后世医家有很大的启发,所以临床时,必须注意脉证是否相应,以判断病情的逆顺,如崔嘉彦诊脉《四言举要》中所举脉证顺逆者数十例,确为经验之谈,崔氏惠于后学匪浅。

3. 辨神

神是人体生机的外在表现,根据神的情况,可以判断生机的盛衰存亡。所以《移精变气论》中说:"得神者昌,失神者亡。"

辨神主要有三个方面,一曰目神、二曰脉神、三曰色神。

目神反映精神,精神寄于内脏,养于水谷之精气,现于精明,形于语言。人体生理病理变化,都可引起精神变化,故《灵枢·本神篇》说:"是故用针者,察观病人之态,以知精神魂魄之存亡得失之意,五者已伤,针不可以治之也。"由于神的活动,是以人体生机为本,又与五脏有关,故辨精神,可以了解五脏病变的情况及生命活动盛衰。如所谓"神有余则笑不休,神不足则悲。""衣被不敛,言语善恶不避亲疏者,此神明之乱也。"就是辨精神之例,其对临床方面的重要意义,早已不言而喻。

脉神,主要是反映脉的生机。正常的脉象,应当是比较充盈、流畅、清晰,并能应时应变。也就是说脉搏应保持一定的充盈度、流速和有序,并且能随着气候、情志、运动的变化而有所变化,随着病理变化而有所反映。在《内经》中,则在很大程度上强调了脉搏的胃气存亡。如《素问·平人气象论》曰:"平人之常气禀于胃,胃者,平人之常气也。人无胃气曰逆,逆者死。""人以水谷为本,故人绝水谷则死,脉无胃气亦死。所谓无胃气者,但得真脏脉,不得胃气也。所谓脉不得胃气者,肝不弦,肾不石也。"关于脉搏得随时而变,应病而变,在《内经》中论述得都很多,若变与时与病相应,保持有胃气得和缓从容之象,乃是反映脉之有神,反之就是失神。

色神,指五色的荣润程度,凡五色荣润而活者为有神,五色枯暗而无华者为无神。《内经》有关五色之辨,论之甚详,如《五脏生成篇》所论五色之见生见死,《脉要精微论》所论五色之夺与不夺,其他篇中所论五色与五脏之应与不应,与病情之应与不应等,都说明,色之有神无神,应与不应,对辨证有很大意义。后世根据这些原则,发展为辨舌色、辨小儿指纹之色等,也都要注意辨色之有神无神。

4. 辨形气

形在此指人的形肉之体,气在此指人的功能。形与气,相辅相成,又可相互转化,如《素问·阴阳应象大论》所谓"味归形,形归气,气归精,精归化"就是这个意思。因而在辨证中,注意形气关系与形气变化至关重要。如《玉机真脏论》曰:"凡治病,察其形气色泽,脉之盛衰,病之新故,乃治之,无后其时。形气相得,谓之可治;……形气相失,谓之难治;……"说明形与气必须相得,也就是相称,才是正常现象。《三部九候论》曰:"形瘦脉细,少气不足以息者危;形瘦脉大,胸中多气者死。形气相得者生。"这里用一个具体的证候,说明形气相失的危、死现象,提示医者加以注意。《刺志论》曰:"气实形实,气虚形虚,此其常也,反此者病。"这是一个很重要的论点,说明人的器官、形体与功能应当是辨证的统一,才是正常的现象,反之就是病态。比如形体完好而功能很低,或功能很高而形质很弱,这就是反常、不平衡,失去了相对统一性,就要生病。在《灵枢·寿夭刚柔篇》中,又从病因的角度,进行了论述,其谓:"风寒伤形,忧恐忿怒伤气,气伤脏,乃病脏,寒伤形,乃应形,风伤筋脉,筋脉乃应,此形气外内之相应也。"论述了外感内伤都可以造成对形气的损伤。总之,《内经》辨形气的观点,对临床确有指导意义。

5. 辨虚实

这里所说的虚实,包括两种意义,一指正邪关系中的虚实,如《素问·通评虚实论》中所谓"邪气盛则实,精气夺则虚。"一指机体自身中形或气的充盛或减弱,如《八正神明论》中所论月郭满时则血气实,肌肉坚,月郭空时则肌肉减,经络虚。就是属于这种情况。

在正邪关系中,凡邪气盛者,都属实证,正气虚者,都属虚证。《素问·玉机真脏论》中所谓"脉盛皮热腹胀前后不通闷瞀,此谓五实。脉细皮寒气少泄利前后饮食不入,此谓五虚。"就是一个具体的说明。在《通评虚实论》中,则从多方面论述了虚实证的症状、病机、预后、治法,对医疗实践有很大启示。由于正邪双方的相互斗争,在发病过程中体现双方力量对比的虚证和实证,通常是错综复杂的,如正虚邪盛,正盛邪微,正邪俱盛,虚实夹杂等不同情况皆是。因此,在临床时,必须尽可能分清正邪双方所处的地位,确定完善的治疗原则,才能收到较好的效果。

人体在无外邪干犯的情况下,形气虚实的出现也是很复杂的,有病理性的,有生理性的。在发病过程中,病理性虚实与生理性虚实又能互相影响。病理性虚实又有两种情况,有的是由于形气的亢盛或衰减造成的。有的是由于一方不足导致另一方的偏亢,就不是真正的实证,如阴虚导致阳盛,或阳虚导致阴盛,治疗时就要"求其属",王冰所谓"益火之源,以消阴翳,壮水之主,以制阳光。"至今不失为两句名言。必需要认真辨析,不可含混。生理性的,如《八正神明论》所谓月郭满与月郭空对气血的影响。《生气通天论》所谓"平旦人气生,日中而阳气隆,日西而阳气虚,气门乃闭。"乃是说明一日间人气的虚实。这是由人体适应自然变化造成的生理变化,但将此作为一种治疗措施来运用,则是必须注意的问题。《内经》所谓"月生无泻,月满无补,月郭空无治。"他如四时之刺,针刺补泻之时,都属这类情况。近年研究在不同时间给药,会有不同疗效,恐都与此有关。所以辨虚实,也是一个辨证的关键。

《内经》中有关辨证的原则,还可以举出一些,这里就不多谈了。

(三) 治疗学的一般原则

《内经》一书,可以说是集我国汉以前医学之大成,其在治疗学方面,由于具有较长时期广泛实践的基础,因而,能够在理论上加以概括和总结,其中不仅有丰富具体的治疗方法,如《素问·至真要大论》所谓"寒者热之,热者寒之,温者清之,清者温之,散者收之,抑者散之,燥者润之,急者缓之,坚者软之,脆者坚之,衰者补之,强者泻之"等,都是具体的治疗方法,而且更为重要的是《内经》中提出了一些更加具有指导意义的治疗原则。这里重点谈谈以下几个方面。

1. 治病求本

这是《内经》有关治疗学中的一个非常重要的指导思想。张介宾曾经作过发挥性的论述,他说:"凡事有必不可不顾者,即本之所在也,故举其略曰:死以生为本,欲救其死,无伤其生;邪以正为本,欲攻其邪,必顾其正;阴以阳为本,阳存则生,阳亡则死;静以动为本,有动则活,无动则止;血以气为本,气来则行,气去则凝;证以脉为本,脉去则去,脉凶则凶;先者后之本,从此来者,须从此去;急者缓之本,孰急可忧,孰缓无虑;内者外之本,外实何伤,中败者堪畏;下者上之本,滋苗者先固其根,伐下者必枯其上;虚者实之本,有余者拔之无难,不足者攻之何忍;真者假之本,浅陋者只知见在,精妙者疑似独明。"张氏此论,虽不够全面,但他确实指出了一些病变的主要方面,有一定参考意义。根据《内经》原文精神,这里所谓求本,乃是指病变本质的阴阳所在,病变的主要方面,多种疾病中的主要疾病等。也就是说,只有找到了主要的矛盾和矛盾的主要方面,才能更好地确定具体的治疗措施。

2. 以平为期

人的生理活动,得以保持正常状态,最主要的条件是保持相对稳定,相对平衡,互相协调。如内环境对外环境的平衡协调,五脏之间的平衡协调,六腑之间的平衡协调,脏与腑之间的平衡协调,脏腑与经脉之间的平衡协调,脏腑与体表之间的平衡协调,形与气之间的平衡协调等。总之,人体内部及人体与自然界之间的对立双方,虽然是在矛盾中生存,但必须保持相对的平衡,才能维持正常的生理活动,反之,就要发生疾病。所谓"一阴一阳之为道,偏阴偏阳之为病。"就是这个意思。治疗的目的,就在于通过某种针对性的措施,使人体出现的不平衡状态,恢复为平衡协调的状态。《移精变气论》所谓"治之极于一"就含有此意。这里所说的"一",从狭义方面讲,就是统一,也就是平衡协调。因此,在治疗时,一方面竭力谋求不平衡的状态恢复平衡,另方面必须注意,切不要乱投药物,再给患者造成新的不平衡。

3. 因时因地制宜

由于人体与自然环境是一个统一的整体,四时气候变化及地理环境不同,都能对人体生理变化与疾病变化发生影响,因此,治疗时,必须注意这些因素,根据不同的情况,采用不同的治疗措施,也就是说,要因时因地制宜。如《灵枢·本输篇》曰:"四时之序,气之所处,病之所舍,针之所宜。"《四时气篇》曰:"夫四时之气,各不同形,百病之起,皆有所生,灸刺之道,何者为定?……四时之气,各有所在,灸刺之道,得气穴为定。"《寒热病篇》又曰:"凡此四时,各以时为齐。"都是讲四时气候的变化不同,产生的疾病不同,对脏腑的影响不同,因而要采用不同的治疗方法。这就叫"以时为齐"。也就是以四时气候情况作为确定治法的准则。在《素问》运气诸篇与《灵枢》针刺诸篇中并提出了很多药食与针刺的具体方法,足兹参考。在地理环境方面,《内经》也很注意,如《异法方宜论》中提出的五方治法和《五常政大论》所谓"地有高下,气有温凉,高者气寒,下者气热。……阴精所奉其人寿,阳精所降其人夭"等,都是指由于地理高下所造成的差异。所以治疗时必须因地制宜,故南方与北方,彼地与此地,病情不同,治法有异,就是这个道理。

4. 形志并重

形指人的形体,志指人的精神。疾病的产生,有精神方面的因素,有形体方面的因素;病之已成,有形体方面的痛苦,有精神方面的痛苦。所以《素问·血气形志篇》提出了形乐志苦、行乐志乐、形苦志乐、形苦志苦等不同情况。同时又多次提出精神因素对人体的影响和导致的疾病,并指出了有人因"尝贵后贱"而致病的情况。根据这个道路,作为一个医生,不仅要注意病因方面的精神因素,而且在治疗方面,也要注意精神因素。这就是说,医生不仅要能够解除患者形体上的痛苦,而且要能够解除其精神上的痛苦,甚至有些疾病,主要是由于精神上的痛苦引起的,这就必须用精神的力量去治疗精神上的痛苦。《素问·移精变气》所谓"古之治病,惟其移精变气。"就含有此意。现在治疗,有时只知针刺服药,不知运用精神治疗,这不是一个十全的医生,甚至有的患者精神上十分痛苦,而由于没有在形体上找到病形,得不到医生的同情,就更为错误。因此,治疗疾病时,必须形志并重。否则,将使病人"精神不进,志意不治,故病不愈。"

其他,如治疗方面的整体观、治未病等,都是很重要的治疗原则,也是治疗学中重要的指导思想,必须加以注意。

通过辨证原则与治疗原则的有机结合,灵活运用,这就是祖国医学的辨证施治体系,也是治疗疾病重要的指导思想。

参考引用书目

黄帝内经素问　金刻本

黄帝内经素问　元读书堂刻本

黄帝内经素问　元古林书堂刻本

黄帝内经素问　明熊氏种德堂重刻本

黄帝内经素问　明山东布政使司刻本

黄帝内经素问　明赵府居敬堂刻本

黄帝内经素问　明绣谷书林周曰校刻本

黄帝内经素问　明吴悌刻本

内经　清光绪甲申年京口文成堂摹刻宋本　2003年中医古籍出版社影印

黄帝内经素问　明顾从德影宋刻本

灵枢经　元古林书堂刻本

灵枢经　明熊氏种德堂刻本

灵枢经　明吴悌刻本

灵枢经　明周曰校刻本

素问吴注　明吴坤注

读素问钞　元滑伯仁编,明汪机注　明刻本

灵枢注证发微　明马莳注

类经　明张介宾注

类经图翼　明张介宾著

黄帝内经素问集注　清张志聪集注　1959年上海科学技术出版社

黄帝内经灵枢集注　清张志聪集注

医经原旨　薛雪集注　1987年中国书店影印

素问经注节解　清姚止庵撰　1983年人民卫生出版社

素问考注　日本森立之著　2002年学苑出版社

素问释义　清张琦注　清刻本

黄帝内经素问讲义　日本喜多村直宽撰　抄本复印

素问校诂编(内经素问校义　清胡澍撰、读素问余录　清俞樾撰、舒艺室素问随笔　清张文虎撰、札迻·素问王冰注校、
　香草素问校注　清于鬯撰)　史常永笺校　1963年辽宁中医研究所印

聿修堂医书选(素问识、素问绍识、灵枢识、难经疏证)　日本丹波元简等编　1984年人民卫生出版社

内经评文　清周学海著,孙国中、方向红点校　2011年学苑出版社

素问识　日本丹波元简撰　人民卫生出版社

内经(素问、灵枢)新考　史常永　辽宁省中医研究所印

黄帝内经太素　唐杨上善撰注　日本仁和寺本抄本影印本

黄帝内经太素　唐杨上善撰注　清通隐堂刻浙西村舍汇刻本

黄帝内经太素　唐杨上善撰注　1924年萧延平校兰陵堂刻本

黄帝三部针灸甲乙经　晋皇甫谧撰　明医统正脉全书本

古钞本黄帝三部针灸甲乙经　晋皇甫谧著　东洋医学善本丛书影印

古钞本针灸甲乙经一至三卷　晋皇甫谧著　东洋医学善本医书影印

医籍考　日本丹元胤编　1956 年人民卫生出版社

宋以前医籍考　日本冈西为人编　1958 年人民卫生出版社

中国历代医家传录　何时希著　1991 年人民卫生出版社

文选　梁萧统编　唐李善注　1977 年中华书局影印

十三经注疏　1977 年中华书局影印

太平御览　宋李昉等撰　1985 年中华书局据上海涵芬楼影宋本影印

玉海　宋王应麟纂　1987 年江苏古籍出版社，上海书店据清浙江书局本影印

古文辞类纂　清姚鼐纂　1992 年黄山书社出版

诗经注析　程俊英、蒋见元著　1991 年中华书局

纬书集成　日本安居香山、中村璋八辑　1994 年河北人民出版社

音学五书　清顾炎武著　1982 年中华书局影印本

说文通训定声　清朱骏声著　1983 年武汉古籍书店影印本

音学十书　清江有诰著　1993 年中华书局影印本

毛诗古音考、屈宋古音义　明陈第著　2010 年中华书局出版点校本

诗纪匡谬　明冯舒述　丛书集成本　1939 年商务印书馆印本

上古音手册　唐作藩编著　1982 年江苏人民出版社

文字学概要　裘锡圭著　2007 年商务印书馆印行

汉字古今音表　李珍华、周长楫编撰　1993 年中华书局出版

颜真卿书干禄字书　施安昌编　1992 年紫金城出版社

六朝别字记新编　马向欣编　1995 年书目文献出版社

龙龛手镜　释・行均编　1985 年中华书局影印

碑别字新编　秦公辑　1985 年文物出版社

古字通假会典　高亨纂著　1989 年齐鲁书社

五行大义　隋萧吉著　知不足斋丛书本

研经言　清莫枚士撰　1984 年江苏科学技术出版社

中国古代思想史　1973 年人民出版社